重症血液净化学

主　编　孙仁华　黄东胜

副主编　刘大为　邱海波　于凯江

　　　　严　静　呼邦传　杨向红

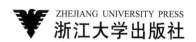

ZHEJIANG UNIVERSITY PRESS
浙江大学出版社

图书在版编目(CIP)数据

重症血液净化学 / 孙仁华,黄东胜主编. —杭州:
浙江大学出版社,2015.11(2019.6 重印)
  ISBN 978-7-308-15293-8

  Ⅰ.①重… Ⅱ.①孙… ②黄… Ⅲ.①险症—血症透
析 Ⅳ.①R459.5

  中国版本图书馆 CIP 数据核字(2015)第 260816 号

重症血液净化学

主　编　孙仁华　黄东胜

责任编辑	张　鸽　奚莱蕾	
责任校对	冯其华　林允照　潘晶晶	
	金　蕾　丁佳雯	
封面设计	黄晓意	
出版发行	浙江大学出版社	
	(杭州市天目山路 148 号　邮政编码 310007)	
	(网址:http://www.zjupress.com)	
排　版	杭州星云光电图文制作有限公司	
印　刷	浙江印刷集团有限公司	
开　本	889mm×1194mm　1/16	
印　张	37	
字　数	1154 千	
版印次	2015 年 11 月第 1 版　2019 年 6 月第 4 次印刷	
书　号	ISBN 978-7-308-15293-8	
定　价	160.00 元	

《重症血液净化学》编委会

主　　编：孙仁华　黄东胜
副 主 编：刘大为　邱海波　于凯江
　　　　　严　静　呼邦传　杨向红
编 委 会：(按姓氏笔画排序)

杨向红	浙江省人民医院
吴允升	台湾大学医学院附设医院
吴相伟	宁波市第一人民医院
吴爱萍	浙江省人民医院
吴璟奕	上海交通大学附属瑞金医院
邱晓华	东南大学附属中大医院
邱海波	东南大学附属中大医院
何　强	浙江省人民医院
何先弟	蚌埠医学院附属第一医院
应利君	绍兴市人民医院
应斌宇	温州医科大学附属第二医院
张民伟	厦门大学附属第一医院
张伟文	衢州市人民医院
张晨美	浙江大学医学院附属儿童医院
陈　许	浙江省人民医院
陈敏华	浙江省人民医院
陈德昌	第二军医大学附属上海长征医院
林　强	上海交通大学附属新华医院
林荣海	浙江台州医院
林锡芳	温州医科大学附属第一医院
呼邦传	浙江省人民医院
罗　建	衢州市人民医院
郑　丹	浙江台州医院
赵士兵	蚌埠医学院附属第一医院
胡伟航	杭州市第一人民医院
胡秀平	浙江省人民医院
胡振杰	河北医科大学附属第四医院
柯文哲	台湾大学医学院附设医院
洪　军	浙江省人民医院
姚惠萍	浙江省人民医院
倪沁赟	第二军医大学附属上海长征医院
徐　良	浙江省人民医院
徐云祥	浙江省人民医院
徐颖鹤	浙江台州医院
黄东胜	浙江省人民医院
龚仕金	浙江医院
彭　娜	广州军区广州总医院
蒋永泼	浙江台州医院
韩　芳	浙江省人民医院
赖建亨	台湾大学医学院附设医院
蔡国龙	浙江医院
蔡壁如	台湾大学医学院附设医院
潘晓俊	温州医科大学附属第一医院
潘景业	温州医科大学附属第一医院
戴震宇	温州医科大学附属第一医院

序

近年来,血液净化技术不断发展完善,应用血液净化技术治疗的方法也日趋成熟。除了应用传统血液透析、腹膜透析、血液滤过等方法治疗急慢性肾衰竭外,临床上还应用血浆置换和血液灌流等技术治疗中毒,应用免疫吸附和血浆置换等技术治疗自身免疫性肾脏疾病,应用血脂分离技术治疗高脂血症等疾病,应用连续性肾脏替代治疗(Continuous renal replacement treatment,CRRT)等技术治疗重症急性胰腺炎、脓毒症、严重创伤、内环境紊乱等疾病与重症。重症血液净化技术已成为继机械通气以后,重症医学的又一项常规的生命支持技术。目前,CRRT不仅局限于急性肾损伤(Acute kidney injury,AKI)患者,而且已扩展应用于重症感染和多器官功能障碍等非肾脏疾病。

重症医学已进入了亚专科化阶段,出现了重症肾脏、重症心脏、重症呼吸、重症营养和重症感染等亚专业的发展势头。尽管这些亚专科建设均处于探索发展阶段,但作为重症医学的一个个关键环节,对学科发展起到了举足轻重的作用。随着重症医学的不断发展,重症血液净化在很多医院的重症患者救治中从无到有,从初始到熟练,取得了可喜的进步,成为救治重症患者的有力武器,让成千上万的重症患者从中获益。

国外发达国家和地区在系统化重症血液净化技术方面的发展较为成熟,设备先进,形成了一套完善的流程化管理体系,并开展了大量的随机对照试验(Randomized controlled trial,RCT)和循证医学研究,在临床工作应用中积累了大量的宝贵经验和资料,值得我们学习借鉴。我国系统化重症血液净化技术的应用起步相对较晚,但发展迅速。在中华医学会重症医学分会的引领下,经过全国重症医学和肾科等相关专业同道共同努力,重症血液净化经历了"从理论到实践"及"从CRRT到Hybrid"的发展,学术内涵日趋完善,治疗理念层出不穷,质量控制迈上了新高度。在国际和国内重症医学发展的相互影响下,全国各地重症血液净化的发展成熟也是大势所趋。

由孙仁华教授领衔,国内众多知名重症医学专家、学者,用了两年时间,投入了大量精力,在繁忙的临床、研究和教学之余,贡献了精湛的专业知识和丰富的临床经验,群策群力完成了《重症血液净化学》的编写工作。

本书从重症血液净化发展历史、现状、未来到重症血液净化在肾脏及多脏器、系统疾病的应用等多方面内容,详细阐述了血液净化在重症医学中的应用。本书在内容和形式上有众多新颖之处:①编写疾病种类全,应用范围广,注重血液净化技术在特殊人群(如儿童、孕产妇等)中的临床应用;同时编有重症护理内容,有助于临床护士学习了解重症血液净化相关知识，有利于医护协作。②秉承"三基"（即基本知识、基本理论、基本技能）与前沿知识并重的编写理念，夯实临床医师医学基础并拓宽知识面。③与时俱进，书中融入了较多的重症血液净化领域的新动态、新技术和新理念，如穿戴式人工肾、"肾绞痛"理念等。④图文并茂，将丰富的重症血液净化知识和信息，巨细无遗地传递给读者。

　　本书可谓真正适应了时代潮流，先进性与经典性并举。借此机会，我本人欣然向所有参与本书编写的同道及国际友人所秉承的严谨求实、创新进取、精益求精的治学精神表达诚挚敬意。本书具有较高的学术价值，不仅可以作为重症医学医师的临床指导用书，也可以作为急诊医学和肾脏病等领域医护人员的参考书。

2015 年 11 月

前　言

随着我国重症医学的不断发展和成熟,血液净化技术在重症患者的救治过程中起到了越来越重要的作用,并逐渐融入重症医学的理念和特征,目前也称之为重症血液净化(Blood purification in critical care)。与传统血液净化不同的是,重症血液净化是将血液净化技术与重症医学的救治方法和监测技术有机地结合起来。特别是在近十年的循证医学推动下,急性肾损伤(Acute kidney injury,AKI)概念不断更新,重症血液净化技术和理念不断发展,并迈上了新的高度。因此,迫切需要从事重症医学的医护人员能适应学科发展,更好地掌握目前国内外重症血液净化治疗技术理念,进一步提高临床实践能力,让更多的重症患者获益。

本书编著者在广泛涉猎重症肾脏病理生理机制基础研究和血液净化肾外支持最新研究进展的前提下,结合自己在该领域的临床实践经验,从重症医学视角系统地介绍了血液净化的基础理论、技术原理及最新研究进展结果,并详细阐述了重症患者肾脏病理生理特点与血液净化治疗之间的内在联系,以及血液净化技术在ICU患者不同疾患与特殊患者中的临床应用。本书编著者在编写时参考了大量循证医学数据,使本书紧密结合基础理论与临床实践,既突出理论基础,又紧扣最新的技术与理念,并详尽阐述了临床AKI与血液净化技术的重点、难点及热点问题。本书编写无论是在实用性方面,还是在创新性方面均较以往血液净化书籍有新的突破。

在血液净化技术研究进展方面,本书拓宽了既往过多强调血液透析、血液灌流、血浆吸附等单一技术的状态,而是突出针对重症患者脏器功能需求,集合多种血液净化模式及方式,如血浆滤过吸附(Continuous plasma filtration adsorption,CPFA)、成分血浆透析滤过(Fractional plasma diafiltration)以及延长间歇肾脏替代治疗(Prolonged intermitted renal replacement therapy,PIRRT)等技术进行肝、肾等脏器功能支持;在遵循相关指南及循证医学的基础上,对重症患者肾脏替代治疗时机、剂量与模式选择,更多地强调根据患者具体病情进行个体化精准治疗,这也是今后重症血液净化治疗技术的方向。同时,本书系统及全面地介绍了最新的人工肝技术、免疫吸附技术和体外膜肺氧合技术(Extracorporeal membrane oxygenation,ECMO)在重症患者中的应用指征及治疗策略,并阐述了穿戴式人工肾脏(Wearable artificial kidney,WAK)以及辅助肾小管装置(Renal tubule assist device,RAD)等血液净化新技术的研究前景。

针对近年来AKI诊治所取得的长足发展,本书强调了不同病因AKI的各自特点,首次系统地介绍了不同病因AKI的发病机制及防治策略。同时,从重症肾脏的角度着眼,突出介绍了重症患者肾脏与心、肺、肝、肠道等重要器官的内在联系与交互作用，侧重介绍了血液净化技术对肾外器官支持的理论与临床依据。此外，结合国内外最新研究进展，本书也详细阐述了 AKI 与慢性肾脏疾病(Chronic kidney disease，CKD)之间的关联性及其互为因果的关系。

鉴于特殊人群在危重症状态下各脏器功能会出现特定的病理生理学改变，本书特邀请了国内有着丰富临床经验的相关专家，重点介绍并强调血液净化技术在高危妊娠、移植、老龄及儿科等特殊重症患者中的临床应用特点，归纳总结了上述特殊人群的肾脏基础状态及血液净化技术的选择策略。

本书的编者为国内外重症医学和肾脏病领域的知名专家，以及在重症肾脏领域具有丰富临床经验的中青年专家，这也给本书编写的严谨性与创新性提供了保障，使本书既有系统理论知识，又有实用价值。期望本书能成为重症医学、急诊医学、肾脏病等临床科室医护人员的手边参考书。

作为本书主编，衷心感谢参与本书编写以及在编写过程中给予宝贵建议和无私帮助的各位专家和同道；衷心感谢在本书编写、统稿、校稿过程中给予全力支持的浙江大学出版社的编辑团队；衷心感谢浙江省人民医院的领导在本书编写过程中给予的关心和帮助。由于重症医学发展迅速以及编写时间紧迫，虽经反复评阅校正，书中仍可能存在错误、疏漏等不足之处，恳求各位同行专家和广大读者批评指正。

2015 年 10 月

目　录

第四篇　重症血液净化与 ICU 特殊人群

第一篇

血液净化基础理论与技术

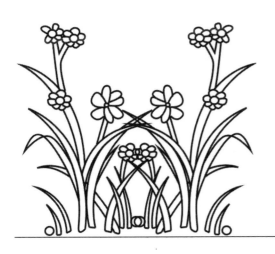

第一章

重症血液净化历史、现状及展望

重症医学(Critical care medicine,CCM)于20世纪60年代末逐步兴起,是研究任何损伤或疾病导致机体死亡发展过程中的特点及规律,并根据这些特点和规律对重症患者进行治疗的临床学科。其目的在于为危及生命的重症患者在发生单个或多个器官功能不全时,尽早地给予延续性器官功能支持治疗;同时针对病因进行治疗以赢得时间,为最终控制原发病创造条件。

重症患者的生命器官支持治疗包括呼吸支持、循环支持、肾功能支持、内环境支持及营养支持等。血液净化是生命器官支持的重要治疗技术,它不仅能对肾脏功能提供支持,而且对其他脏器功能的支持治疗亦起着重要的作用,是抢救重症患者必不可少的治疗手段。血液净化在重症患者的救治过程中所起到的重要作用,使其逐渐烙上了重症医学的理念和特征,故我们称之为重症血液净化(Blood purification in critical care)。下面,我们将对重症血液净化的历史、现状及未来发展方向做一概述。

第一节　重症血液净化发展史

重症血液净化随血液净化学的发展而发展。1912年,美国Johns Hopkins医学院John Jacob Abel及其同事首次进行活体动物弥散实验;次年,他们用火棉胶制成了管状透析器,并将其命名为人工肾脏(Artificial kidney);然后将这个透析器放在生理盐水中,用水蛭素作为抗凝剂,对兔进行了2h的血液透析,开创了血液透析技术。1945年,荷兰学者Willem Johan Kolff利用自己设计的转鼓式人工肾脏成功治疗了1例急性胆囊炎伴急性肾功能衰竭患者,共透析11.5h,1周后患者康复出院,这是第一例由人工肾脏成功救活的急性肾功能衰竭患者。

1960年,美国学者Scrihner等首先提出了连续性血液净化治疗的概念,即缓慢、连续地清除水和溶质的治疗方法。但是受当时理论认识不充分及相关技术支撑条件的限制,没有展开具体的研究和应用。1977年,德国学者Kramer等开始利用连续性动脉静脉血液滤过(Continuous arterio-venous hemofiltration,CAVH)技术抢救急性肾功能衰竭患者,在很大程度上克服了间歇性血液透析的缺点。CAVH技术的临床应用,标志着连续性肾脏替代治疗(Continuous renal replacement therapy,CRRT)技术的正式诞生。1979年,Bamauer-Bichoff用连续性静脉静脉血液滤过(Continuous veno-venous hemofiltration,CVVH)治疗伴有血流动力学不稳定的重症急性肾功能衰竭患者。1982年,美国FDA正式批准CAVH进入ICU病房。1983年,Lauer系统分析了CAVH的治疗机制,这也使人们能进一步深入理解CRRT概念。

到1983年末,CRRT在经过约20年探索之后,已经由初期以心脏作为动力泵、以动静脉压力差作为驱动力的模式,发展为单一血泵、辅助体外循环的模式,并研制出将血泵、置换液泵、超滤泵以及透析液泵整合为一体,专为进行 CRRT 而设计的床旁机。1984 年,Geronemus 提出了连续性动脉静脉血液透析(Continuous arterio venous hemodialysis,CAVHD),CAVHD 大大提高了对小分子物质的清除率,使尿素清除率达到 24~26L/24h。1984 年,国际 CRRT 学术会议召开,使人们对 CRRT 概念的理解发生了根本的变化,标志着 CRRT 已经被全世界大多数学者认可,进入一个快速发展的阶段。许多新的血液净化模式由此不断被探索发现。1985 年,Wendon 等提出了高容量血液滤过(High volume hemofiltration,HVHF)。1986 年,意大利 Claudio Ronco 教授首次将连续性动脉静脉血液透析滤过(Continuous arterio-venous hemodiafiltration,CAVHDF)应用于多器官功能障碍综合征(Multiple organ dysfunction syndrome,MODS)患者,从而使弥散和对流相结合,这不仅能增加小分子物质的清除率,而且也能大大改善了大分子物质的清除率。1987 年,Uldall 提出了连续性静脉静脉血液透析(Continuous veno-venous hemodialysis,CVVHD)。1993 年,Ronco 提出了连续性高通量透析(Continuous high flux dialysis,CHFD)。1998 年,Tetta 提出了连续性血浆滤过吸附(Continuous plasma filtration adsorption,CPFA),可以清除炎症介质、细胞因子、活化补体和内毒素等。20 世纪 90 年代,我国南京军区南京总医院提出了日间 CRRT。日间 CRRT 主要在日间进行,使患者在夜间获得足够的休息,并可减少人力消耗,更重要的是,日间 CRRT 使滤器和管路可以与普通透析器一样重复使用,减少滤器凝血,延长使用时间和降低费用,适合我国国情。

1995 年,首届国际 CRRT 会议在美国圣地亚哥正式举行。会上确定了 CRRT 的定义,即采用每天持续 24h 或接近 24h 的一种长时间、连续的体外血液净化疗法以替代受损的肾功能。这也意味着 CRRT 被全面接纳,并开始大规模应用于临床工作。2004 年,第九届 CRRT 美国圣地亚哥会议上,Ronco 教授把 CRRT 的治疗扩展为多器官支持疗法(Multiple organ support treatment,MOST)。CRRT 技术已经不再是单纯替代肾脏治疗肾脏疾病,其在急危重症等非肾脏疾病领域也有了突飞猛进的发展。

近年来,伴随重症医学的发展,特别是连续性血液净化技术的问世及发展,使得血液净化成为急重症医学领域中一个重要的治疗手段。经过国内外学者的不断探索,血液净化技术已被广泛应用于急性肾损伤(Acute kidney injury,AKI)、全身炎症反应综合征(Systemic inflammatory response syndrome,SIRS)、急性呼吸窘迫综合征(Acute respiratory distress syndrome,ARDS)、多器官功能障碍综合征(Multiple organ dysfunction syndrome,MODS)、严重心功能衰竭、肝功能衰竭、乳酸酸中毒、严重电解质紊乱、药物或毒物中毒、重症胰腺炎等疾病。

(孙仁华,刘景全)

第二节　重症血液净化研究现状

重症血液净化学将血液净化技术与重症医学的救治理论和监测技术有机地结合起来,表现出与传统血液净化不同的特点。首先,CRRT 是重症血液净化的基本技术,CRRT 的适应证不仅仅是 AKI 或慢性肾衰竭病情加重,还包括清除毒物或炎症介质在内的很多肾外适应证,如重症胰腺炎、严重感染、MODS、中毒、肝功能衰竭等;其次,重症血液净化包含更多的内容,除了 CRRT 之外,还包括血液灌流、血浆吸附、免疫吸附、血浆置换、双重血浆置换以及人工肝等多种技术;第三,重症血液净化离不开个体化的血液净化方案。结合本书特点,本节将着重探讨血液净化在重症医学领域的研究现状,以供参考。

一、AKI 流行病学现状

2013 年,《柳叶刀》杂志发表了一篇题为"Acute kidney injury:An increasing global concern"(急性肾损伤:全球关注增加)的文章,文中阐述了无论在发达国家还是在发展中国家,AKI 发生率均显著增加。目前，尽管医学界对 AKI 的病因及发病机制有了更多的认识，但预防和治疗措施仍然较少，AKI 日渐成为影响社会经济的严重公共卫生问题。近年来，国内外学者围绕 AKI 的流行病学发表了一些新的研究成果。

针对 ICU 人群，来自芬兰的 FINNAKI 研究，以 17 个 ICU 中 2901 例患者作为观察对象，其中有 1411 例患者发生了 AKI（占 39.3%，其中 1 期为 17.2%，2 期为 8.0%，3 期为 14.1%）。AKI 患者住院病死率为 25.6%，90d 病死率为 33.7%；入住 ICU 5d 内有 9.4% 患者接受肾脏替代治疗（Renal replacement therapy, RRT）。来自日韩的两项研究显示，以改善全球肾脏病预后组织（Kidney Disease: Improving Global Out-comes, KDIGO）-AKI 诊治指南（简称 KDIGO）作为 AKI 的诊断标准，其发病率分别为 38.4% 和 77.2%，病死率分别为 13.9% 和 54.4%，两项研究的发病率及病死率存在较大差异，这与两者入选的患者相关。我国学者进行的多中心研究以 1255 例患者作为观察对象，以 RIFLE 作为 AKI 的诊断标准，结果显示，AKI 发病率为 31.6%，有 11.6% 患者需要 RRT，ICU 住院患者病死率为 35.9%，90d 病死率为 41.9%。在以上研究中，ICU 患者的 AKI 发病率为 29.5%～77.2%，病死率为 13.9%～54.4%。

针对儿科人群，随着儿科 AKI 病因的转变及多元化，如脓毒症、缺血性损伤和肾毒素等因素占据比例逐渐增加。来自印度的研究共纳入了 2376 例儿科病房及儿科 ICU 患者，以 AKIN 作为 AKI 的诊断标准，结果显示：AKI 总体患病率为 5.2%，病死率为 17.5%；其中儿科 ICU 中 AKI 患病率为 25.1%，病死率为 46.3%。我国一项多中心研究共纳入了 388736 例来自肾内科、儿科 ICU 及新生儿 ICU 的患儿，以 AKIN 作为 AKI 的诊断标准，结果显示：AKI 总体患病率为 0.32%，病死率为 3.4%；脓毒症性 AKI 为最常见死因，病死率达 34.9%。

针对心血管外科术后人群，国外相关研究显示，AKI 患病率为 27.9%～75.7%，病死率为 9.4%～27.1%。我国的一项回顾性研究显示，针对腹主动脉瘤术后患者，AKI 患病率为 45.1%，住院病死率为 2.8%。针对造影剂相关 AKI，一项法国的回顾性研究显示，其患病率为 16.8%，其中有 29.2% 患者需要 RRT，ICU 病死率为 50%。另外，医院获得性 AKI 须引起我们足够重视。一项来自印度的研究，以 RIFLE 作为诊断和分级标准，结果显示：内科、外科和 ICU 中出现医院获得性 AKI 的患病率分别为 0.54%、0.72% 和 2.2%，同时显示出极高的病死率，分别为 37.2%、43.4% 和 73.5%。

AKI 较高的患病率及病死率给临床工作带来了极大挑战。无论是何种病因导致的 AKI 均应引起医务人员的足够重视。

二、对 AKI 发病机制的新认识

急性肾损伤（AKI）可表现为由多种原因造成的肾功能急剧下降，是影响多器官、多系统的临床重症。由于病因不同，AKI 的发病机制不尽相同。脓毒症及脓毒性休克是造成重症 AKI 的最主要原因。我国多中心研究发现，ICU 中严重脓毒症/脓毒性休克造成的 AKI 的发病率为 44.9%，其中有 11.6% 的患者需要 RRT。关于脓毒症性 AKI 的发病机制，近年来也有不同的观点。

1. 肾血流不减反增

过去普遍认为，脓毒症性 AKI 源自脓毒性休克所引起的肾前性血灌注不足。如果该假说成立，那么维持肾脏灌注应该是脓毒症性 AKI 最有效的防治手段。有研究者确实观察到脓毒症可减少肾脏血流量减小，肾小球滤过率（Glomerular filtration rate, GFR）降低。此时的脓毒症多为后期（确诊脓毒症后大于 12h），表现为微循环血流量减少、组织灌注量下降，可出现微循环衰竭，肾小管上皮细胞线粒体损伤和肾小管周围环境促氧化物增多，导致肾小管上皮细胞损伤，造成急性肾小管坏死。

然而，上述过程并不能显示脓毒症全貌。脓毒症患者早期的心排血量可正常或明显增加，组织灌注量增加，血管阻力减小，从而使其处于高循环动力状态。既往基于动物和人的低动力型 AKI 模型似乎并不接近脓毒症患者的早期实际情况。为此，澳大利亚 Bellomo 等应用高心排血量的山羊脓毒症模型发现，感染性休克时，肾脏血流量增加 3 倍，肾血管阻力减小，GFR 下降 80%，血清肌酐水平升高了 4 倍。

早前的相关研究亦发现,猪在脓毒症早期时表现为肾脏血流增加。上述研究提示,肾脏充血时已发生肾功能异常,肾小球内血流动力学改变可能导致 GFR 的早期下降。有学者提出,脓毒症性 AKI 早期病理改变与非脓毒症性 AKI 存在本质上的区别,肾脏皮质和髓质的血流量不仅未减少反而有所增加,并将这种脓毒症性独有的 AKI 形式称为"充血性 AKI"。相比于基础研究,对脓毒症性 AKI 的临床研究较少。Brenner 等在脓毒症患者的肾血管内置肾流量监测导管后发现,尽管肾脏血流量正常,但这些患者仍发生了 AKI。为此,有学者提出在循环高动力脓毒症时,肾血管扩张和肾脏充血是导致 AKI 发生的重要因素。

2. 炎症介质释放及细胞凋亡

全身炎症介质,如肿瘤坏死因子-α(Tumor necrosis factor-α,TNF-α)、白介素(Interleukin,IL)-6、IL-10 等,与脓毒症性 AKI 的发生、发展密切相关。有研究观察到,在脓毒症性 AKI 病程中,多种细胞因子的表达均有不同程度上调,例如,血浆和肾脏组织中的 TNF-α 水平增加,注射 TNF-α 能显著加重脓毒症性 AKI 的病情,而使用抗体中和 TNF-α 可有效预防脂多糖诱发的 AKI。细胞因子不仅对肾脏实质细胞有直接的损伤作用,而且还能通过促进其他炎症介质(如活性氧、血栓烷 A_2 等)的释放,引起血管收缩、微血栓形成等,加重脓毒症性 AKI。最近一项多中心研究亦指出,脓毒症性 AKI 的严重程度与循环 IL-10、IL-6 以及血管性血友病因子(von Willebrand factor,vWF)蛋白酶的浓度相关,细胞因子基因的多态性也可能增加脓毒症性 AKI 的易感性。

已有证据表明,细胞凋亡在脓毒症性 AKI 中发挥着重要作用。2010 年,Nochy 等将 19 例脓毒性休克患者的肾活检结果与 9 例非感染性 AKI 患者和 8 例死于创伤的患者进行比较,结果显示:脓毒症性 AKI 患者发生急性肾小管细胞凋亡,而非脓毒症性 AKI 患者几乎无细胞凋亡发生,提示细胞凋亡可能是脓毒症性 AKI 的发病机制。使用脓毒症患者的血浆刺激体外培养的肾小管上皮细胞和足细胞可诱发细胞凋亡。据此推测,体循环中的某些因子能够引起肾脏细胞的程序性死亡;抑制 Caspase 级联系统则可以改善脂多糖诱导的肾脏损伤,例如 Caspases-8 和 Caspases-3 的抑制剂能通过降低 NF-κB 活性,对抗 TNF-α 对肾脏的损害,证实抑制上皮细胞凋亡对 AKI 具有保护作用。此外,肾小球血管内皮细胞凋亡也参与了脓毒症性 AKI 的病理机制,25% 患者在革兰阴性菌感染时,循环中的内毒素和 TNF-α 等共同诱发内皮细胞凋亡和 AKI。

综上所述,关于脓毒症性 AKI 发病机制的传统看法是急性肾小管坏死、肾血管收缩、肾脏缺血,而其中部分观念则逐渐遭到质疑。新的研究表明,脓毒症性 AKI 发病机制可能涉及肾脏血管扩展、肾脏充血、炎症反应和急性肾小管凋亡等,这将进一步影响临床医生的治疗方向。

三、适应证进一步扩展

重症血液净化不仅仅局限于肾功能衰竭的治疗,也可应用于 MODS、重症胰腺炎、严重感染、肝功能衰竭、中毒、自身免疫性等疾病的救治。血液净化不仅仅是"肾脏替代治疗",还可以对患者器官功能起到支持和保护作用。例如,通过调整容量平衡,可降低心脏前负荷及后负荷;通过稳定血流动力学,可改善脑、肾等器官的血流灌注;通过清除多余的水分,减轻组织水肿,可保护脑、肝、肺等多个器官,并减少肺水肿的发生,缩短机械通气时间。血液净化能够用于调控机体全身炎症反应综合征/代偿抗炎反应综合征(Systemic inflammatory response syndrome/Compensated anti-inflammatory response syndrome,SIRS/CARS)平衡,进而有助于改善各器官的功能,改善患者预后。

1. 血液净化治疗 MODS

MODS 本质上是机体炎症反应失控,继而导致器官功能损害的结果。在 MODS 的发生、发展过程中,机体的炎症反应失衡、缺血再灌注损伤、大量自由基生成、肠道屏障功能破坏及细菌毒素移位等均发挥着重要作用。血液净化主要通过调控机体的炎症反应,纠正机体免疫紊乱,维持器官功能及纠正电解质酸碱平衡紊乱,稳定内环境,进而改善患者临床症状,甚至降低病死率。

血液净化对炎症介质的调节机制一般有3种学说,即去峰值浓度学说、免疫调节阈值假说和炎症转运假说,其中以去峰值浓度学说最常见。血液净化可以连续清除中分子炎症介质,降低血中炎性因子峰值浓度,缓解全身炎症反应,改善血管麻痹。随着血液中炎性因子浓度的下降,组织及组织间隙中的炎性因子浓度也会降低,待其达到一定阈值后炎性级联反应中断,炎症介质对机体组织的进一步损害会有所减轻。

2. 血液净化治疗重症胰腺炎

大量研究显示,胰腺组织的坏死与促炎细胞因子密切相关,而抗炎细胞因子则可显著阻断胰腺坏死而改善预后。同样,促炎和抗炎细胞因子失衡也可导致 MODS 等并发症。血液净化治疗可以清除促炎细胞因子而升高抗炎细胞因子,重塑免疫稳态,做到既阻断胰腺坏死,又降低疾病严重程度,从而改善预后。另外,及时更换滤器或应用血脂分离技术可快速降低高脂血症性胰腺炎患者体内的血脂水平,从而改善其临床症状及预后。

3. 血液净化在自身免疫性疾病中的应用

自身免疫性疾病多与自身抗体相关,各种原因导致机体免疫调节功能紊乱,免疫系统无法区别自身特定细胞和组织,即识别自身/非己的免疫耐受机制被破坏而引起一系列病变。免疫吸附(Immunoadsorption,IA)是近十几年来在血浆置换基础上发展起来的特异性强、近期疗效好的一种新的血液净化术,是治疗自身免疫性疾病的重要方法与前沿技术,自 1979 年应用于临床以来,受到了广泛的关注。免疫吸附疗法的原理是利用抗原-抗体免疫反应除去血浆中的致病因子,或利用吸附材料除去血浆中与免疫有关的致病因子,从而达到治疗疾病的目的。它能使患者平稳地渡过危重期,最大限度地提供"治疗窗口期"。

四、血管通路选择

良好的血管通路是顺利进行 RRT 的基础。其基本要求是提供足够的并且均匀的血流,且故障发生率低。既往对于透析导管的数据分析多基于慢性透析患者;对于需行急性透析的患者,有关透析导管的证据有限。由于重症 AKI 患者病情危急,放置带隧道和袖套导管过程烦琐且难度大,需花费更多精力和时间建立管路,有可能延误了 RRT 的治疗时间。对于重症 AKI 患者,建议使用没有袖套、无隧道的透析导管。对于透析导管的直径选择,应根据患者基本情况及穿刺部位而定,以能够提供充分血流量,减少血流不充分及再循环危险为准则。目前,指南多建议理想的透析导管直径为穿刺血管直径的 1/3。

透析导管置管部位常见的为颈内静脉、锁骨下静脉及股静脉。既往研究显示,锁骨下静脉置管的感染发生率最低。但考虑到锁骨下静脉置管可致中心静脉狭窄,影响后续永久性血管通路的建立,因此,尽量避免使用锁骨下静脉置管。2012 年 KIDGO 指南及 2013 年欧洲 ERBP 指南中均不建议在颈内静脉和股静脉可以使用的前提下,将锁骨下静脉作为 RRT 首选。

既往认为,股静脉置管的感染发生率最高。近年来,此观点逐渐受到质疑。Deshpande 和 Souweine 等研究显示,股静脉置管导管相关感染发生率低于颈内静脉置管,但两组间无统计学差异。进一步的随机对照研究(Randomized controlled trial,RCT)及 Meta 分析显示,无论是导管细菌定植还是导管相关感染,股静脉与颈内静脉组间无明显差异。因此,就导管相关感染问题而言,股静脉和颈内静脉通路均可作为 ICU 中 RRT 的选择。迄今为止,有关 RRT 患者出现与导管相关的血栓性并发症的研究还较少。Cathedia 等研究显示,股静脉置管组静脉血栓发生率低于颈内静脉置管组,但两组间无明显统计学差异。就此而言,目前尚无足够证据证明颈内静脉和股静脉在导管相关血栓方面孰优孰劣。

导管相关机械性并发症包括即刻并发症和迟发性并发症。即刻并发症是指在围操作期发生的与穿刺置管相关的机械性并发症,包括误穿至动脉、出血、气胸、血胸、导管尖端异位和空气栓塞等。相比于股静脉置管,颈内静脉置管花费的时间长,穿刺不成功的概率较大。在误穿至动脉方面,两者无显著差异,但颈内静脉置管在血肿形成方面的发生率较高。迟发性并发症是指至少在 24h 后发生的并发症,如静脉狭窄、导管功能障碍、尖端移位和中心静脉破裂等。既往研究显示,股静脉导管比右颈内静脉有更多的功能不良发生率及血液再循环率,但近年来的研究却有不同的结果。Cathedia 等研究显示,首次行 RRT 的患者出现血管通路导管障碍的发生率在股静脉组和颈内静脉组相似,发生时间也无明显差异。另一项研究也验证了上述结果,研究进一步分析得出,右侧颈内静脉导管障碍的发生率最低,左侧颈内静脉导管障碍的发生率最高。为此,现有指南建议透析导管置管部位首选右侧颈内静脉,其次依次为股静脉、左侧颈内静脉及优势侧锁骨下静脉。然而,由于每个患者的基本情况不同,选择置管部位时除依照上述基本原则外,应视具体情况而定。床旁超声引导穿刺置管有助于减少导管相关并发症的发生率。同时,置管操作应该严格遵循无菌原则,如使用洗必泰消毒皮肤,估算最大的消毒范围及最大的隔离范围等。

五、膜的选择

不管何种血液净化模式,使用半通透性的中空纤维透析器进行超滤和溶质清除是标准的治疗方案。膜的生物相容性是血液净化中透析器选择的一个关键指标。膜的生物不相容可引发由补体介导的"透析膜反应",激活炎性因子,产生氧化应激及血小板应激,临床上可出现低血压、血管扩张、白细胞减少、缺氧及发热等情况。膜的通透性为血液净化中透析器选择的另一个关键指标。通透性可分为低通透性和高通透性,后者具有较大孔径,能够清除较大溶质。膜的生物相容性和通透性是否影响血液净化的临床应用效果是多数临床研究的观察重点。一项 Meta 分析显示,生物相容性好和高通透性膜并未显示出明显优势。至此,膜的生物相容性和通透性对临床转归情况的影响仍不明确,尤其对是否能通过清除炎症介质,以改善脓毒症患者预后的争议仍较大。尽管如此,我们仍建议在血液净化过程中选择生物相容性好的透析器。

值得一提的是,当我们在使用不含涂层的 AN69 膜进行血液净化时,一方面,需警惕缓激肽释放综合征,尤其是对于严重酸中毒或者服用血管紧张素转换酶抑制剂(Angiotensin-converting enzyme inhibitors, ACEI)的患者。缓激肽综合征具有自限性,但具有 pH 值依赖的特点,所以对于酸中毒患者极易诱发该综合征。另一方面,对于服用 ACEI 的患者,由于 ACEI 阻断了缓激肽的转化,当 AN69 接触到酸性环境时,可加重低血压反应。现有的透析器产品各异,且各具特点,对于某种透析器的推荐尚无大型临床随机对照研究证据。临床应用时,须考虑透析器的特点及相关副作用谨慎选择。

六、置换液的选择

维持酸碱平衡是血液净化治疗的目的之一,它能减轻酸中毒对心血管系统及内分泌系统的有害影响。常规的血液净化置换液包括醋酸盐缓冲液、乳酸盐缓冲液、碳酸氢盐缓冲液及枸橼酸盐缓冲液等。既往研究显示,醋酸盐缓冲液与重症患者血流动力学不稳定及体重下降相关,目前已较少使用。体外应用局部枸橼酸抗凝治疗有其独特的优势,在临床上的应用已逐渐普遍化。由于枸橼酸本身呈碱性,故在行枸橼酸抗凝治疗时可不需再加含有缓冲液的置换液。

血液净化发展初期,血液净化多选用乳酸盐作为缓冲液。澳大利亚一项观察性研究显示,有 55% 的 AKI 患者使用乳酸盐缓冲液。但由于乳酸是一种较强的阴离子,当转化不足时,尤其是在体外循环管路存在碳酸氢盐缺失时,会加重酸中毒,导致细胞氧化还原能力及磷酸化水平降低,从而加重细胞分解代谢异常及细胞功能损害。此外,医源性乳酸水平增高可导致临床误判。在乳酸清除功能受损的肝功能衰竭和内源性乳酸增加的循环休克患者中,使用乳酸盐作为缓冲液的风险高。考虑到上述风险,近年来乳酸盐使用越来越少,碳酸氢盐缓冲液的使用越来越普及。以连续性静脉静脉血液滤过(Continuous veno-venous heamofiltration, CVVH)治疗 AKI 患者的研究显示,相比于乳酸盐缓冲液,使用碳酸氢盐缓冲液患者有较好的纠正酸中毒能力及较低的乳酸水平,同时可降低低血压和其他心血管事件的发生率。一项对 MODS 患者行 CVVHDF 治疗的研究显示,碳酸氢盐缓冲液可以更好地控制酸中毒,以维持血流动力学的稳定。由此可见,使用碳酸氢盐缓冲液的 AKI 患者,能够更好地纠正酸中毒、降低乳酸水平及维持血流动力学稳定。KDIGO 指南推荐,对于 AKI 患者首选碳酸氢盐缓冲液,尤其是对 AKI 伴循环休克、肝功能衰竭或乳酸酸中毒的患者,其推荐级别更高。

七、抗凝方法

1. 普通肝素抗凝法

对于无出血倾向的患者而言,普通肝素仍是血液净化中最常用的抗凝剂。肝素抗凝的优点是临床应用时间长、医生经验丰富、半衰期短,且过量应用可用鱼精蛋白予以拮抗处理。临床常用全血部分凝血活酶时间、活化凝血时间和试管法凝血时间进行监测,简单方便。肝素抗凝的缺点在于出血发生率较高,药代动力学为时间及剂量依赖性,个体差异较大,且可通过直接活化或免疫介导引起血小板减少。而且肝素能与内皮抗凝血酶结合,进而抑制机体的抗炎作用,影响局部前列环素的形成,且危害到微循环。因此,对革兰阴性菌感染的脓毒症患者使用肝素可能是有害的。

2. 低分子肝素抗凝法

低分子肝素具有较强的抗血栓作用,而抗凝作用较弱,具有出血危险性小、生物利用度高及使用方便等优点。其现已逐渐被成功地应用于高危及有出血危险的患者。目前,临床上常用的低分子量肝素包括达替肝素、依诺肝素和那屈肝素等,它们在分子大小、半衰期和生物活性方面均有较大差别。因此,在行 CRRT 的过程中,需要根据不同的药物种类给予最合适的治疗剂量。Joannidis 等报道,相比于普通肝素,依诺肝素可表现出与抗 Xa 因子水平相关的循环寿命的延长,且出血发生率更低。

3. 无肝素抗凝法

对于活动性出血、重度血小板减少及因其他因素无法应用肝素者而言,无肝素抗凝法治疗是一种相对较安全的方法。进行 CRRT 治疗的重症患者中,约 1/3 采用无肝素抗凝法治疗。无肝素抗凝法的注意事项包括以下几个方面:①应选择生物相容性较好的血滤器,以有效减少凝血的发生;②选择前稀释法;③建立通畅的血管通路,选择高血流量;④在制订液体平衡方案时,应将冲洗液量计入其中。

4. 局部枸橼酸抗凝法

枸橼酸钠可与血浆中的离子钙结合,生成难以解离的可溶性螯合物枸橼酸钙,使血浆中 Ca^{2+} 浓度降低,阻止凝血酶原转换成凝血酶,从而发挥抗凝活性。因此,在血液流回到体内之前补充 Ca^{2+},可使血浆中 Ca^{2+} 浓度保持不变,且无体内抗凝作用。枸橼酸根进入体内后,主要在肝脏被代谢为碳酸氢根而无任何残留,其生物相容性较好。

临床随机对照试验结果表明,局部枸橼酸抗凝法在 CRRT 治疗中的有效性和安全性优于或不亚于肝素或低分子肝素,同时可通过延长滤器寿命显著降低整体的治疗费用。在出血事件方面,三个 Meta 分析能得到相同的结果,与肝素抗凝相比,枸橼酸抗凝能够显著降低 CRRT 的出血风险,且输血需求也低于普通肝素抗凝法。在病死率方面,一项单中心研究显示,枸橼酸抗凝组的病死率低于低分子肝素抗凝组。该研究推断,枸橼酸抗凝除了是 CRRT 抗凝的较佳选择外,同时也有抗炎的免疫调理作用,因此能提高重症患者的存活率。然而,Hetzel 等随后进行的多中心研究并未发现枸橼酸抗凝有类似的益处。这可能是两项研究在全身抗凝模式、疾病严重程度、临床背景上的差别而出现的差异结果。需要明确的是,这两项研究都不能证明局部枸橼酸抗凝有利于改善生存率,病死率也不是主要终点,因此需要大样本随机对照试验进一步探讨。

综上所述,普通肝素仍是使用最广泛的抗凝剂。局部枸橼酸抗凝法尤其适用于活动性出血及不耐受无肝素抗凝者,这可能是目前最为理想的抗凝方式,具有广阔的使用前景,目前指南也对其做了较高推荐。另外,尚有水蛭素、前列腺素、甲磺酸奈莫司他、类肝素达那肝素等多种抗凝方法,但目前均未广泛应用于临床。

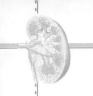

八、治疗时机

血液净化治疗的效果与开始的时机密切相关,不恰当的开始时机不仅无益,反而可能有害。目前,针对肾脏和非肾脏治疗的血液净化开始时机尚不明确。

1. 肾脏治疗时机

Karvellas 等进行的 Meta 分析发现,尽管不同研究采用的早晚期 RRT 定义的标准并不一致,但结果表明在重症 AKI 患者中,早期 RRT 组比晚期 RRT 组的 28d 病死率显著降低。另一项回顾性研究结果亦发现,目前临床决定 RRT 开始的指标包括血肌酐、尿量、液体累积量等,该研究结果亦表明早期 RRT 组患者的预后更好。针对重症 AKI 患者血液净化的具体开展时间,最新一项多中心研究将血液净化治疗开始时间段分为四组:$T_1 < 7.1h, 7.1h \leqslant T_2 < 17.6h, 17.6h \leqslant T_3 < 46.0h, T_4 \geqslant 46.0h$。结果显示,四组间的 28d 及 90d 病死率无明显差异。尽管从理论上而言,早期进行 RRT 可以尽早缓解肾损伤症状,但同时也增加了导管相关的血源性感染机会、体外循环带来的危险及过度治疗的风险。

2012 年 KDIGO 指南中推荐,当出现威胁患者生命的容量过负荷、电解质及酸碱平衡紊乱时,需紧急开始 RRT 治疗。指南中亦提及对于 RRT 的开始时机不能单单考虑血肌酐、尿量等单一指标,需综合考虑患者的临床指标,包括可以通过 RRT 改善的临床症状和实验室指标。理想的 RRT 时机仍需要进一步探索,但目前普遍认为尽早行 RRT 可能更有利,不对于早晚的界定尚处于主观论证阶段,无明确的参考定义。对于重症 AKI 患者,液体过负荷也许是血液净化开始的重要决定因素。因此,临床医师应根据患者和本单位的具体情况,慎重决定重症 AKI 患者的治疗时机。

2. 非肾脏治疗时机

在重症感染、感染性休克以及伴有全身炎症反应的重症急性胰腺炎(Severe acute pancreatitis, SAP)及严重创伤等导致的 MODS 患者中,早期开始治疗能够通过吸附、滤过等有效降低血浆中 IL-1、IL-6、IL-10、TNF-α 等炎性因子水平,调节机体的全身炎症反应与抗炎反应的平衡,以减小炎症反应的级联放大效应,同时调节患者内环境稳定,减轻全身炎症反应时的高代谢,以减轻患者病情。目前,针对早期的定义尚无统一的标准,仍需临床进一步探索,但在 MODS 的诊治过程中,应及早考虑到血液净化所带来的益处,避免错失最佳治疗时机。

九、治疗模式的研究进展

1. 间歇性肾脏替代治疗(Intermittent renal replacement therapy, IRRT)

IRRT 对治疗设备要求低,具有相当大的治疗灵活性和可操作性,尤其适用于临床上需要 RRT 的 AKI 患者人数波动性较大的情况。此外,在 IRRT 治疗间期,该项治疗措施还可根据需要移动患者、安排各种特殊检查等,且治疗费用低。同时其还具有低出血风险,在清除小分子水溶性溶质方面较 CRRT 速度更快,对于救治横纹肌溶解综合征、肿瘤溶解综合征等引起的严重高钾血症具有一定的优势。

目前,尚无足够循证医学证据提示 IRRT 和 CRRT 哪种治疗模式更好。Meta 分析发现,虽然 CRRT 治疗时患者平均动脉压显著高于 IRRT 治疗,但治疗期间两者低血压的发生率的差异无统计学意义。从治疗效果、费用等方面综合考虑,对于单纯的肾科 AKI 患者或慢性肾功能衰竭患者,一般选用间歇的方式进行治疗。但在重症患者中,患者常同时合并多种疾病,病情多变化,需判断患者是否需行 CRRT。既往认为进行 CRRT 与 IRRT 治疗的效果相当,但两者对患者肾功能的影响仍存在差异。一项比较 CRRT 与 IRRT 治疗 AKI 的研究共纳入 7 项随机对照研究及 16 项观察性研究,结果发现,在存活的 AKI 患者中,开始行 CRRT 治疗的患者透析依赖的比例明显低于 IRRT 治疗者,提示 CRRT 可能有助于 AKI 患者维持残余肾功能以及促进损伤后肾功能的恢复,但两者在生存率方面并无显著差异。最新发表的间歇性血液透析(Intermittent hemodialysis, IHD)与 CRRT 治疗重症 AKI 患者的研究显示,两组 14d 生存率分别为 39.5% 及 43.9%（$P=0.5$），同时两组 14d、30d 及全因病死率无明显差异。目前认为，CRRT 在血流动力学稳定性方面具有一定优势，但多数情况下对预后无进一步改善作用。由此可见，在改善重症 AKI 患者预后方面，IHD 和 CRRT 的疗效相当。简而言之，与 IHD 相比，在血流动力学不稳定的 AKI 重症患者中，CRRT 是理想的选择；而当患者全身状况好转即将离开或离开 ICU 后，IHD 则是更为合适的选择。

2. 延长间歇性肾脏替代治疗（Prolonged intermittent renal replacement therapy，PIRRT）

PIRRT 狭义上是指持续低效每日透析（Sustained low efficiency daily dialysis，SLEDD）这一介于 CRRT 与 IHD 之间的肾脏替代治疗方式。之后，又逐渐发展出延长的日间透析（Extended daily dialysis，EDD）、缓慢持续透析（Slow continuous dialysis，SCD）、持续夜间透析（Sustained noctunal dialysis，SND）等。PIRRT 最常用的方式是缓慢持续低效透析（Sustained low-effciency dialysis，SLED）。SLED 使用普通的 IHD 机器开展治疗，同时采用类似 CRRT 的低超滤率（<350mL/h）、低血流量（150～200mL/min）和低透析液流量（100～300mL/min）方案进行缓慢的溶质和液体清除，治疗时间维持在 6～12h，介于 IHD 和 CRRT 之间。与 IHD 比较，SLED 治疗使用相同的机器进行了更长时间的低血流量和透析液流量的治疗，因此对血流动力学的影响较小；与 CRRT 比较，PIRRT 的疗程较短，具有非连续性，且不需要使用价格昂贵的专门机器，节省了大量人力和物力。

Berbece 等将 35 例患者前瞻性地分为 SLED 和 CRRT 模式治疗组，结果发现 SLED 在小分子清除率及治疗费用方面均优于 CRRT。为弥补 SLED 以弥散的方式清除小分子为主，对中大分子的清除效果欠佳的缺陷，Marshall 等于 2004 年首次提出了 SLED-f 治疗模式，通过在 SLED 基础上增加一定的置换量（100mL/h），结合弥散和对流的清除方式，提高了对中大分子溶质的清除率。为进一步提高溶质的清除率及超滤率，Salahudeen 等采用连续性 SLED 模式（Continuous sustained low-effciency dialysis，C-SLED）治疗了 199 例肿瘤合并重症 AKI 的患者，观察发现患者血流动力学稳定，48h 后血尿素氮及肌酐水平明显下降，明显优于传统的 SLED 及 CRRT 模式。后续研究显示，PIRRT 不仅在肾损伤患者中显示出良好的效果，且在中毒、MODS 及心力衰竭等治疗中亦显示出明显的治疗作用。值得一提的是，虽然对于 ICU 中普通肾衰竭患者，PIRRT 可以替代传统的 IHD 和 CRRT；但对于重症 AKI 患者，特别是感染中毒性休克、重症胰腺炎等致 MODS 患者，目前虽有 PIRRT 成功治疗 MODS 的经验，但 PIRRT 仍不能作为首选模式，还需我们进一步研究探讨。

目前，PIRRT 已逐渐受重症医学科临床医生重视，并被应用，具有良好的发展前景，但其是否会成为重症医学科最佳的肾脏替代方式仍有待进一步探索（注：IHD、CRRT 和 HRRT 优缺点比较详见杂合式血液净化篇章）。

3. 连续性血浆滤过吸附（Continuous plasma filtration adsorption，CPFA）

血液吸附是指利用滤膜的吸附作用清除大分子物质。CPFA 是指血浆滤过器连续分离血浆，然后滤过的血浆进入包裹的碳或树脂吸附装置，净化治疗后的血浆再经静脉通路返回体内，根据溶质大小及吸附材料的亲和力来分离物质，通过分子吸附、对流和弥散相组合的方式，广谱清除中大分子炎症介质。Ronco 等首次在 CRRT 基础上杂合使用 CPFA 治疗感染性休克的患者，与连续性动脉静脉血液透析滤过（CAVHDF）比较，结果发现 CRRT 基础上杂合 CPFA 可使患者的平均动脉压上升，去甲肾上腺素用量下降。研究进一步发现，行 CPFA 治疗的患者，其血单核细胞经脂多糖（Lipopolysaccharide，LPS）刺激后产生 TNF-α 增加，恢复了单核细胞对 LPS 刺激的应答反应，提示 CPFA 能调整免疫功能。与单纯 CRRT 比较，CPFA 有利于改善重症感染患者的血流动力学，既能维持水、电解质和酸碱平衡，又能清除各种炎症介质。

4. 内毒素吸附

内毒素被认为在革兰阴性菌脓毒症及脓毒性休克发病机制中有着重要作用，固定多黏菌素 B 的纤维柱因能吸附内毒素而被应用于脓毒症的 CRRT 治疗。Cruz 等回顾分析了多个使用多黏菌素 B 纤维柱的 CRRT 治疗的效果，结果发现其可通过吸附血液中内毒素，有效升高患者的平均动脉压，减少多巴胺用

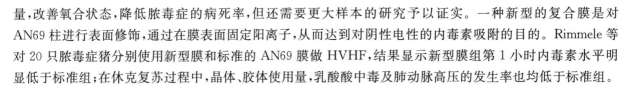

量,改善氧合状态,降低脓毒症的病死率,但还需要更大样本的研究予以证实。一种新型的复合膜是对AN69柱进行表面修饰,通过在膜表面固定阳离子,从而达到对阴性电性的内毒素吸附的目的。Rimmele等对 20 只脓毒症猪分别使用新型膜和标准的 AN69 膜做 HVHF,结果显示新型膜组第 1 小时内毒素水平明显低于标准组;在休克复苏过程中,晶体、胶体使用量,乳酸酸中毒及肺动脉高压的发生率也均低于标准组。

5.高截留血液滤过或血液透析

高截留滤过膜的分子截留点可达 60000~100000,体内和体外研究证实,其清除能力超过其他血液净化方式,有助于改善免疫细胞功能,提高脓毒症动物模型的生存率。Uchino等采集了 5 位志愿者的血液并注射了 1mg 内毒素,使用高截留滤过膜的聚酰胺膜血滤器(截留相对分子质量为 100000)进行封闭的血液循环,并分别使用 1L/h 和 6L/h 的超滤量,结果显示,使用高截留滤过膜的高容量血液滤过对细胞因子的清除可达到或超过标准 CRRT 对尿素氮的清除效果。稍早的几项采用高截留滤过膜治疗的脓毒症并发 AKI 的临床研究未发现其导致的相关严重不良反应,但在治疗过程中发现,白蛋白的丢失量明显增加。Honoré 等研究结果表明,使用高截留滤过膜行 CVVHDF 时,患者的白蛋白水平与使用标准的高通量滤过膜一样均可保持稳定水平,从而证明了新型高截留滤过膜的安全性。

6.肾小管辅助装置(Renal tubule assist device,RAD)

随着细胞治疗和组织工程学的兴起,人们设想用特定的细胞和生物合成膜,运用组织工程技术构建一个既具有肾小球滤过功能又有肾小管重吸收功能的装置,即生物人工肾(Bioartificial kidney,BAK)。并且 BAK 可植入到患者体内,成为全能肾脏供体器官,完成肾脏的全部功能替代。目前,RAD 装置已试用于临床,结果令人鼓舞。生物人工肾小球的研究虽不成熟,但已有初步构想。经美国 FDA 批准,2002年 8 月 Humes 等完成了 RAD 对 9 例急性肾功能衰竭合并多脏器系统功能衰竭患者治疗的 I/II 期临床研究,他们在传统血液滤过的基础上串联了一个种植有 109 个人的肾近曲小管细胞的血液滤过器(即RAD),观察治疗后的急性生理参数和血清细胞因子的变化。完成 RAD 治疗的 8 例患者在治疗前的预期病死率为 80%~95%;而经治疗后,有 6 例获得了人、肾存活。同时研究证实,在 24h 的治疗中,肾小管细胞能保持细胞活性,发挥多种代谢、内分泌功能。陈香美等首次报道了利用细胞混合种植法构建RAD 的研究,检测到混合种植的血管内皮细胞和肾小管上皮细胞在聚砜膜纤维上均能良好地生长并发挥各自的生理功能,从而证明了利用混合种子细胞构建具有复合功能的生物人工肾小管是可行的,这为生物人工肾的微缩化、功能复合化提供了新的发展思路。

7.穿戴式人工肾(Wearable artificial kidney,WAK)

WAK 是指一种便于携带的人工肾辅助设备,其大小与形态使得设备重量轻,可佩戴或附在患者身上而不影响正常生活,并能够达到血液透析或改善肾功能的目的。WAK 可以模拟正常肾脏 24h 工作的生理状态,不影响患者日常生活,又不过度增加医疗费用。近年来,得益于微型工艺技术的发展,例如微流体技术、纳米技术在人工肾领域的应用可能会使透析进入新时代。基于过去的研究和今天的技术,WAK 取得了一定的发展。一些人工肾应用体外血液净化的方法,另外一部分人工肾应用腹膜透析的方法(ViWAK),使得患者在试验中可以在走路移动的同时接受治疗。

十、治疗剂量

CRRT 的治疗剂量是指单位时间内使用置换液的量,常以每小时每千克体重置换液量来表示。Ronco等评价不同剂量对患者预后的影响,剂量分别为 20mL/(kg·h)、35mL/(kg·h)和 45mL/(kg·h),结果表明中、高剂量组患者在 CRRT 结束后 15d 的生存率明显高于低剂量组,而中、高剂量组之间的差异无统计学意义。同时,该研究的亚组结果分析发现,高剂量组中脓毒症性急性肾小管坏死患者的生存率明显高于中剂量组中的亚组,提示血液滤过治疗对脓毒症伴发 AKI 患者的剂量应高于不伴有全身炎症反应的 AKI 患者的剂量。因此,Ronco 提出 CRRT 剂量可分为"替代肾脏治疗的剂量[20~35mL/(kg·h)]"和"治疗脓毒症的剂量[42.8mL/(kg·h)]"。

替代肾脏治疗的剂量主要适用于纠正氮质血症及水、电解质、酸碱失衡;而将其调整为"治疗脓毒症的剂量"时,CRRT 还能通过对流及吸附作用清除在脓毒症和 MODS 中起重要致病作用的炎症介质。Honoré 等首先应用短时高容量血液滤过(High volume hemofiltration,HVHF)加常规 CVVH 的方法治疗难治性脓毒性休克患者,结果发现患者的 28d 病死率明显低于根据简化急性生理参数评分(Simplified acute physiology score,SAPS)和急性生理、年龄和慢性健康评分(Acute physiology,age,and chronic health evaluation,APACHE Ⅱ)预测的病死率。高容量血液滤过(High volume hemofiltration,HVHF)治疗脓毒症基于以下理论,包括 Ronco 等提出的"峰浓度"假说、Honor 等提出的"介质溢出"假说、Di 等提出的"淋巴转运"假说等。脓毒症的治疗不仅是移除细胞因子,且尚需进行免疫调理和调节全身的炎症反应以保持动态平衡,这可能是 HVHF 在脓毒症治疗中的切入点。

美国 ATN 进行了一项多中心、前瞻性的随机研究,即将有急性肾功能衰竭的危重症患者随机分为强化治疗组和传统治疗组,强化治疗组接受每周 6 次血液透析或 35mL/(kg·h)的 CVVHDF 治疗,传统治疗组接受每周 3 次血液透析或 20mL/(kg·h)的 CVVHDF 治疗,结果提示治疗剂量不同的两组在病死率、肾功能的恢复以及肾外器官的衰竭数目方面的差异均无统计学意义。进一步的 RENAL 研究也显示同样的结果:该研究纳入了 1508 例行 CRRT 治疗的 AKI 患者,结果显示高剂量[40mL/(kg·h)]与低剂量[25mL/(kg·h)]比较并未能明显改善患者的 90d 存活率。值得注意的是,上述两项研究,一方面,选择的对象是急性肾损伤患者,并未区别患者是否存在 SIRS 或脓毒症;另一方面,所采用的所谓的"高剂量"并没有达到真正的高剂量,可能并不足以有效地清除炎症介质、细胞因子。DO-RE-MI 研究显示,高剂量治疗组[CRRT>35mL/(kg·h)或 IRRT>6 次/周]与低剂量组[CRRT<35mL/(kg·h)或 IRRT<6 次/周]生存率的差异无明显统计学意义,但高剂量治疗组的 ICU 住院天数和机械通气时间明显少于低剂量组。同时 DO-RE-MI 研究亦发现,患者实际接受的治疗剂量常低于医生所给予的医嘱剂量。

最新发表的欧洲 IVOIRE 研究具有里程碑意义,其将脓毒性休克合并肾功能达到 RIFLE 分级的 AKI 患者作为纳入对象,分为 CRRT 低剂量组[35mL/(kg·h)]和高剂量组[70mL/(kg·h)],结果发现高剂量组未能提高脓毒症伴 AKI 患者的 28d、60d 和 90d 存活率,但结果显示虽然本研究总体的危重度高于 ATN 和 RENAL 研究人群,但由于在脓毒症未发生 AKI 阶段即给予干预,其病死率并未高于前述研究。此研究暴露出的 HVHF 不良事件(如抗生素、营养素清除率增加和低钾血症、低磷血症、低体温的发生率增高等)也引发人们的思考。我们有理由怀疑正是由于存在这些不良事件,抵消了 HVHF 可能对患者带来的益处。新近发表的有关 HVHF 治疗脓毒症性 AKI 患者的 Meta 分析显示,HVHF 组[治疗剂量≥50mL/(kg·h)]与 SVHF 组[治疗剂量<50mL/(kg·h)]两组间的 28d 病死率无明显差异,但 HVHF 组低磷血症及低钾血症的发生率较 SVHF 组高。期待未来针对 CRRT 治疗严重感染有更为理想的大型多中心临床试验。

综上所述,目前关于 CRRT 的合适剂量尚未得出一致的结论,国内外共识认为 CRRT"正常剂量"为 20～30mL/(kg·h);值得一提的是 2012 年 KDIGO 指南中推荐的持续治疗"正常剂量"是20～25mL/(kg·h),应为实际达到剂量。上述观察报告并不意味着高代谢状态或脓毒症患者不能从高剂量中获益。笔者认为在以后的研究中,更重要的是应对研究对象进行更精细的分层和危重度的评估,对干预时机、实际剂量进行更严格的控制。

十一、治疗停止时机

对于 CRRT 的停机时机尚缺乏足够的研究。CRRT 终止时机须谨慎决定,过早停机常致治疗不充分,易导致不良预后的结局。但过度的 CRRT 治疗不仅增加医疗费用,还将增加其出血、感染等并发症的发生风险,延长住院时间。2012 年 KDIGO 指南中指出,AKI 患者对 CRRT 的停机时机缺乏关注,其对停机时机的界定也非常模糊。

目前,临床上主要根据患者尿量、血肌酐、尿肌酐清除率以及体内稳态平衡做出综合判断。患者尿量本身并不总是与肾脏清除溶质的能力呈正相关,如非少尿型 AKI,其尿量受补液及利尿剂使用的影响,并不能完全反映肾功能。根据目前国内外共识意见,尿量大于 400mL/d 仍是一个合理的界定值,具有 78%特异性。就肌酐而言,由于在 CRRT 治疗过程中会被清除,故将其直接用于评价肾功能恢复情况亦有待考证。在 ATN 研究中,CRRT 中尿量超过 30mL/h 或肌酐下降,可用于评估肌酐清除率(采用收集 6h 尿量),当肌酐清除率超过 20mL/min 时,应停止肾脏支持;当肌酐清除率为 12～20mL/min 时,应综合各项因素进行临床判断,做出是否停机的决定。该停机方案为目前用于评估何时结束 RRT 的最准确方法。

近期研究建议把 AKI 生物标志物水平作为停机时机的判断标准之一。AKI 的生物标志物包括血液及尿液中的中性粒细胞明胶酶相关脂质运载蛋白(Neutrophil gelatinaseassociated lipocalin,NGAL)、胱抑素 C(Cystatin C,CysC)及尿液中的肾损伤分子-1(Kidney injury molecule-1,KIM-1)、白介素-18(Interleukin-18,IL-18)等,其相对分子质量较大(如 NCAL 与胱抑素 C 相对分子质量分别为 25000 与 13000),不易在 CRRT 中被清除,可较为准确地反映接受 CRRT 治疗的 AKI 患者的肾功能水平。基于 NGAL 及胱抑素 C 的上述特性,可将其作为今后 CRRT 停机的预测指标。而尿量或肌酐清除率联合生物标志物对 CRRT 停机的判断应具有更高的准确性,这在今后的研究中值得期待。

(孙仁华,刘景全)

第三节　未来发展方向

未来重症血液净化的发展将何去何从,牵动着无数重症医学工作者的心。重症血液净化技术随着重症血液净化理念的发展而发展,同时技术的发展又进一步推动理念更新,形成良性循环。在此,我们就重症血液净化的未来发展理念、技术等方面略谈一二。

一、AKI 预防及诊断理念

1."肾绞痛"理念

AKI 相关的患病率及病死率均较高,并且没有特殊治疗可以逆转 AKI 的临床进程,因此,早期识别 AKI 并采取有效的防治措施非常重要。事实上,如果能及早识别 AKI 高风险患者,或者在患者可能发生 AKI 但未出现临床表现时进行诊断,其治疗效果明显好于已经明确 AKI 诊断的患者。近年来,Ronco 等提出"肾脏病发作"(Kidney attack)的概念,我们称之为 AKI 早期"肾绞痛"理念,其有别于传统意义的临床肾绞痛症状,类似"心绞痛"之于冠心病。包括以下几个方面内容。①危险因素:a. 易感性,包括高龄、女性、黑人、贫血、慢性肾病、慢性肺病、慢性肝病、糖尿病、癌症、脱水状态或容量不足等;b. 损伤因素,包括创伤、烧伤、脓毒症、循环休克、心脏手术、非心脏大手术、肾毒性药物、放射造影剂、毒素、疾病危重状态。未来应开发合理的 AKI 风险评分系统,以利于指导临床。②病史及体格检查:病史应该涵盖用药史(包括处方药、非处方药、中草药及毒品等)、社会史(特殊水源和土壤接触史、动物类接触史等);体格检查应该涵盖对液体的评估以及是否具有急慢性心衰、感染和毒血症等。③实验室检查:包括动态监测血肌酐、尿量、血尿素氮、电解质、全血细胞计数及分类、尿液分析及镜检等,同时结合肾损伤生物标志物检查。④临床监测:包括监测心排血量、液体负荷、液体负荷反应及腹内压力、超声对肾脏结构及血流量监测等,未来应开发能更好地评估重症患者和其他住院患者液体负荷的方法。根据"肾绞痛"理念,从上述几个方面的内容着手,建立合理的评分系统,动态监测临床及实验室指标,以期早期识别、诊断和治疗 AKI。

2. 期待 AKI 最恰当诊断标准

2012 年颁布的 KDIGO 指南进一步明确了急性肾损伤的诊断标准。相关学者研究显示,KDIGO 标准在诊断的敏感性方面优于 RIFLE 标准及 AKIN 标准。Zeng 等采用三种方法诊断 AKI,结果 RIFLE、AKIN 及 KDIGO 诊断标准在患病率方面较为相近,三种方法均能较好地预测住院病死率。Shinji 等研究表明,以 KDIGO 标准诊断为 AKI 而以 AKIN 标准诊断为非 AKI 的患者占 9.2%,其中 87% 处于 KDIGO 标准 I 期。因此,他们仍认为 KDIGO 标准比 AKIN 标准的敏感性高,而特异性并没有降低,两者预测病死率的能力并无统计学差异。与上述研究不同的是,FINNAKI 研究发现,AKIN 和 KDIGD 标准对于 AKI 的诊断和分期完全一致,这可能与他们将 AKIN 诊断标准进行修正和针对 KDIGD 标准采用回顾性方法有关。急性透析质量倡议组织积极响应,于 2013 年第十次 AKI 诊断预后和管理共识会议上提出了基于数个临床研究的肾脏病发作或 AKI 诊断新建议,该建议将肾小管损伤标志物[如尿液中性粒细胞明胶酶相关脂质运载蛋白(NGAL)等]纳入 AKI 诊断标准中,正式拟订 AKI 分类新建议(2013ADQI 标准)(见图 1-1)。

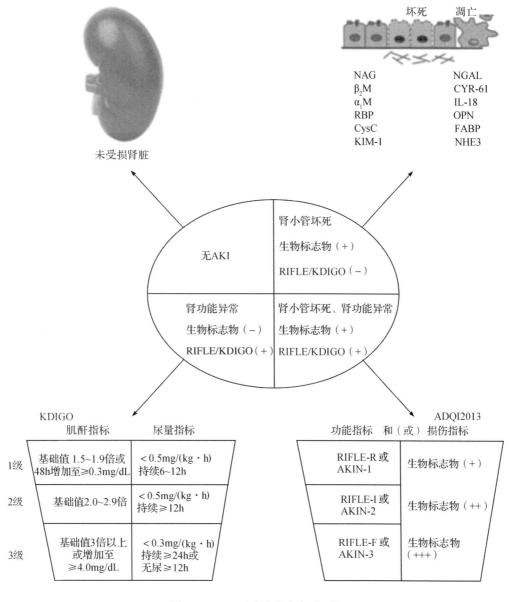

图 1-1　AKI 诊断指标与标准更新

[图片引自:Ronco C. Kidney attack:Overdiagnosis of acute kidney injury or comprehensive definition of acute kidney syndromes? [J]. Blood Purif, 2013,36(2):65-68.]

近年来,研究者们不断地在寻找肾损伤中的"肌钙蛋白",以求早期特异性地诊断急性肾损伤。目前看来,寻找理想的生物标志物也许是 AKI 早期诊治的重要突破口。事实上,有 10 多种颇具价值的 AKI 相关生物标志物已得到证实,其中最有临床意义的是中性粒细胞明胶酶相关脂质运载蛋白(NGAL)、胱抑素 C(CysC)、肾损伤分子-1(KIM-1)、β_2-微球蛋白(β_2-MG)、尿金属蛋白酶组织抑制因子(Tissue inhibitor of metalloproteinase-2,TIMP-2)、结合胰岛素样生长因子结合蛋白 T(Insulin-like growth factor binding protein,IGFBP-T)及白细胞介素-18(IL-18)等(见图 1-2)。

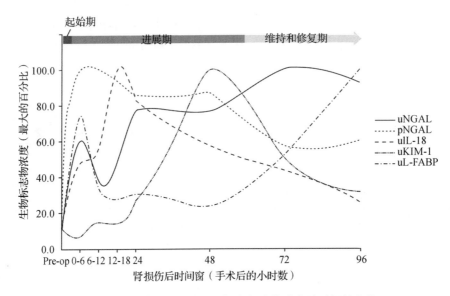

图 1-2　AKI 发生、发展过程中,各标志物浓度随时间的变化

[图片引自:Alge JL,Arthur JM. Biomarkers of AKI:A review of mechanistic relevance and potential therapeutic implications[J]. Clin J Am Soc Nephrol,2015,10:147-155.]

目前,对生物标志物的研究主要集中于能够在更早期的阶段识别 AKI。然而,临床上对生物标志物的研究依然不够,尤其是对重症患者,而且单个生物标志物的特异性及敏感性仍难以被医务人员所接受。设计包含各种不同特性的生物标志物的试剂盒可以提高诊断的准确性、及时性。为验证生物标志物是否会影响 AKI 的病程及治疗,大规模多中心的临床随机对照研究势在必行。有学者称之为寻找 AKI 早期诊治的"圣环(Holy Grail)"。期待不久的将来会制定出更为恰当的 AKI 诊断标准,使 AKI 能够获得标准化的早期诊断。

3. 速尿负荷试验"以小窥大"

迄今为止,临床上缺乏足够实用的工具来预测早期 AKI 是否会进展到严重 AKI、是否需要透析治疗以及死亡风险如何。近期,Koyner 教授等研究发现速尿负荷试验可以预测急性肾损伤的严重性。研究显示,对于先前没有使用过呋塞米(俗称速尿)的患者,给予静脉推注速尿,剂量为 1mg/kg;如果先前已经使用过速尿,那么给予的速尿剂量为 1.5mg/kg。给予速尿之后,观察患者的尿量变化情况。研究认为,静脉推注速尿后 2h 的尿量是最强的预测因子。2h 的尿量如果小于 200mL(<100mL/h),则强烈提示患者的 AKIN 分期有可能进展到 3 期了。该方法的敏感性为 87.1%,特异性为 84.1%。研究者们亦比较了速尿负荷试验与肾损伤生物标志物之间的优劣性,提示速尿负荷试验具有可行性。

笔者认为,该方法有助于我们对 AKI 早期进行临床预判,具有简单易行、经济、耗费时间短的优点,对临床应用具有一定价值,尤其对于医疗条件欠发达地方不失为一项切之可行、行之有效的方法。其实,类似的临床特征性指标还有不少,应结合自身临床经验,善于发现,善于设想。回归临床实际不失为一种好方法。尽管如此,仍然期待进一步的随机对照试验研究进行验证,以利于临床应用。

二、血液净化治疗理念

1. 血液净化实施原则

(1)有益性原则：血液净化实施的首要原则应是对患者产生有益的作用。目前，接受 RRT 治疗的 AKI 患者的病死率仍很高。多项研究显示，接受 RRT 患者与非 RRT 患者比较，其病死率及健康生活质量两方面均无明显差异。尽管如此，我们亦不能否定其积极的治疗作用。因为 RRT 是一项复杂技术，涉及范围广，影响因素多。临床上应该严格把握血液净化实施的适应证，制订合理的治疗策略（包括治疗时机、模式、剂量和抗凝方式等），优化医护团队，加强院感控制，减少相关并发症发生，将血液净化的有益作用最大化、伤害最小化。

(2)同质化原则：重症医学由于其疾病本身的特殊性、复杂性，涉及多学科领域、多种干预手段，其诊治过程受多种因素影响，难以达到量化。尽管如此，重症医学发展仍然离不开同质化医疗，以期提高医疗资源的利用率，降低医疗成本，使更多患者受益。重症血液净化作为重症医学领域治疗的一部分，同样离不开同质化原则。其内容包括统一的治疗理念、规范的诊疗流程、规范的技术操作及覆盖基层的远程监控病房等。

(3)个体化原则：值得重视的是，由于 AKI 是一种涉及多种病因的临床综合征，不同类型的 AKI 及不同的临床状况可能对肾脏替代疗法的要求不同，所需要的肾脏替代疗法的时机、剂量及模式也不尽相同，这也与越来越提倡的"精准医疗"相得益彰，与同质化原则互为补充。以往国内外有关 AKI 肾脏替代模式的研究之所以结果不一、争论较大，原因可能与没有很好地区分不同类型 AKI 患者及不同临床状况对肾脏替代疗法的不同治疗需求有关。因此，在临床上，对重症 AKI 患者的肾脏替代治疗应该采取早期目标导向的个体化肾脏替代疗法的理念，即针对不同的 AKI 病因，不同的并发症、并发症和其他临床具体情况，首先应明确患者的治疗需求，确定肾脏替代疗法的具体治疗目标，然后根据治疗目标确定肾脏替代治疗的时机、剂量及模式，并在治疗期间依据疗效进行动态调整，实行早期目标导向的个体化肾脏替代治疗。例如，对于常规心脏术后血流动力学欠稳定同时合并 AKI 的患者，其肾脏替代治疗的目标只是在患者血流动力学能够耐受的前提下，维持水、电解质、酸碱平衡并控制氮质血症，以保持内环境的稳定，因此，可以根据治疗达标情况调整单次 RRT 的持续时间。对于已行血液净化治疗的患者，应及时评价其治疗后的具体效果（包括临床症状体征、实验室检测及相关监测指标等），根据治疗效果及时调整治疗方案（包括治疗模式、计量、抗凝方式等），监测其动态变化，以寻求最适合每个个体的真正意义上的个体化方案。

当前，CRRT 是重症血液净化的基石，重症医学科医护人员应该像会使用呼吸机一样完全掌握这种血液净化技术，根据患者病情选择恰当的血液净化模式、时机、剂量及抗凝方式等，学会制订个体化的血液净化方案。

2. 治疗理念

(1)进一步弱化肾脏与非肾脏适应证提法：重症血液净化技术虽然源于肾脏替代治疗（RRT），但又有别于传统的 RRT，具有自己的理念与特征。由于其广泛应用于 ICU 诸多疾病的治疗，其适应证已逐渐将肾脏与非肾脏疾病提法弱化，这也许是重症血液净化的独特性。

(2)不追求"高大上"的治疗：虽然血液净化技术在 ICU 已广泛开展，但行血液净化治疗的 AKI 患者的病死率和慢性肾脏病（Chronic kidney disease,CKD）的发病率依然很高，提示血液净化时机、模式、剂量等各方面仍需要更深入的研究。从理论上讲，高容量血液滤过（HVHF）可清除更多的炎症介质，减轻肾损伤，避免肾脏"高滤过"。多项动物实验显示，HVHF 可改善全身性感染动物的血流动力学并降低病死率。亦有一些小规模临床研究也认为，HVHF 可改善患者的预后，但上述提到的多项随机对照试验研究均未提示 HVHF 在治疗脓毒性患者中的优势。从清除炎症介质的角度实施更有效的血液净化，或许不再只是增加剂量，而是在滤器的材料、血液净化的模式上进一步探讨。因此，在疗效相当的情况下，适时、合理地实施血液净化,而不追求所谓的"高大上"治疗,既可节省治疗费用,又能节省人力资源,这也许是未来重症血液净化发展的方向。

(3)"允许性低滤过"理念:2012年,Chawla等提出了"允许性低滤过"的概念,其核心是:避免过度增加肾血流量和GFR导致病情恶化,避免损伤的肾脏再次过度做功;通过适当的血液净化减轻肾脏负担;治疗目标既要提高生存率,又要减少肾功能的持续丢失。"允许性低滤过"对重症血液净化提出了更高的要求:从全身角度要避免容量过负荷、体内过多毒素和高钾血症等对肾外器官的影响,提高生存率;从已损伤的肾脏角度要降低肾脏的清除负担,减少肾功能的持续丢失,进而减少CKD的发生。这样的"低滤过"才能避免有潜在损伤的不良事件的发生(如液体过负荷、低磷、低体温等)。深入理解"允许性低滤过"的理念,将为AKI的救治打开另一扇窗。

从疾病发病机制上看,"允许性低滤过"提出的"避免过度增加肾血流量和肾小球滤过率(GFR)"具有可靠基石。既往认为,AKI患者病理机制是肾脏血流量下降和GFR降低,但通过改善全身和肾脏血流动力学、增加肾脏血流量和GFR等救治措施,未显著改善患者预后。且AKI常见病因是脓毒症。在脓毒症性AKI患者救治中,增加肾脏血流量可能起到相反作用,因为脓毒症患者肾脏血流量增加,其发病机制与传统ATN不同。

从"允许性低滤过"理念实践上看,主要表现在以下几个方面。

①早期识别AKI:是"允许性低滤过"治疗理念的前提,结合"肾绞痛"理念相关实践,以期早期发现、诊断及治疗AKI患者。

②肾脏血流动力学监测与调控:既往研究显示,肾血流量及功能变化可以间接反映全身血流动力学状态。现有的肾脏血流动力学监测与调控手段仍然有限。相关研究提示,重症超声技术在监测肾脏阻力指数及肾血流方面具有一定应用价值,但由于导致AKI的病因不一,其临床实用性仍需进一步探讨。动态监测肾脏血流动力学将有利于更加精确地实施血液净化治疗。

③适时合理地实施血液净化:a.治疗时机方面,按照"允许性低滤过"理念,容量过负荷和代谢产物过多均是增加肾脏负荷的因素,应尽早清除。因此,提倡早期血液净化治疗,但早晚时间界定尚不清楚。b.治疗剂量方面,既往研究显示,增加治疗剂量在一定程度上能够增加溶质清除,但并未改善AKI患者生存率,且治疗剂量过高有可能带来相应副作用,如抗生素清除、营养素丢失及低体温情况。因此,提倡适当治疗剂量,但适当治疗剂量尚无统一结论,国内外共识的适当治疗剂量为$20\sim30\text{mL}/(\text{kg}\cdot\text{h})$。c.治疗模式方面,血液净化模式逐步从CRRT发展至集成化治疗,既能清除各种代谢废物和炎症介质,又可避免血液净化对循环的不利影响。

④从连续性血液净化到集成化治疗:由于重症疾病的复杂性和多因性,单纯使用一种血液净化方式或技术有时达不到治疗效果。随着血液净化技术的不断发展,出现了将两种或两种以上血液净化技术同时或先后用于同一个患者身上的治疗方法,即集成化血液净化技术。这种将不同原理、不同方式的血液净化技术组合或结合起来的技术统称集成化血液净化技术。广义上,集成化血液净化技术包括所有不同原理、不同方式的血液净化技术组合。常用的集成化血液净化技术包括:连续性血液透析滤过(Continuous hemodiafiltration,CHDF);血液灌流(Hemoperfusion,HP)+CRRT;连续性血浆滤过吸附(Couple plasma filtration adsorption,CPFA);非生物型人工肝,如分子吸附再循环系统(Molecular absorbent recirculating system,MARS);成分血浆分离吸附(Fractionated plasma separation and adsorption,FPSA);血浆置换(Plasma exchange,PE)+CRRT;CRRT+胆红素吸附等。这些集成化血液净化技术有的是在同一治疗操作中同步进行的,有的则是按照先后序贯进行的。

集成化血液净化技术相对复杂,要求医护人员有扎实的血液净化基本功,且能根据患者的病情个体化地选用最佳的血液净化方式,这就使得重症医学科的医护人员应逐步去了解和掌握。从CRRT到Hybrid,是重症血液净化由起步到成熟、由单一向多元化发展的一个过程,需要重症医学科的医护人员在熟练掌握CRRT的基础上进一步加强自身的血液净化本领,以使更多的重症患者受益。

3.正确理解血液净化"双刃剑"作用

(1)对溶质清除的影响:血液净化治疗的核心是清除过多的溶质和水。对于有害物质和(或)过负荷水分的清除,有利于患者恢复。由于机体内溶质相对分子质量迥异,血液透析器在清除有害溶质时,可将机体本身物质如氨基酸、维生素、儿茶酚胺等及外源性用于治疗的物质(如亲水性抗生素)同时清除。例如,患者在接受血液净化时,其药代动力学出现显著改变,应根据抗生素本身在重症患者中的药代动力学/药效动力学特点对药物剂量进行适当地调整,这不但有利于抗生素更好地发挥抗菌作用,也有利于避免副作用。在血液净化时,可以通过直接检测或估计血液净化对抗生素药物的清除率、参考一些研究结果或直接监测血药浓度,来调整抗生素的剂量。总之,对于血液净化实施中影响较大的溶质或物质,应根据患者自身脏器功能情况,结合临床需要,动态监测其浓度,适当补充以利于患者恢复。

(2)对血流动力学的影响:血液净化除了能替代部分器官功能外,在血流动力学调整方面亦有重要作用,如血液净化可以作为较快调整容量状态直至目标值的有效手段。另外,血液净化可以清除炎症介质,以利于循环的稳定。血液净化在纠正酸碱平衡方面也是有效的方法,有利于维持血管活性药物的敏感性,从而改善全身的血流动力学状态。血液净化是血流动力学治疗的重要手段。

血液净化治疗包括了多种方法,无论哪种方法都是先清除血液中的有害成分。有些方法甚至将机体必要成分也一并清除了。无论血流净化的程度如何,这些成分的减少或增加均改变了血液的组成,从而对血流动力学产生了不同程度的影响。目前,临床上常用的血液净化方法均有非常明确的血流动力学效应。另外,一些血液净化方法自身带有动力系统,体外管路占用较多的容积,原体内的生物活性物质被清除到体外,甚至向血液内输送新的生物活性物质等,这些均可能产生不同程度的血流动力学效应。水是血液净化过程中最常被清除的血液成分。水分的过度清除或过多蓄积均可能导致严重的后果。AKI 伴容量负荷过多时,血液净化需要排除过多的容量,因此需要制订相应的血流动力学目标;在清除电解质、肌酐、炎症介质等溶质性物质时,也需要制订相应的血流动力学目标。因此,进行血液净化时应确立相应的血流动力学目标。

(3)对“残余”肾功能的影响:残余肾功能是指肾脏受到损伤后健存肾单位的残留功能,包括清除毒素,维持水、电解质和酸碱平衡及多种内分泌功能。残存肾功能的存在有利于心血管系统功能的稳定,这不仅可以提高中分子物质的清除率,还能更加自由地摄入蛋白质及液体,有利于维护机体的代谢及内环境的稳定,从而保持良好的营养状态,减少其他并发症的发生。体内有些激素只能由肾脏来分泌,包括维生素 D 和促红细胞生成素等,因此,残余肾功能对于机体内分泌系统的稳定必不可少,而内分泌系统的稳定可大大提高患者的生活质量及远期预后。因此,加强残余肾功能的保护至关重要。

研究显示,在血液净化过程中,不合理的治疗时机、模式、治疗剂量等对残余肾功能均起到有害的影响。但目前就采取何种血液净化模式对于残余肾功能的保护更为有利的问题,尚无统一结论。与血液透析(Hemodialysis,HD)相比,腹膜透析(Peritoneal dialysis,PD)对保护残余肾功能(Residual renal function,RRF)更有利,其机制尚不完全明了,可能是因为 PD 避免了容量的急剧波动及突发低血压所致;而 HD 的非生物相容性纤维透析器可诱发炎症进程,从而加速 RRF 的丢失。与 IHD 相比,CRRT 更有利于重症患者残余肾功能的保护,这可能与 CRRT 具有稳定血流动力学,持续稳定地控制氮质血症,维持水、电解质、酸碱平衡,不断清除循环中的毒素或大中分子物质及按需提供营养补充和药物治疗有关。

三、技术发展

1.膜的发展

长期以来,血液净化用膜的研究一直受到世界各国的重视。目前,已研究和开发的用于制备血液净化用高分子膜的材质多达十几种,如再生纤维素及纤维素衍生物、聚丙烯腈、聚碳酸酯、聚砜、聚烯烃、聚乙烯醇、乙烯-醋酸乙烯共聚物、聚苯乙烯、聚乙烯吡咯烷酮、丙烯酸甲酯的共聚物和聚醚嵌段共聚物等。随着膜科学的发展和医学的日益进步,人们对血液净化用膜材料的要求越来越高。预计到将来,可能研制出埋入式的高功能人工肾,这势必对现有的血液净化用膜的性能提出新的挑战,从而提高和扩大高分子膜在血液净化领域中的应用,可通过开发新的膜体系和对现有膜体系进行改性两种途经,力求接近或

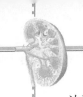

达到生物膜的性能。

2. 新的体外治疗设备设计

重症患者病情复杂,经常演变成多器官功能衰竭,需要多器官功能支持。新的体外治疗应设计成超越肾脏适应证的支持总和治疗,包括多个综合信息平台,结合肾、心、肝和肺等功能支持,提供综合性的替代治疗或者同时提供多个器官的综合支持治疗,进而推进多器官支持治疗技术的革新。这类理想化机器可以自动探测出重症患者血液中传统的尿素氮、肌酐、肾脏生物标志物和炎性细胞因子等变化水平,自动(或半自动)定制更为完善的血液净化系统的治疗目标。连同技术进步,加强医疗人员培训,提高操作者重症肾脏的知识水平,最优化提高 RRT 应用的安全性和有效性。

四、争 鸣

对于重症血液净化领域,目前尚无明确的疾病发病机制,尚无统一的规范治疗理念,尚无诊断金标准,尚无行之有效的、放之四海皆可的治疗手段等。我们仍然需要去思考和探索:①AKI 的流行病学、病因、独立危险因素及发病机制;②血液净化治疗的适应证需被不断探索;③对于不同疾病及个体,血液净化治疗的开始时机、治疗剂量、治疗模式、抗凝方式的选择,同时对于新模式、新抗凝方式的不断创新;④血液净化治疗中血管通路的选择与静脉并发症、导管相关性感染并发症、导管相关性血栓并发症、导管相关性机械性并发症的防治,以及对适合的导管与血管通路的比例;⑤血液净化治疗期间的液体管理、营养管理及血流动力学监测;⑥血液净化滤过膜对抗菌药物及其他药物血药浓度的影响,根据患者病情,在实施 CRRT 过程中抗菌药物的剂量调整;⑦规范的血液净化治疗处方、规范的血液净化治疗流程;⑧血液净化治疗对患者预后的影响以及哪些因素会影响肾脏替代治疗对预后的影响等。

大数据时代,随机对照试验研究不断涌现,曾经被公认的有益的治疗手段不断被边缘化,曾经被证明无效的研究又重新回到公众视野,这也许是重症医学学科复杂性所致的,是学科发展的必经之路。重症血液净化的发展,离不开大量动物实验、单样本临床对照研究及多中心对照研究的反复验证。由于临床试验研究的种种缺陷及不可预测性,许多临床问题在循证医学层面尚无定论,许多有争议的问题仍需要大量的大规模、多中心、前瞻性、对照的试验去验证。

(孙仁华,刘景全)

参考文献

[1]Alge JL, Arthur JM. Biomarkers of AKI: A review of mechanistic relevance and potential therapeutic implications[J]. Clin J Am Soc Nephrol,2015,10(8):147-155.

[2]Alonso A, Lau J, Jaber BL. Biocompatible hemodialysis membranes for acute renal failure[J]. Cochrane Database Syst Rev,2008,15(6):34-58.

[3]Angus DC, van der Poll T. Severe sepsis and septic shock[J]. N Engl J Med,2013,369(8):840-851.

[4]Barenbrock M, Hausberg M, Matzkies F, et al. Effects of bicarbonate- and lactate-buffered replacement fluids on cardiovascular outcome in CVVH patients[J]. Kidney Int,2000,58(7):1751-1757.

[5]Bellomo R, Cass A, Cole L, et al. An observational study fluid balance and patient outcomes in the randomized evaluation of normal vs augmented level of replacement therapy trial[J]. Crit Care Med,

2012,40(8):1753-1760.

[6]Beumier M, Casu GS, Hites M, et al. β-Lactam antibiotic concentrations during continuous renal replacement therapy[J]. Crit Care,2014,18(7):105.

[7]Brenner M, Schaer GL, Mallory DL, et al. Detection of renal blood flow abnormalities in septic and critically ill patients using a newly designed indwelling thermodilution renal vein catheter. Chest, 1990,98(7):170-179.

[8]Cao Y, Yi ZW, Zhang H, et al. Etiology and outcomes of acute kidney injury in Chinese children: A prospective multicentre investigation[J]. BMC Urol,2013,13(7):41.

[9]Chawla LS, Kellum JA, Ronco C. Permissive hypofiltration[J]. Crit Care,2012,16(8):317.

[10]Chen H, Wu B, Gong D, et al. Fluid overload at start of continuous renal replacement therapy is associated with poorer clinical condition and outcome: A prospective observational study on the combined use of bioimpedance vector analysis and serum N-terminal pro-B-type natriuretic peptide measurement[J]. Crit Care,2015,19(8):135.

[11]Clark E, Molnar AO, Joannes-Boyau O, et al. High-volume hemofiltration for septic acute kidney injury: A systematic review and meta-analysis[J]. Crit Care,2014,18(6):7.

[12]Dellinger RP, Levy MM, Rhodes A, et al. Surviving sepsis campaign: International guidelines for management of severe sepsis and septic shock: 2012[J]. Crit Care Med,2013,41(8):580-637.

[13]Deshpande KS, Hatem C, Ulrich HL, et al. The incidence of infectious complications of central venous catheters at the subclavian, internal jugular, and femoral sites in an intensive care unit population[J]. Crit Care Med,2005,33(5):13-20.

[14]du Cheyron D, Bouchet B, Bruel C, et al. Antithrombin supplementation for anticoagulation during continuous hemofiltration in critically ill patients with septic shock: A case-control study[J]. Crit Care,2006,10(7):45.

[15]Gomez H, Ince C, De Backer D, et al. A unified theory of sepsis-induced acute kidney injury: Inflammation, microcirculatory dysfunction, bioenergetics, and the tubular cell adaptation to injury [J]. Shock,2014,41(9):3-11.

[16]Han SS, Kim S, Ahn SY, et al. Duration of acute kidney injury and mortality in critically ill patients: A retrospective observational study[J]. BMC Nephrol,2013,14(5):133.

[17]Hansen MK, Gammelager H, Mikkelsen MM, et al. Post-operative acute kidney injury and five-year risk of death, myocardial infarction, and stroke among elective cardiac surgical patients: A cohort study[J]. Crit Care,2013,17(8):292.

[18]Hetzel GR, Schmitz M, Wissing H, et al. Regional citrate versus systemic heparin for anticoagulation in critically ill patients on continuous venovenous haemofiltration: A prospective randomized multicentre trial[J]. Nephrol Dial Transplant,2011,26(9):232-239.

[19]Jamal JA, Udy AA, Lipman J, et al. The impact of variation in renal replacement therapy settings on piperacillin, meropenem, and vancomycin drug clearance in the critically ill: An analysis of published literature and dosing regimens[J]. Crit Care Med,2014, 42(9):1640-1650.

[20]Joannes-Boyau O, Honoré PM, Perez P, et al. High-volume versus standard-volume haemofiltration for septic shock patients with acute kidney injury (IVOIRE study): A multicentre randomized controlled trial[J]. Intensive Care Med,2013,39(8):1535-1546.

[21]Jorres A, John S, Lewington A, et al. A European Renal Best Practice (ERBP) position statement on the Kidney Disease Improving Global Outcomes (KDIGO) Clinical Practice Guidelines on Acute Kidney Injury: Part 2: Renal replacement therapy[J]. Nephrol Dial Transplant,2013,28(5):2940-

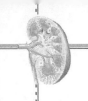

2945.

［22］Kashani K，Al-Khafaji A，Ardiles T，et al. Discovery and validation of cell cycle arrest biomarkers in human acute kidney injury［J］. Crit Care，2013，17(3)：25.

［23］KDIGO. Clinical practice guideline for acute kidney injury［J］. Kidney，2012，2(8)：135-141.

［24］Lameire NH，Bagga A，Cruz D，et al. Acute kidney injury：An increasing global concern［J］. Lancet，2013，382(8)：170-179.

［25］Lerolle N，Nochy D，Guerot E，et al. Histopathology of septic shock induced acute kidney injury：Apoptosis and leukocytic infiltration［J］. Intensive Care Med，2010，36(7)：471-478.

［26］Marik PE，Flemmer M，Harrison W. The risk of catheter-related bloodstream infection with femoral venous catheters as compared to subclavian and internal jugular venous catheters：A systematic review of the literature and meta-analysis［J］. Crit Care Med，2012，40(7)：2479-2485.

［27］May CN，Ishikawa K，Wan L，et al. Renal bioenergetics during early gram-negative mammalian sepsis and angiotensin Ⅱ infusion［J］. Intensive Care Med，2012，38(5)：886-893.

［28］Murugan R，Wen X，Keener C，et al. Associations between intensity of RRT，inflammatory mediators，and outcomes［J］. Clin J Am Soc Nephrol，2015，10(3)：926-933.

［29］Murugan R，Wen X，Shah N，et al. Plasma inflammatory and apoptosis markers are associated with dialysis dependence and death among critically ill patients receiving renal replacement therapy ［J］. Nephrol Dial Transplant，2014，29(8)：1854-1864.

［30］Nagata I，Uchino S，Tokuhira N，et al. Sepsis may not be a risk factor for mortality in patients with acute kidney injury treated with continuous renal replacement therapy［J］. Crit Care，2015，9 (5)：36-42.

［31］Nisula S，Kaukonen KM，Vaara ST，et al. Incidence，risk factors and 90-day mortality of patients with acute kidney injury in Finnish intensive care units：The FINNAKI study［J］. Intensive Care Med，2013，39(5)：420-428.

［32］Parienti JJ，Megarbane B，Fischer MO，et al. Catheter dysfunction and dialysis performance according to vascular access among 736 critically ill adults requiring renal replacement therapy：A randomized controlled study［J］. Crit Care Med，2010，38(7)：1118-1125.

［33］Parienti JJ，Thirion M，Megarbane B，et al. Femoral vs jugular venous catheterization and risk of nosocomial events in adults requiring acute renal replacement therapy：A randomized controlled trial［J］. Jama，2008，299(8)：2413-2422.

［34］Payen D，Lukaszewicz AC，Legrand M，et al. A multicentre study of acute kidney injury in severe sepsis and septic shock：Association with inflammatory phenotype and HLA genotype［J］. PLoS One，2012，7(3)：35-38.

［35］Pickering JW，James MT，Palmer SC. Acute kidney injury and prognosis after cardiopulmonary bypass：A meta-analysis of cohort studies［J］. Am J Kidney Dis，2015，65(8)：283-293.

［36］RENAL Study Investingators. Renal replacement therapy for acute kidney injury in Australian and New Zealand intensive care units：A practice survey［J］. Crit Care Resusc，2008，10(3)：225-230.

［37］Ronco C，Ricci Z，De Backer D，et al. Renal replacement therapy in acute kidney injury：Controversy and consensus［J］. Crit Care，2015，19(8)：146.

［38］Schneider AG，Bellomo R，Bagshaw SM，et al. Choice of renal replacement therapy modality and dialysis dependence after acute kidney injury：A systematic review and meta-analysis［J］. Intensive Care Med，2013，39(8)：987-997.

［39］Schwarzer P，Kuhn SO，Stracke S，et al. Discrepant post filter ionized calcium concentrations by common blood gas analyzers in CRRT using regional citrate anticoagulation[J]. Crit Care,2015,19(3):321.

[40]Souweine B, Liotier J, Heng AE, et al. Catheter colonization in acute renal failure patients: Comparison of central venous and dialysis catheters[J]. Am J Kidney Dis,2006,47(8):879-887.

[41]Stucker F, Ponte B, Tataw J, et al. Efficacy and safety of citrate-based anticoagulation compared to heparin in patients with acute kidney injury requiring continuous renal replacement therapy: A randomized controlled trial[J]. Crit Care,2015,19(5):91.

[42]Sun Z, Ye H, Shen X, et al. Continuous venovenous hemofiltration versus extended daily hemofiltration in patients with septic acute kidney injury: A retrospective cohort study[J]. Crit Care,2014,18(6):70.

[43]Thomas AN, Guy JM, Kishen R, et al. Comparison of lactate and bicarbonate buffered haemofiltration fluids: Use in critically ill patients[J]. Nephrol Dial Transplant,1997,12(7):1212-1217.

[44]Wald R, Shariff SZ, Adhikari NK, et al. The association between renal replacement therapy modality and long-term outcomes among critically ill adults with acute kidney injury: A retrospective cohort study[J]. Crit Care Med,2014,42(8):868-877.

[45]Wan L, Bagshaw SM, Langenberg C, et al. Pathophysiology of septic acute kidney injury: What do we really know? [J]. Crit Care Med,2008,36(5):198-203.

[46]Wasung ME, Chawla LS, Madero M. Biomarkers of renal function, which and when? [J]. Clin Chim Acta,2015,438(9):350-357.

[47]Wen Y, Jiang L, Xu Y, et al. Prevalence, risk factors, clinical course, and outcome of acute kidney injury in Chinese intensive care units: A prospective cohort study[J]. Chin Med J (Engl),2013,126(23):4409-4416.

[48]Yue JN, Luo Z, Guo DQ, et al. Evaluation of acute kidney injury as defined by the risk, injury, failure, loss, and end-stage criteria in critically ill patients undergoing abdominal aortic aneurysm repair[J]. Chin Med J (Engl),2013,126(6):431-436.

[49]Zarbock A, Gomez H, Kellum JA. Sepsis-induced acute kidney injury revisited: Pathophysiology, prevention and future therapies[J]. Curr Opin Crit Care,2014,20(8):588-595.

[50]Zhang Z, Hongying N. Efficacy and safety of regional citrate anticoagulation in critically ill patients undergoing continuous renal replacement therapy[J]. Intensive Care Med,2012,38(9):20-28.

[51]刘大为,王小亭,张宏民,等. 重症血流动力学治疗(北京共识)[J]. 中华内科杂志,2015,54(8):248-271.

第二章

血液净化理论基础与技术原理

第一节　肾脏结构功能与人工肾

一、肾脏的结构

(一)肾单位的构成

人类每个肾约有 100 万个肾单位 (Nephron)。
完成尿液的生成过程。肾脏不能再生新的肾单位。
肾小管 (Renal tubule)构成。肾小体由肾小球
(Glomerulus)和肾小囊 (Bowman's capsule)组
成。肾小球是位于入球小动脉 (Afferent arteri-
ole)和出球小动脉 (Efferent arteriole)之间的一
团彼此之间分支又再吻合的毛细血管网。肾小囊
有脏层和壁层,脏层与肾小球毛细血管共同构成
滤过膜,壁层则延续至肾小管。肾小管包括近端
小管 (Proximal tubule)、髓袢 (Loop of Henle)和
远端小管 (Distal tubule)。髓袢按其行走方向又
分为降支 (Descending limb)和升支 (Ascending
limb)。前者包括近端小管的直段和髓袢降支细
段;后者包括髓袢升支细段和升支粗段。远端小
管经连接小管 (Connecting tubule)与集合管 (Col-
lecting duct)相连接。集合管不属于肾单位的组成
成分,但功能上与肾小管的远端小管有一些相同
之处。集合管与远端小管在尿液浓缩过程中起重
要作用(见图 2-1)。

肾单位是尿液生成的基本功能单位,它与集合管共同
肾单位由肾小体 (Renal corpuscle)及与之相连接的

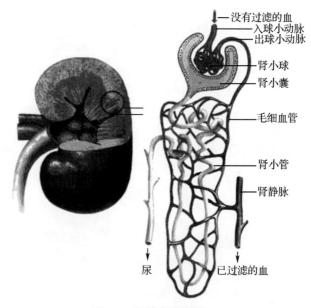

图 2-1　肾单位结构图

没有过滤的血
入球小动脉
出球小动脉
肾小球
肾小囊
毛细血管
肾小管
肾静脉
尿
已过滤的血

肾单位按其所在的部位可分为皮质肾单位和近髓肾单位两类。肾小体位于外皮质和中皮质层的肾
单位称为皮质肾单位 (Cortical nephron),约占肾单位总数的 $80\% \sim 90\%$。皮质肾单位的特点有以下几
个方面。①肾小体相对较小。②髓袢较短,只达外髓质层,有的甚至不到髓质。③入球小动脉口径比出
球小动脉大,两者的比例约为 $2 : 1$。④出球小动脉分支形成肾小管周围毛细血管网,包绕在肾小管的外

面,有利于肾小管的重吸收。近髓肾单位(Juxtamedullary nephron)的肾小体位于靠近髓质的内皮质层,其特点是:①肾小球较大。②髓袢长,可深入到内髓质层,有的可到达肾乳头部。③入球小动脉和出球小动脉口径无明显差异。④出球小动脉进一步分支形成两种小血管,一种为网状小血管,缠绕于邻近的近曲和远曲小管周围;另一种是细而长的"U"形直小血管(见图2-2)。网状血管有利于肾小管的重吸收,直小血管在维持髓质高渗状态中起重要作用。人类近髓肾单位仅占全部肾单位的10%~15%。

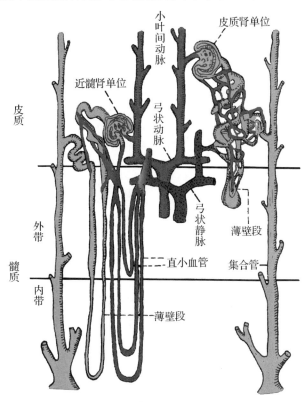

图 2-2　皮质肾单位和近髓肾单位特点

球旁器(Juxtaglomerulal apparatus)由球旁细胞(Juxtaglomerular cell)、球外系膜细胞(Extra-glomerular mesangial cell)和致密斑(Macula densa)三部分组成,主要分布于皮质肾单位。球旁细胞又称颗粒细胞,是入球小动脉和出球小动脉中一些特殊分化的平滑肌细胞,细胞内含分泌颗粒,能合成、储存和释放肾素。球旁细胞的大小与血流量及血压有关,当肾内动脉血压降低或人体伴有严重高血压时,球旁细胞的容积将增加(见图2-3)。

致密斑是远端小管起始部的一小块由高柱状上皮细胞构成的组织。致密斑穿过由同一肾单位入球小动脉和出球小动脉间形成的夹角并与球旁细胞及球外系膜细胞相接触。它能感受小管液中NaCl含量的变化,并通过某种形式的信息传递,调节球旁细胞对肾素的分泌和肾小球滤过率。球外系膜细胞是位于入球小动脉、出球小动脉和致密斑之间的一群细胞,细胞聚集成一锥形体,其底面朝向致密斑,该细胞具有吞噬和收缩等功能。

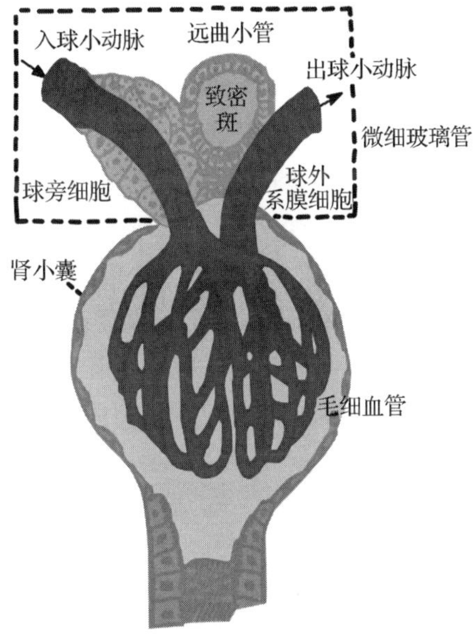

图 2-3　球旁器

(二)滤过膜的构成

肾小球毛细血管内的血浆经滤过作用后进入肾小囊,其经过的结构称为滤过膜。滤过膜由毛细血管内皮细胞、基膜和肾小囊脏层足细胞(Podocyte)的足突(Foot process)所构成(见图2-4)。滤过膜的内层是毛细血管内皮细胞,细胞上有许多直径为 70~90nm 的小孔,称为窗孔(Fenestration),小分子溶质以及小分子量的蛋白质可自由通过,但血细胞不能通过;内皮细胞表面富含唾液酸蛋白等带负电荷的糖蛋白,可阻碍带负电荷的蛋白质通过。基膜层为非细胞性结构,IV 型胶原是形成基膜的基本构架。膜上有直径为 2~8nm 的多角形网孔,网孔的大小决定分子大小不同的溶质是否可以通过,带负电荷的硫酸肝素和蛋白聚糖也是阻碍血浆蛋白滤过的一个重要屏障。滤过膜的外层是肾小囊上皮细胞,上皮细胞有很长的突起,相互交错对插,在突起之间形成滤过裂隙膜(Filtration slit membrane),膜上有直径为 4~11nm 的小孔,是滤过膜的最后一道屏障。足细胞裂隙膜的主要蛋白成分是足细胞裂孔膜蛋白(nephrin),其作用是防止蛋白质的漏出。一旦缺乏 nephrin,尿中将出现蛋白质。

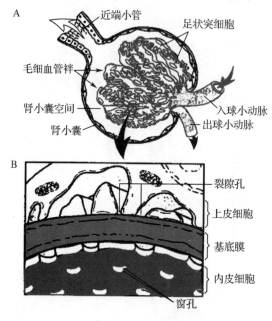

图 2-4 肾小球滤过膜

正常人两侧肾脏全部肾小球的总滤过面积达 1.5m² 左右,且保持相对稳定。不同物质通过滤过膜的能力取决于被滤过物质分子的大小及其所带的电荷。一般来说,分子有效半径小于 2.0nm 的中性物质可自由滤过(如葡萄糖);有效半径大于 4.2nm 的物质则不能滤过;有效半径为 2.0~4.2nm 的各种物质随有效半径的增加,其滤过量逐渐降低。用不同有效半径的中性右旋糖酐分子进行实验,也能清楚地证明滤过物质的分子大小与滤过的关系。然而,有效半径约为 3.6nm 的血浆清蛋白(相对分子质量为96000)却很难滤过,这是因为清蛋白带负电荷。用带不同电荷的右旋糖酐进行实验可观察到,即使有效半径相同,带负电荷的右旋糖酐也较难通过,而带正电荷的右旋糖酐则较易通过。以上结果表明,滤过膜的通透性不仅取决于滤过膜孔的大小,还取决于滤过膜所带的电荷。在病理情况下,滤过膜的面积和通透性均可发生变化,从而影响肾小球的滤过。

(三)肾脏的神经支配和血管分布

肾交感神经节前神经元胞体位于脊髓胸 12 节至腰 2 节段的中间外侧柱,其纤维进入腹腔神经节和位于主动脉、肾动脉部的神经节。节后纤维与肾动脉伴行,支配肾动脉(尤其是入球小动脉和出球小动脉的平滑肌)、肾小管和球旁细胞。肾交感神经节后纤维末梢释放的递质是去甲肾上腺素,可调节肾血流量、肾小球滤过率、肾小管的重吸收和肾素的释放。有资料表明,肾神经中有一些纤维释放多巴胺,引起肾血管舒张。肾脏各种感受器的感觉信息可经肾传入神经纤维传至中枢,从而调节肾脏的功能。一般认为,肾脏无副交感神经末梢分布。

肾动脉由腹主动脉垂直分出,入肾后依次分支形成叶间动脉、弓状动脉、小叶间动脉、入球小动脉。入球小动脉分支并相互吻合形成肾小球毛细血管网,然后再汇集形成出球小动脉。离开肾小体后,出球小动脉再次分支形成肾小管周围毛细血管网或直小血管,最后汇入静脉。

肾脏血管分布的特点是有两套相互串联的毛细血管网,两者之间由出球小动脉相连。肾小球毛细血管网与出球小动脉连接,毛细血管血压较高,约为主动脉平均压的40%～60%,故有利于肾小球的滤过。由于出球小动脉口径小,阻力大,故肾小管周围毛细血管血压较低,且胶体渗透压高,有利于肾小管的重吸收。

二、肾脏的超微结构

肾小球是一团球形的毛细血管网。入球小动脉自血管极进入肾小囊,分为4～5支,继而分成许多袢状毛细血管(Capillary tuft)。这些毛细血管盘绕成4～5个毛细血管小叶或节段(Segment),小叶内的毛细血管之间有系膜组织相连接,毛细血管之间的吻合支很少。每个小叶的毛细血管再依次集中为较大的血管,然后再与其他小叶的小血管汇合成出球小动脉,从血管极离开肾小球。肾小球毛细血管与身体其他部位的毛细血管相比,有两大特点:①肾小球入球小动脉平直、短而粗,出球小动脉屈曲、细而长,从而使肾小球毛细血管内的压力较一般毛细血管高出2～3倍。这一特点,一方面在皮质肾单位中尤为明显,这种结构显然有利于肾小球毛细血管的滤过功能和原尿生成;另一方面也容易使血流中的一些特殊物质(免疫复合物、大分子物质等)在毛细血管壁沉积而导致损伤。②肾小球毛细血管壁的结构复杂,由内皮细胞、基底膜和上皮细胞组成。这一方面保证了肾小球毛细血管的选择性滤过功能,另一方面也可使血流中的一些特殊物质选择性地沉积于毛细血管壁的不同部位。泌尿小管(Uriniferous tubule)是由单层上皮构成的管道,包括肾小管和集合小管系两部分。肾小管是长而不分支的弯曲管道。每条肾小管起始端膨大内陷成双层的囊(肾小囊),并与血管球共同构成肾小体,肾小管的末端与集合小管相接。每个肾小体和一条与它相连的肾小管是尿液形成的结构和功能单位,称为肾单位。泌尿小管各段在肾实质内的分布是有规律的,肾小体和弯曲走行的肾小管位于皮质迷路和肾柱内,肾小管的直行部分与集合小管系共同位于肾锥体和髓放线内,肾小体位于皮质迷路和肾柱内,一端与肾小管相连。肾小管的起始段在肾小体附近弯曲走行(称近端小管曲部或近曲小管),继而离开皮质迷路入髓放线,从髓放线直行向下进入肾锥体(称近端小管直部)。随后,管径骤然变细,称为细段。细段之后管径又骤然增粗,并返折向上走行于肾锥体和髓放线内,称为远端小管直部。近端小管直部、细段和远端小管直部三者构成"U"形的袢,称为髓袢,又称Henle袢或肾单位袢(Nephron loop)。髓袢由皮质向髓质方向下行的一段称降支,而由髓质向皮质方向上行的一段称升支。髓袢长短不一,长者可达乳头部,短者只存在于髓放线中。远端小管直部离开髓放线后,在皮质迷路内弯曲走行于原肾小体附近,称为远端小管曲部(或称远曲小管),最后汇入集合小管系。根据肾小体在皮质中深浅位置不同,可将肾单位分为浅表肾单位和髓旁肾单位两种。浅表肾单位(Superfacial nephron),又称皮质肾单位(Cortical nephron),其肾小体位于皮质浅部,肾小体体积较小,髓袢和细段均较短。浅表肾单位数量多,约占肾单位总数的85%;髓旁肾单位的肾小体体积较大,髓袢和细段均较长。髓旁肾单位数量较少,约占肾单位总数的15%,对尿液浓缩具有重要的生理意义。

(一)肾小体

肾小体似球形,故又称肾小球,直径约为200μm,由肾小囊和血管球组成。肾小体有两端或两极:微动脉出入的一端称为血管极;另一端在血管极的对侧,肾小囊与近端小管相连接处,称为尿极。

1. 血管球

血管球(Glomerulus)是包在肾小囊中的一团弯曲的毛细血管。一条入球微动脉从血管极处突入肾小囊内,分成4～5支,每支再分支形成网状毛细血管袢,每个血管袢之间有血管系膜支持,毛细血管继而又汇成一条出球微动脉,从血管极处离开肾小囊。因此,血管球是一种动脉性毛细血管网。由于入球微动脉管径较出球微动脉粗,故血管球内的血压较一般毛细血管高。当血液流经血管球时,大量水和小分子物质易于滤出管壁而进入肾小囊内。电镜下,血管球毛细血管为有孔型,孔径为50～100nm,有利于滤过功能。在内皮细胞的腔面覆有一层带负电荷的富含唾液酸的糖蛋白(细胞衣),对血液中的物质有选择性通透作用。内皮外面大多有基膜,但在面向血管系膜一侧的内皮则无基膜,此处的内皮细胞与系膜直接接触。血管系膜(Mesangium)又称球内系膜(Intraglomerular mesangium),位于血管球毛细血管之间，邻接毛细血管内皮或基膜。系膜细胞(Mesangial cell)形态不规则，细胞突起可伸至内皮与基膜之间，或经内皮细胞之间伸入毛细血管腔内；细胞核较小，染色较深；胞质内有较发达的粗面内质网、高尔基复合体、溶酶体和吞噬泡等，有时还可见少量分泌颗粒；胞体和突起内有微管、微丝和中间丝。目前认为系膜细胞来源于平滑肌细胞。系膜细胞能合成基膜和系膜基质(Mesangial matrix)的成分，还可吞噬和降解沉积在基膜上的免疫复合物，以维持基膜的通透性，并参与基膜的更新和修复。细胞的收缩活动可调节毛细血管的管径以影响血管球内的血流量。系膜细胞还可分泌肾素和酶等生物活性物质，这可能与血管球内血流量的局部调节有关。正常情况下的系膜细胞更新缓慢，但在病理情况下(如肾炎时)，细胞增生活跃，吞噬和清除作用也增强。系膜基质填充在系膜细胞之间，在血管球内起支持和通透作用。血管系膜内还有少量巨噬细胞。

2. 血管球基膜

血管球基膜(Glomerular basement membrane)较厚(成人的基膜厚约为 330nm)，位于足细胞次级突起与毛细血管内皮细胞之间或足细胞次级突起与血管系膜之间，光镜下基膜为均质状，PAS 反应阳性。电镜下可见基膜分三层，中层厚且致密，内、外层薄且稀疏。基膜内主要含有 IV 型胶原蛋白、蛋白多糖和层粘连蛋白(Laminin, LN)，形成以 IV 型胶原蛋白为骨架的分子筛，骨架上附有的糖胺多糖以带负电荷的硫酸肝素为主，故基膜对滤液中的大分子物质有选择性通透作用。

3. 系膜

系膜(Mesangium)主要由系膜细胞和系膜基质组成，为肾小球毛细血管丛小叶间的轴心组织，并与毛细血管的内皮直接相邻，起到肾小球内毛细血管间的支持作用。系膜细胞有多种功能：①细胞间有纤维丝连接，通过刺激纤维丝收缩，调节肾小球毛细血管表面积，从而对肾小球血流量有所控制。②系膜细胞能维护邻近基膜并对肾小球毛细血管起支架作用。在某些中毒及疾病发生时，该细胞可溶解，肾小球结构即被破坏，其功能也丧失。③系膜细胞有吞噬及清除异物的能力，如清除免疫复合物、异常蛋白质及其他颗粒。

4. 肾小囊

肾小囊，又称 Bowman 囊，是肾小管起始部膨大凹陷而成的双层囊，似杯状，囊内有血管球。肾小囊外层(或称肾小囊壁层)为单层扁平上皮，在肾小体的尿极处与近端小管上皮相连续，在血管极处反折为肾小囊内层(或称肾小囊脏层)，两层上皮之间的狭窄腔隙称肾小囊腔，与近曲小管腔相通。内层细胞形态特殊，有许多大小不等的突起，称为足细胞。足细胞体积较大，胞体凸向肾小囊腔，核染色较浅，胞质内有丰富的细胞器，在扫描电镜下，可见从胞体伸出几个大的初级突起，继而再分成许多指状的次级突起，相邻的次级突起相互穿插成指状相嵌，形成栅栏状，紧贴在毛细血管基膜外面。突起之间有直径约为 25nm 的裂隙，称裂孔(Slit pore)，孔上覆盖一层厚 4~6nm 的裂孔膜(Slit membrane)。突起内含较多微丝，微丝收缩可使突起活动而改变裂孔的宽度。足细胞表面也覆有一层富含唾液酸的糖蛋白。肾小球类似于一个血液过滤器，肾小球毛细血管壁构成过滤膜，从内到外有三层结构：①内层为内皮细胞层，为附着在肾小球基底膜内的扁平细胞，上有无数孔径不等的小孔，小孔有一层极薄的膈膜。②中层为肾小球基膜，电镜下从内到外分为三层，即内疏松层、致密层及外疏松层，为控制滤过分子大小的主要部分。③外层为上皮细胞层，上皮细胞又称为足细胞，其不规则突起称为足突，其间有许多狭小间隙。当血液流经血管球毛细血管时，管内血压较高，血浆内部分物质经滤过膜(Filtration membrane)[或称滤过屏障(Filtration barrier)]，滤液入肾小球囊。在正常情况下，血液中绝大部分蛋白质不能滤过而保留于血液中，仅小分子物质如尿素、葡萄糖、电解质及某些小分子蛋白能滤过。滤入肾小囊腔的滤液称为原尿，原尿除不含大分子的蛋白质外，其成分与血浆相似，滤过膜的三层结构分别对血浆成分具有选择性通透作用。

一般情况下，相对分子质量在 70000 以下的物质可通过滤过膜，如葡萄糖、多肽、尿素、电解质和水等；而大分子物质则不能通过或被选择性通透，这取决于被通透物质的大小、电荷性质和分子形状等因素。如相对分子质量为 69000 的白蛋白可少量滤过，而相对分子质量为 150000~200000 的免疫球蛋白则被阻滞在基膜内而不能通过。毛细血管内皮表面和足细胞表面均含有带负电荷的唾液酸糖蛋白,基膜内还有带负电荷的硫酸肝素。这些负电荷的成分可排斥血浆内带负电荷的物质通过滤过膜,这对防止血浆蛋白质滤出具有重要的生理意义。一些肾病患者的肾滤过膜内丧失了这些带负电荷的糖蛋白,可能是导致蛋白尿的原因之一。另外,被通透物质的分子形状也可影响它的通透性,如椭圆形的蛋白分子比球形的蛋白分子易通过滤过膜,此乃因前者有可能以其较小的半径处通过滤过膜孔隙。对成人而言,一昼夜两肾可形成原尿约180L(125mL/min)。如果滤过膜受到损害,则血浆大分子蛋白质甚至血细胞均可通过滤过膜而漏出,形成蛋白尿或血尿。当系膜细胞清除了基膜内沉积物,内皮细胞和足细胞再建新的基膜后,滤过膜功能又可恢复。

(二)肾小管

肾小管是由单层上皮细胞围成的小管,上皮外方为基膜和少量结缔组织。肾小管分为近端小管、细段和远端小管三部分。近端小管与肾小囊相连,远端小管连接集合小管。肾小管有重吸收原尿中的某些成分和排泌等作用。

1. 近端小管

近端小管(Proximal tubule)是肾小管中最长、最粗的一段,管径为$50\sim60\mu m$,长约为14mm,约占肾小管总长的一半。近端小管分曲部和直部两段。近端小管曲部,简称近曲小管(Proximal convoluted tubule),位于皮质内,起于肾小体尿极,迂回弯行于肾小体附近。在生理情况下,原尿不断进入近曲小管内,故管腔呈扩张状态;若因血流受阻等病变而致原尿生成减少时,管腔缩小甚至闭合。曲部管壁上皮细胞为立方形或锥体形,胞体较大,细胞分界不清,胞质呈嗜酸性,胞核呈球形,位于近基部。上皮细胞腔面有紧密排列的刷状缘,细胞基部有纵纹。电镜下可见刷状缘由大量密集而排列整齐的微绒毛组成,每$2\mu m$约有150根,使细胞游离面的表面积大为扩大(两肾近曲小管表面积总计可达$50\sim60m^2$)。刷状缘处有丰富的碱性磷酸酶和ATP酶等,此酶与细胞的重吸收功能有关。微绒毛基部之间的细胞膜内陷形成顶小管和顶小泡,若从血管内注入示踪物——辣根过氧化酶,可迅速滤入原尿,继而出现在近端小管上皮细胞的顶小管和顶小泡内,这提示小管上皮细胞可以胞饮方式重吸收原尿内的蛋白质等较大分子物质。上皮细胞的侧面有许多侧突,相邻细胞的侧突相互嵌合或伸入相邻细胞质膜内褶的空隙内,两者构成广泛的、弯曲复杂的细胞间迷路,故光镜下细胞分界不清。细胞基部胞膜内陷成发达的质膜内褶,内褶之间有许多纵向排列的杆状线粒体,形成光镜下的纵纹,侧突和质膜内褶使细胞侧面及基面与间质之间的物质交换面积增大。在细胞基部的质膜上有丰富的Na^+-K^+-ATP酶(钠泵),可将细胞内钠离子泵入细胞间质。近端小管的上述结构特点使其具有良好的吸收功能,它是原尿重吸收的主要场所,原尿中几乎全部的葡萄糖、氨基酸和蛋白质以及大部分水、离子和尿素等均在此被重吸收。此外,近端小管还向腔内分泌氢离子、氨、肌酐和马尿酸等,还能转运和排出血液中的酚红和青霉素等药物。临床上常利用马尿酸或酚红排泄试验来检测近端小管的功能状态。

2. 细段

细段(Thin segment)位于髓放线和肾锥体内。浅表肾单位的细段较短,主要位于髓袢降支;髓旁肾单位细段长,由降支再返折上行,又参与构成升支。细段管径细,直径为$10\sim15\mu m$,管壁为单层扁平上皮,细胞含核部分突向管腔,胞质着色较浅,无刷状缘。电镜下,上皮细胞游离面有少量短微绒毛,基底面有少量内褶。细段上皮甚薄,有利于水和离子通透。

3. 远端小管

远端小管(Distal tubule)包括远端小管直部和曲部。管腔较大而规则,管壁上皮细胞呈立方形,细胞体积较近端小管小,着色浅,细胞分界较清楚,核位于中央,游离面无刷状缘,基部纵纹较明显。远端小管直部经肾锥体和髓放线上行至皮质,是髓袢升支的重要组成部分,管径约为$30\mu m$,长约为9mm。电镜下,细胞表面有少量短而小的微绒毛,基部质膜内褶发达,长的内褶可伸达细胞顶部,质膜的内褶间的线粒体细长,基部质膜上有丰富的Na^+-K^+-ATP酶,能主动向间质转运Na^+,细胞膜还可能有一种呈凝状且不通透水的酸性糖蛋白,致使水不能通过,因此造成从肾锥体底至肾乳头的间质内的渗透压逐步增高,有利于集合小管系对水的重吸收。远端小管曲部,简称远曲小管(Distal convoluted tubule),位于皮质内,直径为 $35\sim45\mu m$,长为 $4.6\sim5.2mm$,其超微结构与远端小管直部相似,但质膜内褶和线粒体不如远端小管直部发达。远曲小管是离子交换的重要部位,细胞有吸收水、Na^+ 和排出 K^+、H^+、NH_3 等作用,对维持体液的酸碱平衡起重要作用。肾上腺皮质分泌的醛固酮能促进此段重吸收 Na^+,排出 K^+;垂体后叶抗利尿激素能促进此段重吸收水,使尿液浓缩、尿量减少。

(三)集合小管系

集合小管系(Collecting tubule system)全长 $20\sim38mm$,可分为弓形集合小管、皮质集合小管、髓质集合小管三段。弓形集合小管很短,位于皮质迷路内,一端连接远曲小管,呈弧形弯入髓放线,与皮质集合小管相连。皮质集合小管沿髓放线直行向下达肾锥体。髓质集合小管在肾锥体内下行至肾锥体乳头,改称乳头管,开口于肾小盏。集合小管下行时沿途有许多远端小管曲部汇入。集合小管系的管径由细(直径为 $40\mu m$)逐渐变粗(直径为 $200\sim300\mu m$),随着管径的增粗,管壁上皮由单层立方逐渐增高为单层柱状,至乳头管处成为高柱状上皮。集合小管上皮细胞胞质色淡而明亮,细胞分界清楚;核为圆形,位于中央,着色较深。其细胞超微结构比远端小管简单,细胞器少,细胞游离面亦有少量短微绒毛,也可见少量侧突和短小的质膜内褶。但也有部分细胞的细胞器较多,胞质内有碳酸酐酶,它与细胞分泌 H^+ 或 HCO_3^- 的功能有关。集合小管能进一步重吸收水和交换离子,使原尿进一步浓缩,并与远端小管曲部一样也受醛固酮和抗利尿激素的调节。

综上所述,肾小体形成的滤液经过肾小管和细段和集合小管后,原尿中绝大部分水、营养物质和无机盐等又被重吸收入血,部分离子也在此进行交换;小管上皮细胞还分泌排出机体部分代谢产物。滤液经过远曲小管和集合小管时又进一步浓缩,最终形成终尿经乳头管排入肾小盏,其量为每天 $1\sim2L$,仅占肾小体滤液的 1% 左右。因此,肾脏在泌尿过程中不仅排出了机体的代谢产物,而且对维持机体水盐平衡和内环境的稳定起着重要作用。

(四)球旁复合体

球旁复合体(Juxtaglomerular complex),也称肾小球旁器 (Juxtaglomerular apparatus),由球旁细胞、致密斑和球外系膜细胞组成。它位于肾小体的血管极处,大致呈三角形,致密斑为三角形的底,入球微动脉和出球微动脉分别形成三角形的两个侧边,球外系膜细胞则位于三角区的中心。

1. 球旁细胞

入球微动脉行至近肾小体血管极处,其血管壁中膜的平滑肌细胞转变为上皮样细胞,称为球旁细胞(Juxtaglomerular cell)。球旁细胞体积较大,呈立方形,核大而圆,胞质呈弱嗜碱性,胞质内有丰富的分泌颗粒,颗粒呈 PAS 反应阳性。电镜下,细胞内肌丝少,粗面内质网和核糖体多,高尔基复合体发达,颗粒大小不等,多数呈均质状,用免疫组织化学法证明颗粒内含有肾素(Renin)。在球旁细胞和内皮细胞之间无内弹性膜和基膜相隔,故其分泌物易释放入血,促使血管收缩,血压升高。

肾素是一种蛋白水解酶,它能使血浆中的血管紧张素原转变成血管紧张素Ⅰ。后者在血管内皮细胞分泌的转换酶作用下转变为血管紧张素Ⅱ。两者均可使血管平滑肌收缩,血压升高,增强肾小体滤过作用,血管紧张素Ⅱ的作用较血管紧张素Ⅰ的作用更强。肾素还可以促进肾上腺皮质分泌醛固酮,促进肾远曲小管和集合小管吸收 Na^+ 和排出 K^+,同时伴有水的进一步重吸收,导致血容量增大,血压升高。此外,球旁细胞还可能生成促红细胞生成因子,但亦有实验认为促红细胞生成因子存在于足细胞内或毛细血管内皮细胞内,故促红细胞生成因子在肾内的形成部位尚待进一步证实。球旁细胞主要分布在入球微动脉壁内,但也可出现于出球微动脉壁内,尤其是在肾素生成增强时,细胞内颗粒也明显增多,球旁细胞数量增多,甚至可出现在小叶间动脉等处。近年来的研究发现,体内其他脏器和组织亦能产生肾素。

2. 致密斑

远端小管直部靠近肾小体侧的上皮细胞增高、变窄,形成一个椭圆形斑,称为致密斑(Macula densa)。细胞呈高柱状,胞质色浅,核呈椭圆形,排列紧密,位于近细胞顶部。致密斑基膜常不完整,其细胞基部有细小而有分支的突起,并可与邻近细胞的突起镶嵌,故与邻近细胞关系密切。致密斑细胞间有细胞间隙,细胞表面缺乏酸性糖蛋白,故致密斑是髓袢升支中唯一能通透水的上皮区,因此它成为了传递信息的场所。因此,致密斑可被视为一种离子感受器,能敏锐地感受远端小管内滤液的 Na^+ 浓度变化。当滤液内 Na^+ 浓度降低时,致密斑细胞将"信息"传递给球旁细胞和球外系膜细胞,促进球旁细胞分泌肾素,增强远端小管储 Na^+、排 K^+ 的作用。

3. 球外系膜细胞

球外系膜细胞(Extraglomerular Mesangial cell),又称极垫细胞(Polar cushion cell),是位于血管极三角区内的一群细胞,细胞形态结构与球内系膜细胞相似,并与球内系膜相延续。球外系膜细胞与球旁细胞、球内系膜细胞之间有缝隙连接,因此,有学者认为它在球旁复合体功能活动中可能起到"信息"传递的作用。

(五)肾脏的间质

间质区是指肾脏血管和肾小管间的区域,由疏松的结缔组织所构成,细胞之间的基质含量很丰富。皮质中的结缔组织含量较少,主要是一些网状纤维和胶原纤维交织分布于各种实质成分之间。间质细胞以成纤维细胞为最多,其次为巨噬细胞。从髓质外带到肾乳头,结缔组织数量逐渐增加,而以肾乳头处为最多。肾乳头处集合小管、直血管之间为疏松结缔组织,细胞间质含量丰富,有利于渗透扩散。肾血管周围也有较多的网状纤维,具有支持作用。肾髓质中的细胞为间质细胞,可分泌前列腺素。

三、肾血流量的特点及其调节

在安静状态下,健康成年人每分钟两肾的血流量约为 1200mL,相当于心排血量的 $1/5\sim1/4$,而肾仅占体重的 0.5% 左右。因此,肾血流量的一个特点是,肾是机体供血量最丰富的器官。此外,肾小球毛细血管血压较高,有利于血浆的滤过;肾小管周围毛细血管管内的血浆胶体渗透压较高,有利于肾小管的重吸收;直小血管的双向流动有利于肾髓质高渗透压的维持。肾脏在尿生成过程中需要大量的能量,约占机体基础氧耗量的 10%,可见肾血流量 (Renal blood flow,RBF)远超过其代谢需要。肾血流量的另一个特点是不同部位的供血不均,约 94% 的血流供应肾皮质,约 5% 的血流供应外髓部,剩余不到 1% 的血流供应内髓部。

(一)肾血流量的自身调节

肾脏的一个重要特性是在安静状态下,当肾动脉灌注压在一定范围内(80~180mmHg)变动时,肾血流量能保持相对稳定,即使在离体实验中也是如此。当肾动脉灌注压在一定范围内降低时,肾血管阻力将相应降低;反之,当肾动脉灌注压升高时,肾血管阻力则相应增加,因而肾血流量能保持相对恒定。在没有外来神经支配的情况下,肾血流量在动脉血压一定的变动范围内能保持恒定的现象,称为肾血流量的自身调节。肾血流量的这种调节不仅使肾血流量保持相对恒定,而且亦能使 GFR 保持相对恒定。这可防止肾排泄(如水和钠等)因血压波动而出现大幅度波动。当肾动脉灌注压超出上述范围时,肾血流量将随灌注压的改变而发生相应的变化。肾血流量主要取决于肾血管阻力,包括入球小动脉、出球小动脉和叶间小动脉的阻力,其中最重要的是入球小动脉的阻力。关于肾血流量自身调节的机制有以下两种学说。

1. 肌源性学说

肌源性学说认为,当肾血管的灌注压升高时,肾入球小动脉血管平滑肌因压力升高而受到的牵张刺激加大,使平滑肌的紧张性加强,阻力加大;反之,当动脉血压降低时,肾入球小动脉平滑肌受到的牵张刺激降低,血管平滑肌就舒张,阻力降低。当动脉血压低于 80mmHg 时,平滑肌舒张达到极限;当动脉血压高于 180mmHg 时,平滑肌收缩达到极限,故肾血流量随血压改变而变化。用罂粟碱、水合氯醛或氰化钠等药物抑制血管平滑肌活动后,肾血流量的自身调节即减弱或消失,这表明肾血流量的自身调节与血管平滑肌的功能有关。

2. 管-球反馈

管-球反馈(Tubuloglomerular feedback,TGF)是肾血流量自身调节的另一种机制。当肾血流量和肾小球滤过率增高时,到达远曲小管致密斑的小管液流量增加,Na^+、K^+、Cl^-的转运速率也就增加,致密斑将信息反馈至肾小球,使入球小动脉和出球小动脉收缩,肾血流量和肾小球滤过率将恢复正常;反之,当肾血流量和肾小球滤过率降低时,流经致密斑的小管液流量减少,致密斑又将信息反馈至肾小球,使肾血流量和肾小球滤过率增加至正常水平。这种由小管液流量变化而影响肾小球滤过率和肾血流量的现象称为管-球反馈。管-球反馈的有关机制与肾脏局部的肾素-血管紧张素系统有关;肾局部产生的腺苷、一氧化氮(Nitric oxide,NO)和前列腺素等也可能参与管-球反馈的调节过程。

(二)肾血流量的神经和体液调节

入球小动脉和出球小动脉的血管平滑肌受肾交感神经支配。安静时,肾交感神经使血管平滑肌有一定程度的收缩。肾交感神经兴奋时,末梢释放去甲肾上腺素作用于血管平滑肌α受体,可使肾血管强烈收缩,使肾血流量减少。在体液因素中,如肾上腺髓质释放的去甲肾上腺素和肾上腺素,循环血液中的血管升压素和血管紧张素Ⅱ,以及内皮细胞分泌的内皮素等,均可引起血管收缩,使肾血流量减少;肾组织中生成的PGI_2、PGE_2、NO和缓激肽等可引起肾血管舒张,使肾血流量增加;而腺苷则引起入球小动脉收缩,使肾血流量减少。总之,肾血流量的神经和体液调节能使肾血流量与全身血液循环相配合。例如,在血容量减少、强烈的伤害性刺激、情绪激动或剧烈运动时,交感神经活动加强,使肾血流量减少;反之,当血容量增加或心肺容量感受器、动脉压力感受器受刺激时,将反射性抑制交感神经的活动,使肾血流量增加。此外,当细胞外液的渗透压升高,下丘脑渗透压感受器受刺激时,可选择性减弱肾交感神经活动,但其他器官的交感神经活动则加强。

四、肾脏的功能

(一)肾脏的泌尿功能

用显微镜观察肾小球,发现它是由很多很细的毛细血管组成的;而用电镜看这些毛细血管,发现毛细血管上面有许多孔洞,就像筛网一样。当血流经过肾动脉进入肾小球时,体积大的成分,如红细胞、白细胞、血小板、蛋白质(相对分子质量比血红蛋白大的蛋白质)等,因不能通过这些筛孔而仍留在血管内,重新返回体内;而体积小的成分,如钠、钾、氯、尿素、糖等,随水分通过这些筛孔滤出,滤至肾小囊腔内,此时滤出的液体被称作原尿。原尿中含有许多营养成分,当这些营养成分流经肾小管时,被重新吸收入体内,如葡萄糖全部被重吸收,水(99%)、钠、钾、氯、碳酸氢盐等大部分被重吸收,对机体无用或有害的物质(如尿素、尿酸、磷酸根等)只少量被重吸收,肌酐全部不被重吸收。除重吸收外,肾小管和集合管还有分泌与排泄的功能,如尿中的氨,绝大部分由肾小管和集合管所分泌,同时肾小管和集合管还能分泌及排泄钾、氢离子,此时只剩余机体的代谢废物和很少的水分,最后形成了尿液。尿液进入肾盂后,再经过输尿管流入膀胱,当潴留到一定量时,就被排出体外。人体每个肾脏约有120万个肾小球,每天滤出原尿约180L,但每天形成的尿液只有1.8L,其成分与血浆有很大差别。肾脏的基本生理功能就是形成尿液,排泄各种水溶性物质。其泌尿活动的生理意义,在于:①调控体液的容量及成分的排出,维持水(渗透压)和电解质平衡。②排出人体新陈代谢过程中所产生的一些酸性物质,维持酸碱平衡。③排泄体内的废物、毒物和药物。而且可随着机体的不同情况而改变尿量和尿中物质的排出量。因此,肾脏被认为已不再是单纯的排泄器官,而是机体内环境调节系统甚为重要的组成部分。

1.肾脏排泄代谢废物

为维持机体正常的排泄功能,肾血流量一般保持在恒定范围内,肾血流量约占全身血流量的$1/4\sim1/5$,肾小球滤过率约为125mL/min。肾脏有自身调节功能,通过管-球反馈、肾神经及血管活性物质等环节调节肾血流量,使肾小球滤过率维持在一定的范围内。肾小球滤过率受毛细血管内压、肾血流量、动脉血白蛋白浓度及滤过膜的通透系数的影响,当血压过低、肾血流量减少、血浆胶体渗透压增高或通透系数下降时,肾小球滤过率显著降低或为零。肾小球滤过膜对大分子物质具有屏障作用,滤过膜的屏障由以下两部分组成。①机械性屏障:与滤过膜上的孔径大小及构型有关;②电荷屏障:肾小球滤过膜带负电荷,可以阻止带负电荷的白蛋白滤出。在某些病理状态下,滤过膜上的负电荷消失,使大量白蛋白经滤过膜滤出,形成蛋白尿。尿素、肌酸、肌酐为主要含氮代谢产物,由肾小球滤过排泄;而马尿酸、苯甲酸以及各种胺类等有机酸则经过肾小管排泄,主要通过肾小管上皮细胞向管腔内分泌的途径来排泄代谢废物,以肾小管近端排泄为主。肾小管除排泄有机酸外,还排出许多进入体内的药物及毒物,如酚红、对氨马尿酸、庆大霉素、青霉素类、头孢霉素类等也从近端肾小管排出。药物若与蛋白质结合,则可通过肾小球滤过作用而排出。

2. 肾脏调节体内水和渗透压平衡

肾脏具有强大的根据机体需要调节水排泄的能力,以维持体液渗透浓度的稳定。从肾小球滤出的水分近80%在近端小管及髓袢降支被重吸收。这部分水的重吸收与溶质的重吸收有关,钠自小管腔面的吸收为被动吸收,它伴随与氢离子交换;葡萄糖、氨基酸及磷酸盐的吸收则以弥散形式进入细胞;而在细胞基侧膜有 Na^+-K^+-ATP 酶,主动将钠泵入细胞间液,以保持细胞内钠平衡。肾对尿液的稀释浓缩主要发生在集合管。滤液进入髓袢后,通过逆流倍增机制而被浓缩。自肾脏皮质到髓质,组织间液的渗透浓度逐渐升高,到肾乳突处最高。髓袢各段通透性不同:髓袢降支对水容易透过,而尿素较难,氯化钠则极少能渗透,故水分不断向组织间透出,管腔内氯化钠浓度不断升高;髓袢升支细段则对钠离子有较高的通透性,对尿素有中度通透性,但水则不易透过。因此,在升支管腔中,钠浓度逐渐降低,而尿素浓度则有所升高。总之,调节人体水及渗透压平衡的部位主要在肾小管,只有在肾功能严重衰退、肾小球滤过率极度降低时,肾小球也可影响水的排泄。影响肾稀释浓缩功能的因素很多,如抗利尿激素、慢性肾功能不全、利尿剂等。

3. 肾脏对钠、钾、氯的排泄及调节

肾脏是钠、钾、氯的主要排泄场所。在体液中,钠离子是细胞外液中最主要的电解质,钾离子是细胞内液中最主要的电解质。钠、钾、氯的排泄直接关系到体内这些离子的相对平衡,对维持正常体液的体液量、渗透压以及酸碱平衡具有极为重要的意义。尿钠是通过肾脏的滤过和重吸收作用后排出体外的。正常人,血浆的钠离子浓度为135～145mmol/L,绝大部分是以氯化钠的形式存在的,其次是碳酸氢钠等。肾小球滤过率一般为180L/24h(125mL/min),而每日排出的钠离子仅为3～5g,99%以上的钠离子被肾小管和集合管重吸收,其中大部分在近曲小管中被重吸收,其余被髓袢升支、远曲小管和集合管重吸收。

肾脏钠离子的排泄受以下多种因素影响。①肾小球滤过率与球-管平衡。每单位时间从肾小球滤过的钠离子量对尿钠的排出具有重要影响。近端小管重吸收钠离子的量随肾小球滤过率的变化而变化。②肾上腺皮质激素有保钠作用,其中,以醛固酮的作用最强,醛固酮增多可导致水钠潴留。③肾动脉压或肾静脉压增加可使钠的重吸收减少。正常人血清钾浓度为3.5～5.5mmol/L,每日从尿排出1.2～3.2g,肾脏对钾的保留能力不如钠。血清钾几乎全部要从肾小球滤过,其中98%左右在近曲小管处被重吸收,小部分在髓袢处被重吸收。

肾脏对钾离子的排泄受以下多种因素的影响。①钾平衡:正常人摄入钾盐增加时,尿钾排出也增加。②肾小管细胞内钾离子的浓度:当肾小管细胞内钾离子浓度增加时,远曲小管对钾的重吸收减少,尿钾的排出增加;反之,则尿钾排出减少。③远曲小管和集合管中钠离子的含量:远曲小管对钠的重吸收增加时,钾的分泌量则增加。④醛固酮的影响:当血清钾离子浓度升高时,可促进肾上腺皮质分泌醛固酮,从而使钾排泄增加,使钾离子浓度恢复正常。这对维持正常血钾浓度具有重要意义。正常人血浆中氯离子的浓度为98～108mmol/L,主要存在于细胞外液,细胞内液的氯离子浓度只有1mmol/L,血液中的氯几乎都以氯化钠的形式存在。每日随尿滤出的氯量为5～9g。肾小球滤过液中的氯离子,99%在肾小管中被重吸收后入血,其中60%～80%在近曲小管重吸收。由于钠在近端小管处被主动重吸收,引起水被动重吸收,使管腔中氯、钾离子等的浓度升高,通过扩散而被动重吸收。因此,钠的主动重吸收直接关系着包括氯在内的钾、钙等离子的重吸收。凡未被重吸收的氯主要要以氯化钠形式随尿排出,小部分以氯化铵形式由尿排出。尿氯的排泄量主要受摄入钠盐的影响;其次与肾小管液中的酸碱度有关,肾小管泌氢离子增加,远曲小管重吸收氯离子减少,尿中排氯增加。综上所述,肾脏通过钠、钾、氯等排泄的调节,保持

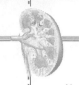

体内钾、钠、氯的正常水平,对维持人体正常的生理功能具有重要意义。

4.肾脏在酸碱平衡中的作用

人的体液有一定的酸碱度,这种酸碱平衡是维持人体生命活动的重要基础。在正常膳食情况下,人体内产生大量的酸性物质和少量的碱性物质。酸性物质主要有两大类:碳酸(挥发性酸)和固定酸(非挥发性酸)。糖、脂类、蛋白质氧化分解所产生的硫酸、磷酸、乳酸、丙酮酸等酸性物质主要由肾脏排出体外,它们被称为固定酸。固定酸主要由蛋白质生成,体内生成固定酸的数量与食物蛋白质含量成正比。固定酸必须被中和并由肾脏排出,否则会对机体造成严重的危害。在正常情况下,代谢产生的酸性物质或碱性物质进入血液后不会引起血液 pH 值的显著变化,这主要是由于人体内有一系列的调节机制,即体液中的缓冲系统、呼吸系统、肾脏。肾脏的调节作用缓慢,但能完整地调节血液 pH 值,这是肾脏的重要功能之一。机体产生的固定酸每天约为 40～60mmol 氢离子,它们可以通过肾小管泌氢作用自尿中排出。近曲小管、远曲小管、集合管细胞都可以泌氢。肾小管在排出酸性尿时,通过氢离子-钠离子交换,生成新的碳酸氢根离子,从而使在体液缓冲系统和呼吸系统调节机制中损失的碳酸氢根离子得到补充。同时,血浆氢离子浓度和二氧化碳分压的升高,均可刺激呼吸中枢,加强呼吸运动,使二氧化碳排出增多,从而导致血浆碳酸浓度下降。由于碳酸氢根离子的补充和碳酸的减少,使血浆中碳酸氢根离子与碳酸的比值不因对固定酸的缓冲而发生明显改变,使血浆 pH 值保持在正常范围。这样,肾脏通过重吸收经肾小球滤过的碳酸氢盐和生成新的碳酸氢盐,从而使细胞外液中的碳酸氢盐的浓度保持稳定,以维持体液的酸碱平衡。此外,肾脏的泌氢离子和碳酸氢根离子重吸收功能受动脉血的二氧化碳分压、血钾浓度等多种因素的影响。原发性代谢性酸中毒或碱中毒的形成主要与呼吸运动和肾脏活动有关,其中肾脏起着更大的作用。

(二)肾脏的内分泌功能

肾脏还有另一种重要功能,肾脏能产生多种具有生物活性的物质,即兼有一些内分泌功能,这些物质对机体生理活动起着重要的调节作用。例如,肾素-血管紧张素系统对维持机体正常血压及离子交换有重要调节作用。肾皮质内的肾小管上皮可产生激肽释放酶,集合小管上皮能产生激肽。激肽释放酶能促进激肽的形成,激肽有利尿、利钾作用,并能使小动脉舒张,增加肾血流量。肾内的激肽释放酶-激肽系统、肾素-血管紧张素系统及肾间质细胞分泌的前列腺素,三者生理作用有相互关联的复杂关系。肾内产生的促红细胞生成因子能使血液中的红细胞生成素原转变为红细胞生成素,刺激骨髓造血,加速红细胞生成。肾还有活化维生素 D_3、调节钙磷代谢及促进成骨的作用。此外,肾脏也是多种内分泌物质的分解灭活场所,如具有灭活甲状旁腺素、胃泌素和胰岛素等作用。在肾功能衰竭时,胰岛素在血中停留的时间会显著延长,因此糖尿病患者在发生肾功能衰竭时需要及时调整胰岛素剂量。

五、人工肾脏

(一)人工肾脏的发展

进行性的肾脏疾患可使肾单位受损,并使其逐步丧失功能。一旦肾功能不足以维持人体新陈代谢的平衡即会出现肾功能衰竭,重者转为尿毒症而危及生命。这种终末期肾病患者的年发病率在全球范围内为 50～150 人/百万人口,欧洲略低于亚洲及非洲。根据部分省市的调查,我国终末期发病率约为 100 人/百万人口,其中大多数为青、中年患者。为了救治这些濒于死亡危险的患者,早在 19 世纪中叶就有人提出用透析的方法从肾衰竭患者的血液中清除可扩散物质,进而解除患者中毒症状的可能,但因没能找到合适的半透膜而未获成功。经过近百年的努力,1943 年荷兰人 Kolff 首次将转鼓式再生纤维素透析器应用于临床,开创了用人工装置替代肾脏功能的新时代。实际上,人工肾的基本技术概念是将患者的血液引出体外,通过利用不同技术原理制作的装置(如血流透析器、血流滤过器、血液灌流器等)完成对血液中溶质与水的传递或清除,再将净化后的血液回输人体,达到治疗的目的,即通过人工肾的生物物理机制来完成对血液中应清除的代谢废物、毒物、致病因子以及水、电解质的传递和清除,从而达到内环境的平衡。自首次开展透析治疗至今已有 60 多年的历史,从技术上看,人工肾取得长足的进步还是近 30

年的事。1960 年,美国西雅图市 Quinton 和 Scribner 用聚四氟乙烯-硅橡胶制成第一个动脉静脉血液短路(A-V 外瘘)导管,并将其应用于临床。1966 年,美国 Brescia 等提出皮内 A-V 内瘘,从而结束了做透析治疗需切开动、静脉再行插管的历史。这项卓越的改革才使慢性肾功能衰竭患者开始应用血液透析来维持生命。几乎在同期,1960 年,挪威 Kill 研制了可重复使用的平板型人工肾。1966 年,Steward 研制了空心纤维人工肾,并在临床应用中获得成功。其后,Eschbach 等完善了人工肾监护系统,为透析治疗患者的长期存活提供了主要的物质保证。就终末期肾病的治疗效果而言,随着人工肾技术的提高、设备的改进,其 5 年生存率已达70%～80%,最长的存活期已超过 30 年。这些患者约有一半还能恢复部分劳动力。目前,全世界依赖人工肾存活和恢复工作的人已接近 70 万人。我国约有 1500 个单位拥有人工肾,使近 3 万名尿毒症患者得到了人工肾治疗。因为上述成就,特别是人工肾可以直接从血液中清除对人体有害的物质以达到净化血液的目的,从而使人工肾的治疗范围不断扩大。一些过去认为无法治愈的疾病,如肝昏迷、巴比妥药物中毒、系统性红斑狼疮、血友病等,可以得到治疗,甚至像恶性黑色素瘤这样的癌症也能应用免疫吸附剂得到有效的治疗。人工肾的显著疗效受到各方面的重视,成为人工器官研究最活跃的领域之一。近年来,由于各学科的互相渗透、互为依托,特别是人工肾的基础研究取得了较大进展,推进了新装置、新器具的开发,出现了一些新的人工肾技术,下面对这些新的人工肾技术原理和作用逐一介绍。

(二)人工肾脏的原理

人工肾是一种替代肾脏功能的装置,模拟了人体肾脏的功能。它主要用于治疗肾功能衰竭和尿毒症。它将血液引出体外,并利用透析、滤过、吸附、膜分离等原理排除人体内过剩的含氮化合物、新陈代谢产物或逾量药物等,待调节电解质平衡后再将净化的血液引回体内。另外,人工肾亦能利用人体的生物膜(如腹膜)进行血液净化。经过人们长期的研究和临床应用,人工肾的技术目前主要包括血液透析、血液滤过、血液灌流、血浆置换、免疫吸附和腹膜透析等。

1. 血液透析

血液透析是历史最久、应用最多的一种方法。其主要通过以下两个途径来完成人工肾的替代功能:①通过半透膜的弥散作用清除代谢产物;②利用超滤压及渗透压将水分从血液中排除。这是对透析液用尿素吸附剂进行再生的人工肾装置。由于透析液可循环使用,透析液一次使用量由 200L 降至 5.5L,这大大减小了人工肾装置的体积。目前有商品出售的透析液再生系统 Redy 装置,内装有尿酶、磷酸锆、活性炭等。近期,有报道称,可直接吸附尿素的吸附剂有望在人工肾的临床实践中被使用。用常规醋酸盐透析液治疗中,有的患者出现诸如恶心、呕吐等失衡综合征。据近期研究发现,有相当一部分人是由于对传统的醋酸盐透析液不耐受而引起的,因此,改用碳酸氢钠替代醋酸盐,使透析治疗过程更接近于生理条件,使透析过程的心血管功能较为平稳。临床实践证明,碳酸氢钠透析液的应用除能减轻上述症状外,还可以解决血压低及心肌抑制因素。改变常规的透析液一侧负压进行透析的方式,采用以血液侧为正压、透析液侧压力接近零的方式进行透析。透析液由输液泵供给,在透析器血路出口处增设一特制的双腔囊以增加透析器静脉端阻力,动脉端用血泵使透析器血液侧保证一定正压的临床应用表明,与负压透析相比较,正压透析对尿素、肌酐等溶质清除率高(肌酐清除率可达 65% 以上),透析超滤性能好,一般超滤速率可达 $2.0mL/(mmHg \cdot h \cdot m^2)$ 以上,患者透析前后血压的平稳性改善,且透析反应轻。

2. 血液滤过

血液滤过是模拟肾小球滤过的一种血液净化方式,利用滤过膜两侧的压力梯度,向血液中补充等渗电解质溶液,并通过高效滤过膜滤过血液,将血液中的水分、蓄积的代谢产物、电解质及其他物质滤过排除,从而达到血液净化的目的。其对中小分子溶质的清除率几乎等同,同时也能避免透析相关的失衡综合征、症状性低血压、末梢神经炎等并发症发生。也可联合血液滤过和透析,常用的有聚丙烯腈膜(AN69 透析器)、聚甲基丙烯酸甲酯膜以及聚砜膜等。

3. 血液灌流

血液灌流通过将血液引出体外并使其直接与吸附剂接触,从而吸附血液中过剩溶质,以达到血液净化的目的。它能吸附相对分子质量较高的溶质;若使用免疫吸附剂,还能吸附血液中抗原及免疫复合物。

由于血液灌流过程中血液与吸附剂直接接触,清除率较高,尤其适用于治疗逾量药物中毒等病症。但血液灌流作为人工肾使用时所存在的问题是:一般吸附剂(如活性炭)不吸附尿素,亦不能清除水分。血液灌流与血液透析联合的方法可以提高对中小分子代谢物的清除率,缩短治疗时间,改善临床治疗效果。血液灌流器还可以与血液滤过器和血浆分离器串联使用,使净化的血浆滤过液重新回输至患者体内。

4.血浆置换

血液置换是将血液引出体外,通过血浆分离器将血浆与血细胞分开,弃去血浆,重新补充新鲜血浆和血细胞,待合并后再输回体内,达到血液净化的目的。膜式血浆分离器的出现更推进了这项技术的发展。由于它是将血浆分离后弃去,因此,即使是高分子量的毒物、与蛋白结合的毒物以及存在于血浆中的各种免疫复合物等均能被清除。

5.免疫吸附

免疫吸附是由血浆置换发展来的一种技术,主要通过吸附原理去除血液循环中的致病物质,从而达到治疗目的。其过程是使血浆通过一根含有配体的吸附柱,吸附去除致病物质。

6.腹膜透析

腹膜透析是指以腹膜作为半透膜,通过向腹腔内注入透析液,借助腹膜两侧的毛细血管内血浆及腹腔内的透析液中的溶质浓度差和渗透压差,通过弥散及渗透的作用,清除机体代谢废物和过多水分。随着腹膜透析技术水平的不断提高,现在越来越多的慢性肾衰竭患者采用腹膜透析法进行治疗。

回顾过去,虽然人工肾疗效今非昔比,而人们期望它能使患者获得更长的存活期和更好的生存质量。因此,近年来研究者们就如何进一步提高人工肾的生物相容性,尽可能减少对人体免疫系统的影响,提高对高分子量溶质(如 β_2 微球蛋白)的清除率及生物型人工肾的研发等主要议题展开了大量的研究工作。个体化人工肾治疗也已提到议事日程上来。展望未来,可以断言人工肾技术的进步将给人类战胜病魔带来更多的福音。

(韩　芳,马雷雷)

第二节　血液净化溶质清除的原理

血液净化的溶质清除方式主要有 3 种,即弥散、对流及吸附。治疗模式不同,溶质清除的机制也不同:血液透析以弥散清除为主,血液滤过以对流及部分吸附清除为主,而血液灌流及免疫吸附则以吸附为主。不同物质的清除方式也不同,小分子物质弥散清除效果好,而中大分子物质则以对流及吸附清除效果好。因此,必须了解各种治疗模式对物质的清除原理,才能了解影响物质清除率的因素,并根据不同的临床需要选择恰当的治疗模式,确定治疗剂量。

一、弥散清除

弥散是溶质通过半透膜的一种方式,主要驱动力是浓度差。在一个限定的分布空间内,半透膜两侧的物质有达到相同浓度的趋势。分子的这种运动是无序的,但最终结果是从高浓度侧向低浓度侧转运。这种方式的清除率与分子大小、膜孔通透性及透析膜两侧物质浓度差有关。弥散对血液中的小分子溶质[如尿素氮(Blood urea nitrogen,BUN)、血清肌酐(Serum creatinine,SCr)及尿酸(Uric acid,UA)等]的清除效果好,而对大分子溶质(如细胞因子)的清除效果差。这主要是因为小分子溶质在血液中浓度较高,因此膜内外浓度差大,且小分子溶质更易于扩散;其次,透析膜对小分子溶质阻力很小,而对大分子溶质阻力则较大,因此大分子溶质在这种浓度梯度差作用下,不能很好地通过透析膜而被清除。血液及透析液在空心纤维内外进行物质交换。血流量及透析液流量,以及物质交换遵循物质守恒原理。

滤器对某种物质的清除率与其质量转运系数及膜面积有关。质量转运系数取决于空心纤维对溶质的弥散阻力,包括溶质大小及滤器通透性。一般生产厂家提供的滤器常见溶质的质量转运系数和膜面积是在生理盐水中测定的结果,当体内在血浆蛋白及细胞存在的情况下,滤器实际清除率约下降16%。质量转运系数和膜面积越大,清除率越高,反映滤器对溶质的通透性越好;透析液流量固定时,血流量越大,清除率越大。这是因为血流量加大后,单位时间内到达滤器的溶质量增加,清除量也相应增加,但到一定程度后,如果透析液中物质已与血液中的溶质达到平衡,清除率就不会再增加而达到平台状态,或血流量增大到一定程度后,单位时间内到达滤器的溶质量超过膜单位时间内所能通过的溶质量,清除率也达到平台状态,因此质量转运系数和膜面积越大,到达平台状态时所需的血流量就越大。对于各种滤器,都有一个最佳血流量及最佳透析液流量,以保证清除率最好。增加透析液流量虽能增加清除率,但需要增加费用。透析液流量与血流量之间及滤器质量转运系数和膜面积之间达到最佳比例时,清除效果最好。不同物质受血流量影响不一。分子越大,影响越小;分子越小,影响越大。

血液净化中,即使以弥散为主要清除方式,透析液流量一般也较小,多小于100mL/min,而血流量相对较大,达200mL/min左右。在这种情况下,透析液与血液之间的小分子溶质浓度几乎可达到完全平衡,弥散清除率与透析液流量呈线性关系。溶质分子越大,这种线性关系越差。南京军区总医院解放军肾脏病研究所测定了连续性静脉静脉血液透析(Continuous veno-venous heamofiltration,CVVHD)模式下不同透析液流量对几种主要尿毒症毒素的清除率,结果发现其清除率(Kd)=Qd,且与实测清除率具有相关性,特别是BUN、SCr及UA的清除率,而对磷的清除率则与实测结果有一定差异。当透析液流量再增加时,溶质在透析液与血液之间不能达到完全平衡。溶质清除率与透析液流量之间不存在线性关系,但透析清除率可因透析液流量增加而增加。

二、对流清除

对流是溶质通过半透膜的另一种方式。在跨膜压(Transmembrane pressure,TMP)的作用下,液体从压力高的一侧通过半透膜向压力低的一侧移动,液体中的溶质也随之通过半透膜,这种方式即为对流。体内溶质多种多样,从极小分子(离子)、小分子(尿素氮、肌酐)、中分子(多肽)到大分子(白蛋白或更大分子的蛋白),但溶剂均是血浆。哺乳动物肾小球是通过对流清除溶质的极好模型。连续血液滤过中的血滤器在一定程度上模仿了肾小球。如前所述,超滤是在TMP作用下进行的。清除水分是肾脏替代治疗(Renal replacement therapy,RRT)的一个重要目标,主要通过超滤进行。超滤率为单位时间内通过滤器的液体量。

Lp为膜的超滤系数,单位为mL/(h·mmHg·m²),与膜的材料及结构有关。据此可将膜分为低通量膜(Lp<10)及高通量膜(Lp>20)。Kuf为滤器的超滤系数,单位为mL/(h·mmHg)。低通量的膜,如果膜面积较大,Kuf也可达20mL/(h·mmHg),但不能认为是高通量滤器。ΔP为膜内外压力差;P_b和P_d分别为滤器入口和出口处血液侧及透析液侧压力;P为血浆胶体渗透压,为3.3~4.0kPa(25~30mmHg),重症患者P偏低,超滤脱水后可明显升高;ΔP为TMP。定容机器通过两个泵驱动进出滤器的液体,两者之间的差值为超滤量。低通量膜治疗时,要达到相同超滤率,其TMP要比采用高通量膜时高出许多。因为血浆中大分子物质及蛋白在膜的内侧明显浓缩,形成阻力层,影响膜的通透性,降低其超滤系数,此为"浓缩极化"现象。超滤时,不同溶质从血液侧通过透析膜的速率不同,这取决于膜的筛选系数、溶质大小及膜的选择通透性。增加血液滤过中某特定溶质的对流清除率的途径有两条:一个是增加超滤率,另一个是增加筛选系数。前者的改变很容易达到;后者相对稳定,较难改变,且治疗过程中筛选系数会逐渐下降。因此,治疗开始时测定的清除率在治疗过程中并非是一成不变的,应定期监测,以保证足够的清除率。

在自动超滤模式下,如连续性动脉静脉血液滤过(Continuous arterio-venous hemofiltration,CAVH)

中,较难达到超滤控制。CAVH中只能通过降低循环阻力,部分增加血流量,且主要由血流动力学状态来控制超滤。血液通过血滤器时,由于水的清除,胶体渗透压逐渐升高;在到达某点时,渗透压与静水压平衡后,超滤停止。滤器在平衡点以下不再有滤过功能。降低循环阻力,增加血流量,可使平衡点后移、超滤率增加。在同样压力差下,滤器的长度和阻力不同,血流量也不一样。血流量的增加引起超滤率增加,这部分源于相对胶体渗透压的下降。滤过分数保持稳定,到达平衡点后滤过停止。此时再单纯增加血流量并不能相应增加超滤,除非影响TMP的其他因素改变,如超滤液的静水压变化可以影响TMP。通过增加超滤管道的长度及使用负压吸引,在超滤液一侧产生负压,可增加超滤。在CAVH中,只有超滤液侧的压力可以控制,这可以通过改变超滤液收集装置距滤器的高度来调节。滤液装置距滤器的高度越高,超滤液对透析膜产生的负压越大。超滤率过大时,可使血液明显浓缩,血浆胶体渗透压升高;血液黏滞度增高,而降低毛细血管血流速度,超滤率反而会下降。因此,要通过增加超滤率来增加清除率,必须保证足够的血流量,以避免凝血及通透性下降。滤过分数在循环安全性方面有重要意义,滤过分数小于25%较安全。

在后稀释法血液滤过时,超滤率受血液浓缩的限制,不能超过血流量的25%,只有通过增加血流量才能增加超滤率。在前稀释法血液滤过时,血流量很高,弥散与对流溶质清除的差异小,流量增大后差异明显。在血流量不变时,前稀释法血液滤过增大了置换液流量,对小分子溶质清除率的增加很快达到平台状态。血液滤过对小分子溶质的清除效果差,是因为既往所使用的滤器膜的超滤系数小,而目前所使用各种高通量透析膜超滤系数大,可通过增大超滤率而增加清除率,从而达到对氮质血症的满意控制。中大分子溶质的弥散清除量很小,并且透析液流量增大后,清除率很快到达平台状态;而对流清除量明显增加,且清除率随置换液流量的增加而明显增大。因此,对流比弥散的清除效果好。

目前,由于高通量透析膜的使用,血液滤过对小分子溶质的清除已达到满意水平,而其对大中分子溶质的清除效果则是血液透析无法比拟的。同时,血液滤过为等渗性脱水,血流动力学稳定。

对流与弥散结合

在一般血液净化治疗中,很少有单纯的弥散或对流清除模式,多是两者结合。两者的结合并不等于两者的简单叠加。弥散与对流之间的相互作用比较复杂,超滤后血流量的下降可导致弥散清除率下降,同样,由于溶质浓度下降可导致对流清除率下降。因此,总的清除率小于超滤率及弥散清除之和。

血液透析时,对流在小分子溶质的清除中所占比例很小(<5%),而在大分子溶质的清除中起重要作用。血液透析滤过时,超滤率为50～100mL/min,滤器为高通透性膜,对流清除率可达23～51mL/min。后稀释法血液透析滤过的超滤率受血流量限制,必须低于血流量的1/3;而前稀释法则可增加超滤率。

三、吸附清除

吸附清除为将溶质吸附至滤器膜的表面,是溶质清除的第三种方式。溶质分子可以通过正负电荷的相互作用或范德华力同半透膜发生吸附作用,这也是部分中分子物质清除的重要途径之一。但吸附只对某些溶质起作用,与溶质浓度关系不大,而与溶质和膜的化学亲和力及膜的吸附面积有关。低通量纤维素膜表面有丰富的羟基团,亲水性好而蛋白吸附性差;对纤维素进行修饰后,膜的疏水性适度增加,吸附能力也相应增加。大多数合成材料由高度疏水性物质(聚砜、聚酰胺)组成,吸附蛋白能力增强。吸附过程主要在透析膜的小孔中进行。合成膜吸附能力强,特别是对带电荷的多肽、毒素、细胞因子。当吸附作用达到饱和状态后,溶质的清除效率也会随之下降。吸附作用达饱和状态的时间可能与溶质分子的特性和滤膜表面积有关。目前已有证据表明,聚碳酸酯膜(AN69)和聚丙烯腈膜(Polyacrylonitrile,PAN)可吸附白蛋白、免疫球蛋白G(IgG)、补体(C1q、C3、C5)、细胞色素C、甲状旁腺激素(Parathormone,PTH)、纤维蛋白原及溶菌酶等。透析膜对补体成分的吸附清除可避免补体激活,改善生物相容性;其对炎症介质及细胞因子的吸附清除,可抑制机体的过度炎症反应。近年来血液净化技术的发展,将能与特定物质结合的某种成分(如多黏菌素B、葡萄球菌A蛋白等)标记到膜上,可大大增加对特定物质(如内毒素、

IgG及细胞因子)的吸附清除。使用活性炭或吸附树脂亦可增加对蛋白结合毒素的清除。在这些治疗模式中,吸附成为主要的清除方式。

(韩 芳)

第三节 血液净化基本技术

一、血液透析

(一)血液透析的原理

血液透析是溶质跨膜弥散的一个过程。弥散是指当溶质在溶剂中的浓度分布不均一而存在浓度梯度时,溶质分子与溶剂分子的热运动使溶质分子在溶剂中的分散趋于均匀。血液中存在晶体渗透压和胶体渗透压,促使血液内中、小分子由血液侧向透析液侧转运,而促使水分子由低浓度侧向高浓度侧转运。因此,在透析液侧增加负压,加大透析膜两侧压力差,则可以促使血液内水分子向透析液侧单向转运,以达到清除血液中多余水分的目的(见图2-5)。

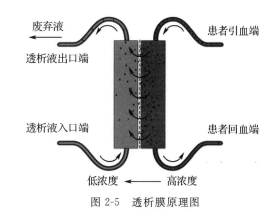

图 2-5 透析膜原理图

弥散现象遵循物理学上 Fick 定律。在单位距离内,溶质弥散通量与弥散面积及浓度梯度呈正比,溶质从高浓度向低浓度迁移。因此,血液透析效率与血液流速、半透膜厚度、膜面积及浓度梯度相关。提高血液流速,降低透析器空心纤维厚度,相同条件下膜面积越大,血液中溶质浓度与透析液溶质浓度相差越大,透析的效率就越高,越有利于缩短透析时间。

(二)血液透析的设备

1. 血液透析析机基本结构

广义的血液透析设备包括透析机、透析器、用水处理器、供应系统及其他辅助设备。狭义的血液透析设备仅指血液透析机及附属装置,由体外循环通路、透析液通路及控制监测电路组成。

体外循环通路为"血路",患者血液通过体外循环回路引出体外,进入透析器,最后返回体内。血路中,血泵驱动血液流动,为血管通路提供稳定的血流量;肝素泵持续注射肝素抗凝;压力监测器监测压力,防止血路发生例如管路凝血、折叠、接头脱落等引起的压力变化,保证透析安全;气泡监测及静脉血路夹设备防止气体通过静脉回血通路进入人体(见图2-6)。

透析液通路可以理解为"水路",透析液在水路里形成适当的温度和浓度,以一定的压力和流速进入透析器。水路包括热交换系统、除气装置、浓缩液配比装置、电导率监测、流量控制装置、透液旁路阀、隔离阀、超滤控制系统以及漏血监测。不同厂家的透析液通路设计有一定差异。

"电路"指透析时电脑控制监测系统,它接受操作人

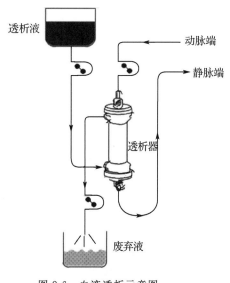

图 2-6 血液透析示意图

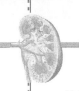

员输入的指令,处理体外循环通路及透析液通路上传感器的信号,达到控制和监测透析过程的目的。

2．透析器和透析膜

临床上常用的血液透析器主要有平板型、盘管型和空心纤维型三类。①平板型透析器多为早期使用,由外壳、透析膜、支撑片几部分组成。血液在透析膜中间流动,透析液流经透析膜和支撑片,尿素清除率可达100～150mL/min。平板型透析器的优点是透析器内部阻力小,残留血量少。但与空心纤维型透析器相比,其压力耐受性差,预充量多,破膜率高,清除率和超滤率也小于空心纤维型。②盘管型透析器是将透析膜夹于网片之间,卷成桶状,以外壳封闭,血液在膜内直接流动,透析液在膜外流动,尿素清除率为110～150mL/min。盘管型透析器的优点是价格低,血液阻力小;缺点是体外循环血量多,残余血量多,容易破膜漏血,只能使用正压型透析机,比空心纤维型清除率低。③目前临床使用最多的为空心纤维型透析器,血液流经空心纤维中心,透析液流动于纤维周围。空心纤维型透析器的透析膜与透析液接触面积大,清除率和超滤率高。其尿素清除率达到160mL/min;肌酐清除率达到130mL/min;当负压为300mmHg时,可清除水600mL/h;并且体外循环量小,破膜率低,残余血量少。缺点是纤维内容易凝血,空气进入纤维后不易排出,从而影响透析效率。

透析膜是血液透析设备的关键部分,要求容易透过中小分子溶质,不允许透过蛋白质,有足够的强度和抗压性,有适宜的超滤渗水性,血液相容性好,不易导致凝血、溶血,可以进行灭菌处理,对人体无害。已开发的透析膜有以下几种。①天然高分子膜材料:主要由纤维素及其衍生物组成,材料易得,价格低廉,但血液相容性不佳,超滤和对中分子物质透过性差,包括铜氨纤维素、醋酸纤维素、硝化纤维素等。②合成高分子膜材料:包括聚甲基丙烯酸甲酯膜、聚丙烯腈膜、聚碳酸酯膜、聚乙烯及其共聚物膜、聚酰胺膜、聚砜膜、聚醚砜膜、聚丙烯腈膜-丙烯磺酸盐共聚物等。目前合成高分子膜材料的研究非常广泛,以期能进一步提高透析膜的性能。

(三)血液透析血管通路的建立

血管通路分为临时血管通路和长期血管通路。

在急性肾衰竭、中毒抢救、血浆置换、初次透析以及原来留置的导管发生感染时,需留置临时静脉通路。一般选择股静脉穿刺、颈内静脉穿刺或锁骨下静脉穿刺置管。股静脉穿刺置管较为容易,并发症少,血流情况常与下肢位置相关,一般可以获得良好的血流,多在心衰、呼吸困难不能平卧时采用,但感染率高,一般72h拔除,缺乏长期留置导管的临床使用经验,血栓和不畅发生率高。锁骨下静脉穿刺置管技术要求较高,可能发生血气胸等危及生命的并发症,患者可以自由活动,锁骨下静脉血栓和狭窄发生率高,可保留3～4周。颈内静脉穿刺置管并发症发生率低,头颈部活动可受限,狭窄发生率低,血栓发生率与锁骨下静脉穿刺置管类似,一般也可保留3～4周。留置临时导管的并发症有感染、出血、血栓形成以及滑脱等,要求留置临时导管时保持局部干燥清洁,避免剧烈活动;除非特殊情况,一般不宜另作抽血、输液等用。

维持性血液透析需制作永久性血管内瘘通路,对血管条件差的患者可行人造血管搭桥术、自体或异体血管移植内瘘成型术,也可以行长期深静脉双腔导管置入。

(四)血液透析抗凝方法的选择

血液透析前应常规检查血小板数量、血浆凝血酶原时间、国际标准化比值、纤维蛋白原定量、D-二聚体等凝血功能指标,必要时检查血小板功能以及凝血纤溶相关指标,充分评估患者凝血状态。血液透析时,一方面要充分抗凝,保证血液不凝固,透析可以顺利进行,避免清除率下降;另一方面,应避免过度抗凝引发出血。

常用的抗凝方法有普通肝素抗凝、低分子肝素抗凝、无肝素抗凝、枸橼酸钠抗凝和阿加曲班抗凝等。

1．普通肝素抗凝

普通肝素抗凝主要针对临床上无出血性疾病发生风险,无显著脂类或者骨代谢异常,凝血功能正常的患者。血浆凝血酶Ⅲ活性50％以上的患者,首选普通肝素抗凝。一般首剂为50U/kg,动脉端维持剂量为500～2000U/h(持续静脉输注),在透析结束前30～60min停止维持剂量,透析时根据患者凝血状态调整剂量。有中度出血倾向的患者可使用小剂量肝素抗凝,使激活全血凝固时间(Activated clotting time of whole blood,ACT)维持 150～200s,无首剂或者小剂量首剂 750U,维持剂量为 250～2000U/h,每 30 分钟监测 1 次 ACT。局部体外抗凝做法是动脉管路中输入肝素,静脉管路中注入鱼精蛋白,1mg 鱼精蛋白可以中和 100U 肝素,使管路和透析器中 ACT 维持在 150～200s,同时监测患者体内 ACT 水平。需注意鱼精蛋白引起的过敏反应,以及 2～4h 后鱼精蛋白同肝素解离后可能出现反跳性出血。

肝素诱发的血小板减少症(Heparin-induced thrombocytopenia,HIT),发病率为 0～1.2%,是指应用肝素类制剂 5～10d 内血小板下降 50% 以上或降低到 10×10^9/L 以下,合并血栓形成或原有血栓加重。HIT 抗体呈阳性,停用肝素 5～7d 后血小板数目可恢复至正常。发生 HIT 需停用肝素类制剂,并予以抗血小板、抗凝、促纤溶治疗,一般禁止再使用肝素类制剂;如再次使用可能诱发伴有全身过敏反应的急性 HIT。

2. 低分子肝素抗凝

相比于肝素,低分子肝素对凝血因子Xa 抑制作用增强,血小板减少发生率低,出血副作用少。一般 60～80U/kg 静脉注射,CRRT 患者一般需要每 4～6 小时追加 30～40U/kg 维持剂量,治疗时间越长,追加剂量逐渐减少。血液透析、血液灌流、血浆置换的患者无须追加剂量。

3. 无肝素抗凝

有活动性出血、高危出血倾向、外伤或者手术后 3d 内、血小板减少以及有肝素使用禁忌证的患者,可使用无肝素抗凝。血液透析前予肝素生理盐水预冲管路,再予生理盐水冲洗。

4. 其他抗凝方法

枸橼酸钠抗凝是采用 4% 枸橼酸钠 180mL/h 滤器前持续输入,保持滤器后游离 Ca^{2+} 浓度为 0.25～0.35mmol/L;静脉端 10% 氯化钙 80mL 加入到 1000mL 生理盐水中,以 40mL/h 持续注入,控制体内游离 Ca^{2+} 浓度为 1.0～1.35mmol/L。根据游离 Ca^{2+} 浓度调整枸橼酸钠和氯化钙溶液输入速度。阿加曲班抗凝类似水蛭素的凝血酶抑制剂抗凝。

(五)血液透析适应证、禁忌证及并发症

血液透析适应证:主要包括急慢性肾功能衰竭、药物过量、毒物中毒以及其他内外科治疗难以奏效的疾病;肾病综合征、肾衰竭伴严重肺水肿、顽固性心衰时,合并有严重的水钠潴留;高钙血症、高尿酸血症、乳酸酸中毒、高渗性昏迷等代谢紊乱状态;溶血、肝功能衰竭、肝性脑病等。

近年来,随着血液净化技术进展,血液透析禁忌证明显减少。但某些情况仍不适宜行血液透析,倾向于选择连续性血液净化方式,如:严重感染性休克、难治性心力衰竭、恶性心律失常等;极度体弱、临危患者;颅内出血或者颅内压升高;非容量依赖性高血压,且收缩压>200mmHg。

血液透析过程中或者结束后,发生的与透析相关的并发症称为血液透析的急性并发症,包括恶心、头痛、热源反应、肌肉痉挛、瘙痒症、失血、溶血、空气栓塞及透析失衡综合征等。

二、血液滤过及血液滤过器

(一)血液滤过的原理

血液滤过是指在超滤基础上发展起来的血液净化技术,通过模拟肾小球的滤过作用,以对流转运的方式清除溶质。将血液泵入滤器中,在滤过膜孔径范围内,所有溶质均以相同速度跨过滤器,血浆内水分和大部分中小分子溶质被滤出,以达到清除潴留在血液中的过多水分和溶质的目的(见图 2-7)。溶质滤过量与跨膜压及溶质在血浆中的浓度相关,流经滤器的血流量为 200～400mL/min,仅占肾血流量的 1/6～1/3。单纯动脉血压不足以滤出足够的水分和溶质,因此需要在动脉端血泵加压,在半透膜对侧增加负压,造成较大的跨膜压,以达到同肾小球相当的滤过率。为

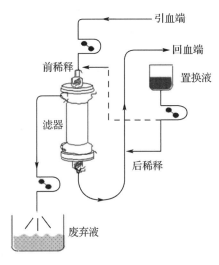

图 2-7 血液滤过示意图

了保持内环境的稳定,在超滤前后以置换液的形式补充适当的水分和重要物质,代替肾小球的重吸收功能。

血液滤过中的溶质滤过率受滤过膜的面积、膜对水的通透性、跨膜压、血流量、血浆蛋白浓度以及筛过系数的影响。筛过系数＝滤过中某物质的浓度/血液中某物质的浓度。血流速度越快,膜内径越小,血浆蛋白浓度越低,超滤量就越高。血液滤过对水的清除取决于血流量、血浆蛋白浓度、血液在空心纤维产生的切应力及空心纤维的长度(见图2-8)。

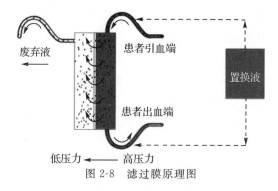

图 2-8　滤过膜原理图

血液滤过的主要原理是对流,对中、小分子清除能力相当;血液透析的主要原理是弥散,对小分子清除能力优于中分子,清除率与相对分子质量呈反比。因此,血液滤过对大、中分子物质的清除优于血液透析。血液滤过脱水为等渗性,细胞外液渗透压没有显著变化,低血压和失衡综合征发生率小,对高血容量导致的心衰、顽固性高血压、低血压、严重的水潴留以及高脂血症的疗效均优于血液透析。

(二)血液滤过设备

1. 血液滤过器

常见的血液滤过膜材料有纤维素、醋酸纤维A、聚丙烯腈、聚酰胺及聚甲基丙烯酸甲酯等。理想的血液滤过膜是非对称空心纤维膜,包括保持膜机械稳定性的支持层和保证膜通透性的滤过层,其应当具备以下特点:①良好的生物相容性;②溶质滤过率高和水分通透性高;③截留相对分子质量<600000的溶质,保证血清蛋白被截留在血液内,而水分和代谢产物可以通过;④物理化学性质稳定。

2. 血液滤过机

血液滤过机主要由血泵、负压泵和输液泵组成。与透析机的区别在于,血液滤过机没有透析液装置,但是有体液平衡装置,用于防止超滤液和置换液间的不平衡而导致的循环衰竭。目前,临床上使用的是电脑控制的在线配置输入系统,可以自动生成置换液,省去了置换液配置和包装环节,操作简单、安全,减少了污染,实现了碳酸氢盐的血液滤过。

3. 置换液

血液滤过时,血浆中的水和溶质被滤出,因此需补充一定量的置换液入血,要求成分与细胞外液组成相似,无菌,无致热原。一般每次治疗的置换液量为18～40L,成分可因人或病情而不同。补充置换液的方法分为从滤器前输入置换液的前稀释法和从滤器后输入置换液的后稀释法。前稀释时,不易在滤过膜表面形成蛋白覆盖层,没有中空纤维血液过度浓缩的问题,血流阻力小,残余血量不多,溶质转运率高,滤过率相应稳定,但其清除率低,每次需要的置换液量大,为50～70L。后稀释法的清除率提高了,所需置换液少,每次需置换20～30L,但容易凝血,肝素抗凝使用量增加。

(三)血液滤过临床应用及并发症

血浆滤过临床应用广泛,1974年开始用于尿毒症的治疗,现在已不主张单独血液滤过治疗肾功能衰竭,而是采用血液滤过透析。其原因主要在于血液滤过使用滤器及置换液,成本及价格较血液透析高;并且若长期单独采用血液滤过,不仅对小分子物质清除率低,还会丢失部分重要的生命物质。

血液滤过的适应证包括心血管功能不稳定、糖尿病患者以及老年人;其他还包括强心、利尿效果不佳的顽固性心力衰竭、肺水肿、中毒、肝性脑病、多脏器功能衰竭等;对周围神经病变、高磷血症、高脂血症、黄疸、难治性水肿以及浆膜腔积液、顽固性瘙痒均有一定疗效。

在容量依赖性高血压治疗中,血液滤过可以清除更多液体而不易发生循环衰竭;对非容量或者对降压药物抵抗的高血压,亦有良好效果。在心力衰竭方面,对容量负荷过重、水钠潴留导致的肺水肿,血液滤过可纠正水钠潴留和电解质紊乱,清除血中增高的肾素、血管紧张素、醛固酮等活性物质,从而改善心功能。在血压过高、不伴或仅伴有轻度肺水肿的心力衰竭患者中,单纯超滤脱水会导致心衰加重,因此患者需积极控制血压。由心肌病变导致的心力衰竭,应使用血液滤过或者床边持续血液滤过,血流滤过能保持血流动力学稳定,同时能够清除细胞因子等炎症介质,恢复心肌对儿茶酚胺药物的敏感性,以力求缓解心力衰竭。90%以上的糖尿病肾病患者在开始RRT前就有高血压,12%～25%的患者存在增值性糖尿病视网膜病变;RRT后,血液滤过治疗和持续不卧床腹膜透析患者存在高血压或需要干预控制血压的比率以及视网膜病变发病率上升的程度均低于血液透析。血液滤过血压控制好或者波动较小,较血液透析更加适合糖尿病肾病患者的治疗。

血液滤过的并发症包括血液滤过设备原因导致的如:液体平衡失误、置换液配置错误、置换液污染,置换液铝含量过高所致的铝中毒,以及破膜、凝血,管路滑脱等,也包括医疗方面并发症,例如:发热、败血症、内毒素休克、低血容量休克、氨基酸、激素丢失导致的耗损综合等。

三、血浆置换

(一)血浆置换治疗的作用原理和机制

血浆置换(Plasma exchange,PE)是通过血泵将患者的血液引出体外,将全血分离成血浆和细胞成分,去除致病血浆或选择性地去除血浆中的致病因子,然后有选择地回输细胞成分、净化后的血浆及所需补充的置换液。对药物治疗不能奏效或者不能排除的致病因子的清除迅速而且有效(见图2-9)。

血浆置换可能的作用机制包括以下几个方面:①去除异常的循环因子,如抗体、单克隆蛋白、循环免疫复合物、同种异体抗体等;②补充特异性血浆因子;③增强某种疾病状态下网状内皮细胞的系统功能,去除炎症介质(如细胞因子、补体);④转换抗原/抗体比率,使其形成更易溶解的免疫复合物,促进其清除;⑤刺激淋巴细胞克隆,增强细胞毒性药物的疗效;⑥通过置换液补充机体所需物质,如白蛋白、球蛋白、凝血因子以及电解质等。

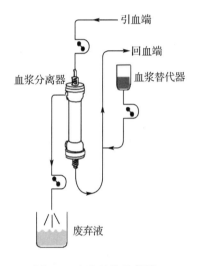

图2-9　血浆置换示意图

(二)血浆置换基本技术

常用的血浆分离技术可分为离心式血浆分离和膜式血浆分离。其中,离心式血浆分离又可分为间断离心式血浆分离和连续离心式血浆分离;膜式血浆分离又分为一级膜血浆分离和双重滤过血浆置换。

1.离心式血浆分离

由于血液的各种成分比重不同,在离心时沉降速率也不同,离心式血浆分离,因此达到将血液中各种成分分离的目的。大多数临床治疗情况下的血浆被丢弃,为了维持血浆胶体渗透压以及血容量的平衡,除了回输血细胞成分外,还需要将补充置换液或外源性血浆输入体内。以分离血浆和回输细胞成分的顺序特点,可以将离心式血浆分离分为间断式血浆分离和连续式血浆分离。间断式血浆分离要求血浆分离和置换液回输各自分开进行,完成治疗需重复多次,血管通路单针周围静脉穿刺即可,操作简单,但分离完成时间长,抗凝剂用量多,血容量波动大,患者不易耐受,不适合儿童和严重贫血患者。连续式血浆分离要求血浆分离和置换液回输同步进行,需两处静脉穿刺或双腔中心静脉导管留置,该法分离完成时间短,抗凝剂用量少,血容量相对稳定,安全度高,适用于儿童和严重贫血患者。目前,间断式血浆分离已很少用于治疗性血浆置换,一般优先采用连续式血浆分离。

2.膜式血浆分离

膜式血浆分离是目前血浆置换常采用的方法,常用生物相容性好、性质稳定的高分子聚合物制成的空心纤维分离器。经过滤器,血液中的血浆包括蛋白和水分通过微孔被分离出来,血液中细胞成分则被截留并回输体内。双重血浆置换法(Double filtration plasmapheresis,DFPP)是在体外循环中设置两个不同孔径的膜滤过器,由于滤过膜孔径不同,对白蛋白的阻遏率不同,治疗时应根据需清除的致病物质相

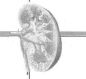
对分子量不同,选择不同孔径的滤过器,这样既能最大限度清除致病物质,又能尽量减少白蛋白的损失。

3.离心式血浆分离和膜式血浆分离的比较

离心式血浆分离需要的血流速较低,约为 40～50mL/min,周围静脉通路即可满足要求,可以进行细胞成分分离,血浆清除效果彻底。其缺点是血细胞成分(尤其是血小板)可能丢失,而且需要枸橼酸钠抗凝,易引起低钙血症、心律失常和低血压,费用较高。膜式血浆分离需要较高的血流速度(100～150mL/min),需大静脉插管或双腔静脉插管,较离心式血浆分离更快速有效,细胞成分基本无丧失,可以通过设计膜筛选系数进行选择性血浆置换,但不可进行细胞单采,一些大的免疫复合物和冷球蛋白清除不够充分。通常使用肝素抗凝,不需要枸橼酸盐抗凝。

(三)血浆置换适应证、禁忌证及并发症

血浆置换应用范围广泛,涉及肾脏病、肝脏病、血液系统疾病、神经系统疾病、代谢性疾病、自身免疫性疾病及器官移植领域。血浆置换的适应证仍在不断地评价和进展,仍然需要进行更多的多中心研究。目前,对冷球蛋白血症、抗肾小球基底膜病(Anti-glomerular basement membrane disease, AGBM)、格林-巴利综合征、高粘滞综合征、血小板减少性紫癜、重症肌无力、药物过量或中毒、新生儿溶血性疾病、输论型因子无效的血友病等疾病,血浆置换被认为有确切的疗效。其中,高粘滞综合征患者出现脑卒中前兆,格林-巴利综合征、重症肌无力患者出现呼吸衰竭,严重的中毒,急性暴发性肝功能衰竭是紧急血浆置换的适应证。血浆置换在多种自身免疫性疾病、肝功能衰竭、肝性脑病、器官移植后排异反应,以及多器官障碍综合征(Multiple organ dysfunction syndrome, MODS)等情况下亦可作为辅助疗法。

血浆置换相对禁忌证包括:弥散性血管内凝血(Disseminated intravascular coagulation, DIC)或严重的活动性出血,对血浆、白蛋白严重过敏,严重的全身循环衰竭,不稳定期心脑血管梗死,中度脑水肿、脑疝等;以及临床医生认为不适合血浆置换或不能耐受血浆置换的其他患者。

血浆置换是一种比较安全的治疗方法,并发症发生率为 4%～25%,平均为 10%。并发症按照出现的原因可分为三类。

1.与血管通路相关的并发症:包括穿刺部位血肿,气胸,腹膜后出血,中心静脉留置感染,血管通路、血浆分离器凝血等。

2.与血浆置换本身相关的并发症:包括输入异体血浆、白蛋白、药物及管路成分诱发的过敏反应;血小板破坏、抗凝药物过量或凝血因子缺乏引起的出血;置换和滤出速度不一致导致血容量不足而引起低血压;血浆分离器跨膜压过高导致溶血;免疫球蛋白和补体减低导致感染;血浆白蛋白丢失引起水肿。

3.与抗凝剂相关的并发症:抗凝剂(特别是肝素抗凝)可以引起出血;枸橼酸钠抗凝可引起低钙血症、代谢性碱中毒及四肢麻木感。

四、血液灌流及免疫吸附

(一)血液灌流及其设备

血液灌流(Hemoperfusion, HP),也称为血液吸附,是指全血流经灌流器与固相的吸附剂接触,通过吸附作用清除内源性或外源性毒素,如清除尿毒症毒素和体内过量药物等,之后将净化后的血液回输患者体内,以达到治疗的目的(见图 2-10)。血浆分离后流经吸附罐的,则称为血浆吸附。

1.血液灌流的吸附原理

(1)物理吸附:是指吸附物质和吸附剂之间以范德华力吸附,是一种可逆过程,吸附作用可以从吸附剂固体表面"脱附"而不发生任何化学变化。由于这种吸附-脱附过程,可以通过改变操作条件达到再生吸附剂的目的。

(2)化学吸附:其本质是吸附物质同吸附剂直接形成化学键,往往是不可逆的,吸附时间长,不容易脱附,脱附后也常常因为发生了化学变化而失去原有的性状。

(3)生物亲和吸附:酶、抗体等物质可以特异性识别并结合某些物质的分子,这种识别并结合的作用被称为亲和结合,利用这种原理进行的吸附为亲和吸附。这种吸附具有高效、高特异性和不易再生的特点,如免疫吸附中抗原-抗体、补体-免疫复合物的结合吸附为典型的生物亲和吸附。

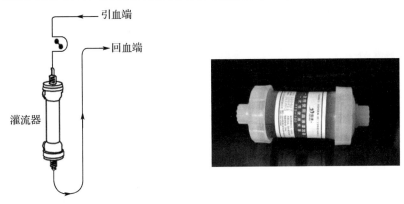

图 2-10 血液灌流示意图及灌流器

2.血液灌流的吸附材料及设备

(1)血液灌流的吸附材料:目前使用的吸附材料按照吸附载体的类型可以分为活性炭吸附剂、高分子吸附剂以及无机材料吸附剂。①活性炭吸附剂是由动植物、石油副产品等经过高温碳化、活化等步骤形成的多孔、高比表面积的广谱吸附剂。其比表面积一般>1000m²/g,相对分子质量越大,吸附容量越高,活性炭吸附剂可以有球状、柱状、纤维状、不规则形状,其中粒状吸附能力最强。活性炭吸附剂可以吸附肌酐、尿酸等中分子物质;对小分子外源性物质(如巴比妥类药物)也有很高的清除率;但不能清除尿素、钠、钾、氯等电解质,氢离子及水等。活性炭吸附剂吸附速度快,吸附容量高,但是选择性低,机械强度差,与血液直接接触会引起血细胞破坏,脱颗粒会引起微血管栓塞。目前,使用微囊技术包裹活性炭形成微胶囊,可防止碳颗粒脱落,提高了活性炭吸附剂的血液相容性。包裹材料有火棉胶、白蛋白、丙烯酸水凝胶、醋酸纤维素、硅及交联明胶等。②高分子吸附剂分为合成高分子吸附剂和天然高分子吸附剂。合成高分子吸附剂又称吸附树脂,具有大孔结构和大表面积,不溶解于酸、碱等有机溶剂,是单体聚合而成的球状聚合物,对有机物的吸附能力强大,可分为极性、中等极性、非极性三类。极性吸附树脂容易吸附水溶性物质,非极性吸附树脂容易吸附脂溶性物质。吸附树脂为多孔聚合物,与血液接触可导致血液有形成分的减少,尤其是血小板的减少。目前,可采用生物相容性材料将吸附树脂微囊化,或者采用血浆分离进行血浆灌流,避免血液有形成分与其接触后被破坏。天然高分子吸附材料包括琼脂糖、纤维素、壳聚糖。琼脂糖为天然多糖,有高亲水性、多孔性,含有较多可活化的羟基,可以介入不同的配基,作为亲和吸附的介质。纤维素是植物细胞壁的主要成分,分子链中含有大量羟基,亲水性强,来源广泛、方便,制备工艺不复杂。壳聚糖是天然高分子线性多糖,有良好的生物相容性和安全性,含有羟基和氨基,易于活化。③无机材料吸附剂主要有多孔硅胶和多孔玻璃。多孔硅胶吸附剂由于非特异性吸附能力大,使用受到限制。

(2)血液灌流的设备:根据治疗需要,分全血吸附设备和血浆吸附设备两种。①全血吸附设备分为全血吸附柱、管路、动力设备三部分。其中吸附柱组成包括容纳吸附剂的柱体、截留吸附剂的滤网、可与多种管路相连的通用接口,以及直接与血液接触并吸附目标物质的吸附剂。管路为设备专用配套管路;动力设备为血泵,若与透析联合使用时可借助于透析机的血泵;灌流器宜置放于透析器前,可以避免血液在透析脱水后浓缩发生凝血,并且有利于电解质和酸碱平衡的调节。②血浆吸附设备包括血浆分离器、血浆吸附柱、管路和设备。患者血液经血泵进入血浆分离器。应用广泛的血浆分离器有中空纤维膜式血浆分离器,分离不含血小板的血浆和血细胞。与血液吸附柱相比,血浆吸附柱滤网网孔更小,吸附剂颗粒亦较小,能更好地防止微血管栓塞。血浆吸附对血泵的要求也较全血吸附高,需要两个血泵,一个作为血液循环泵,一个用做分离血浆泵,常用的设备有 CRRT 机和人工肝支持系统等。

3.血液灌流的临床应用及不良反应

血液灌流初始以药物和毒物中毒的治疗为主,目前已扩展到治疗尿毒症、肝性脑病、脓毒症及重症胰腺炎等疾病。血液灌流在系统性红斑狼疮、重症肌无力、格林-巴利综合征、特发性血小板减少性紫癜等疾病中也有较好的疗效。另有研究认为,血液灌流与化疗联用,可以清除体内大剂量化疗药物以减轻其对组织的损害。

血浆吸附过程中可能发生如微粒栓塞、空气栓塞、出血、凝血、溶血、血小板降低、血压下降、寒战、发热等不良反应。血浆吸附不良反应主要表现为血压降低和溶血,由于吸附剂不直接与血液有形成分接触,几乎不发生血小板减少。

(二)免疫吸附

免疫吸附是指将特异性的抗原或抗体与吸附材料(载体)相结合,制成吸附柱,吸附并清除体内特异性的致病因子以达到治疗的目的。免疫吸附的治疗方式有血浆灌流和全血灌流。全血灌流由于吸附剂对血细胞有激活或损伤作用,目前临床上较少应用。血浆灌流首先分离血浆,血浆通过吸附柱吸附后再与血细胞汇合回输体内,可以串联多个吸附柱交替使用,在一个吸附的同时,另外一个再生处理(见图2-11)。与血浆置换相比,血浆灌流具有选择性和特异性,不影响同期的药物治疗,不需要血浆或者白蛋白的替代置换。

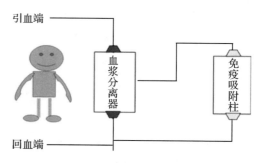

图 2-11 免疫吸附示意图

免疫吸附治疗设备由动力系统、血浆分离系统和吸附装置组成,有些系统还包含吸附再生设备。其中,吸附装置要求无毒不致敏、不溶血、不激活凝血系统、不激活补体系统。免疫吸附剂可以分为以下两种类型。①生物亲和型吸附剂:将抗原、抗体或者补体固定在载体上,吸附相应性的抗体、抗原或者免疫复合物。②物理化学亲和型吸附剂:包括静电结合型吸附剂,其依靠吸附剂和被吸附物之间的静电作用结合;疏水结合型吸附剂,其依靠吸附剂疏水基与被吸附物之间的疏水作用力结合。前者不易制备但特异性高;后者制备相对方便、性质稳定,但特异性低。

目前,免疫吸附多用于治疗重症系统性红斑狼疮、类风湿关节炎、移植前治疗及药物中毒等。不良反应主要有吸附装置损伤血细胞、激活补体系统或凝血纤溶系统,以及吸附剂某些成分引起的过敏反应,需密切监测,及时处理,必要时治疗前予以激素预防性抗过敏治疗。

(陈　许,韩　芳)

参考文献

[1] Guyton AC, Hall JE. Textbook of medical physiology [M]. 12th ed. Philadelphia: WB Sauders, 2011.

[2] Murugan R, Kellum JA. Acute kidney injury: What's the prognosis. Nat Rev Nephrol, 2011, 7(4): 209-217.

[3] 黎磊石,季大玺.连续性血液净化学[M].南京:东南大学出版社,2004.

[4] 季大玺,徐斌,龚德华. CRRT在危重病中的应用新观点[J].中国血液净化,2014,5(13):357-359.

[5] 孙世澜,吴彼得.肾衰竭诊断治疗学[M].北京:人民军医出版社,2012.

[6] 王质刚.血液净化学[M].3版.北京:北京科学技术出版社,2010.

[7] 许晶,梅长林.连续性肾脏替代治疗在重症急性肾损伤的应用进展[J].中华肾脏病杂志,2010,26(5):399-401.

[8] 朱大年,王庭槐.生理学[M].8版.北京:人民卫生出版社,2013.

第二篇

重症血液净化技术

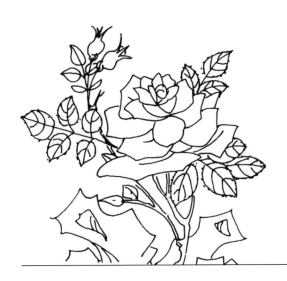

第三章

连续性血液净化技术

第一节　连续性血液净化概念及特点

连续性血液净化(Continuous blood purification,CBP)是指所有连续、缓慢清除水分和溶质的治疗方式的总称。1995 年,第一届国际连续性肾脏替代治疗会议将该技术命名为连续性肾脏替代治疗(Continuous renal replacement therapy,CRRT)。CRRT 采用每日连续 24h 或接近 24h 的连续性血液净化疗法以替代受损肾脏的功能。近年来,血液净化技术有了迅猛发展,其临床应用范围日益广泛,从单纯替代肾脏功能扩展到非肾脏病领域,包括全身炎症反应综合征(Systemic inflammatory response syndrome,SIRS)、急性呼吸窘迫综合征(Acute respiratory distress syndrome,ARDS)、横纹肌溶解综合征(Rhabdomyolysis,RM)、重症急性胰腺炎(Severe acute pancreatitis,SAP)、多器官功能障碍综合征(Multiple organ dysfunction syndrome,MODS)等重症的救治,已经成为重症治疗的最新成就之一。因此,黎磊石院士于 2000 年首次在国际上提出"连续性血液净化"的概念。净化清除作用、连续性操作及多器官功能支持是整个理念的核心。该理念的提出,打破了"连续性肾脏替代治疗"的概念对该技术应用范畴的限制,使之拓展到其他系统及多种疾病的救治,真正成为救治多种重症的方法。并且以它为主要治疗手段,诞生了新兴的分支学科——重症肾脏病学。

一、连续性血液净化技术沿革

20 世纪 60 年代 Scrihnet 等人率先提出了血液净化治疗的概念。血液净化治疗早期主要应用于肾脏疾病领域,以单一的间歇性血液透析(Intermittent hemodialysis,IHD)方式为主。早期血液透析因技术不成熟、尿素排除量少、超滤率控制不精确、血流动力学不稳定等缺点,不易于床旁开展。

1977 年,Kramer 等首次将连续性动脉静脉血液滤过(Continuous arterio-venous hemofiltration,CAVH)应用于临床,在很大程度上克服了传统的 IHD 所存在的"非生理性"治疗的缺陷,标志着一种新的连续性血液净化技术的诞生,且在临床上迅速被推广应用。其后相继衍生出连续性动脉静脉血液透析(Continuous arterio-venous hemodialysis,CAVHD)、动脉静脉缓慢连续性超滤(Arterio-venous slow continuous ultrafiltration,AVSCUF)、连续性动脉静脉血液透析滤过(Continuous arterio-venous hemodiafiltration,CAVHDF)等技术。随着中心静脉双腔导管在临床中的普及,又衍生出了连续性静脉静脉血液滤过(CVVH)模式。CVVH 的问世标志着 CAVH 系统更加复杂化了,需要血泵驱动血液循环和容量平衡控制系统。随后又衍生出静脉静脉缓慢连续性超滤(Veno-venous slow continuous ultrafiltration,VVSCUF)、连续性静脉静脉血液透析(Continuous veno-venous hemodialysis,CVVHD)、连续性静脉静脉血液透析滤过(Continous veno-venous hemodiafiltration,CVVHDF)。1995年,在美国圣地亚哥召开的第一届国际连续性肾脏替代治疗会议首次提出了CRRT概念,其机制是通过持续、缓慢的弥散、对流和吸附等原理清除体内的溶质而达到血液净化的目的。CRRT具有良好的可控性,可持续监测管路动静脉血压,维护循环稳定,还可改善透析液导致的患者体温波动。近年来,随着CRRT技术不断发展,发现通过从体外补充大量的置换液(可高达140L/d),连续不断地将患者体内有害物质直接、快速地清除,可以提高重症患者的生存率。随着CRRT理论的不断更新,其适应证也在不断地扩宽。2004年,在美国圣地亚哥召开的第九届CRRT会议上,Ronco等把CRRT治疗扩展为多器官支持疗法。目前,CRRT在临床上的应用日益广泛。新近一项国际流行病学调查结果表明,超过80%的伴有AKI的重症患者接受了CRRT治疗,而单纯接受IHD治疗的比例仅占17%。然而,一些大样本多中心研究并未显示CRRT在改善重症AKI患者临床预后及促进其肾功能恢复等方面的疗效优于传统的IHD治疗。因此,20世纪90年代,杂合肾脏替代治疗(Hybrid renal replacement therapy,HRRT)技术应运而生,其含义是以延长、缓慢、低效、低流量的透析为主的技术组合,介于"连续"和"间歇"的中间模式,亦包括在原治疗模式治疗基础上附加其他治疗组件,如血浆分离吸附装置及生物人工肾等。总之,CRRT技术作为重症患者的重要生命支持体系,在肾性和非肾性领域均有着广泛的应用,已成为不同病因重症患者不可缺少的支持疗法。

二、连续性血液净化特点

连续性血液净化采用持续进行的操作方法,加大了体外循环中的血流量;使用高通透性、生物相容性好的滤器,可给患者补充大量的置换液;还配备了高度精确的液体平衡系统等一系列的新技术、新方法、新设备。因此,其具备下列优点。

1. 血流动力学稳定

连续性血液净化是指采用连续性的治疗方式,缓慢、等渗地清除水分和溶质,能不断地调节液体平衡,清除更多的液体量,使机体酸碱平衡紊乱逐渐得到纠正,渗透压变化小,更符合人体生理状态。等渗的超滤有利于血浆再充盈,避免肾素-血管紧张素系统激活,维持细胞外液渗透压稳定,因而能较好地维护血流动力学的稳定性;同时,具有心血管活性的中大分子炎症介质不断从循环中被清除也是循环稳定的重要原因。此外,CRRT治疗中由于输入了大量未加温的置换液,造成患者体温下降,这可能会亦有利于维持血流动力学的稳定。

重症AKI由于容量过负荷可增加患者死亡风险。IHD治疗的首要目标是清除水分,通常每周3次,每次要清除2d的输入量加上患者机体的内生水分。在短时间内清除这些大量的液体,可能造成血流动力学失衡及引发低血压。已有研究表明,当超滤率大于0.35mL/(min·kg)时,低血压发生率显著增加;当超滤率大于0.6mL/(min·kg)时,低血压发生率高达60%。低血压可加重肾损害,延长AKI恢复时间,降低患者的生存率。尤其是ICU血流动力学不稳定的患者难以耐受IHD在短时间内清除较多的液体。此外,重症AKI患者往往合并心血管系统功能紊乱,血流动力学波动大,不能耐受IHD。而选用CRRT,临床耐受性好,不仅可以超滤体内过多的液体,还可使末梢血管和心排血量增加,改善心功能。CRRT在心肺旁路手术和急、慢性心衰救治中的应用也越来越多。目前,多数研究报道认为CRRT对重症AKI患者的治疗有良好的安全性和耐受性,特别是那些接受IHD治疗易出现低血压和慢性心功能不全的患者,更适合用CRRT治疗。

2. 纠正酸碱平衡紊乱

重症患者的酸碱平衡紊乱取决于患者的肾、肺、肝功能及分解代谢状态。应用CRRT治疗时,治疗方式、置换液及透析液成分也是重要因素。无论采取什么治疗方式,避免酸碱状态大幅度波动,这是至关重要的。对于严重代谢性酸中毒,24h内不宜将pH值纠正至7.25以上,否则会造成严重不良后果。

3. 代谢控制

CRRT氮质血症和电解质/酸碱失衡的控制效果较IHD好,治疗过程中氮质血症平稳。脑外伤、脑外科手术后患者合并 AKI 时,常伴有脑水肿。而用 IHD 治疗易诱发失衡综合征,原因是透析清除部分溶质后,血浆渗透压下降,但由于存在血脑屏障,透析后脑组织渗透压相对增高或脑组织内酸中毒,使水分进入脑组织,致使颅内压升高而诱发失衡综合征。而 CRRT 治疗是连续、缓慢、等渗地清除水和溶质,患者血浆渗透压变化小,一般不会发生失衡综合征。

4. 溶质清除率高

人们通常认为 IHD 具有高效的溶质清除率,这种观点实际上并不完全正确。CBP 最基本的理论更加符合生理学状况,它是缓慢、连续地清除溶质。在整个治疗过程中,CBP 清除的尿毒素累积量明显优于每周 4 次 IHD 所达到的效果。CBP 治疗能将氮质血症控制在稳定的水平,且尿毒症毒素浓度较低;而用 IHD 治疗时,氮质血症存在峰值和谷值,且尿毒症毒素平均浓度较高。很多研究发现,CBP 的尿毒症毒素清除率比 IHD 高。IHD(7 次/周)的每周 KT/V 值与 CBP 置换量 1L/h 相当;如果 CBP 置换量增至 2L/h,则 IHD 必须 7 次/周,6～8h/次,才能达到相同的尿毒症毒素清除率。还有报道认为,CVVHD 的溶质清除和代谢平衡比 CVVH 更好,因为 CVVH 是以对流方式清除溶质的,因此其对小分子溶质的清除率低于 CVVHD,但 CVVH 对相对分子质量大于 25000 的溶质清除率高。作者认为,高容量血液滤过可以大大增加中、大分子溶质的清除。

5. 营养支持和液体平衡

尽管目前对 AKI 时营养支持中所用的营养液成分有争议,但对 AKI 高分解代谢型患者补充足够的热量和蛋白质的观点是一致的,因此需要输入大量的液体。AKI 患者需要由糖和脂肪所提供的热量至少为 $125\sim146$kJ/(kg·d),并需要氨基酸 1.5～1.7g/(kg·d)。CRRT 不仅为营养支持准备了"空间",同时能控制机体代谢产物的水平、代谢性酸中毒和血磷水平,这些为营养支持治疗及静脉用药提供了充足的保障。在 CAVHD 治疗时,透析液流量为 1L/h,氨基酸丢失量为 12g/24h。而用 CAVH 和 CVVH 治疗时,氨基酸丢失量为 3.0～8.9g/24h。如果患者摄入足量的氨基酸,则 CRRT 治疗中氨基酸的丢失对预后不会造成不良影响,在常规营养状况下就能达到正氮平衡。而 IHD 由于对氮质血症和容量平衡的控制不够满意,因而在临床上就限制了营养支持治疗。重症患者在 IHD 治疗时,蛋白摄入量常限制在 0.5g/(kg·d)左右,因此患者存在明显的负氮平衡(达到-10g/d 以上)。另外,在 IHD 治疗时,因受静脉液体输入量的限制,会造成热能的摄入不足。而 CRRT 治疗时,则可以安全和充分地调控液体平衡,能接受全部胃肠外营养(Total parenteral nutrition,TPN)所需要的热量。由于 CVVH 对氮质代谢产物的清除能力相对较弱,故不作为 AKI 合并高分解代谢者的首选,此时采用 CVVHDF 模式更为合适。

6. 清除炎症介质

CRRT 已被广泛应用于治疗脓毒症和 MODS 患者。SIRS 是指由感染或非感染因素刺激宿主触发全身炎症反应,产生大量的炎症介质,最终导致机体对炎症反应失控而引起的一种临床综合征。在 SIRS 的病因中,感染(尤其是革兰阴性杆菌感染)所引起者约占总发病率的 50%,其他原因包括严重多发性创伤、烧伤、重症急性胰腺炎、出血性休克、自身免疫性疾病等。近年来研究证实,CRRT 可以清除体内大量炎症介质(如 IL-1、IL-6、IL-8、TNF-α 及血小板活化因子等),这给 MODS 治疗带来了新观念。其主要机制是利用对流与吸附方式清除溶质。对于重症 AKI 患者,单纯控制氮质血症并不能逆转其临床预后,通过清除血中过多的炎症介质,阻断 SIRS 的进展,才是 CRRT 的治疗目标。

炎症介质的清除受炎症介质本身因素和 CRRT 方式的影响。炎症介质因素包括分子量、分子构形、电荷、亲水性、疏水性、蛋白结合率、急性时相反应和受体的特点等。CRRT 方式包括滤器的筛选系数、跨膜压、膜的吸附能力和治疗剂量等。对炎症介质的有效清除必须具备以下 3 个条件:①体外清除量与总体含量相比有意义;②体外清除与体内清除相比有意义;③体外清除对控制疾病有意义。因此,有学者推崇高通量血液滤过,通过增加治疗剂量,提高炎症介质的清除率,改善 AKI 患者的临床预后。

7. 免疫重建

在诸多的抗炎因子中,IL-10 是控制免疫抑制的关键因素,其在 SIRS 和 MODS 发病过程中对机体起着保护作用,血浆中的 IL-10 水平与 SIRS 及 MODS 的发生、严重程度及预后密切相关。有学者认为,

CVVH 治疗可能有某种抗炎作用。研究也表明,血液净化能提高巨噬细胞的吞噬能力,从而提高机体的免疫力。SIRS 时,各种细胞因子过度释放是造成机体损伤的主要原因。CVVH 能够清除过量的细胞因子,减少了对单核细胞的再刺激,使单核细胞分泌减少,避免了炎症介质的级联效应。因此,CRRT 治疗使单核细胞分泌细胞因子明显减少,过度活跃状态被改善。而对于脓毒症患者,在 CRRT 治疗前,其体内以分泌抗炎因子的 T 细胞为主导,抗炎因子 IL-10 相对比例增高,免疫功能处于明显抑制状态;此时采用 CRRT 治疗以维持内环境稳定,使处于抑制状态的单核细胞得以逐渐恢复,具体表现为单核细胞数目增加、抗原呈递能力提高、细胞因子分泌功能恢复。适量的炎性因子对处于免疫抑制状态的机体是有益的。CVVH 能显著改善单核细胞的分泌功能,调节其过度活跃或过度抑制状态,从而使免疫反应失衡状态(Th1/Th2)得以逆转,重建机体免疫系统的内稳状态。

三、连续性血液净化不足之处

与 IHD 相比,CRRT 有诸多优势,但也有其不足之处:①CRRT 治疗期间通常需要连续抗凝;②间断性治疗会降低其疗效;③血液滤过可能丢失有益物质,如白蛋白、抗炎症介质;④乳酸盐置换液对肝功能衰竭患者不利;⑤能清除相对分子质量小或蛋白结合率低的药物,故药物剂量需要调整,如 CRRT 治疗超滤液中的抗生素浓度与血浆水平相近,表示水溶性抗生素丢失,这对重症感染或脓毒症患者来说十分危险,应及时调整抗生素剂量,以达到有效的血药浓度;⑥费用较高,同时目前尚无确实的循证医学证据说明 CRRT 能改善临床预后。

综上所述,CRRT 作为一种新技术,是治疗学的一项突破性进展,也是近 20 年来血液净化领域的最新成就之一,已成为重症 AKI 的主要治疗手段。CRRT 的主要优势是能精确调控液体平衡,保持血流动力学稳定,对心血管功能的影响小,维持机体内环境稳定,便于积极的营养和支持治疗,直接清除致病炎症介质及改善肺间质水肿,有利于通气功能的改善和肺部感染的控制,以及改善微循环和实体细胞摄氧能力,提高组织氧的利用。因此,其应用指征已从肾脏疾病扩展到感染性休克、ARDS、重症急性胰腺炎、慢性充血性心力衰竭、肝性脑病、挤压综合征、MODS 等疾病。当然,CRRT 也有其不足之处,且治疗费用高,限制了它在临床的推广应用。当前 CRRT 的脏器支持作用是肯定的,但任何治疗手段都是一把双刃剑。对于 ICU 临床工作者来说,如何熟练掌握 CRRT 技术,更好地趋利避害,让其在重症领域发挥更大的作用是至关重要的。

(韩　芳)

第二节　连续性血液净化适应证和禁忌证

一、连续性血液净化的肾脏疾病适应证

急慢性肾衰竭伴 MODS 患者血流动力学不稳定,机体处于高分解代谢和容量过负荷状态。用 CRRT 治疗此类疾病有许多独特的优势,不仅可以平稳地清除体内多余的水分和代谢产物,有效控制高分解代谢,维持水、电解质和酸碱平衡,改善氮质血症,同时对血流动力学影响小,能够有效改善心血管稳定性,维持脑灌注。

对于重症患者,在发生急性肾衰竭并发以下情况时,应考虑行 CRRT:①血流动力学不稳定;②液体负荷过重;③高血钾或严重代谢性酸中毒;④处于高分解代谢状态;⑤脑水肿;⑥需要大量输液。对慢性肾功能不全合并以下并发症时,也应考虑行 CRRT:①尿毒症脑病;②尿毒症心包炎;③尿毒症性神经病变。

2012 年 3 月,提高肾脏疾病整体预后工作组(KDIGO)发布了《KDIGO 急性肾损伤临床实践指南》。该指南认为,急性肾衰竭(Acute renal failure,ARF)时进行肾脏替代治疗(Renal replacement therapy,RRT)的指证:当出现危及生命的容量、电解质、酸碱平衡改变时,需立刻开始 RRT;当决定什么时候开始 RRT 时,不要仅用尿素氮(Blood urea nitrogen,BUN)和肌酐的阈值来决定是否开始 RRT,而需要更广泛的临床背景、看是否存在可以通过 RRT 改善的疾病状态,以及观察实验室检查的变化趋势。

二、连续性血液净化的非肾脏疾病适应证

(一)全身炎症反应综合征(Systemic inflammatory response syndrome,SIRS)

SIRS 是指机体炎性细胞被某种损害因子过度激活后产生大量的炎症介质,最终导致机体对炎症反应失控而引起的一种综合征。SIRS 对血管张力及通透性产生明显影响,引起微循环紊乱,全身内皮细胞及实质细胞受损伤,最终导致机体对循环内的 TNF-α、IL-1、IL-6 等炎症介质反应失控,造成正常组织脏器损伤,最终导致机体发生不可逆性休克及 MODS 等。血液净化技术可以从循环中清除大量炎症介质,包括促炎细胞因子、补体激活产物及花生四烯酸代谢产物等,从而减轻全身炎症反应,减低心、脑、肺、肾等脏器的损伤程度。CRRT 清除细胞因子主要依靠膜吸附和对流两种方式,尤其是以对流为基础的连续性静脉静脉血液滤过(Continuous veno-venous hemofiltration,CVVH)和连续性静脉静脉血液透析滤过(Continuous veno-venous hemodialysis filtration,CVVHDF)技术,并取决于膜的孔径大小、炎症介质相对分子质量、膜电荷、膜亲水性/疏水性和厚度及表面蛋白覆盖等因素。

(二)急性失代偿性心力衰竭(Acute decompensated heart failure,ADHF)

容量负荷过重是 ADHF 的共同问题,由于水钠潴留导致全身水肿、严重呼吸困难和少尿等代谢紊乱,并可导致肾功能恶化。常规治疗方法是应用利尿剂,而利尿剂的大量使用会导致神经内分泌的激活、肾功能不全、电解质紊乱以及利尿剂抵抗现象。超滤(Ultrafiltration)运用对流原理,利用血泵产生的压力阶差,通过微孔过滤器清除血液中的水分、血浆和小分子溶质。与利尿剂相比,超滤对清除的液体量可实现更准确的控制,并减轻神经内分泌激活及减少肾功能不全的发生。超滤可以通过减少充血和心脏前负荷导致的肺组织和外周水肿,增强心脏射血功能和稳定血流动力学。利尿剂治疗后的尿钠浓度要低于超滤滤出液中的钠浓度,利尿剂可移除低渗液,而超滤可移除等渗液。超滤的这种等渗效应可能减轻神经内分泌激活,并可以恢复肾髓质的浓度梯度,进而提高利尿剂的治疗效果。针对没有肾功能恶化的 ADHF 患者,早期使用超滤治疗来清除过多液体负荷是有益的。

然而,在 2012 年发表的大型 RCT 研究——ADHF 的心肾救援研究(Cardiorenal rescue study in acute decompensated heart failure,CARRESS-HF)以及其他一些研究提示,在存在肾功能恶化或心肾综合征,或者并未进行优化药物治疗的 ADHF 患者中,还未能证实超滤是最佳的治疗方案。超滤用于治疗 ADHF 时,仅推荐应用于那些特定的患者,即 ADHF 患者已经使用既有治疗方案但仍处于充血状态、少尿、急性肺水肿、急性呼吸衰竭以及由于血流动力学等因素导致肾功能异常等情况。

(三)急性呼吸窘迫综合征(Acute respiratory distress syndrome,ARDS)

ARDS 可由许多原发疾病引起,发病机制错综复杂,迄今尚未完全阐明。目前认为,肺内炎症介质和抗炎介质的平衡失调是急性肺损伤和 ARDS 发生、发展的关键环节。CRRT 稳定持续的超滤能提供稳定的内环境,也容易达到水、电解质及酸碱平衡,直接清除致病性炎症介质,且使患者肺血管外液体减少,减轻肺间质水肿,从而明显改善肺氧合;同时,有利于改善通气功能和控制肺部感染,改善微循环和实质细胞摄氧能力,提高组织氧的利用,降低患者对机械通气的需求。目前,推测 CRRT 用于治疗 ARDS 的可能机制有以下几个方面:①清除大量血管外肺水,纠正肺间质和肺泡水肿;清除炎症介质,调节炎症反应调控网络;CBP 治疗时低体温,可以减少二氧化碳的产生,减少辅助换气,从而避免换气装置导致的肺损伤。

(四)重症急性胰腺炎

重症急性胰腺炎病死率高,死因多为 MODS。具体机制是:在胰液流出道阻塞等原因的诱导下,胰酶

被大量激活,消化自身组织,造成胰腺出血坏死;同时活化的胰酶大量入血,作用于不同的组织细胞,释放多种炎症介质,如氧自由基、5-羟色胺、组胺、激肽酶等,使炎症介质呈瀑布样激活;同时白细胞系统大量激活,进一步释放炎症介质,导致全身内皮细胞和实质细胞受损,进而发展成为 MODS。采用 CRRT 可清除有关细胞因子和炎症介质,减轻或阻止其对组织、脏器的损伤,还可以改善重症急性胰腺炎患者的免疫调节功能,重建机体免疫系统的稳定性,纠正水、电解质及酸碱失衡,从而有可能逆转 MODS 的进程,改善重症急性胰腺炎的预后,降低病死率,为胰腺炎的综合治疗提供条件。对急性胰腺炎患者施行 CRRT 时应注意以下几个方面:①治疗剂量宜大,应使用"治疗脓毒症剂量",研究发现,高容量 CVVH 结合滤器更换具有最高的动物存活率;②治疗时机掌握问题,一旦确诊重症急性坏死性胰腺炎,应在发生循环衰竭或急性肾衰竭之前即开始 CRRT。

(五)水、电解质平衡紊乱

CRRT 可以利用对流原理持续缓慢地清除溶质,纠正内环境紊乱,逐渐达到电解质及酸碱平衡,而且内环境的波动要远远小于常规间歇血液透析。CRRT 具有非常强大的溶质清除力,如 CVVHD 以透析液流速 2L/h 为例,则可产生近 50L/d 的溶质清除量,相当于正常人体内体液的总量,即使最顽固的水、电解质紊乱也可得到迅速纠正。CRRT 可用于迅速纠正重度高钠血症、低钠血症、高钾血症或严重代谢性酸中毒等,治疗指证分别为:严重水钠潴留伴明显器官水肿,血钠<115mmol/L 或>160mmol/L,血钾>6.5mmol/L,pH 值<7.1。但在治疗时应注意,有慢性低钠血症或高钠血症时纠正速度不宜过快。

(六)挤压综合征和横纹肌溶解

横纹肌的缺血、感染、过度能量消耗、直接机械损伤等都能造成横纹肌溶解,肌红蛋白血症,临床以挤压综合征最常见。挤压综合征和横纹肌溶解时,大量释放入血的毒素和肌红蛋白可以引起全身炎症反应综合征和急性肾衰竭,而上述物质均可被血液净化清除。因此,治疗应尽早开始,应采用高通透性滤器,行高容量血液滤过(High-volume hemofiltration,HVHF)或高容量血液透析滤过(High-volume hemodiafiltration,HVHDF)治疗,或可采用血浆吸附。CRRT 能有效清除肌肉损伤产生的肌红蛋白,纠正水、电解质及酸碱失衡,加强营养支持治疗,碱化尿液及预防高钾血症。

(七)肝功能衰竭

暴发性肝功能衰竭是指由多种原因引起的急性、大量肝细胞坏死,致短期内进展至肝性脑病的一种综合征。其发病机制中由抗体应答引起的免疫复合物反应、细胞介导的细胞毒作用是造成肝细胞损伤的重要原因。而多种细胞因子[如 TNF-α、IL-1、干扰素(Interferon,INF)]、炎症介质[如血小板活化因子(PAF)、白三烯(LTs)等]又是免疫损伤不断扩增的促进因素。从理论上说,血液净化治疗有望清除这些细胞因子与炎症介质,以缓解肝脏病变。另外,暴发性肝功能衰竭患者往往在病程中出现内环境紊乱及肾功能不全等并发症。CRRT 可以纠正水、电解质紊乱及酸碱失衡,为患者争取肝细胞再生所需的时间。CVVH 与血浆置换(Plasma exchange,PE)联合应用是非生物型人工肝的主要治疗模式。

慢性肝功能衰竭,我国以肝炎后肝硬化最常见,肝硬化患者一旦出现肝肾综合征(Hepatorenal syndrome,HRS),病情恶化,病死率高。HRS 的发生与肾素-血管紧张素系统活性增高、血流动力学紊乱、内毒素血症、血中毒性代谢产物浓度增高等有关。早期研究表明,HRS 透析治疗效果不佳,但近来认为早期 HRS 患者肾功能衰竭尚属可逆时,透析治疗能取得满意疗效。肝性脑病是肝硬化的常见并发症,高通量的透析膜能清除中、大分子的假性神经递质,可能对促进肝昏迷患者神志恢复有益。总之,CRRT 短期用于肝功能衰竭患者可改善某些症状,但不能替代肝脏的合成和代谢功能,病情的最终改善需要肝移植或人工肝治疗。

(八)中 毒

临床上各种物质造成的中毒并不少见,严重者常在短时间内威胁到患者的生命。由于大多数病例的中毒原因并不清楚,而且,即便明确中毒原因,可能也无有效的拮抗剂。当常规内科治疗不能缓解毒性作用或已经伴有严重肝、肾损害,且自身清除毒物的能力受到限制时,应不失时机地选用体外循环清除有害物质。血液净化治疗各种急性中毒的效果显著。首先,应用血液灌流(Hemoperfusion,HP)的方法,通过活性炭与血浆蛋白竞争来吸附药物或毒物,从而有效、快速地将药物或毒物从血液中清除,降低其在血液中的浓度,减轻脏器损害。然后,通过连续性血液净化持续不断地清除体内已结合的药物或毒物,避免浓度反跳及继发脏器损害。但由于 HP 只能清除毒物本身,不能改善由毒物引起的机体病理生理改变,尤其在中毒并发 MODS 时就显示出了单一 HP 治疗的局限性,而 HP 联合 CVVH/CVVHD 治疗可相互取长补短。HP 能与血浆蛋白竞争毒物、药物,吸附毒物、药物,从而能有效、快速地将毒物和药物从血液中清除;CVVH/CVVHD 不但可清除高水溶性毒物、药物和部分炎症介质,而且可以通过超滤脱水,减轻组织间隙水肿,纠正电解质及酸碱失衡,改善各脏器功能。

三、连续性血液净化的禁忌证

连续血液净化无绝对禁忌证。但在下述情况下有可能加重病情而危及生命(即相对禁忌证):①休克或低血压状况;②有严重出血倾向;③重度贫血(血红蛋白≤60g/L)状态;④心功能不全或严重心律失常不能耐受体外循环;⑤恶性肿瘤晚期;⑥脑血管意外;⑦未控制的严重糖尿病;⑧精神异常、不能合作者。

(李　茜)

第三节　连续性血液净化血管通路的建立

良好的血管通路是顺利进行 CRRT 的前提及基本保证。满足条件的血管通路应该能够提供恒定有效的血流量,方便床旁建立且操作简单,能保证即刻被使用,易于护理且并发症少。

一、血管通路的选择

CRRT 血管通路有多种选择,包括临时性、半永久性及永久性血管通路。永久性血管通路包括动-静脉内瘘、移植血管、中心静脉长期留置导管等。临时性血管通路为中心静脉导管,也称临时中心静脉通路。由于重症患者进行 CRRT 一般为短期的治疗方案,因此临时中心静脉通路常为首选。临时中心静脉通路包括颈内静脉、锁骨下静脉、股静脉。锁骨下静脉置管的优点是舒适性较高,易固定。但由于技术要求高,可能发生血气胸等致命性并发症,且易狭窄,尤其在凝血功能障碍者禁忌,故而一般不作为选择。颈内静脉和股静脉都具有并发症较少、狭窄率较低、可获得良好的血流量等优点,故而都可被选为 CRRT 的血管通路。由于股静脉置管技术要求低,压迫止血效果好,血肿发生率低,其导管相关性感染的发生率并不比颈内静脉高,故而在临床中常作为 CRRT 血管通路的首选。但股静脉置管也有易形成血栓、患者活动受限等缺点。

二、穿刺插管方法及注意事项

(一)经皮股静脉穿刺插管
体位:患者仰卧,下肢略外展、外旋。

穿刺点:髂前上棘与耻骨结节连线的中、内 1/3 段交界点下方 2～3cm 处、股动脉搏动处内侧 0.5～1.0cm。股静脉解剖图示见图 3-1。

穿刺过程:局部常规消毒,铺无菌洞巾,术者立于穿刺侧,用 1% 利多卡因局部浸润麻醉,穿刺针与皮肤呈 30°～40° 缓慢刺入;操作过程中保持穿刺针筒负压,见暗红色血液流出后固定穿刺针;经穿刺针送入导引钢丝,退出穿刺针;沿导引钢丝插入扩张管,扩张皮肤及皮下组织,退出扩张管;沿导引钢丝插入静脉留置导管,穿刺局部用无菌敷贴覆盖。

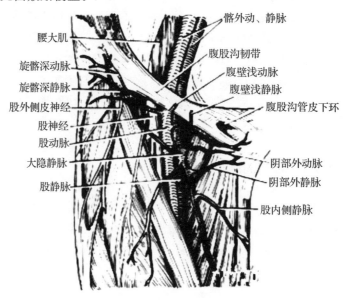

图 3-1 股静脉解剖图示

图中标注：髂外动、静脉、腰大肌、腹股沟韧带、旋髂深动脉、腹壁浅动脉、旋髂深静脉、腹壁浅静脉、股外侧皮神经、腹股沟管皮下环、股神经、股动脉、阴部外动脉、大隐静脉、阴部外静脉、股静脉、股内侧静脉

（二）经皮颈内静脉穿刺插管

颈内静脉穿刺分前路、中路、后路三种,见图 3-2。体位均为仰卧位,头转向对侧,一般多取右侧穿刺。

1.前路法

定位:胸锁乳突肌前缘向内推开颈总动脉,胸锁乳突肌前缘中点,喉结平面,颈总动脉外 0.5～1.0cm。

进针:针干与皮肤呈 30°～45°角,针尖指向同侧乳头,经胸锁乳突肌中段后面进入颈内静脉。此路径位置高,需进针较深,易误入颈总动脉。

2.中路法

定位:以胸锁乳突肌的锁骨头、胸骨头和锁骨形成的三角区的顶端作为穿刺点,约距锁骨上缘 3～5cm,颈总动脉前外侧。

进针:以锁骨内侧端上缘切迹作为骨性标志,颈内静脉正好经此而下行与锁骨下静脉汇合。穿刺时,左手拇指按压此切迹,在其上方 1.0～1.5cm 进针,针干与皮肤呈 30°～45°角,针尖略偏外。

3.后路法

定位:胸锁乳突肌外侧缘中、下 1/3 交点作为进针点,在锁骨上缘 3～5cm。

进针:针干呈水平位,在胸锁乳突肌的深部,指向胸骨柄上窝。

穿刺过程:局部常规消毒,铺无菌洞巾,用 1‰利多卡因局部浸润麻醉,根据不同路径穿刺选择进针角度;操作过程中保持穿刺针筒负压,见暗红色血液流出后固定穿刺针;经穿刺针送入导引钢丝,退出穿刺针;沿导引钢丝插入扩张管,扩张皮肤及皮下组织,退出扩张管;沿导引钢丝插入静脉留置导管,穿刺局部用无菌敷贴覆盖。

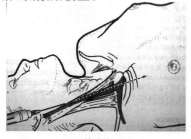
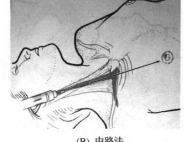
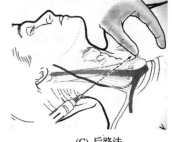

(A) 前路法 (B) 中路法 (C) 后路法

图 3-2 颈内静脉穿刺示意图

（三）经皮锁骨下静脉置管术

由于该方法一旦发生并发症,后果严重,所以一般不推荐应用。根据穿刺点可选择锁骨下路径及锁骨上路径(见图3-3)。

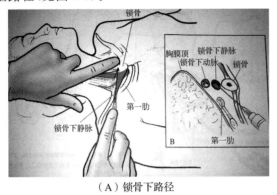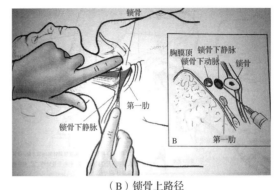

（A）锁骨下路径　　　　　　　　　　　　　　（B）锁骨上路径

图 3-3　锁骨下静脉穿刺示意图

1. 锁骨下路径

体位:上肢垂于体侧并略外展,略头低足高位,肩后垫小枕,使锁肋间隙张开,头转向对侧。

穿刺点:锁骨中、外 1/3 交界处,锁骨下约 1.0cm。

穿刺:按胸部手术要求消毒皮肤上至发际,下及全胸与上臂;铺无菌洞巾;局部麻醉后,右手持针,保持针尖向内偏向头端直指锁骨胸骨端的后上缘进针,针干与皮肤表面呈 25°~30°进针 3~5cm。

2. 锁骨上路径

体位:肩部垫小枕,头转向对侧,暴露锁骨上窝。

穿刺点:胸锁乳头肌锁骨头外侧缘,锁骨上约 1.0cm。

穿刺:针干与锁骨或矢状切面呈 45°,针干在冠状面呈水平或略前偏 15°,朝向胸锁关节进针 1.5~2.0cm。

在锁骨下穿刺过程中,应尽量保持穿刺针与胸壁呈水平位,贴近锁骨后缘。锁骨下静脉走行弯曲,扩张器扩皮时进入血管不宜过深,一般以 2~3cm 为宜,以免损伤血管。

（四）穿刺注意事项

穿刺的注意事项包括以下几个方面:锁骨下静脉插管由于可能发生致命性的并发症,故而应尽可能避免;穿刺部位必须严格消毒,不能在有感染的皮肤部位进行穿刺,避免反复、多次穿刺;如穿刺针回抽出鲜红色血液表示穿入动脉,应立即拔出穿刺针,并按压穿刺处数分钟;送入导引钢丝时不能用力过猛,避免损伤血管;使用扩张器时不能用力过大,避免导引钢丝弯折;每次血液净化前用空针吸尽导管内残存的血液,再用稀释肝素盐水冲洗管道;外脱的导管禁止再次插入体内;不应经由留置的血滤用血管导管采血和输液;B 超引导下穿刺,可以显著减少并发症,应积极提倡;如为颈内或锁骨下静脉通路,在插管过程中,应有心电监护密切监测心电活动,避免在穿刺过程中,因刺激心脏导致恶性心律失常,且在插管后,应经 X 线检查以明确导管位置;血气胸是锁骨下静脉穿刺较常见的并发症,当不得不选用该血管通路时,穿刺应尽量避免刺破胸膜,一旦出现该并发症应立即拔出导管,对严重病例应行胸腔引流。

三、导管的选择

良好导管应具备体外硬度,可便于穿刺操作;体内柔软,可减少血管内膜损伤;生物相容性好,不易形成血栓;不透 X 线,可摄片观察位置等特点。我们通常选择聚氨酯、硅胶材质的导管。临床使用较多的是双腔静脉导管。该导管分动脉端和静脉端:动脉端为侧开孔,是血液引出端;静脉端为端开孔,是血液回流端(见图3-4)。也有三腔导管,另一个较小的腔可供输液、用药。为了减少再循环,导管长度最好能到达腔静脉开口;右颈内静脉通路需置入导管 12～15cm,以到达上腔静脉;股静脉通路需置入导管20～25cm,以到达下腔静脉,故而导管的长度应根据临床的需要而选择。导管的口径是决定管路可通过的血流量的重要因素。为了满足 CRRT 所需的血流量,通常选用的导管外径范围为 10～14F。

（A）

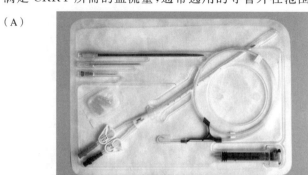

（B）

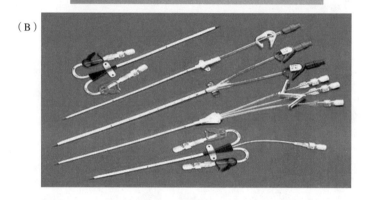

图 3-4　CRRT 导管包(A)及各种类型 CRRT 导管(B)

四、影响血液净化效率的血管通路因素

(一)血流量

CRRT 的基本血流量应>200mL/min。影响血流量的因素包括导管因素和患者因素。导管因素包括导管口径、长度、内壁光滑度、管壁弯曲顺应性及开口位置等。患者因素包括导管置入深度、穿刺部位、血液的凝固状态、血压及血管畸形等。血管畸形、迂曲,导管尖未到达腔静脉开口,导管走向与血管不一致,都可能导致导管侧孔贴壁,从而严重影响血流量。

(二)再循环

再循环是指双腔导管静脉端部分血流再回流至动脉端,可使血液净化的效率显著下降。血流量是影响再循环的重要因素,血流量越高,再循环率也就越高。导管尖的位置也可影响再循环率,导管置入越浅,越容易形成再循环,故而导管尖必须进入腔静脉。由于侧孔贴壁等因素导致动脉端血流量不足时,可能需要将动脉端与静脉端反接,这种情况下也可大大增加再循环率。

（胡秀平）

第四节　连续性血液净化置换液配制和管理

血液净化的过程就是通过液体的各种方式转运清除溶质和水分的过程。在血液净化过程中,液体的跨膜流动实现了溶质和水分的清除,但是在体液流出的同时,需要不断地补充液体。补充的液体成分与体液相同,这种补充的液体就称为置换液。

一、置换液配制原则

置换液的配制应遵循以下原则进行：①无菌和不含致热源；②置换液与正常人血浆 pH 值、渗透压相近；③电解质浓度应保持在人体血浆电解质范围之内。正常人体不同部位体液中电解质、葡萄糖以及乳酸的浓度见表 3-1。此外，人体 pH 值范围为 $7.35\sim7.45$，血浆渗透压约为 $300mOsm/kgH_2O$。

表 3-1　人体不同体液中电解质、葡萄糖以及乳酸浓度

成分	血浆（mmol/L）	细胞内液（mmol/L）
Na^+	$135\sim145$	10
K^+	$3.5\sim5.5$	155
Ca^{2+}（游离 Ca^{2+}）	$2.0\sim2.8(1.10\sim1.30)$	<1
Mg^{2+}	$0.7\sim1.2$	15
磷离子	$1.0\sim1.5$	50
Cl^-	$96\sim106$	3
HCO_3^-	$21.3\sim27.3$	10
葡萄糖	$3.9\sim6.1$（空腹）	4.0
乳酸	$0.5\sim1.5$	—

二、不同类型的置换液选择

常用的 CRRT 置换液的配方有醋酸盐置换液、碳酸盐置换液、乳酸盐置换液及枸橼酸盐置换液。醋酸盐置换液由于增加 CRRT 过程中低血压、心排指数降低等风险目前已不推荐使用。而乳酸盐置换液由于增加高乳酸血症的风险，增加病死率，仅适用于肝功能正常患者，也限制了其在重症患者中的应用。故本节只介绍 CRRT 的碳酸盐、枸橼酸盐置换液配方以及延长的间歇性肾脏替代治疗（Prolonged intermittent renal replacement，PIRRT）和持续低效透析（Sustained low-continuous dialysis，SLED）的置换液配方。

（一）碳酸盐置换液

HCO_3^- 是人体内最主要的缓冲剂，碳酸盐置换液最符合机体的生理状态，而且研究显示碳酸氢盐置换液可降低心血管事件风险，故此配方为推荐的置换液配方。由于 HCO_3^- 易分解，且易与钙离子和镁离子结合形成结晶，故需临时配制。碳酸氢盐置换液的配方有多种，应用较为普遍的是 Kaplan 配方、Port 改良配方（见表 3-2），其最终的成分基本相同。此改良 Port 配方的 $NaHCO_3$ 在整个治疗过程中需单独输注，可根据测得的酸碱度进行调整，对酸中毒的患者，可逐步纠正。其缺点是因葡萄糖含量较高，容易导致高血糖。故也有其他的改良 Port 配方，用较少容积的 50% GS 取代 5% GS，同时补充注射用水，从而使配方中葡萄糖的浓度调整至接近人体的血糖水平。

（二）枸橼酸盐置换液

枸橼酸盐置换液可降低局部 Ca^{2+} 浓度，抑制凝血酶原转化，从而发挥抗凝作用，可用于高出血风险患者的无肝素抗凝血液净化治疗。由于其他配方需使用肝素抗凝，而肝素易导致出血、肝素相关血小板减少等不良后果，且与肝素抗凝相比，枸橼酸盐抗凝的管路凝血发生率更低，故目前更提倡使用枸橼酸盐配方置换液。其缺点是可能引起低钙血症、高钠血症、代谢性碱中毒甚至代谢性酸中毒，因此在枸橼酸抗凝的置换液配方中，应不含钙离子，相对降低钠离子与碳酸氢盐的浓度。表 3-3 所示为供参考的配方以及配方中各种成分的含量，可依据不同情况需要调整配方成分。枸橼酸可以直接与 Ca^{2+} 螯合，故置换液中不可含 Ca^{2+} 成分，而是在血滤管路静脉端以 10% 葡萄糖酸钙或者 5% 氯化钙单独输注。枸橼酸抗凝液一般在血滤管路动脉端输注，输注的速度取决于血流速度，枸橼酸与血流速度之比一般设定为 4mL/L。而钙剂的输注速度取决于流出液的速度，Ca^{2+} 与流出液的初始比值一般设定为 1.7mmol/L。在其后的 CRRT 治疗过程中，根据体内及滤器膜后测得的钙浓度，相应调整枸橼酸及钙剂的输注速度。

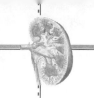

表 3-2 改良 Port 配方

配方	含量(mL)	成分	浓度(mmol/L)
NS	3000	Na$^+$	143
5% GS	1000	Cl$^-$	116
10% CaCl$_2$	10	Ca^{2+}	2.07
25% MgSO$_4$	3.2	Mg^{2+}	1.56
10% KCl	5~12	HCO$_3^-$	34.9
5% NaHCO$_3$	250	葡萄糖	65
液体总量	4270		

注:氯化钾根据血钾水平调整

表 3-3 枸橼酸抗凝置换液配方及各种成分含量

置换液配方	含量(mL)	成分	含量(mmol/L)
NS	2500	Na$^+$	110.24
注射用水	850	Ca^{2+}	0
25% MgSO$_4$	2.6	Cl$^-$	110.24
15% KCl	10	Mg^{2+}	0.76
50% GS	10	HCO$_3^-$	20.45
液体总量	3492.6	K$^+$	3.84
		葡萄糖	7.22

(三)SLED 置换液

SLED 置换液配方可根据临床需要进行调整,在最终配制的置换液中,基本的几种电解质浓度应该是:K$^+$约为 4mmol/L,Ca^{2+}约为 1.25mmol/L,HCO$_3^-$约为 35mmol/L。表 3-4 所示为供参考的配方,该配方由 A 液、B 液及反渗水根据大约 1:1.225:32.775 的比例组成。与透析液类似,A 液的成分为 NaCl、KCl、CaCl$_2$、MgCl$_2$ 以及醋酸,B 液的成分为 NaHCO$_3$。

表 3-4 SLED 置换液配方

成分	A 液(mmol/L)	B 液(mmol/L)	A 液+B 液(mmol/L)
Na$^+$	103	35	138
K$^+$	2	0	2
Ca^{2+}	1.5	0	1.5
Mg^{2+}	0.56	0	0.56
Cl$^-$	109	0	109
HCO$_3^-$	0	35	35
醋酸根离子	2.92	0	2.92

三、置换液配方的调整

在临床上,应结合患者的具体情况调整置换液的配方,以达到纠正患者内环境紊乱的目的。在此提供计算溶质浓度时所需物质的相对分子质量(见表 3-5),并介绍了几种在 CRRT 过程中波动较大的溶质的调整方法。

(一)葡萄糖含量的调整

在 CRRT 过程中,由于胰岛素分泌受抑制,可出现高血糖。基于上述配方,可调整 5% GS 与注射用水比例以调整血糖水平。如将葡萄糖全部替换为注射用水,则每加入 1mL50% GS

表 3-5 常用溶质相对分子质量

溶质	相对分子质量
NaCl	58.5
葡萄糖	180
CaCl$_2$	111
MgSO$_4$	120
KCl	74.5
NaHCO$_3$	84

重症血液净化学

可增加置换液葡萄糖含量 0.65mmol/L。

（二）钠离子浓度的调整

应尽量减少置换液与血浆的钠离子浓度差，从而避免对组织细胞的损伤。根据上述配方，可根据血浆钠离子浓度调整生理盐水与注射用水的比例。钠离子浓度的目标值一般为 140mmol/L，在严重高钠血症时，使血钠浓度下降的最大速度为每小时 0.5～0.7mmol/L，或每日下降幅度不超过 10%。在低钠血症时，第一个 24h 血钠上升一般不高于 10mmol/L。

（三）钾离子浓度的调整

在 CRRT 过程中，常可发生低血钾。可先在置换液中加入 5mL10% KCl，之后根据检测的血钾水调整剂量，血钾目标值为 3.5～4.5mmol/L。参考调整方案：血钾低于 3.0mmol/L，加入 10～20mL10% KCl；血钾为 3.0～4.0mmol/L，加入 10mL10% KCl；血钾为 4.0～5.0mmol/L，加入 5mL10%KCl；血钾为5.0～5.5mmol/L，加入 3.5mL10% KCl；血钾高于 5.5mmol/L，则不加 KCl。

（四）钙离子浓度的调整

采用枸橼酸盐置换液配方时，需密切监测钙离子水平，根据 CRRT 滤器膜后及外周血钙离子浓度调整枸橼酸及葡萄糖酸钙或 $CaCl_2$ 的输注速度。表 3-6 为供参考的调整方案。

表 3-6　根据钙离子浓度调整枸橼酸及 $CaCl_2$ 方案

滤器后钙离子（mmol/L）	4%枸橼酸	外周血钙离子（mmol/L）	5% $CaCl_2$
<0.2	降低 0.2mmol/L，并通知医生	>1.35	降低 0.4mmol/L，并通知医生
0.20～0.24	降低 0.1mmol/L	1.21～1.35	降低 0.2mmol/L
0.25～0.34	不变	1.12～1.20	不变
0.35～0.40	升高 0.1mmol/L	1.00～1.11	升高 0.2mmol/L
>0.40	升高 0.2mmol/L，并通知医生	<1.00	升高 0.4mmol/L，并通知医生

注：钙剂增加总量应不低于 3mmol/L

（五）碳酸氢根浓度的调整

根据血气分析结果以及目标的 HCO_3^- 浓度来调整另外通路的 $NaHCO_3$ 输入速度。按照置换液量 3L/h 计算，$NaHCO_3$ 输注速度的计算公式是：$NaHCO_3(mL/h) = HCO_3^-（目标值）\times 84 \times 3 \div (5\% \times 1000)$。

（胡秀平，徐云祥）

第五节　连续性血液净化操作流程及参数设置

一、CRRT 操作流程

CRRT 是一种特殊的体外肾脏替代疗法，采用每天持续 24h 或 8～12h 的长时间连续体外血液净化疗法以替代受损肾功能。CRRT 的操作要求较高，包括：操作前准备（操作人员准备、患者准备、器械的准备、装置准备等），治疗开始时注意，治疗过程中观察，治疗结束的护理。下面介绍 CRRT 的操作步骤。

（一）CRRT 血路管安装和预充步骤

1. 操作者准备：着装整齐，洗手，戴口罩、帽子，戴无菌手套。

2. 用物准备：肝素稀释液 1000～3000mL（12.5μ/mL），生理盐水 1000mL，CRRT 血路管 1 套，一次性注射器，CRRT 医嘱单等。

3. 查对：患者身份、医嘱以及是否签署知情同意书等。

4. 评估：患者年龄、意识、生命体征、血常规、凝血功能以及生化等相关检查；询问患者有无灌流器过

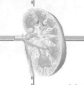
敏史等情况。

5.再次核对并检查用物:查看血路管、滤器型号、有效期及包装完整性;按医嘱要求配置超滤液。

6.机器准备:插电源—开电源开关—开屏幕软开关—屏幕显示自检。

7.选择治疗模式:根据患者具体病情需要选择治疗模式,确认开始条件。

8.安装管路:打开泵门—取出血路管—拧紧所有接口—按照机器上的图示,将血管路依次安装进各个泵头内—关闭泵门—将压力传感器和与其相对应的传感器探头相连接—将静脉血路管安装在管路夹和光学监测器中—将置换液(或透析液)管路安装进加热器—将废液管路安装在漏血监测器中—连接废液管路至废液袋。

9.滤器与管路相连接:将滤器垂直固定在滤器夹上—将滤器两端分别与动脉、静脉管路连接—侧孔一端连接废液管路,另一端封闭或连接管路。

10.连接置换液(或透析液):将管路与置换液或透析液相连接。

11.安装肝素注射器:将肝素注射器垂直安装在注射器支架上,嵌入注射器卡槽内—冲洗肝素管路。

12.稀释肝素液预充灌流器:将稀释肝素盐水悬挂在液体架上,并连接上动脉(或静脉)管路,另一端连接液体收集袋。

13.启动预冲:启动前先打开管路夹—进入预冲模式(冲洗完成后,发现存在气泡可选择重复预冲)。

14.自循环:将动静脉连接(或连接在同一袋液体中)—血泵低速运行。

15.准备上机:主菜单中选择连接患者,准备上机。

16.整理:整理用物,垃圾分类处理。脱手套,洗手,再次核对并做好相关记录,操作者签名。

注8、9两步骤因CRRT机器不同,安装顺序略有不同(以机器自带安装步骤为主)。

注意事项

1.严格执行无菌操作及查对制度。

2.预冲液的量和流速以参照产品的相关说明书为宜,从而保证充分肝素化。

3.低浓度肝素盐水未预冲完毕时,可反复选择Blood circuit进行预冲。

4.检查管路夹子是否打开,确保在管路通畅的情况下测试。

5.进入静脉夹和压力测试时,应将动脉端和静脉端连接到同一个盐水袋中。

6.肝素盐水的预冲量和流速应按灌流器的使用说明进行,使灌流器达到充分肝素化。

7.肝素盐水预冲完毕后应予以500mL生理盐水(不含肝素)冲洗。

(二)CRRT操作步骤

1.操作者准备:着装整齐,洗手,戴口罩帽子,清洁手套。

2.用物准备:CRRT医嘱单、记录单、生理盐水、一次性注射器、上机包、肝素钠等。

3.执行操作前查对:查对患者身份、医嘱、是否签署知情同意书等。

4.评估:患者年龄、意识、生命体征及实验室相关检查等,询问有无灌流器过敏史等情况。

5.操作前知情告知:协助取舒适体位;对于清醒的患者,告知CRRT目的、步骤、配合操作的方法以及治疗中可能出现的不适和风险。

6.检查机器准备情况:按预充步骤完成管路冲洗。

7.检查患者导管及伤口:对深静脉置管患者消毒插管处,需查看插管口有无渗血、红肿以及缝线有无脱落等。

8.连接动脉静脉管路:拧开动脉端肝素帽,局部消毒,用注射器抽出导管端血液,弃在无菌纱布上,判断有无血栓(如有血栓可视情况增加抽出的血液量),丢弃注射器;用20mL注射器抽取10mL生理盐水判断采血是否通畅(5s内顺利抽出20mL血液),保留注射器在管口。同理检查静脉端。根据医嘱推注首剂量肝素。

9.开泵引出血液:成人血流速度为100mL/min,小儿、低血压或心功能不好的患者为50~80mL/min。单连接:将血液引至静脉壶,关泵,连接管路静脉端与患者穿刺针静脉端;双连接:将动静脉导管与血管路同时连接。

10.上机后的护理：

(1)监测患者生命体征,询问患者的自觉症状并记录。

(2)检查管路各连接处、管路开口处固定是否良好,根据医嘱查对机器治疗参数,并详细记录。

(3)准确记录出入液量,维持液体平衡。

11.治疗结束的处理：

(1)评估治疗时间及脱水量是否达到要求并登记。

(2)关闭血泵,分离动脉端管路,将其连接于500mL生理盐水,开启血泵,回输血液,血流速度为80～100mL/min。

(3)当生理盐水回输至静脉壶后,停止继续回血,夹闭静脉管路夹和静脉穿刺处夹。

12.封管：同上机,分别用5mL注射器采血2mL,弃在无菌纱布上,判断有无血栓(如有血栓可视情况增加抽出的血液量);用10mL的生理盐水冲洗管腔,锁紧肝素锁,用肝素盐水正压封管,贴上敷贴,用消毒方纱及干方纱包裹导管,固定。

13.整理：整理用物,垃圾分类处理;脱手套,用快速洗手液洗手;再次核对并做好相关记录,签全名。

注意事项

1.上机前注意评估患者心率、血压、体重、出入量,评估血管通路情况,观察导管是否通畅等。

2.上机时密切观察患者的血压变化及其他非正常反应。

3.机器运转过程中密切监测机器运转是否正常,各个压力值及安全报警系统是否正常。

4.加测内环境的变化,定时检查ACT、血气分析等,根据结果随时调整,维持其正常范围。

5.下机时注意患者生命体征变化以及严防空气进入血管。

(三)血浆置换(PE)操作步骤

1.操作者准备：着装整洁、洗手,戴口罩、帽子,戴清洁手套。

2.用物准备：500mL生理盐水6袋,肝素钠一支,同型血浆或20%白蛋白等根据医嘱准备,血浆分离器,血管路,注射器等。

3.患者信息核对：核对患者姓名、住院号、医嘱以及是否签署知情同意书等。

4.治疗前评估：评估患者的年龄、意识、合作能力、生命体征、血管通路;查看患者出入量、实验室检查,并了解患者病情。

5.知情告知：对于清醒的患者,告知血浆置换的目的和步骤、配合操作的方法、治疗中可能出现的不适和风险,并协助患者取舒适体位。

6.再次核对并检查用物：查看血路管、血浆分离器的型号、有效期及包装完整性。

7.机器自检及预冲：开机自检,自检通过后选择PE的治疗模式,安装管路及血浆分离器,严格按照分离器厂家要求的预冲液的量和肝素稀释液浓度进行预冲。进入重复循环,设置治疗参数,等待上机。

8.上机：再次查对患者,准备血管通路,以50～100mL/min血流量引血上机,根据医嘱采集血标本,使用抗凝药。调整血流量进入治疗状态。

9.治疗过程中的监护：监测患者生命体征;治疗过程中注意观察患者有无恶心、呕吐、皮肤瘙痒、荨麻疹等不良反应。监测机器压力变化,如破膜、堵塞应及时更换并报告医生。

10.仔细核对血浆制品,及时更换血浆袋,置换速度均匀。

11.治疗结束后按规范下机：治疗结束,评估患者生命体征、治疗情况,用生理盐水回血下机,交代患者注意事项。

12.整理：整理用物,垃圾分类处理,脱手套,用快速洗手液洗手;再次核对并做好相关记录,签全名;消毒机器。

注意事项

1.患者身份要有两种以上识别方式,严格双人查对医嘱。

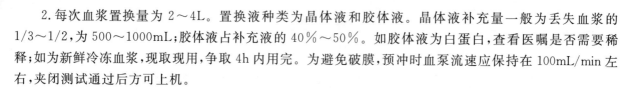

2.每次血浆置换量为 2～4L。置换液种类为晶体液和胶体液。晶体液补充量一般为丢失血浆的 1/3～1/2,为 500～1000mL;胶体液占补充液的 40%～50%。如胶体液为白蛋白,查看医嘱是否需要稀释;如为新鲜冷冻血浆,现取现用,争取 4h 内用完。为避免破膜,预冲时血泵流速应保持在 100mL/min 左右,夹闭测试通过后方可上机。

3.同时监测血常规、凝血功能及血浆置换前后肝功能。

4.因大量输入血浆,为防止患者出现过敏反应,应准备好抗过敏药物或遵医嘱预防用药。

二、CRRT 主要治疗参数

(一)血流量

血流量是指从体内引血进入滤器的速度。血流量对血流动力学的影响大,需要根据患者的具体情况和治疗目的进行调节。血流量一般设置为 100～150mL/min。对血流动力学不稳定的患者,血流量可设置在 100mL/min 以下;对血流动力学稳定的患者,可以将血流量设置为 200mL/min 左右。如果单纯为了脱水,血流量可设置在 100mL/min 以下,缓慢脱水可避免出现低血压。但血流量在一定程度上决定着置换量的大小,过小的血流量不能匹配较大的置换量。血流量还决定抗凝剂的使用,血流量越小,滤器中血液越易凝固。

(二)置换液输入途径

置换液的输入途径有前置换(前稀释)和后置换(后稀释)两种。置换液在滤器之前输入为前置换,在滤器之后输入为后置换。前置换置换液在滤器前输入,血液在经过滤器时呈稀释状态,血流阻力小,滤过稳定,残余血量少且不易形成蛋白覆盖层,发生凝血的机会小,滤器的使用寿命也相对较长,但溶质清除效率低。后置换置换液在滤器后输入,溶质清除效率高,置换液用量小,而血液在经过滤器时已被浓缩,血液黏稠度高,容易发生凝血,抗凝剂用量相对大些,滤器的使用寿命也缩短。

在选择置换液输入途径时,首先要考虑患者的具体情况,如凝血功能;其次是操作人员的熟练程度,对于尚未十分熟悉操作的工作人员,选择前置换会降低治疗的难度。

(三)置换液速度

置换液进入体内的速度是持续性血液滤过的治疗剂量,它决定溶质的清除速度以及治疗效果,设定这一参数需要考虑的是血流量和治疗需要。通常血滤治疗的置换量为每周 60～90L,即相当于 6～9mL/min 的内生肌酐清除率,如果患者的残留肾功能是 5mL/min,通过血滤的清除率则可达 10mL/min 以上。

如果采用后置换方式,每小时 2L 的置换量,其溶质清除能力相当于内生肌酐清除率为 33mL/min 的肾功能。对于一个无尿的急性肾衰竭患者,采用这个治疗剂量可使者血肌酐水平维持在 110μmol/L 左右。

残余肾功能计算法:使者总的清除率维持在 5mL/min 以上,因为 1mL 的置换液等于 1mL 滤过液的尿素清除率,如果患者残余肾功能是 0,那么每天需要 7.2L 的置换液量才能使患者的清除率维持在 5mL/min(5mL/min×60×24＝7200mL/d＝7.2L/d)。

(四)超滤量

维持重症患者的液体平衡是抢救成功的关键性因素之一。AKI 患者的临床表现通常为少尿和无尿,其体内液体的清除主要靠血液净化方式。超滤量是指清除体内液体的速度。确定每日超滤量需要考虑以下三个因素:①患者当前的液体平衡情况,是水钠潴留还是负水平衡;②当日治疗需要的液体量,包括营养所需的液体量;③预期患者当日尿量。综合这三个因素,就可以确定当日的超滤量。

(五)超滤速度

确定超滤量后,还需要在机器上设定超滤速度。超滤速度是指当日超滤量除以治疗时间。根据经验,在治疗开始阶段,如患者情况允许,超滤速度可设置稍快,这样可保证患者在治疗时间小于预定时间的情况下的超滤量。

三、常见血液净化模式参数设置

1. CAVH 技术标准

(1)应用高通量血液滤过器。

(2)血流量(Qb)为 50～100mL/min,置换液流量(Qf)为 8～20mL/(kg·h)(超滤率控制等于置换液量加上体内需要清除液体的量)。

(3)补充置换液,置换液量一般为 12～20L/d。置换液流速的简单计算方法:前稀释法的置换液流速是血流速的1/2,后稀释法的置换液流速是血流速的1/3。

(4)主要特点:血流动力学稳定,可连续清除水分和溶质,但溶质清除效率低,动脉护理困难。

2. CVVH 技术标准

(1)应用高通量血液滤过器。

(2)中心静脉留置单针双腔导管建立血管通路。

(3)借助血泵驱动血液循环。

(4)血流量(Qb)为 100～200mL/min;置换液流量(Qf):常规置换液为 1～2L/h 或者超滤率为 25mL/(kg·h),高容量的血液滤过超滤率为 35mL/(kg·h)以上。

(5)主要特点:血流动力学稳定,可连续有效清除水分和溶质。

3. CAVHD 技术标准

(1)应用高或低通量血液滤过器。

(2)透析液逆向输入。

(3)血流量(Qb)为 50～100mL/min,透析液流量(Qd)为 10～20mL/min。

(4)主要特点:设备简单,溶质清除率低。

4. CVVHD 技术标准

(1)应用低通量血液滤过器。

(2)中心静脉留置单针双腔导管建立血管通路。

(3)透析液逆向输入。

(4)借助血泵驱动血液循环。

(5)血流量(Qb)为 100～200mL/min,透析液流量(Qd)为 10～20mL/min。

(6)中分子溶质清除效率低。

5. CAVHDF 技术标准

(1)应用高通量血液滤过器。

(2)补充置换液。

(3)透析液逆向输入。

(4)血流量(Qb)为 50～100mL/min,置换液流量(Qf)为 8～12mL/min,透析液流量(Qd)为 10～20mL/min。

(5)主要特点:有利于中、小分子溶质清除。

6. CVVHDF 技术标准

(1)应用高通量血液滤过器。

(2)补充置换液。

(3)中心静脉留置单针双腔导管建立血管通路。

(4)借助血泵驱动血液循环。

(5)血流量(Qb)为 100～200mL/min,置换液流量(Qf)为 8～15mL/min,透析液流量(Qd)为 20～40mL/min。

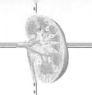

(6)主要特点:中、小分子物质清除效率高。

7. 血液灌流

血流速一般为 100～200mL/min,流速越快,吸附率越低,灌流时间越长;反之,流速越慢,吸附率越高,灌流时间越短。在国外,一般流速为 150～200mL/min,血流速太慢,灌流器凝血风险相对增加,应适当提高肝素剂量。

8. 血浆置换

模式血浆分离法的滤过膜孔径为 0.2～0.6μm,该孔径允许血浆滤过,但能阻挡所有细胞成分,血流量一般为 100～150mL/min。血浆容量的估算:$PV=(1-Hct)(b+cW)$。Hct:血细胞比容;W:体重(kg);b:常数,男性为 1530,女性为 864;c:常数,男性为 41,女性为 47.2。

(徐　良,姚惠萍)

第六节　连续性血液净化治疗时机与终止

连续性血液净化是目前重症患者的重要生命支持技术之一。经过 10 余年的临床实践和技术发展,CRRT 已衍生出一系列适应不同临床疾病的技术方法,应用范围也从单纯的 RRT 扩展至多脏器功能的支持。CRRT 对重症的适应证分为两大类:一类是肾脏疾病;另一类是非肾脏疾病。CRRT 对非肾脏疾病的应用日趋增多,主要是清除炎症介质、稳定内环境、保护重要脏器的观念在逐渐增强。连续性血液净化对重症患者能改善预后,降低病死率。但对于 CRRT 的治疗时机一直存在争议,没有统一标准。

1998 年,Bellomo 等首先提出了 ICU 患者 CRRT 的时机。2001 年,他又更新了其治疗指征,即:非梗阻性少尿(尿量<20mL/12h),无尿(尿量<50mL/12h),严重的代谢性酸中毒(pH 值<7.11),氮质血症(血清尿素氮>30mmol/L),高钾血症(血钾>6.5mmol/L 或血钾快速上升),严重的钠离子紊乱(血钠>160mmol/L 或<115mmol/L),疑似存在与尿毒症相关的疾病(如心包炎、脑病、神经病、肌病等),无法控制的高热(直肠温度>39.5℃),临床上对利尿剂无反应的水肿(尤其是肺水肿),可透析毒物导致的中毒或药物过量,有肺水肿或 ARDS 危险但需大量输入血液制品的凝血机制障碍者。达到上述其中一项标准的基线即可开始行 CRRT;达到上述两项标准时必须立即行 CRRT。当达到上述标准时,病情一般比较危重,故人们一直在研究能不能更早行 CRRT,以及根据哪些指标来判断早期行 CRRT 的标准。

一、肾脏疾病的 CRRT

在 CRRT 适应证中,一大类就是肾脏疾病。急性肾功能衰竭(Acute renal failure,ARF)是重症监护室患者死亡的独立危险因素。因此,人们在研究如何早期识别 ARF。传统意义上把 ARF 定义为肾小球滤过率(GFR)急剧下降,临床表现为血清尿素氮和血清肌酐(SCr)急剧并持续增高,伴有水盐失衡,是临床常见的综合征。在教科书中指出,急性肾衰竭以 SCr 的绝对或相对值的变化进行诊断,如 SCr 绝对值每日平均增加 44.2μmol/L 或 88.4μmol/L,或在 24～72h 内 SCr 值相对增加 25%～100%。SCr 是肌酸的体内代谢产物,每日生成的速率较恒定(约为 1mg/min),只从尿排出,且不被肾小管重吸收,故认为其排泄情况应可较精确地反映肾脏功能状况。但多年来大量的临床实践显示,SCr 除经肾小球排泄外,亦由肾小管排泄,且在肾功能下降后,经肾小管的排泄途径更为突出,直到肾脏排泄功能降低 70% 左右,SCr 才逐渐呈现异常,所以与肾脏损伤的实际情况相比明显滞后。因此,当达到上述急性肾衰竭的指标时,疾病一般已到终末期,从而错过了最佳的 CRRT 时机。近年来,讨论最多的开始 CRRT 时机有根据 AKI 分级、SCr 和尿素氮、尿量、容量负荷、入 ICU 的时间等。

（一）根据 AKI 分级来指导开始 CRRT

2002 年，由美国匹兹堡大学医学院肾脏科与急重症科医师组成的"Acute dialysis quality initiative，ADQI（急性透析质量导向组）"建议为肾脏急性损害规定一个新的统一的定义，进而促进流行病学对该病的认识及临床治疗的进步。他们提议直接用"急性肾损伤（Acute kidney injury，AKI）"一词来表述肾脏功能的急性受损，并把急性轻度肾功能减退也包含其中。因为研究指出，即使轻度肾功能减低对患者的预后及病死率也有显著的影响。这个新的定义标准就是 RIFLE 标准，包括 3 个严重性级别：危险（Risk），损伤（Injury），衰竭（Failure）。严重程度的评价依赖于以下指标之一：SCr 增加、GFR 下降或尿量变化。预后级别包括肾功能丧失（Loss）和终末期肾病（ESRD）。2 个预后的分期依据是失去肾功能的时间（4 周或 3 个月）。具体 RIFLE 分期标准见表 3-7。

表 3-7　AKI 的 RIFLE 分期标准

分级	SCr 或 GFR 标准	尿量标准
危险（Risk）	SCr 上升至或超过原来的 1.5 倍或 GFR 下降＞25％	＜0.5mL/（kg·h），时间＞6h
损伤（Injury）	SCr 上升至或超过原来的 2 倍或 GFR 下降＞50％	＜0.5mL/（kg·h），时间＞12h
衰竭（Failure）	SCr 上升至或超过原来的 3 倍或 GFR 下降＞75％或 SCr≥353.6μmol/L 或急性增加≥44.2μmol/L	＜0.3mL/（kg·h），时间＞24h 或无尿＞12h

但 RIFLE 分级未能明确 SCr 和尿量的具体观察时限，故该标准的敏感性和特异性仍不够理想。2005 年 9 月，急性肾脏损伤网络（AKIN）在阿姆斯特丹举行了第一次会议，在 RIFLE 分级基础上对 AKI 的诊断及分级标准进行了修订，目的是提高 RIFLE 标准对 AKI 的敏感性。AKI 诊断标准为：由导致肾脏结构或功能变化的损伤引起的肾功能突然（48h 以内）下降，表现为 SCr 绝对值增加≥26.5μmol/L 或增加≥50％，或者尿量＜0.5mL/（kg·h）持续超过 6h。并将 AKI 分为 1、2、3 期，分别对应 RIFLE 标准的危险、损伤和衰竭期，具体分期标准见表 3-8。

表 3-8　AKIN 关于 AKI 的分期标准

AKI 分期	SCr 标准	尿量标准
1 期	SCr 增加≥26.5μmol/L 或增至原来的 150％～200％（1.5～2）倍	＜0.5mL/（kg·h），时间＞6h
2 期	SCr 增至原来的 200％～300％（2～3 倍）	＜0.5mL/（kg·h），时间＞12h
3 期	SCr 增至原来的 300％以上（＞3 倍）或 SCr 增加≥353.6μmol/L 或急性增加≥44.2μmol/L	＜0.3mL/（kg·h），时间＞24h 或无尿＞12h

AKI 分级与 RIFLE 的区别主要有以下几个方面：①去掉了 L 和 E 两个级别，因为这两个级别与 AKI 的严重性无关，属于对预后的判断；②去掉了 GFR 的标准，在急性状态下评价 GFR 是困难的而且不可靠的；③诊断 AKI 的时间窗限定于任意时期的 48h 内；④扩大了"危险期"的范围：SCr 增高≥26.4μmol/L，不论是否增加 50％，均可诊断为 AKI 1 期；⑤任何接受 RRT 的患者，不论其 SCr 和尿量如何，均定义为 AKI 3 期（RIFLE 分期的衰竭期）。

2012 年，改善全球肾脏病预后组织（Kidney Disease：Improving Global Outcomes，KDIGO）针对 AKI 制定了指南，AKI 的定义为：48h 内 SCr 增高大于 0.3mg/dL（26.5μmol/L）；或 SCr 增高值≥基础值的 1.5 倍，且明确或经推断其发生在之前 7d 之内；或持续 6h 尿量＜0.5mL/（kg·h）。具体分期标准见表 3-9。

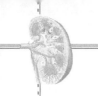
表 3-9　KDIGO 关于 AKI 的分期标准

分　期	SCr 标准	尿量标准
1 期	基线值的 1.5～1.9 倍或 SCr 增加≥26.5μmol/L	<0.5mL/(kg·h)，持续 6～12h
2 期	基线值的 2～2.9 倍	<0.5mL/(kg·h)，时间≥12h
3 期	基线值的 3 倍；或 SCr 增至≥4.0mg/dL(353.6μmol/L)；或开始 RRT；或<18 岁的患者，eGFR 下降至<35mL/(min·1.73m^2)	<0.3mL/(kg·h)，时间≥24h 或无尿≥12h

自从提出 AKI 的概念后,随着对 AKI 的定义及分期标准的不断改进,临床上更多地以 RIFLE 标准或 AKI 标准来指导 CRRT 时机的选择。Shiao 等多中心前瞻性研究观察 98 例腹腔感染后致 AKI 患者,将 0-R 期定义为早期治疗组,I-F 期定义为晚期治疗组,结果发现早期行 CRRT 组患者病死率(41.2%)明显低于晚期治疗组(68.1%)。周景霞等对 126 例 ICU 病房中收治的 MODS 伴 AKI 的行 CRRT 的患者,根据 KDIGO 标准分为 1、2、3 期组和根据 APACHE Ⅱ评分分为<15 分、15～25 分、>25 分组,最后得出结论,KDIGO 1、2 期行 CRRT 的患者的住院存活率明显高于 KDIGO 3 期的患者。但也有学者对上述研究提出相反意见,Bagshaw 等对心脏术后发生 AKI 的患者以 RIFLE 分级(R、I、F)开始 CRRT,发现对患者的存活率没有显著影响。在一项回顾性队列研究中,对脓毒症合并 AKI 患者根据 RIFLE 分期进行 CRRT,分为早期组(Risk)和晚期组(Injury、Failure),最后得出早期组和晚期组的病死率无显著差别,认为在脓毒症合并 AKI 患者中应用 RIFLE 分期标准指导 CRRT 的证据仍较弱。尽管目前对以 AKI 的分期标准来指导 CRRT 存在争议,但 AKI 分期标准的不断完善以及 2012 年 KDIGO 指南的问世,对于目前临床上 CRRT 时机的选择具有指导意义。

(二)根据生化指标(SCr、BUN)来指导开始 CRRT

既往多采用血 BUN 或 SCr 水平作为 CRRT 启动时机的标准。很早以前就有人以血清 BUN 水平提出过"预防性透析"的概念。最近一项对 130 例脓毒症致 AKI 患者进行的回顾性研究发现,以开始行 CRRT 时患者血 BUN 水平作为启动标准,将患者分为早期治疗组(血 BUN<100mg/dL)和晚期治疗组(血 BUN≥100mg/dL),结果显示早期治疗组患者的 1 年生存率显著高于晚期治疗组(30.7% *vs* 13.3%)。但另一项回顾性研究却发现,ICU 患者的院内病死率与启动 CRRT 时患者的 BUN 水平无显著相关性。也有研究采用 SCr 值的变化来评价 CRRT 的启动时机,两项大型的回顾性研究得出,在 SCr>310mmol/L 与≤309mmol/L 时分别开始 CRRT,两组在住院病死率上存在显著差异,认为在 SCr 水平较低时进行 CRRT 有利于改善病死率。尽管这些传统指标已沿用多年,但是 SCr 在反映肾脏损伤时很不敏感,通常在肾脏受到损伤 48～72h 才会明显升高,且 SCr 受多种因素影响,如体重、代谢状态、存在横纹肌溶解、稀释的效应、药物或其他影响其产生的因素,因此不能作为指导 CRRT 启动的理想指标。因此,在单纯根据 SCr 值或血 BUN 进行早期或晚期 CRRT,其相关研究对于早期 CRRT 是否比晚期 CRRT 好仍存在较大争议。

(三)根据尿量来指导开始 CRRT

在临床重症治疗中,很多时候会以尿量作为开始 CRRT 的时机。有研究显示,以 6h 尿量来指导启动 CRRT 和以 BUN 来指导启动 CRRT,结果显示以 6h 尿量来指导开始 CRRT 优于以尿素氮(Blood urea nitrogen,BUN)来指导开始 CRRT。对心脏术后的重症患者出现少尿的情况,以尿量<0.5mL/(kg·h),持续时间<12h 为 A 组,以尿量<0.5mL/(kg·h),持续时间>12h 为 B 组,分别进行 CRRT,得出其最终病死率(8.8% *vs* 37.5%),认为在少尿型患者的早期行 CRRT 有利于降低病死率。另一项多中心观察性研究显示,在所有接受 CRRT 的 ICU 患者中,因少尿而启动 CRRT 者占 32.9%,且开始 CRRT 时尿量<82mL/24h 是发生院内死亡的独立预测因素($OR=3.0$;95%CI:1.4～6.5)。Ostermann 等系统地回顾性分析(包括 2 个随机对照试验、2 个前瞻性研究、13 个回顾性对照研究),对于 AKI 患者,在充分的液体复苏后尿量<500～600mL/24h 时即可开始行 CRRT,但尿量更容易受到容量状态、药物等非

肾脏的因素影响,单纯以少尿作为评价标准是不确切的;对于少尿,联合 SCr 或血 BUN 进行早期或晚期 CRRT 进行比较时似乎能有更好的结果。

(四)根据容量负荷来指导开始 CRRT

液体复苏在重症患者的救治中有着很重要的作用,不管是低血容量休克,还是感染性休克患者,早期液体复苏能改善循环血容量的不足,保证肾脏灌注,在预防和治疗 AKI 上起着重要的作用。但是大量液体复苏会加重患者的心脏负荷。另外,感染性休克患者存在渗漏综合征,使液体大量渗漏至组织间隙中;而对脓毒性休克患者,在完成早期液体复苏目标及纠正休克后,组织间隙中的水分会回到血管内,因此会加重患者的心脏负荷,反而会对患者的预后产生不良影响,增加患者的病死率。因此,及时启动 CRRT,对维持重症患者的容量平衡是必不可少的。有研究指出,在出现容量过负荷时才给予 CRRT,患者 90d 内的病死率是未出现该表现即接受 CRRT 患者的 2 倍。这一现象在儿科患者中更为明显,对 77 例患儿进行的回顾性分析显示,开始 CRRT 时容量超负荷者(>10%)的死亡风险是轻度或无容量超负荷者的 3 倍。另一项对 AKI 患者进行的回顾性分析显示,启动 CRRT 时患者容量超负荷的程度越严重,1 年内肾功能的恢复就会越差。所以在预计到患者将会出现容量超负荷或已出现尿量减少而治疗液体无法减少至出入平衡的情况下,适时启动 CRRT 是很有必要的。也有文献提出,液体超负荷是重症患者不良预后的独立危险因素。因此,在 AKI 中合并液体超过人体体重的 10% 时进行 CRRT 能改善预后,降低 ICU 住院时间。

(五)开始 CRRT 的各种指标

目前,对于开始 CRRT 的各种指标仍不统一,新近有学者提出不能单纯根据患者的某一项指标,而要根据患者本身综合情况进行分析。Ostermann 等提出,根据临床的流程来开始指导 CRRT 治疗时机(见图 3-5),认为需要定期评估患者,动态观察患者的各项指标,而不是单纯依靠血清肌酐、尿素氮的绝对值变化。

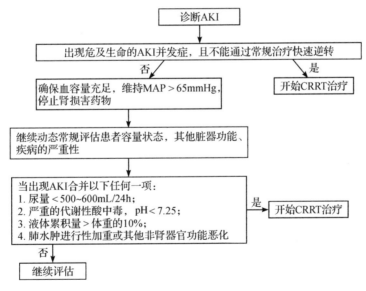

图 3-5　CRRT 治疗时机选择

对于上述讨论的开始 CRRT 的各项指标中,SCr 和 BUN 特异性不高,且容易受到其他疾病或因素影响,而尿量也存在各种影响因素,所以人们在想能不能找到敏感而特异的 AKI 的生物标志物,以有助于早期诊断、早期干预(是否需 CRRT)呢?

近年来关于 AKI 生物标志物中研究最多的有以下几种。

1. 中性粒细胞明胶酶相关脂质运载蛋白(Neutrophil gelatinase-associated lipocalin,NGAL)

NGAL 最早在中性粒细胞的过氧化物酶颗粒中发现。正常情况下,NGAL 低水平表达于肾脏、乳腺、肝脏、小肠、前列腺等多个 NGAL 器官;AKI 时,在远端肾小管显著高表达并从尿液中排出,尿 NGAL 水平在 AKI 发生 2~3h 后即可升高,6h 即达高峰,因此是早期发现 AKI 的敏感指标。但是 NGAL 受到其他疾病的影响,如慢性肾脏疾病、慢性高血压、全身性感染等,但在这些情况下其增加的水平低于 AKI 患者。故用 NGAL 预测 AKI 的敏感度高,特异性不高。研究发现,NGAL 对心脏术后、造影剂应用、创伤等引起的 AKI 患者是否需行 CRRT 具有较好的预测作用。其缺点是:检测费用高,特异性低。

2. 肾损伤分子 1(Kidney injury molecule-1,KIM-1)

KIM-1 是一种跨膜蛋白,分为胞内和胞外结构域,在上皮细胞黏附、生长及分化中起重要作用。KIM-1 在正常肾脏不表达;在 AKI 时,近端肾小管上皮细胞显著高表达并脱落至尿液中。检测尿液中的 KIM-1 可以反映其在肾脏的表达水平。除肾脏外的其他任何组织器官或疾病均不引起尿 KIM-1 的明显升高,尿 KIM-1 升高对于 AKI 的诊断具有很好的特异性。因此,KIM-1 与 NGAL 联合应用,能较好地早期诊断 AKI。

3. 尿 N-乙酰-β-D-氨基葡萄糖苷酶(NAG)

NAG 为近端肾小管细胞溶酶体酶,在肾小管细胞发生破坏时释放入尿液中。因此,在 AKI 时,尿中 NAG 水平明显升高。但由于该酶的活性受尿液 pH 值的影响,因此在 AKI 诊断中的应用受到限制。

4. 胱抑素 C(Cystatin c,CysC)

CysC 是所有有核细胞都能产生的半胱氨酸蛋白酶抑制剂,可以由肾小球自由滤过,肾小管重吸收,但与肌酐不同的是,其不能被肾小管分泌。CysC 用于诊断 AKI 较 SCr 优越,且其在体内的生成很恒定,不受感染、饮食、性别、年龄或种族的影响,是判断 GFR 变化的更敏感的指标。有研究表明,在 ICU 应用 CysC 可以更早期反映 GFR 的下降,其对于 AKI 的诊断比 SCr 升高提前 $1\sim2d$。

另外,其他生物标志物,如 IL-18、尿 β_2-微球蛋白及 α_1-微球蛋白、肝型脂肪酸结合蛋白(L-FABP)等在 AKI 早期诊断中亦具有重要的价值,但上述的生物标志物仍在临床研究阶段,未应用于对 AKI 的临床监测。

虽然对 CRRT 时机的"早"与"晚"的定义仍没有统一标准,但多数研究认为"早期"优于"晚期"。Karvellas 等的 Meta 分析共纳入 15 项研究,尽管不同研究采用的早晚期 RRT 定义的标准并不一致,结果表明,在伴有 AKI 的重症患者中,早期 RRT 组比晚期 RRT 组的 28d 病死率显著降低。Vinsonneau 等认为,在目前临床工作中最实际的问题为区分哪些患者适合行早期 RRT,哪些患者不适合。在有效诊断生物标志物缺乏及临床前瞻性验证结果未明确时,大范围地早期开展 RRT 反而会导致并发症的发生率增加和病死率的提高。不管是什么样的标准用于定义"早期"及"晚期"CRRT,由于每个患者的伴随疾病和临床表现不同,对于这个患者是"早期",而对于另一个患者可能是"晚期"了。

(六)肾脏疾病的 CRRT 终止时机

虽然 CRRT 能给重症患者众多益处,改善疾病的预后,但仍存在较多的并发症,如 CRRT 穿刺导管会增加导管相关性感染的机会,增加静脉血栓的形成,以及 CRRT 过程中对血红蛋白或血小板的破坏,尤其对存在 CRRT 操作过程不熟练者可能存在管路或滤器过早的凝血等情况而加重血红蛋白或血小板的丢失。另外,长期 CRRT 的患者可能造成营养物质的丢失等,所以对于进行 CRRT 的时间并不是越长越好。一项前瞻性观察性研究显示,接受 CRRT 超过 10d 的患者,病死率明显升高,推测其可能与患者病情的严重程度有关。Baird 等依据接受 CRRT 的时间长短,将患者分为长期治疗组(治疗时间>4 周)和短期治疗组(治疗时间≤4 周),两组患者的容量负荷、血管加压药的使用以及器官功能情况在开始治疗时均无明显差异,结果显示两组患者的存活率也基本相同。目前,对 CRRT 结束时机研究得较少,另外也没有好的标志物能精确地评估 CRRT 停止的时机。目前,推荐得较多的是尿量和 SCr 值,但具体达到多少指标作为停止 CRRT 的标准仍不确定。大多数临床内科医生可能要等到尿量足够多或 SCr 值降到基线值才考虑停止 CRRT。Bouman 等认为,当患者尿量恢复至大于 60mL/h 时就可以停止 CRRT;而在尿量恢复的不同阶段终止 CRRT 对患者的生存率、肾功能恢复和预后的影响,作者没有给出具体的结论。终止 CRRT 时,患者的尿量是评估预后的重要指标。在未接受利尿剂的情况下,若患者的尿量>400mL/24h,则成功脱离 CRRT 的可能性为78.6%。而能够成功脱离 CRRT 的患者,院内的生存率要显著高于需二次行 CRRT 的患者(71.5% vs 57.3%)。新近一项单中心回顾性研究认为,2h 的肌酐清除率(2h-CrCL)能精确地反映 CFR,且其不受利尿剂、低血压、少尿等影响,用 2h-CrCL 来指导停止 CRRT 比用尿量或 SCr 值更精确,尤其是当 2h-CrCL 值达到 23mL/min 时会有更好的敏感性和特异性,但是这个需要进一步的多中心研究去证实。另外也有研究发现,血 NGAL 在 CRRT 中不能被清除,其下降能客观评价肾功能恢复情况,因此血 NGAL 与尿量结合作为停止 CRRT 的指标值得研究探讨。但是也有学者认为,CRRT 的停止时机受众多因素的影响,包括患者的自身情况(如血流动力学稳定性、尿量和容量负荷等),以及一些外界因素(如医护人员的数量、治疗费用和透析管路是否发生凝血等)。因此,对 CRRT 的终止时机需要进行全面、综合的评估。

二、非肾脏疾病的 CRRT 治疗及终止时机

对于非肾脏疾病的 CRRT 治疗及终止时机选择几类常见疾病做简要概述,具体见其他章节。CRRT 技术在肾脏疾病的治疗上已被广泛地应用及掌握。近年来,由于 CRRT 技术能清除炎症介质,清除体内过多的水分及酸性代谢产物,减轻组织或器官介质的水肿,维持内环境的稳态及酸碱平衡,减少脏器功能的进一步损害,且 CRRT 技术通过长时间、持续的体外血液净化疗法具有稳定的血流动力学,因此其在非肾脏疾病的治疗上也越来越广泛。

(一)CRRT 在重症急性胰腺炎中的应用

CRRT 用于重症急性胰腺炎的治疗是吸附、滤过清除、对流清除以及下调循环中炎症介质,重新调节机体免疫功能,维持内环境的稳定。CRRT 可很好地清除炎症介质,截断炎症介质的瀑布效应,减轻炎症因子对脏器的损害,还可以清除各种胰酶,降低血浆内毒素水平。对于重症急性胰腺炎的血滤时机尚无定论,强调早期治疗,最佳时间窗是在 48～72h。诊断出重症急性胰腺炎时,即早期进行床边血液净化治疗,但对具体使用时间及停止血液净化时间目前尚无统一定论。临床上多数将内环境稳定、组织水肿消退、循环稳定、临床症状改善、生化指标好转作为停止血液净化的指征。也有研究认为,早期高通量的 CVVH 并且至少维持 72h 对重症急性胰腺炎的治疗有效。

(二)CRRT 在 ARDS 中的应用

在 ARDS 的发病机制中,炎症细胞和炎症介质具有重要作用。机体产生的大量炎症介质(TNF-α、IL-1、IL-6、IL-8)及脂质代谢产物(如白三烯 β_4 等),促使炎性细胞在肺组织募集及活化,构成急性肺损伤的炎性反应和免疫调节的"细胞网络",形成炎症的"瀑布样"连锁反应,导致肺上皮细胞以及血管内皮细胞受损,影响细胞间隙、钠水转运系统及表面活性物质的产生,大量富含蛋白的液体进入肺组织,形成急性肺水肿,导致透明膜的形成及肺泡的陷闭。有研究认为,CRRT 可以非选择性地清除循环中大量炎症介质(如 TNF-α、IL),控制过度的炎症反应,调整机体免疫状态,缩短机械通气时间,缩短住 ICU 时间,改善存活率。对于 CRRT 在 ARDS 中的早期治疗仍无定论,但上述理论均属于小样本实验,需要进一步的大样本研究去证实。

(三)CRRT 在挤压综合征中的应用

挤压综合征中产生的肌红蛋白可导致急性肾小管损伤、肾小管堵塞,从而造成急性肾功能损伤。因此,在挤压综合征患者中等出现急性肾功能损伤再进行血液净化治疗已为时较晚。王质刚等认为,血液透析治疗挤压综合征的观点不是治疗 ARF,而重在预防 AKI,认为只要确认重度挤压伤史,解压后出现明显的酱油色尿,可以不必等待肌红蛋白、肌酸激酶和肾功能的化验结果,即可开始 RRT 治疗,并且在 ICU 的血液净化应用指南(2010 年)中也提出要尽早采用 RRT。

CRRT 作为一种新技术是重症治疗学的突破性进展,也是近 20 年来血液净化领域的重大成就之一。它在肾性和非肾性重症疾病的治疗方面均显示出不可替代的优势。尽管许多临床指标被用于指导 CRRT,但这些指标都有各自的优势和不足,单纯依靠某一标准来决定 CRRT 的开始与终止时机是不确切的,应综合考虑各种可能影响患者预后的因素。由于重症患者临床状况的复杂性,在应用时仍应对每位患者的病因和病情进行具体的分析,权衡原发病相关风险与 CRRT 相关风险的利弊,选择合适的介入时机,对患者进行个体化治疗,才是 CRRT 改善预后的关键。对于 CRRT 的开始与终止的时机仍需进一步探索和研究。

(徐颖鹤,郑　丹)

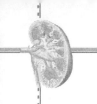

第七节 连续性血液净化模式选择

连续性血液净化的治疗模式有:连续性动脉静脉血液滤过(CAVH),连续性静脉静脉血液滤过(CVVH),连续性动脉静脉血液透析滤过(CAVHDF),连续性静脉静脉血液透析滤过(CVVHDF),连续性静脉静脉血液透析(CVVHD),缓慢连续性超滤(SCUF),高容量血液滤过(High volume hemofiltration,HVHF),连续性高流量透析(Continuous high flux dialysis,CHDF),以及杂合肾脏替代疗法(Hybrid renal replacement therapy,HRRT)等。

一、CRRT 的模式

(一)传统的 CRRT 模式

1. CAVH 与 CVVH:两者都是通过高通量滤器以清除机体过多的水分并以对流原理清除大中小分子溶质,但其清除溶质能力有限。其中 CAVH 最大超滤量为 $12\sim18L/d$,CVVH 最大超滤量可达36L/d。CVVH 为目前国内 ICU 病房中应用较多的模式。

2. CAVHD 与 CVVHD:两者主要依靠弥散和少量的对流方式清除小分子溶质,不需补充置换液。重症患者是 CRRT 治疗的主要人群。由于人体对中、大分子毒素的清除是需要的,因此,该模式临床上应用较少。

3. CAVHDF 与 CVVHDF:两者是在 CAVH 的基础上发展而来的,即上述两种模式的组合,兼备血液透析和血液滤过两者优点。该技术是迄今为止所有 CRRT 治疗模式中对中、大分子毒素清除效率最高的方式,将有利于改善重要脏器功能,稳定内环境,是 CRRT 常用的重要模式之一。从理论层面而言,其可以非特异性地把炎症介质从血中清除,通过削弱血循环中促炎症介质和抗炎症介质两种物质的峰值浓度,来降低炎症反应和免疫抑制状态,进而重建机体的免疫平衡,但目前的研究结果并不一致。CVVHDF比较适用于脓毒症高代谢症候群的患者,相同治疗剂量下效果比 CVVH 好。

4. SCUF:实质上是 CVVH 的一种类型,其不需置换液和透析液,对溶质的清除效果不理想,对细胞外液容量负荷大者效果明显。

(二)特殊的 CRRT 模式

1. 高容量血液滤过(HVHF):1994 年,Grootendorst 等首先在动物实验中提出 HVHF,发现在 CRRT 治疗中,增加超滤量可以改善注射内毒素动物的血流动力学。2004 年,Honoré 等进一步明确 HVHF 概念,提出治疗剂量 $<35mL/(kg \cdot h)$ 为极低容量血液滤过(Low-volume hemofiltration,VLVHF),$35\sim50mL/(kg \cdot h)$ 为低容量血液滤过(LVHF),定义连续 24h 的超滤量为 $50\sim70mL/(kg \cdot h)$ 为 HVHF;或 $4\sim8h$ 的超滤量为 $100\sim120mL/(kg \cdot h)$ 极高容量然后维持常规剂量,后者又称为"脉冲式 HVHF"。既往一些研究亦提示高剂量的 CRRT 能降低患者的病死率。2005 年急性透析质量倡议(Acute Dialysis Quality Initiative,ADQI)提出"肾剂量"为 $20\sim25mL/(kg \cdot h)$,通常处方剂量为 $30\sim35mL/(kg \cdot h)$,治疗剂量大于 $35mL/(kg \cdot h)$ 即认为 HVHF。也有学者基于血液净化对脓毒症免疫调节方面考虑,HVHF 定义治疗剂量 $>50mL/(kg \cdot h)$ 更加合理,特别对于复杂性脓毒症致 AKI 患者则可能需要更高的治疗剂量。然而,新近两项大规模随机对照研究(ATN 和 RENAL 研究),并未观察到重症 AKI 患者通过增加 RRT 剂量,能降低其院内病死率,促进肾功能恢复,以及缩短 RRT 持续时间。同样对于 ICU 脓毒症致 AKI 患者,相比较标准治疗剂量血液滤过[$35mL/(kg \cdot h)$]。IVOIRE 研究也未观察到早期采取高通量血液滤过[$70mL/(kg \cdot h)$]治疗能降低患者 28d 病死率(40.8% vs 37.8%,$P=0.32$)。2009 年,一篇发表于新英格兰医学杂志的述评指出,上述研究结果并非意味着 RRT 治疗剂量并不重要,而是意味着治疗剂量存在一个阈值剂量,当达到这一阈值后再提高治疗剂量可能意义不大。HVHF 对细胞因子、炎症介质的清除仍受到滤器膜孔径的限制,采用一些大孔径膜制成的滤器进行高通量血液滤过治疗,可有效增加细胞因子的清除率。高截留量滤器不仅适用于 AKI 合并 MODS,在治疗多发性骨髓瘤所致的 AKI 患者中也取得了较好疗效。

HVHF 也存在一些重要的缺陷,如容易导致出血、体温下降、滤器凝血等问题,同时大量置换液可导致成本增加和导致机体丢失大量维生素、微量元素及抗生素等,特别是抗生素问题。最近有研究发现,除非进行药物浓度监测以量化抗生素的浓度,否则按既往经验进行抗生素药物剂量的调整仍然不足。

2.杂合肾脏替代疗法(Hybrid renal replacement therapy,HRRT):HRRT 出现于 20 世纪 90 年代,它介于间歇性肾脏替代治疗(Intermittent renal replacement therapy,IRRT)和 CRRT 之间,它是一种以延长、缓慢、低效、低流量的透析为主的技术组合,包括持续低效透析(Sustained low continuous dialysis,SLED)、延长每天血液透析(Extended daily dialysis,EDD)、缓慢连续透析(Slow continuous dialysis,SCD)等。

延长的间歇性肾脏替代治疗(Prolonged intermittent renal replacement,PIRRT)亦属于此范畴,可以应用门诊血液透析装置而无需 CRRT 机,它不仅具有 IHD 迅速清除溶质的作用,而且还具有类似 CRRT 的血流动力学稳定性、对肝素等抗凝剂需要量少等优点,从而能减少出血的风险。从 2003 年包括 28 所北美研究中心在内的急性肾衰竭临床试验监测网的数据来看,大约 25% 的临床医师将 PIRRT 作为首选的治疗方式,治疗接受该项技术的患者比例约占总患者人数的 7%。

3.连续性高流量透析(Continuous high flux dialysis,CHFD):CHFD 在清除致炎(及炎症前)细胞因子的抑制因子时优于标准的 CVVH,这是因为 CVVH 仅仅短暂地减少 TNF-α 的产生,很可能是在行 CVVH 时滤器膜的吸附达到饱和所致。在 CHFD 中,细胞因子的清除通过吸附与弥散到透析液相结合,随每日透析液量的增加,可通过引起机体对细胞因子反应性的改变而改善患者的预后。

4.连续性血浆滤过吸附(Coupled plasma filtration adsorption,CPFA):是指将全血先由血浆分离器分离出血浆,经吸附剂吸附后再经血液滤过或血液透析,最后与血细胞混合回输至体内的治疗方法,主要用于清除血液透析、血液滤过等血液净化治疗中不能清除的中、大分子炎症介质和细胞因子。CPFA 具有溶质筛选系数高、生物相容性好等特点,对血小板、凝血功能及红细胞的影响小,不需要输入外源性血浆或白蛋白,可避免输血等的不良反应。目前已有多项研究证实了 CPFA 清除循环血液中炎症介质的有效性和安全性,CPFA 还具有改善患者肺功能和血流动力学等特点。血浆滤过吸附透析(Plasma filtration adsorption dialysis,PFAD)由 Nalesso 于 2005 年首次提出,它是一种新型的体外循环治疗方法,结合了血浆分离、血细胞透析、血浆滤过和血浆吸附等技术,可以治疗复杂性 AKI 患者,特别是伴有肝功能衰竭的患者,此方法目前正在进一步研究中。

5.附加装置:对于脓毒症致 AKI 者,一些附加于 RRT 上的组合型人工肾,可以调整机体的内环境,改善代谢及免疫功能,从而起到对器官支持作用。带阳离子基团修饰的吸附剂,能有效清除内毒素,目前使用较多的如多黏菌素 B 吸附柱及白蛋白包被吸附柱等。2007 年,Cruz 等通过荟萃分析显示,内毒素吸附能显著改善患者的血流动力学,清除炎症介质,提高生存率。一项小样本多中心随机对照试验中[Early use of polymyxin B hemoperfusion in abdominal sepsis(EUPHAS)],共纳入 64 例腹部脓毒症患者,其中有 30% 患者已接受 RRT,结果发现,接受多黏菌素 B 吸附治疗组患者的血流动力学显著改善,并提高了这类患者住院生存率。

随着生物医学技术的发展,生物人工肾(Bioartificial kidney,BAK)的设想已逐步成为可能,它包括生物人工肾小球装置和生物人工肾小管装置(Renal tubule assistance device,RAD),其中 RAD 已试用于临床。2004 年,经美国 FDA 批准,Humes 等完成了 10 例 RAD 治疗 AKI 合并 MODS 患者的临床研究,这些患者同时接受 RRT 治疗,研究证实 RAD 具有持久、有效的治疗活性,能发挥多种代谢及内分泌功能,显著降低了患者预期病死率。2008 年,Tumlin 等开展一项Ⅱ期多中心、随机、对照研究,共纳入了 58 例 AKI 患者,40 例患者在 CVVH 基础上串联了 RAD,18 例行单纯 CVVH 治疗,结果显示,联合 RAD 治疗

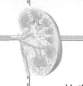

的患者 180d 的存活率要显著高于单纯 CVVH 组,而且 RAD 治疗也更有利于肾功能的恢复。

二、模式的选择

1. CRRT 模式比较

目前,在 ICU 中,CVVH 仍是应用最广泛的模式,但由于 ICU 患者情况的复杂性和各种模式清除有毒物质的原理不同,如何根据患者在不同状况下选择恰当的治疗模式并确定足够治疗剂量是临床一直有待解决的问题。

目前,CRRT 的应用已由既往单纯的肾脏替代治疗发展至广泛应用于各种临床重症中,以清除这些患者体内过多的炎症介质、细胞因子及内毒素等。就中、大分子溶质的清除情况而言,滤过比透析效果好。因此,正是 CVVH 清除中大分子溶质的优点,使其成为该类疾病治疗的优先选择。临床上已广泛使用超滤系数大的滤器,允许使用更大的置换液流量,在此前提下,CVVH 同样可以有效控制患者氮质血症。而就清除小分子溶质效果而言,透析优于滤过,故多选择 CVVHD 模式,并将其应用于需要清除大量小分子溶质的高分解代谢氮质血症患者。而 CVVHDF 较 CVVH 对小分子溶质清除率明显增加,提示临床工作中如因滤器超滤系数限制,无法进一步增加置换液流量的情况下,可改行 CVVHDF 治疗,这可增加对小分子毒素的清除效果,从而改善患者的氮质血症。如仅以需要清除过多液体为主而同时患者心功能欠佳循环不稳定者可选择 SCUF。CPFA 主要用于去除内毒素及炎症介质。

与常规 CVVH 比较,HVHF 能够最大程度的纠正水、电解质紊乱,清除部分炎症介质,维持机体内环境的平衡和免疫系统的稳定,从而减少细胞因子和炎症物质的产生。越来越多的临床和实验结果显示,HVHF 在重症 AKI(伴脑水肿、心力衰竭、肺水肿)、SIRS、MODS 等疾病的治疗中发挥了较好的治疗效果。循证医学研究亦显示,HVHF 治疗模式能显著清除 TNF-α 和 IL-6 等炎症因子,改善生理指标,这提示其在脓毒症的治疗中发挥着重要作用,而常规 CVVH 治疗则效果较差。

在清除血液中的细胞因子时,内毒素吸附柱血液灌注等技术应用也日渐广泛,吸附柱能有效地清除相对分子质量为 30000~40000 的物质。与传统的 3h 透析时间相比,SLED 或 EDD 将透析时间延长至 6~12h,能缓慢地清除溶质及水分,提高了清除能力,近年已被越来越多地应用于临床。有报道显示,接受 SLED 模式治疗的重症 AKI 患者有较好的临床预后,且相对 CVVH 来说,SLED 治疗的费用更低。

2. CRRT 模式选择

CRRT 与 IRRT 作为危重病患者的治疗互补手段,对于血流动力学不稳定的重症 AKI 患者,特别是感染性休克、重症胰腺炎、急性颅脑损伤或由其他病因引起颅内高压或广泛脑水肿的患者,指南推荐使用 CRRT 治疗。HRRT 在临床上的应用日趋广泛,目前主要是一种以 SLED 为主的延长、缓慢、低效、低流量为主的透析模式,其目的是为了综合 CRRT 和 IHD 两者的优势,用价格低廉的普通血液透析机达到平稳、高效的血液净化效果。该模式相对于传统 IHD 而言,对 ICU 重症 AKI 患者的治疗具有一定的优势。

SLED 与 IHD 相比,小分子溶质清除率高($Kt/V1.3$~1.5),很少出现失衡现象。用高通量透析器可增加大分子溶质的清除率,尿素动力学模式提示 SLED 和 CRRT 都能使高代谢 AKI 有效地控制氮质血症。然而,SLED 对大分子溶质清除没有 CRRT 来得有效。2006 年,Berbece 和 Richardson 前瞻性地观察了 35 例 AKI 患者,分别采取 SLED 与 CRRT 模式进行干预,结果发现,SLED 在小分子清除率及治疗费用方面均优于 CRRT,其周 Kt/V 显著增加(8.4 vs 7.1,$P<0.001$),而周费用显著下降(MYM 1431 vs MYM 2607~3089,$P<0.001$)。近期国内外的研究再次证实了 SLED 的优越性,特别是对于外科术后的 AKI 患者。2008 年的一个小样本回顾性研究中,发现对于脓毒症致 AKI 患者与 SLED 相比,持续低效血液透析滤过(SLEDF)更有利于升压药物的撤离,因此,推断 SLEDF 可能有利于患者的肾功能恢复及提高整体生存率。2008 年,JAMA 的一篇荟萃分析比较了 SLED 与 CVVHD 模式,结果并未发现两者对重症 AKI 疗效存在显著差异,但该研究主要是探讨 SLED 与 CVVHD 两种模式,并没有进行 SLED 与 CVVH 和 CVVHDF 之间的比较。对于血流动力学不稳定或存在脓毒症和 SAP 的患者,SLED 不是首

选的治疗模式。2009 年,有学者采用连续性 SLED(C-SLED)模式治疗伴有血流动力学不稳定的 AKI 患者亦取得了满意的临床疗效,C-SLED 可进一步提高溶质的清除率及超滤率。另有研究采用 C-SLED 模式治疗了 199 例肿瘤合并重症 AKI 患者,结果发现,接受 C-SLED 治疗的患者血流动力学更稳定,48h 后血尿素氮及肌酐水平分别下降 80% 和 73%,明显优于传统的 SLED 及 CRRT 模式,因此,这提示 C-SLED 亦可作为新型 CRRT 模式,对于高分解代谢的 AKI 患者尤为适用,且治疗费用也显著降低。

目前,研究关于 HRRT 与 CRRT 治疗模式对改善临床预后仍存在争议。尽管 HRRT 发展迅速,已具备 CRRT 长处及具有自身独特的优点(如对设备要求低、治疗费用低和护理工作量少等),但临床研究倾向于 CRRT 对重症 AKI 患者更具有优势。特别是对于严重脓毒症休克患者,HRRT 无明显优势,此时可采用 CRRT 或 HRRT 杂合附加治疗组件如 SLEDD-f 模式。相较于传统的 SLEDD 模式,SLEDD-f 模式的优势在于其清除炎症因子的效能可能等同于 CRRT 模式。

因此,对于伴有 AKI 的危重病患者,有多种 RRT 治疗模式可供选择,但是没有一种 RRT 模式适合所有危重病患者。临床医生应该了解每一种治疗模式的原理及优缺点,选择当前最适合患者的治疗模式,并且根据患者病情变化进行不同模式的转换,同时也需考虑影响 RRT 模式选择的其他因素,如治疗单位的 RRT 设备、对于各种治疗模式的掌握及其临床经验。

(韩　芳)

第八节　连续性血液净化剂量的选择

一、治疗剂量的定义

CRRT 剂量的定义为:在连续进行 CRRT24h 内,单位时间单位体重的液体置换量和清除量,即 24h 滤出液的总量,单位为 mL/(kg·h)。一般开具"处方剂量"后,实际治疗中因滤器凝血、滤器效能下降、前稀释的应用以及机器故障等因素使得"达成剂量"小于"处方剂量",因此,在制定剂量处方时,需考虑"达成剂量"。

二、治疗剂量的计算

CRRT 清除液体的主要机制是超滤作用,CVVH 是最常用的以超滤为基础的血液净化模式,超滤率(UFR)和滤过分数(FF)是常用的评价 CVVH 剂量的指标。UFR 指单位时间内通过超滤作用以清除血浆中的溶剂量,它的单位是 mL/(kg·h),决定它的因素如下:

$$UFR = BFR_{in} - BFR_{out}$$

(BFR$_{in}$:每分钟流入滤器的血流量;BFR$_{out}$:每分钟流出滤器的血流量)

$$UFR = Lp \times A \times TMP = Kuf \times TMP$$

(Lp:滤器膜超滤系数;A:滤器面积;Kuf:滤器的超滤系数;TMP:跨膜压)

FF 指单位时间内从流经滤器的血浆中清除的液体量占血浆流量的百分数,决定它的因素如下:

$$FF = Quf/Qp$$

[Quf(mL/h)=超滤速率(每小时从流经滤器的血浆中清除的液体量);Qp(mL/h)=血浆流量(每小时流经滤器的血浆量)]。

根据置换液输注的方式,CVVH 可分为前稀释和后稀释两种。前稀释指置换液在滤器前与血液混合后再进入滤器,后稀释指置换液在滤器后与血液混合后再进入患者体内。计算前稀释的 UFR 时需考虑置换液的稀释作用。而且,在治疗的实际过程中,由于滤器凝血或各种原因导致治疗中断,而使 UFR

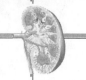

和 FF 的设置值和实际值存在差异。因此,我们既要了解如何计算 CVVH 时 UFR 和 FF 的设置值,又要根据实际情况计算其实际值,公式如下:

后稀释:

按照设置:UFR=(置换液量-每小时平衡)/体重

FF=(置换液量-每小时平衡)/[BFR×(1-HCT)×60]

实际:UFR=每小时滤出液/体重

FF=每小时滤出液/[BFR×(1-HCT)×60]

前稀释:

按照设置:UFR=[BFR 稀释比例×(置换液量-每小时平衡)]/体重

FF=每小时负平衡/[BFR×60×(1-HCT)]

实际:UFR=(BFR 稀释比例×每小时滤出液)/体重

FF=每小时实际负平衡/[BFR×60×(1-HCT)]

前稀释+后稀释:

按照设置:

UFR=[BFR 稀释比例×(置换液总量-每小时平衡)]/体重

FF=(后稀释置换液量-每小时平衡)/[BFR×60×(1-HCT)]

实际:UFR=(BFR 稀释比例×每小时滤出液)/体重

(BFR:每分钟流经滤器的血流量;HCT:血细胞比容)

实际的 FF 较难计算。

当透析与超滤联合使用时,透析液的量不参与治疗剂量的计算。

计算实例 1

CRRT 条件:患者的体重为 75kg,采取后稀释 CVVH 治疗,置换液 RFR 为 2000mL/h,液体平衡为-100mL/h,BFR=150mL/min,HCT 为 30%。

问题 1:UFR 和 FF 是多少?

计算:UFR =(RFR-液体平衡)/体重

=[2000-(-100)]/75=2100/75=28mL/(kg·h)。

FF =(RFR-液体平衡)/[BFR×(1-HCT)×60]

=(2000-(-100))/[150×(1-0.3)×60]

=2100/(150×0.7×60)

=0.33

问题 2:为要达到 UFR 为 35mL/(kg·h)剂量,需将置换液增加到多少?

假设置换液需调到 X,

UFR=(RFR-液体平衡)/体重

35=[X-(-100)]/75

(X+100)/75=35

X=2525mL/h

计算将 UFR 提高到 35mL/(kg·h)时的 FF:

FF=(RFR-液体平衡)/[BFR×(1-HCT)×60]

FF =[2525-(-100)]/[150×(1-0.3)×60]

=2625/(150×0.7×60)

=0.42

问题 3:后稀释 CVVH 的局限性?是否考虑更改血液净化治疗模式?

计算血浆流量 Qp=BFR×(1-HCT)=150×0.7=105mL/h

前稀释对 BFR 的稀释分数 $A = Qp/(Qp + RFR/60)$

$A = 105/[105 + (2000/60)]$

$UFR = A \times (RFR - 每小时平衡)/体重$

$\quad\quad = A \times (2000 + 100)/75$

$\quad\quad = 21.3mL/(kg \cdot h)$

前稀释时 $FF = 每小时液体负平衡/[BFR \times 60 \times (1 - HCT)]$

$\quad\quad\quad\quad = 100/[150 \times 60 \times (1 - 0.3)]$

$\quad\quad\quad\quad = 0.016$

计算实例 2

CRRT 条件：采取 CVVH 前后稀释，血流量为 150mL/h，前稀释为 1500mL，后稀释为 1500mL 每小时负平衡 100mL。

问题 1：UFR 和 FF 怎么算？

血浆流量：$150 \times (1 - HCT) = 105mL$

滤出液量：$1500 + 1500 - (-100) = 3100mL$

前稀释对 BFR 稀释分数 $A = 105/(105 + 1500/60)$

$UFR = (A \times 滤出液)/体重$

$\quad\quad = 29.5mL/(kg \cdot h)$

$FF = (后稀释置换液 - 液体平衡)/[BFR \times 60 \times (1 - HCT)]$

$\quad\quad = (1500 + 100)/(150 \times 60 \times 0.7)$

$\quad\quad = 25.4\%$

问题 2：其他条件不变，为使超滤率达到 $2mL/(kg \cdot h)$，前后稀释置换液应如何分配？

假设前稀释剂量为 X，则后稀释剂量为 $3000 - X$，

$UFR = (A \times 滤出液)/kg$

$40 = (A \times 3100)/85$

$A = 105/(105 + X/60)$

$85 \times 40/3100 = 105/(105 + X/60)$

$X = 567mL$

前稀释为 567mL，后稀释为 2433mL。

三、治疗剂量的争论

确定重症患者 CRRT 的治疗剂量十分困难，主要是患者处于不稳定的代谢状态（重症感染、酸中毒、机体消耗、营养支持）。此外，输液量、行 CRRT 时的血流量及再循环量、血滤器凝血、有效透析时间等均会影响剂量的测定。因此，对于 CRRT 治疗的最佳剂量，不同研究的结论也不尽相同，仍存在争议。

Ronco 等将 425 例 ARF 患者随机分入 3 个不同连续 CVVH 剂量治疗组，来评价不同组患者的预后情况。三组的剂量分别为 $20mL/(kg \cdot h)$、$35mL/(kg \cdot h)$、$45mL/(kg \cdot h)$。结果表明，患者在 CRRT 结束后 15d 的生存率在中、高剂量组明显高于低剂量组，而中、高剂量组之间差异无统计学意义。同时，亚组分析发现，在接受高剂量治疗组中，脓毒症性急性肾小管坏死患者的生存率明显高于中剂量组中的亚组，提示血液滤过治疗在脓毒症 ARF 的剂量应高于不伴有全身炎症反应的 ARF 的剂量。因此，Ronco 提出 CRRT 剂量可分为"替代肾脏治疗的剂量[$20\sim35mL/(kg \cdot h)$]"和"治疗脓毒症的剂量[$42.8mL/(kg \cdot h)$]"。肾脏替代的治疗剂量主要适用于纠正氮质血症及维持水、电解质、酸碱平衡，而在"治疗脓毒症的剂量"时，CRRT 还能通过对流及吸附作用清除在脓毒症和 MODS 中起重要致病作用的炎症介质。Honoré 等首先应用短时高容量血液滤过（High volume hemofiltration，HVHF）加常规 CVVH 的方法治疗难治性脓

毒症休克患者,结果发现,患者 28d 病死率明显低于根据简化急性生理参数评分(SAPS Ⅱ)和急性生理、年龄和慢性健康评分(APACHE Ⅱ)预测的病死率。

脓毒症的本质实则是复杂的 SIRS,由微生物入侵引起的多种内源性和外源性的促炎症介质的释放,理论上大幅度非特异地减少循环中的炎症介质会比单一移除或阻断其中某一介质或环节更能改善脓毒症患者的预后。然而,因炎症介质的药效学或药动学都尚未明确,它们的具体功能也不清楚,所以实践起来有一定难度。高容量血液滤过治疗脓毒症的理论基础是基于目前比较公认的"假说",这些"假说"有:①Ronco 提出的"峰浓度"假说认为通过在脓毒症早期阶段去除循环中的细胞因子峰浓度可以阻止炎症瀑布效应和有力的细胞因子的聚集,从而防止器官损伤和血流动力学紊乱。②Honoré 提出的"介质溢出"假说认为由于组织器官中的细胞因子会溢出补足循环中细胞因子的丢失,因此,移除循环中的细胞因子可减少组织中的浓度,直至它们之间达到动态的平衡,此时炎症反应可趋于平静而不会再对组织器官造成损害。因此,可以将该假说应用于多个研究进行解释,即脓毒症患者的症状虽有所改善,血流动力学趋于稳定,而血液中的炎症介质却没有明显的下降。③Di Carlo 和 Alexander 提出的"淋巴转运"假说认为因为细胞因子和大多数免疫介质都是通过淋巴进行转运的,使用高通量血滤(晶体液 3~5L/h)可增加淋巴流量 20~40 倍,从而加快细胞因子的移除率。④南京军区总医院的相关研究发现 HVHF 能迅速维持内环境稳定,清除炎症介质,改善单核细胞分泌功能,重建机体免疫内稳定状态,改善氧合指数和保护重要器官。对于脓毒症的治疗就不仅仅是移除炎性细胞因子这么简单,而且还要进行机体的免疫调理和调节全身的炎症反应,使其保持一种动态平衡。这可能就是 HVHF 在脓毒症治疗中的切入点。

然而,2008 年和 2009 年,随着新英格兰杂志分别公布了美国退伍军人事务部和国立卫生研究院急性肾衰竭试验网络(ATN)研究和常规与强化剂量 RRT 的随机评估(RENAL)研究 2 项大样本、多中心、随机临床对照研究,高剂量似乎受到了质疑。ATN 研究纳入了 27 个中心 1124 例重症 AKI 患者,使其随机接受强化或非强化透析治疗。研究者在保证治疗强度不变的情况下可根据患者血流动力学情况,在 IHD、CVVH 或持续低效每日透析(SLEDD)之间转换透析模式。强化治疗组每周接受平均 5.4 次 IHD 或 SLEDD,Kt/V 达到 1.2~1.4,如果是 CVVH,达到了平均治疗剂量为 36.2mL/(kg·h)。非强化治疗组,每周进行 3 次 IHD、SLEDD,或接受的 CVVH 治疗剂量平均达 21.5mL/(kg·h)。研究结果发现,第 60 天时,强化治疗组总病死率为 53.6%,高于非强化治疗组的 51.5%($P>0.05$)。而 2 组院内病死率、RRT 持续时间、肾功能恢复和非肾脏器官衰竭的发生率均无显著差异,但强化组低血压、低磷酸盐血症以及低钾血症的发生率增加。应当指出的是该研究中开始 RRT 的时间为进入 ICU 后 6~8d,这可能是未能显著改善患者的预后主要原因。另一项 RENAL 研究入选了 35 个中心,共纳入 1508 例重症 AKI 的 ICU 患者,将其随机分入高强度治疗组[40mL/(kg·h)]和低强度治疗组[25mL/(kg·h)],均采用 CVVHDF 后置换模式(置换液和透析液的比例为 1:1),结果发现,在治疗开始 90d 内,2 组病死率均为 44.7%($P=0.99$),但高强度组低磷血症发生率较低强度组更高,分别为 65.1% 和 54.0%,差异有统计学意义($P<0.0001$)。然而,ATN 与 RENAL 研究设计本身存在一些不足:首先,试验均未采用盲法,研究人员了解患者治疗分组;开始透析的时机未行标准化处理,尤其是 ATN 研究从入住 ICU 到开始 RRT 时间(6~8d)过长,并未区别患者是否存在 SIRS 或脓毒症,都可能对最终的结果造成影响;其次,低剂量组和高剂量组实际完成剂量差别偏小,且均未达到预设剂量,可能并不足以有效地清除炎症介质、细胞因子。目前认为标准 CRRT 剂量为 20~35mL/(kg·h),若大于 42.8mL/(kg·h)则为大剂量。所以,ATN 与 RENAL 研究结果并不能说明大剂量 CRRT 有助于提高 AKI 的疗效。

在 DO-RE-MI 研究中,高剂量治疗组[CRRT>35mL/(kg·h)或 IRRT>6 次/周]与低剂量组[CRRT<35mL/(kg·h)或 IRRT<6 次/周]相比,生存率无明显差别,但是高剂量治疗组的 ICU 住院天数和机械通气时间明显少于低剂量组。同时,DO-RE-MI 研究发现,患者实际接受的治疗剂量往往低于医生所给予的医嘱剂量。欧洲 IVOIRE 研究将脓毒症休克并肾功能达到 RIFLE 分级的 AKI 患者作为入选对象,分为 CRRT 低剂量组[35mL/(kg·h)]和高剂量组[70mL/(kg·h)],高剂量组不能提高脓毒症伴 AKI 患者的 90d 存活率,但结果显示,虽然本研究总体的危重度高于 ATN 和 RENAL 研究人群,但

由于在脓毒症未发生AKF的损伤时(AKI阶段)即给予干预,其病死率并未高于前述两项研究。关于CRRT剂量的主要研究比较见表3-10。

表3-10 CRRT剂量的主要研究比较

项目 \ 来源	Ronco,2000, Lancet	ATN,2008, NEJM	RENAL,2009, NEJM	DO-RE-MI, 2009,CC	IVORIE,2013, ICM
治疗模式	CVVH	CVVHDF	CVVHDF	CVVH/CVVHD /CVVHDF	CVVH
预设剂量 [mL/(kg·h)]	20/35/45	22/36	25/40	<20/20~35/>35	35/70
实际完成剂量	>85%	95%/89%	88%/84%	15/27/45 [mL/(kg·h)]	—
生存率	41%/57%/58%	49%/52%	62%/63%	49.2%/47%/39.2%	63%/64%

Bonventre等发表的述评指出,这些研究结果并非意味着CRRT剂量不重要,而是意味着治疗剂量存在一个阈值剂量,当达到这一阈值后再提高剂量,其意义不大。

Ronco等分析了ATN和RENAL的结果,认为RRT达成剂量和生存率之间的关系,存在剂量依赖区间和剂量非依赖区间两种情况,如图3-6所示。当剂量达到19~45mL/(kg·h),即落在剂量非依赖区时,患者有着最佳的生存率,而两项研究所比较的剂量恰好都在剂量非依赖区内,因此,会得到相同的阴性结果。这个最佳的剂量非依赖区的最低达成剂量是19~22mL/(kg·h),而相应的处方剂量应达到25~30mL/(kg·h)。

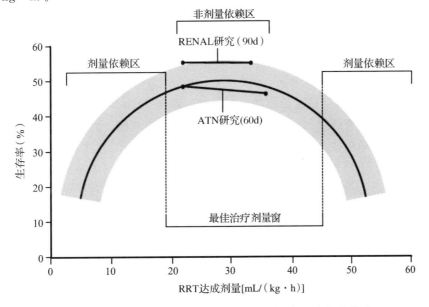

图3-6 AKI的重症患者中RRT的达成剂量与生存率的关系

CRRT的合适剂量目前尚未得出一致的结论,在以后的研究中,更重要的是要对研究对象进行更精细的分层和进行危重度的评估,对干预时机、实际剂量应进行更严格的控制。

四、目前各大指南对CRRT剂量的推荐

(一)2012年KDIGO指南

建议AKI达成剂量至少为20mL/(kg·h),这常需要给予更高的剂量(未分级)。

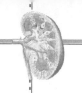

（二）英国重症监护学会

成人<2L/h 的超滤量可能显示不出疗效(1C)，前稀释模式需要增加 15％以上。35mL/(kg·h)剂量可能是最低有效剂量(1C)，这个剂量也保证了足够的达成剂量。如果治疗脓毒症性 AKI，35mL/(kg·h)是最低剂量(1C)，需保证剂量达成率为 85％(E 级)。

（三）英国肾脏病学会

建议每天评估达成剂量并持续改进以保证达成率(1A)，建议对 AKI 和多脏器功能衰竭者，使用剂量相当于后稀超滤≥25mL/(kg·h)，前稀模式需要酌情增加(1A)。

（四）美国胸科学会

建议小分子溶质清除率至少为 20mL/(kg·h)（实际达到剂量），高剂量的 CRRT 不是常规推荐，只有对于能安全地管理患者的医疗团队可考虑。对重症和代谢异常的患者，在初始治疗中采用高剂量的 CRRT[≥30mL/(kg·h)]，这并非使所有患者均能获益。

（五）中华医学会重症分会

重症患者合并 ARF 时，CVVH 剂量不应低于 35mL/(kg·h)(B 级)。HVHF 用于感染性休克的辅助治疗时，建议剂量不低于 45mL/(kg·h)(D 级)。

（李　茜）

第九节　连续性血液净化抗凝技术

一、概　述

连续性肾脏替代治疗(CRRT)抗凝治疗的历史最早追踪至 1913 年，Abel 等应用水蛭素成功地为狗行血液透析的抗凝处理。随着肝素、低分子肝素等抗凝药物的相继研发并应用于透析的抗凝处理，至今这两类药物已经成为血液净化治疗的主要临床药物。1921 年，Morita 首次在血液透析中应用局部枸橼酸抗凝法。1982 年，Pinnick 将该法应用于高危出血患者血液透析，取得了满意的临床效果，从此揭开了血液净化局部枸橼酸抗凝的时代。随着新型抗凝药物的开发，CRRT 抗凝的治疗选择越来越多。但是，目前尚无 CRRT 抗凝的标准模式，在剂型和剂量的选择上仍以经验性治疗为主，抗凝不当是造成管路堵塞和出血等并发症的重要原因。因此，抗凝技术是 CRRT 治疗面临的重大挑战。

CRRT 抗凝治疗的目的包括：①维持体外循环的通畅，保证血液净化顺利实施；②避免因体外循环凝血导致血液丢失；③维持滤器的有效滤过功能；④预防因体外循环引起凝血活化而诱发血栓或栓塞性并发症；⑤减少体外循环引起凝血活化而导致的补体和细胞因子激活的概率，减轻炎症反应。对于重症监护病房的重症患者而言，大多数合并过度全身炎症反应，尤其是在脓毒症早期常常伴有内皮细胞损伤，导致凝血因子激活，出现消耗性血小板减少和弥散性血管内凝血倾向。其次，部分创伤、手术重症患者，往往合并严重活动性出血或出血倾向。上述患者在需要行 CRRT 时，抗凝不当可能增加大出血和血栓形成的风险，甚至危及生命。故选择合理的抗凝技术是减少危重病患者出血等并发症和保证血液净化持续而有效进行的关键。

二、影响凝血的因素

（一）自身的凝血病理生理改变

机体自身的凝血活性与体外循环的凝血状况密切相关，如严重感染疾病、尿毒症状态导致的血管内皮细胞损伤等因素也可以增加凝血发生的风险,但体外循环凝血过程中对于有无纤溶与抗纤溶系统失衡还须进一步研究。

(二)滤器膜材料及几何特性与凝血

患者的血液与体外血管通路(包括静脉导管等)及透析膜材料接触,进而激活凝血因子,随之而来的是血浆蛋白吸附、血小板黏附及聚集,产生血栓素 A_2,激活凝血级联,致凝血酶形成,纤维蛋白沉积,是凝血发生的关键步骤。研究结果证实滤器膜可激活接触因子,某些具有吸附性能的膜材料如磺化聚丙烯腈(AN69)在清除体内炎症介质的同时也吸附了凝血因子而加重了凝血;相比较而言,生物相容性好的膜材料导致凝血的机会少。

滤器的几何形状对凝血也有一定影响,有人通过比较认为,平板型滤器较空心纤维滤器在避免凝血方面较好,但目前使用的滤器绝大部分为空心纤维滤器。

(三)血流速度与凝血

低流速可导致血流停滞,但高流速可导致湍流,两者都会加重凝血。有人报道在 CVVHD 中,血流速度为 $150\sim200\text{mL/min}$ 时,循环血路的使用时间最长。同时需指出的是,在应用不同抗凝方法的情况下,血流速度对血路凝血的影响不同,上述流速是全身抗凝和无肝素情况;若在局部抗凝特别是枸橼酸抗凝的情况下,结果则相反:流速越小,局部枸橼酸浓度越高,抗凝效果越好。

(四)血路管理等其他因素与凝血

1. 对于行后稀释型血液滤过治疗者,由于滤器中的血液浓缩,其凝血因子浓度升高,增加了血液与滤器膜的接触面积,从而加重滤器的凝血。

2. 体外循环通路不畅(如导管受压、打折、移位)等因素使血流量降低,检测用动脉、静脉壶气液面过低、血液与空气接触增加、对透析报警处理不及时等因素也是导致凝血发生的常见原因。

三、患者凝血状况的评估

(一)出血及血栓形成风险的评估

出血性疾病发生的风险包括:有血友病等遗传性出血性疾病;长期使用华法林等抗凝血药物或抗血小板药物;既往存在消化道溃疡、肝硬化、痔疮等潜在出血风险的疾病;存在严重创伤或外科手术后24h内。血栓栓塞性疾病发生的风险包括:患有糖尿病、系统性红斑狼疮、系统性血管炎等伴有血管内皮细胞损伤的基础疾病;既往存在静脉血栓、脑血栓、动脉栓塞、心肌梗死等血栓栓塞性疾病;有效循环血容量不足,低血压、长期卧床;先天性抗凝血酶Ⅲ缺乏或合并大量蛋白尿导致抗凝血酶Ⅲ从尿中丢失过多;合并严重的创伤、外科手术、急性感染。临床常用的 Swartz 分级是评估患者出血风险的常用标准,具体分层见表 3-11。

表 3-11　Swartz 分级标准

危险度	出血倾向
极高危	活动性出血
高危	活动性出血停止或手术、创伤后<3d
中危	活动性出血停止或手术、创伤后>3d 而<7d
低危	活动性出血停止或手术、创伤后>7d

(二)传统凝血状态评估指标

1. 凝血酶原时间

凝血酶原时间(Prothrombin time,PT)反映外源性凝血系统各凝血因子总的凝血状况的筛选试验,正常参考值为 $11\sim15\text{s}$,当测定值超过正常对照值3s以上为异常。

2. 部分凝血酶原时间

部分凝血活酶时间(Activated partial thromboplastin time,APTT)反映内源性凝血系统各凝血因子总的凝血状况的敏感程度和常用的筛选试验。正常参考值为 35～45s,较正常对照值延长 10s 以上为异常。

3.凝血酶时间

凝血酶时间(Thrombin time,TT)是将标准化凝血酶加入受检血浆,观察血浆凝固时间,正常参考值为 16～18s。延长 5s 则提示纤维蛋白原降低或有质的异常。

4.纤维蛋白原

纤维蛋白原(Fibrinogen,FIB)正常参考值为 2～4g/L。纤维蛋白原是急性期反应物,在脓毒症和炎症的情况下升高,也可出现正常的纤维蛋白原水平。

5.D-二聚体

D-二聚体是纤维蛋白降解的产物,对诊断继发纤溶疾病有较高的特异性。

6.血小板计数

血小板计数(Platelet count,PLT)的正常参考值为 $(100～300)×10^9/L$,但不能代表血小板功能。Becker 等研究发现,有些患者血小板计数虽低至 $50000～10000/\mu L$,但仍有很好的凝血表现,而另外一些患者 PLT 较高但血小板功能很差。脓毒症是血小板减少的危险因素,脓毒症的严重程度与 PLT 的减少呈正相关。

(三)全血粘弹性凝血检测指标

临床常规凝血检测只能体现凝血过程的某一阶段的凝血状况,也不能判断凝血异常的具体原因。全血粘弹性凝血检测包括 Sonoclot 凝血及血小板功能分析仪、血栓弹性扫描仪(Thrombelastography,TEG),可以快速敏感地监测全血凝血的动态过程,反映从最初凝血因子激活和纤维蛋白形成、血块退缩到最后血块溶解的全部过程,准确判断患者凝血状况并指导 CRRT 抗凝治疗。二者均是床旁的凝血分析仪,检测指标不同,反映的凝血异常状况基本一致,但各有侧重。Sonoclot 凝血仪较后者在反映纤维蛋白形成方面更加敏感,且血小板功能检测技术能较全面反映血小板参与止血的功能;后者则在纤维蛋白的溶解方面增加了半定量指标,更加客观反映纤维蛋白溶解过程。二者具体指标如下:

1.Sonoclot 凝血及血小板功能分析仪

(1)玻璃珠活化凝血时间(Glass bead activated clotting time,gbACT),其实际上为血液标本保持液态的时间,正常值为 119～196s,主要反映凝血因子的功能,是监测肝素及低分子肝素抗凝的重要指标。

(2)凝血速率(Clot rate,CR):其反映纤维蛋白形成的速率,间接反映纤维蛋白原的水平,较临床上纤维蛋白原数量监测来得更准确,正常值为 7～23clot signal/min。

(3)血小板功能(Platelet function,PF):其是目前唯一能对血小板功能进行准确定量的监测,由与分析仪相连的 Signature viewer 电脑软件依据血液标本结束液态阶段(纤维蛋白多聚体形成)后凝血收缩的强度及速度(凝血收缩过程中曲线各点的微积分值)计算出的相对值。通过该指标可以监测肝素及低分子肝素诱导的血小板减少对凝血的影响。

2.血栓弹力图(TEG)

(1)R:反应时间,从样本放入小杯至 TEG 描记幅度达 2mm 的时间,正常值范围为 6～8min,代表纤维蛋白开始形成的时间,与凝血因子和循环抑制因子活性(内源性凝血系统)有关。R 值增加可能是由于凝血因子缺乏、抗凝状态(肝素化)或严重的低纤维蛋白原血症,R 值缩短可出现于高凝综合征。

(2)K:其为血块形成时间,从描记幅度为 2mm 至描记幅度达 20mm 的时间,正常范围为 3～6min,代表纤维蛋白形成和交叉连接导致血栓形成后获得固定的弹性黏度所需的时间。它受内源性凝血因子活性、纤维蛋白原和血小板的影响。

(3)Alpha 角度(α°):TEG 扫描图中从 R 到 K 值形成的斜角,正常范围为 50°～60°。它表示固态血栓形成的速度。该值减小见于低纤维蛋白原血症和血小板减少症。

(4)最大幅度(MA):TEG 描记图上的最大宽幅度,正常范围为 50～60mm,反映纤维蛋白血栓形成的绝对强度,它直接反映纤维蛋白和血小板的最大动力性质。血小板质或量的异常都会对 MA 值造成影响。

（四）危重病患者的凝血状况的特殊性

1.脓毒症患者凝血障碍特点与抗凝

脓毒症凝血障碍的特点是以单核巨噬细胞介导的非特异性炎症反应失控和内皮细胞为枢纽的凝血激活，同时伴有抗凝与纤溶系统受损。传统观念认为脓毒症凝血功能障碍可能主要是内源性凝血途径启动导致的凝血系统激活，而最近的研究发现脓毒症中内皮细胞释放的组织因子导致外源性凝血激活占主导因素，这为纠正脓毒症凝血障碍的临床治疗提供了新的思路和方法。目前，将脓毒症凝血障碍的临床进程分为4个时段：①生理性凝血的系统激活；②隐匿性DIC（非显性DIC，PreDIC）；③短暂的消耗性凝血病；④显性DIC（消耗性凝血病）或紫癜。因此，对于脓毒症合并肾功能不全患者，在行血液净化抗凝治疗时，除了考虑患者的凝血基础状况外，须根据其临床进程及时调整抗凝方案。

2.创伤患者凝血障碍特点与抗凝

首先，严重创伤时，组织损伤、低灌注、交感-肾上腺激活及炎症反应导致机体内皮细胞激活和损伤，是导致创伤性凝血病的重要病理生理机制。其次，液体复苏后血液稀释、低体温及酸中毒可进一步加重上述损伤机制，形成凝血紊乱的恶性循环。对于创伤性凝血病患者，在凝血障碍未纠正时行CRRT，可选择无肝素抗凝治疗。在行局部枸橼酸抗凝时，需警惕低灌注造成的枸橼酸代谢障碍，同时应严密监测电解质水平，避免发生电解质紊乱。

四、抗凝剂的合理选择（种类和剂量）

理想的抗凝剂特点是：①廉价的商业化成品，体内外均具有确切的抗凝活性；②药物的半衰期短，CRRT结束后对体内凝血系统无影响，且有相应的拮抗剂；③不影响血小板的数量及质量，严重出血等并发症少，对体内脂代谢及其他物质代谢无影响；④监测凝血功能简单、可靠；⑤具有较为成熟可行的应用方案。但遗憾的是，到目前为止尚未有一种抗凝剂可以完全符合上述要求，且在抗凝效果评价标准方面无统一意见。

具体抗凝剂的种类和剂量见该节第五部分和第六部分。

五、抗凝剂与抗凝方法

（一）全身性抗凝

对于临床上无出血风险的患者，通常采用全身性抗凝治疗，主要包括普通肝素（Unfractionated heparin，UFH）、低分子肝素（Low molecular weight heparin，LMWH）。

1.普通肝素

（1）作用机制

UFH即常规未裂解肝素，因最初得自肝脏而得名，现由猪肠黏膜及牛肺组织提取制备，是一种相对分子质量为3000～56000的硫酸黏多糖。其抗凝主要机制是与抗凝血酶Ⅲ（ATⅢ）高度结合，加速其对凝血酶的失活作用，但不能灭活与血凝块结合的凝血酶。它还可与肝素辅因子Ⅱ（heparin cofactor Ⅱ，HcⅡ）结合形成HcⅡ抗凝血酶。肝素可中和活化凝血因子Ⅸa、Ⅹa、Ⅺa，抑制凝血酶生成，但不能灭活与血小板结合的Ⅹa。此外，UFH还可促使血小板聚集而使其减少，其硫酸根带有强大的负电荷，可灭活大量凝血因子。最近研究证实，肝素能促进血管内皮细胞合成并释放TFPI而发挥抗凝作用，这也是UFH抗凝的重要机制之一。

（2）特点及不良反应

UFH作为最常用的抗凝剂具有相当大的优势：低廉的价格，半衰期短（$T_{1/2}=1.0～1.5h$），在临床上应用范围广，且已有了较成熟的经验。据文献报道，应用UFH进行全身抗凝占所有抗凝方法的42.9%。同时，它有鱼精蛋白作为拮抗剂，在剂量过大时应用带有正电荷的鱼精蛋白进行拮抗治疗（中和比例为鱼

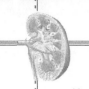

精蛋白：UFH＝1mg/100U），其监测简便。APTT 是检测枸橼酸抗凝标本分离出的血浆凝血时间，是对内源性凝血系统较灵敏的筛选试验，与肝素过量出血并发症相关性强，是反映 UFH 抗凝效果及安全性的有效指标。当然 UFH 也有它的缺点，如其蛋白结合率个体差异大，导致剂量差别大，持续使用使 UFH 蓄积而引起出血，发生率为 10％～50％，影响到危重病患者的预后，约 15％患者因为 UFH 抗凝导致出血死亡。另外，其对血小板作用机制复杂，可能引起 UFH 诱导的血小板减少，目前认为肝素诱导的血小板减少与患者的免疫功能有关。因此，在监测 UFH 抗凝效果和 APTT 的同时，密切监测 PTL，防止血小板相关并发症的出现。

（3）剂量及方法

关于血液透析使用肝素进行全身性抗凝的方法，各家报道存在较大的差异。通常采用 5000～20000U 的 UFH 加入预冲液中进行闭路循环，使部分 UFH 吸附到滤器膜和管路表面，引血前应放掉预冲液，并静脉推注1000～5000U（或 10～20μ/kg）作为首次剂量，治疗过程中持续在血管通路动脉端输入 3～15U/（kg·h）作为追加剂量，抗凝目标是将滤器后血液 APTT 延长至 100～140s，而体内 APTT 保持在 35～45s 为宜，过度延长会增加出血发生率。

在行 CRRT 时，肝素抗凝的剂量调整见表 3-12。

表 3-12　CRRT 肝素抗凝的剂量和监测

APTT(s)	负荷剂量	速率	APTT 复查间隔
＜40	1000U	增加 200U/h	每 6 小时
40.1～45	无	增加 100U/h	每 4 小时
45.1～55	无	不变	每 6 小时
55.1～65	无	减少 50～100U/h	每 4 小时
＞65	无	减少 100～200U/h	每 4 小时

注：APTT：活化部分凝血活酶时间

2. 低分子肝素

（1）作用机制

LMWH 是由 UFH 经酶解后纯化得到的中分子片段，相对分子质量＜7000。由于分子片断明显缩短，无法同时与 ATⅢ和凝血酶结合。因此，其对凝血酶的作用减弱，但与抗凝血酶Ⅲ的结合力增强，从而可迅速灭活凝血因子Ⅹa，从而保留了抗栓活性，且抗栓作用大于抗凝。不同厂家生产的 LMWH 纯度、组分并不完全相同，抗Ⅹa:抗Ⅱa 活性比值大致为 2∶1～4∶1。

（2）特点及不良反应

LMWH 的抗凝血因子Ⅹa 活性的半衰期较普通肝素长，大约为 2～4h，而抗凝血因子Ⅱa 的活性同抗凝血因子Ⅹa 相比，其在血浆中消失得很快。二者主要通过肾脏以少量代谢的形式或原形进行清除。由于 LMWH 抗Ⅹa 活性较 UFH 更强，而对凝血酶的作用较弱，因此，出血风险相应降低。同时，它与蛋白及细胞结合也较少，减少了药物代谢及抗凝效果的个体差异，诱发 HIT 的可能性降低，但对已经发生的 HIT 患者，也应避免使用。但是，它没有完全的拮抗剂，鱼精蛋白的作用只有 30％～50％。如果应用 LMWH 在 8h 内可以按每 100U 抗Ⅹa 给予 1mg 鱼精蛋白，必要时按照每 100U 抗Ⅹa 应用 0.5mg 鱼精蛋白给予第 2 个剂量。如果应用 LMWH 在 8h 以上，可考虑给予小剂量的鱼精蛋白。其次，LMWH 的半衰期较长，肾功能不全患者易出现药物蓄积，价格也比普通肝素要高。其三，由于不同厂家生产的 LMWH 的相对分子质量不同，抗凝效果及安全性存在很大差异，难以有统一的推荐剂量。

（3）剂量与方法

采用 LMWH 抗凝一般首次剂量为 15～20U/kg，追加剂量为 5～10U/（kg·h）。由于其半衰期较肝素长，因此在进行持续血液净化时，维持剂量一般为初始剂量的 1/2 或 2/3。一般认为 CRRT 维持剂量在 200～350U/h 时可采取低剂量持续泵入。应监测其抗活化凝血因子Ⅹa，将抗Ⅹa 活性控制在 0.25～0.35U/mL，超过 0.45U/mL，则可能出现出血并发症，但关于抗Ⅹa 的活性检测，临床无法开展常规检测。由于从理论上说，LMWH 对凝血酶作用弱，因此，APTT 无明显变化。但也有作者认为，对行 LM-WH 抗凝治疗的患者，监测活化部分凝血活酶时间仍一定的实际意义。

总之，肝素与 LMWH 比较而言，UFH 在价格、监测手段和应用程度方面有较大优势，而 LMWH 则以更稳定的剂量进行输注，更少出现出血等并发症，适用于对肝素有禁忌的出血风险患者。但不同厂家的 LMWH 的规格效量未统一，导致抗凝效果和安全性可能存在较大差异。在一项收集了 11 项随机试验的 Meta 分析中，比较 LMWH 和 UFH 在需行间歇性血液透析或血液滤过的肾功能衰竭终末期患者中的安全性及抗凝效果，结果显示，两者对出血事件（出血压迫时间，体外环路凝血等）的发生率都无明显影响。此外，在滤器寿命方面，LMWH 与 UFH 的差异无统计学意义。因此，关于 UFH 和 LMWH 全身抗凝的比较到目前为止可能难分优劣。

（二）局部抗凝法

高出血风险患者（有活动性出血，PLT$<60\times10^9/L$，INR>2，APTT$>60s$，或 48h 内有出血者），可采用局部抗凝法，主要方法有以下 2 种：

1. 普通肝素＋鱼精蛋白（UFH＋Protamine）

（1）原理及方法

利用鱼精蛋白拮抗肝素实现局部抗凝，理想情况下可保证管路内 APTT 的延长，而体内 APTT 保持正常。其原理是在血滤时不给予首剂量，于血管通路的动脉端持续输注 UFH，并在静脉端输注鱼精蛋白，利用鱼精蛋白在 1min 内迅速与肝素结合形成稳定的复合物，同时失去抗凝活性的特点而实现体外抗凝，其优点是抗凝发生在体外，不容易导致机体出血，具体步骤如下：

①在血管通路静脉端用静脉注射泵输注肝素，剂量（mg/h）＝$0.003\times QB\times60$，QB 为血流量（单位：mL/min）。

②在静脉端以鱼精蛋白 1mg：UFH 100U 的比例进行持续输注治疗。

③根据滤器前后 APTT 调整的肝素剂量，使得滤器前血液的 APTT$>250s$，外周血的 APTT$<180s$。

需要注意的是，在应用 UFH＋鱼精蛋白抗凝时，APTT 的监测是不精确的。由于受滤过系数与肝素代谢的影响，UFH＋鱼精蛋白抗凝法难以准确估算中和剂量，导致中和作用不确切，连续血液净化治疗结束后易引起肝素反跳，且与全身抗凝比较，并不能延长滤器寿命和减少出血。此外，鱼精蛋白本身的不良反应也对患者造成潜在的危害。

（2）不良反应

①肝素回跳：指体外局部肝素抗凝治疗结束后，抗凝作用消失，凝血时间恢复正常后，又出现抗凝血作用，其后果是引起患者出血。有些研究者认为，鱼精蛋白肝素复合物是一种不稳定的结构，在血中蛋白酶的作用下，鱼精蛋白的分离速度比肝素失活快。当精确计算的鱼精蛋白复合物解离后，肝素未及时代谢，导致抗凝作用再现。也有人认为，鱼精蛋白肝素复合物可在网状内皮系统中被分离，分离后的肝素从淋巴管返回血液，使肝素抗凝作用重新出现。一般来讲，肝素回跳的时间多发生在血液净化后 3～4h，最长时间达 18h。

②鱼精蛋白过敏：临床表现为皮肤、黏膜及内脏水肿，支气管痉挛，外周阻力及血压下降。首次应用鱼精蛋白后，体内形成了 IgE 抗体，再次应用则有发生过敏性休克的危险。鱼精蛋白也可直接促使组胺释放，引起过敏样反应，无需致敏，首次用药即可发生。据文献报道，应用中效胰岛素和鱼精蛋白锌胰岛素的糖尿病患者，有鱼类过敏史及输精管结扎史者有增加鱼精蛋白过敏的危险性。

由于受滤过系数与肝素代谢的影响，UFH 联合鱼精蛋白抗凝法难以准确估算中和剂量，导致中和作用不确切，CRRT 结束后易引起肝素反跳。这种抗凝法与全身抗凝比较，并不能延长滤器寿命和减少出血风险，目前该方法已经被局部枸橼酸抗凝法所取代。

2. 枸橼酸钠（柠檬酸盐，Citrate）

（1）原理及方法

实验表明,当血中钙离子浓度下降至正常的 30%～40% 时,凝血时间明显延长。枸橼酸钠通过血路管的动脉端输入,枸橼酸根离子与血液中游离钙离子结合成难以解离的可溶性复合物枸橼酸钙,使血液中有活性的钙离子明显减少,阻止凝血酶原转化为凝血酶,以及参与凝血过程的其他很多环节,从而达到充分的体外抗凝作用,保证良好的体外循环效果。其抗凝效果仅局限于体外循环的管路,对体内凝血无明显影响。同时,此反应是可逆的,只要再加入足够的离子钙,就可恢复凝血功能。进入体内的枸橼酸在肝脏、骨骼肌及肾皮质中参加三羧酸循环,很快代谢产生碳酸氢盐,待停止输入 0.5h 后,机体即可对枸橼酸进行完全代谢。与 UFH 比较,枸橼酸除了有局部抗凝优势外,还具有生物相容性好、不会发生肝素相关的白细胞和血小板减少,同时能抑制血液净化过程中的补体激活等特性,是一种理想的血液净化抗凝方法。

但到目前为止,尚无针对局部枸橼酸抗凝的标准 CRRT 软件和硬件程序,枸橼酸抗凝液亦尚无通过国际认证的 CRRT 抗凝专用配方。一般采用枸橼酸钠溶液以一定速度于滤器前输入,血液透析时枸橼酸三钠输入速度应为 40～60mmol/h,当发生肝功能障碍或血液滤过时,应减慢输入速度;同时在滤器后补充葡萄糖酸钙溶液,根据离子钙浓度调整枸橼酸溶液用量,要求滤器后离子钙浓度保持在 0.25～0.35mmol/L。但是,值得注意的是,这种调节可能改变进入患者体内的缓冲液的剂量,进而导致代谢紊乱。因此,有人建议采用固定的枸橼酸溶液速度和血流速度比值来调节枸橼酸剂量,以简化调节方法和稳定代谢。局部枸橼酸三钠的使用方法有两种,除上述将枸橼酸三钠和置换液分开输入的方法外,另一种是将枸橼酸三钠加入置换液中,这样的做法虽然使钠及碱基浓度容易控制,但停止输入置换液就没有抗凝作用,并且加大置换液速度,则进入体内的枸橼酸根也会增加,易引起蓄积。南京军区总医院的经验是将置换液分为 A 液和 B 液,A 为电解质部分,B 为碱基部分(包括枸橼酸根和碳酸氢根),根据置换液速度决定枸橼酸三钠的加入量,保证最后进入体内的枸橼酸根速度在 22mmol/h 左右,同时加入适量碳酸氢钠,使最终置换液中钠及碱基浓度保持在生理水平。其次,根据 CRRT 的形式不同,选择的枸橼酸溶液的浓度亦不同。一般采取后稀释方法进行 CRRT 治疗时,枸橼酸溶液浓度为 133～1000mmol/L。前稀释方法 CRRT 时,枸橼酸溶液浓度为 11～23mmol/L。

一项前瞻性观察研究比较枸橼酸、枸橼酸联合小剂量 UFH、UFH 三组的抗凝安全性和效果,结果在滤器寿命方面,枸橼酸组[(80±60)h]较肝素组更长[(30±32)h],而与枸橼酸联合小剂量肝素组比较差异,无统计学意义。在枸橼酸组中有 50% 和 12% 的患者出现代谢性碱中毒和高钙血症,枸橼酸抗凝较肝素拥有血流动力学稳定和低廉效价的优势,为避免枸橼酸蓄积,模式宜采用对流为主的血液滤过。另一项前瞻性观察研究比较了肝素与枸橼酸抗凝的安全性及疗效,结果显示,枸橼酸抗凝(调节离子钙水平低于 0.3mmol/L)较肝素抗凝(APTT 调节至 60～80s)时,滤器使用寿命显著延长(70h *vs* 40h,$P<$ 0.001)。在一项随机对照研究中,枸橼酸抗凝组滤器平均使用时间较肝素抗凝组显著延长(124.5h *vs* 38.3h,$P<$0.001)。另一项关于枸橼酸与低分子肝素抗凝的随机对照研究显示,枸橼酸组的患者较那曲肝素组的患者出血的风险明显降低(6% *vs* 16%,$P=$0.08),且住院病死率明显下降(41% *vs* 57%,$P=$ 0.03)。

(2)不良反应

①枸橼酸中毒:进入体内的枸橼酸剂量因受到枸橼酸液的抗凝强度、超滤率、置换液或透析液的速度及其相互之间的比率、机体的清除速度等因素影响,调节不当可导致枸橼酸中毒。从理论上讲,使用枸橼酸钠抗凝时的体内安全浓度为 0.5～0.8mmol/L,但临床上因非常规监测而导致其难以普及。Mehm 等提出血气分析和离子钙水平的联合变化可判断体内枸橼酸钠的代谢状况。如果离子钙水平降低伴进行性代谢性酸中毒加重,则说明枸橼酸钠蓄积,需降低输注速度。Hetzel 等研究结果发现,总钙/离子钙浓度比值与血浆枸橼酸水平相关性良好,且测定简便,若总钙/离子钙浓度比值超过 2.25,则应该减少枸橼酸的输注,补充钙和碳酸氢盐。在枸橼酸直接测定法推广以前,推荐对应用大剂量枸橼酸行局部抗凝的患者,应密切监测该项指标。

②其他并发症:其他并发症包括高钠血症、代谢性碱中毒、低钙血症及高钙血症,应用时需密切监测电解质及酸碱平衡。

(三)无抗凝法

1.方法

对患者存有高出血风险或已有明显的活动性出血、外科手术后有伤口出血风险,患者无局部抗凝条件,或对抗凝剂有禁忌时,则可用无抗凝策略。由于滤器寿命相对较短,且无抗凝法易造成凝血,下列方式可减少管路凝血的发生:

(1)向预冲液中加入 5000～20000U 肝素,将预充液灌满循环回路并保留一段时间,引血前放掉预冲液体,治疗过程中应用生理盐水冲洗管路,每 1 小时一次,每次 100mL。注意执行无菌操作,防止外源性感染发生。

(2)血滤置换液采用前稀释法。

(3)减少血泵停止的时间和次数。

(4)避免管路中进入空气。

(5)提高血流速度,并保证高血流量(200～300mL/min),防止管路抽吸现象发生。

(6)尽可能选用生物相容性好的滤膜,这样能较少激活凝血因子和血小板。

2.不良反应

无抗凝法似乎提供了一种安全、可接受的滤器寿命,但其血液净化中频繁的滤器管路凝血,增加了医疗成本,对于护理工作的要求较高,因此,无抗凝法并没有我们想象中的那么安全,临床上对于无抗凝法的使用也要慎重。

六、其他抗凝剂的研究进展

(一)甲磺酸萘莫司他(Nafamostat mesylate)

其化学名为 6-胍基-2-奈基-4 胍基苯甲酸酯甲基磺酸盐,分子式是 $C_{21}H_{25}N_5O_8S_2$,相对分子质量为 539.58。甲磺酸萘莫司他是人工合成的丝氨酸蛋白酶抑制剂,可直接抑制凝血酶,活化的 X、XII 以及纤溶酶,抑制磷脂酶 A_2 而抑制血小板聚集,从而具有良好的抗凝活性。同时,其可直接抑制激肽释放酶、抑制补体活化,故可明显抑制体外循环所引起的炎症反应。甲磺酸萘莫司他半衰期短,CRRT 时以合适的剂量由动脉端输入,达到滤器后充分抗凝,再将其输回体内后,经稀释和快速代谢作用使其不影响体内的凝血过程,从而达到单纯的体外抗凝效应,适用于具有出血倾向和手术后的血液净化患者。在日本,甲磺酸萘莫司他已经广泛应用于急诊 CRRT 的抗凝治疗。其在高危出血的危重病患者中的推荐剂量为 20～50mg/h。根据 ACT 调整剂量,一般保持 ACT 为基础值的 1.5～2.0 倍。甲磺酸萘莫司他的不良反应包括皮疹、红斑、瘙痒感等过敏症状及谷草转氨酶、谷丙转氨酶上升,腹泻、静脉炎、血小板增加,白细胞减少,也可见胸部不适及头晕等。

(二)水蛭素(Hirudin)

水蛭素是从医用水蛭唾液腺中提取的 65 个氨基酸所组成的多肽,相对分子质量约为 7000 的基因重组产物,是迄今为止所发现最强的凝血酶天然抑制剂。水蛭素能与凝血酶以 1:1 的比例结合形成稳定的复合物而使凝血酶的生理功能完全封闭,阻断由凝血酶引发的一系列凝血过程,如抑制纤维蛋白原转化为纤维蛋白,抑制凝血因子 V、VIII,降低血小板的聚集等,而且可抑制凝血酶诱导的成纤维细胞增殖和凝血酶对内皮细胞的刺激作用。天然水蛭素数量有限,目前多采用基因重组技术以生产高纯度的重组水蛭素。

1.来匹卢定(Lepirudin):由 65～66 个氨基酸组成的多肽,其相对分子质量为 7000,由于相对分子质量较大,使其无法达到结合凝血酶活性位点,因此,只能灭活循环中的凝血酶。来匹卢定的半衰期约为 1.3h,主要经过肾脏代谢,肾功能不全时药物代谢明显延长。来匹卢定的抗凝作用与 APTT 呈线性关系,临床采用 APTT 指导使用剂量。来匹卢定可用于肝素诱发的血小板减少症患者(HIT)的抗凝治疗,有报告显示,对于合并 HIT 的患者,来匹卢定以 0.01mg/(kg·h)的速度持续输注可维持 APTT 到达目标范围 50～70s,以 0.005～0.008mg/(kg·h)的速度输注可维持 APTT 延长至 45～60s,但应根据患者肾功能及基础凝血状况进行及时调整。

2. 比伐卢定(Bivalirudin):是由 20 个氨基酸组成、相对分子质量为 2180 的多肽。直接与凝血酶的活动中心位点特异性结合,直接抑制循环中游离的凝血酶和已与纤维蛋白结合的凝血酶。由于凝血酶可以水解比伐卢定多肽序列中 3 位精氨酸与 4 位脯氨酸间的肽键使其失活,因此,比伐卢定对凝血酶的抑制较为短暂、可逆。比伐卢定静脉注射 5min 可达到药物的高峰浓度,其半衰期为 25min,因此,比伐卢定的出血风险较小。临床上以 ACT 作为监测指标,以实时调整使用剂量。由于严重肾功能不全影响比伐卢定的清除,其在血液净化中的抗凝应用的方法和剂量尚不明确。

(三)其他凝血酶抑制剂

阿加曲班(Argatroban)是合成的小分子凝血酶直接抑制剂,其相对分子质量为 526,阿加曲班能高亲和与凝血酶催化部位相结合,特异性抑制凝血酶活性及其催化和诱导的反应。与肝素相比,它能完全抑制凝血酶与血小板糖蛋白Ⅰb 的结合,从而阻抑血小板的高度聚集。阿加曲班主要通过肝脏代谢,经胆道从粪便排出。半衰期较短(15～20min),不受年龄、性别和肾功能的影响,中、重度肝功能不全时,其半衰期将明显延长。推荐应用小剂量阿加曲班抗凝检测 APTT,大剂量监测 APTT。多数认为阿加曲班用于 CRRT 的剂量为 1～2μg/(kg·min),持续于滤器前给药,血液净化治疗结束前 20～30min 停止追加,合并肝功能不全者初始剂量降低到 0.5μg/(kg·min),可根据 APTT 进行监测和调整剂量。在一项评价阿加曲班安全性的研究结果中,50 例次的 CRRT 中共有 3 例次发生大出血。行血液透析和血液滤过时,高通量膜对阿加曲班的清除没有临床意义。

(四)硫酸皮肤素(Dermatan Sulfate, DS)

硫酸皮肤素是一种天然的由重复的二糖单位组成的氨基葡聚糖,相对分子质量为 15000～45000。硫酸皮肤素可通过增强肝素辅助因子Ⅱ的作用选择性地抑制凝血酶,同时可增强活化蛋白 C 灭活凝血因子Ⅴ的作用,刺激血管内皮细胞分泌组织型纤溶酶原激活物。因此,硫酸皮肤素具有抗凝、抗血栓的作用。其用于 CRRT 的有效剂量取决于滤器的类型和持续时间,用于血液透析的剂量为 6～10mg/kg。

(五)利伐沙班(Rivaroxaban)

利伐沙班化学名为 5-氯-N-(((5S)-2-氧代-3-(4-(3-氧代吗啉-4-基)苯基)-1,3-恶唑啉-5-基)甲基)噻吩-2-甲酰胺,其分子式是 $C_{19}H_{18}C_1N_3O_5S$,相对分子质量为 435.89。利伐沙班是一种高选择性的Ⅹa 因子的抑制剂,呈剂量依赖性地抑制Ⅹa 因子。利伐沙班口服吸收迅速,服用后 2～4h 达到最大浓度,主要通过肾脏和肠道代谢。利伐沙班的血浆蛋白结合率高,不可被血液透析清除,因此,如何将其应用于血液净化抗凝处理尚不明确。

(六)磺达肝葵钠(Fondaparinux)

磺达肝葵钠是第一个人工合成的选择性Ⅹa 因子抑制剂,分子式为 $C_{31}H_{43}N_3Na_{10}O_{49}S_8$。磺达肝葵钠可与ATⅢ高度特异结合,不与其他血浆蛋白结合,也不与血小板 4 因子结合,从而抑制凝血活化和凝血酶生成以发挥抗凝作用,且不良反应较少。一般剂量为 2.5mg,并行皮下注射,给药后 2h 达到血浆峰浓度,健康人半衰期为 17～21h。在血液净化抗凝中如何应用仍不明确。

七、特殊 CRRT 形式与抗凝

(一)血液灌流中的抗凝

多采用肝素化的方法进行抗凝。血液灌流时肝素的需要量与血液透析不同,由于吸附剂表面积较透析膜及血滤膜粗糙,且表面积大,故与血液接触的机会显著增加。因此,抗凝时需要的肝素剂量大,一般首次剂量为 0.6～1.5mg/kg,在灌流过程中,每半小时追加 5～6mg,期间密切观察有无出血征象,最好根据 APTT 及 ACT 调整肝素剂量。治疗结束后注射鱼精蛋白进行中和。

(二)血浆置换时的抗凝

膜式血浆置换采用肝素抗凝,首次剂量一般为 0.5～0.8mg/kg,每半小时追加一次肝素 4～5mg,根据患者有无出血倾向及 APTT、ACT 监测,调整剂量,做到个体化抗凝。治疗结束后注射鱼精蛋白进行中和治疗。

离心分离血浆法一般采用枸橼酸抗凝,患者应同时静脉或口服补钙,其监测方法与枸橼酸抗凝监测相同。

八、血液净化抗凝监测

(一)肝素物质抗凝的监测

APTT 可用于普通肝素的监测和剂量调整,Van de Wetering 等研究显示,肝素的抗凝效应与 APTT 的延长呈正相关,而不是取决于肝素的剂量。但是,APTT 监测不适用于低分子肝素监测,主要是因为低分子肝素中抗 Ⅹa 活性部分清除时间相对较长,与 APTT 延长不一致。因此,小剂量的低分子肝素无法使 APTT 发生改变,但延长的 APTT 提示低分子肝素的剂量可能已经偏大,患者有出血风险,应适当减少低分子肝素的剂量。Sonoclot 凝血分析仪的指标玻璃珠激活凝血时间(gbACT)可以敏感地反映凝血因子的作用,且凝血速率(CR)与凝血酶的形成具有正相关性,二者结合可以较好地反映低分子肝素的抗凝状况。

(二)枸橼酸抗凝监测

枸橼酸抗凝以血滤管路滤器后游离钙 0.2~0.4mmol/L,外周静脉或动脉游离钙 1.0~1.2mmol/L,为安全有效的抗凝范围。首次应用时,第 1 天应每 2 小时监测 1 次,监测 4 次后改为每 4 小时监测 1 次,第 2 天应每 6~8 小时监测 1 次。但单纯监测离子钙水平难以反映枸橼酸根的蓄积。因此,有人提出以血清总钙/离子钙浓度比值作为判断标准,若比值超过 2.25,应该减少枸橼酸的输注,补充钙和碳酸氢盐。

九、抗凝常见并发症及处置

(一)抗凝不足引起的并发症

抗凝不足引起的并发症主要包括透析器和管路凝血、透析过程中或结束后发生血栓栓塞性疾病。

1.常见原因:①患者存在出血倾向而没有使用抗凝剂;②抗凝剂剂量不足;③选择普通肝素抗凝患者,因先天性或因大量蛋白尿引起的抗凝血酶Ⅲ不足或缺乏,降低其抗凝效应。

2.处理:①对于合并出血或出血高风险的患者,有条件的单位应当尽量选择枸橼酸或阿加曲班作为抗凝药物。采用无抗凝剂时应加强滤器和管路的监测,加强生理盐水的冲洗。②CRRT 前对患者凝血状态充分评估,实施过程应严密监测凝血状况的变化,确立个体化的抗凝治疗方案。③有条件单位可以监测血浆抗凝血酶Ⅲ活性,当患者抗凝血酶Ⅲ活性小于 50% 时,可补充血浆抗凝血酶Ⅲ制剂或新鲜血浆后,再给予肝素,或选择枸橼酸钠或阿加曲班作为抗凝剂。④发生滤器凝血后应及时更换滤器,出现血栓栓塞并发症应给予相应的抗凝、促纤溶治疗。

(二)出血

出血的主要原因是抗凝剂剂量不合理以及抗凝剂剂量过大,对于发生出血的患者,应重新评估患者的凝血状态,停止或减少抗凝药物及其剂量,并针对不同的出血给予相应处理。

(三)抗凝剂本身的药物不良反应

1.肝素诱发的血小板减少症(HIT):因使用肝素类制剂而诱发的血小板减少,并合并血栓形成或原有血栓加重的一种病理生理现象。应用肝素类制剂治疗后 5~10d 内血小板下降 50% 以上或下降至 $100 \times 10^9/L$ 以下,合并血栓塞性疾病以及 HIT 抗体阳性可以临床诊断 HIT。处理上予以停用肝素类制剂,并给予抗血小板、抗凝或促纤溶治疗,预防血栓形成。

2.长期使用普通肝素和低分子肝素的常见不良反应有高脂血症、骨质脱钙,此外合并尿毒症性心包炎患者有加重心包填塞的危险,但相对普通肝素而言,低分子肝素发生风险较低。

3.枸橼酸钠的主要不良反应为低钙或高钙血症和代谢性碱中毒。治疗过程应严密监测游离的离子钙浓度、调整枸橼酸钠和氯化钙的输入速度，并采用无钙、无碱、无钠的前稀释液，这有助于减少不良反应的发生。对于合并高钠血症和代谢性碱中毒的患者，应改变抗凝方式，并调整透析液和置换液成分。

（苏　磊，彭　娜）

第十节　连续性血液净化血流动力学监测

重症患者在多种疾病状态下时全身血流动力学(如血压、容量、心排血量等)常发生较大的变化，而全身血流动力学改变又会使肾脏血流动力学发生变化，从而出现肾脏血供异常、肾脏血流量的自身调节和神经体液调节失衡，导致肾脏灌注压降低、肾血管阻力增加、肾血流量减少等病理生理学改变，导致 GFR 下降，诱发肾脏功能障碍。不同疾病状态下全身血流动力学异常主要表现为心脏前负荷降低、心排血量降低或代偿性增加、全身外周血管阻力增高及平均动脉压下降。当各种原因导致患者需要行 RRT 时，其血流动力学变化则更为复杂，临床上常通过监测心率、中心静脉压、动脉血压以及心排血量指数、外周血管阻力指数等了解患者的全身血流动力学状态。而肾脏血流动力学主要包括灌注压力和灌注流量，肾脏灌注压等于平均动脉压减去肾脏组织压力，在肾脏无明显水肿的情况下，肾脏灌注压等于平均动脉压(MAP)减去中心静脉压(CVP)，肾脏灌注通常用肾血流量(RBF)来衡量，但目前对 RBF 尚无准确的临床监测方法。鉴于对肾脏血流动力学参数存在准确监测的困难，临床上常须结合患者的病理生理情况及全身血流动力学的变化间接估计肾脏血流动力学的变化。

CRRT 具有较好的血流动力学耐受性，尤其适合循环不稳定的重症患者，同时 CRRT 本身也会引起患者出现一定的循环波动，也会对血流动力学产生明显的影响。因此，采取合适的血流动力学监测方法，正确解读血流动力学参数，掌握患者血流动力学特征，确定 CRRT 的最佳方案，保持血流动力学的稳定性，可提高重症患者的 CRRT 疗效，降低患者的住院病死率，改善患者预后。

一、CRRT 对血流动力学的影响

(一)CRRT 对血流动力学的有利影响

CRRT 不仅能用于血流动力学不稳定的重症患者，还能改善其血流动力学，其作用表现在：降低患者心率及过快的呼吸频率，增加外周血管阻力，增加心排血量指数，增加平均动脉压，从而减少升压药的使用剂量。

Honoré 等报道一组感染性休克病例，55%患者经 CVVH 治疗后血流动力学改善非常明显，心脏指数、MAP 明显增高，而肾上腺素的用量则明显减少；45%患者心排血量指数、MAP 及升压药用量无明显变化。而这两部分患者的主要差别在于开始 CVVH 的时间及超滤剂量。Mink 等通过动物实验证实，较早地使用 CAVH 的脓毒症动物，CO、心脏做功量等血流动力学参数得到明显改善，而较晚行 CAVH 的脓毒症动物则改善不明显。Cole 等报道脓毒症休克合并多脏器功能障碍患者，采用高容量血液滤过(置换量为 6L/h)者维持血压所需升压药剂量明显低于普通 CVVH(置换量为 1L/h)者，且患者血清过敏介质 C3a、C5a 的下降也更明显。

研究报道，应用 CVVH 治疗重症胰腺炎，患者基本生命体征如心率、血压、体温及呼吸频率明显好转，同时证实患者血清促炎细胞因子水平下降。CRRT 能有效清除重症胰腺炎患者血中胰酶和致病介质，从而改善这些患者的血流动力学、氧合功能、尿量及腹腔高压等情况，并可改善其预后。经临床观察发现，相当一部分患者经 CRRT 后的血流动力学改善显著，但仍有部分患者对治疗无明显反应。除了治疗剂量及治疗开始时间外，CRRT 对血流动力学的作用也可能与所使用滤器膜的超滤系数及吸附性能有关。

目前认为,CRRT 对血流动力学的作用机制可能在于:改善内环境的紊乱,特别是纠正酸中毒,消除炎症介质,清除心脏抑制物质及血管扩张物质,以及大量低温置换液的作用。当然这些作用机制还需更多研究来证实。

(二)CRRT 对血流动力学的不利影响

CRRT 对血流动力学的不利影响包括机体和治疗因素两方面。机体因素包括有效血容量不足、心脏泵血功能衰竭或不全、组织间隙水肿和凝血功能异常等;治疗因素包括滤器影响、开机时的"失血"、置换液性质、液体平衡失调等。

CRRT 对血流动力学的不利影响还表现在:CVVHD 治疗较未行 CVVHD 治疗的外周血管阻力波动大,CRRT 时可以导致低血容量,全身血管收缩,心室收缩力增强。全身血管阻力指数(Systemic vascular resistance index, SVRI)因 CRRT 及 CRRT 时间延长逐渐升高,胸腔内血容量指数(Intrathoracic blood volume index, ITBI)因 CRRT 及 CRRT 时间延长逐渐降低;心室收缩力因 CRRT 及 CRRT 时间延长逐渐增强;心排血量因 CRRT 及 CRRT 时间延长逐渐下降。滤器反应导致低血压,CRRT 时容易发生液体平衡失调。

1. 不同 CRRT 模式对血流动力学的影响

IHD 对血流动力学影响较大,因短时间内血容量降低过快,毛细血管通透性无改善,透析器生物相容性欠佳,可促进炎症的出现,再加之其可清除小分子物质导致细胞内外渗透性失衡,引起细胞内水肿。

CRRT 为持续超滤状态,血容量变化相对较平缓,对流为其主要机制,对渗透压影响较小,滤器生物相容性较好;可清除中分子毒素、炎症介质,有效减轻肺间质水肿,改善氧合功能;清除血管活性物质,增加外周血管阻力;清除心脏抑制因子,提高心排血指数,缓慢调整负荷,增加平均动脉压,减少血管活性药用药剂量。

2. 不同滤器膜对血流动力学的影响

滤器膜与血液接触后可能会发生一些特定的反应,如补体激活、中性粒细胞激活、单核细胞激活、凝血激活、过敏样反应(寒战、发热、休克等)等,这些反应的总和即为滤器的生物相容性。IHD 所采用的透析器膜材料一般为改良的醋酸纤维膜,其生物相容性较差,患者容易发生过敏性反应。CRRT 所使用的血滤器为高分子合成膜,如聚砜膜(PS)、聚丙烯腈膜(PAN)、聚酰胺膜(PA)等,生物相容性较好,较少发生过敏样反应,但少数敏感体质的患者仍可发生过敏样反应。

滤器引起的过敏样反应一般在 CRRT 开始的早期便可发生。Stove 等报道,开始 CRRT 引血循环 4~8min 后,使用 PAN 膜患者的 MAP 下降 6~15mmHg(平均 9mmHg),使用聚砜膜患者下降 5~19mmHg(平均 14mmHg)。同时发现患者开始治疗后血清缓激肽水平也明显升高,而缓激肽升高可引起血管通透性增高、血管扩张,继而产生黏膜水肿、呼吸困难、血压下降等过敏样反应,且缓激肽升高水平与血压下降有明显相关性。许多血液透析相关研究已证实,在血细胞与滤器膜材料接触后即刻,就存在血细胞的激活,生物相容性差的膜激活程度更甚,同时还可能包括补体激活及一些过敏介质的产生(如 C3a、C5a)。这些介质可直接扩张血管,引起血压下降。临床观察到部分使用 AN69 滤器的患者在开始治疗时血液与滤器接触的几分钟内血压明显下降,心率增快,同时出现一过性溶血反应。PAN 膜的表面充有负电荷,会增加缓激肽的产生,因而更容易产生严重的过敏样反应。血膜反应除了与膜材料本身有关外,还可能与管路中残存的可溶性成分有关,如消毒剂环氧乙烷残留。

3. 管路预冲的影响

CRRT 对血流动力学的不良影响除了血膜反应相关因素外,由于体外循环管路需 100~200mL 血液预冲,因此引血上机的过程即相当于患者短时丢失等量血液。对血流动力学已不稳定的患者而言,快速血容量的变化即可引起血压下降。此外,由于 CRRT 中血液与体外循环需交换大量液体,最高可达 100~144L/d,因此机器容量控制中细微的偏差即可能导致患者血容量出现极大的波动,从而引起血流动力学的改变。这种影响主要是治疗误差产生的并发症,而非 CRRT 本身所致。

4. 置换液的影响

CRRT 中置换液使用的碱基也可能对血流动力学产生一定影响。如使用生理性碱基——碳酸氢钠,

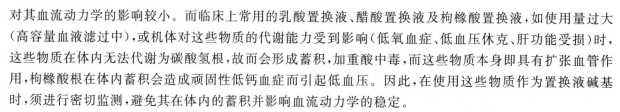

对其血流动力学的影响较小。而临床上常用的乳酸置换液、醋酸置换液及枸橼酸置换液,如使用量过大(高容量血液滤过中),或机体对这些物质的代谢能力受到影响(低氧血症、低血压休克、肝功能受损)时,这些物质在体内无法代谢为碳酸氢根,故而会形成蓄积,加重酸中毒,而这些物质本身即具有扩张血管作用,枸橼酸根在体内蓄积会造成顽固性低钙血症而引起低血压。因此,在使用这些物质作为置换液碱基时,须进行密切监测,避免其在体内的蓄积并影响血流动力学的稳定。

5.容量管理不当

CRRT 期间的容量管理是件非常重要的事情,容量不足或容量过多都会带来不良后果。容量不足会导致低灌注,加重肾脏损伤或增加病死率;而容量过多同样会加重 AKI 的程度甚至影响预后。一般来说,需要 CRRT 的重症患者通常已丧失了液体的自身调节能力,需要完全由临床医师来帮助患者调控液体的出入量。

二、CRRT 的血流动力学监测

CRRT 本身会使一些血流动力学指标的监测受到影响,因此 CRRT 时对容量进行准确评估存在一定困难,这就需要临床医师了解 CRRT 对常见血流动力学监测的影响,并掌握 CRRT 相关的血流动力学监测方法,以提高医生对 CRRT 患者更好的液体管理水平。

(一)CRRT 对常见血流动力学监测的影响

在行 CRRT 期间,患者血液的温度和容量会受到影响,它可能会对肺动脉导管及 PiCCO 等利用温度稀释法进行血流动力学测量的方法产生干扰,影响监测指标的准确性。Heise 的研究说明,在暂停和重新开始 CRRT 的短时间内进行温度稀释法测量会产生明显的误差,而血液的温度处于相对稳定的状态,无论患者处于 CRRT 还是在非 CRRT 状态下,温度稀释法所测的结果都是准确的。

CRRT 可降低 CI 和 ITBVI,对血管外肺水指数(Extravascular lung water index, EVLWI)无影响。有研究针对 32 例 CRRT 患者,比较 CRRT 进行中、CRRT 突然中断及 CRRT 再次进行时的 PiCCO 参数,CRRT 血流量低时,测量 CI、ITBVI 和 EVLWI 无须中止 CRRT;进行 CRRT 时,若循环血流动力学稳定,CRRT 对 CO 数值的影响几乎可以忽略;CRRT 突然中断或重新开始时,需等待体温达到稳态再测量 CO。

重症医学科医师习惯应用乳酸、乳酸清除率或剩余碱来判断组织灌注情况,但乳酸的相对分子质量仅有 90,容易被 CRRT 清除,所以即使血乳酸水平正常也不能证明患者的组织灌注正常。如果采用乳酸盐的置换液,即使患者乳酸升高也不能证明组织灌注一定有问题。同样,由于在行 CRRT 的过程中常使用碳酸氢盐置换液,即使剩余碱异常,也不能证明患者组织灌注有异常。

(二)前负荷及容量指标的监测

目前评价心脏前负荷的指标很多,如中心静脉压、肺动脉楔压(Pulmonary artery wedge pressure, PAWP)、全心舒张末容积(Global end-diastolic volume, GEDV)、每搏量变异(Stroke volume variation, SVV)、下腔静脉呼吸变异等,但没有一种最佳的黄金指标能完全准确地评价心脏前负荷。而且,在行 CRRT 时,这些指标的准确性可能会受到一定的影响,因此需要结合患者的临床情况及其他指标,综合判断患者容量是否不足或过多。CVP 是评价前负荷的常用指标,观察其动态变化能够比较准确地评价 CRRT 时患者血容量的相对变化,有利于指导脱水速率的调整。

但目前研究认为,CVP 和 PAWP 不能用于准确评价患者的容量状态,如在心肌顺应性明显降低的情况下,较少的容量改变也会引起 CVP 和 PAWP 的明显增加。而近年来关于脓毒症患者 EVLWI 方面的研究表明,EVLWI>7mL/kg 组的患者其 28d 生存率低于 EVLWI<7mL/kg 组的患者,EVLWI 高低与患者 28d 生存率呈负相关。因此,临床可以动态监测 EVLWI 变化来评估患者的容量状态,通过调整 CRRT 脱水量,结合 EVLWI 指标更好地做到液体平衡及累计液体负平衡。

(三)被动抬腿试验评估监测

NICOM 无创心排血量监测引导的被动抬腿试验(PLR)可以很好地评估患者的容量反应性。

NICOM 是近年来新出现的无创血流动力学监测技术,NICOM 引导下的 PLR 是通过对 PLR 前后 ΔCI 变化来进行评判的,若其>10%,表明患者具有较好的容量反应性,可以继续补液;相反,PLR 前后 ΔCI 变化<10%,表明患者容量反应性较差,不能补液。CRRT 期间监测的 PLR 结果有助于指导 CRRT 方案的确定,并及时调整脱水速率。

(四)液体平衡与累积液体平衡

液体平衡指的是患者总入量和总出量的差值,一般不包括不显性失水。累积液体平衡指的是一段时间内的液体平衡之和。液体平衡及累积的液体平衡与患者的预后相关,可作为治疗的目标。液体过负荷一般指累积液体平衡(用体重超过入院时基线体重的百分比代替),截断值为 10%,即累积液体平衡超过 10% 会影响患者的肾脏功能和预后。因此,液体平衡及累积液体平衡的监测对行 CRRT 的重症患者来说尤其重要。其实这是 ICU 的一项基本监测,实施起来并不困难。应该把单位时间内的液体平衡作为一个治疗目标,从而防止液体持续过度正平衡引起的容量过负荷或累积液体负平衡引起的低灌注的发生。

(五)其他容量监测方法

RRT 时的容量监测方法还包括相对血容量(RBV)监测、生物阻抗向量分析(B1VA)、生物标记物(如心肾综合征时采用 BNP)、评价细胞外液的全身 BIS 等。一些透析设备还实现了在线连续监测血容量相对变化和温度控制,大大增强了 RRT 过程中的安全性。目前,这些较新的容量监测方法尚未在 CRRT 领域普遍开展。有理由相信,随着技术的发展和临床需求的增加,容量的自动监测和调节很可能会出现在新的 CRRT 机型上。

(六)休克患者 CRRT 时的监测

休克患者在行 CRRT 时,对其进行血流动力学监测及容量评估存在一定困难。首先,CRRT 本身会使一些血流动力学指标的测量受到影响,血滤时温度的影响、凝血功能的影响、血流速度及容量的改变等都会影响血流动力学监测,从而影响医生对容量的准确评估判断;如 PiCCO、肺动脉导管等利用温度稀释法的血流动力学监测手段、CVP 的测量等,其准确性均会受到 CRRT 的干扰。其次,目前常用的对组织灌注进行评价的指标,如乳酸、乳酸清除率及剩余碱等,也会受到 CRRT 的干扰,导致无法准确判断组织灌注是否合适。因此,休克患者行 CRRT 时,需要对休克患者的生命体征、临床状况(有无水肿或肺水肿)、血流动力学指标以及近期的液体平衡情况进行综合评估,以准确地设定液体平衡的目标。

三、CRRT 时的血流动力学管理策略

重症患者对液体管理要求很高,既不能出现容量不足的情况,也不能出现容量过负荷的情况,这就需要严密监测血流动力学指标,及时了解液体容量变化。CRRT 如果使用不当,很容易发生液体大入大出的情况,严重时会导致血流动力学不稳定或医源性肺水肿等极端情况的出现。因此,临床上针对 CRRT 过程中每个环节的要点,都应该做到细致入微,以减少或消除一切不利于血流动力学稳定的因素,并严格管理液体容量,维护好液体平衡,优化 CRRT 方案。

CRRT 开始引血时会引起一定的循环波动,这与 CRRT 开始引血时的容量改变有关,还包括早期的生物相容性反应等。容量问题不仅仅在 CRRT 起始阶段显得非常重要,在整个 CRRT 期间也是最基本和最重要的。尤其对于休克患者,其本身的容量管理就非常棘手,容量调节区间非常窄,若容量稍微处于负平衡状态,则休克就可能加重;若容量稍微处于正平衡状态,就可能加重肺水肿。若并发 AKI 时开始 RRT,情况就更加复杂了。可见休克患者在 CRRT 期间离不开精确的血流动力学监测,因此需要选用恰当的血流动力学监测手段,动态评估患者的容量状态,滴定式调节脱水速率,使患者的容量达到最优化,从而保证休克治疗的顺利进行。

对休克患者采取 CRRT 的起始阶段一定要注意操作方式和技巧,可采用以下组合方案:①采用循环管路动静脉双连接的方法,即同时连接体外管路的采血端和回血端至血管通路导管上,以避免 CRRT 开始时体内的容量下降。②设定血泵的初始速度为 50mL/min 的速度以缓慢引血,直至管路充满血液。

③每1～4分钟增加泵速50mL/min,直至150～200mL/min。这样一方面可以利用管路中已预冲的晶体来替换体内血液,减少血容量的变化;另一方面,也可以降低血流,即降低体内血液减少速度。针对RRT过程中容量变化所带来的影响,在上机时,如果患者血流动力学极不稳定,可以采用胶体,甚至新鲜全血预冲体外循环管路,这样上机时就基本不影响患者本身的血容量。为进一步减少休克患者行CRRT时血压下降的情况出现,还可以尝试以下措施:如在CRRT开始前经验性地扩容或增加升压药物的剂量;CRRT开始的第1个小时实施零脱水量等。

为了减少血膜反应,一方面应尽量选用生物相容性良好的滤器,另一方面可采用大量等渗盐水(2000mL)不断冲洗滤器,使其中残留的可溶性成分减少。此外,采用胶体预冲体外循环回路,在一定程度上也可减少血膜反应,因胶体与膜接触后,蛋白可吸附在膜表面,形成一层膜蛋白,这样在一定程度上可减少血细胞与膜本身的直接接触。在置换液选择上,应尽量选用生理性碱基。即使选用其他碱基,在密切监测情况下,一旦发现碱基有体内蓄积可能,也应立即换用生理性碱基。

为了更好地调控行CRRT的重症患者的液体平衡,需要做到以下几点:第一,要设定合理的液体平衡目标。液体平衡目标的正确设定离不开对患者容量状态的准确评估,而要正确地评价患者的容量是否充足,则必须要对患者的血流动力学和脏器功能进行连续、准确的监测。这些监测包括患者的生命体征、每小时的液体出入量、评价前负荷的指标(如CVP等)、相对血容量、组织灌注的指标及患者的脏器功能等。需要根据上述监测结果,准确地设定适合患者的液体平衡目标。第二,我们要根据所设定的液体平衡目标和连续监测指标的变化,对CRRT的净超滤率(脱水速率)进行滴定式的调整:在出现容量不足的趋势时,即应降低脱水速率;在出现容量增加趋势时,即应增加脱水速率。不要等到低血容量性休克或肺水肿等极端情况出现时再去处理。所设定的液体平衡目标不是一成不变的,需要随患者的病情变化做相应的调整。

四、小 结

目前,对重症患者在行CRRT期间的血流动力学监测及管理仍是个难题,没有统一的规范流程。如何更好地监测CRRT过程中血流动力的学变化,保证患者CRRT期间血流动力学的稳定,避免容量过多或过少情况的发生,这就需要结合患者综合情况来决定最佳的治疗方案,包括原发疾病的控制、休克的纠正、心脏功能状态、其他脏器功能损伤情况等,以制订合适的RRT模式、前后置换剂量、抗凝方案选择、出入量及脱水方案设定,选择合适的血流动力学监测方法,能无创血流动力学监测的就不选择有创监测方法,也可以先行无创监测,再行有创监测,最后再行无创监测。通常在行RRT的起始阶段,宜采用较低的血流量,之后逐步增加血流速度,直至血流动力学稳定后再设定具体的目标血流速。而就前后置换来说,前置换能获得更高的超滤量,减少滤器管路凝血,这对高容量CVVH而言尤为重要;对于多次发生滤器凝血的患者,应该考虑前稀释;体外清除受限时,在血流动力学稳定情况下可以实施联合后稀释。尽管RRT技术发展迅速,应用范围广泛,在很多疾病治疗过程中显示出较好的优越性,如重症患者尽早达到液体负平衡能改善患者的预后等,但有很多问题仍未解决,尤其RRT过程中血流动力学改变的病理生理机制复杂,不同疾病导致的血流动力学改变及RRT临床疗效不确定,每一例患者个体的血流动力学及容量变化也不相同,因此将来需要更多的前瞻性、多中心、随机对照大型临床研究,以明确不同疾病RRT的疗效,优化CRRT患者血流动力学监测,给出优化的CRRT血流动力学监测方案及管理策略,从而为今后重症患者RRT提供有力的证据。

（严　静,蔡国龙）

第十一节　连续性血液净化容量管理

在CRRT中,血液与体外循环交换大量液体,最高可达100～144L/d,即使容量控制中出现细微的偏差,也可导致患者容量出现极大的波动;且大部分重症患者存在心血管功能不全的情况,对容量失衡的耐受性较差。RRT 过程中监测体液量的目的是恢复患者体液的正常分布比。严重的体液潴留或液体正平衡可导致病死率升高,而过度超滤体液也会诱发有效血容量缺乏,因此严密监测患者的容量状况,提高 CRRT 的容量管理水平,对提高重症患者 CRRT 的耐受性及增强疗效有着非常重要的意义。

一、重症患者容量失衡及危害

(一)液体过负荷对机体的影响

Vincent 等在 24 个欧洲国家 198 个 ICU 进行的回顾性观察研究显示:ICU 病死率除与脓毒症的发生率相关外,还与年龄和液体正平衡密切相关。美国一项儿科 ICU 单中心回顾性研究显示,患者在行 CRRT 前的液体过负荷程度越重,其病死率越高。新近研究显示,对严重脓毒症或脓毒性休克患者,每日液体正平衡>7d 与其病死率呈显著正相关,这意味着液体过负荷对预后有重要的影响。

重症患者由于血管通透性增加,不能维持有效的血浆胶体渗透压,当肾脏本身或者 RRT 排出血管内液体时,血管再充盈不足,引起间质水肿。过多地使用 0.9% 生理盐水可以引起相对或绝对的高氯血症,导致肾血流量减少并影响钠的排泄,加重水钠潴留。液体过负荷及内脏水肿可致腹内高压(Intra-abdominal hypertension,IAH)。腹内高压会引起肾静脉压升高,肾血流量减少,鲍曼氏囊压增加。同时,由于肾间质水肿,可以引起肾静脉和毛细血管内压力不同程度地增高且不对称,最终导致肾血流量和 GFR 下降,明显增加了发生 AKI 的风险。

液体负荷过多、间质水肿会影响氧输送和代谢物排泄,从而破坏组织结构,导致毛细血管和淋巴回流障碍,细胞间的相互作用破坏后又会进一步造成器官功能障碍。有包膜的器官(肝肾)间质压力增高、血流量下降;心肌细胞水肿破坏心室传导,且会影响氧输送;对胃肠道、创伤愈合和凝血功能均会造成不利的影响。过度的液体复苏对肺的不利影响也许是最明显的,可以造成急性肺水肿或者假性 ARDS。一些关于 AKI 的回顾性和前瞻性研究已经提供了大量关于液体正平衡与肺功能不良结局的相关证据。FACCT(液体和导管管理治疗试验)项目是迄今为止最大的一项多中心、随机对照试验。该研究显示,ALI 患者控制性液体管理组需要接受 RRT 的比例(10% vs 14%,P=0.06))明显低于自由液体管理组,且后液体管理组并发 AKI 的患者具有更高的病死率(见图 3-7)。

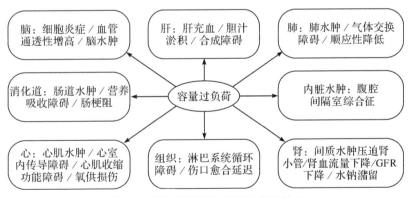

图 3-7 容量过负荷对脏器功能的影响

(二)容量不足对机体的影响

重症患者的容量不足非常普遍。既往研究显示,ICU 患者约有 50% 的患者存在容量不足的情况。临床上引起重症患者容量不足的原因有很多,有显性丢失如腹泻,不显性丢失如毛细血管渗漏等。这些患者中有绝对性低血容量的情况,如失血、液体丢失、严重创伤、大面积烧伤、严重腹泻、呕吐等所致血浆或其他液体丢失;也有相对性低血容量的情况,如血管扩张,而血管扩张有可能与某种疾病有关,也有可能与治疗药物有关。

重症患者在 RRT 开始时,若存在血液循环速度过快或单位时间内超滤量过快(每千克体重 30mL/d)、置换液性质（温度高、低钠、低渗）、生物不相容性、不正确使用降压药等因素，都将导致机体容量不足。机体容量不足可引起有效循环血容量减少，回心血量不足，导致心排血量减少和动脉血压降低。颈动脉窦及主动脉弓上的压力感受器对平均动脉压及脉压下降甚为敏感，会反射性引起交感神经张力增高，导致肾上腺髓质系统兴奋，从而引起小血管收缩，外周阻力增高，同时对心肌有正性肌力作用，会出现代偿性心动过速和收缩力增加。容量不足可引起机体组织、器官灌注不足，会引起功能代谢改变及血流动力学障碍，出现低血容量性休克。其内涵包括：代谢性酸中毒可降低血管平滑肌对儿茶酚胺的反应性，使血管收缩的代偿功能降低；功能性细胞外液容量减少，使有效血容量降低，加重组织灌注不足。

二、伴 AKI 重症患者的液体管理病理生理学基础及容量管理策略

（一）液体管理的病理生理学基础

对于继发性 AKI 患者液体治疗的理论基础大多基于肾前性肾衰竭和急性肾小管坏死（Acute tubular necrosis，ATN）的分类方法。重症患者最初出现少尿与 GFR 下降及水钠潴留有关，发生 AKI 则是心排血量下降、低血压和神经内分泌反应激活的结果。肾脏功能早期是可逆的，当肾缺血和肾毒性持续存在时，则会导致肾小管损伤，即 ATN。在此情况下，通过大量补液能够逆转肾缺血和稀释肾毒性物质，以避免 ATN 的发生或预防肾脏再损伤。以往关于肾前性肾衰竭和 ATN 的鉴别诊断多借助尿液生化和显微镜检查来评估，然而相关研究显示，运用这些指标作为诊断的依据是不充分的。重症监护病房 50% 以上的脓毒症患者会出现 AKI，这些指标并不能证实是否存在 ATN。

肾缺血在 AKI 发病中的确切机制尚不清楚。尽管肾皮质区的氧输送量相对于其代谢需求存在相对不足的情况，但随着肾损伤的发生和 GFR 的下降，肾小管对钠离子的转运能力下降和代谢活性减低；即使总体肾血流量出现下降，血氧含量却是升高的。此外，一些重症 AKI 患者明显缺乏肾小管损伤的组织病理学证据，还不足以说明肾缺血和血容量不足是肾损伤的原因。最近一项动物实验表明，几乎全部的肾脏缺血患者并未发生肾损伤。相关研究也提示，对于脓毒性相关 AKI，其机制可能与传统的肾缺血观点相左，可能与早期肾小管扩张、肾脏充血、炎症介质和细胞凋亡相关。尽管 ATN 的概念正在遭到质疑，但 AKI 患者少尿和低血压的出现必然需要通过补液才能促进利尿，并保证心排血量和血管充盈。越来越多的证据表明，当患者液体正平衡达到体重的 5%～10%，将增加器官功能障碍和外科常规手术后不良事件的发生率，且不能改善肾脏功能。今后，AKI 患者液体管理策略的制订会随着理论基础和实践的进展而不断变化。

（二）容量管理策略

重症患者复杂的病理生理学改变，再加上治疗及管理上的小偏差，极易引起患者病情的极大波动，故治疗过程对容量的容量管理管理提出高要求亦是显而易见的。常规的液体管理策略也许并不能满足重症患者的要求，同时疾病的不同也要求对患者实施个体化的液体治疗策略。以下重点介绍 AKI 患者的液体治疗策略。

1. 控制性液体复苏

尽管纠正血容量不足是必要的，但在许多情况下心脏前负荷恢复后血压和心排血量并未恢复正常，有创血流动力学监测有助于指导医生采取针对性措施，如使用血管加压素和（或）强心药，采取积极的液体控制性液体复苏可以减少后期的液体需要量。目前有许多方法用于评估机体的前负荷程度，不仅可以用于确定机体是否处于前负荷状态和心排血量是否足够状态，还可以判断停止液体复苏的最佳时机。许多证据表明，在全身血管处于舒张状态下使用血管加压素等来恢复血压，可以增加肾血流量，并恢复尿量。

2. 液体选择

目前，对重症患者补液的液体种类的选择尚存争议。白蛋白是天然的血浆蛋白，人体约 70% 的胶体渗透压是由其产生的，这对血容量的维持至关重要的。一项荟萃分析表明，相较于用晶体液进行复苏，

用含白蛋白液体进行复苏可使患者的绝对死亡风险增加6%。但SAFE研究表明,尽管白蛋白在重症患者中的应用效果并不优于0.9%生理盐水,但其也不增加肾损伤及RRT的风险。另一项以脓毒症患者为研究对象的多中心随机试验结果表明,白蛋白组患者28d病死率较生理盐水组略有降低。因此,2012年版脓毒症指南建议,当需要大量晶体液复苏时,可以应用白蛋白治疗,但该项措施的推荐级别较低。然而,ALBIOS这项继续探究重症感染时液体复苏使用白蛋白疗效的研究,尽管发现了白蛋白使用组的MAP优于晶体液,但两组的主要终点事件(28d病死率和90d病死率)均无显著差异。

羟乙基淀粉(HES)被广泛用于治疗低血容量,相较白蛋白更为价廉。近年来有多项多中心随机临床试验研究HES在严重感染及感染性休克患者中的应用。结果显示,RRT复苏与晶体液相比并未能提高患者生存率,反而可能增加患者90d病死率、肾损伤风险及肾脏替代治疗率。2012年脓毒症指南推荐选择晶体液进行液体复苏,并应避免选择HES。但最新的一些研究结果又表明,掌握好适应证及复苏剂量,胶体复苏仍具有优势,胶体复苏能改善患者脏器功能及降低病死率。因此,在补液时应选择晶体液还是胶体液的争论仍将持续。

2012年KDIGO指南推荐在没有失血性休克的情况下,建议应用等张晶体液作为治疗AKI患者或AKI高危患者的首选扩容治疗措施,而不推荐首选胶体液(白蛋白或淀粉类)。

3. 液体排出

除限制液体摄入外,排出液体期间进行一些生理评估同样重要。排出液体过多或超过血管充盈速度会造成血容量不足、心排血量下降,进而加重肾脏损害。AKI患者血肌酐水平的变化并不能准确反映肾脏功能的状况,甚至可能受RRT的干扰。在AKI初期,通过监测一些新的肾损伤标志物进行早期干预,可以最大限度地恢复肾脏功能。运用生物电阻抗技术对细胞外容量进行定量可以避免液体排出过多;脑钠肽及相关分子物质作为充血性心力衰竭的生物标志物已经应用于接受RRT的患者,并与超声心动图和生物电阻抗法的测量结果相关联,有助于判断液体负荷过多的程度。

4. 保持液体平衡

重症患者给予静脉补液后,几乎总会出现液体正平衡和组织水肿的情况。一项关于烧伤患者的研究显示,传统的液体治疗与患者的不良预后相关。对于低血压和少尿患者,需要在对血流动力学进行全面评估后确定补液量,血流动力学稳定后尽可能保持出入量平衡甚至负平衡。

对于AKI患者,常需要针对电解质紊乱、肾脏功能减退和少尿等复杂情况使用袢利尿剂,但并未显示出该项治疗方案的益处或是否可早日脱离RRT,反而会造成肾脏功能恶化、高钠血症或根本无效的结果。然而,Grams等认为利尿剂用于治疗重症患者至少是安全的,并且可以通过达到液体负平衡来提高患者的生存率。SPARK研究是关于使用利尿剂治疗早期AKI的随机、双盲、安慰剂对照试验,结果显示,利尿剂治疗并未使早期AKI患者获益。2012版KDIGO指南不推荐将利尿剂作为预防AKI发生的手段,同时指南也指出除非出现容量过负荷,否则不建议使用利尿剂治疗AKI。传统IHD被证实与透析低血压相关,CRRT则表现出许多理论上的优势,持续、缓慢、低速超滤有利于血管再充盈,且能保持液体平衡和维持血流动力学稳定,从而提高肾功能恢复率。下面就CRRT的容量管理、机制、目标及监测等方面作进一步阐述。

三、CRRT 清除水和溶质机制

(一)水清除机制

CRRT水清除的机制为超滤。液体在静水压力梯度或渗透压梯度作用下通过半透膜的运动称为超滤。透析时,超滤是指水分从血液侧向透析液侧移动;反之,如果水分从透析液侧向血液侧移动,则称为反超滤。

(二)溶质清除机制

CRRT溶质清除的机制包括弥散、对流和吸附。

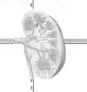
1. 弥散

溶质依靠浓度梯度从高浓度一侧向低浓度一侧转运,这种现象称为弥散。溶质的弥散转运能源来自溶质的分子或微粒自身的不规则运动(布朗运动)。

2. 对流

溶质伴随溶剂一起通过半透膜的移动,称为对流。溶质和溶剂一起移动,是摩擦力作用的结果。不受溶质相对分子质量和其浓度梯度差的影响,跨膜的动力是膜两侧的静水压差,即所谓溶剂的牵引作用。

3. 吸附

通过正负电荷的相互作用或范德华力与透析膜表面的亲水性基团选择性吸附某些蛋白质、毒性物质及药物(如 β_2-微球蛋白、补体、炎症介质、内毒素等)称为吸附。所有透析膜表面均带负电荷,膜表面的负电荷量决定了吸附带有异种电荷蛋白的量。在 CRRT 过程中,血液中某些异常升高的蛋白质、毒性物质和药物等选择性地吸附于透析膜表面,能使这些致病物质被清除,从而达到治疗的目的。

四、CRRT 容量管理的分级

CRRT 进行最佳的体液平衡管理,应考虑 3 个关键因素:①何时开始治疗;②如何制订并提供治疗处方;③如何监测疗效和避免并发症的发生。

(一)何时开始治疗

CRRT 开始治疗时机是一个持续争议的话题,多数研究更倾向于早期开始 CRRT。有研究报道,液体过负荷是 CRRT 开始治疗的重要时机,但需要随机对照试验来验证。容量过负荷包括以下几种情况:①严重的高容量过负荷伴利尿剂抵抗,如急性左心功能不全致肺水肿,常规利尿剂无效;②容量过负荷致肾功能损伤。有研究显示,早期行 CRRT 能更好地控制水、电解质及酸碱平衡,促进肾功能恢复,从而改善患者的预后。

(二)常用治疗模式

重症患者容量出现过负荷时,常用的血液净化模式包括 CRRT、IHD 和 PIRRT。①CRRT 的常用模式有缓慢连续性超滤(Slow continuous ultrafiltration, SCUF)、CVVH、CVVHDF 等。根据 2012 版 KDIGO 指南,存在血流动力学不稳定、急性颅脑损伤、颅内压增高或弥漫性脑水肿的患者,建议使用 CRRT。其中,SCUF 指通过单纯超滤缓慢地清除体内过多液体,与此同时,水分又从细胞间质内转移到血管内,促进体液平衡分布。传统的治疗理念认为,采用 SCUF 治疗心力衰竭,可以避免大剂量利尿剂对肾脏血流动力学的不良影响,尤其是对交感神经系统和 RAAS 的激活。但因 SCUF 无法有效清除溶质,故适用于单纯容量过负荷,而无合并血肌酐、尿素氮等代谢产物蓄积等情况下。②IHD 的主要优势是经济性、可操作性和有效性。迄今为止关于 CRRT 与 IHD 疗效比较的荟萃分析也多得出阴性结论,即两者疗效相似,但仍有研究认为其在纠正容量负荷上明显劣于 CRRT。③PIRRT 是介于 CRRT 和 IRRT 之间的治疗模式,被认为综合了 CRRT 和 IRRT 的优势,但其有效性还有待研究予以进一步证实。总之,CRRT 和 IHD 并不是相互对立的,而是统一互补的两种治疗模式,CRRT 设备和技术要求高、费用昂贵,对处理血流动力学紊乱的重症患者有明显优势;而 IHD 成本相对较低,且对于处理单纯容量负荷的 AKI 患者往往也能达到比较满意的效果,临床应用中可根据医院设备、患者自身情况、经济条件等因素综合考量。

(三)治疗参数设置

治疗剂量的选择很重要,若脱水不够,高容量负荷状态不能有效缓解;若脱水过度,又将加重肾缺血及肾脏损害。因此,超滤脱水速度不能高于血浆再充盈速度,否则会导致 RAAS 系统进一步被激活,从而导致有效循环血量不足,进一步加重肾脏损害。相关文献报道指出,脱水速度通常在 $100\sim500\text{mL/h}$,开始速度要慢,耐受后可逐渐增快。在脱水过程中,应密切监测患者的循环容量状态,包括症状、体征、血细胞比容、血压、CVP 等变化,如出现明显的血液浓缩或低血容量状态,应考虑及时终止脱水治疗。

(四)液体平衡的三级管理水平

对于重症患者,为了更好地制订超滤处方并提供正确的超滤量,操作者需了解 3 个方面特性:①对超滤过程和 CRRT 的独特性有足够的了解;②掌握患者基本的临床情况;③密切监测超滤后患者的心血管反应。鉴于所有 CRRT 治疗机的固有模式,可以采用 3 种不同程度的液体管理水平来制定超滤处方(见表 3-13)。

1. 一级水平

一级水平是最基本的液体管理水平,一般以 8～24h 作为 1 个时间单元,估计 8～24h 内应去除的液体量,然后计算超滤率以设定超滤量。该级水平的液体管理是从整个时间单元来看患者是否达到预定的容量控制目标,但可能在某一时间点的容量状态存在一定波动,故一级水平的液体管理适用于治疗变化小,血流动力学稳定、能耐受暂时性容量波动的患者。

2. 二级水平

二级水平是较高级的液体管理水平,不仅要求从整个时间单元来看达到最终的容量控制目标,而且还要求在每一时间段都能达到容量控制目标。首先将总体容量控制目标均分到每一时间段,以此确定超滤率,然后根据即时的液体输入量来调整超滤率,以保证每小时患者都达到液体平衡,避免患者在某一时间点出现明显的容量波动现象。因此,二级水平需要每小时进行计算和调整,以完成每小时的液体平衡,最终实现 24h 的液体平衡。二级水平的液体管理适用于治疗计划变化大、血流动力学不稳定、难以耐受容量波动的患者。

3. 三级水平

三级水平扩展了二级水平的概念,需要调节每小时液体的净平衡,从而达到要求的血流动力学指标。此级水平根据血流动力学指标,如中心静脉压、肺动脉压或平均动脉压,来调整液体出入量,以达到更符合生理要求的最佳容量状态(见表 3-13)。

表 3-13　CRRT 三种液体管理水平比较(＋～＋＋＋＋)

	一级水平	二级水平	三级水平
操作简便性	＋＋＋	＋＋	＋
达到液体平衡	＋	＋＋＋	＋＋＋
调节容量变化	＋	＋＋	＋＋
CRRT 支持功能	＋	＋＋	＋＋＋
护理工作量	＋	＋＋	＋＋＋
液体平衡出错机会	＋＋＋	＋＋	＋
血流动力学不稳定性	＋＋	＋＋	＋
液体过负荷	＋＋＋	＋	＋

在 CRRT 过程中,应及时识别血容量减少或增加的迹象,因此只有超滤处方是不够的,操作者应根据实际情况及时调整超滤率,提倡使用二级或三级体液管理水平策略,以优化和患者临床状态相称的液体清除率。

五、CRRT 的容量管理策略、目标及监测

(一)容量管理策略及目标

理想的液体控制包括无限移出液体的能力、调节液体的摄入以及移出液体的速度可变。CRRT 实施过程中总体容量管理策略:清除过多液体,恢复患者体液的正常分布比,不影响心排血量;维持液体平衡,防止正水平衡;维持肾小球正常滤过,保证尿量。CRRT 实施过程中总体容量管理目标:以目标为导向的滴定治疗,制定患者溶质清除目标及液体平衡目标;设定置换液以达到溶质清除目标,设定超滤量以达到液体平衡目标,调整治疗参数以达到净平衡目标。

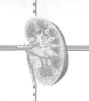

1. 确定客观的液体平衡目标

即单位时间内要求实现的液体平衡要求,包括出超、平超和入超 3 种动态情况的把握。同时,必须对患者的容量状况进行正确评估(包括机体总水量、循环量及细胞外液量),确定当日容量管理的目标,包括总体负平衡、总体平衡、机器零平衡、总入量、总出量、出超量、净出超滤、超滤率等。

总体负平衡:脱水治疗运用于所有液体超负荷的少尿或无尿患者。总体平衡:患者的容量状况在正常范围,或前期脱水后容量超负荷状态纠正后,患者的容量需要维持在平衡状态,也就是目标为"0"的平衡状态。机器零平衡:对于急性肾衰竭的恢复期以及部分非肾衰竭重症患者,其尿量已恢复,可以维持自身的液体平衡,血液滤过仅仅用于清除机体代谢产物或炎症介质。列出当天治疗所需液体的总量(总入量):包括补充的晶体、胶体、血液制品、肠内肠外营养以及其他治疗所需的液体量;对于重症患者,应将静脉或肠内治疗液体通过输液泵均匀地输注。列出当日液体的估算排出量(总出量):包括尿量、各种引流管的丢失量以及胃肠道的丢失量(通常参考前 1d 的各种引流量)。确定出超量:根据机体液体总平衡的目标,确定净出超量。净出超量=目标平衡量+(总入量−总出量)。确定净出超率:净出超率=净出超量/拟进行血滤的时间。确定超滤率:超滤率=置换率+净出超率。

2. 准确评估单位时间内患者液体的平衡状态

患者在 CRRT 过程中的液体平衡包括治疗相关的置换液输入量、碳酸氢钠输入量、抗凝剂和钙制剂的输入量。冲洗管路及滤器的生理盐水量以及患者本身的出入量如外周输入量、口入量、尿量、引流量及非显性失水量,应根据治疗及患者体内的容量的最终变化结果评估液体平衡。

3. 准确计算单位治疗时间内的液体平衡

在为重症患者实施 CRRT 时,需要实施二级甚至三级液体管理水平策略,在每小时内甚至需要多次地进行评估。因此应设计满足观察、记录、评估 CRRT 效果的记录单,结合 ICU 等特护记录单计算未来单位时间的液体平衡实施情况。

4. 准确设置、及时调整置换液、透析液的输入以及超滤速度

由于治疗的持续时间、患者病情的可能变化、治疗实施护士的交接以及系统平衡的误差均会影响液体平衡的结果,因此应建立定时检查记录结果的准确性,保证观察的及时性、调整的科学性检查制度。

(二)容量监测

重症患者在行 CRRT 过程中易发生血流动力学不稳定,特别是 IHD 治疗时发生率更高。在行 CRRT 过程中,平均动脉压(MAP)和全身血管阻力(SVRI)可逐渐升高,同时也允许第三间隙的液体缓慢地转移回血液循环,从而保持正常的前负荷。重症患者常伴有体液潴留而需保持负水平衡,但是在负水平衡开始过程中必须密切监测血流动力学,防止引起医源性有效容量缺乏导致的组织器官低灌注。

1. 常规容量监测手段

(1)中心静脉压(CVP):可反映患者有效循环血容量的负荷及右心功能情况。在血流动力学发生急剧变化的情况下,结合血压、脉搏等其他的循环指标,连续观察患者的 CVP 变化,对判断患者的心功能、血容量以及外周静脉压状况均具有较高的临床实用价值。对于有自主呼吸的患者,可以采用 CVP 作为评价心脏对容量反应的指标。相关研究指出,CVP 能较为准确地预测患者对容量负荷的反应,但是 CVP 在反映左心前负荷方面仍然存在一定的局限性。此外,其他因素如心率、肺静脉压、左心室顺应性、胸腔内压等也会影响 CVP 的测定。因此,在 CRRT 期间,CVP 的单个测量值意义不大,但是如果在参考基线水平的基础上观察其动态变化对 CRRT 容量管理具有一定价值。

(2)氧代谢及乳酸水平监测:重症患者常常会出现病理性氧供依赖现象,提高氧输送是对休克进行支持治疗的基本原则。为提高急重症患者组织的氧代谢水平,我们应做到以下几方面:寻找最佳的呼吸与循环支持匹配使 Qs/Qt 减小到最低;提高患者的心排血量;适当提高血红蛋白含量,从而提高携氧量;改善组织水肿,改善全身微循环。乳酸常常被用作监测患者组织灌注改善的指标,但在 CRRT 期间乳酸极易被 CRRT 清除。另外,由于受到置换液中乳酸盐应用的影响,患者血乳酸水平升高,但并不一定能证明组织灌注有问题,所以血乳酸水平并不能正确反映患者的组织灌注情况。

（3）肺动脉气囊漂浮导管（Swan-Ganz 导管）：自 Jeremy Swan 和 William Ganz 等在 20 世纪末期发明肺动脉热稀释导管（即 Swan-Ganz 导管）以来，其一直作为血流动力学诊断的"金标准"而在世界范围内被广泛使用。Swan-Ganz 导管主要用于对各种重症患者进行血流动力学监护，主要是基于"肺小动脉嵌入压≌肺静脉压≌左房压≌左室舒张末压≌左室舒张末容积"这一生理假设，以实现压力监测从而反映患者的容量状态。由于肺动脉楔压（PAWP）是通过压力代容积方法来反映心脏前负荷，因而很容易受到机械通气、心室顺应性、血管张力等因素的影响，这在临床上给医护人员对患者容量状况的准确判断带来困难。研究显示，PAWP 会增加患者并发症的发生，从而增加患者的病死率。但也有研究指出，在危重症治疗中，PAWP 对患者的总住院天数、ICU 住院天数、器官支持治疗时间以及病死率均无影响。研究者分析认为，重症患者不能从 Swan-Ganz 导管的监测中获益，主要原因可能是对医务人员缺乏全面、系统的培训、医务人员对 PAWP 数据的误解，以及对这类患者采取过于激进的治疗措施等。因此，对于判断支持的目标或终点往往不能依据单一监测指标。另外，单一静态监测指标常存在临床监测结果与患者真实血流动力学状态不一致的情况，故给重症患者血流动力学状态的判断分析及治疗反应的评价带来困难。

（4）PICCO 容量相关指标：经肺热稀释技术是近年来应用于临床的一项微创血流动力学监测技术，它结合了经肺温度稀释技术和动脉脉搏波形曲线下面积分析技术。PICCO 可测量胸腔内血容量指数（ITBVI）、全心舒张末容积（GEDV）、血管外肺水指数（EVLWI）等量化数据，也可测量连续心脏指数（CCI）、连续心排血量（CCO）、每搏输出量变量（SVV）等连续监测的数据。这些容量指标能够反映机体容量状态指导临床容量管理。将这些变量联合起来，可为临床医生展示最完整的血流动力学状态图，而且这些有效的参数与 Swan-Ganz 导管获得的参数相比，具有更便捷、更全面及更容易的优点。若同时输入 PaO_2，还可计算氧消耗、氧摄取率、氧输送等氧供需平衡的指标。在 CRRT 期间，由于患者的血液温度和容量状态发生改变，可能会对 Swan-Ganz 导管、PICCO 等利用温度稀释法原理监测血流动力学技术产生干扰，进而影响监测指标的准确性。然而，相关研究显示，在 CRRT 期间，采用热稀释法监测血流动力学的准确性较高。本科研究组研究显示，PICCO 容量指标（ITBVI、GEDV 等）可以准确、可靠地评估重症感染患者 CRRT 期间的容量状况，有效地指导行 CRRT 的重症感染患者的容量管理。

（5）重症超声：是由重症医学医师操作的在重症医学理论指导下的超声检查，既包括对患者主要问题的病因判断，又可在床边对患者血流动力学状况及容量状态等方面进行连续评估。由于超声具有便捷、无创、动态及可重复性，因此适合 CRRT 全程的容量评估，具有极高的应用价值。动态监测容量指标包括以下几种。①腔静脉变异率：通过食管心脏超声（TEE）或经胸超声心电图（TTE）的手段探测上腔或下腔静脉（SVC/IVC）直径随呼吸运动的变化来计算腔静脉的变异程度，从而判断循环系统对液体治疗的反应性及循环容量状态的指标（见表 3-14）。②左心室收缩末期面积（LVEDA）：亦可反映容量状态，在胸骨旁短轴乳头肌平面描记心内膜来计算 LVEDA，当 LVEDA$<10cm^2$ 时提示容量不足，LVEDA$>20cm^2$ 则提示容量过负荷，当存在心脏向心性肥厚时，其准确性降低。③左室流出道流速变异率（ΔPeak）：在心尖五腔心主动脉瓣口近端，通过多普勒测得吸气时最大峰值流速和呼气时最小峰值流速之差与两者平均值的比值，以 12% 为界值区分扩容有无反应，敏感性为 100%，特异性为 89%。ΔPeak 越高，扩容后心脏指数增加越明显。④被动抬腿试验：相当于快速容量负荷反应。研究表明，采用超声心动图对被动抬腿时的血流动力学进行监测，采用心脏指数≥10% 作为临界值，预测容量反应的敏感性为 55%，特异性为 85%。

表 3-14 下腔静脉宽度与中心静脉压之间关系

下腔静脉宽度（cm）	随呼吸变化程度	中心静脉压（cmH_2O）
<1.5	塌陷率 100%	0~5
1.5~2.5	塌陷率>50%	6~10
1.5~2.5	塌陷率<50%	11~15
>2.5	塌陷率<50%	16~20
>2.5	无变化	>20

（6）容量负荷试验：传统容量负荷试验，也称快速补液试验，即在 30min 内予以 500～1000mL 晶体液或 300～500mL 胶体液，同时观察患者容量反应性和对补液的耐受性来决定是否继续进行容量治疗。但是，传统容量负荷试验补液量较大，对于容量反应性较差的患者可能增加肺水肿等风险。2011 年，Muller 等首次提出小剂量容量负荷试验，即通过 1min 注射 100mL 羟乙基淀粉，采用多普勒超声评价主动脉弓下血流速（ΔVTI_{100}），然后进一步在 14min 内输注 400mL 羟乙基淀粉，再次采用多普勒超声评价主动脉弓下血流速（ΔVTI_{500}），以输注 500mL 羟乙基淀粉前后主动脉流速时间积分增加≥15％作为有容量反应性的标准。研究结果显示，通过 1min 注射 100mL 羟乙基淀粉（ΔVTI_{100}≥10％）可以准确预测 15min 输注 500mL 羟乙基淀粉（ΔVTI_{500}≥15％）治疗的容量反应性，其敏感性为 95％，特异性为 78％。2014 年有更小容量负荷试验挑战方案，Wu 等提出用 10s 注射 50mL 完成容量负荷试验以评估容量反应性。该研究在 10s 内向中心静脉导管注射 50mL 晶体液，然后进一步在 15min 内注射 450mL 晶体液，以输注 500mL 晶体液后心排血量增加（ΔCO_{500}）≥15％作为容量反应性的标准。结果显示，ΔCO_{50} 的 AUC 为 0.95 ± 0.03，其敏感性和特异性分别为 93％和 91％，并且与 ΔCO_{500} 呈正相关；ΔVTI_{50} 的 AUC 为 0.91 ± 0.04，其敏感性和特异性分别为 74％和 95％，并且与 15min 输注 500mL 治疗的反应性具有良好相关性。上述研究提示，以更快速度、更少容量的晶体液进行容量负荷试验仍然可以准确评估患者的容量反应性，且不增加心力衰竭及肺水肿风险。目前，容量负荷试验在 CRRT 容量管理中的应用经验相对较少，需进一步探讨。

2. 临床症状和体征

常见的反映患者容量状态的临床症状和体征的指标包括心率、血压、肺部啰音、水肿、颈静脉怒张、腹水、尿量、神志和皮肤等（见表 3-15）。

表 3-15　多种容量评估手段

监测		临床表现和实验室指标	
有创监测	CVP(中心静脉压) PAP(肺动脉压) CO(心排血量) Pre-Load parameters(前负荷参数) Volume responsiveness(容量反应参数，SVV/PPV 等)	临床表现	Skin turgor/dryness(皮肤肿胀或干燥) Skin perfusion (color/mottling, temperature)(皮肤灌注：颜色、斑片、温度) Capillary refill(微循环)、Temperature of extremities(四肢温度) Venous distention(静脉充盈) Blood Pressure(血压) Pulmonary edema(肺部啰音) Urine volume(尿量) Pulse(脉搏) Mentation(心理状态)
无创监测	Echocardiograph(超声心动图) Bioimpedance Spectroscopy(生物电阻抗) Straight-leg raising test(直腿抬高试验) Capacity load test(容量负荷试验)	实验室指标	Fractional excretion of sodium, urea(钠及尿素氮排泄) Blood lactate(血乳酸) Mixed venous oxygen saturation(混合静脉血氧饱和度)

总之，对接受 CRRT 的重症患者进行有效的容量管理仍具有挑战性，目前国内外对 CRRT 容量管理的研究较少，国外主要是针对 CRRT 治疗机产生的体液失衡进行研究。然而，患者整体的体液平衡复杂，不仅包括 CRRT 治疗机的平衡，还包括与患者相关的因素，如尿量、静脉输液量、不显性失水量等，这些都可能导致体液的失衡。而国内仅对 CRRT 容量管理的监测指标这一领域进行了研究。因此，运用临床试验对体液失衡的原因进行全面的分析，优化体液平衡三级管理水平，采用效能评估体系建立系统的体液平衡管理评价体系是十分必要且有意义的。

（刘景全，刘大为）

第十二节 连续性血液净化时抗生素剂量的调整

CRRT 是抢救重症患者的重要措施之一,在 AKF、SIRS、ARDS、MODS 和急性坏死性胰腺炎(SAP)等重症疾病的救治中,CRRT 有其独特的优势。在过去的几十年里,重症患者的血液净化技术得到了快速的发展,CRRT 已经成为重症患者主要的血液净化治疗模式。然而,行 CRRT 的重症患者常合并其他严重疾病或有多个器官功能障碍,CRRT 使得药物的药代动力学情况变得更加复杂,接受 CRRT 的患者对药物的清除率变异极大。这些患者接受抗感染药物治疗时,有些药物不能达到有效的血药浓度或维持有效的时间,不仅不能产生疗效,反而容易诱导耐药菌株的产生,造成药物使用不当,因此行 CRRT 时是否需要调整抗感染药物及其剂量,怎样调整是一个亟需明确的问题。本节主要讨论危重病患者抗生素的药代动力学问题,着重阐述目前在 ICU 中最常用的 CRRT 中的抗生素剂量调整问题。

一、重症病患者抗生素的药代动力学和药效动力学

药物有效浓度是指药物在作用部位以游离形式存在的浓度,该浓度由药物的剂量、吸收、容积分布(Vd)、蛋白结合率(PB)以及药物的代谢及清除等共同决定。重症患者的药代动力学参数变化主要包括:细胞外液增加引起药物的 Vd 增大;由于血 pH 值、血白蛋白浓度的变化,药物的 PB 发生改变;药物清除因合并肝、肾功能损害及应用不同的体外 CRRT 受到影响。因此,重症患者的药代动力学参数与健康者不同。

抗生素根据其药效学分为两种类型:浓度依赖型和时间依赖型。β-内酰胺类、糖肽类以及唑烷酮类抗生素是时间依赖型抗生素,这类抗生素大多没有抗菌后抑菌效应,药物的疗效主要取决于给药期间的血浆血药浓度超过最低抑菌浓度(MIC)的时间(T>MIC)占给药间期百分比。氟喹诺酮类及氨基糖苷类药物属于浓度依赖型抗生素,具有抗菌后抑菌效应,其中氨基糖苷类抗生素疗效主要取决于药物血浆峰浓度(C_{max})和 MIC 的比值(C_{max}/MIC);氟喹诺酮类药物的疗效主要取决于药物血药浓度-时间曲线下面积(AUC)与 MIC 的比值(AUC/MIC)。

对于在 ICU 中接受 CRRT 的患者,重症患者的药代动力学及药效学又要受到 CRRT 的影响,其药效学达标取决于复杂的相互作用公式:包括患者疾病本身对药物清除的影响,药物自身药代动力学特性对药物清除的影响,以及 RRT 的方式等。

(一)疾病本身对药物清除的影响

脓毒症是个复杂的过程,通常是由内毒素启动,随后激活多个内源性介质如细胞因子、白细胞介素、血小板活化因子、花生四烯酸类物质、补体组件及激肽等,并直接或间接导致血管内皮功能障碍的发生,从而导致毛细血管通透性增加,进而导致血流分布异常和毛细血管渗漏综合征。液体从血管腔到组织间质腔能增加药物容积分布(Vd),并降低亲水性药物的血药浓度,比如 β-内酰胺类和氨基糖苷类。然而,有关数据表明,实际情况则显得更加复杂。比如,头孢曲松的 Vd 在危重病和脓毒症时明显增加,而美罗培南的 Vd 并未发生改变,丁胺卡那霉素在重症脓毒症患者中的 Vd 也较健康志愿者高。

AKI 也是影响抗生素药代动力学的重要因素。除了肾脏清除效率降低外,也可导致药物 Vd 的改变。如头孢曲松、头孢他啶、奈替米星等药物的 Vd 在 AKI 患者中都有所升高。

同样,重症患者中常见的并发症(如休克、肝硬化、肾病综合征、癫痫以及严重烧伤)均可导致药物 PB 降低和 Vd 改变,最终影响药物的有效目标治疗浓度。另外,肝素、游离脂肪酸、水杨酸和磺胺类药物以及机体 pH 值改变等也会影响药物的 PB。

(二)药物清除途径对药物清除的影响

药物清除途径是影响药物清除的关键,通常药物的清除是指肾脏清除(CL_R)、肾外器官清除(CL_{NR})和体外清除(CL_{EC})的总和。可以看出药物的清除受到肾脏、肾外器官和体外清除的共同影响。肾脏对药

物的清除包括肾小球滤过、肾小管分泌和重吸收三方面,若药物主要通过肾小球滤过作用而被清除,则在AKI时CRRT可能是该药物的主要清除途径。而对于主要通过肾小管分泌作用而被清除的药物,就不能只根据SCr清除率来调整药物剂量,CRRT对它的影响也是很有限的。若药物的清除以肾外途径为主(如主要经肝脏代谢清除),肾脏清除只占该药物总清除率的25%以下,则AKI时对药物的清除影响不大,无需调整药物剂量。肾功能正常接受RRT的患者甚至可能需要增加给药剂量,才能达到理想的药物浓度。若药物的体外清除率(Fr_{EC})[$Fr_{EC} = CL_{EC}/(CL_R + CL_{NR} + CL_{EC})$]占总清除率的25%～30%以上时,说明体外清除对药物的清除影响较大,CRRT时必须调整药物剂量。

(三)药物自身药代动力学特性影响药物的清除

1.药物的相对分子质量

药物相对分子质量大小对药物清除的影响主要与药物的清除方式有关。相对分子质量大小主要影响弥散方式对药物的清除,对流方式对药物的清除与超滤率呈正相关。当溶质以弥散方式被清除时,相对分子质量<5000的药物能透过滤过膜,若相对分子质量越小,则其清除率越高。但对于重症患者,常用的CRRT方式多采用高通量透析器或血滤器(可通过相对分子质量为1000～5000的分子)进行,绝大部分抗生素药物的相对分子质量都不超过2000(如万古霉素为1448),而且透析液或置换液流速相对较慢,药物分子有足够时间进行跨膜转运,因此抗生素相对分子质量大小对于其在CRRT时的清除率影响不大。

2.药物分布容积

表观Vd明显影响CRRT对药物的清除。Vd(L/kg)=药物剂量(mg/kg)/药物血浆浓度(mg/L),若药物都分布在含水机体组织中,则Vd接近0。Vd越小,则药物的组织亲和力差,血药浓度越高,CRRT越容易清除,行CRRT时需要调整药物剂量;反之,Vd越大,药物的组织亲和力越高,血药浓度相对越低,被CRRT清除的也就越有限(如地高辛)。另外,患者的疾病状态也会影响药物的Vd,如严重创伤患者使用头孢他啶、氨基糖苷类药物时,Vd均明显增加。

3.药物的蛋白结合率

蛋白结合率也可以影响CRRT对药物的清除率。药物在体内的存在形式主要包括游离状态和与蛋白结合状态,通常只有游离状态的药物有药学活性,能够参与药物代谢和分泌,并可能被CRRT清除。药物与蛋白结合后,其相对分子质量明显变大,不易通过滤过膜,因此,药物的PB越高,越不易被CRRT所清除。大多数抗生素有比较高的PB(PB>80%)。同一种药物在健康志愿者、慢性肾功能不全和重症患者体内的PB可以显著不同。此外,血pH、高胆红素血症、游离脂肪酸浓度、药物与蛋白之间竞争性结合等因素均可影响药物与蛋白的结合率。

4.药物所带的电荷

CRRT对药物清除的影响还与药物所带电荷有关。目前临床所用透析器或血液滤器的血液侧吸附白蛋白等带负电荷的物质,可以明显延缓带正电荷物质的跨膜运动。因此,带负电荷的药物容易被清除,而带正电荷的药物则较难被清除。如庆大霉素PB低,Vd小且相对分子质量小,在CRRT时似乎极其容易被清除,但结果却恰恰相反,主要原因可能与庆大霉素所带电荷为正电荷有关。

二、CRRT影响药物清除和剂量的调整

(一)CRRT模式和剂量对抗生素清除的影响

CRRT从血液中清除溶质的原理主要分为对流、弥散及吸附方式。CRRT常用的治疗模式有连续性静脉静脉血液滤过(CVVH)、连续性静脉静脉血液透析(CVVHD)以及连续性静脉静脉血液透析滤过(CVVHDF),相对应的溶质清除原理分别是对流、弥散以及弥散/对流相结合。随着高通量滤器/透析器在CRRT中的广泛应用,膜的特性对于药物清除的影响相对固定,所以目前CRRT清除药物的能力最主要是与CRRT模式及剂量强度等参数有关。

1.以对流方式为主的CRRT模式

对流原理是指液体在半透膜两侧的静水压和(或)渗透压梯度作用下跨膜发生超滤的过程中,通过溶剂

的拖拽作用,溶解在液体中的溶质随着液体一起被清除。对于相对分子质量小于半透膜孔径截点的溶质来说,对流方式清除效率与溶质的相对分子质量大小无关。CVVH 主要通过对流原理清除各种溶质与药物,是最常用的 CRRT 模式,其清除溶质的多少可以用筛选系数(Sc),即超滤液中某溶质浓度(Cuf)和血浆中浓度(Cp)比值来表示(Sc＝Cuf/Cp)。Sc 受药物特性、半透膜特性以及药物-膜反应等诸多因素影响,但最主要的决定因素是药物的 PB。对于大多数抗生素来说,通常认为 Sc 与药物游离部分的比例相当(Sc≈1－PB),不过有许多研究发现重症者中某些抗生素的 Sc 与根据 PB 预测的结果差异很大,尤其是糖肽类抗生素万古霉素和替考拉宁。这可能与"浓差极化""继发性膜形成"现象及重症患者病理生理状态发生变化时药物的 PB 降低等有关。CVVH 时药物的清除可用超滤率(Uf)和 Sc 乘积来表示。在 CVVH 时需要给予置换液,根据置换液和滤器位置关系将置换方式分为前稀释及后稀释。后稀释时,药物的清除($CL_{post-HF}$)可以直接用超滤速率(Quf)和 Sc 乘积表示($CL_{post-HF}＝Quf×Sc$)。在前稀释模式下,由于进入滤器的血液被置换液稀释,所以在同样置换剂量时药物清除要比后稀释方式少。前稀释方式计算药物清除(CL_{pre-HF})需要一个包含血流量(Qb)和前稀释置换液流量(Qspre)的稀释校正因子,$CL_{pre-HF}＝Sc×Quf×[Qb/(Qb+Q_{spre})]$。在临床工作中,为了获得较高的置换剂量以及避免治疗过程中滤器及体外管路发生凝血,这两种稀释模式通常被同时采用,此时药物的清除更加复杂。Uchino 等发现在高通量血液滤过(HVHF)时,随着置换液前后稀释比例的变化,小分子溶质和万古霉素的 Sc 及清除率都有变化,万古霉素的 Sc 从单纯 6L/h 前稀释模式的0.76 减少到单纯后稀释模式的 0.57,不过万古霉素的清除率却是在前稀释 2L/h 和后稀释 4L/h 的模式时最大,因此在采用前/后稀释同时进行的 CVVH 时需要注意药物清除的这种差异性。

2. 以弥散方式为主的 CRRT 模式

弥散是指溶质通过分子运动从浓度高的一侧通过半透膜到达浓度低的一侧的转运方式。通过弥散方式的药物清除量可用透析液饱和度(Sd)来表示,与 Sc 相似,Sd 用药物透析流出液中浓度(Cd)和血浆浓度(Cp)的比值表示:Sd＝Cd/Cp。弥散过程与溶质相对分子质量大小密切相关,所以 Sd 不仅与药物的PB 及药物透析膜反应有关,也与药物的相对分子质量、膜的特性(膜的孔径、面积以及厚度等)以及 Qb、透析液流量(Qd)等有关。目前,透析膜的孔径远远超过常用抗生素相对分子质量的大小,因此 Sd 主要与透析液和血液接触时的弥散时间,即 Qd 和 Qb 的比值有关。在行 CVVHD 时,Qd/Qb 比值较低,药物有足够的时间从血液弥散至流过透析器的透析液中,此时 Sd 主要受药物 PB 的影响(Sd≈1－PB);一些相对分子质量较大的药物(万古霉素等),Sd 通常要小于 1－PB,并且随着 Qd 增加,这种差异会变大。Vincent 等使用相对溶质转运系数(K_{drel})来校正药物的相对分子质量对其 K_{drel} 的影响$[K_{drel}＝K_d/K_{derea}＝(MW_{药物}/113)－0.42]$。同样,在行 CVVHD 时,药物清除($CL_{HD}$)可用 Sd 和 Qd 乘积来表示($CL_{HD}＝Sd×Qd×K_{drel}$)。

3. 对流/弥散结合的 CRRT 模式对药物清除的影响

CVVHDF 模式对溶质的清除包括了对流及弥散两个过程,由于对流和弥散相互影响,在这种模式下,计算药物清除将变得更加复杂。尽管在采用后稀释模式的 CVVHDF 中,药物清除(CL_{HDF})可用弥散(CL_{HD})和对流(CL_{HF})对溶质清除之和表示:($CL_{HDF}＝CL_{HD}+CL_{HF}＝Qd×Sd×Kdrel×Quf×Se$),但是这种计算方法经常过高估计了药物的清除率。研究已证实,提高 CRRT 剂量有利于改善重症 AKI 患者的预后。目前,HVHF 在脓毒性休克重症患者中的应用越来越多。HVHF 时采用的置换剂量明显高于传统的 CRRT,显著增加的 Quf 使得不少药物的 Sc 比传统 CRRT 模式时改变得更多。在这些高剂量CRRT 模式下,药物的 S 或 Sd 情况还需要更多的研究予以证实。

(二)CRRT 时抗生素剂量的调整策略和原则

在行 CRRT 时,到底如何调整抗生素的使用剂量呢? 为了快速达到有效的治疗浓度,抗生素需要给予负荷剂量,药物负荷剂量仅仅与药物的 Vd 有关,所以无论是否进行 CRRT,抗生素的负荷剂量不必调整。CRRT 对于抗生素的清除是否具有临床意义,取决于 CRRT 时药物的体外清除(CL_{EC})占药物总体清除(CL_{TO})的比例$[F_{rEC}＝CL_{EC}/CL_{TO}＝CL_{EC}/(CL_{EC}+CL_R+CL_{NR})]$。其中药物 CL_{TO} 包括药物的 CL_{EC}、无尿且不进行 CRRT 时药物的清除率(CL_{NR})以及正常时药物的肾脏清除率(CL_R)。只有当 CRRT 的F_{rEC} 超过 25％时才有临床意义,需要进行剂量的补充调整。也就是说,对于那些主要经非肾脏途径清除

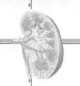

的抗生素(如大部分大环内酯类、四环素类或新一代唑烷酮抗生素)、具有良好的残余肾功能或是 CRRT 对其清除很少的抗生素(如大多数高 PB、高 Vd 的抗生素),CRRT 的药物清除对药代动力学影响就可以不加以考虑。但同属氟喹诺酮类的左氧氟沙星和莫西沙星在 CRRT 时具有不同的剂量调整要求。左氧氟沙星的相对分子质量为 370.38,PB 为 24%~38%,约 80% 以原型从尿中排出。莫西沙星的血浆浓度约占 54%,其在体内代谢中经过肝脏代谢后以原型、硫化物(M1)和葡萄糖醛酸盐(M2)的形式通过尿液、胆汁和粪便排出。在行 CRRT 时,仍给予莫西沙星 400mg/d;而应用左氧氟沙星时,在给予 500mg/d 的负荷剂量后,维持剂量需要调整为约 250mg/d。

确定药物剂量有无调整的必要性之后,如何进行药物维持剂量及给药方案调整? 理论上,药物的维持剂量需要根据残余肾功能程度以及 CRRT 对药物的清除情况进行调整。以下是对药物维持剂量进行调整的几种常用方法(见表 3-16)。

表 3-16　常用抗生素药动学参数及 CRRT 时剂量的调整

药物	相对分子质量	蛋白结合率 (PPB)	分布容积 (%)	常用剂量	CRRT 时剂量调整	
					CVVH	CVVHD 或 CVVHDF
头孢他啶	546.6	17	0.28	1~2g,q8h	1~2g,q12h	1g,q8h;2g,q12h
头孢曲松	554.6	96	0.12~0.28	1~2g,q24h	1~2g,q12~24h	1~2g,q12~24h
头孢噻肟	455.5	37	0.35	1~2g,q4~12h	1~2g,q8~12h	1~2g,q6~8h
头孢哌酮	645.7	90	0.14	1~2g,q12h	1~2g,q24h	1~2g,q24h
头孢吡肟	480.6	<20	0.71	1~2g,q8~12h	1g,q8h;2g,q12h	1g,q8h;2g,q12h
头孢唑啉				1~1.5g,q8h	1~2g,q12h	1g,q8h;2g,q12h
头孢呋辛	424.4	50	0.19	0.75~1.5g,q6~8h	0.5g,q8h	0.5g,q8h
氨曲南	435.4	55	0.25	1~2g,q8~12h	1~2g,q12h	1g,q8h;2g,q12h
氨苄西林/舒巴坦(2:1)	349.4	20	0.22	1.5~3g,q6h	1.5~3g,q8~12h	1.5~3g,q6~8h
哌拉西林/他唑巴坦(8:1)	516.5	30	0.3	4.5g,q6~8h	2.25~3.375g,q6~8h	2.25~3.375g,q6h
替卡西林/克拉维酸(30:2)	384.4	45~60	0.14~0.22	3.2g,q4~6h	2g,q6~8h	3.2g,q6h
亚胺培南/西司他丁	299.3	13~21	0.23	0.5g,q6h	0.5g,q6~12h	0.5g,q6~12h
美罗培南	383.5	2	0.35	1g,q8h	0.5~1g,q12h	0.5~1g,q8~12h
环丙沙星	331.3	20~40	1.9~2.8	400mg,q12h	200mg,q12h	200~400mg,q12h
左氧氟沙星	361	24~38	1.09~1.26	250mg,q12h	500mg,q48h	250~750mg,q24h
莫西沙星	401.4	47	3.3	400mg,q24h	400mg,q24h	400mg,q24h
庆大霉素	477.6	<5	0.26~0.4	7mg/kg,q24h	首剂 3mg/kg 维持	2mg/kg,q24~48h
妥布霉素	467.5	<5	0.26~0.4	7mg/kg,q24h	首剂 3mg/kg 维持	2mg/kg,q24~48h
阿米卡星	585.6	11	0.25~0.4	15mg/kg,q24h	首剂 10mg/kg 维持	7.5mg/kg,q24~48h
万古霉素	1449.3	10~55	0.64	10~25mg/kg,q12h	10~15mg/kg,q24~48h	7.5~15mg/kg,q12~24h
替考拉宁	1879.7	>90	0.34~0.89	400mg,q24h	200mg,q48h	200mg,q48h
利奈唑胺	337.3	31	0.6~0.8	600mg,q12h	600mg,q12h	600mg,q12h
氟康唑	306.3	12	0.7	200~400mg,q24h	200~400mg,q24h	400~800mg,q24h
伊曲康唑	706.6	99.8	10	100~200mg,q12h	100~200mg,q12h×4;后 200mg,q24h	100~200mg,q12h×4;后 200mg,q24h
伏立康唑	349.3	58	4.6	6mg/kg,q12h×2;后 4mg/kg,q12h	6mg/kg,q12h×2;后 4mg/kg,q12h	6mg/kg,q12h×2;后 4mg/kg,q12h

注:CRRT:连续性肾脏替代治疗;CVVH:连续性静脉静脉血液滤过;CVVHD:连续性静脉静脉血液透析;CVVHDF:连续性静脉静脉血液透析滤过

1. 根据总体肌酐清除率(CL_CRtot)来估算药物剂量

对于大部分需要根据肾功能来调整的抗生素,其生产厂商只是要求 GFR 或内生肌酐清除率(Creatinine clearance,CCr)在某一范围内进行相应调整,所以可以根据生产厂商的说明按照残余肾功能的估测值进行调整。同样,CRRT 对于药物的清除也可以使用估计的 CCr 来表示,早期 CRRT 的 CCr 大多在 0.17~0.42mL/s,而目前 CRRT 的 CCr 可达到 0.42~0.84mL/s。因此,可以按照残余肾功能和 CRRT 的 CCr 之和来查询厂商或 Bennett、PDR 的说明进行剂量调整。要注意有些药物在肾脏清除过程中肾小管分泌或在肾小球滤过后肾小管重吸收比例很大时,这种方法可能出现显著过高或过低的调整剂量。例如,在残余肾功能的 CCr 为 0.33~0.50mL/s 时,氟康唑经肾小球滤过后,肾小管重吸收比例很高,而 CCr 同样为 0.33~0.50mL/s 的 CRRT 没有肾小管的重吸收作用,此时的氟康唑清除率明显增加,每日需要剂量在 800~1000mg。

2. 根据现有研究的结果来调整

尽管已经有了一些关于重症患者 CRRT 时抗生素推荐调整剂量的文献,但不可能为各种抗生素在 CRRT 时的使用制定统一指导剂量,临床上必须根据患者的特点、疾病状态、药物特性以及 CRRT 本身进行综合评价,为每位患者制订个体化的治疗方案,而且任何公式推算或指导建议都不能代替临床方面的评价。另外,CRRT 剂量也可以根据一些公式计算方法来调整。这需要仔细查询相应抗生素的某些药代动力学参数,然后运用公式来计算所需要的调整剂量。但这些繁杂的公式很少用于临床实践中,更多是用于研究,而且并不适合所有药物。比较常用的公式主要是根据维持剂量的增加因子(MDMF)来调整估算药物剂量(D_E),其方程:$D_E = D_N \times MDMF$;$MDMF = 1/(1 - F_{rEC}) = (CL_{EC} + CL_R + CL_{NR})/(CL_R + CL_{NR})$。其中 CL_{EC} 可以根据前面的公式算出。对于 CRRT 中抗生素是选择更改用药间隔时间还是增加单次给药剂量,原则上应与慢性肾衰时相似,主要由药物的药效动力学特点和抗菌机制所决定。对于浓度依赖型抗生素(如氨基糖苷类),可选择增加单次给药剂量;而对于时间依赖型抗生素(如 β-内酰胺类),则应选择改变给药间隔时间。Bohler 等根据药物非肾清除率(CL_{NR})、CL_{EC} 以及无尿时的给药间隔时间(IV_{Anur})来计算 CRRT 时的给药间隔时间[$IV_{EC} = IV_{Anur} \times CL_{NR}/(CL_{EC} + CL_{NR})$]。最后,对于那些治疗窗非常狭窄或有明显毒副作用或药代动力学特殊的药物(如氨基糖苷类抗生素),应尽可能进行治疗性药物监测,根据监测的药物浓度($C_{measured}$)和目标血药浓度(C_{target})以及药物的 Vd 来计算补充剂量[$Dose_{suppl} = (C_{target} - C_{measured}) \times Vd$]。

三、其他在重症患者中使用的血液净化治疗模式的药物剂量的调整

(一)间歇性的血液透析(IHD)

IHD 是最常用的血液净化方式之一,但在 ICU 中对于 IHD 的使用是不同于门诊的血液透析患者。由于 ICU 患者血管条件较差,常合并血流动力学不稳定的情况,这就使得在 ICU 中像门诊患者那样使用 IHD 变得不可能。而且对于门诊 CKD 患者,常规一周 3 次的血液透析频率对于 ICU 中高分解代谢重症患者来说也是不够的。ICU 中的 AKI 患者通常需要高于一周 3 次的血液透析频率。每周所需 IHD 的频率由以下因素所决定:患者的代谢情况、患者体重及所要达到溶质的浓度目标(如血浆尿素氮、肌酐及其他)。超过一周 3 次的更频繁的 IHD 可能为 ICU 患者带来更好的预后,但是 IHD 使用频率的增加也增加了给药剂量选择的难度。已公布的 IHD 的药物剂量指导指南仅有的几项提到 IHD 患者中使用的药品说明书是基于一周 3 次的 IHD 方案的。如果根据这些药品说明书和指南给药,那么这些一周接受 5~7 次 IHD 治疗的 ICU 患者的血药浓度显然是不能达标的,因而 ICU 患者并不适用 IHD。

(二)延长的间歇性血液净化

各种延长的间歇性 RRT(PIRRT)有多种名称,包括缓慢的低效血液透析、延长透析、延长的每日透析、缓慢透析等。这些不同的名称相对应的是各种 PIRRT 不同的透析滤器以及不同的血液透析流速,这些都造成了它们在溶质清除方面的巨大差异。PIRRT 与 IHD 和 CRRT 相比有某些临床优势。与

CRRT 类似,PIRRT 能在血流动力学不稳定的患者上操作而不造成低血压。与 IHD 相比,PIRRT 不易造成患者小分子物质的失衡综合征,比如电解质等,而这些电解质等物质的稳定对于某些疾病(如心源性休克和颅脑损伤)来说是极其重要的。尽管有以上的优点,PIRRT 最重要的缺点是缺乏在患者中的药代动力学和药效学研究依据。研究和数据的缺失导致临床医生在治疗因行 PIRRT 并发感染时无法有依据地给出正确的剂量。

从总体上来说,PIRRT 对于药代学和药效学的研究都是很大的挑战。如 PIRRT 时间为 8~12h,探讨研究何时给药比较适合,每 6~8 小时给药可以确定是 PIRRT 时的药物剂量和 PIRRT 后药物剂量。对于时间依赖型抗生素来说,可能通过缩短给药间期来防止血药浓度的降低,但在无法监测血药浓度的情况下,在 PIRRT 患者中予以精确给药依旧是很困难的。

尽管有这些困难存在,Roberts 等提出了关于应用庆大霉素的 PIRRT 患者中,如何给药以达到药效学的最大化。由于庆大霉素是浓度依赖型抗生素,在 PIRRT 前 30min 给药能够达到血药浓度的最大化。在庆大霉素滴注后开始行 PIRRT 还能最大限度地降低庆大霉素的毒副作用。所以,在给予会产生较大不良反应的依赖型抗生素时,研究建议在行 PIRRT 前给患者使用抗生素是较优的方式。

四、结　语

总之,对于重症患者,尤其是在接受 CRRT 时,其药物动力学出现显著改变,应根据抗生素本身在重症患者的药代学/药效学特点对药物剂量进行适当的调整,这样不但有利于发挥药物更好的抗菌作用,也有利于避免不良反应的发生。临床上进行 CRRT 时可以通过直接检测或估计 CRRT 对抗生素药物的清除,或参考一些研究结果,或直接监测血药浓度来调整抗生素的剂量。其中,运用 $CLCR_{tot}$ 估测药物剂量的方法最为简单方便,适用于绝大多数的抗生素。另外,为了避免治疗不足所带来的不良后果,对于治疗窗大、毒性低的药物,建议最好将预测药物剂量增加 30% 左右来保证足够疗效,而那些治疗窗窄、不良反应大的药物则需要同时监测血药浓度。

(王树云,林　强)

第十三节　连续性血液净化的营养支持

急性肾功能衰竭(ARF)是外科重症患者的严重并发症,病死率高达 40%~80%。CRRT 使合并 ARF 的外科重症患者病死率明显下降,并能有效改善患者预后,在临床中的应用日益广泛。CRRT 是一种体外血液净化的治疗方式,其基本原理是以弥散或对流为驱动力,采用高通透性膜(一般可允许相对分子质量在 30000~50000 的分子通过)非特异性的清除炎症介质,从而减轻患者全身炎症反应,重塑重症患者的内环境平衡,使得营养支持、液体治疗和药物应用等临床治疗方式能够在合并 ARF 的重症患者中得以进行。由于重症患者合并 ARF 时,病理生理的改变以及 CRRT 技术对机体代谢所产生的影响,导致其营养支持的实施具有一定的特殊性。

一、外科重症患者合并 ARF 时的代谢变化与营养评估

ARF 的特点是 GFR 出现显著降低,同时伴随着肾脏对于稳定内环境功能的丧失,包括血液净化、维持水电解质和酸碱平衡及合成促红细胞生成素等功能的受损。单纯的肾功能不全对于机体能量代谢的影响并不明显,但是重症患者往往会合并有其他器官或全身炎症反应,甚至肾功能不全可能继发于其他器官功能不全。在应激激素和炎症因子介导下,机体的甘油三酯分解作用增强,蛋白质分解速度加快,糖异生和肝糖原分解作用增强,并出现胰岛素抵抗。在能量代谢方面,有观点认为人体合并 ARF 时,其整

体静息能量消耗(Resting energy expenditure,REE)并没有显著变化,但机体的能量底物利用方式却发生了改变,此时机体优先利用脂类物质而非碳水化合物作为主要的供能物质。

(一)碳水化合物

外科重症患者会出现典型的糖代谢紊乱,表现为葡萄糖不耐受和胰岛素抵抗,肝脏糖异生明显加强,并且不受血糖升高的抑制。合并 ARF 的重症患者由于肾脏对胰岛素和胰高血糖素的清除率减少,胰岛素抵抗现象更加明显,增加了患者的死亡风险。血浆高水平的胰岛素和葡萄糖含量也是反映疾病严重程度的重要指标。虽然患者血浆胰岛素实际水平是升高的,但由于组织细胞表面的胰岛素受体数量减少和亲和力下降,对胰岛素作用不敏感。机体并发脓毒症时,其葡萄糖总量较正常时增加 $2\sim3$ 倍,以利于一些对血糖具有依赖性的细胞(如内皮细胞、巨噬细胞等)对糖的利用;同时机体的糖异生作用增强,肝糖原合成增加、分解减少,乳酸生成葡萄糖的速度显著增加,儿茶酚胺可以促进糖原分解生成葡萄糖,促进脂质分解,促进蛋白质分解为生糖氨基酸增加糖异生;重症患者的血流速度加快,糖酵解作用加强,糖的利用和乳酸生成增多,组织高度依赖葡萄糖无氧酵解供能,生成的乳酸则由肝脏重新摄取再生成葡萄糖。

(二)脂 类

ARF 患者常表现为血甘油三酯、极低密度脂蛋白和低密度脂蛋白水平明显升高,脂解作用异常引起高密度脂蛋白水平下降,肝脏脂肪酶活性明显降低。促进脂解作用的主要原因有儿茶酚胺水平升高,脂肪动员作用增强、胰岛素水平的相对不足对脂肪动员作用具有同化作用以及肝脏合成脂肪酸和甘油三酯的能力增强等。由于脂肪代谢存在障碍,往往导致脂肪尤其是血甘油三酯的清除率至少降低 50%,这使得患者,尤其是接受肠外营养支持治疗的患者高血糖发生风险增高,因此在接受肠外营养开始时,就应密切监测血甘油三酯水平。CRRT 并不能清除血中的甘油三酯,因其相对分子质量大且本身具有的疏水性决定了其难以被滤过。此外,在使用普通肝素抗凝时,脂肪还参与形成管路凝血,换用枸橼酸则可以很好地解决这一问题。

(三)蛋白质和氨基酸

外科重症患者的蛋白质合成和分解率均增加,但分解代谢超过合成代谢,表现为净蛋白丢失,肌肉消耗和明显的负氮平衡。在肌肉分解所释放的游离氨基酸中,约 70% 是丙氨酸和谷氨酰胺,主要用于肝脏合成急性相蛋白和作为肝糖原糖异生的原料。谷氨酰胺是肠上皮细胞和快分化细胞(免疫细胞)的主要能量底物,也是核苷酸、氨基糖和谷胱甘肽的合成前体。在严重应激状态下,机体大量消耗谷氨酰胺,造成谷氨酰胺储备耗竭,这会导致肠黏膜屏障功能障碍、细菌易位和全身炎症反应,使机体出现免疫反应失衡。ARF 引起明显的代谢性酸中毒和胰岛素抵抗,使得机体的蛋白质分解持续时间更长,程度更加严重,引起机体免疫功能和抗感染能力出现明显受损。

(四)电解质和微量元素

某些依靠肾脏排泄的电解质(如钾、镁和磷等)在 ARF 时清除率下降,造成有毒物质在患者体内蓄积,威胁患者的生命安全。钾是细胞内主要的阳离子(90% 的钾位于胞内)。高钾血症是 ARF 患者的首要致死原因,除了滤过减少,血管内溶血、酸中毒和频繁输血都可能导致其发生。当血钾水平 $>$ 6.5mmol/L 时,就会造成严重的心脏并发症(心动过缓、心律失常和心室纤颤)和神经肌肉并发症(感觉异常和虚弱)。约 85% 的磷存在于骨骼中,磷是细胞内主要的阴离子,大多数以酯类的形式存在。高磷血症也是 ARF 时的常见并发症。严重的高磷血症导致磷酸钙沉淀、低钙血症和手足抽搐。镁主要通过肾脏排泄,少尿型患者可能出现高镁血症,临床常累及神经或神经肌肉系统(昏睡、恶心、意识模糊和肌无力)、心血管系统(低血压、心律失常和心搏骤停)和呼吸系统(呼吸衰竭)症状。此外,在合并 ARF 的外科重症患者中,低钙血症的发生率要远高于高钙血症。

合并 ARF 的外科重症患者也常出现微量元素和维生素耗竭的情况,原因是多方面的,包括异常的蛋白结合、血浆与组织间的再分布、剧烈的体液丢失、稀释、透析液或置换液中的浓度、营养摄入不足以及随CRRT 丢失等。

(五)营养评价

有研究发现,合并 ARF 的重症患者行 CRRT 时,其重度营养不良的发生率高达 40%,且营养不良将会对其预后造成明显的影响。但对外科重症患者营养状况的评价与诊断是比较困难的。由于机体水钠潴留的存在,常用的人体测量学指标(如体重、体质量指数)难以准确反映机体的营养状况,同时在急性重症患者中使用三头肌皮褶厚度和上臂肌围来评价体脂和体细胞群也不够精确。近年来,使用生物电阻抗方法来分析人体组分在重症患者的应用较多,可以用于动态监测总体水、细胞内和外液含量的变化,从而指导临床治疗。

合并 ARF 的重症患者血浆蛋白指标与无肾衰的营养不良患者相似,包括白蛋白、转铁蛋白、总蛋白下降和体内一些必需氨基酸如组氨酸、亮氨酸、异亮氨酸、缬氨酸、谷氨酰胺等的缺乏。白蛋白水平受毛细血管通透性的影响,转铁蛋白也受机体铁代谢状况改变的影响,但目前在临床上结合两者的变化可在一定程度上反映机体蛋白质代谢的变化,而视黄酸结合蛋白和前白蛋白是由肾脏分泌,因此在评价这类患者的营养状况上应用意义不大。对于普通患者而言,肌酐浓度是反映营养状况的重要指标,但 ARF 患者由于肾功能恶化,肌酐用于评价肌肉分解状况的指标敏感性和特异性较差。

主观全面评价量表(Subjective global assessment,SGA)包括了采集患者的饮食史、体格检查及功能学指标,是目前评价机体营养状况的常用工具。重症患者的免疫功能也与营养状况密切相关,氮质血症等代谢产物堆积是影响机体免疫功能的重要因素,在评价 ARF 患者的营养状况时,也应该注意对机体免疫功能进行监测。

二、CRRT 为临床开展营养支持创造条件

合并 ARF 的外科重症患者的病理生理改变包括内分泌紊乱(胰高血糖素分泌增多,儿茶酚胺、皮质醇、甲状旁腺激素分泌异常,胰岛素抵抗等),蛋白质分解加剧,代谢性酸中毒,尿素氮等代谢产物堆积,将导致出血等一系列并发症的出现。如不及时纠正,ARF 代谢综合征将影响临床重症患者的预后,进一步导致患者机体营养状况的恶化,例如,瘦肉质大量丢失,毒素过多带来的不良反应如厌食、恶心、呕吐、出血等以及营养物质摄入不足等。

CRRT 技术采用持续性操作方法,加大体外循环血流量,采用生物相容性好的滤器,输入大量置换液,配备了高度精准的液体平衡系统,在稳定患者血流动力学的同时,能持续地控制氮质血症和水、电解质紊乱,不断清除血液循环中存在的有害物质。CRRT 能够充分替代肾脏功能,使外科重症患者从疾病或损伤中得以修复,为临床治疗创造条件。尽管 CRRT 的应用使得重症患者的营养支持得以进行,其也会对营养支持产生影响,部分营养素能够通过半透膜丢失,因此在治疗过程中需要密切监测患者的代谢及营养状况,及时予以补充相关营养物质,以达到营养支持的目的。在不加重氮质血症的前提下,为机体提供充足的热量和氮量,有利于促进伤口和创面的愈合以及提高机体对感染的抵抗力,减少或延迟无尿型 ARF 对 CRRT 的依赖,最终降低病死率。有研究发现,负氮平衡与合并 ARF 重症患者的临床预后呈明显负相关,合理的营养支持,特别是保证热量和提高蛋白质的摄入,可明显改善患者的负氮平衡,进而改善其预后。当然,实施营养支持过程中还应充分考虑 CRRT 的类型。

三、CRRT 对机体营养代谢的影响

(一)热量损失

CRRT 引起的机体热量丢失是由血液在体外循环的持续时间和血流与室温下透析液或置换液的接触时间所决定的。尽管目前血液净化设备均设有恒温装置,但在大剂量治疗的条件下,每日仍可丢失约1500kCal 的热量。

CRRT 导致的体温过低(中心体温<35℃)可能会使能量消耗增加,而且寒战将引起氧耗增加,血管收缩,机体免疫功能下降,伤口愈合延迟和凝血功能障碍等。因此,对于行 CRRT 的外科重症患者,需要密切监测患者的体温变化。如果 CRRT 加温装置难以维持理想的中心温度,需要立即执行外源性的保

温措施,以维持患者体温高于 37℃。然而,对于高热患者来说,CRRT 具有独特的降温效应,可使其降低 20% 的氧耗和 7% 的能量消耗。也有研究证实,在心室纤颤导致心搏骤停的患者中,使用 CRRT 可迅速降低体温,改善患者的血流动力学和临床预后。

(二)糖类与脂类

CRRT 时可显著引起葡萄糖获得或丢失,这取决于透析液或置换液的成分和患者的实际血糖水平。通常情况下,采用不含糖或糖含量低的置换液,根据治疗参数的不同(如滤过流量、前稀释或后稀释),可丢失的葡萄糖为 40～80g/d。在这些情况中,后稀释较前稀释更容易导致葡萄糖的额外丢失。如果缺乏葡萄糖的补充,肝糖原糖异生将被进一步刺激增强。因此,避免高血糖的发生是 CRRT 期间始终须关注的问题。相反,使用含 1% 或更高浓度的葡萄糖置换液可以导致机体净摄取葡萄糖。

经 CRRT 的脂类丢失并不明显。由于甘油三酯在血中主要以脂蛋白或与白蛋白结合的形式存在,相对分子质量可达 65000 以上甚至更高,因此即使采用超高通透性滤过膜(分子截留点约在 60000),其丢失的甘油三酯依然可以忽略不计。

(三)蛋白质与氨基酸

CRRT 可激活细胞因子,使机体处于类似于慢性炎症反应的状态,从而增加蛋白质分解代谢,分解产生的氨基酸又很容易被滤器所清除,加重了机体的蛋白质缺乏程度。

双肽清除率的大小主要取决于循环池中的成分、更新率和滤筛系数。对流时的蛋白质丢失量要稍高于弥散,介于 1.2～7.5g/d。在对流机制的转运过程中,清除率与膜的截留能力呈线性关系,即清除率与孔径大小有关(20000～40000)。弥散则会导致蛋白质的分解增加和合成降低,蛋白质的丢失量约为 2～3g/d,氨基酸的丢失量为 4～9g/d。目前,重症患者常用的高通量滤器,其筛选半径在 20000～40000,平均相对分子质量为 145 的氨基酸可以自由进出半透膜。据计算,一个行 CRRT 的患者给予 4L/h 的置换液时,血液每通过滤器 1 次,丢失的氨基酸占血浆浓度的 24% 左右。因此,经滤器丢失的氨基酸量取决于机体血浆氨基酸浓度及置换量的大小,不取决于氨基酸的分子大小。总的来说,根据技术和每日应用的剂量不同,通过 CRRT 丢失的氨基酸介于 6～15g/d,若 CRRT 置换量增大,丢失量可高达 30g/d。

CRRT 时,谷氨酰胺的清除要比其他氨基酸更加明显。有研究表明,CRRT 时谷氨酰胺丢失量可达到 3g/d 以上,若给予合并 ARF 的 MODS 患者经静脉补充谷氨酰胺 20g/d,其病死率明显低于常规肠外营养组。

(四)微量营养物

CRRT 的滤器可以清除水溶性维生素,故其会导致 B 族维生素和维生素 C 的缺乏,从而引起机体代谢障碍和心功能障碍等。抗氧化物质的丢失使得氧自由基的清除作用减弱,导致机体氧自由基增多,造成脂质过氧化损伤等。脂溶性维生素通常以血浆蛋白结合的方式存在,CRRT 时对其的影响并不显著。多数微量元素也是以与血浆蛋白结合的方式进行转运的,CRRT 时对其的影响大多可以忽略不计。有研究认为,ARF 时人体的硒缺乏较明显,但是其主要和硒在人体中的分布异常有关。重症患者行 CRRT 时,血浆维生素 C、硒、锌等的缺乏较显著,而其他的维生素和微量元素均在可测的正常范围之内。

重症患者本身可出现各种类型的电解质紊乱,床边 CRRT 和营养治疗也可在一定程度上影响患者体内的电解质浓度。在行 CRRT 的外科重症患者中,低钾血症的发生率为 5%～25%,主要是由于钾的补充不足所引起的。当血钾浓度低于 3mmol/L 时,需要立即予以纠正,以防病死率增高。在使用枸橼酸置换液时,由于枸橼酸可螯合体内的钙离子,很容易出现低钙血症,需要引起注意。低血磷的发生率介于 10.9%～65%。有研究发现,低血磷的存在会影响 ICU 患者的脱机。商品化的置换液中通常含有生理剂量的磷,值得推荐使用。低镁血症的发生很罕见(<3%),也较易纠正。

某些微量元素和维生素是机体重要的抗氧化物质,包括硒、锰、锌和维生素 E 等。由于相对分子质量远远小于滤孔的分子截留点(30000～60000),CRRT 可致使机体丢失这些微量营养素,从而加重机体的氧化应激反应。CRRT 期间各种微量营养素的丢失量差异也很大,例如硒的丢失量是最为明显的,可达到 20%,而锌丢失的则很少。需要注意的是,到目前为止,滤液中大部分微量元素的含量还无法被准确检测,有待相关技术的发展。

通常 CRRT 装置的滤器膜生物相容性较好,但即使这样,长时间的血液-生物膜之间的接触可轻度激活体内的某些链式反应体系(如凝血系统、补体系统等),进而激活免疫细胞,释放细胞因子和蛋白酶,导致额外的能量损失和蛋白分解,加重原发病造成的营养不良,使营养状况恶化。另外,一些高通量或高吸附作用的滤器膜可以直接导致血浆蛋白等大分子物质的直接丢失,这些丢失在行大剂量 CRRT 时是不可忽视的。

值得一提的是,应用串联系统技术可使滤液在进入静脉回路前先通过第 2 个滤器(带有小孔间隙),这一技术能够阻止大部分营养物质和药物的流失,在使用高流量血液滤过时应用较多。

四、CRRT 期间的营养支持管理

CRRT 允许无限制的营养支持,避免了液体负荷过重和不可控制的氮质血症,早期即可达到营养支持的目标剂量。对于行 CRRT 的患者,进行营养支持的目的在于保存机体瘦肉质,降低机体分解代谢和炎症反应,改善氧化应激和免疫失衡,尽量减少肾功能不全给机体内环境带来的影响,从而降低患者的病死率。

CRRT 在清除尿素氮、肌酐及其他代谢废物的同时,也清除了营养素和药物等,其清除量取决于这些物质的血浆浓度和血液净化的方式。以弥散作用清除为主时,血浆浓度较高的小分子物质清除量较多;而以对流作用清除为主时,不仅取决于该物质的血浆浓度,还与物质的相对分子质量、滤器膜两端的压力差、滤器膜的筛选系数等因素有直接关系。

(一)能量需求

长时间的体外循环可以导致额外的热量丢失,许多新型的床边 CRRT 系统都带有血液恒温装置,但这些装置在大剂量的 CRRT 时作用相对较弱,可使人体每天有相当可观的能量以热量的方式丢失。虽然对于部分患者来说热量的丢失可能减少机体的耗氧,提高心血管状态的稳定性,减轻机体的过度分解,缓解疾病时的高热状态,但降低的体温也可能导致人体免疫系统及凝血系统功能障碍。研究发现,合并 ARF 的重症患者在行 CRRT 时体温下降,可进一步诱发机体的代谢降低和能量丢失。对于行 CRRT 的重症患者进行 6d 的营养支持时,REE 增加了 56kCal/d,并且患者的 REE 越高,机体越不易达到正氮平衡,提示这些患者的能量消耗是增加的,进行营养支持时需要额外的能量补偿。

理想状态下,间接能量测定仪(代谢车)的监测是估算患者能量供给的金标准。但有观点认为,使用代谢车对行 CRRT 的重症患者的能量消耗进行监测可能会得出不可靠的结果。在行 CRRT 期间,CO_2 的产生不仅来自于机体的底物代谢,还来源于血液或置换液中碳酸氢钠的转化。此外,CRRT 导致的低体温也会对代谢车的检测产生干扰。因此,临床应用时可能需要加以关注,可选择在 CRRT 间歇期间进行能量代谢的测定。目前的推荐意见认为,对于行 CRRT 的重症患者,将每日热量摄入量设定为 25~35kCal/kg,非蛋白热量保持在 20~30kCal/kg 是合适的,其中 60%~70% 的总热量由葡萄糖供给,30%~40% 由脂类供给。

(二)血糖控制与脂类选择

血糖控制对外科重症患者的治疗是十分重要的。由于葡萄糖相对分子质量为 180,明显小于目前常用滤器的截留范围,其可在血液与置换液间自由进出。临床上,为了防止 CRRT 时低血糖的发生,常用置换液均为含糖配方,葡萄糖浓度略高于正常血糖浓度,其中 35%~45% 葡萄糖进入机体内,导致额外能量的获得。重症患者常出现血糖升高,一旦浓度高于置换液葡萄糖浓度,不仅会导致感染并发症的增加,还会导致葡萄糖和热量的丢失。因此,进行营养支持时需要严格控制血糖水平。推荐将血糖控制在 7.8~10.0mmol/L,维持这个血糖浓度不仅能改善重症患者的预后,也能减少由于严格控制血糖可能造成的低血糖风险。血糖控制的常用方法是经静脉持续泵入胰岛素。也有机构使用无糖配方的置换液以减少胰岛素的使用,对患者的血糖控制也取得了较好的效果。

外科重症患者的脂肪清除率下降,脂肪乳剂的使用应 $<1g/(kg \cdot d)$,一旦血甘油三酯 $>4.5mmol/L$,应停止输注脂肪乳剂。目前认为,中链甘油三酯(Medium chain triglyceride,MCT)在体内代谢较为迅速,且不会增加花生四烯酸类炎症介质的合成,因此其对人体有益。

(三)蛋白质

在行 CRRT 期间,推荐热氮比应低于 150。研究发现,对合并 ARF 的重症儿童患者行 CRRT 及营养支持时,$1.79g/(kg \cdot d)$ 蛋白质和 $25kCal/(kg \cdot d)$ 热量提供并不能纠正其负氮平衡。多项研究表明,提高蛋白质供给量至 $2.0g/(kg \cdot d)$ 可明显改善行 CRRT 的外科重症患者的营养状况和临床预后,同时并不加重氮质血症。美国肠外与肠内学会(ASPEN)和重症学会(SCCM)推荐在行 CRRT 期间,患者蛋白质的摄入量应适当增加。一般的推荐摄入量为 $1.5 \sim 1.8g/(kg \cdot d)$。也有一项前瞻研究认为,当蛋白质供给量达到 $2.5g/(kg \cdot d)$ 时,可以有效改善患者的负氮平衡,但从该研究中尚不能得出该方案能够改善预后的结论。

作为条件必需氨基酸,谷氨酰胺的额外补充对于行 CRRT 的患者显得格外重要。欧洲肠外与肠内营养学会(ESPEN)推荐对重症患者每日补充 $0.2 \sim 0.4g/kg$ 谷氨酰胺(即 $0.3 \sim 0.6g/kg$ 谷丙二肽)是必要的。

(四)氨基酸

氨基酸相对分子质量较小,筛选系数接近 1.0。CRRT 时血浆氨基酸丢失量较大,且血浆浓度越高的氨基酸丢失量越大,因此血浆中浓度最高的谷氨酰胺丢失量最多。不同文献的报道不同,CRRT 时的血浆氨基酸丢失量在 $6 \sim 20g/d$ 不等。内源性氨基酸清除率在 $80 \sim 1800mL/min$,是 CRRT 清除量的 $10 \sim 100$ 倍,因此在 CRRT 期间输注氨基酸的丢失量相对较低,占输注量的 $8\% \sim 12\%$,且在正常的输注速度时其输注量和丢失量之间并无明显的比例关系。所以,在行 CRRT 时,如果适当增加总氨基酸输注量,可减少氨基酸流失造成的摄入不足。

(五)电解质

在行 CRRT 期间,钠、钾、钙、镁和磷等离子都可能被滤过。若使用枸橼酸盐作为抗凝剂,还应注意增加钙的补充量,同时密切监测血浆总钙和游离钙的水平,及时发现可能存在的枸橼酸中毒现象。一般而言,电解质的补充量应根据置换液中检测含量的变化而补充。临床方案的制订需要由营养支持医师和 CRRT 专业医师依据患者的具体情况(如置换液成分和营养支持方式)进行协商拟订。同时,一旦营养支持开始即要密切监测血浆电解质的变化,防止再灌食综合征的发生。

(六)维生素和微量元素

目前,关于水溶性维生素和微量元素在 CRRT 期间的丢失与补充量仍存在争议,并且这些微量营养素的丢失所带来的临床后果仍不十分清楚。还没有临床研究证实额外补充这些微量营养素能对患者的预后带来明显好处。

一般来说,考虑滤器对水溶性维生素的清除作用,其丢失量远较脂溶性维生素剧烈(如维生素 C 为 $68mg/d$,叶酸为 $290\mu g/d$)。具体的每日补充量可以作为参考:维生素 B_1 100mg,维生素 B_2 2mg,维生素 B_3 20mg,维生素 B_5 10mg,维生素 H 200mg,叶酸 1mg,维生素 B_{12} $4\mu g$,维生素 C 250mg。在临床应用时,需格外注意维生素 C 的摄入量应低于上述剂量,以降低继发性肾毒性草酸盐病的发生风险。脂溶性维生素 E 和维生素 K 的补充参考剂量分别为 10U/d 和 4mg/周。由于机体合并 ARF 时,肾脏对视黄醇的代谢往往存在障碍,维生素 A 的补充量应减少。

CRRT 期间需要补充微量元素(如锌、铜、铬和硒等)以弥补丢失,这一点在给予肠内营养支持的患者中仍需注意。通常的做法是经静脉补充 2 倍推荐剂量的现有微量元素。有研究提示,硒在 CRRT 时的丢失量最多,可每日额外补充 $100\mu g$(至少 $20 \sim 60\mu g/d$)。

(七)肠内营养

在没有明确肠内营养禁忌证的前提下,对合并 ARF 的营养不良患者,应优先考虑对其进行行肠内营养支持。如果病情允许,营养支持可于入院后早期($24 \sim 48h$)即开始实施。已有前瞻对照研究表明,行 CRRT 的重症患者应用肠内营养后的临床预后优于肠外营养组。这不仅与肠内营养有助于维护肠黏膜屏障功能有关,而且营养物质经胃肠道吸收后可进入门静脉,由肝脏合成蛋白质减少了血液经过滤器时蛋白质的丢失,有利于改善患者的营养状况。

经口营养补充(ONS)是轻度 ARF 患者首选的营养补给方式,安全且易被患者所接受。当经口摄食或 ONS 难以满足患者的营养需求时,推荐行鼻饲。对于重度 ARF 患者,鼻饲是标准的营养支持方式。但重度 ARF 患者常常存在严重的胃肠动力障碍,肠内营养首选经肠道途径。若患者对肠内营养耐受性差或经肠内补给的能量难以满足需求量时,可联合肠外营养支持。

绝大多数的 ARF 患者可使用标准的肠内营养制剂。配方由低浓度开始,逐渐上升至高浓度。在肠内营养支持过程中,需要密切监测相关并发症的发生,注意有无肠梗阻、腹胀和腹痛的发生。对于存在严重电解质紊乱的患者,建议使用慢性肾衰竭(Chronic renal failure,CRF)患者的专用肠内营养产品。

(八)肠外营养

当肠内营养存在禁忌或胃肠道不能耐受肠内营养时,合并 ARF 的重症患者可选用肠外营养支持,推荐在入院后 24~48h 即可开始。当肠内营养支持开始后 2d 仍不能达到目标剂量的患者,也需要考虑联合补充肠外营养。

ARF 患者在行 CRRT 的同时进行肠外营养时,需要注意以下几个方面:①根据置换液的配方,调整肠外营养中葡萄糖的用量,同时严格控制重症患者的血糖在正常范围。②考虑到置换液中氨基酸的丢失,蛋白质提供量可增加至 2.5g/(kg·d)。③需要密切监测血甘油三酯水平,选用 MCT 有助于机体代谢。④一般来说,行 CRRT 时不必刻意限制钾、镁和磷等电解质的补充,但需注意对其进行密切监测。⑤维生素和微量元素的补充可依据上文给出的剂量做参考,同时也需考虑患者的个体差异(病情严重程度和 CRRT 时间及频次等)。⑥置换液配方尽可能选择碳酸氢盐配方,避免乳酸盐配方带来的酸碱紊乱。

重症疾病时因为机体受到禁食和分解代谢的影响,应尽早进行营养支持,以预防组织消耗和能量缺乏。对于行 CRRT 的重症患者,其营养支持需要实时的监测和个体化处理。营养支持的目标包括:根据患者的营养状况和病情发展,选择最合理的营养支持途径;减少瘦肉质组织的丢失,避免大量和微量营养素的丢失和不足;针对不同的病种制订不同的营养配方;避免营养支持并发症的发生;以减少患者临床并发症、改善患者预后作为最终目的等。

(李维勤,王新颖)

第十四节　连续性血液净化并发症及其处理

CRRT 是抢救重症患者的重要治疗方式,但如果没有严格控制及持续的监测方法,可能导致严重的并发症,包括血液净化通路相关并发症及治疗相关并发症。CRRT 常见的并发症为电解质紊乱及酸碱平衡失调,其他并发症有血管通路相关并发症、心血管并发症、出凝血功能异常、低体温及氨基酸丢失等。

一、血液净化通路相关并发症及处理

(一)血管通路并发症

血管通路是进行 CRRT 必不可少的前提条件,稳定而可靠的血管通路是 CRRT 正常进行的保证。经皮深静脉留置双腔导管具有操作简便,危险性低的特点,是临床上建立 CRRT 血管通路的主要方法。

1.在 CRRT 建立血管通路时发生的并发症主要与技术操作、血管条件等因素有关。操作者对局部解剖结构不熟悉、专业训练不够,易误穿动脉,故要求操作者有丰富临床实践经验及熟练的操作技术,切忌反复用穿刺针穿刺,否则容易导致皮下血肿形成及穿刺局部渗血。一旦形成皮下血肿或局部渗血,应建议患者尽量减少局部活动,卧床休息,局部加压、冷敷可奏效,且置管后不要立即行 CRRT,如需行 CRRT,应尽量少用或不用抗凝剂。

2.导管相关感染是 CRRT 导管留置期间常见且严重的并发症之一,严重者可导致导管相关血流感染,甚至引起多脏器功能衰竭而危及生命。导管相关血流感染的危险因素包括潜在的疾病、导管置入的方式、位置及留置时间,置管的目的。CRRT 导管相关血流感染的危险因素还包括置换液或透析液的污染、滤器的污染、不合理的治疗方式、透析器的重复使用、高龄、静脉内总铁离子增高、重组人促红细胞生成素的增加、贫血、低蛋白血症、糖尿病、动脉粥样硬化、近期住院或手术史等。APACHEⅡ评分>20 分、同时存在 3 种以上疾病是早期发生导管相关血流感染的独立危险因素。

导管相关血流感染可能导致感染性休克、多脏器功能衰竭,严重时会影响患者的预后。Tao 等研究发现,引起导管相关血流感染的病原菌主要是革兰阳性球菌(47%)、革兰阴性杆菌(19%)和真菌(7%),其中真菌以念珠菌属为主。Parameswaran 等研究显示,革兰阳性球菌占 64%,而革兰阴性杆菌占 36%。而 Krishnan 等研究显示,革兰阳性球菌占 27%,而革兰阴性杆菌占 56%。

导管相关血流感染的诊断主要包括临床表现和实验室检查两方面。其常见表现为发热、寒战、不明原因的低血压且没有其他部位感染表现;轻者表现为全身乏力、恶心,重者表现为高热伴寒战、低血压、呕吐、意识状态改变。局部感染表现为穿刺局部发红、肿胀、局部硬结及局部化脓。当出现重症感染、感染播散(如感染性心内膜炎、感染性关节炎、骨髓炎、硬膜外脓肿、感染性栓塞)时可明显延长导管相关血流感染的时间,且这些患者对抗生素治疗反应较差。实验室检查提示外周血培养结果为阳性,且需明确是由导管所引起的。

血滤导管相关血流感染的治疗与一般的深静脉导管相关血流感染的治疗稍有不同。若临床表现如发热、寒战、低血压、意识状态的改变等提示需行经验性抗感染治疗,菌血症在发病 2~3d 后好转,没有合并感染转移的表现如骨髓炎、心内膜炎,以上情况提示此类导管相关感染的治疗并不复杂,主要治疗方案是结合可能的病原菌予以抗感染治疗。但是若临床症状或菌血症表现持续超过 72h,此类导管相关血流感染被认为是复杂的导管相关血流感染,此时需拔除血滤导管,且可能需 4~6 周的抗感染治疗。如果经验性治疗开始后,血培养结果为阴性,可停止抗生素治疗。

随着需要 CRRT 患者人数的不断增加,积极预防导管相关血流感染的发生尤为重要。CDC 已制定指南旨在采取积极有效的措施,以减少导管相关血流感染的发生,降低病死率。预防导管相关血流感染的集束化策略主要包括:教育和培训操作人员及护理人员,置管前严格执行无菌操作,采用最大无菌范围,局部予以氯己定消毒,有熟练且独立的操作能力,严格保证手卫生,使用全套的静脉穿刺和导管包等。荟萃分析显示,应用抗菌导管可使导管相关血流感染发生率下降 60%~70%。置管时选取不同的穿刺部位会导致感染并发症出现概率的不同,但这一说法仍存在争议,不同穿刺点的风险和收益必须依据具体问题而定。另外,超声引导下颈内静脉穿刺置管术可减少导管相关血流感染以及中央导管非感染性并发症的发生风险。置管后使用一定的监测方法对其实施密切观察,若不需要 CRRT,应尽早拔除导管,避免为预防感染而频繁更换导管,合理使用抗生素可减少导管相关血流感染的发生。

3.若导管固定不当,导管保留时间长缝线脱落,患者躁动、肢体活动过度及外力牵拉等因素均可导致导管脱落。加强宣教、妥善固定、严密监测可减少其发生。

4.导管内血栓形成是 CRRT 导管留置期间另一常见并发症,由于不正确的封管技术可使导管头端内腔形成血栓或纤维蛋白鞘,影响导管腔血流速度,甚至完全堵塞导管而被废用,并且导致血流量不足,影响 CRRT 的顺利进行。术前充分评估患者的凝血功能、术中熟练掌握正确的肝素脉冲式正压封管技术、术后及时冲洗、加强护理,可减少导管血栓堵塞的风险。

(二)血滤器相关并发症

血滤器是最易形成血凝块的部位之一,选择合适的抗凝方案及 CRRT 模式可减少滤器内血凝块形成的概率。滤器血凝块形成时常导致跨膜压(TMP)升高,而当 TMP 超过 6.67kPa 时易引起溶血。研究表明,采用枸橼酸钠抗凝时滤器寿命比肝素抗凝长。治疗过程应熟悉各种参数和报警的意义,全程严密观察各种治疗参数,特别是动脉压(Pa)、静脉压(Pv)、血浆入口压(Ps)、跨膜压(TMP),压力明显增高时使用生理盐水冲洗或增加抗凝剂用量,发现溶血血浆出现在回输体内的管路中,必须及时终止治疗。另外,血液长时间与人工膜及塑料导管接触,由于碎裂的塑料颗粒与血、膜的反应以及残存消毒液可产生一系列副作用,可激活多种细胞因子、补体系统,甚至引发 SIRS,对机体造成严重损伤。目前,CRRT 中多使用高度生物相容性的生物膜,这可最大限度地避免这种并发症的发生。

(三)管道连接并发症

CRRT 时血流量可达 50～350mL/min,血管通路中任何部位都可发生连接不良的风险,如体外循环管路意外断开、压力变化致管道破裂等均可导致空气栓塞,并迅速导致患者死亡。注意管路连接的密闭性极为重要,整个管道必须在可视范围,确保整个管道连接密闭完好,目前的 CRRT 机器有良好的安全和报警系统,当发生机器报警时要及时评估和处理。

二、治疗相关并发症

(一)电解质紊乱及酸碱平衡失调

电解质紊乱及酸碱平衡失调是 CRRT 中最常见的并发症,这主要是由于 CRRT 时电解质丢失而没有及时予以补充或使用枸橼酸钠作为抗凝剂所引起的。在长期行 CRRT 的患者中,低磷血症及低钾血症是常见问题。通过透析液或置换液补充电解质可避免电解质紊乱的出现。使用枸橼酸钠作为抗凝剂常常可导致严重电解质紊乱,枸橼酸可螯合钙离子,若透析液或置换液中钙离子不及时做出调整,可能导致低钙血症或高钙血症;若透析液或置换液中碳酸氢根浓度不及时调整,可能导致代谢性碱中毒,由于严重肝功能不全患者,不能将枸橼酸根代谢为碳酸氢根,可能导致代谢性酸中毒。但最近有研究报道,枸橼酸钠抗凝时电解质紊乱及酸碱平衡失调并不常见,即使发生也是一过性的。枸橼酸钠抗凝时发生的代谢紊乱并发症是可及时调整的。

常见的电解质紊乱及酸碱平衡失调见表 3-17。

表 3-17　CRRT 治疗时常见的电解质紊乱及酸碱平衡失调

常见紊乱	原　因	注意事项
低磷血症	清除增加,补充不足	注意抗酸剂的使用;在 TPN 中增加磷离子
高/低钾血症	清除和补充不协调	调整透析液或置换液中的钾离子浓度;增加或停止钾离子结合剂的使用;避免低钾时反复静推补钾
高钠血症	枸橼酸钠抗凝时,透析液或置换液中钠离子浓度没有相应减小	减小透析液或置换液中钠离子浓度
低钠血症	清除增加,补充不足	增大透析液或置换液中的钠离子浓度;静脉补充钠离子
高钙血症	枸橼酸钠抗凝,钙离子补充过多	监测血钙浓度,调整钙的摄入量
低钙血症	枸橼酸钠抗凝,没有及时补充钙离子;肝功能衰竭患者枸橼酸钠代谢障碍	增大 TPN 钙离子浓度;增大透析液或置换液中的钙离子浓度;保证充足的口服钙摄入
低镁血症	清除增加,补充不足	在 TPN 中增加镁离子;在透析液或置换液中增加镁离子;补充 $MgCl_2$ 或 $MgSO_4$
代谢性碱中毒	枸橼酸钠抗凝时,透析液或置换液中 HCO_3^- 浓度没有相应减小	减小透析液或置换液中 HCO_3^- 浓度
代谢性酸中毒	肝功能衰竭患者使用枸橼酸钠抗凝;CRRT 时磷被清除,氯离子相应增加(阴离子间隙减少)	保证透析液或置换液中足够的 HCO_3^- 浓度;肝功能衰竭患者可考虑使用含 HCO_3^- 的置换液

(二)出凝血功能异常

出血是 CRRT 常见的并发症之一,包括留置静脉导管相关的出血及抗凝引起的出血。CRRT 肝素抗凝时出血是主要的并发症,出血发生率为 10%～50%,而出血引起的病死率达 15%。Tolwani 研究发现,枸橼酸钠局部抗凝时其出血风险低于肝素全身抗凝;另有研究发现,枸橼酸钠抗凝时人体出血的发生率为 5.7%,明显低于肝素抗凝的出血发生率(约 14.5%)。由于枸橼酸钠抗凝时滤器使用寿命延长、电解质紊乱可控、出血风险较低,最新国内外指南推荐对枸橼酸无禁忌的需行 CRRT 患者,建议采用枸橼酸钠抗凝方案,尤其适用于存在出血高风险的患者。

肝素剂量不足、血流量不足、透析液或置换液温度过低等原因可导致凝血。有研究报道,肝素抗凝时滤器凝血的发生率为 76.4%,远高于枸橼酸钠抗凝时的 18.8%。在行 CRRT 前,应对患者的凝血功能、出血倾向等进行全面评估,以选择合适的抗凝方法,治疗期间,应密切监测患者凝血功能、皮肤出血点、呕血、黑便等情况并及时调整抗凝方案。一旦发现管路、滤器等部位的凝血现象,应及时更换。

(三)心血管并发症

在行 CRRT 过程中,有 200~400mL 血液集聚于管路中,可引起患者血容量减少,使患者血压下降。超滤速度过快、液体不平衡、目标干体重设置太低、透析液或置换液的钠水平太低、心脏本身因素(如心脏本身病变致心脏储备能力下降,心排血量减少)等原因均可导致低血压发生。治疗期间应密切监测患者血压、心率、血流动力学等指标,加强容量管理,调整超滤速度,改善心脏功能等,减少低血压的发生。

CRRT 期间,心律失常发生多与原发疾病(如冠心病、心衰、循环衰竭)和 CRRT(如电解质紊乱、酸碱平衡失调、药物应用等)有关。注重原发病的治疗,必要时使用抗心律失常药,CRRT 期间密切监测患者的生命体征,及时对症处理可减少心律失常导致的不良后果的发生。

(四)其　他

CRRT 中由于大量置换液或透析液的输入以及体外循环丢失热量造成的低温,患者常有寒战或畏寒的感觉,尤其在室温较冷的环境中。建议室温保持在 18~28℃,湿度保持在 50%~75%。严密监测体温变化及体温下降的幅度,观察末梢循环温度,患者有无畏寒、寒战,注意给患者保暖。对于容易出现低体温者,预先温浴置换液至 37~38℃,准确记录患者 24h 的出入量及超滤量,警惕因有效循环血量不足或末梢灌注差致体温过低。

Berg 等研究发现,CRRT 期间氨基酸部分排至超滤液中,引起患者体内氨基酸丢失,故行 CRRT 患者较无须进行 CRRT 的患者更需要额外补充氨基酸。

(江玲芝)

参考文献

[1]Abel JJ, Rowntree LG, Turner BB. On the removal of diffusible substances from the circulating blood of living animals by dialysis[J]. J Pharmacol Exp Ther,1914,4(2):13-14.

[2]Apsner R, Schwarzenhofer M, Derfler K, et al. Impairment of citrate metabolism in acute hepatic failure[J]. Wien Klin Wochenschr,1997,109(18):123-127.

[3]Bagshaw SM, Uchino S, Bellomo R, et al. Timing of renal replacement therapy and clinical outcomes in critically ill patients with severe acute kidney injury[J]. Crit Care,2009,24(7):129-140.

[4]Bagshaw SM, Wald R, Barton J, et al. Clinical factors associated with initiation of renal replacement therapy in critically ill patients with acute kidney injury-a prospective multicenter observational study. J Crit Care, 2012,27(3):268-275.

[5]Baird JS, Wald EL. Long-duration (> 4 weeks) continuous renal replacement therapy in critical illness[J]. Int J Artif Organs,2010,33(10):716-720.

[6]Bakker AJ, Boerma EC, Keidel H, et al. Detection of citrate overdose in critically ill patients on citrateanticoagulated venovenous haemofiltration: Use of ionised and total? ionised calcium[J]. Clin

Chem Lab Med,2006,44(15):962-966.

[7]Baldwin I, Bellomo R, Naka T, et al. A pilot randomized controlled comparison of extended daily dialysis with filtration and continuous veno-venous hemofiltration: Fluid removal and hemodynamics [J]. Int J Artif Organs,2007,30(8):1083-1089.

[8]Barenbrock M, Hausberg M, Matzkies F, et al. Effects of bicarbonate- and lactate-buffered replacement fluids on cardiovascular outcome in CVVH patients[J]. Kidney Int,2000,58(4):1751-1757.

[9]Bart BA, Goldsmith SR, Lee KL, et al. Ultrafiltration in decompensated heart failure with cardiorenal syndrome[J]. N Engl J Med,2012,367(25):2296-2304.

[10]Bart BA. Treatment of congestion in congestive heart failure:Ultrafiltration is the only rational initial treatment of volume overload in decompensated heart failure[J]. Circ Heart Fail,2009,18(2):499-504.

[11]Bellomo R, Baldwin I, Fealy N. Prolonged intermittent renal replacement therapy in the intensive care unit[J]. Crit Care Resusc,2002,4(4):281-290.

[12]Bellomo R, Ronco C. Blood purification in the intensive care unit:Evolving concepts[J]. World J Surg, 2001,25(9):677-683.

[13]Bellomo R,Lipcsey M. Calzavacca P,et al. Early acid-base and blood pressure effects of continuous renal replacement therapy intensity in patients with metabolic acidosis[J]. Intensive Care Med,2013,39(3):429-436.

[14]Bellomo R,Teede H,Boyce N. Anticoagulant regimens in acute continuous hemodiafiltration: A comparative study[J]. Intensive Care Med,1993,19(11):329-332.

[15]Bellomo R,Uchino S. Cardiovascular monitoring tools:use and misuse[J]. Curr Opin Crit Care,2003,9(3):225-229.

[16]BellomoR,Ronco C,Kellum JA,et al. Acute renal failure-definition,outcome measures,animal models,fluid therapy and information technology needs:The Second International Consensus Conference of the Acute Dialysis Quality Initiative(ADQI) Group[J]. Crit Care,2004,8(4):204-212.

[17]Berbece AN, Richardson RM. Sustained low-efficiency dialysis in the ICU: Cost, anticoagulation, and solute removal[J]. Kidney International,2006,70(5):963-968.

[18]Berbece AN, Richardson RM. Sustained low-efficiency dialysis in the ICU: Cost, anticoagulation, and solute removal[J]. Kidney Int,2006,70(8):963-968.

[19]Berg A,Norberg A,Martling CR,et al. Glutamine kinetics during intravenous glutamine supplementation in ICU patients on continuous renal replacement therapy[J]. Intensive Care Med,2007,33(4):660-666.

[20]Berne RM,Levy MN. The arterial system. In:Berne RM&Levy MN. Cardiovascular Physicalogy (8th edition). Beijing:Health Science Asia,Elsevier Science,2002:135-154.

[21]Biancofiore G,Esposito M,Bindi L,et al. Regional filter heparinization for continuous veno-venous hemofiltration in liver transplant recipients. Minerva Anestesiol,2003,69(8):527-538.

[22]Bohler J,Schollmeyer P,Dressel B,et al. Reduction of granulocyte activation during hemodialysis with regional citrate anticoagulation:dissociation of complement activation and neutropenia from neutrophil degranulation[J]. J Am Soc Nephrol,1996,7(3):234-241.

[23]Bonventre JV. Dialysis in acute kidney injury-more is not better[J]. N Engl J Med,2008,359(1):82-84.

[24]Boucher BA, Wood GC, Swanson JM. Pharmacokinetic changes in critical illness[J]. Critical Care

Clinics,2006,22(2):255-271.

[25]Bouman CS, van Kan HJ, Koopmans RP, et al. Discrepancies between observed and predicted continuous venovenous hemofiltration removal of antimicrobial agents in critically ill patients and the effects on dosing[J]. Intensive Care Medicine,2006,32(12):2013-2019.

[26]Bouman CS,Oudemans-Van SHM,Tijssen JG,et al. Effects of early high-volume continuous venovenous hemofiltration on survival and recovery of renal function in intensive care patients with acute renal failure:A prospective, randomized trial[J]. Critical Care Med,2002,30(10):2205-2211.

[27]Brown JM. Use of echocardiography for hemodynamic monitoring[J]. Crit Care Med,2002,30(6):1361-1364.

[28]Brown RO, Compher C. A. S. P. E. N. clinical guidelines:Nutrition support in adult acute and chronic renal failure[J]. JPEN J Parenter Enteral Nutr,2010,34(4): 366-377.

[29]Brunet S, Leblanc M, Geadah D, et al. Diffusive and convective solute clearances during continuous renal replacement therapy at various dialysate and ultrafiltration flow rates[J]. Am J Kidney Dis,1999,34(3):486-492.

[30]Calandra T, Cohen J. The international sepsis forum consensus conference on definitions of infection in the intensive care unit[J]. Critical Care Medicine,2005,33(7):1538-1548.

[31]Canaud B, Desmeules S, Klouche K, et al. Vascular access for dialysis in the intensive care unit [J]. Best Pract Res Clin Anaesthesiol,2004,18(8):159-174.

[32]Cano N, Fiaccadori E, Tesinsky P, et al. ESPEN guidelines on enteral nutrition:Adult renal failure[J]. Clin Nutr,2006,25(2): 295-310.

[33]Cano NJ, Aparicio M, Brunori G, et al. ESPEN guidelines on parenteral nutrition:Adult renal failure[J]. Clin Nutr,2009,28(4): 401-414.

[34]Carl DE, Grossman C, Behnke M, et al. Effect of timing of dialysis on mortality in critically ill, septic patients with acute renal failure[J]. Hemodial Int, 2010,14(1):11-17.

[35]Casanova Vivas S. Recommendations from CDC for the prevention of catheter-related infections (2013 update)[J]. Rev Enferm,2014,37(4):28-33.

[36]Chen X, Ma T . Sustained low-efficiency daily diafiltration for diabetic nephropathy patients with acute kidney injury[J]. Med Princ Pract,2014,23(6):119-124.

[37]Cheng J, Wang D, Hu S, et al. The report of sustained low-efficiency dialysis (SLED) treatment in fifteen patients of severe snakebite[J]. Cell Biochem Biophys,2014,69(8):71-74.

[38]Cholley BP, Singer M. Esophageal Doppler:Noninvasive cardiac output monitor[J]. Echocardiography,2003,20(8):763-769.

[39]Chou YH, Huang TM, Wu VC, et al. Impact of timing of renal replacement therapy initiation on outcome of septic acute kidney injury[J]. Crit Care,2011,15(7):134.

[40]Christian L, Klaus H, Matthias B. Continuous renal replacement therapy with regional citrate anticoagulation:do we really know the details? [J].Curr Opin Anaesthesiol,2013,26(4):428-437.

[41]Coca SG,Patikh CR. Urinary biomarkers for acute kidney injury:perspectives on translation. Clin J Am Soc Nephrol,2008,3(1):481-490.

[42]Costae Silva VT, Liano F, Muriel A, et al. Nephrology referral and outcomes in critically ill acute kidney injury patients[J]. PLOS One,2013,8(6):70-82.

[43]Dasgupta S, Das S, Chawan NS, et al. Nosocomial infections in the intensive care unit:Incidence, risk factors, outcome and associated pathogens in a public tertiary teaching hospital of Eastern India[J]. Indian Critical Care? Peer-reviewed, Official Publication of Indian Society of Critical Care

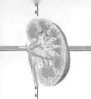

Medicine,2015,19(1):14-20.

[44]Davenport A, Will EJ, Davison AM. Comparison of the use of standard heparin and prostacyclin anticoagulation in spontaneous and pump-driven extracorporeal circuits in patients with combined acute and hepatic failure[J]. Nephron,1994,66(3):431-437.

[45]Davenport A. Renal replacement therapy in acute kidney injury: Which method to use in the intensive care unit? [J]. Saudi J Kidney Dis Transpl,2008,19(8):529-536.

[46]De Corte W, Vanholder R, Dhondt AW, et al. Serum urea concentration is probably not related to outcome in ICU patients with AKI and renal replacement therapy[J]. Nephrol Dial Transplant,2011,26(10):3211-3218.

[47]de Geus HR,Betjes MG,Bakker J. Neutrophil gelatinase-associated lipocalin clearance during venovenous continuous renal replacement therapy in critically ill patients[J]. Intensive Care Med,2010,36(12):2156-2157.

[48]Decker BS, Mueller BA, Sowinski KM. Drug dosing considerations in alternative hemodialysis[J]. Advances in chronic kidney disease,2007,14(3):17-26.

[49]Dhondt A,Vanholder R,Tielemans C,et al. Effect of regional citrate anticoagulation on leukopenia, complement activation, and expression of leukocyte surface molecules during hemodialysiswith unmodified cellulose membranes[J]. Nephron,2000,85(8):334-342.

[50]Di Carlo JV,Alexander SR. Hemofiltration for cytokine-driven illnesses:The mediator delivery hypothesis[J]. Int J Artif Organs,2005,28(8):777-786.

[51]Eastwood GM,Peck L,Young H, et al. Haemodynamic Impact of a slower pump speed at start of continuous renal replacement therapy in critically Ill adults with acute kidney injury:A prospective before-and-after study[J]. Blood Purif,2012,33(1):52-58.

[52]Fall P, Szerlip HM. Continuous renal replacement therapy: Cause and treatment of electrolyte complications[J]. Semin Dial,2010,23(6):581-585.

[53]Fall P, Szerlip HM. Continuous renal replacement therapy: cause and treatment of electrolyte complications[J]. Semin Dial,2010,23(6):581-585.

[54]Felker MG, Mentz RJ. Diuretics and ultrafiltration in acute decompensated heart failure[J]. J Am Coll Cardiol,2012,59(7):2145-2153.

[55]Fernández SN, Santiago MJ, López-Herce J, et al. Citrate Anticoagulation for CRRT in Children: Comparison with Heparin[J]. BioMed Res Inter,2014,13(5):1-7.

[56]Fieghen HE, Friedrich JO, Burns KE, et al. The hemodynamic tolerability and feasibility of sustained low efficiency dialysis in the management of critically ill patients with acute kidney injury [J]. BMC Nephrol,2010,11(8): 32.

[57]Fliser D, Kielstein JT. Technology Insight: Treatment of renal failure in the intensive care unit with extended dialysis[J]. Nature clinical practice[J]. Nephrology,2006,2(1):32-39.

[58]Foland JA, Fortenberry JD, Warshaw BL, et al. Fluid overload before continuous hemofiltration and survival in critically ill children: A retrospective analysis[J]. Crit Care Med,2004,32(8):1771-1776.

[59]Frank RD. Citrate anticoagulation in acute renal replacement therapy : Method of choice[J]. Med Klin Intensivmed Notfmed,2014,109(5):336-341.

[60]Freda BJ, Slawsky M, Mallidi J, et al. Decongestive treatment of acute decompensated heart failure: cardiorenal implications of ultrafiltration and diuretics[J]. Am J Kidney Dis,2011,58(9):1005-1017.

[61]Gabutti，Marone，Colucci，etc[J]. Citrate anticoagulation in continuous venove-nous hemodiafiltra-tion：a metabolic challenge[J]. Intensive Care Medicine，2002，28(10)：1419-1425.

[62]Gahlot R，Nigam C，Kumar V，et al. Catheter-related bloodstream infections[J]. International Journal of Critical Illness and Injury Science，2014，4(2)：162-167.

[63]Garcés EO，Victofino JA，Veronese FV. Anticoagulation in continuous renal replacement herapies (CRRT)[J]. Rev Assoc Med Bras，2007，53(7)：451-455.

[64]George J，Varma S，Kumar S，et al. Comparing continuous venovenous hemodiafiltration and peri-toneal dialysis in critically ill patients with acute kidney injury：a pilot study[J]. Perit Dial Int，2011，31(8)：422-429.

[65]Gibney N，Hoste E，Burdmann EA，et al. Timing of initiation and discontinuation of renal replace-ment therapy in AKI：unanswered key questions[J]. Clin J Am Soc Nephrol，2008，3(3)：876-880.

[66]Gong D，Zhang P，Ji D，et al. Improvement of immune dysfunetion in patients with severe acute pan-creactitis by high-volume hemofiltration：a preliminary report[J]. Int J Artif Organs，2010，33(7)：22-29.

[67]Gonwa TA，Wadei HM. The challenges of providing renal replacement therapy in decompensated liver cirrhosis[J]. Blood Pufif，2012，33(1-3)：144-148.

[68]Harder JL，Heung M，Vilay AM，et al. Carbamazepine and the active epoxide metabolite are ef-fectively cleared by hemodialysis followed by continuous venovenous hemodialysis in an acute over-dose[J]. Hemodial Int，2011，15(8)：412-415.

[69]He C. Zhang L，Shi W，et al. Coupled plasma fltration adsorption combined with continuous veno-venous hemofitration treatment in patients with severe acute pancreatitis[J]. J Clin Gastroenterol，2013，47(1)：62-68.

[70]Heise D，Gries D，Moerer O，et al. Predicting restoration of kidney function during CRRT-free in-tervals[J]. Cardiothorac Surg，2012，7(2)：6.

[71]Hetzel GR，Schmitz M，Wissing H，et al. Regional citrate versus systemic heparin for anticoagula-tion in critically ill patients on continuous venovenous haemofiltration：a prospective randomized multicentre trial[J]. Nephrology Dialysis Transplantation，2011，26(1)：232-239.

[72]Hetzel GR，Taskaya G，Sucker C，et al. Citrate plasma levels in patients under regional anticoagu-lation in continuous venovenous hemofiltration[J]. Am J kidney Dis，2006，48(13)：806-811.

[73]Heung M，Wolfgram DF，Kommareddi M，et al. Fluid overload at initiation of renal replacement therapy is associated with lack of renal recovery in patients with acute kidney injury[J]. Nephrol Dial Transplan，2012，27(3)：956-961.

[74]Heung M，Wolfgram DF，Kommareddi M，et al. Fluid overload at initiaion of renal replacement therapy is associated with lack of renal recovery in patients with acute kidney injury[J]. Nephrol Dial Transplant，2012，27(3) ：956-961.

[75]Hirsh J，Warkentin TE，Shaughnessy SG，et al. Heparin and lowmolecular weight heparin：Mechanisms of action，pharmacokinetics，dosing，monitoring，efficacy，and safety[J]. Chest，2001，119(7)：64-94.

[76]Hirsh J，Warkentin TE，Shaughnessy SG，et al. Heparin and lowmolecular weight heparin：Mech-anisms of action，pharmacokinetics，dosing，monitoring，efficacy，and safety[J]. Chest，2001，119(8)：64-94.

[77]Holubek WJ，Hoffman RS，Goldfarb DS，et al. Use of hemodialysis and hemoperfusion in poi-soned patients[J]. Kidney Int，2008，74(13)：1327-1334.

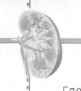

[78]Honor PM,Boer W,Joannes-Boyau O,et al. High volume haemofiltration and hybrid techniques in sepsis:new insights into the rationale[J]. Neth J Crit Care,2007,11:239-242.

[79]Honoré PM, De Waele E, Jacobs R, et al. Nutritional and metabolic alterations during continuous renal replacement therapy[J]. Blood Purif,2013,35(4): 279-284.

[80]Honoré PM, Jamez J,Wauthier M,et al. Prospective evaluation of short-term,high-volume isovolemic hemofiltration on the hemodynamic course and outcome in patients with intractable circulatory failure resulting from septic shock[J]. Crit Care Med,2000,28(7):3581-3587.

[81]Honoré PM, Joannes-Boyau O, Gressens B. Blood and plasma treatments: the rationale of high-volume hemofiltration[J]. Contributions to nephrology,2007,156(9):387-395.

[82]Honoré PM,Jamez J,Wauthier M,et al. Prospective evaluation of short-term,high-volume isovolemic hemofiltration on the hemodynamic course and outcome in patients with intractable circulatory failure resulting from septic shock[J]. Crit Care Med,2000,28(11):3581-3587.

[83]Hu SL, Wang D, Jiang H, et al. Therapeutic effectiveness of sustained low-efficiency hemodialysis plus hemoperfusion and continuous hemofiltration plus hemoperfusion for acute severe organophosphate poisoning[J]. Artif Organs,2014,38(9):121-124.

[84]Huang Z, Letteri JJ, Clark WR, et al. Ultrafiltration rate as a dose surrogate in pre-dilution hemofiltration[J]. The International journal of artificial organs,2007,30(2):124-132.

[85]Iorio L, Violi F, Simonelli R, et al. Sustained low-efficiency dialysis (SLED) in patients with prevalent systolic heart failure refractory to medical treatment and with chronic renal failure[J]. G Ital Nefrol Suppl,2006,23(8):S71-73.

[86]Isla A, Gascon AR, Maynar J, et al. In vitro AN69 and polysulphone membrane permeability to ceftazidime and in vivo pharmacokinetics during continuous renal replacement therapies[J]. Chemotherapy,2007,53(3):194-201.

[87]Jacobs C. Renal replacement therapy by hemodialysis: an overview[J]. Nephrol Ther,2009,5(2):306-312.

[88]Jaffer Y, Shelby NM, Taal MW, et al. A meta-analysis of hemodialysis catheter locking solutions in the prevention of catheter-related infection[J]. Am J Kidney Dis,2008,51(7):233-241.

[89]Janssen MJ,Huijgens PC,Bouman AA,et al. Citrate versus heparin anticoagulation in chronic haemodialysis patients[J]. Nephrol Dial Transplant,1993,8(5):1228-1233.

[90]Jeffrey RF, Khan AA, Douglas JT, et al. Anticoagulation with low molecular weight heparin (Fragmin) during continuous hemodialysis in the intensive care unit[J]. Artif Organs,1993,17(7):717-720.

[91]Ji Q, Mei Y, Wang X, et al. Timing of continuous veno-venous hemodialysis in the treatment of acute renal failure following cardiac surgery[J]. Heart Vessels,2011,26(9):183-189.

[92]Joannes-Boyau O,Honoré PM,Perez P,et al. High-volume versus standard-volume haemofiltration for septic shock patients with acute kidney injury (IVOIRE study):A multicentre randomized controlled trial[J]. Intensive Care Med,2013,39(9):1535-1346.

[93]Joynt GM, Lipman J, Gomersall CD, et al. The pharmacokinetics of once-daily dosing of ceftriaxone in critically ill patients[J]. Antimicrobial Chemotherapy,2001,47(4):421-429.

[94]Karakitsos D, Labropoulos N, De Groot E, et al. A real-time ultrasound-guided catheterisation of the internal jugular vein: A prospective comparison with the landmark technique in critical care patients[J]. Crit Care,2006,10(9):162.

[95]Karvellas CJ,Farhat MR,Sjad I,et al. A comparison of early vetsus late initiation of renal replace-

ment therapy in critically ill patients with acute kidney injury a systematic review and meta-analysis [J]. Critical Care,2011,15(9):R72.

[96]Kellum JA, Lameire N, et al. KIDGO clinical practice guideline for acute kidney injury[J]. Kidney International,2012,15(2):18-21.

[97]Kellum JA,Ronco C. Dialysis:Results of RENAL-what is the optimal CRRT target dose? [J]. Nat Rev Nephrol,2010,6(4):191-192.

[98]Kellum JA. Renal replacement therapy in critically ill patients with acute renal failure:Does a greater dose improve survival? Nature clinical practice[J]. Nephrology,2007,3(3):128-129.

[99]Khan E, Huggan P, Celi L, et al. Sustained low-efficiency dialysis with filtration (SLEDD-f) in the management of acute sodium valproate intoxication. Hemodial Int,2008,12(7):211-214.

[100]Kielstein JT, Kretschmer U, Ernst T, et al. Efficacy and cardiovascular tolerability of extended dialysis in critically ill patients: a randomized controlled study. Am J Kidney Dis,2004,43(8):342-349.

[101]Kielstein JT, Schiffer M, Hafer C. Back to the future:extended dialysis for treatment of acute kidney injury in the intensive care unit[J]. Journal of Nephrology,2010,23(5):494-501.

[102]Kim IB,Fealy N, Baldwin I,et al. Circuit start during continuous renal replacement therapy in vasopressor-dependment patients:the impact of a slow blood flow protocol[J]. Blood Purif,2011,32(1):1-6.

[103]Kim Z, Goldfarb DS. Continuous renal replacement therapy does not have a clear role in the treatment of poisoning[J]. Nephron Clin Pract,2010,115(13):1-6.

[104]Klouche K, Amigues L, Deleuze S, et al. Complications, effects on dialysis dose, and survival of tunneled femoral dialysis catheters in acute renal failure[J]. Am J Kidney Dis,2007,49(13):99-108.

[105]Koshikawa S,Akizawa T,Mimura N,et al.Effects of low molecular weight heparin as an anticoagulant for hemodialysis patients with bleeding risk:multi-institutional control study with low dose or regional heparinization[J]. Clin Eval,1991,19(7):541-571.

[106]Kramer L,Bauer E,Joukhadar C,et al. Citrate pharmacokinetics and metabolism in cirrhotic and non-cirrhotic critically ill patients[J]. Crit Care Med,2003,31(9):2450-2455.

[107]Kraus MA. Selection of dialysate and replacement fluids and management of electrolyte and acid-basedisturbances[J]. Semin Dial,2009,22(2):137-140.

[108]Krishnan RG, Sureshkumar D. Changing trends in antimicrobial susceptibility and hospital Acquired Infections Over an Year Period in a Tertiary Care Hospital in Relation to Introduction of an Infection Control Programme[J]. JAPI,2011,18(5):153-157.

[109]Kuang D, Verbine A, Ronco C. Pharmacokinetics and antimicrobial dosing adjustment in critically ill patients during continuous renal replacement therapy[J]. Clinical nephrology,2007,67(5):267-284.

[110]Kumar N, Ahlawat RS. Extended daily dialysis in acute renal failure:A new therapeutic approach[J]. Iran J Kidney Dis,2007,1:63-72.

[111]Kumar VA, Craig M, Depner TA, et al. Extended daily dialysis:A new approach to renal replacement for acute renal failure in the intensive care unit[J]. Am J Kidney Dis,2000,36:294-300.

[112]Kutsogiannis DJ,Gibney RTN,Stollery D,et al. Regional citrate versus systemic heparin anticoagulation for continuous renal replacement in critically ill patients[J]. Kidney Int,2005,67(8):2361-

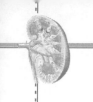

2367.

[113]Lanckohr, Hahnenkamp, Boschin, et al. Continuous renal replacement therapy with regional citrate anticoagulation:do we really know the details? [J]. Current Opinion in Anaesthesiology, 2013,26(4):428-437.

[114]Legrand M,Darmon M,Joannidis M,et al. Management of renal replacement therapy in ICU patients:an international survey[J]. Intensive Care Med,2013, 39(1):101-108.

[115]Leslie GD, Jacobs IG, Clarke GM. Proximally delivered dilute heparin does not improve circuit life in continuous venovenous haemodiafiltration[J]. Intensive Care Med,1996,22(5):1261-1264.

[116]Lund B, Seifert SA, Mayersohn M. Efficacy of sustained low-efficiency dialysis in the treatment of salicylate toxicity[J]. Nephrol Dial Transplant,2005,20(13):1483-1484.

[117]Macedo E, Mehta R. When should renal replacement therapy be initiated for acute kidney injury? [J]. Semin Dial,2011,24(9):132-137.

[118]Marlies O, Dickie H. Renal replacement therapy in critically ill patients with acute kidney injury-when to start[J]. Nephrol Dial Transplant,2012,27(8):2242-2248.

[119]Marshall MR, Golper TA, Shaver MJ, Alam MG, Chatoth DK. Urea kinetics during sustained low-efficiency dialysis in critically ill patients requiring renal replacement therapy[J]. Am J Kidney Dis,2002,39(8):556-570.

[120]Marshall MR, Golper TA, Shaver MJ, et al. Sustained low-efficiency dialysis for critically ill patients requiring renal replacement therapy[J]. Kidney Int,2001,60(13):777-785.

[121]Marshall MR, Ma T, Galler D, et al. Sustained low-efficiency daily diafiltration (SLEDD-f) for critically ill patients requiring renal replacement therapy: towards an adequate therapy[J]. Nephrol Dial Transplant,2004,19(7):877-884.

[122]Martin PY, Chevrolet JC, Suter P,et al. Anticoagulation in patients treated by continuous venovenous hemofiltration:a retrospective study[J]. Am J Kidney Dis,1994,24(9):806-812.

[123]Maursetter L, Kight CE, Mennig J, et al. Review of the mechanism and nutrition recommendations for patients under going continuous renal replacement therapy[J]. Nutr Clin Pract,2011,26(4):382-390.

[124]Mehta RL,Kellum JA,Shah SV,et al. Acute Kidney Injury Network: Report of an initiative to improve outcomes in acute kidney injury[J]. Crit Care,2007,11(7):31.

[125]Meier-Kriesche HU,Gitomer J,Finkel K,et al. Increased total to ionized calcium ratio during continuous venovenous hemodialysis with regional citrate anticoagulation[J]. Crit Care Med,2001,29(13):748-752.

[126]Mermel LA, Allon M, Bouza E, et al. Warren DK: Clinical practice guidelines for the diagnosis and management of intravascular catheter- related infection: 2009 Update by the Infectious Diseases Society of America[J]. Clin Infect Dis,2009,49(1):1-45.

[127]Michard F,Boussat S,Chemla D,et al. Relation between respiratory changes in arterial pulse pressure and fluid responsiveness in septic patients with acute circulatory failure[J]. Am J Respir Crit Care Med,2000,162(9):134-138.

[128]Monchi M, Berghmans D, Ledoux D, et al. Citrate vs heparin for anticoagulation in continuous venovenous hemofiltration:a prospective randomized study[J]. Intensive Care Med,2004,30(7): 260-265.

[129]Morabito S,Guzzo I,Solazzo A,et al. Continuous renal replacement therapies,anticoagulation in the critically ill at high risk of bleeding[J]. J Nephrol,2003,16(5):566-571.

[130]Morita Y，Johnson RW，Dorn RE，et al. Regional anticoagulation during hemodialysis using cit-rate. Am J Med Sci,1961,242(8):32-42.

[131]Mueller BA，Scoville BA. Adding to the armamentarium：antibiotic dosing in extended dialysis. CJASN,2012,7(3):373-375.

[132]Nacca RG，Caliendo A，Simonelli R，et al. Quality of life in patients with combined treatments for heart failure[J]. G Ital Nefrol,2006,34(7):77-82.

[133]Nduka OO，Parrillo JE. The pathophysiology of septic shock[J]. Critical Care Clinics,2009,25(4):677-702.

[134]Novelli A，Adembri C，Livi P，et al. Pharmacokinetic evaluation of meropenem and imipenem in critically ill patients with sepsis[J]. Clinical pharmacokinetics,2005,44(5):539-549.

[135]Ostermann M，Chang RWS. Correlation between parameters at initiation Of renal replacement therapy and outcome in patients with acute kidney injury[J]. Crit Care,2009,13(6):175.

[136]Oudem Rns-van Straaten HM. Citrate anticoagulation for continuous renal replacement therapy in the critically il1[J]. Blood Purif,2010,29(13):191-196.

[137]Oudemans-van Straaten HM，Bosman RJ，Koopmans M，et al. Citrate anticoagulation for contin-uous venovenous hemofiltration. Crit Care Med,2009,37(7):545-552.

[138]Overberger P，Pesacreta M，Palevsky PM. Management of renal replacement therapy in acute kidney injury：A survey of practitioner prescribing practices[J]. Clin J Am Soc Nephrol,2007,2(1):623-630.

[139]Palevsky PM，Liu KD，Brophy PD，et al. KDOQI US commentary on the 2012 KDIGO clinical practice guideline for acute kidney injury[J]. Am J Kidney Dis,2013,61(5):649-672.

[140]Pannu N，Klarenbach S，Wiebe N，et al. Renal replacement therapy in patients with acute renal failure：a systematic review. JAMA,2008,299(15):793-805.

[141]Parameswaran R，Sherchan JB，Varma DM，et al. Intravascular catheter-related infections in an Indian tertiary care hospital[J]. J Infect Dev Ctries,2011,5(2):452-458.

[142]Parienti JJ，Thirion M，Megarbane B，et al. Femoral vs jugular venous catheterization and risk of nosocomial events in adults requiring acute renal replacement therapy：A randomized controlled trial[J]. JAMA,2008,299(20):2413-2422.

[143]Pea F，Viale P，Furlanut M. Antimicrobial therapy in critically ill patients：A review of patho-physiological conditions responsible for altered disposition and pharmacokinetic variability[J]. Clinical Pharmacokinetics,2005,44(10):1009-1034.

[144]Pea F，Viale P，Pavan F，et al. Pharmacokinetic considerations for antimicrobial therapy in pa-tients receiving renal replacement therapy[J]. Clinical pharmacokinetics,2007,46(12):997-1038.

[145]Piccoli A，Pittoni G，Facco E，et al. Relationship between central venous pressure and bioimped-ance vector analysis in critically ill patients[J]. Crit Care Med,2000,28(1):132-137.

[146]Pinnick RV，Wiegmann TD，Diederich DA. Regional citrate anticoagulation for Hemodialysis in the patient at high risk for bleeding[J]. N Engl J Med,1983,308(17):257-261.

[147]Pinsky MR. Hemodynamic monitoring in the ICU. In：Ronco C，Bellomo R，G reca GL. Blood Pur-ification in Intensive Care[J]. Basel：Kager,Contrib Nephrol,2001:92-113.

[148]Pinsky MR. Rationale for cardiovascular monitoring[J]. Curr Opin Crit Care,2003,9(3):222-224.

[149]Ponce D，Abrao JM，Albino BB，Bet al. Extended daily dialysis in acute kidney injury patients：metabolic and fluid control and risk factors for death. PLOS One,2013,8(5):81-97.

[150]Ponce D，Berbel MN，Abrao JM，et al. A randomized clinical trial of high volume peritoneal dial-

ysis versus extended daily hemodialysis for acute kidney injury patients. Int Urol Nephrol,2013, 45(9):869-878.

[151]Pupelis G,Plaudis H,Grigane A,et al. Continuous veno-venous haemofiltration in the treatment of severe acute pancreatitis:6-years xperience[J]. HPB(Oxford),2007,9(4):295-301.

[152]Rabindranath K, Adams J, Macleod AM, et al. Intermittent versus continuous renal replacement therapy for acute renal failure in adults[J]. Cochrane Database Syst Rev,2007,37-73.

[153]Reeves JH,Cumming AR,Gallagher L,et al. A controlled trial of low-molecular weight heparin (dalteparin)versus unfractionated heparin as anticoagulant during continuous venovenous hemodialysis with filtration[J]. Crit Care Med,1999,27(10):2224-2228.

[154]Rice TW, Bernard GR. Therapeutic intervention and targets for sepsis. Annual Review of Medicine,2005,56(13):225-248.

[155]Roberts JA, Field J, Visser A, et al. Using population pharmacokinetics to determine gentamicin dosing during extended daily diafiltration in critically ill patients with acute kidney injury[J]. Antimicrobial agents and chemotherapy,2010,54(9):3635-3640.

[156]Roberts JA, Kruger P, Paterson DL, et al. Antibiotic resistance-what's dosing got to do with it? [J]. Critical care medicine,2008,36(8):2433-2440.

[157]Roberts JA, Mehta RL, Lipman J. Sustained low efficiency dialysis allows rational renal replacement therapy, but does it allow rational drug dosing? [J]. Critical care medicine,2011,39(3): 602-603.

[158] Ronco C,Bellomo R,Homel P,et al. Effects of different doses in continuous veno-venous haemefiltration on outcomes of acute renal failure:A prospective randomised trial[J]. Lancet, 2000,356(18):26-30.

[159]Ronco C,Tetta C,Mariano F,et al. Interpreting the mechanisms of continuous renal replacement therapy in sepsis:the peak concentration hypothesis[J]. Artif Organs,2003,27:792-801.

[160]Salahudeen AK, Kumar V, Madan N, et al. Sustained low efficiency dialysis in the continuous mode (C-SLED): dialysis efficacy, clinical outcomes, and survival predictors in critically ill cancer patients[J]. Clin J Am Soc Nephrol,2009,50(4):1338-1346.

[161]Santiago MJ, López-Herce J, Urbano J, et al. Complications of continuous renal replacement therapy in critically ill children: A prospective observational evaluation study[J]. Crit Care,2009, 13(6):1-11.

[162]Saudan P, Niederberger M, De Seigneux S, et al. Adding a dialysis dose to continuous hemofiltration increases survival in patients with acute renal failure. Kidney International,2006,70(7): 1312-1317.

[163]Schilder L, Nurmohamed SA, Bosch FH, et al. Citrate anticoagulation versus systemic heparinisation in continuous venovenous hemofiltration in critically ill patients with acute kidney injury:A multi-center randomized clinical trial[J]. Crit Care,2014,18(4):472.

[164]Schlaeper C, Amerling R, Manns M, Levin NW. High clearance continuous renal replacement therapy with a modified dialysis machine. Kidney Int Suppl,1999,13(5):20-23.

[165]Schneider AG, Eastwood GM, Seevanayagam S, et al. A risk, injury, failure, loss, and end-stage renal failure score-based trigger for renal replacement therapy and survival after cardiac surgery[J]. Crit Care,2012,27(5):488-495.

[166]Schrader J,Stibbe W,Armstrong VW,et al. Comparison of low molecular weight heparin to standard heparin in hemodialysis/hemofiltration[J]. Kidney Int,1988,33(7):890-896.

[167]Schwenger V，Weigand MA，Hoffmann O，et al. Sustained low efficiency dialysis using a single-pass batch system in acute kidney injury-a randomized interventional trial：the Renal Replacement Therapy Study in Intensive Care Unit Patients[J]. Crit Care,2012,16(7):140.

[168]Shiao CC,Wu VC,Li WY,et al. Late initiation of renal replacement therapy is associated with worse outcomes in acute kidney injury after major abdominal surgery[J]. Crit Care, 2009, 13 (5):171.

[169]Shigemoto T, Rinka H, Matsuo Y, et al. Blood purification for crush syndrome[J]. Renal Failure, 1997, 19(5): 711-719.

[170]Shin DH，Lee MJ. Urine output is associated with prognosis in patients with acute kidney injury requiring continuous renal replacement therapy[J]. Crit Care,2013,28(4):379-388.

[171]Soni SS, Pophale R, Ronco C. New biomarkers for acute renal injury[J]. Clin Chem Lab Med, 2011,49(8):1257-1263.

[172]Stephen Fr,hlich MB. Use of 2-hour creatinine clearance to guide cessation of continuous renal replacement therapy[J]. Journal of Critical Care,2012,27(3):744.

[173]Stucker F, Ponte B, Tataw J,et al. Efficacy and safety of citrate-based anticoagulation compared to heparin in patients with acute kidney injury requiring continuous renal replacement therapy：a randomized controlled trial[J]. Crit Care,2015,19(1):822.

[174]Summers RL,Shoemaker WC,Peacoke WF,et al. Bench to bedside：electrophysiologic and clinical principles of noninvasive hemodynamic monitoring using impedance cardiography[J]. Acad Emerg Med,2003,10(6):669-680.

[175]Swartz RD，Port FK. Preventing hemorrhage in high risk hemodialysis ：Regional vs low dose heparin[J]. Kidney Int,1979,16(7):513.

[176]Szokol JW,Murphy GS. Transesophageal echocardiographic monitoring of hemodynamics[J]. Int Anesthesiol Clin,2004,42(1):59-81.

[177]Tam PY, Huraib S, Mahan B, et al. Slow continuous hemodialysis for the management of complicated acute renal failure in an intensive care unit[J]. Clin Nephrol,1988,30(8):79-85.

[178]Tan HK, Baldwin I, Bellomo R. Continuous veno-venous hemofiltration without anticoagulation in high-risk patients[J]. Intensive Care Med,2000,26(8):1652-1657.

[179]Tao F, Jiang R, Chen Y. Risk factors for early onset of catheter-related bloodstream infection in an intensive care unit in China：A retrospective study[J]. Med Sci Monit,2015,21(8):550-556.

[180]The RENAL replacement therapy study investigators. Intensity of continuous renal-replacement therapy in critically ill patients[J]. N Engl J Med,2009,361(19):1627-1638.

[181]The VA/NIH acute renal failure trial network. Intensity of renal support in critically ill patients with acute kidney injury[J]. N Engl J Med,2008,359(21):7-20.

[182]Tolwani A, Wille KM. Advances in continuous renal replacement therapy：citrate anticoagulation update[J]. Blood Purif,2012,34(2):88-93.

[183]Trotman RL，Williamson JC，Shoemaker DM，et al. Antibiotic dosing in critically ill adult patients receiving continuous renal replacement therapy[J]. Clinical Infectious Diseases,2005,41 (8):1159-1166.

[184]Turner MA. Doppler-based hemodynamic monitoring：a minimally invasive alternative[J]. AACN Clin Issues,2003,14(2):220-231.

[185]Uchino S, Kellum JA, Bellomo R, et al. Acute renal failure in critically ill patients：a multinational, multicenter study. JAMA,2005,294(10):813-818.

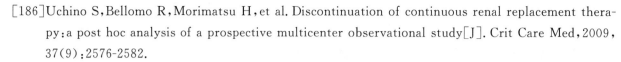

[186]Uchino S,Bellomo R,Morimatsu H,et al. Discontinuation of continuous renal replacement therapy:a post hoc analysis of a prospective multicenter observational study[J]. Crit Care Med,2009, 37(9):2576-2582.

[187]Uehlinger DE, Jakob SM, Ferrari P,et al[J]. Comparison of continuous and intermittent renal replacement therapy for acute renal failure[J]. Nephrol Dial Transplant,2005,20(8):1630-1637.

[188]Vaara ST, Korhonen AM, Kaukonen KM, et al. Fluid overload is associated with an increased risk for 90-day mortality in critically ill patients with renal replacement therapy:Data from the prospective FINNAKI study[J]. Crit Care,2012,16(5):197.

[189]Vaara ST, Korhonen AM, Kaukonen KM, et al. The FINNAKI study group. Fluid overload is associated with an increased risk for 90-day mortality in critically ill patients with renal replacement therapy: Data from the prospective FINNAKI study[J]. Crit Care,2012,16(5):197.

[190]Van Biesen W, Eloot S, Verleysen A, et al. Clamping of the dialysate outlet line in the Genius dialysis system does not alter dialysate flow or clearances[J]. Nephrol Dial Transplant,2006,21 (10):1069-1072.

[191]van de Wetering J, Westendorp RG, van der Hoeven JG, et al. Heparin use in continuous renal replacement procedures: the struggle between filter coagulation and patient hemorrhage[J]. J Am Soc Nephrol,1996,7(2):145-150.

[192]Van der Voort PH, Gerritsen RT, Kuiper MA, et al. Filter run time in CVVH:pre-versus post-dilution and nadroparin versus regional heparin-protamine anticoagulation[J]. Blood Purif,2005, 23(7):175-180.

[193]Vanholder R, Van Biesen W,Hoste E,et al. Pro/con debate:continuous versus intermittent dialysis for acute kidney injury:a never-ending story yet approaching the finish? [J]. Crit Care,2011, 15(1):204.

[194]Vats HS, Dart RA, Okon TR, et al. Does early initiation of continuous renal replacement therapy affect outcome: experience in a tertiary care center[J]. Ren Fail,2011,33(7):698-706.

[195]Vesconi S, Cruz DN, Fumagalli R, et al. Delivered dose of renal replacement therapy and mortality in critically ill patients with acute kidney injury[J]. Crit Care,2009,13(2):57.

[196]Vinsonneau C, Monchi M. Too early initiation of renal replacement therapy may be harmful[J]. Critical Care,2011,15(8):112.

[197]Violi F, Nacca RG, Iengo G, et al. Long-term sustained low efficiency dialysis in eight patients with class Ⅳ NYHA heart failure resistant to high-dose diuretic treatment[J]. G Ital Nefrol, 2009,46(9):50-52.

[198]Wang S, Xu L. Is continuous venovenous hemofiltration effective against severe acute pancreatitis [J]. Artif Organs,2013,37(7):615-622.

[199]Wei Q, Baihai S, Ping F, et al. Successful treatment of crush syndrome complicated with multiple organ dysfunction syndrome using hybrid continuous renal replacement therapy[J]. Blood Purif,2009,28(7):175-180.

[200]Wiesen P, Van Overmeire L, Delanaye P, et al. Nutrition disorders during acute renal failure and renal replacement therapy[J]. JPEN J Parenter Enteral Nutr,2011,35(2): 217-222.

[201]Wrathall G, Sinclair R, Moore A, et al. Three case reports of the use of haemodiafiltration in the treatment of salicylate overdose[J]. Hum Exp Toxicol,2001,20(9):491-495.

[202]Wu VC, Wang CH, Wang WJ, et al. Sustained low-efficiency dialysis versus continuous veno-venous hemofiltration for postsurgical acute renal failure. Am J Surg,2010,199(5):466-476.

[203]Yagasaki K，Gando S，Matsuda N，et al. Pharmacokinetics and the most suitable dosing regimen of fluconazole in critically ill patients receiving continuous hemodiafiltration[J]. Intensive Care Medicine,2003,29(10):1844-1848.

[204]Yahav D,Rozen-Zvi B,Gafter-Gvili A，et al. Antimicrobial lock solutions for the prevention of infections associated with intravascular cath eters in patients undergoing hemodialysis：Systematic re- view and meta-analysis of randomized controlled trials[J]. Clin Infect Dis,2008,47(9):83-93.

[205]黎磊石,季大玺.连续性血液净化[M].南京:东南大学出版社,2004.

[206]刘大为,杨荣利,陈秀凯,等.重症血液净化:从理念到实践[J].中华医学杂志,2012,92(45):3169-3171.

[207]刘大为.危重病学分册[M].北京:中国协和医科大学出版社,2000.

[208]王新颖,李维勤,李宁,等.合并急性肾功能衰竭的重症患者行连续性血液净化时的营养支持[J].中国危重病急救医学,2008,20(8):510-512.

[209]王质刚.挤压综合征血液净化时机、模式、剂量的探讨[J].中国血液净化,2008,7(9):498-500.

[210]王质刚.血液净化学[M].3 版.北京:北京科学技术出版社,2010:105-113.

[211]吴璟奕,毛恩强,汤耀卿,等.危重病血液净化中的抗凝研究进展[J].国际移植与血液净化杂志,2011,9(5):17-21.

[212]武超,王新颖.连续性血液净化治疗对外科重症患者营养代谢的影响[J].外科理论与实践,2012,17(2):177-179.

第四章

体外膜肺氧合治疗技术

第一节　体外循环维生系统治疗技术原理

一、定　义

体外膜肺氧合(Extracorporeal membrane oxygenation，ECMO)，又称体外维生系统(Extracorporeal life support，ECLS)，其功能是将患者的静脉血引流至体外，经气体交换并将含氧的血液加温后，再送回患者的动脉或静脉，可暂时支持心、肺功能衰竭患者，直到心、肺功能恢复，或者过渡到心、肺移植手术。其原理接近传统的心肺体外循环(Cardiopulmonary bypass，CPB)，但两者仍有很大的不同。例如：

(1)CPB是开心手术时短暂的体外循环，代替全部或部分的心肺功能；而ECMO是较长时间的体外循环，但仅能替代部分心肺功能，故而在使用ECMO时，病患自己的心肺必须继续运作。因为心肺完全停止作用，将会导致血液停止不动，即使使用抗凝剂，血液仍会逐渐凝固产生血栓。

(2)CPB是开放系统，ECMO是密闭系统。

(3)氧合器不同：ECMO使用膜式氧合器(Membrane oxygenator)；CPB因使用时间较短，可使用膜式氧合器或气泡型氧合器(Bubble oxygenator)。事实上，目前的CPB也很少使用气泡型氧合器。

(4)静脉血贮血槽(Venous reservoir)设备：CPB因有贮血槽，使得血流在该处的流速较慢又易和空气接触，必须使用大量肝素以维持较高的活化凝血时间(Activated clotting time，ACT)，以免形成血栓。ECMO为密闭式系统，加上用肝素对其表面进行涂层，更可减少抗凝剂的使用。CPB和ECMO的最大不同处在于有无静脉血贮血槽，两者比较见表4-1。

表 4-1　心肺体外循环(CPB)和体外膜肺氧合(ECMO)比较

项　目	CPB	ECMO
使用场所	手术室	医院可执行急救的单位，但是最终需要在监护病房照顾
目的	暂时代替心肺功能	短期支持心肺功能，直到心肺功能恢复，或接受器官移植
静脉血贮血槽	有	无
ACT	>600s	200~220s
自体血再输(Autotransfusion)	可	否
低体温	常用	少用(例如ECPR后)
溶血	多	较少
动脉管路过滤器	需要	否
型式	VA	VA、VV、V-VA、VV-A

注：ACT：Activated clotting time；CPB：Cardiopulmonary bypass；ECMO：Extracorporeal membrane oxygenation；VA：Veno-arterial；VV：Veno-venous；V-VA：Veno-venoarterial；VV-A：Venovenous-arterial

CPB用于开心手术时,静脉导管经常吸入大量的空气,同时在手术过程中,患者往往有快速且大量的血容量变化。因此,在静脉引流管路中间,需要有一个大的贮血槽,用于捕捉吸入的空气,并调整患者体外和体内之间血容量的巨大变化。但因在贮血槽中血液有流动缓慢甚至停滞的现象,因此需要使用大量的抗凝剂以防止血液在贮血槽内形成血栓。另外,在进行完全CPB时,在肺部血管和心脏腔室内也有血液停滞的现象,这也需要完全的抗凝处理以防止血栓的形成。通常是以大量的肝素行静脉注射来达到完全的抗凝血作用。相较之下,由于ECMO只提供部分的心肺支持,使用时患者本身的心肺仍然须继续"运转",故而没有出现血液停滞的现象。因为ECMO是一个密闭管路系统,没有贮血槽,因此,血液在整个系统的流动过程中并没有停滞的现象,只需要轻微的抗凝血作用便足以防止血栓在系统中的形成。虽然出血仍是ECMO使用时最常见的并发症,但在临床可忍受的范围内。CPB则需要完全辅以抗凝血处理,长期使用下出血并发症较严重,因此无法用于ICU的重症病患。

总而言之,CPB与ECMO最大不同点在于有无静脉贮血槽,这也决定了两者运作时所需要的抗凝血程度,以及其他相关的因素。

二、原　理

ECMO有VV-ECMO(Veno-venous ECMO)(见图4-1)和VA-ECMO(Veno-arterial ECMO)两种(见图4-2)。

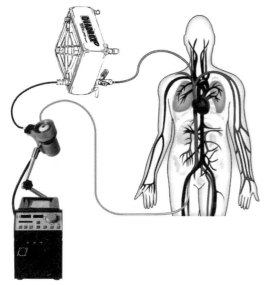

图 4-1　VV-ECMO　　　　　　　　　　　　图 4-2　VA-ECMO

VV-ECMO的治疗原理为:引流患者静脉血至体外,经气体交换后,再回输至患者静脉。VV-ECMO只取代肺的气体交换功能,对心脏的循环功能则没有支持,因此,仅纯粹用于肺部疾病。VA-ECMO的治疗原理为:引流患者的静脉血,经气体交换后,回到患者的动脉,因此,可同时支持心肺功能,可用于心脏功能衰竭或呼吸功能衰竭的患者。

ECMO的功能对肺而言:①取代肺气体交换的功能,移除体内潴留的CO_2并供应O_2。②减少患者对呼吸机的要求,让肺功能得以恢复。肺功能不好时,为了维持同样的气体交换量,只好调高呼吸机的参数设定,并使用较高浓度的氧气以提高血氧浓度,同时使用较高的吸入气道压(Inspiratory airway pressure,IAP)以扩张塌陷的肺泡,但是高浓度的氧气,对肺部有伤害,较高的吸入气道压,往往未能撑开已塌陷的肺泡,反而使原本较正常的肺泡,过度扩张而受到伤害,进而诱发肺水肿、肺纤维化,使肺失去功能。因此,急性呼吸窘迫综合征(Acute respiratory distress syndrome,ARDS)患者,往往面对一个恶性循环,因肺部功能不好,被迫使用较高的呼吸机参数设定(较高的氧气浓度,较高的吸入气道压力)以维持足够的换气量,但这调高的呼吸机参数却进一步破坏了肺功能,造成需要更高的呼吸机参数设定以维持原先的换气量,若此恶性循环下去,终至患者不治。ECMO可取代肺气体交换功能,减少对呼吸机的需求,也让肺有一个休息恢复的机会。

对心脏而言,ECMO可增加组织灌流,直接改善机体的循环状态。对功能已衰竭的心脏,ECMO也可减轻其工作量,减少强心剂的使用,让心脏有一个休息恢复的机会。由于衰竭的心脏为了维持足够的心排血量,要增加前负荷,造成充血性心力衰竭的症状,ECMO能引流部分静脉血至体外,可减少心脏的前负荷,从而降低中心静脉压,减少组织水肿,也减轻了充血性心力衰竭的症状。

总之,ECMO可暂时性代替部分原来的心脏功能或肺功能,以等待急性心肺功能衰竭恢复,如果心肺功能不能恢复也可在其稳定后,评估身体各器官的功能,转为左心室辅助装置或接受心脏、肺移植。故ECMO只适用于争取治疗时间而非治愈疾病本身。

三、使用对象

任何需要行暂时性心肺支持的患者,皆为ECMO可能的使用对象。

(一)心脏功能衰竭

心脏功能衰竭无法以药物或主动脉球囊反搏(Intra-aortic balloon pump,IABP)维持足够的循环血量时,可考虑使用ECMO。

1. 心脏手术后的心源性休克

心脏手术后的心源性休克多为缺血再灌注损伤引起的心肌顿抑造成。若无其他心脏结构异常或心肌梗死等情况,对于单纯的心肌顿抑,尽管其暂时功能甚差,都能在4～6d内恢复。

2. 急性心肌炎

严重心肌炎患者因心律不齐加上心肌功能不好,可造成血流动力学紊乱;但重症心肌炎患者多为暂时性的,故一般可恢复良好。因此,暂时以ECMO支持循环,直到急性心肌炎恢复是一个不错的替代治疗方法。

3. 急性心肌梗死

急性心肌梗死会引起严重的心源性休克,应先以ECMO维持机体的血液循环,再立刻行心导管检查。依据检查结果,给予必要的治疗,包括冠状动脉搭桥手术(Coronary artery bypass grafting,CABG),经皮冠状动脉介入治疗(Percutaneous coronary intervention,PCI)等。ECMO的循环支持可避免低心排血量引起的各种并发症,且在ECMO支持下,对心脏本身进行介入治疗也比较安全。

4. 各种心肌病变

ECMO可以支持循环,直接过渡到心脏移植或者先过渡到左心室辅助装置,日后再接受心脏移植,即所谓的"双重过渡"。

5. 急性肺栓塞

因肺动脉被血栓急性阻塞,引起急性右心功能衰竭,血流动力学紊乱时,先用ECMO稳定患者的血流动力学,再予以血栓溶解剂,或开刀以直接除去肺动脉内的血栓。

6. 各种暂时性的心脏功能不佳

对于各种暂时性的心脏功能不佳者,如果预期在行暂时的循环支持之后,心脏功能会恢复,则都是ECMO的适应证。

(二)呼吸功能衰竭

对于急性呼吸功能衰竭者,当无法以传统呼吸机,甚至高频通气、一氧化氮吸入、俯卧位通气(Prone position)维持足够的气体交换时,ECMO可用于取代肺功能,维持足够的换气,并降低呼吸机参数设定,从而减少因过高的呼吸机设定直接或间接的肺损伤。

1. 新生儿肺部疾病

(1)适应证

①吸入性胎便肺炎症候群(Meconium aspiration syndrome,MAS)。

②透明膜肺病(Hyaline membrane lung disease)。

③先天性横膈膜疝气(Congenital diaphragm hernia,CDH)。

④新生儿顽固性肺高压(Persistent pulmonary hypertension of neonate,PPHN)。

(2)新生儿使用 ECMO 的标准

①怀孕期满 34 周,出生体重不低于 2kg。

②评估肺部疾病在 1～2 周内可恢复。

③排除以下可能的疾病:如颅内出血、其他严重内出血、无法矫正的严重的先天性心脏病、严重先天畸型、经证实的脑血管疾病或无法治愈的重大疾病。

④符合以下呼吸衰竭指数:

氧合指数(Oxygenation Index,OI)$\geqslant$40,OI＝(平均气道压$\times$FiO$_2$$\times$100)/PaO$_2$(mmHg)

或 AaDO$_2$＝(Patm$-$47)$\times$FiO$_2$$-PaO_2$$-$PaCO$_2$$>$600 for 12h

或 PaO$_2$$<$40 mmHg for 2h

2.急性呼吸窘迫综合征(Acute respiratory distress syndrome，ARDS)

(1)适应证

①OI$\geqslant$40

或 AaDO$_2$＝(Patm$-$47)$\times$FiO$_2$$-PaO_2$$-$PaCO$_2$$>$600 for 12h。

②Qsp/Qs$>$30(肺内右向左分流):正常值$<$5%。

③气道峰压(Peak airway pressure)$>$45cmH$_2$O。

④总静态肺顺应性(Total Static Lung Compliance,TSLCs)$<$30mL/cmH$_2$O。

⑤ARDS:典型 X 线和 CT 影像学征象。

⑥FiO$_2$:1.0,PEEP$>$5cmH$_2$O,PaO$_2$$<$50mmHg。

⑦采用 PC-IRV 模式联合 PEEP 通气方式 24h 氧合无法改善。

(2)禁忌证

①外科手术或外伤后 24h 内。

②头部外伤合并颅内出血 72h 内。

③缺氧致脑部严重受损。

④终末期恶性肿瘤。

⑤ARDS 合并慢性阻塞性肺疾病者。

⑥其他不适合治疗的疾病,例如艾滋病、结缔组织疾病。

①②为相对禁忌证,必要时仍可尝试。

(三)其　他

一些手术需要使用 CPB 时,除非需要同时修补心脏,或需要完全的 CPB,否则都可用 ECMO 取代。

1.肺移植

一些肺移植手术,在摘取一侧肺后,或者因剩下一侧的肺换气功能不足,或者因剩下一侧的肺循环阻力太大,因而需要暂时行体外循环支持直到新移植肺植入。肺移植手术使用经股动静脉的 ECMO 取代传统的 CPB,有以下几个优点:

(1)短期使用 ECMO 时只需要很少量的肝素,甚至不用肝素,因此出血量及输血量皆减少很多。

(2)因出血少,手术区域较干净,手术变得较容易。

(3)经股动静脉建立 ECMO,因此肺移植手术区没有受到血流导管的干扰,不会影响手术。传统的 CPB,从右心房、主动脉各插入静、动脉导管,易造成手术区域的干扰。

(4)手术从一开始就有 ECMO 的心肺支持,可安全地塌陷肺叶,以方便剥离。反之,若使用传统的 CPB,因使用时需完全抗凝,会增加手术出血量,且长时间的 CPB 并发症多,因此手术医师会尽量延迟 CPB 开始的时间,但在未使用 CPB 的情形下,不可塌陷肺叶影响心肺功能,造成不易解剖,手术进行困

难。但一旦塌陷肺叶，血流动力学会更不稳定。这两难的问题，将给手术造成困难。

（5）在经股动静脉路径建立的 ECMO 支持下，左侧单肺移植和右侧单肺移植一样容易。使用人工心肺机的体外循环术，若从股动静脉建立，则单侧肺移植要作哪一边也没有影响。但是手术一开始就开始体外循环术则其长期使用的并发症太大。若手术已进行一半，才开始体外循环术，在患者已侧卧位的状态下，经股动静脉建立人工心肺机体外循环术，技术上较困难。尤其是在已经右侧卧位下，要做左侧单肺移植时，要从左侧开胸伤口，建立右心房至主动脉的体外循环不太容易。从文献上可知在体外循环下行单肺移植，一般皆为右侧，因为从右侧开胸，较易建立体外循环。

使用 ECMO 支持，优点多，并发症少，可放宽肺移植手术使用体外循环术的条件，可用于较多的肺移植患者，也减少手术中的紧张性。如果肺移植手术用 ECMO 提供所需的体外循环支持，术后万一移植肺没有立刻发挥良好的功能，同一套 ECMO 可继续在术后支持患者的心肺功能，并不需额外的器械和手术。等移植肺发挥功能后，再把 ECMO 移除。

四、使用方法及 ECMO 建立与临床照护

（一）预充液选择

首选乳酸林格氏溶液作为充填溶液（ECMO priming），乳酸林格氏溶液有符合人体所需的电解质（钾离子浓度 4mmol/L，钙离子浓度 2.7mmol/L）。对于所需的充填液体积，成人用的离心式 ECMO 约为 850mL，小儿用的 ECMO 约为 250mL。可向充填用的乳酸林格氏溶液加入肝素至浓度 2U/mL 以防止血栓形成。一般患者在连接到 ECMO 后，血细胞比容常降到 30% 以下，此时，再输浓缩红细胞以逐渐提升血细胞比容至 30% 以上。若血容量因输血而太多，可使用利尿剂。患者体重小于 30kg 时，连接到 ECMO 后，产生的稀释性贫血较严重，此时需用血液充填 ECMO 以防止血红蛋白下降过快。ARDS 患者需要以血液作为充填溶液，主要原因除了稀释后贫血，细胞携带氧气量不足外，还与过多的晶体液输入体内所致，因患者肺微血管通透性较高，病患肺部水肿，气体交换更加恶化，因此 ARDS 患者应使用胶体溶液作为充填液。

（二）ECMO 使用注意

ECMO 使用时，通常使用肝素行连续静脉注射以防止血栓形成，ECMO 在使用期间，应早晚测一次 ACT，并借以调整肝素静脉输注速度。ACT 维持在 $200\sim220s$，当然肝素实际使用量可视 ECMO 种类，血流量大小，患者出血风险的大小而进行调整。必要时，可完全不用肝素，如 ECMO 出现血栓时，再予以更换新的 ECMO 套包。泵前的负压应维持在 $-30mmHg$ 以内，太大的负压，易造成溶血，表示静脉血引流不畅，处理方式包括补充溶液降低泵之转速，或调整导管位置，以改善静脉血引流。给予患者镇静剂静脉输注以防止躁动，避免导管滑出、管路脱落等危险，也减少躁动引起的氧消耗。镇静剂一般不使用丙泊酚，因其所含的脂肪成分会降低血液表面张力，使用微孔膜氧合器时会加剧血浆渗漏。血细胞比容维持在 $30\%\sim35\%$，血红蛋白太低，携氧能力不足，血红蛋白太高，则增加血栓形成的危险。ECMO 氧合器（特别是微孔膜氧合器）移除 CO_2 的能力甚好，使得患者常有血中 $PaCO_2$ 偏低的现象，因此必须依赖动脉血气体分析的结果，调慢呼吸机通气次数，以避免呼吸性碱中毒。定时翻身、排痰，利用呼吸机供气时予以足够湿化处理以利于痰液排出。ARDS 患者使用 ECMO 时，呼吸机设定的目的是使肺部得以休息，足够的 PEEP 能使肺部扩张，防止肺泡塌陷，但要避免过高的气道压力，以防止肺泡压力性损伤及气胸等并发症。

（三）ECMO 更换

ECMO 并非设计于长期使用，临床上出现以下情形时，则必须更换 ECMO。

1. 出现机械性溶血的情况下，可直接测量血中的游离血红蛋白水平；或临床上发现血尿，可视为机械性溶血的评判依据。2009 年 ELSO 指南推荐，游离血清血红蛋白大于 30mg/dL，就需要考虑更换 ECMO 系统。

2. 氧合器出现严重的血浆渗漏, 甚至已影响其气体交换功能。

3. 氧合器气体交换功能变差。

4. 在 ECMO 系统内, 可见到血栓形成。

通常为了方便起见, 需要更换整套 ECMO 系统, 而非只更换其中的某一部分。从我们的经验中知道, 离心式泵轴心处形成的血栓, 是造成 ECMO 溶血最重要的理由, 因此一旦出现机械性溶血, 只更换氧合器, 往往不能解决问题。

(四)ECMO 的脱机

ECMO 在使用过程中, 我们会逐渐减少强心剂的使用剂量。强心剂减量的速度, 须视心脏功能恢复程度而定, 通常在多巴胺加多巴酚丁胺少于 $10\mu g/(kg \cdot min)$ 的情形下, 心脏超声检查左心室射血分数 (LVEF)率≤40%, CVP≤12mmHg, 可开始进行 VA-ECMO 的脱离尝试。把 ECMO 血流速降到 0.5L/min 以下, 并观察患者动脉压、中心静脉压、混合静脉血氧饱和度(SVO_2)是否有变化? 利用心脏超声直接观察心脏功能, 观察其收缩情况以及心脏腔室是否扩大, 并排除心包填塞。通常观察 10min 以内, 便可决定患者是否可脱离 VA-ECMO。根据我国台湾大学附设医院 ECMO 数据库统计的经验数据得知: 把 ECMO血液流速降到0.5L/min 以下, 右心房压力低于 12mmHg, 心率低于 120 次/min, $SVO_2 > 65\%$, LVEF≤40%, 是成功脱离 ECMO 的主要因素。以左心功能衰竭为主的患者, 以上的脱离测试便足够决定患者是否可安全脱离 ECMO。但对于右心功能衰竭的患者, 迄今还没有完全可靠的依据可决定患者可否安全脱离 ECMO。VV-ECMO 的脱离, 需评估肺功能恢复程度, 如呼吸机的氧浓度设定降到0.4, 血氧浓度及肺部顺应性增加, 动脉 PaO_2 及 $PaCO_2$ 均在可接受范围, 即此时的 VV-ECMO 的功能只是在体外进行交换气体而已, 因此只要停止通往氧合器的气流, 停止氧合器的气体交换便可。此时, VV-ECMO 只是把静脉血引流出来, 再输回静脉, 完全没有实质的作用, 因此极易检测患者是否可脱离 VV-ECMO。

(五)ECMO 的移除

ECMO 移除时可在静脉注射麻醉下, 在床边打开伤口, 移除 ECMO 导管, 再直接修补血管。通常在移除 ECMO 之前, 强心剂的使用皆已减到最低剂量, 此时可酌量提升剂量, 呼吸机的设定参数也可适当提高, 以满足患者需要。在确定可以移除 ECMO 的前 1h, 停止肝素输注。ECMO 移除以后的护理和一般重症病房患者的护理并无不同。

(六)并发症及处理方法

1. 出血与血栓

ECMO 虽可使用较少的抗凝剂, 但无法长期完全不用, 且在 ECMO 使用时, 血小板计数往往较为低下, 因此出血仍是 ECMO 最常见的并发症, 包括手术区域的出血, 例如心包填塞、导管穿刺血管处的出血。其实在长期使用肝素再加上血小板低下的情形下, 人体的任何部位皆可能出血。其处理原则为: 血小板计数＜$50000/mm^3$, 要输注血小板计数至 $50000/mm^3$ 以上, 必要时可维持血小板计数在更高的范围。ACT 目标值的设定也应根据临床出血的危险程度进行调整, 通常维持在200~220s。若是经肝素涂层表面处理后的 EC-MO, 必要时可完全不用肝素注射, 但时间不宜太久, 且待出血危险减少时, 便恢复肝素静脉注射。至于血栓及栓塞, 由于其是出血的相对并发症, 若抗凝剂使用不够, 这些问题则更易出现。在出血与血栓之间, 如何取得平衡, 是科学也是艺术。

2. 感 染

执行严格的无菌技术操作。如果可能, 尽早恢复经口进食, 减少静脉点滴及药物注射。ECMO 患者感染的预防原则和一般重症患者并无不同。在 ECMO 移除后, 视情况尽早减用抗生素使用。

3. 溶 血

引起溶血最常见的两个原因为: ①静脉血引流不良, 造成离心式泵前负压过大, 引起溶血。②离心式泵轴心处产生血栓, 造成泵转动不平衡或血栓在泵内转动直接破坏红细胞造成溶血。

4. 末端肢体缺血

血栓、栓塞, 甚至导管太大直接阻塞血流, 皆可造成肢端缺血的问题。目前主张建立 ECMO 时, 直接打开伤口置放导管,少用经皮插管法,故可选择较适合血管大小的导管。打开伤口置放导管后,在关闭伤口前可先测量远端动脉压,若小于 50mmHg,则应先置放远端血管再灌流导管,以防止末端肢体缺血。若成功置放 ECMO 装置后发现肢端缺血,要重新打开伤口,从动脉导管侧支连接一小导管至受阻塞的动脉远端,以恢复肢端的血流供应。

5. 心肌顿抑

待放置 ECMO 之后,有时可见脉压变窄甚至消失的情况,此时心排血量全靠 ECMO。可能原因为:①缺血再灌流损伤。②动脉导管位置不正确:动脉导管插入升主动脉,若指向主动脉瓣,左心室收缩时将导致心脏后负荷增加,造成主动脉瓣不易打开。此时需调整导管位置。③冠状动脉缺氧:ARDS 患者使用股动静脉插管(V-A ECMO),常见冠状动脉血充氧不足,造成心脏收缩无力。

6. ICU 监护原则

(1)氧合器放置的位置应比床低,以避免氧合器内的空气栓子(Air embolism)形成的危险。

(2)镇静剂不用丙泊酚,因为此药物溶剂含有脂肪成分会降低血液表面张力,与微孔膜氧合器接触会加速血浆渗漏。

(3)营养支持:若患者能耐受管饲,尽早给予管饲饮食,但需注意选择低脂的管饲饮食。若无法进食,则给予全静脉营养输注。

(4)液体及电解质的平衡。

(5)预防性的抗生素使用。

(6)严格遵守无菌技术操作。

(7)患者因使用肝素会有出血倾向,故而搬动患者要轻柔,并注意出血的并发症。

7. 抗凝药物的使用

(1)在插入导管时,肝素初次剂量为每千克体重 100U(最高 5000U)。

(2)肝素连续输注:将 25000U 肝素溶于 250mL 的生理盐水,以维持 ACT 在 200～220s,并视患者的临床需要做调整。APTT 应每天监测 1 次。

(3)有出血倾向的患者,ACT 可调整到 160s 或更低,甚至可完全不使用肝素输注,直到出血现象得到改善,再从低剂量开始输注。

8. 除非万不得已,不要在 ECMO 管路上接任何输液管路

若要在管路接头上加装其他管路,一定要停机,管路前后端用管路夹夹住,打开管路上的接头,接上输液器,放开管路夹,重新开机。特别是离心式泵前的管路是负压,直接接触空气时,会吸空气进入系统。

9. 每隔 8 小时检测尿液潜血反应

检查有无血尿,若尿液在目视下,变成红色,紧急通知值班医师及技术员更换管路系统。每日检查 2 次血浆游离血红蛋白,若高于 30mg/dL,则考虑更换 ECMO。

10. 记录 ECMO 管路上的压力

泵前压力监测:测量由静脉引流出血液的压力,一般在泵前进行监测。当压力为负压,一般以不超过 −30mmHg 为原则,负压过高易造成溶血。

氧合器前压力监测:测量氧合器前的压力,一般以不超过 300mmHg 为原则,压力过高即表示氧合器内有血栓形成或动脉导管有阻塞,致使阻力增加极易造成溶血。

氧合器后压力监测:氧合器前后压力差的变化可知氧合器内是否有血栓形成。

11. 血流量不稳定或下降

(1)检查静脉管路负压是否变大,系统内有血栓形成。

(2)观察管路是否有扭折,可先进行处理。

(3)管路颤动现象:一般而言,管路会颤动多半是静脉端的问题,例如:静脉导管位置不佳、血容量不足或心包填塞。若是管路不会颤动,而突发血流量下降,多半是动脉端的问题,动脉导管因有血栓卡住造成阻塞,因大多是突发性出现,常可造成临床医生措手不及。

(4)中心静脉压上升则应怀疑是否有心包填塞或肺栓塞的发生。心脏超声检查可以快速鉴别患者是否有心包填塞。

12. 脱离 ECMO 的标准

(1)肺功能恢复指标

①肺部 X 线片清晰,肺部浸润现象改善。

②恢复肺顺应性。

③动脉 PaO_2 上升,$PaCO_2$ 下降,两者数值均在临床可接受范围内。

(2)心脏功能恢复指标

①低剂量强心剂使用,多巴胺加多巴酚丁胺在 $10\mu g/(kg \cdot min)$ 以下。

②$SVO_2 \geqslant 65\%$。

③动脉脉压变大。

④心率<120 次/min,CVP<12mmHg。

⑤心脏超声检查,LVEF>40%。

五、结 语

ECMO 可短暂且快速地提供部分的心肺支持,且在短期应用下,其并发症不多,其在重症医学临床应用的范围仍会日渐增多,前途不可限量。从我们对 ECMO 的临床应用中,可归纳出 ECMO 治疗成功的条件如下:①其所治疗的疾病是短期内可逆的,或者短期内可行心或肺移植者。如果心肺功能不能在短期内恢复,患者也不打算行器官移植,那么使用的 ECMO 只是延长死亡过程,不具实质意义。②在使用 ECMO 时,患者尚无严重的休克伤害。若已有严重休克伤害,即使后来 ECMO 提供了心肺支持,患者仍将死于严重的休克后并发症。③没有来自 ECMO 本身的并发症。ECMO 极度耗费人力、物力,医护人员需要很专注地照顾患者,才能避免各种并发症。因此,成功的 ECMO 治疗需要我们:①慎选病例。个人认为 ECMO 目前最大的问题不在于医学的技术问题,在于其"误用"和"滥用"的社会问题,常常为了非医学的理由,而将 ECMO 应用于不该使用 ECMO 的患者身上,当然治疗结果会变差。②若有 ECMO 的适应证,患者需要心肺支持,及早使用 ECMO。要在休克造成伤害之前,早期使用 ECMO 提供心肺支持,以减少休克的伤害程度,也促进心肺衰竭早日恢复。③积极照顾患者,以避免 ECMO 本身的并发症。在临床使用上,若能严格遵守以上三项原则,ECMO 治疗结果当可有所改善。

(蔡壁如,赖建亨,柯文哲)

第二节 体外二氧化碳清除装置的原理

一、定 义

ARDS 患者需使用呼吸机治疗严重低氧血症,呼吸机主要扮演支持性的角色,用以维持患者肺部正常的气体交换和氧气的输送。但呼吸机所产生的氧气伤害、气道压伤害以及呼吸机的不当设定,皆会诱发呼吸机相关性肺损伤(Ventilator-induced lung injury,VILI),从而加重急性肺损伤的程度,因此如何保护肺部,避免 VILI,并能维持适当的气体交换,以支持患者生命,已成为呼吸治疗的重要议题。截至目前,肺保护通气策略(Lung protective ventilation strategy)的呼吸机使用模式,在循证医学研究上已证实可降低患者的病死率,并为临床所应用。

患者使用肺保护通气策略,为达到气道平台压(Plateau pressure)≤30cmH$_2$O,应使用低潮气量。此过程可能造成患者血中 PaCO$_2$ 增加,称为允许性高碳酸血症(Permissive hypercapnia)。

体内可允许高碳酸血症的程度,目前尚无清楚的实证。建议的处置原则为:

1.当患者无肾脏或心血管方面的疾病,允许血中二氧化碳逐渐增加、pH 下降,即以维持 pH 为 7.25~7.45。

2.为避免患者的不适,建议使用镇静剂和肌肉松弛剂,以降低患者二氧化碳的产量。

3.维持机体有好的氧合(SpO$_2$>90%)功能,因允许性高碳酸血症使血管扩张,肺血流增加,造成通气与血流量降低,故此可能导致无效腔的增加。

4.当 pH≤7.2 时,建议增加呼吸次数(≤35 次/min),应避免产生内源性呼气末正压(Auto-PEEP)。若呼吸次数已达 35 次/min 或 PaCO$_2$≤25mmHg,建议给予碳酸氢盐治疗。

高碳酸血症会导致颅内血管扩张,颅内压增加,因此颅内出血、脑挫伤等有潜在性颅内压增高的患者为其禁忌证。该病症也可能导致心血管系统不稳定,降低心肌收缩力,增加心搏次数,诱发右心功能衰竭等不良反应。

体外二氧化碳清除的概念来自于 ARDS 的替代方法,为了避免呼吸机导致的相关肺损伤,并为确实达到"肺休息"的想法,体外二氧化碳清除系统透过体外装置进行气体交换。这种"呼吸透析(Respiratory dialysis)"可以应用在避免因为呼吸机设定不当所引起的相关肺损伤及高碳酸血症带给患者的伤害。

二、原　理

体外二氧化碳清除的概念最早是于 1977—1978 年由 Ted Kolobow 及 Luciano Gattinoni 两位学者提出,他们发现实验羊在使用体外二氧化碳清除系统(Extracorporeal CO$_2$ removal,ECCO$_2$R)时,可以减缓过度通气及控制每分钟的通气量,从而预防气道压力伤的发生。之后,临床上发现体外 ECCO$_2$R,对于急性呼吸衰竭而言,临床上正在扩大其适应证。ARDS 使用较高的吸入气道压(IAP)以扩张塌陷的肺泡,但是高浓度的氧气,对肺部有伤害。高吸入气道压对肺部也可能产生气道压力伤(Barotrauma),使用低流量 ECCO$_2$R,能明显改善高二氧化碳所导致的高碳酸血症,故而须降低吸入气道压、平均气道压力和每分钟通气量。

另外,ECMO 在临床上主要用于治疗严重 ARDS,可以取代肺气体交换的功能,移除体内潴留的二氧化碳并供应氧气,减少机体对呼吸器的要求,让肺得以休息、恢复。有学者发现,低流量动静脉 ECCO$_2$R,可用于氧气分压在可接受范围内,但二氧化碳无法进行有效交换的急性呼吸衰竭者。可将其选择作为初始的体外循环治疗方式而避免 ECMO 本身有过高的不良反应及其机械性并发症。

近年来,"呼吸透析"的想法利用暂时性的双腔导管,使血液流速维持在 350~500mL/min,应用这种类似血液透析循环管线,可提供低血液流速及安全监测装置。实验室数据表明,其可以使二氧化碳分压由(73.6±11.1)mmHg 降低到(50.4±8.2)mmHg,pH 值由 7.20 上升到 7.32,以及维持适当的每分钟通气量。

ECCO$_2$R 不同于 ECMO 的区别之处:

1.ECMO 提供大部分心肺功能支持,所需要的导管需足以提供高血液流速。

2.ECCO$_2$R 流量小,血液在身体外的容积小,红细胞破坏少。

3.ECCO$_2$R 应用于临床上是安全的,目前发展中的三大机型有:Hemolung Respiratory Assist System(ALung Technologies,Pittsburgh,PA),Novalung iLA(Novalung GmgH,Hechingen,Germany),and the Hemodec DECAP smart(Hemodec,Salerno,Italy)都有安全监视装置。

4.双腔导管置入技术成熟,相比较于 ECMO 的导管置入来得简易。

5.呼吸透析治疗可以适时介入尚未使用呼吸机的患者,不需使用镇静药物或只需极少剂量的止痛剂。

6.使用抗凝剂的患者,若在重症病房中,可以受到严密的监护。

三、ECCO₂R 的使用对象

(一)慢性阻塞性肺疾病急性发作

严重的慢性阻塞性肺疾病出现急性发作时,造成高碳酸血症,一旦需要行气管插管,将会诱发呼吸机引起的肺损伤或气管内插管损伤,使住院并发症发生率及病死率上升,以及有较高的呼吸机脱离失败的危险,需长期依赖呼吸机的使用。适时呼吸透析治疗,可避免气管内插管及有创呼吸机的使用,避免过度换气及费力呼吸。文献报告显示,其可显著减少住院并发症发生率、缩短住院天数及降低病死率。

(二)作为 ARDS 和急性高碳酸血症的初始治疗

严重的 ARDS 经过 ECMO 治疗后,PaO₂ 有改善,但是 CO₂ 尚无法有效交换的情况下,为避免长时间使用 ECMO 所造成的并发症,将 ECMO 降阶梯为 ECCO₂R 的呼吸透析治疗。

ECCO₂R 的装置(见图 4-3)在临床上为减少不良反应及达到它的最大效能,需具备下列条件:

1.改良氧合器中空纤维的直径与厚度,以及降低血浆渗漏的发生,减少更换氧合器的频率。

2.减少氧合器膜面积及血流速,减少填充容液量及阻力,让血液和气体做有效的交换。

3.使用离心式泵而不要使用滚轮式泵动力来减少血细胞破坏及避免管路破裂。

4.生物兼容性好的氧合器,直接将肝素涂层于管路及人工肺表面,减少人体对抗凝剂的需求。

5.动脉到静脉(A-V mode)插管(Arteriovenous CO₂ removal,AVCO₂R):其有效率高且减少需要一个泵作为动力。

6.选择双腔导管作为血管通路,可减少因插管造成的并发症。

7.系统要简单,减少人为操作失当的概率。

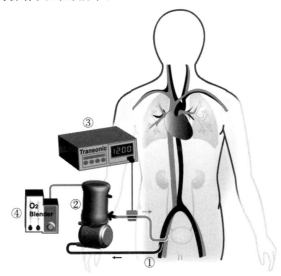

图 4-3 动静脉体外二氧化碳清除装置

①股动脉及股静脉的插管;②氧合器;③血液流速的监测用 Transonic HT110 machine (Transonic Systems INC. Ithaca, New York. USA);④混合气体调节仪 Air-O₂ Blender: Sechrist oxygen-air blender 164235(Ann Arbor, MI48103, USA)

四、使用方法,建立及临床照顾

(一)AVCO₂R

AVCO₂R 临床上用于氧分压不是问题,但在二氧化碳无法做有效交换的情况下,可利用动静脉的压力差,血液由动脉流经氧合器,达到排除二氧化碳的功能外,尚可提供高的混合静脉血氧浓度。使用此方法时的几点考虑:

1.动脉导管及静脉导管的选择是决定血液流速的关键,文献建议最佳静脉导管是 17Fr,最佳动脉导管是 15Fr。最好的血液流速建议维持在 1000～1200mL/min。血液流速的决定因素有:①氧合器的阻力;②动脉到静脉之间的压力差;③导管的阻力。

2.心脏功能必须是良好的,因为人为置入的动静脉瘘管将增加心脏负担。

3.血液的流动利用压力差,不需泵机器控制,但需要使用血流监测器来监测血液流速。

4.混合气体流速不可过高,以避免压力过高,增加气体进入人工氧合器的风险,一般气体流速为血液流速的 2～4 倍,不可全开到 10L/min。

5.周边动脉血管受伤或下肢血管缺血是其并发症。

(二)VV-mode 插管

利用 15.5Fr 插管,选择右颈内静脉作为置入最佳位置,利用呼吸透析机提供的血液流速为 350～600mL/min,利用混合气体调节仪来清除二氧化碳及提高混合静脉血氧浓度。

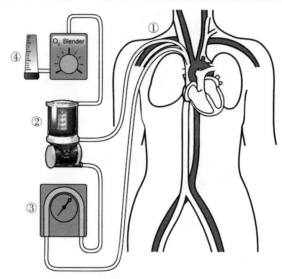

图 4-4　双腔道管体外二氧化碳清除系统

①右颈静脉双腔道管插管;②氧合器;③血液流速:350～600mL/min;④混合气体调节仪 Air-O$_2$ Blender;
Sechrist oxygen-air blender 164235(Ann Arbor, MI48103, USA)

(三)临床护理

1.选用乳酸林格氏溶液作为填充溶液,乳酸林格式溶液有符合人体的电解质浓度(钾离子浓度 4mmol/L,钙离子浓度 2.7mmol/L),每 1000mL 加肝素 2000U。

2.维持足够的血红蛋白,血液携带氧气含量足够。

3.抗凝剂的使用

①在插入导管时,肝素初次剂量为每千克体重 100U(最高为 5000U)。

②肝素连续输注:将 25000U 肝素溶于 250mL 的生理盐水,维持 ACT 时间在 200～220s,视患者临床的实际需要作出调整。每天监测 1 次 APTT,维持 APTT 50s。

③有出血倾向患者 ACT 时间可调整到 160s 或更低,甚至完全不使用肝素进行输注,直到出血现象改善,再从低剂量开始输注。

4.伤口护理:遵守重症病房伤口护理的准则。

5.患者应该尽早拔除气管内插管,尽早下床复健。急性期过后,即可行适时的脱机训练,为拔除 ECCO$_2$R 做准备。

6.临床上确定 ECCO$_2$R 脱机训练成功,在准备拔除前 1h,应停止注射肝素。如果是 AV-ECCO$_2$R,则需要外科协助,伤口以打开方式进行拔除,并修补动脉血管。如果是 VV-mode 插管,则依重症病房拔除双腔导管方式,按压止血,确定伤口无渗血迹象。再依伤口照顾准则,护理伤口,每隔 8 小时观察 1 次伤口情形,并做好记录。

五、结　语

呼吸机的发明及临床使用已超过 60 年,而 ECMO 在心肺功能支持的使用中也超过 40 年,因为严重 ARDS 使用 ECMO 的技术已日趋成熟。然而,一个复杂的大系统,并无法得以普遍应用。呼吸透析技术在临床上的应用相对简单,利用透析导管提供低血流速来清除过高的二氧化碳,以及降低每分钟过度通气量的 50% 及维持正常的呼吸肌换气,甚至不用进展到气管内插管。暂时性的双腔导管置入技术较为成熟,低血液流速对血液细胞的破坏微小,使用操作简单,在急诊及 ICU 能很快地看得到临床效益。

我们可以推测,急性呼吸衰竭的病患使用非侵入性呼吸机,利用 ECCO₂R 来降低每分钟过度通气量,只给予微小量的镇静止痛剂。那么,能不能避免 VILI 的发生呢? 临床证实,VILI 可以被称为气管内插管相关肺炎,因为气道生理受到侵犯是一个重要的继发性感染的决定因素。除此之外,ECCO₂R 可应用于重度阻塞性肺部疾病的高碳酸血症治疗,这是一个全新的领域。

(蔡壁如,赖建亨,柯文哲)

第三节　连续性血液过滤术联合 ECMO 的治疗技术

AKI 是重症病房常见的问题,尤其在这群需要行 ECMO 治疗的患者中,而这些重症患者常因血流动力学不稳定需要大量输液,而后却因 AKI 合并少尿(Oliguria),无法维持液体平衡,造成液体累积。近几年的研究证实,有些输液对患者的肾脏会有伤害,且过量的体液累积会影响到患者的预后。因此,选择何种输液方式,避免过多的液体累积,对此类患者具有十分重要的临床意义。治疗 AKI 的原则为支持性疗法,必要时及早给予肾脏替代治疗(Renal replacement therapy,RRT),并避免因 AKI 所产生的并发症造成患者的死亡。目前,重症透析可以使用的透析模式很多,近几年也有越来越多研究分析不同的透析模式、透析剂量以及开始透析和结束透析的时间点与患者预后之间的关系,连续性血液滤过联合 ECMO 的治疗,能降低患者的病死率及减少医疗资源的支出。

就输液时间点而言,因受限于目前临床上仍以血清肌酐和单位时间内尿量的变化来评估肾功能及液体的状态,输液补充的时机只能取决于临床医师对患者液体状态的评估及体液缺乏危险因子的预警。

需要行 ECMO 的这些重症患者,一开始常因血流动力学不稳定、血液灌流不足而需要大量输液,随着病程的演进,却因 AKI 合并少尿,导致液体过剩;此外,因低血压、疼痛等也会刺激交感活性及肾素-血管紧缩素-醛固酮系统,增加盐分及水分在近端肾小管的再吸收,或经由直接刺激抗利尿激素的分泌,增加液体留滞率,最后导致患者因液体过剩需要使用利尿剂或 RRT。需要 ECMO 合并 AKI 的患者,其输液治疗在临床上可以分为 3 个时期:①输液补充期(Resuscitation);②维持期/血流动力学稳定期(Maintenance);③体液移除期(Removal)。

越来越多的证据显示,体液过剩对患者整体或肾脏的预后都不好。当总输入量减去总输出量大于体重的 1/10 时,患者的预后就会明显变差。因此,目前倾向于输液后维持患者液体平衡或是稍微干一点,要达到这样的目标可以由保守的输液治疗、利尿剂或 RRT 来达成。

RRT 可以使 AKI 患者免于因急性肾衰竭所产生的并发症而立即死亡,符合所谓的争取“黄金时间”;而开始行 RRT 的时机、使用的模式及剂量都可能会影响患者的预后。

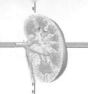

一、开始 RRT 的时机

在没有危及生命的情况下,什么时间点开始 RRT 一直以来都存在着争论。系统性文献回顾发现,针对重症合并 AKI 的患者,及早进行 RRT 可以有较好的存活率。由于现阶段的研究受限于无法尽早得知哪些患者有早期急性肾损伤,并且之后需要接受 RRT,因此没有强而有力的证据告诉我们何时该开始进行 RRT,也无法对早期 RRT 的时间点给予明确的建议。尽管如此,学者们还是建议应该在尿毒相关并发症出现前就开始介入治疗,尤其是合并其他器官衰竭、脓毒症或是重大手术后的重症患者。重症透析对重症病患而言,其所扮演的角色应是肾脏辅助治疗而非 RRT,其目的在于减少其他器官的负担,而非单纯治疗尿毒症。

二、透析的模式

现阶段 RRT 有许多模式,主要可分为几大类:连续性肾脏替代疗法(Continuous renal replacement therapy,CRRT)、间歇性肾脏替代疗法(Intermittent renal replacement therapy,IRRT)、延长式间歇性肾脏替代疗法(Prolonged intermittent renal replacement therapy,PIRRT)、低效能延长式每日肾脏替代疗法(Sustained low-efficiency daily dialysis,SLEDD)。CRRT 能够给重症患者提供一个稳定的、连续的透析治疗。血液透析过滤术(Hemodiafiltration)包含了弥散及对流运输,而对流运输对中大分子的清除率较弥散好。

临床上,有两个常用来比较 CRRT 及 IRRT 的指标:①存活率(Survival);②肾功能恢复率。近年来有越来越多关于这方面的比较,有数篇系统性文献回顾及整合分析研究的结果显示,不管在存活率或是肾功能恢复率上,CRRT 和 IRRT 之间都没有明显的差异。然而,CRRT 的支持者仍然认为 CRRT 有一些 IRRT 无法取代的优点:①可以提供较稳定的血流动力学,尤其适用于血流动力学非常不稳定的患者。②可以排除人体较多盐分及水分,特别是那些液体过剩的患者。③加强清除促炎性物质,可以使用 CRRT 中的对流模式,加强促炎性物质的清除,或许对脓毒症患者有帮助。④对特殊人群的患者,如急性脑损伤或暴发性肝功能衰竭的患者,CRRT 可以提供较好的脑灌注。

CRRT 费用昂贵,为解决这个问题,同时满足血流动力学不稳定患者的需求,从 IRRT 进一步发展出了 PIRRT,每日延长透析时间至 6～10h。PIRRT 对患者血流动力学稳定性的影响,已被证实与 CRRT 是相当的。有一单中心小型的研究发现,缓慢、低效率的每日透析似乎比 CRRT 有更好的存活率,且其价格较 CRRT 低廉,治疗时间具有弹性,且能克服 CRRT 为维持人工肾脏的寿命所需面对的抗凝问题,因此越来越广泛地被临床所使用。

三、透析剂量

(一)IRRT——透析剂量和每次透析清除率及透析的频率

之前的研究显示,透析剂量(Dialysis dose)对疾病严重程度为中度的患者影响较大。一篇针对重症病房患者所做的回顾性研究发现,较高的单次透析清除率($Kt/V>1$)对这群患者的预后较好。另外,Schiffl 等比较了每周透析 6d 与传统透析 3d 的疗效,发现接受每周 6d 透析的患者,其存活率明显改善,但是在这篇研究中,患者所接受的透析治疗,单次透析清除率(Kt/V)只有 0.94,因此一周接受 3d 透析组的病死率较高,可能是因透析剂量不足所造成的。

2008 年,由急性肾衰竭临床试验协作网(Acute renal failure trial network,ATN)发表的一项大型多机构研究——急性肾衰竭临床试验(ATN),推翻了之前单中心研究的结论,这个研究的高剂量透析组接受每周 6 次 IRRT、35mL/(kg·h)的连续性静脉-静脉血液透析过滤术(CVVHDF)或每周 6 次的缓慢、低效率透析(SLED),透析低剂量组则接受每周 3 次的 IRRT 或 20mL/(kg·h)的 CVVHDF,其中透析模式的选择,须根据患者的血流动力学适当与否来决定。本试验证实不管使用高透析剂量的实验组或是使用低透析剂量的对照组,两组患者的存活率、肾功能恢复率及非肾脏器官衰竭的情况都没有显著差异。在这个研究中,不管实验组或对照组,单次的透析清除率为 1.2～1.4,中位数为 1.3。因此,根据这个研究,2012 年 AKI 的 KDIGO 临床实践指南建议接受 IRRT 的患者,其每周透析清除率(Kt/V)应达到 3.9。

(二)CRRT

根据上述 ATN 可以得知高剂量的透析[35mL/(kg·h)]的 CVVHDF 和低剂量透析[20mL/(kg·h)]的 CVVHDF 对患者的预后没有影响。此外,另一项针对透析剂量的大型多中心随机对照研究(RENAL研究)也发现,40mL/(kg·h)的 CVVHDF 和 25mL/(kg·h)的 CVVHDF 对患者的预后没有影响。这与另两篇综合分析研究的结论一致。

因此 AKI 的 KDIGO 临床实践指南建议 CRRT 的治疗剂量为 20～25mL/(kg·h)的 CVVHDF。由于临床上实际透析剂量往往比设定值来得低,因此建议在设定透析剂量时要比希望达到的透析剂量多出 20%～25%[也就是至少设定 25mL/(kg·h)],以达到最低需求剂量[20mL/(kg·h)]。

四、停止 RRT 的时机

当患者肾功能开始恢复时就可以考虑停止 RRT,临床上大多由一些数据及经验评估患者肾功能是否恢复,一般认为肾脏恢复停止 RRT 的要点是:①需要急性透析的原因消失(高血钾,代谢性酸中毒,水分过多等)。②每日总尿量多于 400mL,并保持干性体重。③透析期间(Interdialysis)尿素氮的上升小于之前相同时间的变动。因此,CRRT 患者需频繁监测其肌酐,而 IRRT 患者则需在每次透析前测其肌酐,更客观的方法则是测量 GFR。以 ATN 这篇研究为例,只要患者每小时尿量>30mL,就收集 6h 尿液测其 GFR,若 GFR>20mL/min 就可考虑停止 RRT;若介于 12～20mL/min,则须谨慎评估是否停止。但值得注意的是,利尿剂的使用只增加尿量,并不是真正增加 GFR,因此停止透析时使用利尿剂,对患者的肾功能恢复效果是模棱两可的。

理想的透析医嘱(包括血流速、透析液流速、温度、脱水速度及抗凝剂的使用)应该视每位患者的生理状况而定,在重症透析患者中,透析医嘱甚至需要根据患者生理状况的变化进行每日调整。

五、CRRT 联合 ECMO 上的技术

ECMO 联合连续性动静脉血液滤过(Continuous arterio-venous hemofiltration,CAVH):患者在使用 ECMO 情况下且需行 RRT,选择在 ECMO 的动脉端及静脉端的管路上连接 CAVH(见图 4-5、图 4-6)的管路,利用 ECMO 来连接血管通路,临床上的优点是不需额外放置双腔导管,可减少中心静脉导管放置所带来的潜在风险及并发症。管路的血液流速则利用血管夹控制在 400mL/min 左右,CRRT 的剂量为 25mL/(kg·h),以泵予以控制,补充液则根据人体每小时所需脱水量给予补充。

这种装置不需额外的机器来带动血液,可直接利用动静脉压力差,使血液流过透析器,即所谓 CAVH,透过透析膜来开始做简单的脱水功能。临床上利用膜两侧的压力差(Transmembrane pressure)以及溶剂与溶质经过透析膜做一整体移动,根据这种对流原理,可进行"超滤过"(Ultrafiltration)来控制水分的脱出,使患者水肿减轻或消失,并随着大量水分的滤过,同时清除中、小分子物质。也正因为大量水分的滤过,远超过了每日的脱水,因此必须另外给予"补充液"(Replacement fluid),以免患者体液流失过多。补充液若在滤膜前注入则称为前稀释法(Pre-dilution),也可选择在透析器后注入,称为后稀释法(Post-dilution)。前稀释法较浪费补充液,但因稀释了血比容,透析器较后稀释法使用的寿命长。后稀释法的溶质清除率较高。目前我国台湾常用的补充液为信东 A 液及 B 液,B 液在使用前需另外加入 7%重

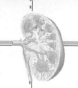

碳酸氢盐，A、B 液混合后的最终浓度为：钠 142.35mmol/L、钙 1.3mmol/L、镁 0.715mmol/L、氯 113.05mmol/L、重碳酸氢盐 33.33mmol/L。临床使用时，A、B 液分别输注入血液管路中，以避免钙离子及重碳酸氢盐在管路上混合而产生沉淀物。

ECMO 用于脓毒症患者，可选择在系统上连接缓慢、低效率每日血液透析滤过（Sustained low-efficiency daily hemodiafiltration，SLEDD-f（见图 4-7），目前中国台湾使用的机器为 5008 多功能血液透析机（Fresenius medical care AG & Co. KGaA. D-61346 Bad Homburg）。

多功能血液透析机应用于缓慢、低效率的每日血液透析过滤术（SLEDD-f）：主要应用于血流动力学不稳定且并发脓毒症的肾衰竭患者。此种机器有如下特性：

1.全自动预冲（Priming）不需额外接 0.9% 生理盐水来预冲，5008 多功能机器自动排气及设定探测水位，操作者容易学习，也节省人工操作的时间。

2.利用干性碳酸氢钠粉剂（bibag）配制在线透析液及补充液，操作简单、快速，可立即直接在线溶解，避免微生物的滋生，可以提供安全的透析液。

3.治疗时间可弹性设定，必要时可延长至 24h，透析液的浓度可依据处方调整，Na^+、HCO_3^- 可进行治疗模式个体化设定。例如，调整 5% 碳酸氢钠浓度，治疗时间在 4h，5% 碳酸氢钠浓度选择为 35mmol/L。治疗时间在 4~6h，5% 碳酸氢钠浓度选择为 30mmol/L。治疗时间超过 6h，5% 碳酸氢钠浓度选择为 28mmol/L。

4.可弹性调整透析液流速

（1）透析液流速可自由调整，其范围为 100~1000mL/min，可执行缓慢、低效率或高效率的透析模式。

（2）自动调整透析液流速功能（Autoflow），可根据有效血流，设定透析液流速与血流比例而达到治疗最佳化，节省透析液。

5.在线清除率监测（Online clearance monitor，OCM）

（1）OCM 可以在线立即探测透析剂量与效率分析（Kt/V），方便操作者设定要达到的治疗目标。因为透析效果可以在线实时显示，所以，根据病情变化，可以随时修正治疗时间。

（2）OCM 可立即显示人工肾脏的清除率，如此一来可协助操作者察觉与评估人工肾脏是否因凝血而造成清除率下降。

6.血液温度管理系统（Body temperature monitor，BTM）

（1）BTM 可以准确地探测进出患者身体的温度，并即时由生物回馈（Bio-feedback）机制功能调整透析液温度以避免患者失温。

（2）BTM 提供在线及非侵入性的血管通路功能评估（再循环率监测）。

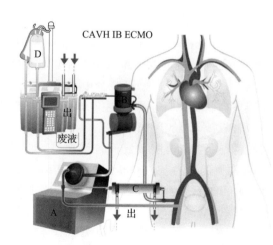

图 4-5 ECMO 血流方式为股静脉到股动脉，CAVH 血流方向为动脉导管引流到静脉导管
A:ECMO 血液泵；B:人工氧合器；C:膜滤器；D:置换液

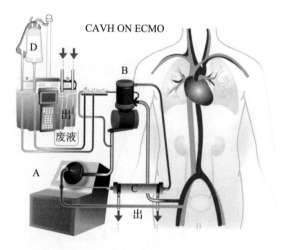

图 4-6 ECMO 血流方式为股静脉到股动脉，CAVH 血流方向为动脉导管引流到静脉导管
A:ECMO 血液泵；B:人工氧合器；C:膜滤器；D:置换液

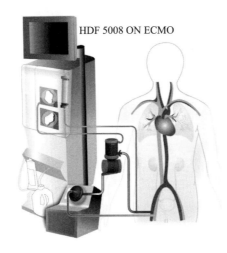

图 4-7　ECMO 血流方式为股静脉到股动脉

多功能血液透析机管路连接点；氧合器 port 将血引流出并进入多功能透析机，

回血点为动脉导管上的三极栓连接处

（蔡壁如，赖建亨，吴允升，柯文哲）

参考文献

[1]Adhikari NK，Van Wert R，Scales DC，et al. High-dose renal replacement therapy for acute kidney injury：Systematic Review and Meta-Analysis-Addendum［J］. Crit Care Med，2010，38（11）：2424-2425.

[2]Batchinsky AI，Jordan BS，Regn D，et al. Respiratory dialysis：Reduction in dependence on mechanical ventilation by venovenous extracorporeal CO_2 removal［J］. Crit Care Med，2011，39（6）：1382-1387.

[3]Bouchard J，Soroko SB，Chertow GM. et al. Fluid accumulation，survival and recovery of kidney function in critically ill patients with acute kidney injury［J］. Kidney Int，2009，76（11）：422-427.

[4]Boyd JH，Forbes J，Nakada TA，et al. Fluid resuscitation in septic shock：A positive fluid balance and elevated central venous pressure are associated with increased mortality［J］. Crit Care Med，2011，39（12）：259-65.

[5]Chen YS，Ko WJ，Yu HY，et al. Analysis of the outcome for patients experiencing myocardial infarction and cardiopulmonary resuscitation refractory to conventional therapies necessitating extracorporeal life support rescue［J］. Crit Care Med，2006，34（8）：950-957.

[6]Chowdhury AH，Cox EF，Francis ST，et al. A randomized，controlled，double-blind crossover study on the effects of 2-L infusions of 0.9% saline and plasma-lyte(R) 148 on renal blood flow velocity and renal cortical tissue perfusion in healthy volunteers［J］. Ann Surg，2012，256（15）：18-24.

[7]Daniel B，Matthew B. Extracorporeal membrane oxygenation for ARSD in adults［J］. N Engl J Med，2011，365（8）：1905-1914.

[8]Gay SE，Ankney N，Cochran JB，et al. Critical care challendes in adult ECMO patient［J］. Dimens Crit Care Nurs，2005，24（4）：157-62

[9]Jun M，Heerspink HJ，Ninomiya T，et al. Intensities of renal replacement therapy in acute kidney injury：A systematic review and meta-analysis［J］. Clin J Am Soc Nephrol，2010，5（8）：956-963.

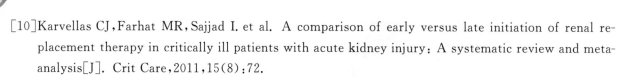

[10]Karvellas CJ,Farhat MR,Sajjad I. et al. A comparison of early versus late initiation of renal replacement therapy in critically ill patients with acute kidney injury: A systematic review and meta-analysis[J]. Crit Care,2011,15(8):72.

[11]Ko WJ, Lin CY, Chen RJ, et al. Extracorporeal membranous oxygenation support for adult post-cardiotomy cardiogenic shock[J]. Ann Thorac Surg,2002,73(9):538-545.

[12]Lund LW. Federspiel W. Removing extra CO_2 in COPD patients[J]. Curr Respir Care Rep,2013, 2(9):131-138.

[13]Marasco SF, Lukas G, McDonald M, et al. Review of ECMO (Extra Corporeal Membrane Oxygenation) support in critically ill adult patients[J]. Heart Lung Circ,2008,17(4):41-47.

[14]Palevsky PM,Zhang JH,O'Connor TZ,et al. Intensity of renal support in critically ill patients with acute kidney injury[J]. N Engl J Med,2008,359(15):7-20.

[15]Pesenti A, Patroniti N, Fumagalli R. Carbon dioxide dialysis will save the lung[J]. Crit Care Med,2010,38[Suppl]:549-554.

[16]Pesenti A, Patroniti N, Fumagalli R. Carbon dioxide dialysis will save the lung[J]. Crit Care Med,2010,38(10 Suppl):549-554.

[17]Terragni PP, Del Sorbo L, Mascia L, et al. Tidal volume lower than 6 mL/kg enhances lung protection: role of extracorporeal carbon dioxide removal[J]. Anesthesiology,2009,111(13):826-835.

[18]Zanella A, Patroniti N, Isgro` S, et al. Blood acidification enhances carbon dioxide removal of membrane lung: An experimental study[J]. Intensive Care Med,2009,35(10):1484-1487.

[19]Zwischenberger JB, Alpard SK, Tao W, et al. Percutaneous extracorporeal arteriovenous carbon dioxide removal improves survival in respiratory distress syndrome: A prospective randomized outcomes study in adult sheep[J]. J Thorac Cardiovasc Surg,2001,121(9):542-551.

第五章

杂合式肾脏替代治疗

杂合式肾脏替代治疗（Hybrid renal replacement therapy，HRRT）是一种新兴的 RRT 模式，是一组技术的总称。目前，HRRT 的概念尚不完全明确，狭义概念是指介于间歇血液透析（Intermittent hemodialysis，IHD）和连续性肾脏替代治代（Continuous renal replacement therapy，CRRT）之间的持续低效透析方式。广义概念是指将血液透析和血浆置换、免疫吸附等血液净化模式相结合的治疗方法。HRRT 自 20 世纪 90 年代出现后，受到重症医学专家的关注，并日渐发展和成熟，大有取代传统 CRRT 之势。本节主要就狭义的杂合式肾脏替代治疗做一概述。

一、杂合式肾脏替代治疗的提出与发展

持续动脉静脉血液滤过（Continuous arterio-venous hemofiltration，CAVH）与持续静脉静脉血液滤过（Continuous veno-venous hemofiltration，CVVH）临床应用多年以来，显示其具有血流动力学稳定、患者耐受性好、清除率高等优势，这些均优于 IHD。但 CVVH 需要长期使用抗凝剂，需要患者长期卧床，且需要特殊的护理和设备、复杂的技术及高昂的费用，使临床应用有一定困难，促使一些学者另辟蹊径。1988 年，Tam 等提出一种新的血液透析疗法，即最早提出的 HRRT 概念，当时称之为缓慢持续血液透析（Slow continuous hemodialysis，SCHD）。它采用双腔中央静脉导管和 BSM-22 血液系统模块，较传统的 CAVH 操作更简单，应用范围更广，不良反应更少。随后，1998 年美国阿肯色州大学医药卫生科（University of Arkansas for Medical Science，UAMS）推荐一种杂合透析模式，即缓慢持续低效透析（Sustained low-efficiency dialysis，SLED）。它采用常规透析机，采用低超滤率（<350mL/h）、低血流量（150～200mL/min）和低透析液流量（100～300mL/min）方案进行缓慢的溶质和液体进行缓慢清除，治疗时间维持在 6～12h，可在日间或夜间进行。1999 年，Schlaeper 等提出缓慢连续透析（Slow continuous dialysis，SCD），其治疗参数 QB＝100～200mL/min，QD＝100～300mL/min，采用容量控制的透析机，利用在线制备碳酸氢盐透析液，每日透析 8～12h，临床发现 SCD 提供尿素清除率可达 70～80mL/min，优于传统的 IHD 及 CRRT。2000 年，Kumar 等提出延长每日透析（Extended daily dialysis，EDD），主要采用弥散原理，血液流速 200mL/min，透析液流速 300mL/min，治疗时间 6～8h，它具备 CVVH 所具有的益处，且技术操作更容易。2004 年，Marshall 等报道连续低效每天透析滤过（Sustained low-efficiency daily diafiltration，SLEDD-f），通过在 SLED 基础上加上一定的置换量（100mL/h），从而改善对中、大分子溶质的清除率。2008 年，Davenport 等认为，HRRT 还可附加其他治疗组件，如血浆分离、生物人工肾技术和吸附装置，从而将 HRRT 模式更扩大化。2007 年，NIH/ATN 工作组调查了美国 27 个医学中心重症患者的 RRT 模式选择，发现约 7.3% 的患者接受 SLED 为主的治疗模式，IHD 与 CRRT 分别为 57% 及 35.7%。该研究同时指出，极少患者采用单一的治疗模式，约 20% 的患者在不同时期分别采用了上述 3 种治疗模式。在欧美国家，EDD 是 ICU 伴有感染中毒症和多器官功能衰竭患者治疗的一项重要

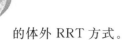

的体外 RRT 方式。

二、杂合式肾脏替代治疗的特点

HRRT 包括 SLED、SCD、EDD、SLEDD-f 以及运用 Gen-ius 单程透析系统,可以替代 IHD 和 CRRT,SLED 和 EDD 是 HRRT 模式中的一种,它们是 ICU 肾衰竭患者 HRRT 越来越流行的方式。Pesacreta等调查 27 个医疗中心 131 位医生,发现 HRRT 是 ICU 中 RRT 的主要治疗方式。它应用传统的透析技术,每日透析 8h~12h,血流量及透析液流量介于 IHD 与 CRRT 之间,综合了 IHD 与 CRRT 的优点(见图 5-1、表 5-1)。

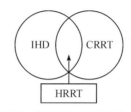

图 5-1　IHD、CRRT 和 HRRT 之间关系图

表 5-1　IHD、CRRT 和 HRRT 治疗特点比较

项　目	IHD	CRRT	HRRT
原理	弥散、对流	弥散、对流	弥散、对流
治疗模式	IHD/IHDF/IHF	CVVH/CVVHD/CVVHDF	SLED/SCD/EDD-(f)
治疗时间	4h	持续 24h	6~18h
透析液/置换液	普通透析液为主	置换液	普通透析液为主
透析液流量(mL/min)	500~800	25~50	100~300
置换液流量(mL/min)	50~100	33~50	50~100
血流量(mL/min)	200~300	100~200	100~200
操作要求	相对简单	相对复杂	相对简单
血流动力学	不稳定	稳定	相对稳定
治疗费用	低廉	昂贵	较低

Kumar 等观察了 42 例急性肾损伤(Acute kidney injury,AKI)患者,其中 25 例患者采用 EDD 治疗模式(平均 7.5h/d),对照组则采用 CVVH 模式。观察发现,两组患者在超滤量相当的情况下,其平均动脉压在治疗前、治疗中、治疗后均没有显著性差异,并且 EDD 组抗凝使用的肝素剂量明显低于 CVVH 治疗组,表明短时 EDD 的效果与长时间的 CVVH 相当且出血风险更小。Kumar 等报道 EDD 在血流动力学稳定性以及降低平均动脉压、快速纠正水电解质平衡等方面明显优于 IHD。2004 年,一项随机对照研究观察了 39 例经 EDD 和 CVVH 治疗的重症 AKI 患者,再次证实两组患者在血流动力学稳定性方面效果相当,尿素氮及肌酐清除率无明显差异。Fieghen 等将 77 例重症患者运用 SLED、CRRT、IHD 治疗,结果发现,在治疗过程中 SLED 提供的血流动力学稳定性与 CRRT 相当(56.4% vs 50.0%);另一项随机对照试验也显示了相同的结果。Cheng 等为了研究 SLED 和持续性血液透析(CVVHD)在近期疗效上的不同点,将 56 例 ICU 患者分成 CVVHD 组和 SLED 组,结果显示,治疗后两组肌酸激酶图 1 酶(CK-MB)、肌酸激酶(CK)、肌酐、谷草转氨酶、谷丙转氨酶和第 1、2、7 天 APACHE-Ⅱ 评分均较治疗前下降,两组间住院天数、生化指标、APACHE-Ⅱ评分、血流动力学参数、生存率及病死率比较均无统计学意义,由此得出,SLED 的血流动力学稳定性与 CBP 相似,在 ICU 患者中近期疗效相似。然而,我们注意到 SLED 在临床实践中对 ICU 患者更经济、更方便。从以上研究可以看出,无论是 SLED 还是 EDD,都至少显示了与 CRRT 具有相同的血流动力学稳定性,而且在治疗重症患者的安全性和有效性方面均优于 IHD。

Berbece 等观察 35 例患者,分别采用 SLED 及 CRRT 模式进行干预,发现在小分子清除率及治疗费用方面均优于 CRRT,周 Kt/V 分别为 8.4 和 7.1,差异有统计学意义,周费用分别为 MYM1431 和 MYM2607~3089,提示 SLED 在小分子清除率方面相比 CRRT 效果相当且费用更少、时间更短。SLED 透析液流量 100~300mL/min,超过 300mL/min 多用于治疗时间少于 8h 的患者,而用低透析液流量需要延长治疗时间,超滤率取决于患者的临床需要和血流动力学的稳定性。与 IHD 相比,SLED 小分子溶质清除率高(Kt/V 为 1.3~1.5),失衡现象较少。由于 SLED 是以弥散的方式清除小分子为主,对中、大分子的清除效果没有 CRRT 有效,故 Marshell 等提出了 SLED-f 治疗模式,以弥补 SLED 对中大分子清除能力较差的缺陷。该研究观察了 24 例患者发现,无论对小分子清除率(Kt/V 为 1.43 ± 0.28)及中大分子清除率(Kt/V 为 1.02 ± 0.21),SLED 均能达到满意效果。对于多数 ICU 中存在 AKI 的重症患者,HRRT 可以取代 CRRT。由于其独特的优点,近年也有研究将其用于中毒、心力衰竭以及多器官功能衰竭治疗的报道。但对于血流动力学严重不稳定的重症 AKI 患者,特别是感染性休克、重症胰腺炎及多器官功能衰竭的重症患者,SLED 不应作为首选治疗模式,而应采取 CRRT 或 HRRT 的另一种模式,即杂合附加治疗组件。

三、HRRT 治疗的优势

IHD 开展广泛,较易获得,但其血流动力学不稳定,大分子清除效果不好,不适于老年患者及重症患者。CRRT 虽血流动力学稳定,可清除炎症介质,供给营养,但费用昂贵,设备及医护技术要求较高,难以广泛开展。HRRT 具备 CRRT 的部分优点,其设备要求及费用相对低,有望大力推广。HRRT 技术结合了 IHD 和 CRRT 的优点,操作简便,费用低廉,溶质清除率高,有利于维持患者的血流动力学稳定,是 AKI 患者重要的替代治疗方法之一。

与 IHD 相比,SLED 治疗使用相同的机器进行了更长时间的低血流量和透析液流量的治疗,对于血流动力学的影响较小。Marshall 等对 37 例因严重的透析低血压而难以耐受 IHD 的患者进行 SLED 治疗,透析液流量 100mL/min,血流量 200mL/min,持续 12h。在 145 次 SLED 治疗中,只有 7.6% 由于患者出现严重低血压而提前结束。治疗前后患者的平均动脉压和脉搏均数差异均无统计学意义,表明 SLED 较 IHD 更有助于维持患者的血流动力学稳定。

而与 CRRT 相比,HRRT 维持血流动力学稳定的能力及对患者的生存率、肾功能恢复率影响相当。更重要的是,HRRT 的疗程较短,非连续性,出血风险小,不需要使用价格昂贵的专门机器,节省了大量人力物力,且便于患者接受其他诊断和治疗。Wu 等对 10 例晚期肾病合并脑出血患者进行透析模式对血流动力学稳定性影响的研究,每例患者第 1 天被随机分配接受 CVVH 或 SLED,根据患者的血液流速,超滤液流速为 1.0kg/8h 和 1.5kg/8h 之间,结果提示 SLED 和 CVVH 有着相同的血流动力学效应,对脑出血患者进行上述两种透析方式后颅内压均增高。Chen 等对 55 例患 AKI 同时合并糖尿病肾病的患者分别进行 SLEDD-f 和 CRRT,其 30d 存活率和肾功能恢复率基本相似,但 SLEDD-f 疗法采用的抗凝剂量更小、治疗时间更短、住院费用更少。Schwenger 等对 AKI 患者进行了前瞻性随机对照研究,其中 115 例接受 SLED,117 例采用 CVVH,两者 90d 生存率差异无统计学意义(49.6% vs 55.6%)、血流动力学稳定性差异无明显统计学意义,但 SLED 组患者机械通气时间更短[(17.7 ± 19.4)d vs (20.9 ± 19.8)d]、ICU 住院天数更少[(19.6 ± 20.1)d vs (23.7 ± 21.9)d]、肾功能恢复时间更短[(10.0 ± 15.2)d vs (10.5 ± 14.0)d],并且输血率[(1375 ± 2573)mL vs (1976 ± 3316)mL]和护理时间均下降,从而费用更少。Kumar 等对重症 AKI 患者进行了前瞻性研究,其中 25 例接受 SLED 治疗,19 例采用 CVVH 治疗,结果发现两组患者的平均动脉压和升压药物用量差异均无统计学意义,两组的每日净超滤量几乎相等。同样,Kielstein 等也得出了类似的结果。Berbece 等比较了 SLED 与 CRRT 在费用、抗凝剂使用剂量以及溶质清除方面的差异,结果发现,SLED 可以达到和 CRRT 相同的溶质清除率,且费用明显低于 CRRT。Marshall 等统计了 3 个 ICU 中心(新西兰、澳大利亚、意大利)从 1995 年 1 月 1 日到 2005 年 12 月 31 日接受肾移植手术的患者(共 1347 例),研究结果提示,透析模式从 CRRT 转变成 HRRT 与患者最终病死率并无相关性。

虽然 SLED 技术使用低透析液流量、低血流量的方案,但是由于透析时间的延长,因此透析充分性也得到了保证。Marshall 等对 SLED 过程中的尿素动力学模型进行了研究,发现 SLED 过程中尿素分布均衡,尿素再循环几乎不存在。与 IHD 相比,SLED 和 CVVH 能够更有效地清除小分子物质,且溶质分布不均衡的可能性更小。然而,由于 CVVH 时存在对流,因此对中大分子的清除,SLED 略逊于 CVVH。

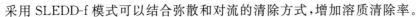

采用 SLEDD-f 模式可以结合弥散和对流的清除方式,增加溶质清除率。

总之,HRRT 相较而言:第一,它应用较灵活,可根据患者的不同情况选择不同的净化方式,既避免了 CRRT 长时间的活动限制及出血风险,又可达到平稳、持续地清除溶质的效果;第二,它采用相同的机器进行了更长时间的低血流量和透析液流量的治疗,血流动力学相对 IHD 稳定;第三,它不需要 CRRT 昂贵的设备和预充液,节省了大量人力物力,且便于患者接受其他诊断和治疗(见表 5-2)。

表 5-2　IHD、CRRT 和 HRRT 优缺点比较

方式	优 点	缺 点
IHD	迅速纠正水、电解质、酸碱平衡紊乱; 抗凝剂量小,或无需抗凝; 治疗结束后患者无活动受限; 费用低,医保承担比例高	需要水处理和透析设备; 血流动力学稳定性差; 中分子清除不佳; 需要专业医生和护士
CRRT	可清除中大分子溶质; 血流动力学稳定 液体平衡控制容易	血液长时间暴露于非生理物质中; 治疗效果取决于管路寿命; 需要持续抗凝,价格昂贵; 患者活动受限; 治疗费时、费力
HRRT	应用较灵活; 避免长时间的活动限制及出血风险; 平稳持续清除溶质的效果; 血流动力学相对稳定; 不需昂贵的设备和预充液,节省费用; 节省人力物力	重症 AKI 患者,特别是感染中毒性休克、重症胰腺炎等致 MODS 患者,HRRT 不能作为首选模式

四、HRRT 的临床应用

1. 急性肾损伤

5%~10% 入住 ICU 的 AKI 患者需要行 RRT 治疗。IHD 是目前应用最普遍的 RRT 治疗方式,由于其不能用于有严重血流动力学障碍的高危患者,故这部分患者大多需采用 CRRT 治疗。但研究发现,在降低患者病死率和肾功能恢复方面,CRRT 未表现出其独特的优势。而且 CRRT 需要特殊的设备,治疗费用昂贵,这些都要求寻找一种既能维持血流动力学稳定又不受资源限制的治疗方式。HRRT 就是符合这一标准的良好选择。

目前,关于 HRRT 在提高 AKI 生存率方面的报道较少,以往的研究指出,就提高 AKI 患者肾功能恢复率或生存率方面,肾脏替代治疗方式中没有哪一种能优于其他方式。但近年有少量研究发现,HRRT 能提高 AKI 患者的生存率。Wu 等对手术后血流动力学不稳定或容量负荷过重的急性肾衰竭患者采用 SLED 和 CRRT 治疗,结果表明,采用 SLED 治疗后患者的平均动脉压高于采用 CRRT 治疗后,这是 SLED 能降低患者病死率的重要原因。Ponce 等报道采用 EDD 治疗 231 例血流动力学不稳定的 AKI 患者,治疗模式为一周 6d,每天 6~8h,血流量 200mL/min,透析液流量 300mL/min,4 个疗程后血清 BUN 和肌酐达到稳定状态,周 Kt/V 为 5.94±0.7,低血压和过滤器凝血发作率为 47.5% 和 12.4%,治疗结束后 22.5% 的患者肾功能恢复正常,5.6% 的患者透析 30 天后存活,71.9% 的患者死亡。虽然这一病死率较美国和欧洲的相关研究结果高,后者指出,采用 EDD 治疗 AKI 患者的住院期间病死率为 50%~62%;但在发展中国家如巴西和印度,相关研究结果显示的病死率类似。Salahudeen 等运用 SLED 连续模式治疗 199 例癌症患者,患者的死亡风险显著下降。虽然目前有研究发现采用 SLED 治疗能降低 AKI 患者的病死率,但 HRRT 作为一种新的治疗 AKI 的方式,关于其是否具有提高 AKI 患者肾功能恢复、改善患者预后,尚需大样本大规模的研究来证实。

2. 中毒治疗

中毒是一个严重的社会公共健康问题,严重者需要体外循环治疗来清除毒性物质。有效的体外循环治疗包括 IHD、CRRT、SLED 和血液灌流(Hemoperfusion,HP)等。其中 IHD 对小分子毒性物质清除率高,通过扩散可快速纠正电解质和酸碱异常,通过超滤可清除过多的液体,从而成为治疗各种中毒的重要方法。但是,IHD 对蛋白结合率高的毒物或药物清除效果不佳,而且容易出现反弹现象(即 IHD 治疗后与蛋白结合的毒物或药物释放入血,再次出现中毒表现)。与 IHD 相比,CRRT 血液及流出液(包括透析液和超滤液)流量较低,因而在同时段毒物清除率低,如对卡马西平清除率,CRRT 较 IHD 低 3 倍;另外,CRRT 需要强抗凝剂,进而可能加重患者的出血风险,故 CRRT 可能主要用于有严重血流动力学不稳定的中毒患者。

Lund 等报道 1 例 24 岁的男性患者服用 100 片水杨酸酯药片(32500mg)14h 后,运用 SLEDD 治疗 12h,血清水杨酸浓度降低了 70%。这一清除效果与 Wrathall 等报道的运用 CVVH 治疗水杨酸中毒 11h 后,血清水杨酸浓度下降 77%~84% 的效果相当。Khan 等报道 1 例 39 岁有快速循环双相性精神障碍的中年妇女服用 100 片丙戊酸钠肠溶片,经过 16h 的 SLED 加滤过治疗后,血清丙戊酸浓度快速下降,而且治疗后无药物浓度反弹现象出现,患者于治疗后的第 3 天出院,且未出现任何并发症。

程骏章等报道 CRRT 串联 HP 抢救重度中毒 44 例(主要毒物包括有机磷农药中毒、毒蛇咬伤、鱼胆中毒、杀虫剂中毒、甲醇中毒等),通过 CRRT+HP 治疗 3h 内神志转清患者 16 例,12h 内神志转清患者 9 例,24h 内神志转清患者 4 例,72h 内神志转清患者 2 例,死亡 2 例。系统性炎症反应综合征患者症状均在 CRRT+HP 治疗 24h 后缓解,合并 MODS 患者 16 例中死亡 2 例。CRRT+HP 治愈率达到 95.4%。Cheng 等报道,2005—2009 年 15 例严重毒蛇咬伤患者,采用 SLED 治疗后血清肌酐、谷草转氨酶、谷丙转氨酶、肌酸激酶和肌酸激酶同工酶均较前显著下降,胆碱酯酶较前明显增高,最终存活率高达 80%。Hu 等报道 SLED+HP 和 CHF+HP 模式抢救了 56 例重度有机磷中毒患者的疗效比较,两者在住院天数、血清学指标(如肌酐、谷丙转氨酶、谷草转氨酶、肌酸激酶、乙酰胆碱酯酶等)、慢性健康评估比分(APACHE Ⅱ)、血流动力学参数、生存率或病死率均差异无明显统计学意义,提示相比 CHF,SLED 血流动力学稳定,两者在重度有机磷中毒疗效方面相似,但对临床患者而言,SLED+HP 模式更经济、操作更方便。

综上所述,SLED 在治疗药物中毒方面效果明显,且治疗后无药物浓度反弹现象,有利于患者病情的恢复。目前关于 HRRT 在治疗中毒方面的研究报道较少,SLED 只见于以上几种药物过量的治疗,且有些毒物与血浆蛋白结合率高,以往只能采用血浆置换和竞争性吸附,SLED 在这些药物和毒物中毒方面的效果如何,EDD 治疗中毒的疗效怎样,都有待进一步探讨。

3. MODS 以及心力衰竭

由于 CRRT 能够达到良好的容量控制,从而可以提高患者心血管系统的稳定性,因此,在 MODS 患者中得到了越来越多的应用。MODS 患者常处于分解代谢状态,而且尿素的产生率很高,因而需要 CRRT 或 IHD 治疗以达到有效清除小分子毒物的目的。Genius 系统综合了 CRRT(良好的心血管稳定性、无菌透析液)和 IHD(高尿素清除率、低治疗成本)的优点,研究指出,运用 Genius 系统延长时间的高通量透析治疗 MODS 患者取得了良好的效果。Iarustovskii 等研究发现,HRRT 治疗心脏外科手术后并发 MODS 效果明显,而且还降低了并发症的发生率。Wei 等成功运用 HRRT 治疗 1 例挤压综合征伴 MODS 的患者,HRRT 治疗后患者的肺功能、心脏功能、肝功能和肾功能得到了恢复。SLED 由于具有可以通过降低超滤率而维持血流动力学稳定性,可以达到充分清除小分子溶质,可以通过持续治疗使透析液剂量达到最大化以及可以通过清除氢超载而改善临床症状等优点,已有学者将其用于心力衰竭治疗的报道。Violi 等将 SLED 用于对多种药物和高剂量利尿剂抵抗的 NYHA 分级为Ⅳ级的心力衰竭患者,得到了良好的效果。他们得出,NYHA 分级为Ⅳ级的心力衰竭患者是使用 SLED 的最好指针。Nacca 等研究指出,运用 SLEDD 治疗终末期心力衰竭患者 1 年后,这些患者的生活质量显著提高。

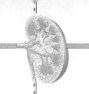

五、HRRT 的应用展望

血液净化模式多种多样，主要包括 CRRT、HRRT 及 IHD 等模式。这三种模式密不可分，是不能相互替代的，根据不同的患者在不同的时期选择个体化的治疗模式才是关键。IHD 开展广泛，较易获得，但其血流动力学不稳定，大分子物质的清除效果不好，不适于老年患者及重症患者；CRRT 血流动力学稳定，可清除炎症物质，但其费用昂贵，设备及医护技术要求较高，在部分经济落后地区的基层医院开展困难；HRRT 具备 CRRT 的部分优点，其设备要求及费用相对低，有望积极开展。目前主要采用 HRRT，这是以 SLED 为主的一种延长、缓慢、低效、低流量的透析模式，它继承了 CRRT 及 IHD 的优势，用价格低廉的普通血液透析机就能达到平稳、高效的血液净化效果。

对 ICU 中普通肾衰竭患者的治疗，HRRT 可以替代传统的 IHD 和 CRRT，但对于重症 AKI 患者，特别是感染中毒性休克、重症胰腺炎等致 MODS 患者，HRRT 不能作为首选模式。多数文献观点对于 MODS 患者应用 HRRT 和 CRRT 治疗的存活率的认定仍有争议。但倾向于越是严重病例，CRRT 越能显示优势。对于多数 MODS 患者，因为 HRRT 具备 CRRT 的长处，具有超越 CRRT 的优点（如对设备要求低、治疗费用低、护理工作量少等），因而认为 HRRT 可以替代 CRRT。而 ICU 中的重症 MODS，特别是严重的脓毒症休克这一类病例，HRRT 无明显优势，此时就应采用 CRRT 或 HRRT 杂合附加治疗组件，如 SLEDD-f。对应于传统的 SLED，SLEDD-f 的优势是：对于 CRRT 可能清除的炎性因子等可能同样有效。从这个意义上讲，目前的 HRRT 需要更广泛的技术组合、合理的联合应用，这将有助于类似 MODS 这类重症患者的抢救。目前，采用 HRRT 治疗 MODS 已经有成功案例，且 HRRT 多种多样，可能更有较好的发展前景，故笔者认为值得广大医护人员进一步讨论。

（孙仁华，刘景全）

参考文献

[1]Baldwin I, Bellomo R, Naka T. A pilot randomized controlled comparison of extended daily dialysis with filtration and continuous veno-venous hemofiltration: Fluid removal and hemodynamics[J]. Int J Artif Organs,2007,30(6):1083-1089.

[2]Berbece AN, Richardson RM. Sustained low-efficiency dialysis in the ICU: Cost, anticoagulation, and solute removal[J]. Kidney Int,2006,70(8):963-968.

[3]Chen X, Ma T. Sustained low-efficiency daily diafiltration for diabetic nephropathy patients with acute kidney injury[J]. Med Princ Pract,2014,23(7):119-124.

[4]Cheng J, Wang D, Hu S, et al. The report of sustained low-efficiency dialysis (SLED) treatment in fifteen patients of severe snakebite[J]. Cell Biochem Biophys,2014,69(7):71-74.

[5]Costae Silva VT, Liano F, Muriel A, et al. Nephrology referral and outcomes in critically ill acute kidney injury patients[J]. Plos One,2013,8(5):704-782.

[6]Davenport A. Renal replacement therapy in acute kidney injury: Which method to use in the intensive care unit? [J]. Saudi J Kidney Dis Transpl,2008,19(7):529-536.

[7]Fieghen HE, Friedrich JO, Burns KE, et al. The hemodynamic tolerability and feasibility of sustained low efficiency dialysis in the management of critically ill patients with acute kidney injury[J]. BMC Nephrol,2010,11(5):32.

[8]George J, Varma S, Kumar S, et al. Comparing continuous venovenous hemodiafiltration and peri-

toneal dialysis in critically ill patients with acute kidney injury: a pilot study[J]. Perit Dial Int, 2011,31(8):422-429.

[9]Harder JL, Heung M, Vilay AM, et al. Carbamazepine and the active epoxide metabolite are effectively cleared by hemodialysis followed by continuous venovenous hemodialysis in an acute overdose [J]. Hemodial Int,2011,15(8):412-415.

[10]Holubek WJ, Hoffman RS, Goldfarb DS, et al. Use of hemodialysis and hemoperfusion in poisoned patients[J]. Kidney Int,2008,74(8):1327-1334.

[11]Hu SL, Wang D, Jiang H, et al. Therapeutic effectiveness of sustained low-efficiency hemodialysis plus hemoperfusion and continuous hemofiltration plus hemoperfusion for acute severe organophosphate poisoning[J]. Artif Organs,2014,38(5):121-124.

[12]Iorio L, Violi F, Simonelli R, et al. Sustained low-efficiency dialysis (SLED) in patients with prevalent systolic heart failure refractory to medical treatment and with chronic renal failure[J]. G Ital Nefrol Suppl,2006,23(4):71-73.

[13]Khan E, Huggan P, Celi L, et al. Sustained low-efficiency dialysis with filtration (SLEDD-f) in the management of acute sodium valproate intoxication[J]. Hemodial Int,2008,12(9):211-214.

[14]Kielstein JT, Kretschmer U, Ernst T, et al. Efficacy and cardiovascular tolerability of extended dialysis in critically ill patients: A randomized controlled study[J]. Am J Kidney Dis,2004,43(6): 342-349.

[15]Kim Z, Goldfarb DS. Continuous renal replacement therapy does not have a clear role in the treatment of poisoning[J]. Nephron Clin Pract,2010,115(7):1-6.

[16]Kumar N, Ahlawat RS. Extended daily dialysis in acute renal failure: A new therapeutic approach [J]. Iran J Kidney Dis,2007,1(6):63-72.

[17]Kumar VA, Craig M, Depner TA, et al. Extended daily dialysis: A new approach to renal replacement for acute renal failure in the intensive care unit[J]. Am J Kidney Dis,2000,36(6): 294-300.

[18]Lund B, Seifert SA, Mayersohn M. Efficacy of sustained low-efficiency dialysis in the treatment of salicylate toxicity[J]. Nephrol Dial Transplant,2005,20(8):1483-1484.

[19]Marshall MR, Golper TA, Shaver MJ, et al. Urea kinetics during sustained low-efficiency dialysis in critically ill patients requiring renal replacement therapy[J]. Am J Kidney Dis,2002,39(9):556-570.

[20]Marshall MR, Golper TA, Shaver MJ. Sustained low-efficiency dialysis for critically ill patients requiring renal replacement therapy[J]. Kidney Int,2001,60(7):777-785.

[21]Marshall MR, Ma T, Galler D, et al. Sustained low-efficiency daily diafiltration (SLEDD-f) for critically ill patients requiring renal replacement therapy: Towards an adequate therapy[J]. Nephrol Dial Transplant,2004,19(4) 877-884.

[22]Nacca RG, Caliendo A, Simonelli R, et al. Quality of life in patients with combined treatments for heart failure[J]. G Ital Nefrol,2006,34(7):77-82.

[23]Overberger P, Pesacreta M, Palevsky PM. Management of renal replacement therapy in acute kidney injury: a survey of practitioner prescribing practices[J]. Clin J Am Soc Nephrol,2007,2(7): 623-630.

[24]Pannu N, Klarenbach S, Wiebe N, et al. Renal replacement therapy in patients with acute renal failure: a systematic review[J]. JAMA,2008,299(10):793-805.

[25]Ponce D, Abrao JM, Albino BB, et al. Extended daily dialysis in acute kidney injury patients:

Metabolic and fluid control and risk factors for death[J]. Plos One,2013,8(3):816-897.

[26]Ponce D，Berbel MN，Abrao JM，et al. A randomized clinical trial of high volume peritoneal dialysis versus extended daily hemodialysis for acute kidney injury patients[J]. Int Urol Nephrol,2013,45(8):869-878.

[27]Rabindranath K，Adams J，Macleod AM，et al. Intermittent versus continuous renal replacement therapy for acute renal failure in adults[J]. Cochrane Database Syst Rev,2007,8(3):3773.

[28]Salahudeen AK，Kumar V，Madan N，et al. Sustained low efficiency dialysis in the continuous mode (C-SLED)：Dialysis efficacy, clinical outcomes, and survival predictors in critically ill cancer patients[J]. Clin J Am Soc Nephrol,2009,4(2):1338-1346.

[29]Schlaeper C，Amerling R，Manns M，et al. High clearance continuous renal replacement therapy with a modified dialysis machine[J]. Kidney Int Suppl,1999,15(4):20-23.

[30]Schwenger V，Weigand MA，Hoffmann O，et al. Sustained low efficiency dialysis using a single-pass batch system in acute kidney injury - a randomized interventional trial：The Renal Replacement Therapy Study in Intensive Care Unit Patients[J]. Crit Care,2012,16(8):140.

[31]Tam PY，Huraib S，Mahan B，et al. Slow continuous hemodialysis for the management of complicated acute renal failure in an intensive care unit[J]. Clin Nephrol,1988,30(5):79-85.

[32]Uchino S，Kellum JA，Bellomo R，et al. Acute renal failure in critically ill patients：A multinational, multicenter study[J]. JAMA,2005,294(9):813-818.

[33]Uehlinger DE，Jakob SM，Ferrari P，et al. Comparison of continuous and intermittent renal replacement therapy for acute renal failure[J]. Nephrol Dial Transplant,2005,20(8):1630-1637.

[34]Van Biesen W，Eloot S，Verleysen A，et al. Clamping of the dialysate outlet line in the Genius dialysis system does not alter dialysate flow or clearances[J]. Nephrol Dial Transplant,2006,21(5):1069-1072.

[35]Violi F，Nacca RG，Iengo G，et al. Long-term sustained low efficiency dialysis in eight patients with class IV NYHA heart failure resistant to high-dose diuretic treatment[J]. G Ital Nefrol,2009,46(8)：50-52.

[36]Wei Q，Baihai S，Ping F，et al. Successful treatment of crush syndrome complicated with multiple organ dysfunction syndrome using hybrid continuous renal replacement therapy[J]. Blood Purif,2009,28(4):175-180.

[37]Wrathall G，Sinclair R，Moore A，et al. Three case reports of the use of haemodiafiltration in the treatment of salicylate overdose[J]. Hum Exp Toxicol,2001,20(7)：491-495.

[38]Wu VC，Wang CH，Wang WJ，et al. Sustained low-efficiency dialysis versus continuous veno-venous hemofiltration for postsurgical acute renal failure[J]. Am J Surg,2010,199(6):466-476.

[39]程骏章，姜鸿，刘晓，等.连续性血液净化串联血液灌流抢救重度中毒44例报告[J].临床肾脏病杂志,2006,6(3):226.

第六章

腹膜透析技术

第一节　腹膜透析的定义及原理

一、腹膜透析的定义

腹膜透析(Peritoneal dialysis,PD)是利用人体自身腹膜作为半透膜,以腹腔作为交换空间,将腹膜透析液灌入腹腔中与腹膜另一侧毛细血管内的血浆成分进行溶质和水分交换,清除体内过多水分、毒素和代谢产物,以达到血液净化的一种透析方式。

1923 年,Ganter 首次将腹膜透析用于一名因子宫癌所致的梗阻性肾病尿毒症患者。腹膜透析作为肾脏替代治疗(Renal replacement therapy, RRT)的主要方式之一,其原因是它具有不影响患者的血流动力学稳定,中分子物质清除较好,占用医疗资源少,肝炎病毒感染率较低,价格便宜,社会回归率高等诸多优点。在不同的国家或地区,终末期肾脏病(End stage renal disease,ESRD)患者采取腹膜透析治疗的人数比例不一致。我国香港地区约 79% 的 ESRD 患者选择腹膜透析治疗,但截至 2012 年 6 月 30 日,内地仅登记 35929 例行腹膜透析治疗的患者。

二、腹膜透析的原理

腹膜分为脏层和壁层,是一种生物性半透膜,治疗时可利用它通过弥散、超滤和对流作用达到清除体内过多的水分、代谢废物及纠正电解质失调的目的。

(一)腹膜的弥散作用

溶质依靠溶液间的浓度梯度透过腹膜进行转运称为弥散。当腹膜透析液灌入腹腔后,如果血中某种溶质的浓度高于透析液中的浓度,而腹膜又能透过,该溶质就会通过弥散作用进入透析液内,直至两侧浓度相等。弥散是小分子溶质清除的主要机制,影响弥散的因素包括溶质分子的大小、腹膜表面积、静水压、溶质的电负荷等因素。

(二)腹膜的超滤作用

水分通过腹膜从低渗透压腔室转移到高渗透压腔室称为超滤,渗透压和静水压的矢量和决定了水分渗透的方向。透析液渗透压的高低主要是由透析液内的溶质所决定的,如电解质、葡萄糖等。超滤速度在透析液进入腹腔的初期最佳,以后则逐渐减慢,最终在腹膜微循环与透析液之间达到渗透压平衡。影响超滤的因素包括静水压、渗透压和水通道蛋白等。

（三）腹膜的对流作用

水分在转运时伴随的溶质清除称为对流。即使腹膜两侧某种溶质并不存在浓度梯度，在超滤时仍然会带出一些溶质，如尿素氮等。超滤量越大，带出溶质越多，故使用高渗透析液会提高透析效能。影响对流的因素包括溶质分子的大小及电负荷等。

通过上述过程，毛细血管内的水被超滤出来，小分子和中分子毒素通过弥散和对流作用也被排出，从而实现水和毒素的清除，同时亦会伴随着透析液中的葡萄糖被机体所摄入。

第二节　腹膜透析的适应证及禁忌证

腹膜透析的优点包括：①技术、设备简单，透析通路的建立比较方便，利于基层医院就地抢救患者，急性肾衰竭患者在特殊情况下可选用在床旁直接行穿刺置管处理；②不需行全身肝素化处理，适用于严重创伤或有出血倾向的患者；③透析过程进行不剧烈，血流动力学较血液透析稳定，不会快速改变内环境，不会发生透析失衡综合征；④纠正水、电解质、酸碱平衡紊乱，且安全有效；⑤在低血压患者中亦可使用；⑥对残余肾功能的保护优于血液透析。

一、腹膜透析的适应证

（一）急性肾损伤（Acute kidney injury，AKI）

在治疗 AKI 方面，国内外研究均表明，腹膜透析和血液透析均能有效控制容量负荷，纠正电解质、酸碱平衡紊乱，清除体内代谢毒素，尤其在发展中国家医疗设施欠缺的基层医院或婴幼儿、儿童 AKI 患者中适用。结合我国国情，我们认为腹膜透析仍是 AKI 的一线治疗方法。

（二）慢性肾衰竭（Chronic renal failure，CRF）

腹膜透析尤其适用于不能建立血液透析通路、不能耐受血液透析、糖尿病肾病残余肾功能较好、偏好居家治疗或交通不便的终末期肾病患者。目前，国内外均有文献报道，对于长期透析的终末期肾病患者而言，腹膜透析治疗与血液透析治疗的长期生存率、病死率并无明显差异。

（三）其他

腹膜透析也适用于急性药物和毒物中毒、充血性心力衰竭、急性胰腺炎、急性弥漫性腹膜炎、高尿酸血症、肝功能衰竭、腹腔给药或需要营养支持等。

重症患者如有血液净化指征，存在以下情况时可优先考虑腹膜透析：①老年人、婴幼儿及儿童，腹膜透析可避免反复血管穿刺，易被老年人和儿童接受。国内外已有大量文献报道，腹膜透析应用于儿童ICU 病房中及儿童心脏术后并发 AKI 时，能有效纠正水、电解质、酸碱平衡紊乱，较好地保护残余肾功能，改善患者预后，且临床可实施性高。②患者不能耐受血液透析。老年人或重症患者多存在心绞痛、心肌梗死、心肌病、严重心律失常、脑血管意外等心脑血管疾病史、反复低血压、顽固性高血压等心血管状态不稳定等情况，若不能耐受血液透析，可改用腹膜透析治疗。腹膜透析治疗已被大量研究证实为有效治疗手段，与未进行 RRT 的患者相比，经腹膜透析治疗患者的预后状况可得到明显改善。③凝血功能障碍伴明显出血或出血倾向的患者，如颅内出血、胃肠道出血、颅内血管瘤、肝功能衰竭、重症胰腺炎等。无肝素血液透析易发生凝血，透析时间短，透析不充分，而腹膜透析则无须给予抗凝剂，对凝血功能无影响，可使存在凝血功能障碍的患者得到充分透析。在颅内出血患者中，腹膜透析同样能有效降低颅内压、控制脑水肿，稳定血压，改善预后；在重症胰腺炎患者中，腹膜透析既能有效纠正容量负荷及电解质、酸碱平衡紊乱，还能清除 IL-6、IL-8 等炎症介质。④血管条件不佳或血液透析通路建立失败的患者，尤其对糖尿病血管病变严重或血管严重钙化等患者更为适用。

二、腹膜透析的禁忌证

1.绝对禁忌证

(1)已经证实的腹膜功能丧失,如反复腹膜炎、腹膜广泛肿瘤转移使腹腔出现广泛的腹部粘连,限制了腹膜透析液流量,从而影响溶质转运。

(2)不可纠正的机械缺陷,阻碍了有效的腹膜透析或增加了感染的危险性,如外科无法修补的疝、脐突出、腹裂及膀胱外翻等。

2.相对禁忌证

(1)腹腔内有新鲜异物。(2)腹部大手术在3d内。(3)腹腔有局限性炎性病灶。(4)炎症性或缺血性肠病或反复发作的憩室炎。(5)肠梗阻。(6)严重的全身性血管病变。(7)严重的椎间盘疾病,腹内压增高可加重病情。(8)晚期妊娠、腹内巨大肿瘤及巨大多囊肾者。(9)慢性阻塞性肺气肿。(10)高分解代谢。(11)硬化性腹膜炎。(12)极度肥胖。(13)严重营养不良。(14)不能耐受腹膜透析、不合作或精神障碍等。

第三节　腹膜透析导管的分类及置入

一、常用腹膜透析导管的分类

(一)急诊腹膜透析导管

该导管带1个涤纶套,直径为0.3cm,长为25～30cm,保留时间通常为5～7d,以避免发生腹膜炎及导管功能丧失等。操作者可在床边置入,适用于急诊抢救患者。也有不带涤纶套的急诊腹膜透析导管,目前已较少使用。

(二)非急诊腹膜透析导管

临床上用于维持性腹膜透析的导管,包括涤纶套、侧孔和不能透过X线的标记线。该类导管带有2个涤纶套,可将导管分为腹腔外段、皮下隧道段和腹内段,导管全长为32～42cm,内径为0.25～0.30cm。

目前临床常用的腹膜透析导管有以下几种:①Tenckhoff直管:是目前国内外应用最广泛的腹膜透析导管。②Tenckhoff卷曲管:腹内段末端卷曲,卷曲段长度为18.5cm,导管末端有多个小孔,便于腹透液流入和流出。其优点在于置管后较少发生移位,放入腹膜透析液时疼痛较少,其缺点是如果一旦发生移位,就难以纠正,可能需要重新置管。③鹅颈式(Swan-neck)腹透导管:2个涤纶套之间弯曲呈U形,导管的腹内段朝盆腔,在无弹性回力的情况下另一端朝向皮肤,出口向下,有利于局部分泌物的引流。鹅颈式腹透导管具有导管出口感染率低和移位率低的优点,但价格昂贵。

二、腹膜透析导管的置入

置管前应充分作好术前评估,包括评估手术禁忌证、术前与患者及家属谈话、检查患者凝血功能、生命体征、术前1h使用第一代或第二代头孢菌素以预防感染等。

(一)急诊腹膜透析导管的置入

在床旁局麻下经皮肤直接行穿刺插管。一般以脐下2cm经正中位作为穿刺点,该处没有大血管及肌肉组织,穿刺出血发生率低。在穿刺点皮肤处做一0.5cm小切口,用带套管的穿刺针穿刺至腹腔,抽

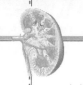

出针芯,再沿套管送入腹膜透析导管,缓慢插至膀胱直肠窝或子宫直肠窝,当患者有便意后先后退出套管针及钢丝。试行透析检查管道是否通畅,若透析液一直呈直线流出则说明置管成功,再经弧形皮下隧道于切口旁6~8cm处引出腹膜透析导管,其皮下涤纶套距离皮肤切口约2cm。若为无涤纶套导管则无需行皮下隧道,直接在皮肤出口处固定即可。另有简易急诊腹膜透析导管置入术,直接以反麦氏点为穿刺点,将腹透管送入膀胱直肠窝或子宫直肠窝后缝合皮肤,固定导管。急诊腹膜透析置管由于未经过肌肉层,故容易并发腹疝,引发肠穿孔、出血、早期透析液渗漏、引流失败及感染等并发症。

(二)维持性腹膜透析导管置管

(1)传统开放性手术置管:通常采用耻骨联合向上9~13cm左侧或右侧旁正中切口。定位时先确定耻骨联合上缘,再标记出腹正中线,向上9~13cm,正中线旁开2cm左右,标记出切口位置。待消毒、麻醉后,逐层切开皮肤、腹直肌前鞘,钝性分离腹直肌,暴露腹直肌后鞘后提起并切开,暴露腹膜。用血管钳提起腹膜,在确认未钳夹肠管后,在腹膜上切开约0.5cm小孔,在距切口边缘0.5~1.0cm处行荷包缝合,暂不结扎。将内含导丝的腹膜透析导管顺着腹壁向下滑行至膀胱底部,若此时患者诉有便意,表明导管末端已达膀胱直肠窝或子宫直肠窝,可拔出导丝。向导管内注入腹透液或生理盐水行液体通畅试验,若流出液体量大于注入液体积的1/2或引流液呈线状,可将荷包扎紧打结。间断缝合腹直肌前鞘,将深部涤纶套埋入腹直肌内。建立皮下隧道,连接腹膜透析外接短管,确认无渗血、渗液后缝合皮下组织和皮肤。手术操作要点主要包括:合理选择手术切口、导管位置放置合适、荷包结扎结实、皮下涤纶套与皮肤出口距离适当。

(2)腹腔镜法置管:可在直视情况下将腹膜透析导管末端置于膀胱直肠窝或子宫直肠窝,并予以固定。腹腔镜法置管较传统开放性手术置管,具有导管移位率低、创伤小、简便、安全及恢复快的特点,但该置管方法技术要求较高,需由专科医师实施,临床医生可根据具体情况酌情开展。但对于重症患者不建议使用。

第四节　腹膜透析液的种类及腹膜透析模式

一、腹膜透析液的种类

(一)葡萄糖腹膜透析液

葡萄糖腹膜透析液以葡萄糖作为渗透剂,是目前临床上最常用的腹膜透析液,葡萄糖浓度分为1.5%、2.5%和4.25%三种,渗透压在346~485mOsm/L,pH值为5.2,可用于多种腹膜透析治疗模式,但对于糖尿病、代谢综合征、冠心病、肥胖的患者不作为首选。对于有残余肾功能的患者,首选1.5%葡萄糖腹膜透析液。在临床使用中应尽量减少高浓度葡萄糖腹膜透析液的使用。4.25%葡萄糖腹膜透析液则一般用于长期留腹治疗者。

葡萄糖腹膜透析液因其具有高渗透压、低pH值的特性,可直接损伤腹膜固有细胞。葡萄糖腹膜透析液在高温灭菌及长期储存的过程中会产生大量有毒的葡萄糖降解产物(Glucose degradation products,GDPs),GDPs会进一步形成糖基化终末产物(Advanced glycation end products,AGEs)。GDPs和AGEs可引起腹膜间皮细胞转分化、新生血管形成、加重动脉粥样硬化和淀粉样变等,最终导致腹膜纤维化,腹膜超滤功能丧失。

(二)新型腹膜透析液

1.艾考糊精腹膜透析液:是以7.5%艾考糊精(Icodextrin,一种葡聚糖)作为渗透剂,渗透压为284mOsm/L,pH值为5~6,常用于腹膜超滤衰竭、高转运或高平均转运者,每日1次,长期留腹。其优点包括透析效能好、安全性较好、渗透压维持时间长,更重要的是 AGEs 形成少,从而能延缓腹膜纤维化,延长腹膜透析的使用。缺点为价格昂贵、易干扰血糖检测、引起麦芽糖和麦芽三糖在体内堆积、皮疹形成等,因此目前该透析液在国内尚未被广泛使用。

2.氨基酸腹膜透析液:是以 1.1% 的氨基酸作为渗透剂,渗透压为 365mOsm/L,pH 值为 6.6,适用于营养不良的腹膜透析患者,须配合其他腹膜透析液使用,每日可使用 1 次。氨基酸腹膜透析液不仅能改善患者前白蛋白、白蛋白、转铁蛋白、血红蛋白水平,而且较传统的葡萄糖腹膜透析液具有更好的生物相容性,能保护腹膜间皮细胞的结构和功能,延缓腹膜超滤功能丧失。但氨基酸腹膜透析液也存在加重代谢性酸中毒,增加血尿素氮水平,正超滤时间短,抑制食欲等缺点。

3.碳酸氢盐腹膜透析液:是以碳酸氢盐代替乳酸盐作为缓冲剂,葡萄糖作为渗透剂,pH 值为 7.4,更符合人体生理状态,生物相容性良好。由于碳酸氢根在加热过程中可与钙、镁等反应产生沉淀物,因此采用了双室双袋分隔包装。在保存时应使高浓度葡萄糖处于低 pH 值(2.8～3.2)环境,从而最大限度地降低 GDPs 的产生,使用前将两袋腹膜透析液按操作说明相混合后形成 pH 为 7.4 溶液,混合后的腹膜透析液应于 24h 内使用。适用于使用酸性腹膜透析液时有灌注痛的患者或有条件者可将其作为常规腹膜透析液。

二、腹膜透析模式

(一)持续非卧床腹膜透析(Continuous ambulatory peritoneal dialysis,CAPD)

常规 CAPD 每天交换透析液为 3～5 次,每次为 1.5～2.0L,白天在腹腔内留置透析液 4～6h,晚上留置时间为 10～12h,保证患者腹腔内 24h 都有透析液持续进行溶质交换。适用于大多数终末期肾病患者。

(二)间歇性腹膜透析(Intermittent peritoneal dialysis,IPD)

标准的 IPD 是指每次向腹腔内灌入 1～2L 透析液,待透析液停留 30～45min 后放出,每个透析日透析 8～10h,每周 4～5 个透析日。处于透析间歇的患者,其腹腔内无腹膜透析液。IPD 可用于常规 CAPD 不能达到超滤要求,严重水钠潴留、水中毒、充血性心力衰竭,急性肾衰竭及某些药物急性中毒或腹膜透析置管术后小剂量透析利于切口愈合等情况。

(三)自动腹膜透析(Automated peritoneal dialysis,APD)

APD 操作过程由一台全自动腹膜透析机完成,具有方便、容易操作,提高患者生活质量等优点。APD 可分为持续循环腹膜透析(Continuous cycling peritoneal dialysis,CCPD)、间歇性腹膜透析(Intermittent peritoneal dialysis,IPD)、夜间间歇性腹膜透析(Nightly intermittent peritoneal dialysis,NIPD)和潮式腹膜透析(Tidal peritoneal dialysis,TPD)等方式。常用的为 CCPD 模式。

CCPD 是 APD 的主要形式,患者在入睡前将腹膜透析管与透析机连接,并将腹腔内透析液引流干净再进行交换,每次为 2～3L 透析液,透析液在腹腔内的留置时间为 2.5～3.0h,清晨最末袋透析液灌入腹腔后关闭透析机,留腹 14～16h 至入睡前放出。CCPD 适用于重症患者、老年人、儿童及其他需要他人帮助的腹膜透析患者或 CAPD 不能达到充分透析的患者,白天需工作者,避免腹腔高压力及非 APD 治疗因操作不当反复发生腹膜炎的患者等。

第五节　腹膜透析处方的制订及调整

一、腹膜透析处方的制订

(一)制订腹膜透析的依据

透析处方必须依据患者的以下情况进行制订。

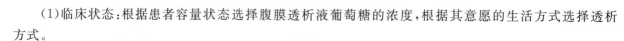

（1）临床状态：根据患者容量状态选择腹膜透析液葡萄糖的浓度，根据其意愿的生活方式选择透析方式。

（2）残余肾功能及体表面积：根据残余肾功能推荐的初始透析剂量。①肾小球滤过率（GFR）＞2mL/min者的 CAPD 为 2.0L×（2～4）次/d 或 CCPD 2.0L×4 次（8～10h/夜间）＋0～2.0L/日间。②GFR≤2mL/min的者 CAPD 为 2.0L×（3～5）次/d 或 CCPD2.0L×4 次（8～10h/夜间）＋2.0L×（1～2）次/日间。通常体表面积大的患者需要更大的透析剂量。重症患者可能存在大量液体摄入，容量负荷重或药物毒物中毒需尽快清除毒物等情况，可根据临床需要调整初始透析处方。

（二）腹膜透析处方的制订内容

透析处方制订内容包括腹膜透析液、透析模式、交换次数、每次交换量、留腹时间及 24h 透析液总量等。

（1）腹膜透析液：目前，国内广泛使用的透析液为葡萄糖腹膜透析液，葡萄糖浓度有1.5％、2.5％和4.25％三种，应尽量采用低浓度葡萄糖的腹膜透析液。

（2）腹膜透析模式：根据患者的经济情况及临床状态，结合前面描述的各透析模式的特点进行选择。重症患者如条件允许可首先考虑 APD。

（3）透析剂量：包括每次交换量及 24h 透析液总量。终末期肾病患者行常规 CAPD 治疗，其每次交换量为 2L，24h 透析剂量为 6L～10L/d。重症患者可根据容量负荷情况、电解质、酸碱度、毒素等情况予以调整。

（4）交换次数及留腹时间：交换次数及留腹时间是根据透析模式、超滤量、残余肾功能等因素来确定的。

二、腹膜透析处方调整

调整腹膜透析处方的依据包括患者的临床状态、腹膜转运特性、残余肾功能及体表面积，主要为调整溶质清除及水清除。

（一）增加溶质清除的方法

增加腹膜透析液交换次数，增加每次交换的腹膜透析液剂量，增加每次交换的留腹时间，增加腹膜透析超滤量，改变透析模式（如 CAPD 转换为 APD）等。

（二）增加水清除的方法

增加葡萄糖腹膜透析液的浓度或使用艾考糊精腹膜透析液，缩短腹膜透析液的留腹时间，增加腹膜透析交换次数，改变腹膜透析模式（如 CAPD 转换为 APD）等。

第六节　腹膜透析的剂量选择及充分性评估

制订合理的腹膜透析剂量是成功治疗 AKI 的关键所在，由于 AKI 病因复杂，部分患者合并多脏器损伤，血流动力学不稳定，普遍存在高分解状态及其他并发症，因此很难从临床体征或生化指标上确定合理的透析液剂量。血液滤过采用的剂量指标（如液体置换量等）无法轻易应用于腹膜透析，临床上常采用标准尿素清除指数（std-Kt/V）进行不同透析方式的对比，而采用尿素动力学模型评价透析剂量仍存在一定的缺陷。首先，它是应用于慢性血液透析患者的评价指标，在 AKI 患者中的价值未被证实；其次，AKI患者生理状态不稳定，计算出的尿素分布容积值可能不准确。尽管如此，由于在临床上缺乏更佳的评价指标，故尿素动力学模型仍在评价 AKI 患者透析充分性中被广泛应用。

克里夫兰临床基金会（Cleveland Clinic Foundation，CCF）的一项研究，对 844 例 ICU 需行急诊间歇性血液透析的急性肾衰竭患者开展了非随机研究,发现每次透析后 $Kt/V > 1.0$ 的血液透析患者存活率较高,这相当于每周标准 Kt/V 为 2.1,但其后的一系列研究却得出了矛盾的结论。Schiffl 等的研究发现,低剂量透析(std-Kt/V 1.85)组患者病死率明显高于高剂量透析组患者(std-Kt/V 3.59),且肾功能恢复较慢[(16±6)d vs (9±2)d,$P=0.001$]。但另外一项来自急性肾衰竭临床网络进行的大型研究却发现高剂量(std-Kt/V 3.88)和低剂量透析(std-Kt/V 2.1)AKI 患者的病死率无明显差异。尽管上述研究存在一定差异,Kt/V 为 2.1 仍被推荐为急性肾衰竭行腹膜透析治疗的最小目标剂量,然而这并不是所有患者的目标值,因为急性肾衰竭患者的最佳透析剂量并不明确。透析液剂量应与肾损伤程度、受损脏器的多少以及分解代谢状态的高低成正比。总而言之,能够将患者机体的代谢及循环容量保持在相对稳定状态的透析剂量就是理想的剂量。

第七节　腹膜透析患者容量状况评估及容量超负荷的处理

容量平衡是腹膜透析成功的关键因素之一,大量的流行病学调查显示,容量负荷增加是腹膜透析患者预后不良的危险因素。充分的水分清除是 AKI 治疗的一个重要方面,腹膜透析具有血流动力学稳定的特点,因此,腹膜透析常用于老年患者和充血性心力衰竭患者的救治。

一、容量超负荷的原因

(一)非超滤因素

常见因素包括液体摄入过多、透析处方不合理、机械性因素如腹膜透析导管堵塞、包裹、移位等导致腹膜透析液引流障碍等。

(二)超滤因素

常见因素包括原发腹膜高转运(腹膜转运特性在透析开始时即为高转运)、腹膜炎、长期腹膜透析后腹膜转运特性转变为高转运、有效腹膜交换表面积减少等。

二、容量状况的评估

目前尚缺乏公认的客观测量容量超负荷的指标,腹膜透析患者的容量状态受到很多因素的影响,临床上常通过体格检查、实验室和影像学检查等进行综合判断,有条件时可进行生物电阻抗分析等人体成分分析检测。

(一)体格检查

体格检查是简单且实用的评估容量状态的方法,需要进行动态观察和实时记录。如每天监测体重、血压、水肿情况及心、肺查体。另外,对腹膜透析患者的一些特殊检查也非常重要,如查看导管口有无渗液,是否出现新的疝,有无浆膜腔积液的表现,以上情况常提示容量负荷过重。

(二)影像学检查

胸部 X 线、心脏彩超等影像学检查有助于客观判断患者的容量状况。如利用 X 线胸片测心-胸比,利用下腔静脉宽度判断体内容量状态,但这些方法准确性差,易受到患者原发疾病的影响。

(三)生物学标志物

目前尚无准确、特异评估容量超负荷的生物学标志物,有研究证实 NT-proBNP 水平与容量负荷呈正相关,能反映机体的容量负荷状态。近年来,在一些研究中将其作为评价透析患者心功能和容量负荷的生物学指标,但是 BNP 同样作为心室肥厚的标志物,在一定程度上影响了其对容量情况的判断。

（四）人体成分分析

生物电阻抗分析等技术可以通过检测人体成分来判断体内的容量状况,可以在床边进行,具有简单、无创、可重复性好的优点,但不同仪器采用的内置公式不同,对照人群亦不同,且尚缺乏标准化。故在中国透析患者中的应用还需开展进一步前瞻性研究。双能X线吸收测量法虽然具有较高的准确性,但是易受到设备及费用的限制,目前在临床上尚难被进一步推广。

上述各种用于评估腹膜透析患者容量状态的方法均不是金标准,在临床工作中应根据患者的具体情况开展综合评估。

三、容量超负荷的处理

（一）建立容量评估体系,评估患者腹膜透析超滤量、尿量、残余肾功能,检测患者容量状态指标（根据各中心条件选择生物电阻抗分析、NT-proBNP等）,综合判断患者的容量状态。

（二）已出现容量平衡失调的患者应积极查找原因,调整透析模式及剂量。首先,AKI病因复杂,部分患者合并多脏器损伤,血流动力学极不稳定;其次,普遍存在高分解状态及其他并发症,透析方案的调整应综合考虑器官受损情况以及患者代谢、有效循环容量及血生化等多项指标的变化。可酌情使用高浓度透析液或加大透析量,或开展大剂量腹膜透析。

通过增加透析频率来提高透析效能时,24h内需交换18~22次,使总透析剂量达到36~44L左右。有研究表明,若透析剂量达到35~44L/d,其尿素Kt/V可达到3.85左右,几乎与每日HD对尿素的清除率相似。

（三）如调整透析方案后超滤量仍无增加,需进一步检查患者腹透液灌入和流出的通畅情况及引流总量是否减少,是否伴有腹痛等,必要时需进一步行腹部X线或CT检查,明确有无机械性因素造成的超滤量下降,监测腹膜功能明确是否存在腹膜超滤衰竭。

（四）保护腹膜透析患者的残余肾功能,避免应用肾毒性药物,避免患者处于脱水状态。

（五）其他,如防治腹膜炎、控制高血压等。

第八节　腹膜透析的相关并发症及处理

腹膜透析在AKI患者中常见的并发症有以下三大类:感染、导管机械并发症及代谢并发症。研究表明,感染的发生率为12%~25%,致病菌多为革兰阳性球菌,在反复应用广谱抗生素的重症患者中,真菌感染也较为常见。APD的应用减少了感染的发生率,而手工操作所诱发的感染发生率仍较高。

一、感染性并发症

（一）腹膜透析相关性腹膜炎

1. 诊断标准

腹膜透析患者具备以下3项中的2项或以上时可诊断为腹膜炎。

(1)腹痛、腹水浑浊,伴或不伴有发热。

(2)透出液中白细胞计数$>100\times10^6$/L,中性粒细胞比例$>50\%$。

(3)透出液培养后发现有病原微生物生长。

2. 治疗原则

必须强调及早治疗,对于有腹痛和(或)发热,且伴有透出液浑浊者,在送检透出液做细菌培养后应立即给予治疗,采用一定量的1.5%腹透液持续冲洗腹腔至透出液清亮,同时开始抗感染治疗。经验性抗生素选择应覆盖革兰阳性菌和革兰阴性菌,联合使用,且腹腔内局部用药和静脉用药应同时进行,待培养结果明确后改为敏感抗生素。一般病原菌抗菌疗程为 2 周左右,如透出液培养结果为金黄色葡萄球菌、铜绿假单胞菌、肠球菌等,其抗生素疗程为 3 周。对于确诊为真菌性腹膜炎者,应拔除腹膜透析导管,使用抗真菌药物。

(二)透析导管相关感染

出口处感染和隧道感染统称为腹膜透析导管相关感染,是导致腹膜透析相关腹膜炎和拔管的主要原因之一。出口及隧道感染一般表现为:皮肤硬结、红肿、皮肤出口处溢脓及高度增生的肉芽组织形成。

一旦发现出口及隧道感染应及早处理,否则会造成腹膜炎及被迫拔除透析导管终止透析的可能,主要处理措施包括以下几个方面。

1. 一般治疗

主要包括加强局部清洁和使用抗生素乳膏。

2. 抗感染治疗

在细菌培养结果出来之前,应根据经验选用抗革兰阳性菌药物,获得出口处分泌物培养及药敏结果后给予目标性抗感染治疗,除非出口处感染的致病菌为耐甲氧西林金黄色葡萄球菌,一般应给予口服抗生素治疗。

3. 其他治疗

经局部处理及抗感染治疗后临床症状无明显改善者,应考虑拔除透析导管。

二、导管相关机械并发症

(一)透析液渗漏

透析液渗漏是主要的机械并发症,文献报道其发生率小于 10%,与置管手术后即刻透析有关。由于 AKI 患者病情紧急,置管后需立即开始腹膜透析,因此比较容易发生透析液渗漏。早期透析液渗漏会增加隧道感染和腹膜炎的风险,为了减少渗漏的发生,可以在紧急腹膜透析的第 1 个 24h 适当减少交换的液体量。若渗漏较严重,只能暂停腹膜透析,进而促进伤口愈合。

(二)出血

在利用手术方法置入透析导管后引流出淡血性透析液较为常见,而严重出血的情况则较为少见,其他部位如切口、隧道及出口也可出现出血。预防措施需加强术中操作规范,必要时予以局部压迫或应用止血药物。

(三)导管移位

腹透导管移位多表现为入液通畅、引流障碍,多发生在术后 2 周内,腹部 X 线平片可协助诊断,提示导管尖端移出真骨盆腔。

三、代谢相关性并发症

腹腔蛋白丢失是腹膜透析应用中另一个重要的问题,特别是在腹腔感染时。AKI 患者多处于高分解代谢状态,尤其对于营养状况差的重症患者,腹腔蛋白丢失将加重患者的病情。研究表明,行 IPD 者的每周透析液将丢失 45g 蛋白质,而持续性腹膜透析者的每周腹膜蛋白丢失量将达到 62g,但是,临床上却罕见由此而导致患者出现低蛋白血症。因此,透析液蛋白丢失不是腹膜透析应用 AKI 的禁忌,但在临床应用中,建议增加这些患者的蛋白质补充量。高血糖是腹膜透析另一项常见代谢相关并发症,特别是在糖尿病重症患者中,高血糖将增加患者的病死率。因此,临床上除严密监测血糖外,常需采用持续性静脉使用胰岛素或联合腹腔内胰岛素给药等治疗强化血糖的控制。

(何　强)

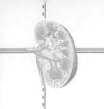

参考文献

［1］Burdmann EA，Chakravarthi R. Peritoneal dialysis in acute kidney injury：lessons learned and applied［J］. Semin Dial,2011,24(2)：149-156.

［2］Chitalia VC，Almeida AF，Rai H，et al. Is peritoneal dialysis adequate for hypercatabolic acute renal failure in developing countries？［J］. Kidney Int,2002,61(2)：747-757.

［3］Erixon M，Lindén T，Kjellstrand P，et al. PD fluids contain high concentrations of cytotoxic GDPs directly after sterilization［J］. Perit Dial Int,2004,24(4)：392-398.

［4］Francis YW，Shireen Bji，Catherine H，et al. Principles of drug administration in renal insufficiency ［J］. Clin Pharmocokinet,1997,32 (1)： 30-57.

［5］Gabriel DP，Caramori JT，Martin LC，et al. Continuous peritoneal dialysis compared with daily hemodialysis in patients with acute kidney injury［J］. Perit Dial Int,2009,29(Suppl 2)：62-71.

［6］MeCullough PA，Duc P，Omland T，et al. B-Type natriumfic peptide and renal function in the diagnosis of heart failure：An analysis from the breathing not properly multinational study［J］. Am J Kidney Dis,2003,41(5)： 571-579.

［7］Palevsky PM，Zhang JH，O' Connor TZ，et al. Intensity of renal support in critically ill patients with acute kidney injury［J］. N Engl J Med,2008,359(1)：7-20.

［8］Perl J，Nessim SJ，Bargman JM. The biocompatibility of neutral pH，low-GDP peritoneal dialysis solutions：benefit at bench，bedside，or both？［J］. Kidney Int,2011,79(8)：814-824.

［9］Santos WJ，Zanetta DM，Pires AC，et al. Patients with ischaemic，mixed and nephrotoxic acute tubular necrosis in the intensive care unit——a homogeneous population？［J］. Crit Care,2006,10 (68)：180-187.

［10］Schiffil H，Lang SM，Fischhe R. Daily hemodialysis and the outcome of acute renal failure［J］. N Engl J Med，2002,346(5)：305-310.

［11］Selgas R1，Cirugeda A，Fernandez-Perpén A，et al. Comparisons of hemodialysis and CAPD in patients over 65 years of age：A meta-analysis［J］. Int Urol Nephrol,2001,33(2)：259-264.

［12］Shahbazi N，McCormick BB. Peritoneal dialysis catheter insertion strategies and maintenance of catheter function［J］. Semin Nephrol,2011,31(2)：138-151.

［13］Xie H，Zhang W，He Q，et al. Laparoscopic versus open catheter placement in peritoneal dialysis patients：a systematic review and meta-analysis［J］. BMC Nephrol,2012,27(13)：69.

［14］陈香美. 腹膜透析标准操作规程［M］.北京：人民军医出版社,2010:1-169.

［15］余学清,阳晓.中国腹膜透析现状与展望［J］.中华肾病研究电子杂志,2012,1(1)：12-15.

第七章

人工肝支持技术

肝功能衰竭是由多种因素引起的严重肝脏损害,可导致肝脏合成、解毒、排泄和生物转化等功能发生严重障碍或失代偿,并出现以凝血功能障碍、黄疸、肝性脑病、腹水等为主要表现的一组临床症候群。全世界每年约有 100 万患者死于肝功能衰竭,在所有死亡原因中排名第 10,病死率高达 50%~80%。目前肝移植仍然是其最有效的救治方法,但是却无法普遍应用。人工肝支持技术的应运而生,使得暂时性的肝脏功能替代成为可能,开创了肝功能衰竭治疗的新纪元。

第一节　人工肝概述

人工肝支持系统(Artifical Liver Support System,ALSS),简称人工肝,是借助体外机械、化学或物理性装置,暂时或部分替代肝脏功能,从而协助治疗肝功能不全或相关疾病的血液净化方法。其治疗机制是基于肝细胞的强大再生能力,通过一个体外的机械、理化或生物性装置,清除各种有害物质,补充机体必需物质,改善内环境,暂时替代衰竭肝脏的部分功能,为肝细胞再生及肝功能恢复创造条件,或等待机会进行肝移植。

一、人工肝分型

人工肝根据其组成和性质主要分为三种类型:非生物型人工肝(Non-bioartificial liver,NBAL)、生物型人工肝(Bioartificial liver,BAL)和混合型人工肝(Hybrid artificial liver,HAL)。

(一)NBAL

NBAL 是指采用物理学方法来清除体内毒素、补充有益物质,暂时替代肝脏主要功能的血液净化技术,主要包括血液透析、血液滤过、血液灌流、血浆置换(Plasma exchange,PE)和连续性血液净化等常规的血液净化技术,以及分子吸附再循环系统(Molecular adsorbent recirculating system,MARS)、成分血浆分离吸附(Fractionated plasma separation and adsorption,FPSA)、单通道白蛋白透析(Single pass albumin dialysis,SPAD)等基于白蛋白透析原理的血液净化技术。

(二)BAL

BAL 是将肝细胞培养技术与血液净化技术相结合的产物。其基本原理是将体外培养增殖的肝细胞置于特殊的生物反应器内,利用体外循环装置将肝功能衰竭患者的血液或血浆引入生物反应器内,通过反应器内的半透膜与肝细胞进行物质交换和生物作用。BAL 是目前与正常肝脏最为接近的人工肝,可以比较全面地替代肝脏解毒、生物合成和分泌代谢等功能。

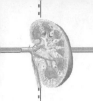
（三）HAL

HAL是指由BAL与NBAL装置相结合而成的混合型人工肝支持系统。它通过NBAL能有效清除毒素，使BAL能更好地发挥解毒、生物合成和分泌代谢的功能。

二、人工肝治疗的适应证和禁忌证

（一）人工肝治疗有以下适应证

（1）由各种原因引起的早、中期肝功能衰竭，以凝血酶原活动度（Prothrombin activity，PTA）在20%～40%和血小板（PLT）＞50×10⁹/L的患者为宜；晚期肝功能衰竭患者也可进行治疗，但并发症多见，应慎重；未达到肝功能衰竭诊断标准，但有肝功能衰竭倾向者，也可考虑开展早期干预。

（2）晚期肝功能衰竭肝移植术前等待供体、肝移植术后排异反应及移植肝无功能期患者。

（3）由各种原因引起的高胆红素血症，内科治疗无效者。

（4）肝功能衰竭并发症的治疗，如肝肾综合征、肝性脑病、严重水电解质失衡及合并脓毒症等。

（二）人工肝治疗禁忌证

随着人工肝技术的不断发展，人工肝治疗没有绝对禁忌证，但为了减少并发症的发生，人工肝治疗有以下相对禁忌证：

（1）伴有严重活动性出血或弥散性血管内凝血者。

（2）对治疗过程中所用血制品或药品如血浆、肝素和鱼精蛋白等严重过敏者。

（3）循环功能衰竭者，当肝功能衰竭出现循环功能衰竭，血流动力学不稳定时，人工肝治疗可能会进一步减少有效血容量，加重循环衰竭。

（4）心脑梗死非稳定期者。

（5）对晚期妊娠的患者，应尽可能在终止妊娠后，再行人工肝治疗。

（杨向红，黄东胜）

第二节　非生物型人工肝

NBAL是指采用物理学方法来清除毒素，不含活的肝细胞或细胞的人工肝装置。从本质上说，NBAL就是一全方位的血液净化技术，主要包括血液透析、血液滤过、血液灌流、血浆置换、连续性血液净化等常规的血液净化技术，以及分子吸附再循环系统、成分血浆分离吸附、单通道白蛋白透析等基于白蛋白透析原理的新型血液净化技术。

一、血液透析

（一）血液透析的治疗原理

血液透析是利用某些小分子物质可以通过半透膜的特征，借助膜两侧的浓度梯度通过弥散作用将血液中的毒素和小分子物质清除至体外。透析膜常用材料有铜仿膜、聚丙烯腈（Polyacrylonitrile，PAN）膜、磺化聚丙烯腈（AN69）膜等，能清除相对分子质量500以内的物质，包括氨、尿素、肌酐、γ-氨基丁酸（GABA）、鳝胺等小分子物质。近年来，随着高通量透析的发展，PAN膜对中分子物质亦有一定清除效果。

（二）血液透析的特点

对分布容积小、相对分子质量小的毒素的清除能力强，如应用高通量的膜可清除部分中分子物质；可以纠正肝功能衰竭中常见的水电解质紊乱和酸碱平衡失调；由于受膜的孔径影响，与蛋白结合的各种毒素难以被有效清除。适用于各种重型肝炎伴有肝肾综合征、肝性脑病、水电解质紊乱、酸碱平衡失调等；对血流动力学影响较大，不适合血流动力学不稳定的重症患者。

二、血液滤过

（一）血液滤过的治疗原理

血液滤过是应用孔径较大的膜，依靠膜两侧液体的压力差作为跨膜压，以对流的方式使血液中的毒素随着水分的清除而除去，溶质清除的多少与超滤率及膜的筛选系数有关。目前血液滤过常用的膜材料有 AN69 膜、聚甲基丙烯酸甲酯膜（PMMA 膜）等，能清除相对分子质量为 5000～30000 的溶质，不仅能清除中分子物质、芳香族氨基酸和其他相关化合物，还能清除 IL-1、IL-6、IL-8、TNF-α 和 PAF 等炎症介质。

（二）血液滤过的特点

主要清除中分子物质及部分大分子物质；可以纠正肝功能衰竭中常见的水电解质紊乱和酸碱平衡失调。适用于各种重型肝炎伴有肝肾综合征、肝性脑病、水电解质紊乱、酸碱平衡失调等；治疗时血流动力学比较稳定，患者耐受性好。

三、血液灌流

（一）血液灌流的治疗原理

血液灌流是将血液直接送入血液灌流器与活性炭或吸附树脂等吸附剂充分接触后，利用吸附剂特殊的孔隙结构将血液中的毒性物质吸附并清除。活性炭血液灌流是以一种多孔性、高比表面积的颗粒型无机吸附剂活性炭为材料，能有效吸附中小分子水溶性物质，但不能有效吸附血氨及脂溶性毒性物质，对与白蛋白结合的毒性物质吸附能力也较差。吸附树脂是一种球形合成的交联共聚物，具有多孔、高比表面积等特征，对于与蛋白质紧密结合的毒性物质，或脂溶性高的毒性物质具有较高的吸附能力，能够清除芳香族氨基酸，从而改善血浆和脑脊液中支链氨基酸与芳香族氨基酸的比例。此外，在清除胆红素、胆汁酸等方面的效果也较明显。

（二）血液灌流的特点

与常规的血液透析相比，血液灌流对中分子物质及与蛋白结合的物质清除率较高，肝功能衰竭患者血液中的白细胞抑制因子、抑制肝细胞生长的细胞毒性物质以及胆红素、芳香族氨基酸、酚、短链脂肪酸等均可被有效地吸附；但在临床治疗过程中易出现低血压及血小板减少，这可能是血液中白细胞和血小板被吸附与损伤，进而释放出作用于血管的胺类物质导致血压下降所致；对水电解质、酸碱失衡者无纠正作用。适用于各种重型肝炎并发肝性脑病、内毒素血症及急性中毒等。但血小板明显减少者不适合应用，因为可以导致血小板进一步减少而增加出血的危险性。为减少血小板减少所诱发的副作用，可采用血浆灌流，即先应用血浆膜式分离技术，将血浆从血液中直接分离出来，再送入血液灌流器中，将血浆中的各种毒素吸附后再返回体内。

四、血浆置换

（一）血浆置换的治疗原理

血浆置换是将患者的血液引出体外，经过膜式血浆分离方法将患者的血浆从全血中分离出来弃去，然后补充等量的新鲜冰冻血浆或人血白蛋白等置换液，这样便可以清除患者体内的各种代谢毒素和致病因子，从而达到治疗目的。由于血浆置换法不仅可以清除体内中、小分子的代谢毒素，还清除了蛋白、免

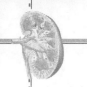

疫复合物等大分子物质,因此对有害物质的清除率远比血液透析、血液滤过、血液灌流好;同时又补充了体内所缺乏的白蛋白、凝血因子等必需物质,较好地替代了肝脏的某些功能。

(二)血浆置换的特点

可以清除大、中、小分子物质,特别对与蛋白结合的毒素有显著的作用。对肝功能衰竭中常见的电解质紊乱和酸碱平衡失调的纠正有一定的作用,但远不及血液透析和血液滤过。对水负荷过重的情况无改善作用。采用这种方法需要大量血浆,能补充人体必要的蛋白、凝血因子等必需物质,但多次大量输入血浆等血制品,有感染各种新的病毒性疾病的可能。适用于各种重型肝炎患者。置换以新冰冻血浆为主,可加部分代替物,如低分子右旋糖酐、羟乙基淀粉等。

(三)血浆置换的量和频度

目前还没有统一的置换量和频度。置换量取决于个体血浆量的差异、置换效率估计和置换后血管内蛋白分布情况。随着血浆置换循环次数增多,其效率会越来越低;同时,在血浆置换后,血管内外之间的蛋白质浓度达到平衡需要 $1\sim2d$,因此每次最佳置换量通常为 $1.5\sim2$ 个全身血浆量,每周置换 $2\sim3$ 次。全身血浆量＝体重(kg)×67.8(男性)[62.3(女性)]×(100－血细胞比容)。另外,置换频度也需要根据基础疾病和临床反应来决定。如发生肝性脑病时,可每天进行血浆置换直到患者意识好转。

(四)血浆置换的进展

由于传统血浆分离器的孔径为 $0.2\sim0.4\mu m$,对血浆物质无选择性,在清除毒性物质的同时丢弃了大量体内有益的生物活性物质,如纤维蛋白原、补体和免疫球蛋白等。为解决这个局限性,选择性血浆置换应运而生,即应用小孔径血浆置换器(EC-4A),孔径为 $0.03\mu m$,能保留免疫球蛋白和补体,减少血浆使用量,一次可节约 1000mL 血浆,大大缓解了用血矛盾;同时也减少了肝细胞生长因子的损耗,有利于肝细胞再生。

五、连续性血液净化

(一)连续性血液净化的治疗原理

连续性血液净化是所有连续、缓慢清除水分和溶质的治疗方式的总称,主要通过弥散、对流和吸附作用来清除溶质,通过超滤作用达到脱水目的。

(二)连续性血液净化的特点

因其模拟肾脏功能而缓慢地、连续不断地清除水分和中、小分子等代谢毒素,更符合生理状态,可以连续保持机体内环境水、电解质、酸碱平衡和血流动力学的稳定性,消除炎症介质,改善营养支持。其操作简便,可在床边进行。适用于各种重型肝炎伴有肝肾综合征、肝性脑病等多脏器衰竭及水电解质紊乱、酸碱平衡紊乱等。

患者出现肝功能衰竭时,由于肝脏代谢、解毒功能损害而导致体内一系列毒性物质积聚,包括胆红素、胆酸、芳香族氨基酸、短链脂肪酸及中链脂肪酸、炎性细胞因子、氨和肌酐等;同时有严重的合成功能障碍,包括白蛋白、凝血因子等。另外,肝功能衰竭不仅仅表现为肝脏本身功能的下降,还会影响其他脏器功能,患者常伴有肝肾综合征、弥散性血管内凝血、多器官功能障碍等。不同的人工肝技术在清除毒素方面各有侧重点,因此在临床上需要根据患者的具体病因、病情,将不同的人工肝技术有机组合,以便最大限度地清除毒素,提高治疗效果。

(杨向红,黄东胜)

第三节　组合式非生物型人工肝

近十年来,随着血液净化观念、实践和技术的发展,人工肝治疗手段也发生了重大变革。在代谢替代方面,肝脏支持更趋向于对包括白蛋白结合性产物在内的所有毒素进行全面净化。在器官支持方面,非选择性地清除细胞因子等炎症介质,阻断或减轻肝脏继发性损伤,进行多脏器支持治疗日益受到重视,治疗模式也逐渐从间歇性治疗向延长性治疗、连续性治疗或不同方法的组合式治疗方案过渡。欧洲的分子吸附再循环系统(MARS)以及普罗米修斯(Prometheus)系统、日本的血浆置换(PE)＋持续性血液滤过透析(Continuous hemodiafiltration,CHOF),均是近年发展起来的组合式人工肝。

一、分子吸附再循环系统

MARS 是由德国罗斯托克大学(Rostock University)肝脏病研究中心 Stange 和 Mitzner 两位学者根据蛋白质分子配位结合原理设计开发的,1992 年首次应用于临床治疗重型肝炎、肝功能衰竭患者,并于 1999 年完成随机双盲的前瞻性临床研究,我国于 2001 年开始应用。MARS 是白蛋白透析技术最典型的代表。这一技术的关键是将白蛋白分子作为物质吸附剂引入透析液,与血液内毒性物质结合后,白蛋白透析液经活性炭、阴离子交换树脂及透析装置的作用得以再生和循环利用。

(一)MARS 的治疗原理

MARS 的治疗原理主要是替代肝脏部分解毒功能。"毒性物质假说"提示由于肝脏代谢、解毒功能损害而导致体内一系列毒性物质积聚,包括胆红素、胆酸、芳香族氨基酸、短链脂肪酸及中链脂肪酸、炎性细胞因子、氨和肌酐等。上述毒性物质,除氨以外,均具有非水溶性理化性质,可以与白蛋白结合,白蛋白的这一生物学功能是催生 MARS 的基础。MARS 不同于其他人工肝,其最关键的技术是 MARS FLUX透析膜(模拟肝细胞膜)。这种透析膜含有许多 100nm 微孔的中空纤维,能够选择性地结合并转运与白蛋白结合的许多大分子毒素,然后这些结合毒素在一个闭合的含有高效吸附作用的活性炭和阴离子交换树脂吸附装置的管路循环中被吸附。因此,MARS 的工作原理非常类似于肝细胞的解毒作用。

(二)MARS 的构件

MARS 主机外形比较简单,主要组件有白蛋白动力泵、两个固定 MARS FLUX 透析器和 diaFLUX透析器的夹子、两个 AC-250 活性炭吸附罐和 IE-250 阴离子交换树脂吸附罐支架、吸附柱压力监测器、气泡漏血探测器以及显示面合并操作按钮等(见图 7-1)。MARS 的治疗基于 3 个循环系统工作:血液循环系统、白蛋白循环系统和透析液循环系统(见图 7-2)。

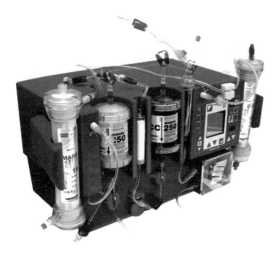

图 7-1　MARS 主机构造示意图

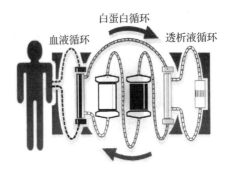

图 7-2　MARS 治疗的三个循环示意图

1. 血液循环系统

患者的血液被血液泵引出体外,流经一个高通量的 MARS FLUX 透析器。该透析器由超薄的聚砜中空纤维膜组成,膜的厚度仅为普通聚砜膜的 1/50。半透膜上的微孔平均直径为 100nm,孔径小于白蛋白,故相对分子质量在 50000 及以下的溶质可以自由通过,但蛋白质无法通过。血流通过 MARS FLUX

透析器进行体外循环,与白蛋白结合的大分子毒素由 MARS FLUX 透析膜的内侧被转运到膜的外侧,被净化的血液回流至患者体内。在此循环的过程中,MARS FLUX 透析膜的内侧为患者的血液,外侧为含有白蛋白的透析液。血液在通过 MARS FLUX 透析膜时,其中白蛋白结合的毒素与白蛋白分离,游离的毒素在膜的两侧形成白蛋白结合毒素的浓度梯度差,即膜内侧毒素的浓度高于膜外侧,在浓度梯度差的作用下,游离的毒素向膜外侧转移(扩散),在膜外侧与透析液中的白蛋白结合而被转运走。这样在膜的内外侧始终保持白蛋白结合毒素的浓度梯度差,从而保证了血液中白蛋白结合毒素不断与膜外白蛋白结合并从膜内侧向膜外侧转运。而白蛋白由于相对分子质量较大(>69000)被留在膜内侧,随血流回到患者体内。此外,患者血液中的非结合毒素和(或)水溶性小分子毒素通过弥散的方式也由膜的内侧扩散到外侧,进入白蛋白透析液循环中,然后再由白蛋白透析循环清除。

目前已经确认的可以被 MARS 有效清除的各类蛋白结合毒素和水溶性毒素包括胆红素、胆酸、中短链脂肪酸、毒性脂肪酸、芳香族氨基酸、硫醇/NO、血氨、色氨酸、吲哚/酚类代谢产物、肌酐、尿素氮、IL-6、TNF-α、苯二氮䓬类、铜及其他物质。

2. 白蛋白循环系统

白蛋白循环系统由 20% 白蛋白透析液、活性炭(diaMARS AC250)和阴离子交换树脂(diaMARS IE250)三部分组成。白蛋白循环主要依靠白蛋白泵提供动力,白蛋白透析液结合并转运白蛋白结合类物质。活性炭能有效吸附相对分子质量 5000 以内的中、小分子水溶性物质,如硫醇、游离脂肪酸等,但对与白蛋白结合紧密的毒素吸附能力较差。而阴离子交换树脂主要吸附相对分子质量为 500~5000 的中分子物质,特别是对与白蛋白紧密结合的毒素(如胆红素、内毒素等)的吸附性能优于活性炭,对脂溶性的毒素也有较强的吸附能力。因此,阴离子交换树脂的作用是使白蛋白透析液中与白蛋白结合的毒素解离并释放出白蛋白,毒素被吸附而白蛋白得以再生和循环使用。活性炭的作用是扩大解毒范围并增强解毒效果。在白蛋白循环过程中,白蛋白与毒素结合后流经活性炭和阴离子交换树脂吸附器,毒素被吸附而白蛋白被"解毒",从而使白蛋白再生并循环使用。

3. 透析循环系统

透析循环系统通过透析机完成,实际上是对白蛋白透析液进行再透析。但与 MARS 仪器连接的透析器则将白蛋白透析液引出来,并与普通透析液进行物质交换。MARS 所用的透析器为特殊的低通量透析器(diaFLUX),膜的总面积约 $1.8m^2$。白蛋白透析液中的水溶性小分子物质,如尿素、尿酸、肌酐等通过 diaFLUX 透析器可被清除,同时还可以去除部分水分以维持白蛋白透析液中白蛋白的浓度。

(三)MARS 治疗的特点

1. MARS 集当今血液净化技术的全部原理,具有广泛的清除功能,能够同时有效地清除肝脏代谢不能解毒和排出的白蛋白结合毒性物质和水溶性毒性物质,还可无选择性地清除与脓毒症相关的毒性物质以及细胞因子、炎症介质、内毒素等。

2. 兼有部分透析和 CRRT 的特点,对水、电解质和酸碱平衡均有一定调节作用。

3. 对血流动力学影响较小,可能与 MARS 治疗清除血液中的 NO(扩血管物质)有关。

4. 能避免血浆置换的缺陷,如血浆短缺、血液传播性疾病、置换失衡综合征等,但 MARS 在治疗过程中不能补充凝血因子及相关物质。

5. 要配合透析机和相应设施才可进行治疗。

(四)MARS 治疗的适应证

1. 高胆红素血症。

2. 急性、亚急性和慢性重型肝炎。

3. 肝功能衰竭并发严重脓毒症、多器官功能障碍等。

(五)MARS 治疗的禁忌证

没有绝对禁忌证,常把严重休克、呼吸循环衰竭、严重凝血功能障碍、活动性出血、脑血管意外等列为相对禁忌证。

（六）MARS 治疗的实施

1. 基本参数设置

血流速度为 80～120mL/min，白蛋白透析液流速与血流速度相同，在线透析液流速为 150～250mL/min，床边透析液流速为 50mL/min。

2. 治疗时间

首次时间为 4～6h，以后根据患者病情和耐受情况，一般可延长至 8h，超过此时限会导致白蛋白再生能力迅速下降，严重时会影响治疗效果；但也有报道，若是肝肾综合征、多器官功能障碍等，则可延长至 24h。

3. 治疗频度

决定治疗频度的关键因素是临床表现和实验室指标，尤其是总胆红素指标。当总胆红素大于 250μmmol/L 时，可先连做 3d，随后根据情况隔日或每周开展 2～3 次。

（七）MARS 的临床应用

较多临床研究报道表明，MARS 可以改善多项血清学指标，如降低血清胆红素水平，缓解肝性脑病和皮肤瘙痒症状，改善血流动力学和肾功能。但 MARS 在能否改善生存率方面有较大争议，Heemann 报道指出，MARS 可降低患者的短期（30d）病死率，而对 60d 的病死率没有影响。

2013 年发布的 MARS RELIEF 的多中心对照研究是迄今为止规模最大的针对慢加急性肝功能衰竭（Acute-on-chronic liver failure，ACLF）疗效评价的研究，由欧洲 19 个研究中心历时 9 年完成。其入选标准为：既往有肝硬化病史，胆红素＞5mg/dL，并至少合并以下 1 项，即Ⅱ度以上肝性脑病，迅速进展的高胆红素血症（胆红素比入组时升高 50% 以上，任意时刻胆红素超过 20mg/dL）。与内科保守治疗组（94 例）相比，第 1 天 MARS 治疗组（95 例）肌酐和胆红素显著下降，肝性脑病有所改善：从Ⅱ～Ⅳ度下降到 0～Ⅰ度者，占 62.5%，对照组为 38.2%，但总体来讲并未降低病死率（内科保守治疗组为 40%，MARS 治疗组为 41.2%）。3 篇关于 MARS 疗效的荟萃分析结果不尽相同。在一项对中国 14 个中心的 HBV 相关急性肝功能衰竭（Acute liver failure，ALF）和 ACLF 的研究中，治疗组和对照组生存率分别为 62.4% 和 32.6%，差异具有统计学意义。而另 2 项国外的荟萃分析结果显示，MARS 对 ALF 或 ACLF 的病死率均无影响。

（八）MARS 治疗的并发症及防治对策

MARS 以白蛋白循环为解毒中介，在治疗过程中患者血液不与吸附介质接触，因此并发症相对较少，常见并发症及对策如下：

1. 出血

包括插导管处出血（因肝病多有出凝血功能障碍）、皮肤黏膜出血、鼻出血等，可能与抗凝剂有关，严重时会出现消化道出血和颅内出血，应立即终止 MARS 治疗，并行常规处理。

2. 凝血

MARS 透析器凝血、留置导管凝血，与病情和抗凝剂用量有关。当病情改善后，患者血液往往处于高凝状态，此时应注意调节抗凝剂用量。

3. 低血压

MARS 治疗可出现一过性低血压，如不及时处理则可能出现持续性低血压，不仅影响治疗，而且可能加重病情，需密切观察。

4. 继发感染

与血浆置换不同的是，MARS 治疗过程中不需要使用大量血浆，故较少发生血源性感染，但可能发生与治疗管路相关的感染。

5. 低血钙

在进行 MARS 治疗过程中发现少数患者出现手足抽搐，血清电解质检测为血钙水平有所下降，而经补钙治疗后，其临床症状消失。

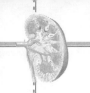

二、成分血浆分离吸附

FPSA 是 1999 年由奥地利学者 Falkenhagen 等首次介绍,4 年后 Fresenius 公司在 4008H 型血透机的基础上加上 FPSA 扩展组件构成了新的系统,并命名为 Prometheus 系统。

(一)FPSA 的治疗原理

FPSA 采用截留相对分子质量为 250000 的蛋白分离器,使得白蛋白结合毒素能自由通过,并被中性树脂和阴离子交换装置净化后再重新输回到血液中,同时进行高通量聚砜膜透析治疗以清除水溶性毒素。

(二)Prometheus 系统的构件

Prometheus 系统是由 FPSA 和高通量血液透析结合而形成的一种治疗系统,包含蛋白筛选系数为 0.5 的蛋白分离器(Albuflow)、中性树脂吸附器(Prometh 01)、阴离子树脂吸附器(Prometh 02)、高通量透析器(F06S)。FPSA 同样具有三个体外循环,即血循环、吸附器循环和透析液循环。FPSA 先通过成分血浆分离器将白蛋白等相对分子质量在 248000 以内的大分子物质进行滤过处理,然后将其通过两个吸附器和一个高通量透析器。患者血液通过白蛋白滤器分离出含有结合毒素的白蛋白,然后灌流到吸附装置中,通过与高亲和力的吸附材料直接接触将结合毒素清除,而游离的白蛋白将重新回到患者体内,水溶性毒素通过直接透析作用而被清除。在整个治疗过程中,无须补充外源性白蛋白(见图 7-3)。

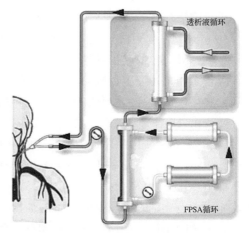

图 7-3 Prometheus 系统的构建

(三)FPSA 治疗的特点

1. 可分离出某一类或某一种血浆成分,从而能够选择性或特异性地清除胆红素、肿瘤坏死因子、内毒素等。

2. Prometheus 系统基于血浆蛋白直接吸附和血液高通量透析的原理,MARS 基于间接白蛋白吸附和间接低流量透析原理。由于设计上的差异,Prometheus 系统较 MARS 能更有效地清除白蛋白结合毒素和水溶性毒素。经 Prometheus 系统与 MARS 的随机交叉对照试验证实,Prometheus 系统对白蛋白结合和水溶性产物的清除率以及最终降低率均高于与其相匹配的 MARS 治疗。

(四)FPSA 的临床应用

目前关于 FPSA 的临床研究并不充足。有多项研究表明,该装置能够清除转氨酶、胆红素、胆汁酸、血氨、乳酸和尿素氮,从而改善皮肤瘙痒,但是不能有效地清除细胞因子。治疗时间不能超过 6h,原因是超过此时限的白蛋白再生能力会迅速下降,严重影响治疗效果。

Falkenhagen 等对比了 FPSA 和 MARS 在体外条件下的物质清除能力,结果表明,FPSA 可使血液中与白蛋白牢固结合的胆红素下降 70% 左右,而 MARS 则只能使之下降 10% 左右;对于色氨酸的清除,前者也优于后者。2009 年 Grodzicki 等发表一项回顾性研究,对 52 例急性肝功能衰竭患者进行 FPSA 治疗,其中联合应用 FPSA 和肝移植组病死率为 33%,单用 FPSA 组病死率为 68%,标准内科治疗组病死率则超过 90%,提示 FPSA 能够降低急性肝功能衰竭的病死率。Senturk 等的回顾性研究表明,FPSA 能够改善急性肝功能衰竭和慢加急性肝功能衰竭患者的肝性脑病,从而减少移植禁忌证。2012 年发表的迄今为止最大的一项 RCT 研究(HELIOS 研究),纳入了 145 例 ACLE 患者(治疗组 77 例),完成治疗方案的 72 例患者共进行了 585 次治疗。基线 ITT 分析显示 28d 和 90d 病死率差异均无统计学意义,并且与治疗是否及时无关。但是在 MELD 评分>30 分的亚组中,FPSA 能够提高生存率:对照组和治疗组 28d 的生存率分别为 42%(10/24)和 57%(28/48),90d 生存率分别为 9%(2/24)和 48%(23/48)($P=$

0.02)。在合并Ⅰ型肝肾综合征的45例患者中,FPSA显示出了一定的疗效:28d生存率分别为39%和62%,90d生存率分别为6%和42%($P=0.04$)。但是,当应用独立预后因素进行调整以后,这种显著性消失。新的大规模临床研究正在柏林Charite大学医学院开展(LUTHER研究),以期进一步评估FPSA对肝肾综合征的治疗意义。

三、血浆滤过透析

1990年,日本Iwamura和Yoshiba等开始将血浆置换与连续性血液透析滤过结合的技术(PE+CHDF)用于重症肝炎患者的治疗。但该方法需要2台人工肝设备,回路连接复杂,操作繁琐,若进行序贯方法开展,其耗时长,给患者和操作者都带来不便。2002年,日本Morieta简化了该技术,并命名为血浆滤过透析(Plasma diafiltration,PDF),仅用一台设备和一个特殊滤器便可完成操作。目前PDF已经成为日本治疗肝功能衰竭的一线疗法。

(一)PDF的治疗原理

PDF是一种使用特殊的血浆分离器进行血浆透析滤过治疗的手段。PDF的血浆分离器膜的溶质通透性能介于普通血浆分离器和血滤器之间,又称为"蛋白分离器"。由于这种滤器的孔径较血滤器大,因此在透析滤过过程中会有血浆丢失,采用后稀释法补充透析滤过过程中丢失的血浆成分,可连续进行6~8h或更长时间的治疗。

(二)PDF的构件

PDF使用一台人工肝设备和一个选择性膜型血浆分离器Evacure 2A(EC-2A)。该分离器膜孔径为$0.01\mu m$,远小于常规非选择性血浆分离器($0.2\sim0.4\mu m$),其对白蛋白的筛滤系数为0.3,可以选择性滤出小分子物质和中分子的白蛋白结合物质;对纤维蛋白原和免疫球蛋白的筛滤系数为0,可以最大限度地保留凝血因子。PDF治疗流程见图7-4。

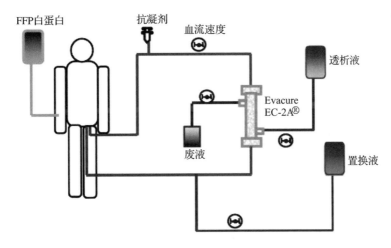

图7-4 PDF治疗流程示意图

(三)PDF治疗的特点

1.选择性交换

选择性血浆滤过可在清除白蛋白结合毒素的同时保留凝血因子。

2.透析

可清除包括结合胆红素在内的水溶性毒素,维持电解质平衡,防止血浆中构橼酸盐引起的高钠、低钙以及碱中毒等不良反应。

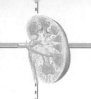

3. 节省新鲜冰冻血浆(FFP)补给量

蛋白筛选系数为 0.75,置换液的配比为 4 份 FFP＋1 份生理盐水,可节省约 20％的 FFP,以降低医疗成本,并减少肝素的用量。

4. 高度血液相容性

膜的生物相容性极高,凝血因子和血小板接触反应轻微,可降低肝功能衰竭低凝血症的出血风险。

5. 长时间缓慢治疗

血流动力学稳定,持续清除可减少治疗后的毒素反跳。

(四)PDF 治疗的实施

1. 基本参数设置

血流速度为 100～120mL/min,置换液流量为 900mL/h,透析液流量为1200mL/h,置换血浆流量为 300mL/h。通过后稀释法补充 FFP 及 5％白蛋白液,废弃液流量为 2400mL/h。根据患者容量负荷状态,设置合适的超滤量。

2. 治疗时间与频度

一般每次治疗 6～8h 或更长时间,根据病情每隔 1～2d 进行。

(五)PDF 治疗的临床应用

目前 PDF 主要应用于日本和中国,随着临床推广在肝病治疗中的应用范围逐步扩大,主要有:急性肝功能衰竭、亚急性肝功能衰竭、慢性亚急性肝功能衰竭、肝移植围术期、妊娠急性脂肪肝、各种病因及不同疾病分期的肝功能衰竭伴有肝性脑病、肝肾综合征、酸碱失衡及电解质紊乱、血流动力学状态不稳定等。Nakae 等进行了一项 PDF 治疗急性肝功能衰竭的多中心研究,共纳入 21 例患者。治疗后,胆红素、IL-18、胱蛋白酶抑制剂 C 明显下降,28d 生存率为 70％,90d 生存率为 16.7％。研究人员用 MELD 评分系统将患者进行分层,与 MARS 和 Prometheus 系统进行比较,结果表明 PDF 疗效优于这两个系统,且成本低,值得推广。

李兰娟等建立了标准流量的 PDF 方案,即设置透析液流量为 3000mL/h,FFP 补充总量为 3000mL,并对不同蛋白筛滤系数(EC-2A,0.25;EC-3A,0.65;EC-4A,0.75)的 3 种蛋白分离器进行对照研究,发现 3 组的血清肌酐、血氨、总胆红素水平下降 30％～50％,均明显优于低流量的 PDF;但发现随着蛋白分离器孔径的增加,白蛋白结合毒素清除率提高,而血清白蛋白的清除率亦有所增加。研究人员认为,从疗效和安全性综合考虑,标准流量 PDF 以选用 EC-3A 蛋白分离器为宜,EC-2A 蛋白分离器适用于并发肝肾综合征、脑水肿需延长时间治疗的患者。

一些血流动力学不稳定的重症肝功能衰竭患者可能无法耐受 PDF,为此日本学者 Komura 研发了持续性血浆透析滤过(Continuous plasma diafiltration,CPDF),并将 CPDF 应用到 10 例血流动力学不稳定的 ALF 患者。结果发现,经 CPDF 治疗 5d 后,患者的 MELD 评分、血总胆红素水平及 SOFA 评分都有所下降,其中有 9 例患者存活,1 例死于急性胰腺炎。

近年来国内外逐渐出现将 PDF 应用到脓毒症患者的治疗中。日本学者 Eguchi 报道的一项 PDF 应用于伴肝功能衰竭的脓毒症患者的多中心研究,共纳入 33 例患者,28d 病死率为 36.4％,明显低于预计病死率(68％)。复旦大学附属华山医院应用 PDF 治疗脓毒症 AKI 患者,发现与连续性静脉静脉血液滤过(Continuous veno-venous hemofiltration,CVVH)相比,PDF 有着与之相同的肾脏替代功能,且在改善器官功能方面的效果更优,蛋白的丢失能控制在可以接受的水平。研究人员认为,PDF 在脓毒症的治疗中能发挥更好的作用,但确定 PDF 在脓毒症中的治疗剂量、治疗时间长短、治疗频度、治疗终点还有待进一步研究。

四、连续性血浆滤过吸附

连续性血浆滤过吸附(Continuous plasma filtration adsorption,CPFA),又称配对血浆滤过吸附

(Coupled plasma filtration adsorption,CPFA),是一种新型的体外血液净化模式,1998 年由 Tetta 首先应用于脓毒症和脓毒性休克的治疗。它作为 NBAL 的一部分,主要用于治疗高胆红素血症、肝性脑病以及药物或毒性物质引起的肝脏损害等。

(一)CPFA 的治疗原理

CPFA 是将全血先通过血浆分离器分离出血浆,然后分离得到的血浆通过未包裹的活性炭或树脂吸附装置进行净化,将净化后的血浆与血细胞混合后,再流入血液滤过器行血液滤过,然后回输体内。CPFA 既可以通过血浆分离和血浆吸附清除胆红素、内毒素和炎症介质,又可以通过血液滤过清除过多的液体和中、小分子毒素。

(二)CPFA 的构建

构建 CPFA 系统需要一台具有 4 个泵的多功能血液净化机、1 个血浆分离器、1 个活性炭或树脂吸附器,以及 1 个血滤器。一般临床上开展的 CPFA 系统中吸附柱内的树脂是由人工合成的交叉结合的苯乙烯-二乙烯基苯(Styrenic-divinylbenzene)树脂。该树脂吸附器对重要的炎症介质具有较强的吸附能力,并能吸附低水平的内毒素,具有良好的压力流动性能。CPFA 治疗流程见图 7-5。

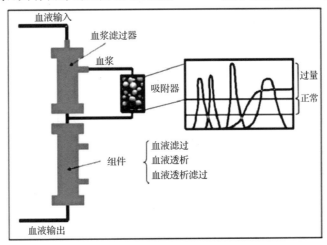

图 7-5 CPFA 治疗示意图

(三)CPFA 的特点

1.CPFA 是一种连续性的,并且联合应用血浆吸附与血液滤过的新技术。它保留了传统连续性血液净化技术的诸多优点,并能通过吸附技术有效清除中、大分子炎症介质和内毒素,尤其对炎性反应的始动因子肿瘤坏死因子和内毒素的清除率更高。

2.CPFA 不需要输入外源性血浆或白蛋白,避免了输入血液制品后可能出现的副作用。

(四)CPFA 的临床应用

1998 年,Tetta 进行的体外实验证明,CPFA 能有效清除细胞因子;之后的动物实验进一步证明 CPFA 可改善脓毒症兔的血流动力学,并提高其生存率。2002 年,Ronoc 等实施了一项前瞻性、随机、交叉的临床试验,观察到 CPFA 改善血流动力学的作用明显优于连续性静脉静脉血液透析滤过(Continuous veno-venous hemodiafiltration,CVVHDF),而且能更好地恢复免疫细胞的动态平衡。Livigni 等用 CPFA 治疗 10 例脓毒性休克伴多器官功能障碍综合征(Multiple organ dysfunction syndrome,MODS)患者,28d 存活率为 90%。国内也有少量小样本的 CPFA 治疗 MODS、急性重症胰腺炎的临床报道,均证实了 CPFA 的安全性,且能改善免疫功能和血流动力学,提高患者的生存率。

CPFA 主要应用于脓毒症和 MODS 的治疗。国内有报道采用血浆吸附后序贯 CVVH 治疗 11 例急性肝功能衰竭伴 MODS 的患者,治疗后患者全身症状有所改善,血清总胆红素、直接胆红素、血氨、血尿素氮、肌酐均明显下降,生存率为 45.5%。

CPFA 之所以不常用于治疗肝功能衰竭患者,主要原因是 CPFA 不能解决肝功能衰竭患者凝血功能障碍的难题。国内李兰娟院士在 CPFA 的基础上开发了一种新的人工肝技术,并命名为配对血浆置换吸附滤过（Coupled plasma exchange filtration adsorption,CPEFA）。CPEFA 是先行低容量血浆置换（每次血浆置换量为 1000～1500mL,其中 FFP 为 500～1000mL,5% 白蛋白为 500mL）,在结束血浆置换后再行胆红素吸附并联合血浆滤过治疗,结果发现,在每次治疗后,肝功能衰竭患者血清总胆红素下降 50%,且患者耐受性好;但对患者的治愈率是否超过常规的血浆置换,还有待于进一步的对照研究。

CPFA 具有广泛的临床应用前景,树脂材料的不断开发必将推动血液净化技术的不断发展。但是,在临床应用过程中所使用的吸附剂,无论是活性炭还是树脂,主要是对中分子物质有良好的吸附性能,并且每一个灌流器的吸附性能、吸附容量有限,单纯 CPFA 技术难以满足临床治疗的需要。因此,鉴于各型人工肝的不同特点及优势,为发挥其互补与协同作用,临床上常与其他血液净化技术联合应用,才能发挥更好的临床疗效。

（杨向红,黄东胜）

第四节　生物型人工肝

非生物型人工肝主要借助于机械的、物理性的装置来清除毒素,并能补充白蛋白、凝血因子等成分,暂时发挥肝脏的支持作用,但并不能完全替代肝脏的合成、代谢和生物转化等功能。随着组织培养技术、分子生物学技术的不断发展,尤其是肝细胞的分离培养和保存技术、肝细胞大规模培养技术以及生物反应器的日渐成熟,生物型人工肝正成为人工肝的研究热点。生物型人工肝依靠生物反应器中的肝细胞,可以提供肝脏解毒、生物合成和分泌代谢等功能,是目前与正常肝脏最为接近的人工肝支持系统。

一、BAL 的原理

BAL 的基本原理是将体外培养的肝细胞置于特殊的生物反应器内,利用体外循环装置将肝功能衰竭患者的血液或血浆引入生物反应器,通过反应器内的半透膜（或直接）与肝细胞接触,进行物质交换和发挥生物作用。这一过程如同正常机体血液流过肝脏肝窦一样:一方面,血液中的毒性物质被培养肝细胞摄取、转化和代谢;另一方面,血液中因肝功能衰竭而缺乏的机体必需物质由培养肝细胞合成、补充,从而实现理想模式的人工肝支持与治疗。

二、BAL 的构件

BAL 是肝细胞培养技术与血液净化技术相结合的产物。其核心元件有两种:一种是培养的具有正常活性与功能的肝细胞,一种是可供细胞培养或放置并能与人工肝治疗对象接触的生物反应器。两者相互依存,缺一不可。体外装置也是生物型人工肝进行临床肝功能支持必不可少的部分。这三者共同完成生物型人工肝的功能。

（一）肝细胞培养

肝细胞是 BAL 的核心原材料,是生物反应器的主要成分。理想的 BAL 肝细胞应具有人源化,易获取,可快速、稳定增殖,而且能在数天或数周内保持良好的分化状态,具有成熟肝细胞的生物代谢功能。但是,BAL 的肝细胞来源问题目前仍未解决。正常肝细胞、肝干细胞、胚胎肝细胞、骨髓干细胞、人肿瘤细胞系细胞及永生化细胞都可以作为 BAL 的肝细胞来源。正常人肝细胞作为 BAL 的肝细胞来源是最理想的,但是来源极其匮乏,限制了其应用。肝干细胞及骨髓干细胞在体外已被证实可分化成肝细胞,但在体内尚未证实其分化为肝细胞。人类肿瘤细胞系如 C3A 和 HepG2 来源广泛,可大量再生,但随着细胞培养时间的延长,其功能会逐渐减退,并且有致癌的危险性,因此临床应用有待进一步研究。

近年来,动物肝细胞代替人肝细胞应用于 BAL 逐渐成为研究热点。当前研究的动物肝细胞是猪的原代肝细胞。研究显示,猪肝细胞的代谢功能与人肝细胞最为相近,但功能上仍存在种属差异。猪内源性逆转录病毒(Porcine endogenous retrovirus,PERV)可感染人类细胞被证实后,其安全问题也引起广泛关注。随着转基因技术的不断成熟,研究人员培养了一些转基因肝细胞,这些经过基因转录的肝细胞代谢功能大大增强,并且适合大量培养。这种细胞株对于代谢废物的清除率高于人肝细胞,但在转基因过程中使用了载体病毒,又使其同样面临基因治疗中的难题,即安全性问题。

BAL的肝细胞培养要求数量大、密度高、活性好,并且使用方便。常用的肝细胞培养方法有肝细胞微囊包裹培养,中空纤维培养及肝实质细胞、间质细胞混合培养。肝细胞微囊包裹培养常用的包裹材料是海藻酸盐。微囊起到了肝细胞与培养液之间半透膜的作用,可选择性地透过氧气、营养物质及肝细胞自身合成的中、小分子物质,而一些生物大分子物质则不能通过。在中空纤维型生物反应器面世后,因为中空纤维半透膜具有免疫阻隔作用,所以除灌流型反应器外,较少使用微囊化肝细胞。中空纤维细胞培养技术就是模拟细胞在体内生长的三维状态,利用一种人工的"毛细血管"即中空纤维,为细胞提供物质条件的体外培养系统。在这种培养条件下,细胞可以不断增生和生长,形成类似于活体组织的多层细胞培养物。

近年兴起的肝实质细胞和间质细胞混合培养方法,可获得与肝小叶相似的功能,用于BAL可获得很好的疗效。但是,由于间质细胞会产生大量的细胞因子,故需克服间质细胞在BAL应用中引起的不良反应,这还有待于进一步研究。

(二)生物反应器

生物反应器是体外BAL支持系统的核心部分,其性能直接关系到人工肝支持的效率和效果。目前研究及应用的生物反应器有以下几种。

1.中空纤维生物反应器

中空纤维有内腔和外腔。将肝脏细胞黏附于中空纤维的外腔,根据来源细胞的不同选择合适截留分子量的生物膜,避免发生异种细胞产物引起的免疫反应。目前,中空纤维生物反应器应用广泛,其最大的优势是半透膜面积较大,便于物质交换,同时可大量播种肝细胞,且数量大,易达到BAL所需的细胞数量;缺点是肝细胞在生物反应器中分布不均,细胞黏附性差,物质交换面积欠充足,肝细胞生物活性较低。

2.平板单层生物反应器

平板单层生物反应器是将细胞种植在平板上培养。其优点是细胞分布均匀,微环境一致;但表面积与体积之比下降,细胞利用效率降低。

3.灌注床或支架生物反应器

灌注床或支架生物反应器是将肝细胞种植在灌注床或支架上培养。其优点是肝细胞更换方便,增加了物质的转运,也促进三维结构的形成,同时容易扩大细胞容量;缺点是使用异种肝细胞时的免疫阻隔尚未得到圆满解决。

4.包被悬浮生物反应器

包被悬浮生物反应器是将肝细胞用材料包裹,制成多孔微胶囊,然后进行灌注培养。其优点是所有细胞处于相同的微环境中,有大量细胞培养的空间,可减少免疫反应发生;缺点是细胞稳定性差,需随时制备并立即应用。

(三)体外装置

体外装置是BAL进行临床肝支持必不可少的部分,担负着完成体外血液循环和维护生物反应器内肝细胞活性的双重任务。

三、常用的BAL系统及其临床应用

肝细胞、生物反应器与体外装置三者共同组成体外BAL支持系统。国外已经进入临床研究并取得成效的BAL系统有美国的Bioartificial Liver Support System(简称BLSS)、美国的体外肝辅助装置

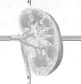

（Extracorporeal liver assist device，ELAD）以及德国的 BELS 型 BAL 等。国内 BAL 研究相对滞后，迄今仅有少数机构涉足这项研究。

（一）BLSS

BLSS 是由美国匹兹堡大学与 McGowan 研究所设计的 BAL 系统，采用猪原代肝细胞、中空纤维生物反应器，截留相对分子质量为 $1×10^6$，将 $70～100g$ 猪肝细胞放置于中空纤维外腔。在 I 期临床试验中，采用 BLSS 治疗 4 例急性肝功能衰竭患者，与治疗前相比，患者平均血氨水平下降 33%，患者平均总胆红素水平下降 6%，但肾功能和神经系统功能未见明显好转。

（二）ELAD

ELAD 是由美国 Baylar 设计并由 Vital 公司研发的 BAL 系统。ELAD 使用人肝肿瘤细胞系（C3A）。生物反应器是由含 C3A 细胞的几个中空纤维反应器串联而成的，截留相对分子质量为 $7×10^4$，改进后截留相对分子质量提高到 $1.2×10^5$。整个 ELAD 系统由双泵透析系统和上述生物反应器组成。I 期临床试验及之后进行的对照试验显示，ELAD 治疗能改善急性肝衰竭患者的意识状态，但未能改善生存率，且治疗后血氨和总胆红素水平分别上升 8% 和 20%。

（三）Li-BAL 系统

Li-BAL 系统是由浙江大学李兰娟院士团队研发的 BAL 系统，包含无纺布编织型 BAL 和微囊悬浮流化床式 BAL 系统。动物实验显示，这两种 BAL 系统均能成功改善肝功能衰竭猪的血氨和血乳酸水平，延长其生存时间。

国内有学者对近 15 年来 BAL 治疗肝功能衰竭的临床应用疗效进行了荟萃分析，结果显示，2 项随机对照临床研究表明 BAL 对患者总体生存率并无明显改善，仅在暴发性/亚暴发性肝功能衰竭组中（不包括肝移植术后移植肝无功能）可以观察到相对风险比显著降低。入选的大多数研究提示，BAL 治疗期间或治疗后，患者神经系统症状得到明显改善与控制；大部分临床研究提示，BAL 治疗后血氨和胆红素数值有所下降。关于不良反应事件，有 5 种 BAL 均给予不同程度报道。其中，暂时性低血压出现在治疗的开始阶段；其他的一些不良反应，如免疫排斥反应、出血、肾衰竭、血小板减少、脓毒症、心律失常和低氧血症比较少见。使用同种异体或异种肝细胞进行短期 BAL 治疗时，没有发生明显的免疫反应，具体见表 7-1。

表 7-1　生物型人工肝的临床疗效评价

研究者	生存率	过渡期	谷丙转氨酶	谷草转氨酶	氨	总胆红素	凝血酶原时间	国际标准化比值	颅内压	脑灌注压	神经系统症状	不良反应
Demetriou*	80%	36h	↓	↓	↓	↓	↓	未评估	↓	↑	改善	无
Coffman	100%	未评估	↓	↓	↓	—	—	未评估	↓	↑	改善	未评估
Eills	78%	3～72h	未评估	未评估	↓	↓	未评估	未评估	未评估	未评估	1 例恶化	心律失常、出血、脓毒症、肾衰竭
	75%		未评估	未评估	↑	↓	未评估	未评估	未评估	未评估	4 例恶化	肾衰竭、颅内压增高
	33%	20h	未评估	未评估	↑	↑	未评估	未评估	未评估	未评估	2 例恶化	暂时性低血压、脓毒症
	25%		未评估	未评估		↑	未评估	未评估	未评估	未评估	3 例恶化	暂时性低血压
Chen*	100%	19～71h	↓	↓	↓	↓	↑	未评估	↓	↑	改善	暂时性低血压
	100%	21h～8d	↓	↓	↓	↓	↑	未评估	未评估	未评估	改善	
	20%	未评估	↑	↑	↑	—	—	未评估	↑	↓	改善	
Watanbe*	94.4%	45.3h	↓	↓	↓	↓	↑	未评估	↓	↑	改善	暂时性低血压
	100%	83h	↓	↓	↓	↓	↑	未评估	未评估	未评估	难以评估	
	20%	89h	↓	↑	↑	↓	↑	未评估	↑	↓	改善	
Watanabe*	100%	20～58	↓	↓	未评估	↓	未评估	未评估	↓	↑	改善	未评估
Baqueriza*	87.5%	24～74h	未评估	未评估	未评估	未评估	↓	未评估	未评估	未评估	未评估	未评估
Detry*	100%	20～58h	↓	↓	未评估	↓	↑	未评估	未评估	未评估	改善	无
Doninl*	0	未评估	未评估	未评估	↓	↓	↑	未评估	未评估	未评估	改善	
Mills*	100%	108h	未评估	↓	↓	↓	↓	未评估	—	—	改善	未评估
Mills*	66.7%	18～80h	—	未评估	—	—	—	未评估	—	—	未评估	无

续表

研究者	生存率	过渡期	谷丙转氨酶	谷草转氨酶	氨	总胆红素	凝血酶原时间	国际标准化比值	颅内压	脑灌注压	神经系统症状	不良反应
Petrovic*	100%	19~109h	未评估	未评估	未评估	未评估	未评估	未评估	未评估	未评估	未评估	未评估
	72.2%		未评估	未评估	未评估	未评估	未评估	未评估	未评估	未评估	未评估	
Xue	100%		↓	未评估	↓	↓	↓	未评估	未评估	未评估	改善	未评估
Demetrio*	71%	5d										血小板减少症、暂时性低血压、免疫排斥反应
	62%	3d	—	—	—	↓	—	—	—	—	稳定	低氧血症、脓毒症、肾衰竭、颅内压增高
Samue*	80%	9~110h	↓	未评估	↓	↓	未评估	未评估	未评估	未评估	改差距	心律失常、出血、暂时性低血压
Irgang+	100%	未评估	未评估	未评估	未评估	未评估	↓	未评估	未评估	未评估	未评估	无
Kerkhove‡	71.4%	1~3d	未评估	未评估	↓	↓	↓	未评估	未评估	未评估	改善	暂时性低血压
Mazariegos#	0	未评估	↓	↓	↓	↓	↓	↓	未评估	未评估	改善	低血糖、暂时性低血压、脓毒症
Millis*	80%	12~107h	未评估	未评估	未评估	↓	未评估	未评估	未评估	未评估	稳定	未评估
Morsiani	71.4%	6~24h	↓	↓	↓	↓	未评估	未评估	未评估	未评估	改善	无
Patzer#	25%	16d	↓	↓	↓	↓	未评估	↓	未评估	未评估	未评估	低血糖、部分凝血酶原时间延长、心律失常、出血、暂时性低血压
Pazz	100%		未评估	未评估	未评估	↓	未评估	未评估	未评估	未评估	未评估	未评估
	100%		未评估	未评估	未评估	↓	未评估	未评估	未评估	未评估	未评估	
Ding	75%		未评估	↓	↓	↓	↓	未评估	未评估	未评估	未评估	未评估
Kerkhove++	100%	47h	↓	↓	↓	↓	未评估	未评估	未评估	未评估	改善	未评估
Qian	73.3%		↓	↓	未评估	↓	未评估	未评估	未评估	未评估	未评估	无
Sauer+	100%	未评估	未评估	未评估	↓	↓	未评估	未评估	未评估	未评估	未评估	血小板减少症
Sauer+	100%	79h	未评估	未评估	↓	↓	未评估	↓	未评估	未评估	改善	无
Baccarani§	100%	8h	↓	↑	↓	↓	未评估	未评估	未评估	未评估	稳定	无
Liu	60%	未评估	未评估	未评估	↓	↓	未评估	未评估	未评估	未评估	改善	未评估
Gan	30%		未评估	未评估	↓	↓	未评估	未评估	未评估	未评估	改善	无
	20%		未评估	未评估	↓	↓	未评估	未评估	未评估	未评估	未评估	稳定
	0		未评估	未评估	↓	↓	未评估	未评估	未评估	未评估	未评估	恶化
Nicuolo++	71.4%	未评估	未评估	未评估	↓	未评估	↓	未评估	未评估	未评估	未评估	暂时性低血压

注:* 患者来自 Gedars-Sinai Medical Center;§ 患者来自 University of Udine;# 患者来自 University of Pittsburgh;* 患者来自 University of Chicago;+ 患者来自 Humbol of University;++ 患者来自 University of Amsterdam

总之,目前 BAL 系统治疗肝功能衰竭的现状并不乐观,对缓解症状和临床指标具有一定疗效,但在近远期生存率方面并无明显影响。BAL 今后的发展依赖于相关的生物材料、细胞生物学等相关学科的进展,同时还需要在细胞来源和生物反应器方面不断优化,通过合理配置 BAL 系统中的反应装置和生物活性部分,可以有效地改善、优化其生物性能和治疗效果。我们也深信,在不久的将来,BAL 能够成为治疗肝功能衰竭一种可靠、有力的手段。

(杨向红,黄东胜)

第五节 混合型人工肝

混合型人工肝(HAL)是指由 BAL 与 NBAL 装置相结合而成的混合型人工肝支持系统。HAL 结合了 BAL 与 NBAL 的优点,从理论上说可以代偿肝脏的全部功能,代表着人工肝的未来发展方向。

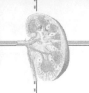

一、HAL 的原理

NBAL 侧重于解毒功能,而 BAL 依靠生物反应器内的肝细胞,能提供肝脏解毒、生物合成和分泌代谢功能。肝功能衰竭患者血液中聚集的毒素会严重影响生物反应器内培养的肝细胞的存活和特异性肝功能的发挥。而 HAL 则是将两者功能进行有机地结合:一方面,通过血浆置换、血液滤过等 NBAL 技术,在短时间内清除肝功能衰竭患者体内积聚的大量毒素和炎症介质,在改善机体内环境的同时,也减少了这些毒素对生物反应器内肝细胞的影响,更有利于生物型人工肝发挥作用;另一方面,在应用 NBAL 之后再应用 BAL,有可能使机体内环境在较长时间内保持稳定,从而为肝细胞的修复和再生提供更长的时间。

二、HAL 的构件

1958 年,Kimoto 发明了第一个具有复杂功能的 HAL。这是 HAL 的一个雏形,但由于太过繁琐,没有进一步研究下去。近年来研究的 HAL 基于体外培养肝细胞的生物部分和 NBAL 结合,装置相对简单。一般的 HAL 装置包括 NBAL 部分和 BAL 部分,以及能同时完成上述两种功能的装置。HAL 装置见图 7-6。

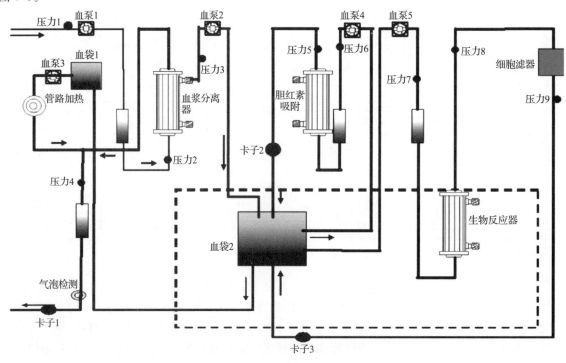

图 7-6　HAL 装置示意图

1. 循环通路

循环通路是 HAL 的重要组成部分,主要包括血液管路和管路连接、血浆分离器、吸附器、滤器、生物反应器及储液池。

2. 动力系统

动力系统为体外循环的实施提供动力,通常包括采血泵、分离泵、补液泵,以及为分子吸附治疗和生物反应治疗提供血流动力支持的两个血泵。

3. 监控系统

监控系统是人工肝治疗得以实施的重要保障,包括安全监控系统(监测流量、压力、气泡和温度等参数)、自动反馈式的容量控制系统以及生物反应器营养与监测系统。

三、HAL 的临床应用

目前,国外已有数个 HAL 系统完成了Ⅰ期临床试验。其中,HepatAssist 系统已经进入Ⅱ/Ⅲ期临床试验;我国也有数个研究中心进行了 HAL 的Ⅰ期临床试验,如李兰娟院士创建的 Li-HAL 系统。

(一)HepatAssist 系统

HepatAssist 系统是美国研发成功的目前唯一初步完成Ⅱ/Ⅲ期前瞻性、多中心、随机对照临床试验的 HAL 系统。入组 147 例 ALF 患者和 24 例移植肝原发性无功能患者,他们被随机分为治疗组和对照组。结果发现,HepatAssist 系统能改善肝功能衰竭患者的胆红素、血氨水平,并改善神经系统的症状。但是,除醋氨酚中毒导致的 ALF 患者外,HepatAssist 系统并没有改善 ALF 患者的存活率。该试验在2004 年发表,未见后续大规模的临床研究报道。

(二)MELS 系统

MELS 系统是由德国科学家研发成功的 HAL 系统。该系统是唯一既用猪原代肝细胞又用人原代肝细胞作为肝细胞源的 HAL 系统。其独特之处在于为提高细胞氧供和物质交换而特别设计的生物反应器。16 例 ALF 患者进入Ⅰ期临床试验,结果显示患者的神经系统功能改善,凝血功能轻微改善,大多数患者经 MELS 治疗后成功过渡到肝移植。

(三)AMC 系统

AMC 系统是由荷兰阿姆斯特丹大学研发成功的 HAL 系统。该系统的独特之处在于血浆与肝细胞直接接触,这样有利于提高物质传输的效率;将氧合装置与反应器合二为一,对肝细胞氧供也比较有利。7 例患者进入Ⅰ期临床试验,结果发现,经 AMC 治疗后,患者神经系统功能改善,血流动力学稳定,肾衰竭患者尿量增多,血氨和胆红素水平分别下降了 44% 和 31%。

(四)Li-HAL 系统

Li-HAL 系统是由浙江大学李兰娟院士团队研发构建的 HAL。该系统治疗 15 例慢加急性肝功能衰竭患者,治疗后患者胆红素下降 49.3%,PTA 提高 24.9%,内毒素下降 36.6%,其中 10 例患者病情缓解出院。

迄今为止,将 HAL 应用于临床的研究报道大多数为个例或很少样本,基本还处于动物实验研究阶段。南京鼓楼医院有学者将 HAL、BAL 和 NBAL 应用于急性肝功能衰竭犬,比较三者的疗效,结果发现,HAL 组血总胆红素水平最低,PT 最短,白蛋白水平最高,但血氨基酸水平明显下降。因此,研究人员认为 HAL 治疗急性肝功能衰竭有很好的有效性和安全性。

总之,从理论上说,HAL 与理想的人工肝最为接近,代表着人工肝的未来发展方向,但真正应用于临床还有很多问题需要解决。例如,怎样解决安全有效的肝细胞来源;如何合理地将 NBAL 和生物活性成分有机地结合,如何做到既通过解毒装置降低生物反应器内毒素的浓度,又可以避免清除对肝再生有利的物质等。

(杨向红,黄东胜)

参考文献

[1]Banarse R,Nevens F,Larsen FS,et al. Extracorporeal albumin dialysis with the molecular adsorbent recirculating system in acute-on-chronic liver failure:The relief trial[J]. Hepatology,2013,7(3):1153-1162.

[2]Carpentier B,Gautier A,Legallais C. Aritficial and bioartificial liver devices:Present and future[J].

Gut,2009,58(7):1690-1702.

[3]Demetriou AA, Brown RJ, Busuttil RW, et al. Prospective, randomized, multicenter, controlled trial of a bioartificial liver in treating acute liver failure[J]. Ann Surg,2004,239(13):660-667.

[4]Eguchi Y. Plasma dia-filtration for severe sepsis[J]. Contrib Nephrol,2010,166(15):142-149.

[5]Falknhagen D, Strobl W, Vogt G, et al. Fractionated plasma separation and adsorption system:A novel system for blood purification to remove albumin bound substances[J]. Artificial organs,1999, 23(1):81-86.

[6]Grodzicki M, Kotulski M, Leonowicz D, et al. Results of treatment of acute liver failure patients with use of the prometheus FPSA system[J]. Transplantation Proceedings,2009,41(8):3079-3081.

[7]He C,Zhang L,Shi W, et al. Coupled plasma filtration adsorption combined with continuous veno-venous hemofiltration treatment in patients with severe acute pancreatitis[J]. J Clin Gastroenterol, 2013,47(1):62-68.

[8]Heemann U, Treichel U, Loock J, et al. Albumin dialysis in cirrhosis with superimposed acute liver injury:A prospective, controlled study[J]. Hepatology,2002,36(4):949-958.

[9]Komura T, Taniguchi T, Sakai Y, et al. Efficacy of continuous plasma diafiltration therapy in critical patients with acute liver failure[J]. J Gastroenterol Hepatol,2014,29(4):782-786.

[10]Kribben A, Gerken G, Haag S, et al. Effects of fractionated plasma separation and adsorption on survival in patients with acute-on-chronic liver failure[J]. Gastroenterology, 2012, 142(4): 782-789.

[11]Krisper P, Stauber R, Haditsch B, et al. MARS versus prometheus:Comparison of reduction ratios(RR) as a measure of treatment dose in two different liver detoxification devices[J]. J Hepatol,2004,40(Suppl 1):69-70.

[12]Livigni S, Vallero A, Olvieri C, et al. Treatment of septic shock with the use of CPFA (associated plasma filtration and adsorption):Impact on hemodynamics monitored with PiCCO[J]. G Ital Nefrol,2003,20(10):258-263.

[13]Mazariegos GV, Patzer JF, Lopez RC, et al. First clinical use of a novel bioartifical liver support system (BLSS)[J]. Am J Trans,2002,15(2):260-266.

[14]Qian Y,Lanjuan L, Jianrong H, et al. Study of severe hepatitis treated with a hybrid artificial liver support system[J]. Int J Artif Organs,2003,26(8):507-513.

[15]Robert C,Renaud D, Philip P,et al. The influence of surface chemistry on activated carbon adsorption of 2-methylisoborneol from aqueous solution[J]. Colloid Surf A,2001,179(8):271-279.

[16]Ronco C, Brendolan A, Lonnemann G, et al. A pilot study of coupled plasma filtration with adsorption in septic shock[J]. Crit Care Med,2002,30(6):1250-1255.

[17]Sauer IM,Kardassis D, Zeillinger K, et al. Clinical extracorporeal hybrid liver support-phase I study with primary porcine liver cells[J]. Xeno transplantation,2003,10(6):460-469.

[18]Senturk E, Esen F, Ozcan PE, et al. The treatment of acute liver failure with fractionated plasma separation and adsorption system:Experience in 85 applications[J]. J Clin Apher,2010,25(4): 195-201.

[19]Shi XL, Zhang Y, Chu XH, et al. Evaluation of a novel hybrid bioartificial liver based on a multi-layer flat-plate bioreactor[J]. World J Gastroenterol,2012,18(28):3752-3760.

[20]Vaid A,Chweich H, Balk EM, et al. Molecular adsorbent recirculating system as artificial support therapy for liver failure:A meta-analysis[J]. ASAIO J,2012,58(13):51-59.

[21]Van de Kerkhove MP, Diflorio E, Scuderi V, et al. Phase I clinical trial with AMC-bioartificial

liver[J]. Int J Artif Organs,2002,25(7):950-959.

[22]顾劲扬,施晓雷,任昊帧,等.体外生物人工肝支持系统治疗肝功能衰竭的系统评价[J].中国组织工程研究,2013,17(18):3374-3380.

[23]顾燕红,李铭新,王洪娜,等.血浆透析滤过治疗脓毒症急性肾损伤的临床研究[J].中国血液净化,2013,12(12):680-685.

[24]李兰娟.人工肝脏[M].2版.杭州:浙江大学出版社,2012:279-313.

[25]吴孟超,李梦东.实用肝病学[M].北京:人民卫生出版社,2011:797-804.

[26]中华医学会感染病学分会肝功能衰竭与人工肝学组.非生物型人工肝支持系统治疗肝功能衰竭指南(2009年版)[J].中华临床感染病杂志,2009,2(6):321-325.

[27]中华医学会感染病学分会肝功能衰竭与人工肝学组.中华医学会肝病学分会重型肝病与人工肝学组/肝功能衰竭诊治指南[J].中华临床感染病杂志,2012,5(6):321-327.

第八章

肾脏替代治疗新技术

第一节　穿戴式人工肾脏

血液透析被广泛用于治疗各种急慢性肾功能不全,为提高患者生存率提供了可能性。目前,血液透析是一种被认可的常规治疗方法,但在国内某些经济欠发达地区,这种治疗方法常常不能或者只能部分开展,主因是治疗费用昂贵,患者无力承担。血液透析虽然治疗效果明显,但会限制患者的行动,影响其正常生活。2014年,来自美国加州大学洛杉矶分校及退伍军人事务部大洛杉矶地区卫生系统的两名研究人员开发了一种自动化的、可穿戴式人工肾脏(Wearable artificial kidney,WAK)。WAK可取代传统血液透析方式,这将使终末期肾病(End stage renal disease,ESDR)患者免受传统维持性透析之苦,为患者提供安全、便捷、低廉、有效的治疗,提高患者的生存质量。

一、概　念

WAK装置是一种便于携带的人工肾辅助设备,其特点是重量轻,可佩戴或附着在患者身上而不影响正常生活,并能够达到血液透析或改善肾功能的目的。WAK可以模拟正常肾脏24h工作的生理状态,不影响患者日常生活,又不过度增加医疗费用。近年来,得益于微型工艺技术(如微型化、微流体技术、纳米技术)的发展在人工肾领域改革来实现。这项研究可能使透析进入一个新时代,基于过去的研究和今天的技术,WAK取得了较大的发展,患者可以在行走移动的同时使用体外血液净化或腹膜透析的方法(Vicenza wearable artificial kidney,ViWAK)接受治疗。

二、WAK 装置

(一)WAK 装置组成

最新的WAK装置的组成包括以下几个方面(见图8-1、图8-2):①电源。为了方便携带,WAK的电源必须轻、小,同时可以提供足够的电能以满足所有配件运行的需要。②透析液。传统透析需要大量的新鲜透析液,根本无法携带。WAK的吸附系统包括3个吸附罐,分别是尿素酶罐、活性炭罐和氢氧化锆及磷酸锆罐,该系统能够使透析液纯化和再生。再生的透析液为超纯级别,没有细菌、内毒素和致热原,所以WAK比传统透析更符合超纯透析的概念。当然,需定期规律检测透析液以确保无菌,并检测氨含量以确保吸附剂未饱和。③附属装置。传统透析中,需要在最终的透析液中按比例加入电解质和碳酸氢盐,WAK有碳酸氢盐泵和电解质泵2个附属泵,可以完成上述工作。④容量控制泵装置。超滤传统透析机可以控制超滤量,WAK 也有一个容量控制泵,可以按生理需要进行超滤,保持血流动力学稳定,维持血容量。

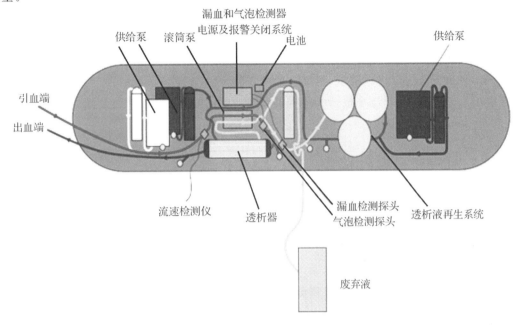

图 8-1　WAK 构造示意图

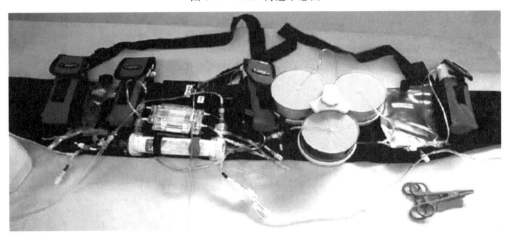

图 8-2　WAK 实物图

(二)WAK 的特点

1. 重量较轻

WAK 重量不足 5kg,并且适应人体轮廓,符合人体工程学,便于长期携带,不影响患者的睡眠和自由活动。

2. 双腔脉动泵

WAK 设计的一个亮点就是双腔脉动泵。传统血液透析机采用大而笨重的滚筒泵来推动血流和透析液,而 WAK 采用独特的双腔脉动泵,可以反向同时推动血流和透析液。这种泵比滚筒泵更节省能量,它的血流模式与滚筒泵不同,主要通过引起跨膜压的间歇倒置而产生"推-拉"效应,可以进一步改善对流机制,有利于血液中大分子毒素滤出。目前驱动这种双腔脉动泵的是重量约 300g 电池。

3. 安全性高

WAK 传统透析机具有各种安全系统可以防止空气栓塞,而且在血流中断的情况下,运行的泵会自动停止。WAK 有类似的自动控制装置,它在血泵后有气泡感受器,一旦管路中出现气泡,血泵就停止运

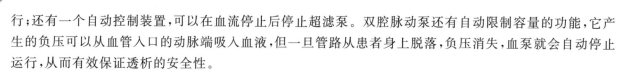

行;还有一个自动控制装置,可以在血流停止后停止超滤泵。双腔脉动泵还有自动限制容量的功能,它产生的负压可以从血管入口的动脉端吸入血液,但一旦管路从患者身上脱落,负压消失,血泵就会自动停止运行,从而有效保证透析的安全性。

(三)WAK 的使用

WAK 可以像腰带一样系在患者腰间,通过平时所用的血管通路(可以是动静脉瘘,也可以是中心静脉置管)与患者连接;抗凝可以选择肝素,也可以选择其他药物;平均血流维持在 60mL/min 左右,透析液流量维持在 50mL/min 左右,超滤率根据临床需要设定。患者可以在接受 24h 连续血液透析的同时自由活动。

三、WAK 透析充分性的检测

通过定期检测透析液中氨的水平确定吸附罐是否饱和。血液和透析液流速很慢(约为传统间歇透析流速的 1/3),分别为 59mL/min 和 47mL/min。其溶质清除速度也较传统透析慢得多,尿素氮清除速度为 23mL/min,血肌酐清除率为 21mL/min,类似于 ICU 中连续性动脉静脉透析模式,应尽可能地延长装置的使用时间。如果可穿戴式的透析装置能每天使用,将潜在地改善尿素清除率($Kt/V = 6.0$),高于传统的一周 3 次的间歇透析。除评估尿素氮和血肌酐的清除情况外,β_2-微球蛋白的清除也需要评估,β_2-微球蛋白的清除率大概是尿素氮清除率的 50% 和肌酐的 55%。目前,血液透析研究提示,β_2-微球蛋白的清除对 ESRD 患者存活时间的预测非常重要。血液透析治疗不仅仅是清除小分子溶质清除,更重要的是通过观察 β_2 微球蛋白的清除所反映的中分子物质的清除。WAK 在一定程度上优于传统的间歇透析。WAK 模仿连续性肾脏替代治疗(CRRT)的工作模式,可以平稳地清除患者体内多余的水分,甚至使患者体内水的代谢接近于生理状态。在动物实验研究中,WAK 对水的最大清除率为 700mL/h,且并未出现任何并发症。WAK 超滤液中钠的含量与血浆中的含量相当,每天清除 1.5~2.0L 超滤液的同时也清除了 13.5~18.0g 的 NaCl,这不仅有利于对肾性高血压的控制,也有利于 ESRD 患者相对自由地摄入 NaCl,从而改善患者营养状态与生活质量,也使得 WAK 可以用于治疗 Ⅲ~Ⅳ 期充血性心力衰竭患者。Andrew 等报道 8 例 ESRD 患者采用穿戴式血液透析治疗 4~8h,予低分子肝素抗凝,治疗期间平均血液流速为(58.6±11.7)mL/min,透析液流速为(47.1±7.8)mL/min;平均血肌酐和尿素氮清除率分别为(20.7±4.8)mL/min 和(22.7±5.2)mL/min。治疗期间未发现溶血、电解质和酸碱平衡紊乱以及心血管不良事件。

四、可携带人工肾及其他装置

(一)可携带人工肾

除基于血液透析原理的 WAK 外,也有学者致力于基于腹膜透析原理的可携带人工肾(Vicenza wearable artificial kidney,ViWAK)的研究,并取得了一定成果。ViWAK 采用双腔腹膜透析管,包括一个腹膜透析液流出道和一个腹膜透析液流入道。研究发现,使用该系统测试以 20mL/min 的速度消耗 12L 的置换液,检测 4h 和 10h 的血肌酐、β_2-微球蛋白和血管生成素含量,结果显示吸附罐内含有的 Polystirenic 树脂能完全清除 β_2-微球蛋白和血管生成素,离子交换树脂能完全清除尿素和肌酐,并最终可清除 11.2L 净溶质。腹膜透析液流出道与微型泵相连,其后接腹膜透析液再生系统(腹膜透析液再生系统为一个防水单元,其中有活性炭和聚苯乙烯纤维树脂罐以及一个有脱泡及除菌作用的滤器),再生系统后连接腹膜透析液流入道,并可以通过掌上计算机遥控这些装置。ViWAK 不需要体外循环,因此是"无血"的;它可以连续再生用过的腹膜透析液,因此是"无水"的。腹膜透析液再生系统可以再生水,也可以再生蛋白成分,从而将废弃腹膜透析液转换成新鲜的、含有自身蛋白的腹膜透析液。在再生水中,碳酸氢盐代替了乳酸盐,使得 pH 值更接近生理水平,其余成分与腹膜透析液无异。再生的蛋白成分重输回腹腔,减少了蛋白的丢失;同时,再生蛋白还可以增加超滤,辅助蛋白结合毒素的清除。再生系统以 4L/h 的速度生成透析液,每天可以生成 96L,是目前每日需要腹膜透析液的 8~12 倍。同时,掌上计算机还可以提供吸附罐是否饱和、流量和压力的信息,使 ViWAK 有可能实现远程无线控制。

当前,ViWAK 还有很多问题需要进一步研究解决,如葡萄糖和碳酸氢盐何时加入合适,如何减少纤维蛋白附着于吸附剂,是否有更好的吸附剂可以彻底清除小分子毒素等。

(二)儿童透析机

儿童透析机是一种能极好地满足新生儿和体重在 2~10kg 的儿童安全、精确地进行肾脏替代治疗的机器。该系统有极低的预充量(包括循环管路和滤器 15mL)、低血流速(20~80mL/min)和低滤出比(UFR＝1~8mL/min),能精确到 0.1mL/min 的液体平衡。这是将纳米、微机械和微流体力学等最新技术融合在一起研制出的小型化、可穿戴血液净化机器的一个典范。

儿童透析机在经济受限的地区能够广泛地使用,设计简单,从而使患者可以自己操作。装置必须便携或可穿戴,从而使患者可以自由行动。一旦具备了这些特点,这种治疗方式的优势就显示出来。最近的实践表明,尽管在技术上还存在一些需要改进的地方,但可穿戴的人工肾已经距离我们很近了。这些方法有助于其他领域的发展,如对儿童透析和重症患者的治疗等。而微型化和抗栓涂层是近期可能实现的最重要的进展。

(于凯江,刘海涛)

第二节　肾小管辅助装置

急性肾损伤(Acute kidney injury,AKI)在 ICU 脓毒症患者中较常见,且有较高的病死率。血液净化治疗尽管能够改善 AKI 患者的病死率,但只是替代了肾小管的排泄功能,并不能替代其重吸收、代谢、内分泌及免疫调节等功能。随着细胞治疗和组织工程的兴起,研究人员已经在探索新的肾脏替代治疗方式,以期改善 AKI 患者的预后。肾小管辅助装置(Renal tubule assist device,RAD)就是在中空纤维生物反应器中装有稳定数量的猪或人的肾近曲小管细胞,使其可以发挥肾近曲小管的运输和代谢功能,如盐、糖、水的运输,氨、1,25-二羟维生素 D_3[1,25-$(OH)_2D_3$]的合成。RAD 在动物实验中有明显的效果,Ⅰ期和Ⅱ期临床试验的结果也显示,RAD 不仅能够替代肾脏的很多功能,而且能够提高脓毒症合并 AKI 患者的生存率。目前,RAD 已成为国内外研究的热点。

一、RAD 的构建

RAD 治疗的基础是近曲小管细胞疗法。肾小管上皮细胞通过重吸收水、电解质等机体可利用的物质,同时有效清除体内的代谢产物,从而维持人体内环境的稳定,在肾脏功能中起到了关键性的作用。肾小管上皮细胞对缺血性损伤和脓毒症非常敏感,容易引起肾小管坏死,从而导致 AKI。而肾小管细胞可再生,并能够恢复其原有的功能。

RAD 的滤器由两部分组成:哺乳动物(犬、猪、人)的肾近曲小管细胞和不同表面积、生物相容性好的中空纤维膜制成的高通量血液滤过器。将肾近曲小管细胞分次灌入滤过器内腔,每隔 30min 将滤过器转动 90°,后静置于 37℃、5% CO_2 孵箱中,以促进细胞均匀贴壁;细胞贴壁后,培养基循环灌注,种植的细胞悬液密度约为 $1×10^7$/mL。Humes 等成功地从死者捐赠的肾脏中分离出人肾近曲小管细胞,这些肾小管细胞是构建 RAD 的主要成分。

二、体外实验

Humes 等在体外开展众多实验来检测体外肾小管细胞的不同功能,使 RAD 得到了较大的发展。在

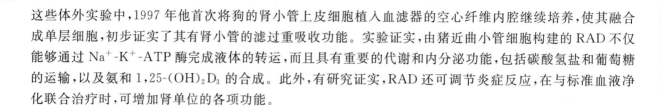

这些体外实验中,1997年他首次将狗的肾小管上皮细胞植入血滤器的空心纤维内腔继续培养,使其融合成单层细胞,初步证实了其有肾小管的滤过重吸收功能。实验证实,由猪近曲小管细胞构建的RAD不仅能够通过Na^+-K^+-ATP酶完成液体的转运,而且具有重要的代谢和内分泌功能,包括碳酸氢盐和葡萄糖的运输,以及氨和$1,25$-$(OH)_2D_3$的合成。此外,有研究证实,RAD还可调节炎症反应,在与标准血液净化联合治疗时,可增加肾单位的各项功能。

三、动物实验

Humes等建立了多个动物模型来支持他们的这些假设。RAD能够替代肾脏功能,从而降低脓毒症AKI动物模型的病死率。2002年,Humes等通过建立将双肾切除、注射内毒素脂多糖致脓毒性休克的犬模型,分别进行了RAD加血液滤过(RAD治疗组)与模拟RAD加血液滤过(模拟RAD治疗组)治疗,24h后发现,RAD治疗组的动物产生更多的抗炎细胞因子以及IL-10,其平均动脉压较模拟RAD治疗组的动物更高。其后,Fissell等开展类似实验也得出了相似的结论。该实验中,在双肾切除、腹腔注射大肠杆菌造成感染性休克合并急性肾衰竭的狗模型中,与模拟RAD联合CVVH治疗的动物相比,进行CVVH加RAD(采用猪近曲小管细胞)治疗的动物的生存时间显著增加。

对肾切除的脓毒症猪模型的进一步研究证实了上述结果。通过向猪的腹腔内注射30×10^{10}/kg的大肠杆菌,造成脓毒性休克合并AKI模型,引起急性肾小管坏死。在进行CVVH治疗的基础上,按照其体外管路上串联RAD分成两组(缺乏肾小管细胞的模拟RAD组和有肾近曲小管细胞的RAD组)。结果发现,RAD治疗组的CO显著升高,肾血流量明显增加;且与模拟RAD治疗组相比,RAD治疗组循环中IL-6和IFN-γ等促炎因子水平显著降低。此外,联合RAD治疗组的生存时间亦提高接近2倍。

四、临床试验

经美国食品药品监督管理局(FDA)批准的Ⅰ期临床试验及Ⅱ期临床试验均证实了RAD可以使需要血液净化治疗的患者获益。在Ⅰ期临床试验中,共纳入10例需要接受CVVH治疗的急性肾衰竭患者,根据APACHEⅡ评分预期这些患者的住院病死率在85%以上。RAD装置中的肾近曲小管细胞取自排除解剖或纤维化损伤的供体肾脏,研究中将RAD与CVVH管路相串联,结果显示,RAD治疗不仅增加患者的尿量,减少了血管活性药物的应用,且不良反应发生少。该试验中,患者30d存活率为60%(6/10),且无证据显示患者的病死率与RAD相关。另外,亚组分析显示,促炎细胞因子过度释放的患者接受RAD治疗能显著降低粒细胞集落刺激因子、IL-6和IL-10水平,以及IL-6/IL-10比值。更为重要的是,体外实验显示,RAD能保持肾脏细胞的转运功能、代谢活性及重要的内分泌功能,这在临床试验中也得到了证实。在Ⅱ期多中心临床试验中,共募集58例住在ICU的需要接受血液净化治疗的AKI患者,患者行血液净化治疗6h后按照2:1随机分成CVVH联合RAD组或单纯CVVH组,主要研究终点为28d病死率。结果显示,CVVH联合RAD组患者28d病死率较单纯CVVH组显著降低(34.3% *vs* 55.6%)。

目前,体内外实验和临床试验均证实了RAD治疗的安全性。在ICU中,RAD治疗不仅能够调节水电解质平衡,且能够调节代谢,降低重症AKI患者的病死率。这些研究也证实了细胞治疗对于脓毒症致AKI患者是一项非常有前景的治疗措施。然而,目前对慢性肾衰竭需要长期血液透析的患者并没有进行细胞治疗研究。由于RAD能替代肾脏的许多生理功能,因此有望成为肾衰竭患者今后各种血液净化模式的替代治疗方法。

(于凯江,刘海涛)

第三节　选择性粒细胞吸附装置

与其他器官的替代治疗相比,肾衰竭后的肾脏替代治疗(透析)目前是最成功的。人工肾的发明和应用挽救了大量急性或慢性肾衰竭患者的生命。然而,尽管透析治疗已广泛应用,但急性肾衰竭患者的年病死率仍高于50％,ESRD患者的病死率也达20％。显然,目前临床应用的人工肾还不能完全替代正常的肾脏功能。美国密歇根大学的Humes教授发现,目前的透析技术能有效地替代肾脏的滤过功能,清除毒素和水分,但不能完成正常肾脏的内分泌、代谢以及免疫调节等功能。经过多年尝试,Humes带领的团队成功地将人肾小管细胞种植到透析器中,并称之为RAD,期望该装置的肾小管上皮细胞能发挥正常肾小管上皮细胞对产氨、糖代谢、钠重吸收以及免疫功能等的调节作用。近期,该团队又研发出选择性粒细胞吸附装置(Selective cytopheretic device,SCD)。该装置是指用于隔离特定细胞,如活化的和(或)致敏的白细胞,或活化的血小板的一种体外循环装置,也可以在隔离之前、期间或之后灭活或抑制这些细胞释放的促炎性物质,以减轻全身炎症反应。而炎症反应是包括急性肾衰竭在内的多器官衰竭的重要机制。

一、SCD 的原理

SCD是在RAD技术的基础上衍生而成的,可视为没有肾脏细胞的RAD。SCD可在白细胞聚集之前就将其隔离并灭活。首先,SCD的特殊设计减小了血液通过中空纤维的剪切应力,第1个CVVH滤器内剪切应力高于动脉,到SCD滤器内剪切应力低于静脉,从而建立了一个有利于吸附白细胞的环境。近期动物实验表明,活化的白细胞可以选择性地黏附在血液透析器聚砜膜的外表面。其次,通过枸橼酸抗凝,SCD的外毛细血管腔为低离子钙的环境,白细胞可被其灭活(见图8-3)。因此,SCD治疗抑制了过度活化的白细胞,有助于免疫调节,可促进坏死的肾小管恢复,并降低病死率。

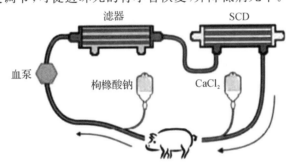

图 8-3　SCD-C 回路示意图

二、SCD 的动物实验与临床试验

近期动物实验报道,在猪的感染性休克动物模型中,SCD治疗可降低白细胞活性,调节免疫反应,减少粒细胞组织浸润和毛细血管渗漏,可维持心排血量和平均动脉压,延长存活时间;血液滤过加SCD能显著改善脓毒症所致的急性肾小管坏死猪动物模型的预后。此外,SCD治疗可显著减少感染性休克猪动物模型的肺部炎症细胞浸润。临床试验也同样表明,SCD治疗可有效降低急性肾小管坏死患者的病死率以及对血液透析的依赖。Pino等开展临床试验研究还发现,采用枸橼酸钠抗凝的SCD能阻断因心脏手术体外循环导致的全身炎症反应,改善了体外循环介导的器官功能障碍患者的临床预后。

鉴于中性粒细胞在 ALI/ARDS 发病中的关键作用,复旦大学附属华山医院肾脏科和美国密歇根大学肾脏科合作,采用选择性粒细胞灭活装置(Selective cytopheretic inhibitory device,SCID)治疗合并 ALI 的 MODS。该研究采用腹腔内注射大肠杆菌的方法建立脓毒性休克猪模型,结果发现,SCD 联合 CVVH 组动物的平均动脉压和心排血量显著高于单纯 CVVH 组,且存活时间显著延长[(8.8±0.4)h vs (6.4±0.3)h,$P=0.0002$]。尽管 SCD 联合 CVVH 组血细胞比容升高幅度低于对照组,但其白细胞总数和中性粒细胞水平进行性下降,在 4~6h 时达到谷底后逐步回升。此外,SCID 联合 CVVH 组肺组织炎症指数和 CDⅡb 表达也显著低于对照组。在上述动物实验的基础上,该研究小组进一步开展了一项前瞻性、单中心、开放性研究,观察 SCD 联合 CVVH 治疗重症 AKI 的疗效和安全性。结果显示,SCD 联合 CVVH 组的院内全因病死率为 22.2%,显著低于历史对照组(77.8%)。在校正年龄、SOFA 评分、平均尿量变化等混杂因素后,Cox 回归模型显示,SCD 联合 CVVH 的疗效优于常规 CVVH 治疗。治疗 7d 后,SCD 治疗组的平均尿量从基线值约 500mL/d 升高至 2000mL/d 以上。在研究过程中,仅有数例患者轻度不良反应,无严重不良事件发生。

目前相关研究也显示,SCD 治疗在其他急性器官损伤(如急性心肌梗死、卒中和哮喘)、慢性器官损伤(如慢性充血性心力衰、2 型糖尿病),以及自身免疫性疾病(如 ANCA 相关性血管炎、系统性红斑狼疮)等众多疾病中亦具有广阔的治疗前景。但 SCD 是一项体外治疗新技术,仍需大量的临床与基础实验来验证其临床疗效及安全性。

(于凯江,刘海涛)

参考文献

[1]Davenport A，Gura V，Ronco C，et al. A wearable haemodialysis device for patients with end-stage renal failure：A pilot study[J]. Lancet,2007,370(16):2005-2010.

[2]Ding F，Song JH，Jung JY，et al. A biomimetic membrane device that modulates the excessive inflammatory response to sepsis[J]. PLoS One,2011,6(2):18-84.

[3]Ding F，Yevzlin AS，Xu ZY，et al. The effects of a novel therapeutic device on acute kidney injury outcomes in the intensive care unit：A pilot study[J]. ASAIO J,2011,57(4):426-432.

[4]Fissell WH，Dyke DB，Weitzel WF，et al. Bioartificial kidney alters cytokine response and hemodynamics in endotoxinchallenged uremic animals[J]. Blood Purif,2002,20(7):55-60.

[5]Fissell WH，Lou L，Abrishami S，et al. Bioartificial kidney ameliorates gram-negative bacteria-induced septic shock in uremic animals[J]. J Am Soc Nephrol,2003,14(5):454-461.

[6]Humes HD，Buffington DA，Lou L，et al. Cell therapy with a tissue-engineered kidney reduces the multiple-organ consequences of septic shock[J]. Crit Care Med,2003,31(9):2421-2428.

[7]Humes HD，Fissell WH，Weitzel WF，et al. Metabolic replacement of kidney function in uremic animals with a bioartificial kidney containing human cells[J]. Am J Kidney Dis,2002,39(8):1078-1087.

[8]Humes HD，MacKay SM，Funke AJ，et al. Tissue engineering of a bioartificial renal tubule assist device：in vitro transport and metabolic characteristics[J]. Kidney Int,1999,55(6):2502-2514.

[9]Humes HD，Sobota JT，Ding F，et al. A selective cytopheretic inhibitory device to treat the immunological dysregulation of acute and chronic renal failure[J]. Blood purification,2010,29(7):183-190.

[10]Humes HD，Weitzel WF，Bartlett RH，et al. Initial clinical results of the bioartificial kidney con-

taining human cells in ICU patients with acute renal failure[J]. Kidney Int,2004,66(10):1578-1588.

[11]Humes HD, Weitzel WF, Bartlett RH, et al. Renal cell therapy is associated with dynamic and individualized responses in patients with acute renal failure[J]. Blood Purif,2003,21(2):64-71.

[12]Neveu H, Kleinknecht D, Brivet F, et al. Prognostic factors in acute renal failure due to sepsis. Results of a prospective multicentre study[J]. Nephrol Dial Transplant,1996,11(8):293-299.

[13]Nikolovski J, Gulari E, Humes HD. Design engineering of a bioartificial renal tubule cell therapy device[J]. Cell Transplant,1999,8(3):351-364.

[14]Pino CJ, Lou L, Smith PL, et al. A selective cytopheretic inhibitory device for use during cardiopulmonary bypass surgery[J]. Perfusion,2012,27(4):311-319.

[15]Robinson BM, Port FK. International hemodialysis patient outcomes comparisons revisited：The role of practice patterns and other factors[J]. Clin J Am Soc Nephrol,2009,4(2):12-17.

[16]Ronco C, Davenport A, Gura V. The future of the artificial kidney：Moving towards wearable and miniaturized devices[J]. Nefrologia,2011,31(8):9-16.

[17]Ronco C, Davenport A, Gura V. Toward the wearable artificial kidney[J]. Hemodial Int,2008,12(7):40-47.

[18]Ronco C. The wearable artificial kidney：Is peritoneal dialysis the solution? [J]. Contrib Nephrol,2009,163(10):300-305.

[19]Schrier RW, Wang W, Poole B, et al. Acute renal failure：Definitions, diagnosis, pathogenesis, and therapy[J]. J Clin Invest,2004,114(9):5-14.

[20]Schrier RW, Wang W. Acute renal failure and sepsis[J]. N Engl J Med,2004,351(9):159-169.

[21]Tumlin J, Wali R, Brennan K,et al. Effect of the renal assist device (RAD) on mortality of dialysis-dependent acute renal failure：A randomized, open-labeled, multicenter, phase Ⅱ trial (abstract)[J]. American Society of Nephrology (ASN) 38th Annual Meeting, Philadelphia,2005,13(5):180-185.

[22]Tumlin JA, Chawla L, Tolwani AJ, et al. The effect of the selective cytopheretic device on acute kidney injury outcomes in the intensive care unit：A multicenter pilot study[J]. Seminars in Dialysis,2013,26(9):616-623.

[23]刘秀娟,涂晓文,黄国明.可佩戴型人工肾的研究进展[J].中国临床医学,2012,19(8):89-90.

[24]马帅,丁峰.急性呼吸窘迫综合征的体外循环疗法[J].中国血液净化,2010,11(7):585-587.

[25]周莹,谢琼虹,刘骏峰,等.选择性粒细胞吸附装置治疗重症急性肾损伤的研究[J].中国血液净化,2012,10(5):602-605.

第九章

重症血液净化护理

第一节　重症血液净化护理学概述

血液净化(Blood purification)一词全面概括了现有的各种血液净化技术,在重症患者救治中的应用越来越广泛。随着血液净化技术的发展以及应用领域的拓展,血液净化不仅成为 AKI 的必要替代治疗手段,同时还提供了重要的内环境稳定条件。常见血液净化技术包括血液透析(Hemodialysis,HD)、连续性肾脏替代治疗(Continuous renal replacement therapy,CRRT)、血液灌流(Hemoperfusion,HP)、血浆置换(Therapeutic plasmatic exchange,TPE)和腹膜透析(Peritoneal dialysis,PD)等。

血液净化技术在 ICU 中的广泛应用造就和培养了一批专业技术人才。在应用血液净化救治重症患者过程中,保证其体外循环技术的安全及连续运转是完成此项治疗的必要条件。ICU 护士全程参与重症患者血液净化治疗的护理,在护理过程中及早发现并处理血液净化过程中出现的故障,观察治疗对患者的影响,保障治疗的安全性和连续性。本章将从以下几方面对护理过程进行阐述:重症患者临时血管通路的维护;CRRT 机器的操作流程及监测;液体管理和液体平衡的监测;抗凝护理、静脉置管的规范护理及院内感染的预防;患者的监护;并发症的预防以及机器的维护和保养等。

(姚惠萍)

第二节　重症患者血液净化血管通路的建立与维护

一、重症患者血管通路的选择

对于重症患者,一般选择临时中心静脉置管,为满足采血流量的要求,置管部位可选择股静脉、锁骨下静脉或颈内静脉。锁骨下静脉导管因为易发生静脉狭窄,且拔管后不容易压迫止血,故不作为重症患者置管首选。由改善全球肾脏病预后组织(Kidney Disease Improving Global Outcome,KDIGO)制订的2012 年 KDIGO 指南以及由欧洲肾脏最佳临床实践(European Renal Best Practice,ERBO)制定的 2013年版 ERBP 指南均不建议在颈内静脉和股静脉可用的前提下,将锁骨下静脉作为重症患者 CRRT 置管的首选。颈内静脉导管没有上述缺点,且对患者活动限制少,因而一直是血液透析患者中心静脉置管的首选,但往往因重症患者已经留置双腔中心静脉导管(用于中心静脉压测定或作为输液抢救通路)而无法选用。股静脉置管的优点是压迫止血效果好,血肿发生率低,穿刺方便和技术要求低,虽血流易受体位及腹内压影响,但仍可作为重症患者 CRRT 临时导管的首选。

二、重症患者临时血管通路的建立与维护

(一)股静脉留置导管及护理

股静脉留置导管是最简单、最安全的方法,但是容易出现贴壁现象,导致血流欠佳和感染,适合于卧床患者。

1. 患者准备

(1)术前介绍插管的重要性,以取得配合。

(2)清洁局部皮肤,并备皮。

(3)患者取仰卧位,膝关节略弯曲,大腿外旋外展。

2. 穿刺技术

患者取平卧位。将其穿刺侧下肢轻微外展外旋,将腹股沟韧带中点的内下方 1.5～3.0cm(即股动脉搏动之内侧)处定为穿刺点并标记;在腹股沟韧带中点的内下方(即股动脉穿刺点内侧方 0.5～1.0cm),轻轻压迫皮肤及股静脉并稍加固定;右手持穿刺针管,从左手中指、食指两指间股静脉穿刺点刺入皮肤。进针时,注射针管与穿刺部位的皮肤成 30°～40°角,顺血流方向(针尖指向患者脐部),逆血流方向或成垂直方向,边进针边抽吸缓慢刺入;当穿刺针进入股静脉时,即有静脉血回流入注射针管内,此时需再进针 2～4mm;用扩张器扩张皮下组织,置入深静脉导管,上肝素锁,缝皮;消毒,覆盖纱布,贴膜固定。

3. 护理要点

(1)观察穿刺处皮肤,保持局部清洁。

(2)严格无菌操作,按时换药,保持敷料整洁、干燥,避免细菌在周围残留而导致感染。

(3)治疗结束先用生理盐水充分冲洗,再用肝素稀释液(根据导管上所标识的容量配制)进行正压封管。

(4)采用正确的方法进行固定,防止导管脱落;患者应避免将导管拉出特别是在脱裤子的时候,禁止穿刺部位 90°弯曲。

(5)操作时注意患者隐私部位的保护。

4. 优缺点

(1)优点:股静脉穿刺操作容易,方法简便,不用手术干预,患者容易接受。

(2)缺点:患者活动受限,留置时间短,容易受体位及腹内压影响;由于位置的原因,较颈内静脉容易感染。

(二)颈内静脉(锁骨下静脉)留置导管及护理

1. 患者准备

(1)术前向患者或家属介绍插管的重要性,以取得配合。

(2)在患者身体状况许可条件下,预先给患者洗头、清洁皮肤。

(3)患者取仰卧位,头部略转向左侧(一般选右侧穿刺),肩下可放置一块软垫,使头后仰。常用颈内静脉穿刺部位分前路、中路和后路 3 种。

2. 穿刺技术

与股静脉穿刺方法基本相同。

3. 护理要点

(1)注意观察局部有无红肿、渗血及呼吸困难等征象。

(2)严格无菌操作,按时换药,保持敷料整洁、干燥。

(3)经常检查导管深度,给予妥善固定,避免牵拉、打折、扭曲。

（4）保持管道通畅，治疗结束先用生理盐水充分冲洗，再用肝素稀释液（根据导管上所标识的容量配制）进行正压封管。

4.优缺点

（1）优点：操作较股静脉复杂，但血流量较充分，患者感染率低，血栓形成较股静脉留置导管少，留置时间长，贴壁现象少。

（2）缺点：操作技术要求高，易诱发致命并发症（如气胸、静脉狭窄等），压迫止血效果差等。

三、血管通路常用监测方法

（一）物理检测

1.通过对血管通路进行物理检查，及时发现通路功能失常的体征。

2.静脉压感受器位于血液循环通路中滤器之后，主要测量静脉回流的阻力。

3.动态静脉压：动态静脉压代表实际通路内的压力之和，即穿刺针到感应器之间的流体静压以及外周静脉回路和静脉穿刺针的压力梯度。如压力大于测量阈值，提示通路存在狭窄。

（二）静态静脉压

静态静脉压是指在血流速度为 0 时血管通路内的静脉压。

（三）再循环检测

通路再循环是指经过滤器的血液又重新回到滤器中，实际上是血液净化治疗过程中的循环短路。当血管通路狭窄或血流不畅时，容易出现通路中的血液再循环现象。

（四）超声检测法

超声检查不仅可以评估血管通路的解剖学特征，同时还可以直接测定血管通路的血流速度等血流动力学参数变化，广泛应用于血管内瘘的监测。

总之，早期血管通路的监测以及适时干预可以延长血管通路的使用寿命。有多种方法可以诊断血管通路是否失效，其中多普勒超声以其解剖学诊断和血流参数测定优势成为最有效的方法之一。

（姚惠萍）

第三节　重症血液净化护理技术

一、血液净化机器的原理与构造

CRRT 机器是一个较为复杂的机电化设备，它由体外循环通路和透析液/滤过液通路构成，简单地说就是由血路、水路和电路三部分构成。在透析/滤过过程中，机器接受操作人员的指令，负责控制和监测各种参数，以保证整个系统及治疗过程安全、持续地进行。

CRRT 时要建立一个体外循环，它由动脉血路、滤器和静脉血路三部分组成。从患者血液引出体外开始到滤器的动脉端称为动脉血路，从滤器的静脉端至血液回输到体内称为静脉血路。动脉血路上有血泵、肝素泵、动脉壶和动脉压监测器，静脉血路上有静脉壶、静脉压监测器、空气监测器及静脉夹等。

1.血泵

血泵是驱使血液在体外循环的动力。目前使用的血泵多为滚动泵，具有阻止血液反流的功能，主要是通过弹性滚动轴压紧血路管泵管的管壁来实现的。血流量的大小根据血泵的转速计算。

2.动、静脉壶

在血路管上设有动脉壶与静脉壶，捕捉从上游进入血路管的空气。静脉壶位于进入体内之前的静脉血路上。动、静脉壶的作用如下：①排出空气,调节液面;②测定压力的部位,避免血液污染传感器;③静脉壶可作为空气监测和排除空气的部位。

3.动、静脉压力监测器

一般情况下,压力监测器通过一个过滤网与动、静脉壶上的接口相连接,以监测血路的压力。动脉压力监测器位于泵前,监测动脉的压力。静脉压力监测器一般在滤器后,监测静脉回流的阻力。静脉压高,说明血液回流受阻;静脉压低,说明静脉血路接头松脱。值得注意的是,动、静脉压力的变化并不一定是由血路造成的,机体本身的变化也会影响动、静脉压力。

4.空气探测器与静脉夹

空气探测器一般位于静脉壶后。现在采用的超声探测法,是将静脉壶置于超声发射和接收两个探头之间,当血液液面下降或有气泡进入静脉血流时,机器报警,血泵停止运转,静脉夹关闭,防止空气进入体内。如果超滤时空气报警开关未开,机器全警告,防止在无空气监测下进行。静脉夹位于空气报警器之后的静脉血路上,是体外循环的最后一道保护装置。当血路压力异常时,静脉夹会关闭,防止对患者造成损害。

5.肝素泵

肝素一般从血泵和血滤器之间注入动脉血路。肝素泵持续注入比人工推入剂量更为准确,两者在实际应用时都必须观察肝素的实际用量,以确保患者的安全。

二、CRRT 常用模式

CRRT 是指一组体外血液净化的治疗技术,是所有连续、缓慢清除水分和溶质的治疗方式的总称。传统 CRRT 技术每天持续治疗 24h,目前临床上常根据患者病情对治疗时间做适当调整。CRRT 主要包括以下技术。

(一)缓慢连续超滤(Slow continuous ultrafiltration,SCUF)

SCUF 主要以对流的方式清除溶质,既不补充置换液,也不补充透析液,溶质清除效果不理想,不能将肌酐保持在可以接受的水平,有时需要加用透析治疗。用于治疗水肿、顽固性心力衰竭、肝移植血液转流、创伤等。

(二)连续性静脉静脉血液滤过(Continuous veno-venous hemofiltration,CVVH)

CVVH 以对流的原理清除体内大、中分子物质,水分和电解质。通过超滤可以降低血中溶质的浓度,调控机体容量平衡。常规治疗采用后稀释法输入,后稀释法的优点是节省置换液用量、清除效率高,但容易凝血,因此超滤速度不能超过血流速度的 30%。用前稀释法时,置换液可增加到 48~56L/d。由于前稀释降低了滤器内血液有效溶质的浓度,溶质清除量与超滤液量不平行,其下降率取决于前稀释液流量与血流量的比例,肝素用量明显减少。但其不足之处是进入血滤器的血液已被置换液稀释,清除效率降低,适用于高凝状态或血细胞比容>35%者。

(三)连续性静脉静脉血液透析(Continuous veno-venous hemodialysis,CVVHD)

CVVHD 溶质转运主要依赖于弥散和少量对流。当透析液流量为 15mL/min(此流量小于血流量)时,可使透析液中的全部小分子溶质呈饱和状态,从而使血浆中的溶质经过弥散机制清除。当透析液流量增加至 50mL/min 左右时,溶质的清除率可进一步提高,超过此值清除率不再增加。CVVHD 能更多地清除小分子物质(肌酐、尿素氮、电解质等),对于重症 AKI 或伴有 MODS 者,可以维持血浆 BUN 在 25mmol/L 以下,不需要补充置换液。适用于治疗单纯肾衰竭、电解质紊乱、高分解代谢等。

(四)连续性静脉静脉血液透析滤过(Continuous veno-venous hemodiafiltration,CVVHDF)

CVVHDF 综合了 CVVHD 和 CVVH 的原理及作用,提高了小分子和中大分子物质的清除率,溶质清除率增加 40%。

SCUF 和 CVVH 适用于清除过多液体为主的治疗;CVVHD 适用于高分解代谢、需要清除大量小分

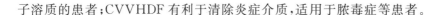

子溶质的患者;CVVHDF 有利于清除炎症介质,适用于脓毒症等患者。

三、CRRT 治疗过程中的监测

(一)CRRT 过程中体外血液循环的监测

CRRT 系统中血液循环的过程与原理类似于体内血液循环。血泵通过中心静脉导管动脉端将血液抽吸至管路中,当血液经过血泵后,通过推压作用,驱动血液流经滤器,再经管路及中心静脉导管静脉端流回体内。在这个过程中,血泵起到类似于心脏的作用,而滤器则类似于体循环中的毛细血管,起到物质交换及阻力血管的作用。体外循环中的压力完全由血泵产生,压力大小取决于血泵的推动力及血液流经回路中所遇到的阻力。回路中的阻力主要由两部分产生:一是滤器,二是导管的静脉端。两者在回路中是串联关系,因此,回路中总的阻力等于两者之和。

(二)CRRT 过程中液体循环的监测

液体循环中的压力包括两部分:滤器入口处压力和滤器出口处压力。在 CVVH 模式中,由于液体直接进入血液,因此滤器入口处被封闭,此处压力与出口处压力相近,一般不做监测。滤器出口处压力反映超滤液泵的作用:若压力为负值,则超滤液泵产生的是抽吸作用;若压力为正值,则超滤液泵的作用是限制超滤液的流出速度。

(三)CRRT 过程中患者的监测

1. 血流动力学监测

重症患者肾脏替代治疗(Renal replacement therapy,RRT)过程中易发生血流动力学不稳定,特别是缺血性心脏病(Ischemic heart disease,IHD)治疗时发生率更高。在 CRRT 过程中,平均动脉压(Mean arterial pressure,MAP)和全身血管阻力可逐渐升高,同时也允许第三间隙的液体缓慢转移回血液循环,从而保持正常的前负荷。重症患者常伴有体液潴留而需负水平衡,但是在负水平衡开始过程中,必须密切监测血流动力学,防止引发医源性有效容量缺乏导致的组织器官的低灌注。

CRRT 过程中,一般需要持续监测患者神志、心率(律)、血压、中心静脉压、每小时尿量等临床指标。对于严重脓毒症伴有血流动力学不稳定者,RRT 全过程需要血流动力学监测,以便及时给予相应处理。

2. 容量监测

在 CRRT 过程中,监测体液量的目的是恢复患者体液的正常分布比例。严重的体液潴留或正水平衡可导致病死率升高,而过度超滤体液也可以引发有效血容量缺乏。Vincent 等在 24 个欧洲国家的 198 个 ICU 进行的回顾性观察显示:ICU 病死率除与脓毒症的发生率相关外,还与年龄和液体正平衡密切相关。美国一项儿科 ICU 中心回顾性研究观察到,CRRT 前液体过负荷越重,病死率越高,这意味着液体过负荷对预后有重要影响。基于以上研究,该中心应用利尿剂、小剂量多巴胺及 RRT 策略控制并发急性肾衰竭的干细胞移植儿童的液体量,观察发现有效纠正液体过负荷可降低病死率。因此,RRT 过程中,在维持生命体征稳定的前提下,应控制液体入量,避免体液潴留而导致死亡风险增加。

3. 凝血功能监测

CRRT 应用抗凝剂时患者易发生出血。应密切观察患者皮肤、黏膜出血点,伤口和穿刺点渗血情况,以及胃液、尿液、引流液和大便颜色等。定期行凝血功能检查,以便及时调整抗凝方案和发现肝素诱导的血小板减少症(Heparin induced thrombocytopenia,HIT)。随着 RRT 的进行,不抗凝患者的凝血功能逐渐恢复而导致管路内发生凝血,通过监测凝血功能可帮助医生决定是否需要加用抗凝剂。在 RRT 过程中,凝血发生动态变化而需检测:抗凝剂、HIT、无抗凝后凝血恢复。

4. CRRT 中血电解质和血糖监测

CRRT 过程中,可能出现电解质、酸碱紊乱,应定期对其监测。重症患者本身常存在应激性血糖升高,在应用高糖配方的超滤液或透析液时更易发生高血糖。而一项回顾性研究表明,采用碳酸氢钠配方进行血滤治疗时患者可出现低血糖。因此,应根据需要选择恰当的血糖监测和控制方案。

(四)CRRT过程中机器的压力监测

CRRT机器都具有完善的压力监测装置,通过这些压力的动态变化,反映体外循环的运行情况。因此,CRRT护理监测过程中连续观察和记录这些压力值的变化是有一定意义的。目前CRRT机器的压力监测有两种方法:另一种是采用保护罩连接体外循环回路与机器压力探测器,将回路的压力传导至探测器。一种是在管路的不同部位设置纽扣式装置,可嵌入机器上的压力探测器。纽扣式装置为膜式结构,顺应性好,可很好地传导压力,且与管路是完整连接的,不需连接保护罩,保持了管路的相对封闭性,减少了污染机会。

压力监测指标包括动脉压、滤器前压、静脉压和超滤液侧压。通过直接测量的值可以计算一些压力参数,包括跨膜压(Transmembrane pressure,TMP)和滤器压力降。

(五)CRRT机器的安全性监测

压力监测也是保证体外循环安全的重要方面。它一方面可以防止出现体外循环压力过高现象,避免导管连接处崩开、脱落;另一方面,当体外循环压力过低,如管路破裂、连接处崩开时,报警引起血泵停止运转,避免进一步失血。除压力监测外,连续血液净化机器最重要的3项安全性监测是空气监测、漏血监测和容量平衡监测。

四、常见报警信息识别与处理

(一)动脉压

动脉压为血泵前的压力,由血泵转动后抽吸产生,通常为负压,主要反映血管通路所能提供的血流量与血泵转速的关系。血流不足时负压值增大,正常情况下大于-200mmHg,低于此值时需干预。

1.高动脉压报警

(1)常见原因:报警界限设置不当;血泵前输入液体;血泵前管路渗漏。

(2)处理方法:重新设定报警界限;停止血泵前输液、输血;确保管路连接紧密,有渗漏及时更换管路。

2.低动脉压报警

(1)常见原因:报警界限设置不当;动脉血管路梗阻;导管位置异位,如血管内导管紧贴血管壁;动脉血流量不足或血泵速率太高;动脉压力传感器放置不当、进水或进血。

(2)处理方法:重新设定报警界限;解除管路打折、扭曲或动脉夹夹闭等梗阻因素,排除导管内形成的血栓,避免患者躁动和肢体过度屈伸;检查并调整导管位置;冲洗导管或调整血泵速率;调整压力传感器或者更换压力传感器。

(二)静脉压

静脉压为血液流回体内的压力,是反映静脉入口通畅与否的良好指标,通常为正值。在采用中心静脉导管作血管通路时,如果血流量较小,某些机器的滤器位置高于心脏水平很多,或患者中心静脉压低,可能出现负值,机器会出现压力过低报警,可通过加大血流量来解决。如果在血流量较大情况下出现负值,则可能是测量错误。

1.高静脉压报警

(1)常见原因:报警界限设置不当;血泵后管路受压打折、管路夹子未打开;静脉管路凝血、堵塞;压力传感器放置不妥;体位改变导致深静脉置管受压或堵塞;患者腹压高等自身因素。

(2)处理方法:重新设定报警界限;确保管路连接紧密,有渗漏及时更换管路;更换压力传感器;补充血容量、调整血泵速率或调整导管位置;检查管路系统,更换滤器。

2.低静脉压报警

(1)常见原因:报警界限设置不当,静脉管路系统渗漏,管路与导管连接松脱;静脉压力传感器进水或进血;患者本身血容量不足、血流量过低;滤器阻塞(管路扭结或滤器凝血)。

(2)处理方法:重新设定报警界限;确保管路连接紧密,有渗漏及时更换管路;更换压力传感器;补充

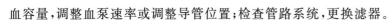

血容量,调整血泵速率或调整导管位置;检查管路系统,更换滤器。

(三)跨膜压

TMP是计算值,反映滤器要完成目前设定超滤率所需的压力,为血泵对血流的挤压作用及超滤液泵的抽吸作用之和。TMP过大,可能反映滤器凝血,也可能反映设定超滤率过大,超过滤器的性能。滤器前压、静脉压及超滤液侧压构成计算TMP的三要素:TMP=[(滤器前压+静脉压)/2]-超滤液侧压。

1. 高跨膜压

(1)常见原因:报警界限设置不当;滤器后血路不畅;快速升高提示滤器凝血;废液引流不畅;血流速度和超滤比例失衡(超滤量偏大)。

(2)处理方法:重新设定报警界限;调整血路管路;冲洗或更换滤器;调整废液出口接头及废液管路;调整血流速度及超滤速度,降低超滤量。

2. 低跨膜压

(1)常见原因:报警界限设置不当;管路系统渗漏或滤器前管路打折、阻塞;滤出液压力传感器或滤器前压力传感器进水。

(2)处理方法:重新设定报警界限;确保管路连接紧密,有渗漏及时更换管路;更换压力传感器。

(四)滤器前压

滤器前压是体外循环压力最高处。其压力大小与血泵流量、滤器阻力及血管通路静脉端阻力相关,血流量过大、滤器凝血以及空心纤维堵塞、回路静脉端阻塞都可导致压力增大。在血流量及静脉压不变的情况下,滤器前压进行性升高提示滤器凝血。滤器前压不仅是压力指标,还是安全性监测指标。有各种原因可导致滤器前压过度升高。滤器前压过度升高易造成循环管路接头处崩裂、失血及滤器破膜。机器通过滤器前压报警提示需进行干预,降低压力。

1. 高滤器前压

(1)常见原因:滤器阻塞(凝血);滤器后管路回输系统阻塞或管路打折。

(2)处理方法:冲洗或更换滤器;确保管路通畅,迅速解除阻塞因素。

2. 低滤器前压

(1)常见原因:滤器前压力传感器进水阻塞;管路系统渗漏或滤器前管路打折阻塞;动脉壶内无液体。

(2)处理方法:更换压力传感器;确保管路连接紧密,无打折、无扭曲,有渗漏及时更换管路;手动将壶内液位升至满壶2/3液平面。

(五)空气报警

由于体外循环并非完全封闭,加之置换液在加热过程中产生气体,体外循环中本身存在较多空气。因此,血液在回到体内时须经空气捕捉器消除空气,同时须经过空气探测器,以保证血液中不含空气才能回到体内。

(1)常见原因:管路中有空气;静脉回路安装未到位;静脉壶中血平面低;监测器故障。

(2)处理方法:正确排除空气;正确放置静脉管路;释放管路压力,调整液面。

(六)漏血检测报警

滤器由多个空心纤维组成,只要有一根纤维破裂,血细胞即可持续进入超滤液中,导致机体失血。

(1)常见原因:漏血存在;漏血壶不在位;漏血壶壶壁不清洁或检测器镜面污染;废液浓度高或有气泡、沉淀物干扰(如溶血、高血脂所致的血浆浑浊);漏血检测装置故障。

(2)处理方法:检查压力情况,确保TMP在安全范围,必要时更换滤器;正确安装漏血壶;清洁壶壁及检测器镜面;清除气泡或用假壶替代(不推荐)。

(七)平衡报警

(1)常见原因:置换液袋或废液袋未正确悬挂或晃动;废液或置换液管路扭曲或打折;置换液、透析液已空和(或)滤出液已满;换袋后未及时回到治疗模式;平衡秤失衡。

(2)处理方法:正确悬挂置换液袋或废液袋,检查是否漏液,并再次开始平衡系统;解除管路扭曲及打折,检查置换液或废液出入口是否通畅;进入换袋程序,更换置换液、透析液和(或)倾倒滤出液;换袋后及时回到治疗模式;自检时确保秤上无重量;避免滤出液倾倒后未关闭夹子;确认置换液和透析液通路连接无误;避免非换袋程序下随意增减秤上的重量或碰动管路。

(八)温度报警

(1)常见原因:置换液温度≥40.5℃或加热板温度≥53℃;置换液温度≤33℃超过10min。

(2)处理方法:检查加热管路是否阻塞(管路扭曲或有气泡形成);打开加热仓冷却加热器;预冲后机器搁置时间过长;检查温度设置。

(姚惠萍)

第四节　连续肾脏替代治疗过程中液体管理和液体平衡的监测

CRRT 的主要优势是保障血流动力学相对稳定,这对于循环不稳定、低血压或需要清除大量水的患者尤为重要。CRRT 以缓慢的速度(200~300mL/h)去除机体内液体,这对患者来说是相对安全的,但对于重症患者尤其是血流动力学不稳定患者,在 CRRT 期间做好液体管理则非常重要。

一、液体管理的原则

CRRT 液体管理水平根据管理频度及强度分为以下三级。

一级水平:一级水平是最基本的液体管理水平,一般以 8~24h 作一时间单元,估计 8~24h 内应去除的液体量,然后计算超滤率,设定超滤量。该级水平的液体管理从整个时间单元来看,患者达到预定容量控制目标,但可能在某一时间点容量状态存在一定波动,故一级水平的液体管理适用于治疗计划变化小、血流动力学稳定、能耐受暂时性容量波动的患者。

二级水平:二级水平是较高级的液体管理水平,不仅要求在整个时间单元达到最终容量控制目标,而且还要求在每一时间段都能达到容量控制目标。首先将总体容量控制目标均分到每一时间段,以此确定超滤率,然后根据即时的液体输入量来调整超滤率,以保证每小时患者都达到液体平衡,避免患者在某一时间点出现明显容量波动的现象。因此,二级水平需要每小时进行计算和调整,以完成每小时的液体平衡,最终实现 24h 的液体平衡。二级水平的液体管理适用于治疗计划变化大、血流动力学不稳定、难以耐受容量波动的患者。

三级水平:三级水平扩展了二级水平的概念,并调节每小时液体的净平衡,以达到要求的血流动力学指标。该级水平根据血流动力学指标,如中心静脉压、肺动脉压或平均动脉压来调整液体出入量,以达到更符合生理要求的最佳容量状态。

二、液体平衡目标的制订

液体平衡目标指单位时间内要求实现的液体平衡计划,通常为出超;少数情况下要求出入平衡,即"0"平衡;极少数情况下可能要求入超。

三、液体平衡的方法

CRRT 模式的选择直接关系到控制液体平衡的效果。PICARD研究首先清晰地提示,CRRT 能有效纠正急性肾损伤(Acute kidney injury,AKI)患者的液体超负荷。CRRT 由于超滤速度较为恒定而缓

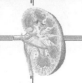

慢,机体有充裕的时间完成血管再充盈,故在有效控制液体平衡的同时能保持血流动力学的稳定。

CRRT治疗过程中要实现液体平衡,通常可以分以下三步进行。

第一步:准确评估单位时间内患者液体的出入量。患者液体的出入量应包括静脉输液量、经胃肠道摄入量、尿量、引流量、大便量、非显性失水量及CRRT的净超滤量。在这里我们应该明确两个概念:CRRT脱水量及净脱水量。

CRRT脱水量＝机器脱水量＝滤出液总量－(置换液量＋预冲量＋回血量)。

净脱水量＝CRRT脱水量＋其他出量(尿量、呕吐量、引流量、大便量等)－其他入量(补液量、进食量、输血量等)

第二步:准确记录及计算单位时间内的液体平衡。CRRT出入量的记录单对于精确计算摄入量、排出量是非常必要的。

第三步:准确设置置换液、透析液及超滤液的速度,并能够及时纠正偏差。

我们应该尽可能在记录单中记录患者所有的出入量,树立每小时平衡的概念及定时检查的概念。

四、置换液配方

可直接或间接提供HCO_3^-的常用配方有碳酸氢盐配方和乳酸盐配方和枸橼酸盐配方。根据三种配方的特点,推荐采用碳酸氢钠配方。HCO_3^-可自由通过滤器而丢失,故需补充。

(一)碳酸氢盐配方

碳酸氢盐配方直接提供HCO_3^-,但HCO_3^-易分解,故需临时配制。由于钙离子和碳酸根离子易发生结晶,故钙溶液不可加入碳酸氢盐缓冲液中,两者也不能从同一静脉通路输注。重症患者常伴肝功能不全或组织缺氧而存在高乳酸血症(乳酸>5mmol/L),故宜选用碳酸氢盐配方。研究证明,碳酸氢盐配方还具有心血管事件发生率较低的优点。

(二)乳酸盐配方

乳酸盐配方经肝脏代谢产生HCO_3^-,间接补充RRT过程中丢失的HCO_3^-。乳酸盐配方仅适用于肝功能正常的患者。正常肝脏代谢乳酸的能力为100mmol/h,故在高流量血液滤过时,乳酸盐配方仍可能导致高乳酸血症,干扰乳酸监测对患者组织灌注的评估。

(三)枸橼酸盐配方

枸橼酸盐溶液经肝脏代谢产生HCO_3^-,间接补充RRT过程中丢失的HCO_3^-,可作为置换液用于高出血风险患者的RRT。

五、置换液的管理

目前,欧洲许多国家已经采用商品化的置换液或透析液,而在我国,大部分医院主要由自己配制置换液,故置换液的管理在CRRT过程中显得尤其重要。在置换液的配制过程中,医生的责任是根据患者的临床情况调整置换液中各成分的含量、比例。因此,这种调整需要医生的处方,而护士应严格执行无菌操作,按照配方进行配比,避免因错误使用置换液而导致严重并发症。为此,在推荐使用商品化的置换液或透析液的同时,应制定置换液配制规范及置换液管理制度。

(一)置换液配制原则

1.无致热原。

2.电解质浓度应保持在生理水平,为纠正患者原有的电解质紊乱,可根据治疗目标做个体化调节。

3.缓冲系统可采用碳酸氢盐、乳酸盐或柠檬酸盐。

4.置换液或透析液的渗透压要保持在生理范围内,一般不采用低渗或高渗配方。

(二)置换液管理制度

1.护士应严格按照医嘱配方进行配比,禁止自行调整配方或加入其他药物。

2. 配制置换液前检查药物有效期,液体包装是否破损。

3. 置换液使用剂量要准确,配制置换液时严格执行无菌操作。

4. 置换液应明确标识,以免与其他液体混淆。

5. 每位患者的置换液配制液体专人专柜管理,多余的液体和药物必须每日清退。

(三)置换液配制规范

1. 统一使用超滤液配制车。行 CRRT 的患者,配制车放置于病床床尾,按照规定标志放置一次性无菌物品、所需各种液体和药物及配制好的置换液等。

2. 置换液配制不超过 3 袋。一袋为使用中,一袋为配制中(放于配制车一侧),一袋为备用。

3. 置换液袋需粘贴标签,由当日治疗班打印瓶签交于操作护士。

4. 置换液配制完毕后,其接触端用 75% 酒精纱布包裹并外加薄膜手套覆盖,每袋更换酒精纱布及手套。

5. CRRT 记录单放置于配制车一侧的病例框内。

6. 置换液必须现配现用,配好的置换液在有效期内使用,最长不能超过 24h。

7. 禁止置换液互相挪用,停止医嘱时,有多余置换液一律弃去。

8. 超滤液配制车旁禁止悬挂垃圾袋或放置垃圾桶,车内保持清洁干燥,应每班做好清洁工作;停止 CRRT 时,应彻底清洁后,放于规定位置。

(姚惠萍)

第五节 血液净化过程中抗凝剂的应用与护理

在血液净化过程中,由于体外循环的建立,血液与滤器表面接触,血液易发生凝集,从而阻塞 CRRT 管路和滤器;血流量下降,CRRT 中输血、补充脂肪乳剂,以及各种原因引起的高凝状态,都会引起 CRRT 管路和滤器部分或完全阻塞,降低溶质清除效能,甚至使 CRRT 无法继续。因此,合理充分的抗凝是保证 CRRT 得以顺利进行的必要条件。应根据患者的凝血功能选择合适的抗凝方法和抗凝剂,既保证抗凝充分,又避免出血或原有出血加重。不同的抗凝技术有不同的使用方法、剂量及不良反应,临床护士需要高度重视。

常用的凝血时间试验有 3 种:全血部分凝血活酶时间(Whole blood partial thromboplastin time, WBPTT)、活化凝血时间(Activated clotting time,ACT)和试管凝血时间(Lee-White clotting time, LWCT)。前两者临床应用较多且准确性较高,并适合于 CRRT 患者的抗凝监测。

一、抗凝流程

1. 首先评估患者治疗前的凝血状态,查看患者的凝血功能。

2. 必须明确各种抗凝剂的使用方法和禁忌证。

3. 正确选择抗凝剂,并计算其所需要的剂量。

4. 使用过程中定时监测凝血状态并记录。

5. 根据病情和监测结果调整抗凝剂用量并记录。

6. 积极处理与抗凝相关的并发症。

二、临床常用抗凝技术

(一)全身肝素抗凝技术

肝素是最常用的抗凝剂。肝素全身抗凝分两个步骤:首先,安装管路后给予加有 12500U 肝素的

1000mL生理盐水预冲管路,预冲管路的目的是排气并使肝素与滤器膜充分结合,有效减少滤器凝血,上机时将管路内肝素排出。其次,治疗前给予5～8U/kg负荷剂量,从静脉注入,然后以5～12U/(kg·h)维持剂量持续注入滤器前端。

1.上机前正确安装管路并充分自循环,确保静脉通路通畅。

2.普通肝素首剂在治疗前10min给药。

3.在治疗过程中密切监测凝血状态,及时调整抗凝剂用量。具体监测及内容包括如下几方面。

(1)临床监测:滤器、动静脉壶有无凝血块;体外循环管路是否通畅;及时识别并排除滤器及管路凝血征兆;患者有无出血倾向等。观察患者有无凝血反应,应重点观察血滤器的颜色。

(2)机器监测:TMP、滤器压力降、动脉压、静脉压、滤过分数等。

(3)实验室监测:凝血酶原时间(Prothrombin time,PT)、活化部分凝血活酶时间(Activated partial thromboplastin time,APTT)、ACT,在上机30min后送检凝血功能,以后每4h检查1次,或根据患者情况缩短或延长监测时间。滤器后ACT维持在正常的1.5～2倍(正常150～170s),APTT、PT维持在正常的1.4倍。

肝素的半衰期为0.5～2h,平均50min。在保证体外循环不凝血的前提下,在治疗结束前一段时间提前结束使用肝素,可减少肝素对凝血功能的影响,减少穿刺点出血。在保证血液透析结束时ACT延长为基础值的140%的前提下,一般可提前15～60min结束使用肝素。

(二)肝素局部抗凝技术

为了减少出血,肝素局部抗凝在严重出血倾向患者中应用比较广泛,预冲管路和治疗的实施步骤同全身抗凝,只是在静脉端用等量的鱼精蛋白中和滤器前输注的肝素,在治疗中根据凝血参数适当调整肝素和鱼精蛋白的剂量。

1.治疗前不给予负荷剂量肝素。

2.治疗开始时以5～12U/kg维持剂量持续注入滤器前端。

3.静脉端用注射泵持续注入鱼精蛋白,按比例使用肝素与鱼精蛋白。在为有出血倾向的急性肾衰竭患者进行治疗时,使用的肝素(mg)与鱼精蛋白(mg)的比例为1:1,慢性肾衰竭患者为1:1.5～1:1.2。

4.反复测定血管通路动脉端与静脉端的凝血时间,根据结果调整鱼精蛋白和肝素剂量。

5.治疗结束后应推注鱼精蛋白10～15mg,4h后根据需要可重复使用一次。

(三)枸橼酸钠局部抗凝技术

枸橼酸钠能与血中游离钙螯合,生成难以解离的可溶性复合枸橼酸钙,使血中钙离子减少,阻止凝血酶原转化为凝血酶,从而起到抗凝作用。枸橼酸钠局部抗凝可以用于活动性出血或高危出血患者,以及肝素抗凝禁忌证,血流动力学不稳定时也可应用此方法。

1.将枸橼酸钠从CRRT管路的动脉端输入,使用时可用输液泵调整和控制输入速度。局部枸橼酸钠抗凝时,透析液可采用无钙透析液或普通含钙透析液。用无钙透析液时,将枸橼酸钠从血液透析管路的动脉端输入;如患者需补充钙剂,则从其他途径输入。

2.准备输液泵,透析前将枸橼酸钠连接在管路的动脉端泵前。

3.在透析过程中,应密切观察患者的血压、脉搏、心率、血路及动静脉压,并做记录,密切观察血路和透析器是否有凝血现象。一旦发现透析器或管路颜色变深,或静脉压较前大幅度升高,应立即采取防凝血措施,并行ACT检查,以调整枸橼酸钠输注速度。

4.定时检查血气分析及电解质,一旦发生低血钙,应迅速降低枸橼酸钠输注速度或停止输注枸橼酸钠。

5.枸橼酸钠浓度较低时,所用枸橼酸容量增大,应适当增加脱水量,防止容量负荷增加。

6.枸橼酸抗凝技术的并发症及其防治

(1)高钠血症:采用枸橼酸钠抗凝透析时,可适当调整钠浓度,防止高钠血症。

(2)代谢性碱中毒:枸橼酸钠进入体内后,参与三羧酸循环,最终生成HCO_3^-。在透析过程中可适当降低透析液中的碳酸盐浓度,避免发生代谢性碱中毒。

(3)低钙血症:发生率为 5％～10％,常见于本身有低钙血症而使用无钙透析液的患者,或有严重代谢性酸中毒,透析过程中纠正酸中毒时血钙降低的患者。故在采用枸橼酸钠透析前,应了解患者的血钙及酸中毒情况。在透析期间,应进行心电监护,随时测定血钙浓度,建立静脉通路以防止低血钙的发生。

(四)无抗凝剂抗凝技术

在血液净化治疗过程中,也有一部分患者因各种原因不宜使用抗凝剂,需采用无抗凝剂治疗。该治疗方法在应用时,出血的风险也远低于重症患者应用肝素抗凝的血液净化治疗。

1.应用指征:①有活动性出血的患者,包括心包炎、颅内出血、消化道出血、近期手术、大面积创伤等。②凝血系统疾病有凝血功能障碍的患者。③应用抗凝剂有禁忌证者,如肝素过敏、肝素引起的血小板减少等。

2.无抗凝剂抗凝技术的操作实施:①滤器及管路常规用肝素盐水预冲,闭路循环 30min。②在治疗前用生理盐水将滤器及管路中的肝素盐水全部排掉,以免肝素进入患者体内。

三、抗凝的护理

1.治疗开始后密切观察患者生命体征,每小时测血压、脉搏、心率,保证通路和体外循环管路、滤器连接正确稳固,管路无扭曲。严格遵守无菌原则进行各项操作。

2.血液净化治疗前应了解患者的出凝血时间和血红蛋白水平。通过体检评估患者的出血情况,包括观察眼底、痰液、大便、皮肤、黏膜、引流管、气管、创口出血情况以及穿刺部位渗血情况,女性患者还应了解月经情况。对前一次血液净化治疗使用肝素的抗凝情况进行分析。如果患者最近有出血现象或手术、外伤史,应通知医师并遵医嘱使用其他抗凝方法或抗凝剂。

3.若采用肝素抗凝,则治疗前、治疗中及治疗后,分别抽外周静脉血以检测血小板计数和凝血参数中的凝血酶原时间、凝血酶原时间国际标准化比值、凝血酶时间、部分凝血活酶时间。低分子肝素抗凝需监测血浆抗凝血因子 Ⅹa 活性;枸橼酸抗凝需监测动脉凝血时间和血浆总钙水平,以调整枸橼酸和钙剂输入速度。

4.抗凝效果观察:严密观察管路及滤器内血液的颜色变化,观察动静脉滤网以及滤器的凝血情况。若循环管路中、滤器前端出现小凝块,均提示肝素用量不足,应通知医师并遵医嘱追加抗凝剂。滤器使用时间以及滤器和管路凝血情况分为 4 级。0 级:无凝血或有数条纤维凝血。Ⅰ级:部分凝血或成束纤维凝血。Ⅱ级:严重凝血或半数以上纤维凝血。Ⅲ级:滤器静脉压明显增高,需更换滤器或管路凝血。

5.对于卧床行动不便的患者,应做好患者的生活护理、基础护理及心理护理。

6.抗凝剂应用过程中的护理。

(1)CAVH 治疗结束后,拔除动脉导管时必须加压按压 30min,以防出血;如果出血持续,需尽早手术。若为中心静脉留置双腔静脉导管出现穿刺部位渗血,嘱患者尽量减少局部活动,卧床休息,局部加压、冷敷。

(2)在进行血液净化治疗前,应对患者的凝血功能、出血倾向等进行全面评估,以选择合适的抗凝方法。在 CRRT 过程中,抗凝剂量应能立即达到最大的体外抗凝作用,而对循环系统无作用或作用较小。肝素由于其全身抗凝作用,致使高危出血患者在治疗过程中出现并发症的发生率高达 10％～30％。因此,低分子量肝素、局部枸橼酸抗凝更广泛地应用于高危出血患者的 CRRT 中。

(3)治疗开始后要重点观察原有的出血情况,同时注意口腔、鼻腔、胃肠道等部位有无新的出血,严密监测患者的凝血酶原时间等指标,如发现问题及时正确处理。

(4)上机前抽出管腔内上次封管的肝素,上机时选择单连接,排空管路内肝素或用生理盐水冲洗后,再连接至患者,尽量减少肝素用量。观察穿刺点局部有无出血,局部渗血以压迫为主,必要时在治疗结束后用一定量的鱼精蛋白中和体内残余肝素。

(姚惠萍)

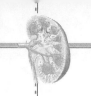
第六节 重症患者血液净化过程中并发症的观察与护理

在 CRRT 过程中,护理人员对并发症的充分认识和准确、及时、有效的处理,对提高 CRRT 效果,确保重症患者的安全至关重要。本节分别就 CRRT 上机前及上机、CRRT 过程中、下机及下机后的并发症和护理要点逐一进行阐述。

一、上机前及上机过程中的并发症

(一)穿刺处局部出血

1. 原因及临床表现

患者凝血功能不良,或因穿刺者技术不熟练反复穿刺引起。表现为穿刺处局部渗血或大量出血。

2. 护理要点

(1)穿刺前检查患者的出凝血时间,必要时进行纠正。

(2)穿刺过程中协助医生顺利置管,少量出血时局部用干纱布按压,大量出血时进行止血处理。

(二)低血压

1. 原因及临床表现

低血压的发生原因主要是短时间内超滤量过多或速度过快引起血容量下降。典型症状有脉搏加快、血压正常或稍有下降,继而出现面色苍白、呼吸困难、脉搏细速,严重者可出现晕厥、意识障碍。

2. 护理措施

(1)低血压是血液透析过程中最常见的并发症,应密切观察,发现低血压应立即减慢血流量,暂停超滤,并输入生理盐水。输液时可以先阻断动脉管路,以加快输液速度,一般输入 200~300mL 盐水后患者症状可以缓解,待血压恢复正常后,再继续透析。

(2)同时密切观察生命体征,根据情况增减超滤量。

(三)心力衰竭

1. 原因及临床表现

发生原因有患者动静脉流量过大、合并心脏器质性病变等。典型急性左心衰竭的表现是呼吸困难、口唇发绀、烦躁不安或咳出粉红色泡沫痰,双肺有湿啰音。

2. 护理措施

(1)向患者做好解释工作,使患者安静下来,减轻其心脏负担,降低心肌耗氧量。

(2)给予患者高流量吸氧,机械通气患者增加呼气末正压通气,减少肺泡渗出。

(3)给予患者单纯超滤,排除体内过多的水分,同时控制血流量,以免增加心脏负担。

(4)根据医嘱给予患者强心剂和血管扩张药。

(5)严密监测生命体征,同时进行血流动力学监测。

(6)密切观察疗效,观察患者呼吸有无改善、心率有无减慢及咳嗽咳痰有无好转。

(四)空气栓塞(较为少见)

1. 原因及临床表现

发生原因是动脉管路与穿刺针连接不紧密,空气监护装置失灵或忘记打开等。轻者可出现阵发性剧咳、气急、胸闷,严重者可出现抽搐、神志不清、昏迷,甚至死亡。

2. 护理要点

(1)上机前应仔细检查管路是否完好、连接是否紧密、机器报警系统是否完好。

(2)出现症状立即夹住回路血管,停血泵,患者取头低足高左侧卧位,给予大流量吸氧,严重者配合医生进行抢救。

(五)滤器首次使用综合征(较为少见)

1.原因及临床表现

主要原因是患者对环氧乙烷、甲醛等消毒液过敏,滤器膜的生物相容性差或对滤器的黏合剂过敏,使补体系统(C3a、C5a)激活和白细胞介素(IL)-1 释放。表现为呼吸困难、低血压、恶心、呕吐、喉头水肿等。

2.护理要点

(1)新的透析器使用前应先用生理盐水充分预冲,并选择生物相容性好的滤器。

(2)给予吸氧,减慢血流,等症状缓解后,再进行正常治疗。

(3)密切观察患者血压、心率及心律的变化,防止低血压、心律失常及心力衰竭。注意观察呼吸情况,防止喉头水肿。

二、CRRT 过程中的并发症

(一)采血不畅

1.原因及临床表现

发生原因是局部血管血流不畅或血管直径过细,管路前端或侧壁端口贴近血管壁,患者身体过度活动等。表现为动脉压过低,机器报警。

2.护理要点

(1)穿刺前了解大血管的解剖情况,选择正常血管建立通路。

(2)穿刺过程中协助医生采用正确的置管方向、合理的穿刺角度来正确固定导管。

(3)必要时调整导管角度与方向。

(二)严重的酸碱平衡失调、电解质紊乱

1.原因及临床表现

发生原因是置换液酸碱度、渗透压及电解质浓度异常,超滤速度控制不当,未及时检查纠正等。表现为高钾血症、低钾血症、高钠血症、低钠血症及高钙血症等。

2.护理措施

(1)严格核对透析液,保证机器运转正常。

(2)在透析过程中定时检查血气分析、电解质等,尽量做到早发现、早预防、早处理。

(3)一旦发现异常立即汇报医生及时正确处理。

(三)出血

1.原因及临床表现

患者全身肝素化、凝血障碍或血小板功能异常。轻者可表现为牙龈出血、痰中带血、皮肤黏膜出血、便血等,严重时可引起呼吸道、消化道大出血及全身皮下瘀血等。

2.护理措施

(1)轻者减少肝素用量或用低分子肝素,结束时用鱼精蛋白中和肝素(按 1∶1 比例),口腔、牙龈出血者可以用纱布或棉球加压止血;重症患者应停止治疗,用鱼精蛋白中和肝素,出现休克者需输血或输入胶体溶液补充血容量,并进行抗休克治疗。

(2)对于外科术后、有出血倾向的患者,应使用低分子肝素或无肝素治疗。

(3)对于有出血倾向的患者,确定抗凝剂后再开始治疗。

(4)做好治疗过程中的监测及护理。

(5)对于出血患者,应严密监测其血压、脉搏的变化,发现异常立即减慢血流,减慢或停止超滤,紧急补充生理盐水,同时立即通知医生处理;如出现休克应立即采取抢救措施。

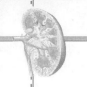

(四)溶血

1. 原因及临床表现

发生原因是超滤液温度过高或钠浓度过低;泵管转子过紧,与血泵不匹配。表现为突然出现发冷、胸闷、胸部紧压感、呼吸困难、背部疼痛,典型症状是静脉管路内血液为葡萄酒色;实验室检查发现血细胞比容明显下降,血液离心后血浆呈淡粉红色,并伴有高钾血症。

2. 护理措施

(1)患者一旦出现溶血反应,应立即关停血泵,通知医生。

(2)严密观察生命体征的变化,协助医生做好抢救工作。

(3)采集血标本,做好输血准备工作。做好"三查八对",严防输错血。

(4)注意给患者保暖,加强心理护理,努力安慰患者,缓解其焦虑紧张的情绪。

(5)严格检测透析液浓度、温度;定时对机器进行检修;机器发生故障时及时维修,待机器运转顺利后方可上机。

(五)破膜

1. 原因及临床表现

血浆分离器可承受的血流量及跨膜压受到制作工艺的限制,如置换时血流量过大或置换量增大,往往会导致破膜,表现为滤器外出现红色。

2. 护理措施

(1)血流量应为 100～150mL/min,每小时分离血浆 1000mL 左右,跨膜压控制在 375mmHg(50kPa)。

(2)预冲分离器时注意不要用血管钳敲打排气,防止发生破膜。

(3)停机,更换血浆分离器。

(六)过敏反应

1. 原因及临床表现

在血浆置换治疗过程中,由于弃去了含有致病因子的血浆,血液渗透压发生一定变化。为了保持血浆渗透压稳定,防止发生威胁生命的体液平衡紊乱,在分离血浆后要补充等容量液体。新鲜冰冻血浆含有凝血因子、补体和白蛋白,其成分复杂,常可诱发过敏反应。据相关文献报道,过敏反应的发生率＜12％。表现为皮肤荨麻疹、寒战、高热等。

2. 护理措施

(1)预防:在应用血浆前静脉给予地塞米松 5～10mg 或 10％葡萄糖酸钙 20mL。

(2)应用血浆时,减慢置换速度,逐渐增加置换量。同时应选择合适的置换液。

(3)治疗过程中要严密观察,当患者出现皮肤瘙痒、皮疹、寒战、高热时,不可让患者随意搔抓皮肤,应及时给予激素、抗组胺药或钙剂,可为患者摩擦皮肤以缓解瘙痒。

(4)治疗前认真执行"三查八对",核对血型,血浆输注速度不宜过快。

三、下机过程及下机后的并发症

(一)高血压、心力衰竭

1. 原因及临床表现

发生原因是治疗结束后回血速度过快。表现为血压升高,严重时出现呼吸困难、粉红色泡沫痰、湿啰音等心力衰竭症状。

2. 护理措施

(1)下机过程中严密监测生命体征变化,特别是中心静脉压、血压、心率等。

(2)匀速下机,守候在患者身边,禁止离开做其他工作。

(3)特殊患者须缓慢下机,以确保安全。

(二)发热

一般分为致热原反应和感染导致的发热。

1.致热原反应

(1)原因及临床表现:治疗开始后 1～2h 出现畏寒、寒战、恶心呕吐、发热,体温通常在 38℃ 左右,很少超过 39℃,持续 2～4h 后渐退,24h 内完全消退。外周血白细胞和中性多核白细胞不增高,血培养阴性。

(2)护理措施:①可服用退热药,使用激素和抗过敏药物。②要防止致热原反应,使用一次性管道和滤器。

2.感染导致的发热

(1)原因及临床表现:感染原因可能是未严格遵守无菌技术操作规程,导致器械被污染而引起医源性感染,或患者已存在感染灶。表现为在治疗后 2～3d 体温升高,可达到 39℃ 以上,血象中白细胞及中性粒细胞明显增高,血培养可能阳性。

(2)护理措施:①一旦发生感染所致的发热,应使用足量的抗生素治疗。②严格实行无菌技术操作,一旦发现器械污染或疑有污染,应立即更换。③上机前应测量患者体温,了解情况。如患者伴有感染,应给予抗感染治疗。④密切观察体温、脉搏、呼吸、血压的变化,对体温超过 39℃ 者应给予物理降温。

(三)导管堵塞

1.原因及临床表现

发生原因是封管液浓度或剂量不足,患者用力或活动致血液反流。表现为导管内可以看到反流的血液,用注射器推注不畅。

2.护理措施

(1)采用正确的封管液浓度和剂量正压封管(边推边退)。

(2)适当限制患者活动,尽量使患者避免咳嗽、便秘等增加腹内压力的因素,避免回血。

(3)对于长期留置者,每天用肝素液冲洗管路一次,确保管路通畅。

(四)非计划拔管

1.原因

患者自行拔除导管或医护人员在治疗或搬动患者过程中不小心将导管拔除。

2.护理措施

(1)合理固定导管,用缝线固定。

(2)妥善保护,防止被牵拉滑脱。

(3)必要时约束患者双手,医护人员搬动患者或进行各项操作时注意导管,防止非计划拔管。

(五)导管相关性血流感染

1.原因及临床表现

重症患者抵抗力低下,放置血流导管易引起感染。表现为寒战、发热,局部红肿,血培养阳性等。

2.护理措施

(1)每天评估导管,不使用时及时拔除。

(2)严格无菌操作,规范导管维护。

(3)出现导管感染迹象时,及时拔除导管送检。

(姚惠萍)

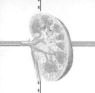

第七节 重症血液净化患者的人文关怀和健康宣教

一、血液净化治疗患者人文关怀的重要性

CRRT 作为重症患者的一种治疗手段需要不间断地进行,且疾病与治疗的各种打击会给患者带来生理、心理和社会适应能力等方面的影响。人文关怀强调"以人为本""以患者为中心",目标是提供优质服务,营造人文环境,倾注人文情怀,弘扬人文精神。

二、人文关怀的实施

(一)人性化的病房环境

血液净化治疗的环境布局应让患者产生舒适感觉,墙壁和窗帘尽量选用浅绿色、浅黄色、淡蓝色为主色调,让人充满希望,又感到安宁、和平、恬静。病房应整洁、空气清新、光线柔和,保持合适的温度湿度。医护人员着装整洁,仪表端庄,举止大方,温文尔雅,语言和蔼可亲。

(二)了解患者需求,重视和关心患者

当患者第一次进行血液净化治疗时,往往会产生担心、焦虑甚至恐惧等情绪,护理人员态度应和蔼可亲,尊重患者,主动与患者沟通,了解患者的顾虑和需求。主动向患者介绍环境、主管医生和护士、仪器设备、血液透析治疗原理及操作过程,亲切和蔼地询问其病情,以消除患者的恐惧心理,使其主动配合,减轻血液净化治疗中的并发症。在与患者交谈时注意运用沟通技巧,使患者消除顾虑,并提供优质护理服务。协助患者保持整洁的床单位和舒适的体位,尽量让患者倍感温暖,鼓励其增强信心,消除紧张情绪及消极的心理。

(三)操作中重视人文关怀

护理人员在进行血液净化治疗过程中要严格按照操作规程,技术娴熟,严格遵循无菌操作,要表现出良好的专业素养,使患者安心,增加患者对护理人员的信任感。治疗过程中应严密观察病情,全程监护,以便及时发现有无并发症的发生。及时与患者沟通交流,了解其治疗过程中的感受和需求,讲一些轻松的话题,以转移患者注意力。治疗结束后,询问患者有无不适,叮嘱其注意事项,协助其取舒适体位。

三、血液净化治疗过程中的健康宣教

(一)向患者做好疾病知识宣教

血液净化治疗患者往往存在焦虑、恐惧、绝望、抑郁心理。医护人员应及时向患者讲解患者疾病以及血液净化治疗的相关知识,鼓励他们增强信心,正确对待疾病。应向患者说明治疗过程中可能出现的并发症,如行血浆置换的患者若出现皮疹、全身瘙痒或其他不适症状,应及时告知护理人员等。护理人员应多介绍成功的病例鼓励患者,增强患者的抗病信心。治疗期间指导患者的饮食、水分控制、药物服用,使患者学会自我管理。长期维持性透析患者在病情允许的情况下,提倡他们进行适当的户外活动,增强机体抵抗力。一些症状较轻的患者,鼓励他们参加一些力所能及的工作,提高自己的社会价值感,增强自信心。

(二)做好患者家属的健康宣教工作

血液净化治疗因费用高昂,需要亲人、朋友及工作单位的支持与理解。患者会因得不到家人的照顾、理解、关心而产生不同程度的抑郁、焦虑。因此,我们要争取家属的配合,避免不良因素的刺激,使患者得

到家庭和社会更多的关心与尊重,增加患者战胜病魔的勇气与信心。

(姚惠萍)

第八节　重症血液净化过程中感染的管理

血液净化技术需要建立体外循环,对于重症患者,创建临时性血管通路是必不可少的,而感染又是血液净化治疗患者必须面临的并发症。因此,做好血液净化患者的感染管理,是保障患者治疗成功的必要前提。

一、血液净化患者血管通路相关性感染现状

临时性中心静脉导管作为通路运用于血液净化治疗,但中心静脉导管相关性并发症,包括栓塞、感染、血流不足等的发生率明显高于动静脉内瘘,其中导管相关性感染(Catheter related infections,CRI)的发生率很高,引起的病死率为 12.0%~25.9%。

(一)CRI 发生率

中心静脉导管引起的感染率,远高于自体动静脉内瘘及人造血管内瘘,具体见表9-1。美国相关统计资料显示,导管引起的感染平均住院天数为 6.5d,所需的住院费用为 3700~29000 美元。

表 9-1　不同类型血管通路的感染率

血管通路类型	感染率
无隧道的中心静脉导管	5.0 例/1000 导管日(3.8~6.5 例/1000 导管日)
股静脉插管	7.6 例/1000 导管日(1 周后感染率上升 10%)
颈内静脉插管	5.6 例/1000 导管日(2~3 周后感染率上升 10%)
锁骨下静脉插管	2.7 例/1000 导管日(4 周后感染率上升 10%)
有隧道、带袖套的中心静脉导管	3.5 例/1000 导管日(1.6~5.5 例/1000 导管日)
聚四氟乙烯血管动静脉内瘘	0.2 例/(患者・年)
自体动静脉内瘘	0.05 例/(患者・年)

(二)危险因素

1. 老年人,肥胖及糖尿病肾病、慢性肾炎、心功能不全、全身水肿患者,分别伴有营养不良、贫血(血红蛋白<70g/L)、低蛋白血症(白蛋白<30g/L);患者机体免疫力下降,特别是糖尿病患者由于长期的糖代谢异常,加重了微血管病变,造成组织损伤。而含糖的局部组织成为病菌的培养基,更易引发感染。

2. 置管部位和留置时间:Powe 等分析了美国肾脏病资料库 7 年中 4005 例次中心静脉置管术的资料,认为临时性导管是发生脓毒症的独立危险性因素。临时性导管中股静脉插管较颈内静脉插管、锁骨下静脉插管更易发生感染。另有研究报道,临时性导管在留置 4 周时有 75% 的患者不发生导管相关性菌血症(Catheter-related bacteremia,CRB),但 2 个月时不发生者不足 50%,随着留置时间的延长,导管感染率呈线性上升。

3. 导管的类型:导管材料可以影响血栓的形成和微生物的附着,目前导管的材料主要有聚乙烯、聚氯乙烯、聚酯和硅胶类。导管材质按血栓形成下降的次序为聚氯乙烯、聚乙烯、聚氨基甲酸乙酯及硅胶,硅胶类的感染率远较聚氯乙烯低。据报道,应用聚乙烯导管时,其血栓性静脉炎发生率为 70%,硅胶导管为 20%;单腔导管感染率为 8.3%,双腔导管感染率为 37.7%。应用聚氯乙烯导管时,其血栓性静脉炎发生率为 70%,而柔软的硅胶和聚氨酯导管则更少形成血栓。

4. 其他因素:包括置管过程和导管使用时是否严格执行无菌操作规范,敷料的更换是否及时、规范,导管维护是否得当等都是导管相关性感染发生的危险因素。

(三)感染类型

导管出口处和隧道感染占 8%~21%。永久性导管 Cuff 以外部分感染称为出口处感染;若出口处感

染沿隧道向内发展波及 Cuff,即为隧道感染。隧道感染较出口处感染更为严重,常引起菌血症与严重的迁移性感染。

二、ICU 床旁血液净化治疗感染控制的管理要求

1. 从事血液净化治疗的工作人员应严格贯彻执行国家卫生计生委《医院感染管理规范(试行)》《消毒管理办法》和《消毒技术规范》等有关规范。

2. ICU 病区应保持空气清新,空气培养细菌应≤200cfu/m³。

3. 为防止交叉感染,每天对治疗单元内所有的物品表面(如血液净化机外部等)及地面进行擦洗消毒。

4. 物品表面细菌数≤5cfu/cm²。明显被污染的表面应使用浓度不低于 500mg/L 的含氯消毒剂消毒。

5. 乙型病毒性肝炎和丙型病毒性肝炎患者必须按照要求做好隔离,并配备专门的操作用品车。护理人员相对固定。

6. 新入血液净化治疗患者要进行乙型肝炎病毒(Hepatitis B virus,HBV)、丙型肝炎病毒(Hepatitis C virus,HCV)、梅毒及人免疫缺陷病毒感染的相关检查。对于 HBsAg、HBsAb 及 HBcAb 均阴性的患者,建议给予乙肝疫苗接种。对于 HBV 抗原阳性,患者应进一步行 HBV-DNA 及肝功能指标的检测;对于 HCV 抗体阳性的患者,应进一步行 HCV-RNA 及肝功能指标的检测。

7. 血液净化治疗管路预冲后,在未破坏管路密闭的情况下,必须 24h 内使用,否则要重新预冲。

8. 严格执行一次性使用物品(包括穿刺针、超滤管路、滤过器等)的规章制度。

9. 超滤废水应排入医疗污水系统。

10. 废弃的一次性物品的具体处理方法参见中华人民共和国卫生部 2012 年 4 月颁布的新版《消毒技术规范》。

三、临时性导管的维护管理

(一)置管时的预防控制措施

1. 依照置管准入制、置管 Checklist 核查表实施置管。

2. 置管前严格执行手卫生程序。

3. 置管时遵循最大限度的无菌屏障,置管者应戴口罩、帽子、无菌手套,穿无菌手术衣(或一次性隔离衣),置管部位应铺无菌大单并覆盖全身。

4. 置管过程中严格遵循无菌操作规范,尽量避免反复穿刺。

5. 首选氯己定消毒穿刺点皮肤,待干后再穿刺。

6. 使用的医疗器械以及各种敷料必须达到灭菌水平,接触患者的用品一律一人一用一消毒。

7. 患有疖肿、湿疹等皮肤病,患感冒等呼吸道疾病,感染或携带有耐甲氧西林金黄色葡萄球菌的医护人员,在未治愈前不应进行插管操作。

(二)置管后的预防控制措施

1. 置管穿刺点应选择透气性好的无菌透明贴膜或无菌纱布敷料覆盖;每天换药,敷料出现潮湿、松动、沾污时立即更换;皮肤消毒面积应大于敷贴面积,一般为 10cm×10cm;消毒后自然晾干,洗必泰和酒精消毒待干时间需 30s,聚维酮碘消毒待干时间需 2min。

2. 接触导管接口或更换敷料时,须进行严格的手卫生,并戴无菌手套,不能以手套代替洗手。

3. 导管使用应规范化,有血液净化治疗资质的专职护士才能实施上机、下机操作;上机、下机时严格遵循 Checklist 核查表实施。

4.每次使用导管应注意消毒导管的动静脉接头(酒精棉片或聚维酮碘纱布包裹接头用力摩擦至少15s),并在封管时更换肝素帽,避免管腔直接暴露在空气中。

5.治疗前先抽出动静脉导管内保留的肝素及部分残余血液(约3mL)并弃去,如发现有血块或栓子,则应再多抽取5~10mL血液并弃去;治疗结束时,取至少20mL生理盐水冲洗导管管腔中的残血,再使用2mL 1000U/mL肝素稀释液对动静脉双管进行正压封管。

6.患者洗澡或擦身时要注意对导管的保护,不能将导管浸入水中。

7.行血液净化治疗时,管路连接应严格遵循无菌原则,治疗过程中尽量保持管路的密闭性。

8.每天观察导管穿刺点情况,注意导管出口有无感染迹象。怀疑导管相关感染时,应考虑拔除导管,但不要为预防感染而定期更换导管。

9.患者停止血液净化治疗时,尽早拔除静脉导管。

(姚惠萍)

第九节　血液净化仪器设备的管理

一、CRRT机器使用、维修及保养制度

1.CRRT治疗机要有国家食品药品监督管理总局颁发的注册证、生产许可证等。

2.为保障治疗正常进行,每隔12个月必须对机器进行技术安全性检查,其维护和维修须由厂家指定的专业工程师来完成,维护内容参见厂家说明书。

3.CRRT专职人员可参与完成日常维护操作,每台机器均建立独立的运行档案记录。档案中应记录出厂信息、操作运转及维修记录,以便于查询管理。在对机器进行维护操作之前,必须先切断机器的电源供应。

4.每次使用前均应进行自检,自检全部通过后方可进行治疗,不允许人为跳过自检程序。

5.每种型号机器均配有简洁明确的操作指南,操作时严格按照操作指南进行。

6.每年对科室人员进行CRRT机器基本知识和操作技术的培训,并有记录。

7.临床使用中须进行安全与风险管理监测,发现使用安全问题及时处理并记录在案,并及时与厂家联系检修。

8.对CRRT机器临床使用安全与风险管理监测的结果信息进行案例分析,建立持续质量改进措施。

二、CRRT机器的清洁、消毒、监测登记

(一)清洗操作

操作人员应在每次治疗完成后,拆除所有的管路系统,仔细检查机箱的外部表面和带有底轮的机座及每个压力传感器是否干净,确认无任何异物黏附在表面。清洁操作如下:

1.系统机柜的表面以及轮子的底座,可以用湿的、干净的软布进行清洁。而表面的消毒,可以使用低浓度的、专用于医疗设备消毒的消毒剂。不要使用任何清洁剂或消毒剂来清洁显示屏!

2.取出漏血探测器时要记住反光镜的安装方向,反光镜取出后用清水擦拭,并用软布擦干;装回机器前要保证反光镜上没有指纹等痕迹,注意反光镜装回后要与以前安装的方向相同,否则需要重新校正。

3.气泡监测器用棉签蘸取少量清水擦拭,并用干棉签擦干。

4.盐水袋支架上有时会有液体滴到加热器门把手里,造成门把手难以打开,用注射器往旋转处注入清水进行清洗,并用软布擦干。

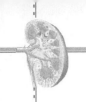

（二）消毒操作

1.操作人员在对机器的外部表面进行消毒时,所使用的消毒剂种类及浓度需按厂家机器说明书进行,了解有关消毒剂的产品用途、操作浓度、应用领域以及使用安全性方面等内容。

2.由于机器控制单元系统中的每个器件都不能直接接触患者的血液,因此操作人员不需要对机器的内部器件进行消毒操作。仅仅管路和过滤器会直接接触到血液,但这些部件每次治疗结束后都会被丢弃。

三、CRRT 机器使用的质量控制

CRRT 使用的质量管理是完成治疗的必要条件。保证机器的正常操作与运转,及时发现和处理使用过程中的机器故障,才能保证患者治疗的安全性和连续性。设立 CRRT 专职护士,全面负责 CRRT 机器的质量控制。具体保障措施如下:

1.每台机器进行专册登记,建立使用、维修、维护、保养登记本。

2.定期监测机器使用情况,并对每台机器的使用情况进行登记。

3.每年联系厂家对机器进行技术安全性检查,保障机器安全运作。

4.在使用过程中,及时发现监测数据的异常与机器故障报警情况,及时报告记录,故障机器及时联系工程师进行维修,并对维修情况进行登记。

5.由 CRRT 专职护士负责 CRRT 机器(不良)事件监测报告工作,分析不良事件发生原因及处理方法。

6.监督并指导操作者,使用过程中严格按照正确的操作规程使用机器,使用后做好每台机器的清洁与消毒工作。

（姚惠萍）

参考文献

[1]Bart BA，Goldsmith SR, Lee KL, et al. Ultrafiltration in decompensated heart failure with cardiorenal syndrome[J]. N Engl J Med,2012,367(7):2296-2304.

[2]Dennen P，Douglas I S, Anderson R. Acute kidney injury in the intensive care unit：An update and primer for the intensivist[J]. Crit Care Med,2010,38(9):261-275.

[3]Galvagno SM Jr，Hong CM, Lissauer ME, et al. Practical considerations for the dosing and adjustment of continuous renal replacement therapy in the intensive care unit[J]. J Crit Care,2013,28(5)：1019-1026.

[4]Payen D，de Pont AC,Sakr Y,et al. A positive fluid balance is associated with a worse outcome in patients with acute renal failure[J]. Crit Care,2008,12(8):74.

[5]Powe NR，Jarr B, Furth SL, et al. Septicemia in dialysis patients：Incidence，risk factors，and prognosis[J]. Kidnes Int, 1999,55:108.

[6]Rivers EP. Fluid-management strategies in acute lung injury-liberal, conservative, or both？[J]. N Engl J Med,2006,354(24):2598-2600.

[7]Schild FA. Maintaining vascular access：The management of hemodialysis arteriovenous grafts[J]. J Vasc Acess,2010,11(8):92-99.

[8]Yerram P，Karuparthi PR, Misra M. Fluid overload and acute kidney injury[J]. Hemodial Int,2010,14(4):348-354.

[9]陈香美.血液净化标准操作规程[M].北京:人民军医出版社,2010:50-124.

[10]傅芳婷.血浆置换理论与实践[M].北京:人民军医出版社,2011:3.

[11]李兰娟.肝功能衰竭和人工肝研究进展[J].浙江医药,2008,30(5):425-427.

第三篇

重症血液净化的临床应用

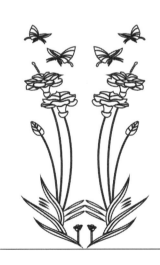

第十章

重症患者脏器病理生理改变与血液净化

重症患者的疾病发生、发展常涉及多器官功能损害,导致病情进展迅速、治疗困难、病死率高,是临床诊疗工作的重点与难点。当机体受到感染、创伤、烧伤等致病因素打击时,机体内稳态失衡,发生全身炎症反应,抗炎反应被激活,导致多器官功能损害。而血液净化能连续、缓慢地清除体内水和溶质,是肾脏疾病的重要治疗手段之一。近年来,随着认识的深入及技术的进步,血液净化不再仅仅局限于"肾脏替代",在严重感染、重症胰腺炎及创伤等非肾脏重症的治疗中也发挥着越来越重要的作用。但由于不同类型重症患者的病理生理状态存在差异,因此选择合适的血液净化治疗策略对患者预后的改善至关重要。

第一节　多器官功能障碍综合征的病理生理改变与血液净化

多器官功能障碍综合征(Multiple organ dysfunction syndrome,MODS)是指当机体受到感染、创伤、烧伤等严重打击后,出现两个或两个以上器官同时或序贯性功能衰竭。大量研究表明,器官障碍严重程度及器官障碍数目与患者病死率密切相关。若 MODS 进展为多器官功能衰竭(Multiple organ failure,MOF),患者病死率高达 $60\%\sim94\%$,这也是严重感染、创伤和大手术后最常见的病死原因。目前,MODS 及 MOF 是重症医学所面临的最大挑战。

一、MODS 的病理生理改变

1. MODS 的病因及发生机制

MODS 的病因包括感染性疾病和非感染性疾病两类,其中感染性疾病导致的 MODS 约占 40%。感染性疾病包括重症肺炎、腹腔感染、血源性感染等,非感染性疾病包括创伤、烧伤、休克、急性胰腺炎等。从本质上来看,MODS 是机体炎症反应失控,继而导致器官功能损害的结果。

在 MODS 的发生、发展过程中,机体的炎症反应失衡、缺血再灌注、大量自由基生成、肠道屏障功能破坏及细菌毒素移位等均发挥重要作用。MODS 的损伤往往是多元或序贯发生的。若创伤、感染、休克等疾病十分严重,则可直接导致明显的全身炎症反应,进而出现多器官功能损害,即原发性 MODS;但对于更多的患者,原发疾病可能并未严重到引起 MODS,但亦已激活机体免疫系统,使炎症细胞动员并处于预激活状态,当患者出现继发性感染、休克等情况时,就会出现二次或多次打击,即使后续的疾病较轻,亦可能导致明显的全身炎症反应,进而导致 MODS,即继发性 MODS。

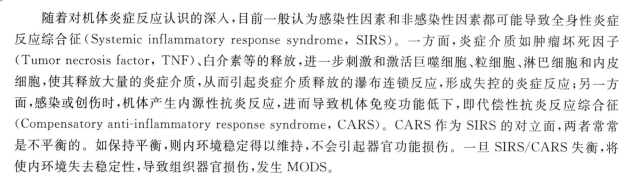

随着对机体炎症反应认识的深入,目前一般认为感染性因素和非感染性因素都可能导致全身性炎症反应综合征(Systemic inflammatory response syndrome,SIRS)。一方面,炎症介质如肿瘤坏死因子(Tumor necrosis factor,TNF)、白介素等的释放,进一步刺激和激活巨噬细胞、粒细胞、淋巴细胞和内皮细胞,使其释放大量的炎症介质,从而引起炎症介质释放的瀑布连锁反应,形成失控的炎症反应;另一方面,感染或创伤时,机体产生内源性抗炎反应,进而导致机体免疫功能低下,即代偿性抗炎反应综合征(Compensatory anti-inflammatory response syndrome,CARS)。CARS 作为 SIRS 的对立面,两者常常是不平衡的。如保持平衡,则内环境稳定得以维持,不会引起器官功能损伤。一旦 SIRS/CARS 失衡,将使内环境失去稳定性,导致组织器官损伤,发生 MODS。

2. MODS 细胞水平病理生理变化

MODS 如何从单个器官影响到其他远隔器官的过程尚未完全明确。随着研究的深入与进展,对 MODS 的认识也从器官水平逐渐深入到细胞水平。Takasu 等观察了 44 例死于重症感染的患者(作为感染组),通过光镜、电镜观察尸检标本的心脏和肾脏的超微结构,通过免疫组化检测细胞损伤指标,如连接蛋白 43(Connexin 43,Cx43)和肾损伤分子-1(Kidney injury molecule-1,KIM-1),并将其与 12 例心脏移植和 13 例脑死亡患者比较心脏相关指标,与 20 例肾外伤和 8 例肾癌患者的标本比较肾脏相关指标。结果发现,感染组患者心肌细胞凋亡非常少见,Cx43 重新分布于心肌侧膜,并可见线粒体水肿,感染组与对照组的心肌线粒体膜损伤及自噬现象类似;在肾脏标本检测中,对照组仅 3 例出现仅 1% 的肾皮质肾小管局灶性损伤,而感染组 78% 的患者出现局灶性肾小管损伤,通过光镜及 KIM-1 免疫染色法测得感染组的损伤程度(32.3%±17.8%)高于对照组(10.3%±9.5%),电镜检测结果也表明感染组患者的肾小管损伤明显,表现为细胞线粒体水肿和自噬增加。由此可见,在感染导致的 MODS 患者中,细胞坏死和凋亡均不明显,主要表现为细胞损伤,但细胞损伤和坏死与器官功能障碍程度并不完全匹配。同样已有动物实验及临床观察性研究支持上述观点。因此,有学者提出可以通过修复细胞损伤、改善细胞功能来进行治疗。这可能为改善 MODS 患者的预后,甚至为治愈 MODS 提供了新的方向。

3. MODS 不同器官病理生理变化

MODS 发生、发展过程中出现的多器官功能损害,其临床表现具有不同的特征,病理生理也各有特点,但各器官之间又有着密切的关联与相互作用。Russell 等研究发现,在感染导致的 MODS 患者中,最常出现损伤的器官为肺,但与 30d 病死率关系较小;其他非肺器官功能衰竭,包括心血管、神经、凝血及肾脏等发生损害的比例较肺少,但与病死率的相关性高。由于所研究的部分 MODS 患者是在放弃治疗后才死亡的,因此器官功能衰竭与病死率的关系需进一步探讨。常见的器官功能损害的病理生理改变包括以下几个方面。

(1)肾功能障碍:发生 MODS 时,肾功能障碍的主要原因包括肾灌注不足导致缺血、缺氧,炎症介质直接导致肾组织细胞损伤。在烧伤、创伤、休克等情况下,儿茶酚胺分泌增多,肾素-血管紧张素系统被激活,这些均可引起肾血管收缩。此外,肾血流的重新分布,可能使肾皮质血流最先被累及。肾皮质血流的减少导致肾功能损害。在存在肾脏疾病、糖尿病、高龄等因素的患者中更易出现肾功能障碍。

(2)肺功能障碍:①肺泡毛细血管通透性增强,主要因肺组织释放趋化因子和血液循环中的炎症介质作用引起,导致中性粒细胞在肺组织中浸润和内皮损伤。②肺组织缺血以及肺泡Ⅱ型上皮细胞代谢障碍,肺泡表面活性物质减少或功能下降,肺水肿加重,肺泡塌陷或不张。③内皮细胞损伤影响肺血管调节功能,使肺血管阻力增强,甚至导致右心功能发生障碍。④肺微循环障碍,通气血流比例失调,造成低氧。

(3)心功能障碍:MODS 患者常出现心脏收缩和(或)舒张功能障碍,可能与冠状动脉血流减少、炎症介质或毒素对心肌细胞的损害等因素有关。在临床可能表现出心肌缺血性改变,心肌损害的检测(如肌钙蛋白)亦可能有阳性结果。在心功能障碍的患者中,如心脏收缩舒张功能持续不能缓解,则常提示预后不佳。

(4)胃肠功能障碍:胃肠道是最易受缺血、缺氧影响的器官之一,亦是 MODS 中常见的受累器官,且肠道屏障功能被破坏及细菌移位在 MODS 的发生发展中发挥着重要作用。肠道是机体最大的细菌和毒素库,肠道有可能是 MODS 患者菌血症的来源。另外,MODS 患者菌血症的细菌往往与肠道菌群一致。肠黏膜内大量散在分布淋巴细胞,肠系膜中广泛分布淋巴结以及肝脏内有大量的库普弗细胞,因此肠道实际上既是一个消化器官,也是一个免疫器官。在感染、创伤或休克时,即使没有细菌的移位,肠道内毒素的移位也将激活肠道及其相关的免疫炎性细胞,导致大量炎症介质释放而参与 MODS 的发病。

(5)其他:如肝脏、神经、凝血、代谢等系统功能障碍也是 MODS 的重要组成部分。MODS 患者的病情往往是复杂的,各系统间既有各自的特点,又相互影响,在考虑 MODS 患者的病理生理学改变时,必须有整体观念,控制炎症反应对机体造成的级联放大的器官功能损害,应及时纠正各器官的病理生理紊乱,并采取综合性支持治疗措施,进而改善患者预后。

二、血液净化在 MODS 中的应用

MODS 的病因复杂,涉及的器官和系统多,因此治疗往往也比较复杂,需兼顾多器官相互之间的影响。MODS 的治疗应包括控制原发病,改善氧代谢,纠正组织器官缺氧,营养代谢和调理支持及免疫调节治疗等。而在纠正 MODS 的病理生理学紊乱方面,血液净化能够用于调控机体 SIRS/CARS 平衡,进而有助于改善各器官的功能,进一步改善患者预后。

1. 血液净化治疗 MODS 的机制

根据清除的溶剂及溶质的不同,血液净化包括多种不同的模式。而清除溶剂主要通过超滤实现,原理包括弥散、对流、吸附等多种,不同的原理所清除的溶质亦存在差异,因此在考虑用血液净化方法治疗 MODS 患者时,首先需明确治疗目标,进而选择合适的血液净化策略。

在 MODS 的治疗过程中,血液净化主要通过调控机体的炎症反应,纠正免疫紊乱;通过器官功能支持,纠正电解质酸碱平衡紊乱,稳定内环境,进而改善患者临床症状甚至降低病死率。

(1)清除炎症介质,重建免疫平衡:血液净化对炎症介质的调节机制一般有 3 种学说,即去峰值浓度学说、免疫调节阈值假说和炎症转运假说,其中以去峰值浓度学说最常见。

Ronco 等提出的"峰值浓度理论",即严重感染起源于免疫应答完全失控,血浆中促炎因子与抗炎因子水平序贯性达到峰值,患者可同时处于过度炎症反应和免疫抑制的失调状态,导致血管麻痹内稳态失衡。大部分炎症介质相对分子质量为 10000~30000,而使用高生物相容性、高通透性滤器,应用对流和吸附的原理,截留的炎性介质最大相对分子质量可达 50000 左右。因此,特别在采用高容量血液滤过及反复更换滤器的情况下,血液净化可以连续清除中分子炎症介质,降低血中炎症介质的峰值浓度,缓解全身炎症反应,改善血管麻痹。如烧伤伴严重感染患者接受连续性静脉静脉血液透析滤过(Continuous veno-venous hemodiafiltration, CVVHDF)治疗,可显著降低血液中内毒素、TNF-α、IL-1β、IL-6 和 IL-8 的水平。多项研究也证实了,血液净化能够改善重症患者单核细胞分泌功能和抗原呈递功能,调节其过度活跃或过度抑制状态,重建机体免疫内稳态。

Honoré 等认为,随着血液净化治疗的进行,血液中炎症介质浓度开始下降,组织及组织间隙中的炎症介质浓度也降低,达到一定阈值后炎症级联反应停止,炎症介质对机体组织的进一步损害停止。这一假说可以解释某些研究报道的高容量血液滤过(High volume hemofiltration, HVHF)治疗中,尽管血液中的炎症介质浓度尚未显著下降,而患者的血流动力学和生存率改善的现象。

血液滤过尤其是 HVHF 可促使细胞因子随淋巴液在组织、组织间隙、血液间流动的增加而增加,因此加大置换液的剂量、加强超滤,对改善组织和器官内炎症反应、更好地清除组织内炎症介质至关重要。

(2)器官功能支持:血液净化不仅仅是"肾脏替代治疗",还可以对患者器官功能起到支持和保护作用。例如:通过调整容量平衡,降低心脏前负荷及后负荷;通过对血流动力学的稳定作用,改善脑、肾等器官的血流灌注;通过清除多余水分,减轻组织水肿,可保护脑、肝、肺等多个器官,减少肺水肿的发生,缩短机械通气时间。

(3)纠正电解质酸碱平衡紊乱,稳定内环境:高钾血症、酸中毒等电解质酸碱平衡紊乱在严重感染患

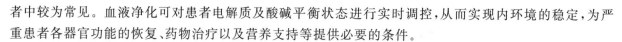

者中较为常见。血液净化可对患者电解质及酸碱平衡状态进行实时调控,从而实现内环境的稳定,为严重患者各器官功能的恢复、药物治疗以及营养支持等提供必要的条件。

2. MODS 的血液净化策略

对 MODS 患者行血液净化的最重要目的是有效地清除炎症介质和毒素,进而调节全身炎症状态,这可能能够改善重症患者的预后。常见的炎症介质,如 IL-1β、IL-6、IL-8、TNF-α 等多为中大分子物质,主要通过吸附及对流的原理进行清除;而 LPS、TNF-α 多聚体等相对分子质量更高,仅能通过吸附进行清除。因此,可以采用血液滤过、血浆吸附、血液灌流等模式进行治疗。

血液滤过通过对流的方式清除溶质,对中相对分子质量的炎症介质清除效果较好。研究结果表明,经过常规连续性静脉静脉血液滤过(Continuous veno-venous hemofiltration, CVVH)治疗的重症感染患者,血液中的炎症介质水平降低不明显,临床疗效亦不确切。考虑到血液滤过的溶质清除效率与超滤量有关,因此近期的研究从常规的连续血液滤过衍生出新的治疗模式:高容量连续血液滤过。Ronco 等研究发现,在急性肾功能衰竭的患者中,CVVH 治疗剂量从 25mL/(kg·h)增加至 35mL/(kg·h)时,患者的存活率从 41% 显著升高至 57%,而治疗剂量再增加至 45mL/(kg·h)时,患者存活率并未出现明显改善(58%);而合并感染亚组分析结果显示,CVVH 治疗剂量从 25mL/(kg·h)增加至 35mL/(kg·h)时,患者的存活率从 18% 升高至 25%,而治疗剂量再增加至 45mL/(kg·h)时,患者存活率明显升高至 47%。蔡国龙等研究发现,HVHF 能够显著降低感染性休克合并 MODS 患者血清中 TNF-α、IL-1β、IL-6、IL-10 等炎症介质的水平。然而,近期发表的 IVORIE 研究结果表明,70mL/(kg·h)的治疗剂量并不能比 35mL/(kg·h)更好地改善感染性休克合并急性肾损伤(Acute kidney injury, AKI)患者的预后(37.9% *vs* 40.8%,P=0.94),且患者血管活性药物需求量、RRT 依赖率及住院时间等在两组间均无显著差异,而高剂量治疗组患者的血磷、维生素 C 等丢失更多。因此,35mL/(kg·h)可能已经是相对较高的剂量了,更高剂量可使体内有益物质的丢失增加,造成缺失综合征,可能削弱了其带来的益处。总体而言,与常规肾脏疾病的治疗剂量有所区别,设置相对更高的超滤率更有利于炎症介质的清除,也可能更适用于重症感染及 MODS 的治疗。目前推荐:在重症 AKI 患者中治疗剂量不低于 35mL/(kg·h),重症 AKI 患者伴有感染性休克中不低于 45mL/(kg·h)。

不少炎症介质难以通过连续性肾脏替代治疗(Continuous renal replacement therapy, CRRT)的滤过膜,即使采用 HVHF 也难以有效清除 TNF-α、IL-10、LPS 等大分子的炎症介质,因此只能通过吸附的方式清除。连续性血浆滤过吸附(Continuous plasma filtration adsorption, CPFA)将血液引出体外后,先用血浆分离器分离血浆,血浆经树脂和活性炭吸附后再与血细胞混合,进行血液滤过。临床研究表明,与单独 CVVH 相比,CPFA 治疗后的严重感染性休克患者的平均动脉压显著升高(P=0.001),去甲肾上腺素用量明显减少(P=0.003)。Formica 等亦发现,CPFA 能够降低重症患者血中的 TNF-α 及 IL-10 水平,改善患者血流动力学状态,提高患者生存率。由此可见,CPFA 综合了血浆吸附和血液滤过的优势,能够有效清除炎症介质,成为 MODS 的有效治疗措施之一。

此外,血液灌流通过将多黏菌素 B 固定到聚苯乙烯纤维中,治疗重症感染患者,能够有效地清除患者体内的内毒素水平,调节全身炎症反应状态,进而改善患者的血流动力学和氧合状态,降低患者病死率。多黏菌素 B 血液灌流(Polymyxin B-direct hemoperfusion, PMX-DHP)是通过体外的联合药物及 CRRT 的方法,既发挥了多黏菌素 B 特异性结合内毒素的特性,又避免了药物的不良反应。Cruz 等在腹腔重症感染的患者中应用 PMX-DHP 治疗后发现,治疗组患者 28d 的病死率为 32%,而对照组为 53%(P<0.05),并且治疗组患者的血流动力学改善更明显,对血管活性药物的依赖程度降低,序贯器官衰竭估计(Sequential organ failure assessment, SOFA)评分降低。因此,在重症感染,尤其是革兰氏阴性杆菌感染的治疗中,PMX-DHP 可能发挥重要作用。

而在血液净化的时机方面,对重症感染、感染性休克、伴有全身炎症反应的重症胰腺炎及严重创伤等导致的 MODS 患者,早期开始治疗亦能够通过吸附滤等方式有效降低血浆中 IL-1、IL-6、IL-10 及 TNF-α 等炎症介质水平,调节机体的全身促炎反应与抗炎反应的平衡,从而减轻炎症反应的级联放大效应;同时,调节患者内环境的稳定,减轻全身炎症反应时的高代谢,从而减轻患者病情。但针对早期的定义,目前尚无统一的标准,仍需临床进行进一步探索。不过,在 MODS 的诊治过程中,还是应及早考虑到血液净化能够带来的益处,避免错失最佳治疗时机。

(邱海波,邱晓华)

第二节　重症患者急性肾损伤的病理生理改变与血液净化

急性肾损伤(Acute kidney injury,AKI)是重症患者中常见的临床问题之一。随着重症医学及各项诊疗技术的进步,针对 AKI 的诊治有了长足发展。但由于诊断标准的差异,文献报道的 AKI 发病率差异较大。2012 年,KDIGO 指南将 AKI 的诊断标准在 AKIN 标准的基础上进行了修订,进一步完善了 AKI 的诊断与分级。根据最新的标准,美国肾病协会对 2004—2012 年发表的 312 篇研究进行荟萃分析,共纳入 49147878 例患者,将研究中的所有 AKI 患者按照 KDIGO 指南进行重新分类,结果表明:成人 AKI 的发病率和病死率分别为 21.6% 和 23.9%;儿童 AKI 的发病率和病死率分别为 33.7% 和 13.8%;而进一步按照 AKI 的严重程度进行分级,在 AKI 1 期、2 期、3 期和维持性透析时,患者病死率分别为 15.9%、28.5%、47.8% 和 49.4%。由此可见,AKI 仍是重症医学中与患者预后密切相关的一种疾病,且随着 AKI 进展,患者病死率亦逐渐升高。迄今为止,AKI 患者仍然是临床的治疗重点和难点。

一、急性肾损伤的病理生理改变

1. AKI 的病理生理学分类

AKI 是由于各种原因导致的一种综合症,会使两肾排泄功能在短期内急剧减退,并造成氮源性代谢废物在体内潴留,水、电解质及酸碱平衡失调。AKI 的病因有很多,常见的危险因素主要包括低血容量、全身性感染、肾毒性药物、外科大手术、肾移植及其他脏器功能不全,如心力衰竭、肝功能衰竭、重症胰腺炎、急性呼吸窘迫综合征等。根据 AKI 病理生理及处理方法的不同,将其分为肾前性、肾性和肾后性 AKI 三类。

(1)肾前性 AKI:正常情况下,肾脏存在自身调节现象,即肾血流量在一定范围内波动时,肾小球滤过率(Glomerular filtration rate,GFR)可维持相对稳定。当肾脏血流灌注下降超过自身的调节范围时,可引起肾脏缺血、缺氧及肾小球滤过功能下降,即引起 AKI。肾前性 AKI 通常是由于各种原因引起的血容量下降或心排血量下降导致肾脏供血不足。另外,肾小球血管收缩(扩张)调节失衡引起的肾脏血液供应下降也是发生肾前性 AKI 的重要原因。肾小球血流受入球小动脉及出球小动脉流量的动态平衡所控制,从而影响滤过压及下游肾单位的血液供应。影响肾脏入球小动脉收缩的多种调节因素发生变化,如交感神经张力上调,去甲肾上腺素、血管紧张素 Ⅱ、内皮素、血栓素、白三烯等分泌增加,使入球小动脉收缩,均可引起肾前性 AKI。

(2)肾性 AKI:指由各种肾脏实质性病变或肾前性肾衰竭发展而导致的 AKI。其病因可分为肾小球、肾间质性、肾小管性、肾血管病变,肾小管内梗阻及慢性肾小球病变恶化。AKI 是一个连续的病理生理过程,肾前性和肾性之间并没有明显的界限。当严重或持续的肾脏低灌注时,肾小管上皮细胞发生严重的损伤,即使纠正了低灌注也难以逆转肾脏实质的损伤,于是就由肾前性 AKI 发展至肾性 AKI。

急性肾小管坏死(Acute tubular necrosis,ATN)是肾性 AKI 最常见的原因,随发病人群及所处环境的不同,ATN 的病因也各不相同。20%~30% 的患者为医院获得性 ATN,一般发生在手术后,多与肾脏低灌注有关;30%~50% 与严重感染相关;约 25% 为药源性 AKI,与抗生素、造影剂及抗肿瘤药物等有关。一般说来,肾性 AKI 通常是肾脏缺血、缺氧性损伤或肾毒素的中毒性损伤共同作用的结果。

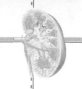

(3)肾后性 AKI:相对少见,国内外报道其发生率均在 10%以下,常见于各种原因引起的急性梗阻,如前列腺肥大、尿道狭窄引起的尿路阻塞,结石、血块、结晶引起的输尿管阻塞,或神经病变、神经节阻滞药应用引起的神经源性膀胱。一般说来,肾后性 AKI 在 ICU 中很少见。大部分的肾后性 AKI 如能及时解除梗阻,肾功能往往能恢复。

2. 常见病因 AKI 的病理生理学改变

(1)缺血性 AKI:正常情况下,肾血流量约占心排血量的 20%,肾氧耗量约占全身氧摄取量的 10%。由于肾脏皮质和髓质的血流和氧摄取分布不均,因此肾脏对低灌注和低血压极其敏感。正常肾脏血液供应及氧需求的特点是皮质血流分布丰富,血流速度快,氧分压高(约 50mmHg);而髓质血流分布少,血流速度慢,氧分压低(10~20mmHg)。但髓质需氧量相对较高,髓质约需要全部氧供的 80%以支持肾小管对钠和氯的重吸收。通常,当肾灌注压发生大幅度变化时,肾皮质在一定程度上可通过自身调节机制来维持血流量的相对恒定;但髓质却缺乏这种机制,对血流灌注和氧供减少的耐受较差,灌注压下降 40%~50%,即可发生缺血和急性肾小管坏死。

缺血性 AKI 主要是由肾脏低灌注引起的。一方面,当全身灌注降低时,交感肾上腺髓质兴奋,儿茶酚胺增多,肾素-血管紧张素系统被激活,内皮素与一氧化氮(NO)的产生失衡,从而引起肾血管收缩,肾血流量急剧减少。缺血可引起肾脏组织的 ATP 减少,从而引起肾脏细胞发生一系列功能及结构上的改变,最终坏死或凋亡,导致 AKI。研究发现,肾脏细胞凋亡还是坏死取决于 ATP 消耗的程度:中度降低(ATP 消耗量在 25%~75%)可引起凋亡,而严重降低(ATP 消耗量>75%)方可引起坏死。另一方面,再灌注损伤会产生较多活性氧自由基,会进一步加重肾脏损伤。

缺血性 AKI 的发生常伴有低血压和休克。但在正常血压下也会发生缺血性 AKI。其可能的原因包括以下几个方面:①肾脏局部灌注减低而血压正常,如肾动脉狭窄。②肾脏自身调节障碍,肾脏对低灌注敏感性增加,轻度低灌注即可引起肾脏功能改变。可见于以下情况:a.无法降低微动脉阻力,多见于肾脏微动脉和小动脉的结构改变,如高龄、动脉硬化原发性高血压、慢性肾病等;前列腺素减少,如非甾体抗炎药物、环氧合酶抑制剂。b.入球小动脉收缩:全身感染、高钙血症、肝肾综合征、环孢素 A 或他克莫司、造影剂。c.无法增加出球小动脉阻力:血管紧张素转换酶抑制剂、血管紧张素受体阻滞剂的使用。③严重低灌注伴随血管收缩物质水平增高,阻止血压下降,有时甚至可以增加血压,如急性心肌梗死、肺栓塞等。④血压测量的问题:休克时,无创血压测量值较真实值高。

(2)感染性 AKI:重症感染与 AKI 相互影响,互为因果。重症感染患者约 42%伴有不同程度 AKI,而在 AKI 的直接诱发因素中重症感染约占 32%。重症感染所致的 AKI 患者往往病情更重,住 ICU 时间更长,病死率更高。重症感染患者并发 AKI 的病死率甚至高达 70%,明显高于其他病因导致的 AKI 患者的病死率。

患者出现重症感染及感染性休克时,内毒素等进入血液循环系统,刺激机体释放大量细胞因子和炎症介质,使心脏舒缩功能发生障碍和外周血管阻力下降,导致血压下降,血流重新分布,肾血管代偿性收缩,肾脏血流量代偿性减少,GFR 下降,最终影响肾功能。已经证实,由诱导型一氧化氮合酶诱导生成的一氧化氮在脓毒症性肾损害中起重要的血流调节作用。但是也有研究认为,在重症感染时,肾血管与外周血管同样呈舒张状态,肾血流量并无明显下降。Christoph 等进行荟萃分析发现,在重症感染导致 AKI 的研究中,62%的研究提示肾血流量下降,38%的研究提示肾血流量保持不变甚至增加,唯一与肾脏血流相关的变量就是心排血量,即如果患者处在高血流动力的状态,则肾脏的血流量是足够或是增加的。可能的解释是,由于肾脏的血管扩张,尤其是当出球小动脉扩张的程度超过入球小动脉时,即使肾脏的血流量足够或是增加,GFR 仍然是下降的。因此,在高动力型严重感染时,肾脏损伤可能并非由缺血所致。

在重症感染时,各种炎症介质激活体内凝血系统,在肾小球内形成弥漫性微血栓,机械性梗阻导致 GFR 下降,并且高凝血状态消耗过量凝血因子,出现继发性组织内出血;加之炎性组织液渗出,在肾小球内可能形成毛细血管腔外压力增高,肾小球有效滤过压进一步降低。肾小管内血栓阻碍小管上皮细胞的重吸收和分泌作用。凝血和炎症反应相互促进,各种细胞因子的直接毒性作用和血栓的机械性梗阻最终导致代谢产物堆积,并在肾小管周围局部浸润、渗透,加重肾脏损伤。

Cunningham 等的研究表明,在由大肠杆菌 LPS 诱导的严重感染大鼠模型中,急性肾衰竭是由 TNF 及 TNF 受体 1 的直接毒性作用所致。在敲除 TNF 受体基因的对照组中,白细胞浸润和肾小管凋亡细胞明显减少。将含有 TNF 受体的肾移植到敲除 TNF 受体基因的大鼠,LPS 介导的脓毒症能诱发急性肾功能衰竭。因此,推测 TNF 是内毒素诱导脓毒症性肾损伤的重要介质。这也说明毒性物质的直接作用和免疫机制在感染性 AKI 中起重要介导作用。Messer 等的研究也表明,TNF 和细菌 LPS 的共同作用,通过增加促凋亡蛋白的合成和减少抗凋亡蛋白的合成,加速肾小球系膜细胞凋亡。目前,对重症感染时肾脏细胞凋亡的机制尚不明确,但可以肯定的是异常的细胞凋亡与 AKI 密切相关。在各种炎症介质刺激下,凋亡程序启动,凋亡的肾小管细胞与组织黏附减弱,脱落并在肾小管腔内形成管型,引起一系列肾小管功能障碍。

综上所述,在严重感染所致的肾损伤发生过程中,炎性细胞浸润对肾脏的直接毒性损伤、肾脏总血流量改变、肾脏内皮质和髓质血流量重新分布、促凝血和纤溶级联失衡等机制共同作用,导致肾小球和肾小管内微血栓形成、肾小管细胞凋亡和坏死等,使肾脏失去正常生理功能,临床上出现 AKI。

(3)药物性 AKI:药物是 AKI 的常见原因。药物通过多种作用机制导致肾脏损伤,如:使肾小球内血流动力学发生改变;药物作为抗原沉积于肾间质,诱发免疫反应,导致炎症;以及药物在肾脏浓集,产生结晶体,从而损伤肾小管等。

肾脏通过调节入球和出球小动脉张力来维持或自身调节肾小球内压力和 GFR。很多药物能通过干扰入球和(或)出球小动脉的张力,导致 GFR 下降。如应用血管紧张素抑制药物[包括血管紧张素转化酶抑制剂-1(Angiotensin converting enzyme inhibitor,ACE-I)和血管紧张素受体阻滞剂(Angiotensin receptor blocker,ARB),其作用以扩张出球小动脉为主],可降低肾小球的滤过压,使 GFR 呈不同程度的降低。这种影响在原有疾病存在高肾素、高血管紧张素状态(如严重容量不足、原有慢性肾脏疾病、重度肾动脉狭窄或慢性心力衰竭)时更明显。非甾体类抗炎药可选择性阻断花生四烯酸的合成,导致具有扩血管活性的前列腺素合成减少,从而抑制入球小动脉扩张,引起 GFR 下降。钙蛋白阻滞剂(环孢素、他克莫司)可以引起剂量依赖的入球小动脉收缩,导致 GFR 下降,从而导致 AKI 的发生。

某些药物,常见的如抗菌药物,自身或其代谢产物可以对肾组织和细胞直接产生损伤,可累及肾小球、肾小管、肾血管及肾间质等,其中以近曲肾小管上皮细胞最为常见。抗菌药物及其代谢产物通过近曲肾小管上皮细胞基底膜和刷状缘侧膜上阴离子转运体进行分泌和重吸收,同时在近曲肾小管上皮细胞内大量聚集,导致细胞内有机离子浓度分布改变、膜电位破坏、细胞酶系统损伤等。肾毒性的抗菌药物主要包括氨基糖苷类、两性霉素 B 和多烯类抗生素等,其对细胞的损伤程度与抗菌药物剂量成正比。

某些药物可以与肾脏内的抗原相结合或本身作为一种外源性抗原沉积于肾脏,激活体内抗原抗体反应,形成循环免疫复合物或原位免疫复合物而造成肾损伤。肾损伤部位主要在肾间质和肾小球,表现为急性间质性肾炎或血管炎。如利福平表现为体液免疫,抗菌药物作为半抗原或抗原可以诱发机体产生抗体,形成免疫复合物,沉积于肾小球基底膜,导致急性肾损伤。磺胺类和 β-内酰胺类药物则表现为细胞免疫(包括 T 淋巴细胞依赖型高敏反应和 T 淋巴细胞的直接细胞毒作用),可导致间质性肾炎。一般认为,体液免疫可能起主要作用,且多种细胞因子和补体参与其中。

某些药物在肾小管内浓度升高或因小管液 pH 值的异常而达到过度饱和,从而引起大量晶体盐类物质急剧析出,沉积在肾小管中,阻塞肾小管,导致 AKI 的发生。如磺胺类、喹诺酮类、阿昔洛韦等在用量过大、静脉给药速度过快或患者水化不充分的情况下,其本身可形成结晶;乙二醇、大剂量维生素 C 等在体内代谢后可形成草酸结晶;过量应用钙剂可引起钙质在肾小管沉积;抗肿瘤药物可引起溶瘤综合征,产生大量尿酸结晶。当患者有容量不足和潜在肾功能不全时,更容易发生 AKI。

此外,还有药物可以通过对肌细胞的直接毒性作用或间接损伤肌细胞,诱发横纹肌溶解,导致肌细胞内肌红蛋白和肌酸激酶释放入血。肌红蛋白通过直接毒性作用、阻塞肾小管和改变 GFR,给肾脏造成损伤。高达 81% 的横纹肌溶解是由药物和乙醇引起的,50% 的患者随后会发生 AKI。他汀类药物是已被确认的可引起横纹肌溶解的药物。

二、急性肾损伤的血液净化机制及策略

1. AKI 患者血液净化的指征时机选择

血液净化又称为肾脏替代治疗(Renal replacement therapy,RRT),顾名思义,在重度 AKI 患者中实施血液净化,更主要考虑的是进行肾脏替代,通过调节容量、纠正酸碱及电解质紊乱、改善氮质血症等,进而改善患者的病情。

血液净化治疗的效果与开始的时机密切相关,不恰当的开始时机不仅无益,而且可能有害。Karvellas 等的荟萃分析共纳入 15 项研究,尽管不同研究采用的"早期"和"晚期"RRT 的定义标准并不一致,但结果表明,在伴有 AKI 的重症患者中,早期 RRT 组比晚期 RRT 组的 28d 病死率显著降低。Ostermann 等通过回顾 1985—2011 年的 2 项随机对照研究、2 项前瞻性队列研究以及 13 项回顾性研究,结果发现目前临床决定 RRT 开始的指标包括血肌酐、尿素氮、尿量、液体累积量等,结果同样表明早期 RRT 组患者的预后更好。基于上述结论,该学者提出合并 AKI 的重症患者开始 RRT 的时机为:出现危及生命的 AKI 相关并发症,且不能通过常规治疗快速逆转;经过调整容量、维持平均动脉压在 65mmHg 以上及积极治疗其他肾脏疾病后,仍存在 24h 尿量≤600mL、进展性酸中毒(pH 值<7.25)、液体累积量>体重的 10%、肺水肿进行性加重或其他非肾器官功能恶化。理想的 RRT 时机仍需要进一步探索,但目前认为在恰当的时机尽早行 RRT 可能对临床预后更有利。

既往的观点认为,当患者出现 AKI 时,应尽可能增加其肾脏血流量,提高 GFR。因此,各项 AKI 相关的研究都将患者死亡和(或)RRT 率作为主要观察终点,结果造成临床上尽可能避免行 RRT,而试图应用利尿剂、多巴胺、非诺多泮等药物来增加肾血流量,但已证实结果并不理想。急性心肌梗死及急性呼吸窘迫综合征相关的研究已证实,在器官发生明显损伤时,应尽可能让受损的器官休息,而不是超负荷地工作。因此,Ronco 等提出,对于 AKI 的治疗也应该采用保护性策略,对已发生的 AKI 应"允许性低灌注",从而减轻肾脏负荷,具体的措施可采用早期 RRT 治疗、避免液体过负荷、调节药物剂量、避免低磷血症、低体温等。而治疗的终点应调整为最终肾功能的恢复及患者存活率的提高。然而,该观点能否让 AKI 患者的存活率明显增加,仍需进一步的研究证实。

2. AKI 患者血液净化的模式及治疗剂量

对 AKI 患者行血液净化的目的主要是清除体内过多的氮源性代谢产物(如肌酐、尿素氮等),纠正电解质及酸碱平衡紊乱(如高钾血症、严重代谢性酸中毒),以及清除过多的水分(水中毒)。需要清除的溶质均为小分子物质,因此根据溶质清除的原理,即小分子物质需要通过弥散进行清除,对于单纯 AKI 患者,选择血液透析或腹膜透析作为血液净化的模式。此外,如需清除机体内过多的水分,则选择超滤的方式进行治疗。

血液净化治疗持续的时间在不同患者中存在差异。从治疗效果、费用等综合方面考虑,对单纯的肾科 AKI 患者或慢性肾功能衰竭患者,一般选用间断透析的方式进行治疗。但在重症患者中,患者常同时合并多种疾病,病情变化多,需判断患者是否需行 CRRT。既往认为,进行 CRRT 与间断肾脏替代治疗(Intermittent renal replacement therapy,IRRT)疗效相当,但两者对患者肾功能的影响仍存在差异。Schneider 等对 2000 年以后比较 CRRT 与 IRRT 治疗 AKI 效果的研究进行荟萃分析,共纳入 7 项随机对照研究和 16 项观察性研究,结果发现,在存活的 AKI 患者中,开始行 CRRT 治疗的患者透析依赖的比例显著低于 IRRT 治疗者。因此,CRRT 可能有助于 AKI 患者维持残余肾功能以及促进损伤后肾功能的恢复。

从治疗的剂量选择方面,近期的两项大规模随机对照(ATN 及 RENAL 研究)研究结果均提示,对比

大剂量与低剂量 CRRT[ATN:20mL/(kg·h) *vs* 35mL/(kg·h);RENAL:25mL/(kg·h) *vs* 40mL/(kg·h)],或每周血液透析不同次数,AKI 患者的肾脏及其他器官功能的恢复及病死率均无显著差异。最近的一项纳入 12 项研究、共涉及 3999 例患者的荟萃分析结果也表明,无论是在所有的 AKI 患者,还是在重症感染患者中,高剂量 CRRT 组[剂量≥30mL/(kg·h)]与低剂量 CRRT 组[剂量<30mL/(kg·h)]患者的病死率无统计学差异。基于既往的研究,目前认为 20~45mL/(kg·h)的 CRRT 治疗剂量对 AKI 患者的预后并无明显影响。

(邱海波,邱晓华)

第三节　急性肾损伤患者非肾器官的病理生理改变与血液净化

在重症患者中,一方面,AKI 患者临床上常表现为液体过负荷、严重电解质紊乱、氮质血症及酸中毒等,上述问题均为全身性的表现,因此可影响肺、心、肝等多脏器功能;另一方面,全身性感染、急性呼吸窘迫综合征(Acute respiratory distress syndrome, ARDS)、心力衰竭、肝功能衰竭等,均是促进 AKI 发生、发展的危险因素。AKI 在临床上常是 MODS 的一部分。因此,在重症患者的诊治过程中,需密切关注肾脏与其他非肾器官间的相互作用,强调全身整体概念,而不能仅仅局限于肾脏本身。

一、急性肾损伤患者急性肺损伤的病理生理改变与血液净化

AKI 与肺损伤之间存在复杂的交互作用,促炎症、促凋亡通路的活化和氧化应激等都参与其中。当患者同时存在 AKI 和 ARDS 时,住院时间明显延长,病死率可高达 80%。

1. AKI 患者发生 ARDS 的病理生理改变

AKI 可通过多种途径导致肺损伤。发生 AKI 时,肺毛细血管通透性增加,毛细血管内红细胞淤积,间质水肿,出现局灶性肺泡出血和炎性细胞浸润,肺泡上皮细胞水钠转运体表达下调,使肺泡液体清除率明显下降,最终导致肺部炎症、肺水肿甚至肺损伤。AKI 可导致肺损伤,但其损伤的发病机制目前仍不明确。分子水平的研究显示,AKI 导致的肺损伤与尿毒症毒素、中性白细胞浸润、炎症介质、氧化应激、细胞凋亡有关。多种机制相互联系,共同发挥作用。

(1)急性炎症反应是 AKI 患者肺损伤发生、发展的主要因素之一。细胞因子(如 TNF-α、IL-6、IL-1)的大量产生、促炎症细胞因子的活化、黏附分子的表达和中性粒细胞的浸润导致急性炎症反应,促进 AKI 发生、发展。其中,白细胞的激活和浸润在 AKI 中起重要作用。同样,白细胞黏附和趋化后释放的活性氧、弹酶、髓过氧化物酶及其他物质,通过局部或全身循环,刺激细胞因子的表达而直接损伤肺组织,这些促炎症介质在肺靶器官损伤部位明显增加,使白细胞浸润和炎症反应加重。Klein 等证实,缺血性 AKI 小鼠血清 IL-6 明显增加;其之后的临床研究亦证实,AKI 患者血清中 IL-6 显著升高,且其升高水平与预后相关。AKI 合并 ARDS 患者的肺组织的 IL-6、IL-10、血清淀粉蛋白-3 明显增加。而 IL-6 缺陷的 AKI 小鼠肺组织中性白细胞的浸润、髓过氧化物活性、趋化因子 KC 和巨噬细胞炎症蛋白-2(Macrophage inflammatory protein-2, MIP-2)的表达及毛细血管渗漏减少,提示 IL-6 在肺损伤中起着重要的作用。亦有研究显示,抗炎细胞因子 IL-10 可以预防 AKI 诱导的肺损伤和炎症反应。

(2)细胞凋亡是 AKI 患者肺损伤的重要机制之一。当 AKI 导致远隔器官损伤时,细胞凋亡的调节变得非常复杂,可能与多种调节通路有关。如由 Fas/FasL 和穿孔素介导的免疫通路是肺损伤中的一条重要通路,发生 AKI 时可能存在肺泡细胞凋亡异常。肺泡上皮/内皮细胞凋亡的增加和炎性细胞凋亡的延迟都促进了 ARDS 的发生。已有研究显示,肾损伤可以引起 Caspase 依赖的远端肺内皮细胞凋亡,从而导致微血管通透性改变和肺损伤。

(3)发生 AKI 时,代谢性毒素的急性累积导致肺损伤。AKI 时,代谢性毒素(如肌酐、胍、胍琥珀酸、

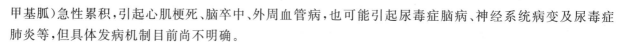

甲基胍)急性累积,引起心肌梗死、脑卒中、外周血管病,也可能引起尿毒症脑病、神经系统病变及尿毒症肺炎等,但具体发病机制目前尚不明确。

另一方面,ARDS 病理生理的改变及针对 ARDS 的不当治疗也可导致 AKI。ARDS 导致的低氧血症、高碳酸血症,以及机械通气和呼气末正压通气的应用也可引起肾脏血流动力学的改变和肾功能恶化,进而导致 AKI。对于缺氧引起的可逆性肾功能损害,经机械通气治疗,纠正缺氧后,肾功能损害可好转。机械通气亦对肾脏功能有明显的影响,可导致水钠潴留和肾脏灌注减少。

(1)水钠潴留:机械通气引起患者胸腔内压力升高,静脉回流减少,刺激心房的容量感受器,导致抗利尿激素释放增加,使肾脏集合管对水的重吸收增加,导致机体水钠潴留。

(2)肾脏灌注减少:机械通气导致静脉回流减少,使心脏前负荷降低,而肺血管阻力增加,又使右心后负荷增加,结果导致心排血量降低,导致肾脏血流灌注减少。

2. AKI 合并 ARDS 时的血液净化策略

对 AKI 合并 ARDS 患者行血液净化治疗时,主要需纠正的病理生理学紊乱包括调节全身炎症反应,清除体内代谢毒素,调节机体容量状态,改善内环境等。在治疗的时机上,目前临床一般在常规治疗无效或出现 AKI 相关的血液净化指征时才会开始行血液净化,但从病情演变过程来看,应尽早纠正上述病理生理紊乱状态,阻止病情的进一步恶化。

ARDS 病理生理改变机制是炎症介质的过度释放,且肺泡灌洗液中的炎症介质浓度明显高于血浆浓度。一方面,血液净化能部分清除血浆炎症介质,防止器官功能损害和衰竭的进展,ARDS 早期采用 CRRT 治疗,能够明显改善炎症反应,防止 MODS 的发生。另一方面,血液净化治疗还可以通过保持液体负性或者零平衡,减少液体量,降低肺血容量,提高氧合。有研究表明,在包括油酸和内毒素引起的急性肺损伤(Acute lung injury,ALI)动物模型中行 CRRT,可有效地降低肺水肿。一项前瞻性随机对照临床研究显示,达到液体负性平衡的 ARDS 患者机械通气和 ICU 停留的时间均缩短。另外一项研究提示,ARDS 病例在机械通气治疗的同时接受肾脏替代治疗,可减轻肺水肿,使肺泡灌洗液中的炎性蛋白水平明显下降,机械通气时间缩短。

在对 AKI 合并 ARDS 的患者行血液净化治疗时,需同时兼顾心肺两方面的治疗作用。炎症介质的清除主要是通过对流的原理实现的;容量状态的调节,液体过负荷的纠正,则需通过超滤的原理进行治疗;而在清除小分子代谢产物(如肌酐、尿素氮)以及调节电解质、酸碱平衡紊乱时,则应以弥散的原理实现治疗目标。此外,在病情稳定之前,由于需长时间调整患者机体的紊乱状态,一般选择持续治疗模式。因此,在选择血液净化模式时,常选用临床上连续性静脉静脉血液滤过(CVVH)或连续静脉静脉血液滤过透析(CVVHDF)模式,根据病情可联合应用血液灌流、血浆滤过吸附等方式进行治疗。

二、急性肾损伤合并心功能不全的病理生理改变与血液净化

1. AKI 合并心功能不全的病理生理改变

重症患者中,心脏功能与肾脏功能相互关联、相互影响。在 AKI 患者中,由于患者存在水、电解质、酸碱平衡紊乱及代谢调节紊乱等病理生理状态,因此 AKI 可以从多方面影响患者的心脏功能,导致急性或慢性心功能不全。

(1)AKI 对心脏前负荷的影响:心脏是机体循环系统的核心,为循环提供动力,当 AKI 患者出现水钠潴留、容量过负荷时,心脏的前负荷明显增高。而与治疗相关的因素亦需灌注,在对 AKI 患者行血液净化治疗时,如血流量设置过高,亦会明显加重心脏负荷。

(2)AKI 对心脏功能的直接作用:首先,AKI 患者体内蓄积大量代谢产物,包括尿素氮、肌酐、胍类及甲状旁腺激素等,这些代谢产物可直接作用于心脏,导致心包炎、心肌炎等,尤其是在慢性肾功能衰竭患者中更为常见。其次,AKI 导致的严重酸中毒以及导致机体严重炎症反应的各种炎症介质,均可直接抑制心肌,降低心脏功能。另外,上述因素亦可能通过机体对儿茶酚胺类物质的敏感性,使血压降低,减少

包括心脏本身在内的组织灌注,进而影响心脏功能。此外,AKI患者出现的严重电解质紊乱,尤其是高钾血症,可能导致严重的心律失常,进而导致心功能不全、血流动力学不稳定。

(3)AKI对心脏后负荷的影响:AKI患者常出现高血压表现,进一步增加心脏后负荷,这在慢性肾功能衰竭患者中更为多见。一方面,患者存在容量过负荷,而多数高血压呈容量依赖性,即通过清除机体内过多的水、钠,因此,血压往往能够下降。另一方面,由于肾素-血管紧张素-醛固酮系统(Renin angiotensin aldosterone system,RAAS)被激活,导致血管收缩,尤其是肾入球动脉收缩更明显,患者出现GFR下降以及高血压表现。

此外,急慢性心脏功能损害后,亦可导致肾脏功能损伤或原有损伤出现进一步恶化。心肾之间存在动态的相互关系。目前,将在病理状态下心脏或肾脏中任一器官发生急性或慢性功能损害,继而导致另一器官发生急性或慢性功能损害的情况定义为心肾综合征(Cardiorenal syndrome,CRS)。CRS的病理生理机制尚未完全明确,可能与以下多方面因素有关。①易感因素:在CRS的病理生理机制中,许多因素的影响超过了血流动力学改变,如静脉瘀血、交感神经系统异常、贫血、RAAS激活、免疫及细胞信号通路激活等。因此,多种因素在决定CRS易感性方面起着重要的作用。②肾脏功能的生理性变化:随着年龄增长,肾脏储备能力显著降低,当合并心脏功能不全时,肾脏仅存的功能性肾单位将进一步减少,加快肾小球硬化过程,从而导致肾脏功能急剧恶化,甚至发展为肾功能衰竭。③共同致病因素:心脏功能不全的常见病因和危险因素(如高血压、糖尿病、血脂紊乱及动脉粥样硬化等)也是发生肾脏功能不全的危险因素。在心脏或肾脏功能不全的发生和发展过程中,其致病因素同样可引起另一个器官功能的改变,最终导致CRS。④神经体液异常:RAAS的过度激活、一氧化氮-活性氧(Nitric oxide-reactive oxygen species,NO-ROS)的失衡、交感神经系统的过度激活及炎症反应。这四方面因素在心肾综合征的发病中互为因果,互相影响,互相叠加,产生放大的病理效应,进一步加速心脏、肾脏及其他重要器官脏器的衰竭,致使病死率增加。

2. AKI合并心功能不全的血液净化策略

AKI合并心功能不全患者的最主要的病理生理紊乱为过重的容量负荷,代谢毒素蓄积,电解质、酸碱平衡紊乱,神经内分泌系统的紊乱及炎症反应等。因此在考虑行血液净化治疗时,主要治疗目标为通过更有效的方法排除体内多余的水分及溶质来保护心功能。血液净化可在血流动力学和神经体液因素方面打破心肾交互恶性循环,最终改善心肾功能。

血液净化治疗在AKI合并心功能不全患者上的机制及优势包括以下几个方面:①持续稳定地清除体内内毒素和过多水负荷,减低心脏前负荷,减少心脏做功,维持机体内环境稳定及纠正电解质和酸碱平衡紊乱。②通过清除肺间质水肿,改善肺毛细血管的通透性和氧的弥散功能,进而改善机体氧供。③通过吸附和对流机制有效地清除循环中的炎性因子,能清除IL-1、IL-6、IL-8和TNF-α等炎症介质和心肌抑制因子,下调循环中肾素、醛固酮、去甲肾上腺素水平,有利于改善单核细胞功能和重建机体免疫内稳态。④为营养及代谢支持创造条件。

血液净化在用于治疗AKI合并心功能不全患者时,根据临床治疗目标的不同,可选择缓慢连续超滤(Slow continuous ultrafiltration,SCUF)、CVVH、CVVHDF等模式。另外,不能把血液净化仅仅作为机械性脱水或利尿的工具,或者不合理药物或利尿剂治疗的补救;相反地,血液净化应该被用于严重心力衰竭或真正的利尿剂抵抗患者,作为控制液体潴留、合理治疗的一部分。并且,目前推荐应在顽固性充血性心力衰竭、利尿剂抵抗患者中尽早开始血液净化治疗。

三、急性肾损伤合并肝功能不全的病理生理改变与血液净化

1. AKI合并肝功能不全的病理生理改变

肝、肾之间有着密切的相互关系,肾脏疾病可继发肝损害;肝病亦可累及肾脏。两者之间的相互作用在临床上主要包括两个方面:①原发肾损伤继发肝功能损害。②原发性肝病继发肾损伤。

部分基础肾脏疾病可能继发肝功能损害。当此类疾病患者出现肾脏及肝功能损伤时，需同时关注原发病及继发的脏器功能损害。1961年，Stauffer首次报道肾肿瘤引起的肝功能异常，但肝内无转移瘤，当原发肾肿瘤切除后，肝功能即恢复正常，这称为肾源性肝功能异常综合征（Nephrogenic hepatic dysfunction syndrome，NHDS）。据统计，肾肿瘤约10%有此综合征。此综合征最常见于肾细胞癌患者，其发生率约为40%；其次为混合细胞癌及肾肉瘤，也有报道未分化细胞癌易发生此综合征。此外，此综合征偶见于肾盂积水并发肾盂肾炎及黄色肉芽肿性肾盂肾炎。患者表现为肝脏轻度肿大，肝活检正常或为非特异性改变，如脂肪变性、肝细胞局灶性坏死和淋巴细胞浸润；患者也可表现轻度肝内含铁血黄素沉着及局限性门静脉周围炎等。其肝功能异常的发病机制可能是肾肿瘤释放某些毒性物质，作用于肝细胞。此外，严重肾病综合征患者常有肝大，病情好转时肝脏缩小。肝活检可见到肝细胞内有广泛的弥漫性脂肪浸润。一般认为这是低白蛋白血症，肝内合成脂蛋白负担过度，脂质代谢发生障碍所致。患者除肾病综合征的症状之外，还有明显的食欲减退、腹胀及消化不良、肝大、有压痛及叩击痛。少数患者可有轻度黄疸，血清谷丙转氨酶及天冬氨酸转氨酶增高。肾病综合征缓解时，谷丙转氨酶恢复正常。另外，对于发生AKI的患者，由于体内代谢毒性物质滞留及微循环发生障碍，引起肝细胞变性坏死，也可发生肝小叶中心性坏死。因此，对于存在慢性肾脏疾病及AKI的患者，亦需密切关注患者的肝功能。

存在严重肝功能不全的重症患者常出现肾功能损伤，即肝肾综合征（Hepatorenal syndrome，HRS）。HRS在肾内表现为因肾血管显著收缩导致的肾小球滤过降低，在肾外则表现为因动脉舒张占主导地位导致的体循环血管阻力和动脉压下降。其发病机制尚未完全明确，目前主要认为与以下几种病理生理改变有关：①肝脏疾病终末期，肝功能极度恶化，外周血管极度扩张，动脉内有效血容量和动脉血压进一步下降，体循环中缩血管活性物质极度升高，导致肾脏血管收缩，肾小球滤过下降。②肝功能衰竭患者出现神经体液过度活化使心肌生长和纤维化，心脏舒张功能紊乱，心肌β肾上腺素能受体信号传导减弱；循环细胞因子TNF-α和一氧化氮对心室功能的抑制作用，导致心排血量和平均动脉压均降低，进而使肾小球滤过显著降低。③肝血窦内压力升高可通过肝-肾反射导致肾血管收缩，进而引起肾小球滤过下降。④肝硬化伴有严重感染的患者，相对肾上腺功能不全的患者较为常见。这可能与局部血管收缩所致的肾上腺血流减少有关，而与细菌感染相关的免疫应答障碍也可能是其发病机制之一。HRS可能是上述多种因素相互作用的综合结果。

2. AKI合并肝功能不全的血液净化策略

对AKI合并肝功能不全患者行血液净化治疗，一方面，需纠正其发生、发展的病理生理学紊乱，这主要与AKI患者的代谢毒素蓄积有关；另一方面，则需进行肾脏及肝脏功能支持。因此，在确定血液净化策略时，需关注以下几个方面问题：①在血液净化的时机方面，考虑到重症患者各器官功能损伤之间存在相互促进、相互协同的关系，应在继发损害出现之前即给予足够的支持治疗，因此，在常规治疗效果达不到临床治疗目标时，应及时、早期给予血液净化治疗。②根据治疗目标，对于AKI合并肝功能不全的重症患者，可选择的血液净化模式主要包括连续性静脉静脉血液滤过（CVVH）、连续静脉静脉血液滤过透析（CVVHDF）、连续性静脉静脉血液透析（Continuous veno-venous hemodialysis，CVVHD）、血液灌流（Hemoperfusion，HP）等；而对于存在严重肝功能衰竭的患者，可进一步考虑血浆置换（Plasma exchange，PE）、双重血浆置换（Double filtration plasmapheresis，DFPP）、分子吸附再循环系统（Molecular adsorbent recirculating system，MARS）等人工肝血液净化方式。③在血液净化治疗的强度及剂量方面，则需根据治疗的效果进行及时评估，给予患者充分的支持治疗。如血浆置换的剂量、血液灌流胆红素吸附滤器的更换频率等需在临床密切监测的前提下进行调整。

而在肝肾综合征患者中，目前的研究结果表明，常规的血液净化方式（如血液滤过、血液透析等）不能改善患者预后，但亦可控制HRS的某些并发症，如容量超负荷、酸中毒、高钾血症及氮质血症等，为患者提供等待肝移植等进一步治疗的时机。近年新兴的体外蛋白透析技术（Extracorporeal albumin dialysis，ECAD）可以吸附胆红素、胆汁酸、芳香族氨基酸和细胞因子等与蛋白质结合的物质，对HRS治疗后肾功能的改善具有有益的作用，但该技术仍需进一步的经验积累。

总之,发生 AKI 时,肾脏与远隔重要脏器(肺、心、肝、脑、胃肠道等)之间有密切的交互作用,肾损伤伴随免疫失调、炎症反应、可溶性介质代谢紊乱、氧化应激等都与远隔脏器功能损伤有关。临床需要高度重视 AKI 所引起的其他器官损伤相关并发症,早期诊断、早期综合治疗以改善 AKI 的预后,防治多器官功能衰竭。血液净化作为综合治疗的一项重要措施,也在 AKI 合并其他脏器功能衰竭的治疗中发挥着越来越重要的作用。

(邱海波,邱晓华)

参考文献

[1]Abuelo JG. Normotensive ischemic acute renal failure[J]. N Engl J Med,2007,23,357(8):797-805.

[2]Angeli P,Merkel C. Pathogenesis and management of hepatorenal syndrome in patients with cirrhosis[J]. Hepatology,2008,48:93-103.

[3]Arroyo V,Fernandez J,Gines P. Pathogenesis and treatment of hepatorenal syndrome[J]. Semin Liver Dis,2008,28(1):81-95.

[4]Bagshaw SM,George C,Bellomo R. Early acute kidney injury and sepsis:A multicentre evaluation [J]. Critical Care,2008,12(2):47.

[5]Baue AE. MOF,MODS,and SIRS:What is in a name or an acronym? [J]. Shock,2006,26(5):438-449.

[6]Bellomo R,Cass A,Cole L,et al. Intensity of continuous renal-replacement therapy in critically ill patients[J]. N Engl J Med,2009,361:1627-1638.

[7]Boussekey N,Chiche A,Faure K,et al. A pilot randomized study comparing high and low volume hemofiltration on vasopressor use in septic shock[J]. Intensive Care Med,2008,34(9):1646-1653.

[8]Braam B,Joles JA,Danishwar AH,et al. Cardiorenal syndrome-current understanding and future perspectives[J]. Nat Rev Nephrol,2014,10:48-55.

[9]Chawla LS,Kellum JA,Ronco C. Permissive hypofiltration[J]. Critical Care,2012,16:317.

[10]Cruz DN,Antonelli M,Fumagalli R,et al. Early use of polymyxin B hemoperfusion in abdominal septic shock:The EUPHAS randomized controlled trial[J]. JAMA,2009,301(23):2445-2452.

[11]Cruz DN,Perazella MA,Bellomo R,et al. Effectiveness of polymyxin B-immobilized fiber column in sepsis:A systematic review[J]. Critical Care,2007,11(2):47.

[12]Deitch EA,Xu D,Kaise VL. Role of the gut in the development of injury-and shock induced SIRS and MODS:The gut-lymph hypothesis,a review[J]. Front Biosci,2006,11:520-528.

[13]Devarajan P. Update on mechanism of ischemic acute kidney injury[J]. J Am Soc Nephrol,2006,17:1503-1520.

[14]Fabbian F,De Giorgi A,Pala M,et al. Renal dysfunction and all-cause mortality in cardio-renal syndrome:Calculation of glomerular filtration rate is crucial,independent of the equation[J]. Int J Cardiol 2013,170:11-13.

[15]Formica M,Olivieri C,Livigni S,et al. Hemodynamic response to coupled plasmafiltration adsorption in human septic shock[J]. Intensive Care Med,2003,29(5):703-708.

[16]Fujii T,et al. The role of renal sympathetic nervous system in the pathogenesis of ischemic acute renal failure[J]. Eur J Pharmacol,2003,481:241-248.

[17]Goligorsky MS,Brodsky SV,Noiri E,et al. NO bioavailability,endothelial dysfunction,and

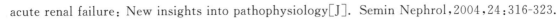

acute renal failure: New insights into pathophysiology[J]. Semin Nephrol,2004,24:316-323.

[18]Guazzi M, Gatto P, Giusti G, et al. Pathophysiology of cardiorenal syndrome in decompensated heart failure: Role of lung-right heart-kidney interaction[J]. Int J Cardiol,2013,169:379-384.

[19]Jindal A, Garcia-Touza M, Jindal N, et al. Diabetic kidney disease and the cardiorenal syndrome: Old disease, new perspectives[J]. Endocrinol Metab Clin North Am, 2013,42:789-808.

[20]Joannes-Boyau O, Honoré PM, Perez P, et al. High-volume versus standard-volume haemofiltration for septic shock patients with acute kidney injury (IVOIRE study): A multicentre randomized controlled trial[J]. Intensive Care Med,2013,39(9):1535-1546.

[21]Johnson D, Mayers I. Multiple organ dysfunction syndrome: A narrative review[J]. Can J Anesth,2001,48:502-509.

[22]Karvellas CJ, Farhat MR, Sajjad I, et al. A comparison of early versus late initiation of renal replacement therapy in critically ill patients with acute kidney injury: A systematic review and meta-analysis[J]. Critical Care,2011,15:72.

[23]Klein CL, Hoke TS, Fang WF, et al. Interleukin-6 mediates lung injury following ischemic acute kidney injury or bilateral nephrectomy[J]. Kidney Int,2008,74(7): 901-909.

[24]Lameire N, Van Biesen W, Vanholder R. Acute renal failure[J]. Lancet,2005,365:417-430.

[25]Lenz K. Hepatorenal syndrome—is it central hypovolemia, a cardiac disease, or part of gradually developing multiorgan dysfunction? [J]. Hepatology,2005,42(2):263-265.

[26]Liu KD, Matthay MA. Advances in critical care for the nephrologist: Acute lung injury/ARDS [J]. Clin J Am Soc Nephrol,2008,3(2):578-586.

[27]Liu KD, Thompson BT, Ancukiewicz M, et al. Acute kidney injury in patients with acute lung injury: Iimpact of fluid accumulation on classification of acute kidney injury and associated outcomes. Crit Care Med,2011,39(12):2665-2671.

[28]Marshall JC. SIRS and MODS: What is their relevance to the science and practice of intensive care? [J]. Shock,2000,14:586-589.

[29]Molitoris BA, Levin SA, Warnock DG, et al. Improving outcomes from acute kidney injury[J]. J Am Soc Nephrol,2007,18:1992-1994.

[30]Molitoris BA, Sutton TA. Endothelia injury and dysfunction: Role in the extension phase of acute renal failure[J]. Kidney Int,2004,66:496-499.

[31]Ostermann M, Dickie H, Barrett NA. Renal replacement therapy in critically ill patients with acute kidney injury—when to start[J]. Nephrol Dial Transplant,2012,27:2242-2248.

[32]Palevsky PM, Zhang JH, O'Connor TZ, et al. Intensity of renal support in critically ill patients with acute kidney injury[J]. N Engl J Med,2008,359:7-20.

[33]Ronco C, Bellomo R, Homel P, et al. Effects of different doses in continuous veno-venous haemofiltration on outcomes of acute renal failure: A prospective randomised trial[J]. Lancet,2000,356(1):26-30.

[34]Ronco C, Brendolan A, Lonnemann G, et al. A pilot study of coupled plasma filtration with adsorption in septic shock[J]. Crit Care Med,2002,30(6):1250-1255.

[35]Rubattu S, Mennuni S, Testa M, et al. Pathogenesis of chronic cardiorenal syndrome: Is there a role for oxidative stress[J]. Int J Mol Sci, 2013,14:23011-23032.

[36]Russell JA, Singer J, Bernard GR, et al. Changing pattern of organ dysfunction in early human sepsis is related to mortality[J]. Crit Care Med, 2000,28(10):3405-3411.

[37]Salerno F, Gerbes A, Gines P, et al. Diagnosis, Prevention and treatment of hepatorenal syn-

drome in cirrhosis[J]. Gut,2007,56:1310-1318.

[38]Schneider AG, Bellomo R, Bagshaw SM, et al. Choice of renal replacement therapy modality and dialysis dependence after acute kidney injury: A systematic review and meta-analysis[J]. Intensive Care Med,2013,39:987-997.

[39]Schrier RW, Wang W. Acute renal failure and sepsis[J]. N Engl J Med,2004,351(2):159-169.

[40]Scully P, Goldsmith D. The management of end-stage heart failure and reducing the risk of cardio-renal syndrome[J]. Clin Med,2013,13:610-613.

[41]Sharfuddin AA, Molitoris BA. Pathophysiology of ischemic acute kidney injury[J]. Nat Rev Nephrol,2011,7(4):189-200.

[42]Shusterman B, Mchedishvili G, Rosner MH. Outcomes for hepatorenal syndrome and acute kidney injury in patients undergoing liver transplantation: A single-center experience[J]. Transplantation Proceedings,2007,39:1496-1500.

[43]Susantitaphong P, Cruz DN, Cerda J, et al. World incidence of AKI: A meta-analysis[J]. Clin J Am Soc Nephrol,2013,8(9):1482-1493.

[44]Takasu O, Gaut JP, Watanabe E, et al. Mechanisms of cardiac and renal dysfunction in patients dying of sepsis[J]. Am J Respir Crit Care Med,2013,187(5):509-517.

[45]Turban S, Thuluvath PJ, Atta MG. Hepatorenal syndrome[J]. World J Gastroentero,2007,13(30):4046-4055.

[46]Van Wert R, Friedrich JO, Scales DC, et al. High-dose renal replacement therapy for acute kidney injury:Systematic review and meta-analysis[J]. Crit Care Med,2010,38(5):1360-1369.

[47]Villar J, Blanco J, Anon JM, et al. The ALIEN study: Incidence and outcome of acute respiratory distress syndrome in the era of lung protective ventilation[J]. Intensive Care Med,2011,37(12):1932-1941.

[48]Vinsonneau C, Monchi M. Too early initiation of renal replacement therapy may be harmful[J]. Critical Care,2011,15:112.

[49]蔡国龙,严静,虞意华,等.高容量血液滤过对老年感染性休克合并 MODS 患者细胞因子的影响[J]. 中华急诊医学杂志,2006,15(1):57-60.

第十一章

急性肾损伤

急性肾损伤（Acute kidney injury，AKI）是最近10年才被逐渐认同并采纳的诊断名称，其核心病理生理改变是肾小球的滤过功能在短时间内迅速下降。10年来，随着AKI诊断及分期标准地不断完善和统一，大量基于相对统一标准的涉及AKI流行病学及其预后的研究成果发表，这也促使AKI在全球范围内越来越被广泛关注，2013年世界肾脏日的主题就是"Acute Kidney Injury：Global Health Alert（急性肾损伤：全球健康警报）"。AKI在重症加强治疗病房（Intensive care unit，ICU）内的重症患者中发生率高、病死率高，是ICU内最常见的器官功能障碍之一，因此更应该引起重症医学医护人员的重视，医护人员需掌握其概念、流行病学、分期标准及预后的相关知识。

第一节　急性肾损伤的概念及流行病学

ICU内的重症患者不仅AKI发生率高，而且发现越晚，AKI分期越靠后、病死率越高，占用的医疗资源也越多，而如何让更多的临床工作者能够更准确地把握AKI的概念并提高对AKI的认识，及时动态地进行分期诊断及早期干预是降低患者病死率、改善预后的关键途径之一；同时掌握不同临床背景人群AKI流行病学特点也有利于提高对AKI高危人群的关注度，并有针对性地提早采取相应预防及干预措施，这是更高层次降低AKI病死率的有效途径。

一、急性肾损伤的概念

（一）AKI概念的历史演变

首先，十分有必要梳理一下AKI相关术语及概念逐渐演变的历史脉络，并通过历史上重要节点事件的回顾来帮助大家更好地对AKI的概念及诊断标准进行理解（见图11-1）。早在约1900年前，古希腊著名的医学家盖伦（Galen）就发现了患者突然无尿的现象，并将其命名为尿闭症（Ischuria），同时根据体检膀胱的充盈情况将其分为膀胱充盈型尿闭症及膀胱空虚型尿闭症，而后者被认为是有关AKI最早的描述。后来随着文艺复兴及解剖学的发展，18世纪意大利著名的病理解剖学家Batista Morgagni根据组织病理学改变进一步将尿闭症细分为尿道型尿闭症（Ischuria urethralis）、血管型尿闭症（Ischuria vesicalis）、输尿管型尿闭症（Ischuria ureterica）以及肾脏型尿闭症（Ischuria renalis）。到了19世纪，随着显微病理学发展，英国著名的肾脏病学开拓者Richard Bright从病因学的角度分析总结了导致急性肾功能丧失的原因（可能包括感染、外伤及药物等），并提出了"Acute Bright's Disease（急性布赖特病）"这一病名。

伴随着两次世界大战时的战争医学和创伤休克的研究进展,当时人们将战伤引起的 AKI 称为战争肾炎 (War nephritis)。1941 年,英国的 Bywaters 和 Beall 通过对战争挤压伤致死的患者进行病理解剖学研究发现,创伤后肾功能损伤的主要病理表现为广泛的肾小管损伤以及管腔内色素沉着。1951 年,美国生理学家 Homer Smith 根据这些研究,在其著作《The Kidney：Structure and Function in Health and Disease》中首次提出了"急性肾衰竭(Acute renal failure，ARF)"这一术语。

20 世纪中叶以后,尽管 ARF 这一术语被广泛应用,但由于一直缺乏明确统一的诊断标准(有统计称仅文献报道的就至少有 35 种 ARF 诊断标准),直接导致其发生率、病死率等流行病学研究结果存在巨大差异,治疗的疗效也无法达成共识。而且,更重要的是 ARF 容易使人们忽视肾脏损害早期的病理生理变化。近年来的研究表明,即使是轻微的血肌酐(Serum creatinine，SCr)改变也有可能导致严重的不良预后。鉴于此,2002 年由肾脏病及重症医学医师联合提出了急性透析质量倡议(Acute Dialysis Quality Initiative，ADQI),并成立 ADQI 组织。在 ADQI 组织第二次会议中,提出了应该用 AKI 来替代 ARF,并最终由该组织于 2004 年正式发表了统一的 AKI 的定义及分期诊断,即 RIFLE(Risk of renal dysfunction、Injury of the kidney、Failure of kidney function、Loss of kidney function、End stage renal disease)标准。2005 年 9 月,ADQI 组织联合美国肾脏病学会(American Society of Nephrology，ANS)、国际肾脏病学会(International Society of Nephrology，INS)、美国肾脏病基金会(National Kidney Foundation，NKF)以及全球改善肾脏疾病预后组织(Kidney Disease：Improving Global Outcomes，KDIGO)的代表共同创立了 AKI 网络工作组(Acute Kidney Injury Network，AKIN),旨在进一步推广 AKI 的概念,并在 RIFLE 标准的基础上对 AKI 的诊断分期标准进行了修订,最终于 2007 年正式发表了 AKI 的 AKIN 标准。2012 年 3 月,KDIGO 根据最新的循证医学证据,发布了国际上首部关于 AKI 的临床指南,同时提出并推荐用 KDIGO 指南来对 AKI 进行定义及分期诊断。

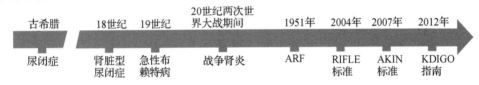

图 11-1　AKI 的概念及诊断标准的历史演变

(二)当前 AKI 的概念

目前,国际公认的 AKI 概念为各种原因造成的肾功能在短时间内迅速下降,并引起的一系列危及生命并发症的综合征。AKI 的本质不是一种病,而是涵盖了从存在肾损伤危险因素开始到肾损伤的最严重阶段——肾衰竭甚至引起患者死亡的一个动态的病理过程谱系(图 11-2),因此必须强调对其进行动态的监测及分期诊断。按照 2012 年 KDIGO 指南,符合下列任何一条者即可定义为 AKI：①48h 内 SCr 升高≥0.3mg/dL(≥26.5μmmol/L)。②7d 之内 SCr 升高至基线值的 1.5 倍。③尿量<0.5mL/(kg·h)持续 6h(具体分期诊断标准见本章第二节)。

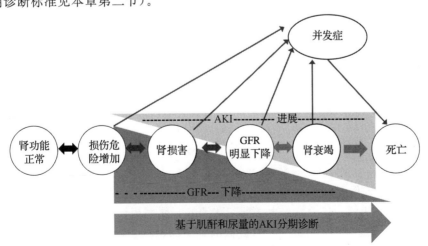

图 11-2　AKI 概念模式图

AKI 和急性肾脏疾病(Acute kidney disease，AKD)及慢性肾疾病(Chronic kidney disease，CKD)概念之间的关系是既有交叉又有重叠的，它们的主要区别在于发生和持续时间不同。AKI 强调急性肾功能下降发生在 48h 内，最长不超过 7d；而 AKD 则是比 AKI 更广泛的概念，指任何原因导致的肾脏功能在 3 个月以内迅速下降；CKD 则是持续的肾功能损伤[肾小球滤过率(Glomerular filtration rate，GFR)＜60mL/(min·1.73m²)]超过 3 个月。三者之间的关系及各自确切的定义分别见图 11-3 和表 11-1。

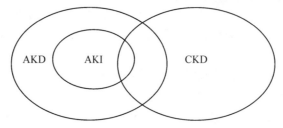

图 11-3　AKI、AKD 和 CKD 之间的关系

表 11-1　AKI、AKD 和 CKD 的定义

疾　病	功能标准	结构标准
AKI	48h 内 SCr 升高≥0.3mg/dL(≥26.5μmmol/L)或 7d 之内 SCr 升高至基线值的 1.5 倍，或尿量＜0.5mL/(kg·h)持续 6h	无
AKD	AKI 或 GFR＜60mL/(min·1.73m²)不超过 3 个月 或 GFR 下降≥35%不超过 3 个月 或 SCr 升高＞50%不超过 3 个月	肾脏损害＜3 个月
CKD	GFR＜60mL/(min·1.73m²)超过 3 个月	肾脏损害＞3 个月

二、急性肾损伤的流行病学

2004 年的 AKI 诊断标准的确定，使得在不同人群中进行的 AKI 流行病学调查研究的可行性更高，并使对全球不同国家和地区的 AKI 流行病学资料进行 Meta 分析成为可能，因此对临床也更具有指导意义。由于不同人群 AKI 的发生率是不同的，因此只有掌握了这些流行病学资料，才能提早对 AKI 高危人群进行监测，并有助于 AKI 的预防及早期诊断和治疗。

就全球整体而言，2013 年 ANS AKI 顾问组(Acute Kidney Injury Advisory Group of the American Society of Nephrology)对 AKI 概念提出后的 2004—2012 年间全球所有有关 AKI 流行病学研究进行了检索筛选，这些研究以全球存在 AKI 发生潜在可能的不同住院患者群体为对象，经过 Meta 分析得出了目前相对最权威的全球 AKI 的发生率、病死率等流行病学资料。该 Meta 分析共筛选确认了 312 项关于 AKI 的流行病学研究(总样本量为 49147878 例)，这其中大部分研究来自北美、北欧及东亚等高收入国家和医疗支出占国内生产总值(GDP)≥5%的国家的住院患者。其中 154 项研究采用了与 KDIGO 等效的 AKI 定义，换算得到成人住院患者 AKI 的总发生率为 21.6%(95%CI:19.3%～24.1%)，儿童总发生率为 33.7%(95%CI:26.9%～41.3%)；成人 AKI 相关总病死率为 23.9%(95%CI:22.1%～25.7%)，儿童总病死率为 13.8%(95%CI:8.8%～21.0%)，且病死率与医疗支出占 GDP 的比值呈反比。

就全球不同地区而言，AKI 发生率最高的为大洋洲(25.6%，95%CI:22.3%～29.3%)，其次为美洲(24.9%，95%CI:22.1%～27.8%)，然后分别是欧洲(23.1%，95%CI:18.0%～29.2%)和亚洲(15.5%，95%CI:8.7%～26.4%)，不同国家和地区 AKI 发生率分布情况见图 11-4。但病死率最高的为亚洲(30.2%，95%CI:21.9%～40.1%)，大洋洲和欧洲的病死率相近，分别为 24.4%(95%CI:23.2%～25.6%)和 23.5%(95%CI:20.6%～26.7%)，最低的是美洲，为 18.8%(95%CI:16.1%～21.8%)，符合医疗支出占 GDP 的比重越高、病死率越低的规律。

就不同临床背景而言,社区获得性 AKI 发生率为 8.3%(95%CI:1.6%~33.0%);医院获得性 AKI 的发生率为 20.9%(95%CI:17.2%~25.2%)。其中,心力衰竭患者 AKI 的发生率最高为 32.4%(95%CI:29.0%~36.0%),ICU 内的重症患者居次为 31.7%(95%CI:28.6%~35.0%),其后分别是心脏外科患者(24.3%,95%CI:20.4%~28.8%)、血液和肿瘤患者(21.3%,95%CI:7.5%~47.6%)、创伤患者(19.9%,95%CI:13.6%~28.2%)及肾脏中毒性 AKI(12.2%,95%CI:6.2%~22.7%)。病死率方面,ICU 内重症患者 AKI 的病死率最高(33.1%,95%CI:29.8%~36.6%),其次为社区获得性 AKI(32.8%,95%CI:20.8%~47.5%)和心力衰竭患者合并 AKI(32.2%,95%CI:13.0%~60.1%)。因此,这几类人群发生 AKI 时应格外引起重视。

就中国而言,本次 Meta 分析纳入了 9 项国内的研究结果(其中 8 项为回顾性研究),并与中国台湾、日本等东亚国家和地区的研究数据共同整合分析,得到东亚地区 AKI 的总发生率为 14.7%(95%CI:7.0%~28.2%),病死率为 36.9%(95%CI:25.7%~49.7%)。而就中国 ICU 内 AKI 的发生率而言,2013 年国内最新的前瞻性多中心(22 家 ICU 参与,纳入患者 3063 例,采用 RIFLE 标准)的流行病学调查显示,ICU 中 AKI 的发生率为 31.5%,基本上与全球 ICU 内 AKI 的发生率水平接近。同时该研究显示入住 ICU 时,患者如果处于 RIFLE 标准 AKI 危险期及损伤期,则病情进展恶化甚至死亡的风险明显增高,表明 RIFLE 标准对中国人群 AKI 预后同样具有预测价值。

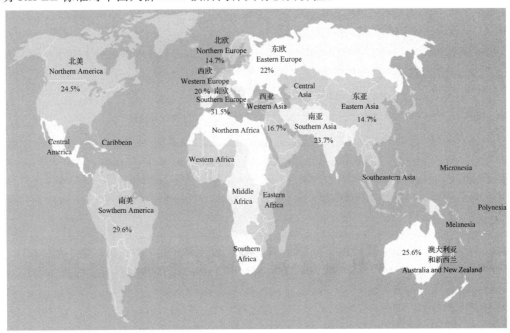

图 11-4　全球不同国家和地区基于 KDIGO 指南的 AKI 的总发生率

[图片引自 Susantitaphong P. World incidence of AKI:A meta-analysis. Clin J Am Soc Nephrol,2013,8(9):1482-1493.]

(万献尧,李青栋)

第二节　急性肾损伤的分期标准及预后

目前,AKI 的诊断分期标准主要以 SCr 和尿量为依据,包括 2004 年的 RIFLE 标准、2007 年的 A-KIN 标准以及最新 2012 年的 KDIGO 指南。

一、急性肾损伤分期诊断的 RIFLE 标准

RIFLE 标准是 2004 年由 ADQI 组织提出的关于 AKI 的分期诊断标准,该标准以 SCr 或 GFR 相对

于基线值的变化以及尿量为诊断及分期分层依据,将 AKI 分为危险(Risk)、损伤(Injury)及衰竭(Failure)三个层次,同时将患者的预后分成肾功能丧失(Loss)及终末期肾病(End stage renal disease,ESRD)两个层次,各个分层的大写首字母组合在一起简称为 RIFLE 分层标准(如图 11-5 所示)。该标准涵盖了从存在肾损伤危险开始到肾损伤的严重阶段(即 ARF)的全过程,不但强调了 AKI 是对 ARF 概念的扩展,而且还包括各种原因引起的早期、轻微、可逆的 AKI,强调了 AKI 是肾功能从轻微病变向肾衰竭演变的一个完整的病理过程。

尽管 RIFLE 标准最初并不是用来预测 AKI 病死率和不良预后的,但在 RIFLE 标准正式发布后,Ricci 等汇总了 24 个基于 RIFLE 标准的研究并进行 Meta 分析(共纳入 71000 患者),结果显示随着 AKI 分层的加重,AKI 患者的病死率会显著增加,而且与没有合并 AKI 的患者的病死率相比,其各个分层的相对危险度(Relative risk,RR)呈逐渐升高,分别为:危险($RR=2.40$)、损伤($RR=4.15$)、衰竭($RR=6.37$)。Hoste 等还进行了一项纳入 120000 例 ICU 患者的大样本回顾性研究,同样显示 RIFLE 分层越高,病死率越高,且留住 ICU 和住院的时间也越长。

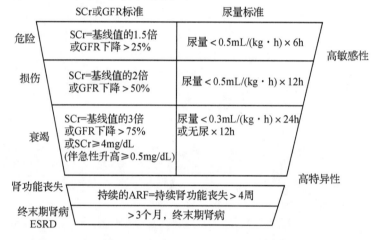

图 11-5　2004 年 ADQI 组织提出的 AKI 分层诊断的 RIFLE 标准

尽管 RIFLE 标准首次在国际上统一了 AKI 的诊断,并能够很好地对 AKI 患者的病情严重程度进行分层分期,而且具有一定的预测预后能力,但在具体应用过程中还是存在一些局限性。首先,单独应用 SCr 或 GFR 进行 AKI 分层与单独应用尿量进行分层的结果可能并不平行一致。2006 年,Hoste 和 Kellum 等对以 RIFLE 为标准的有关 AKI 方面的研究进行了系统分析,结果显示,同样是分层为"危险",应用 SCr 或 GFR 进行分层的患者的病情要比单独应用尿量的更严重;而同样分层为"衰竭",应用 SCr 或 GFR 进行分层的患者的病死率要略微高于应用尿量者。其次,ADQI 并没有明确 SCr 或 GFR 基线值的确定方法,只是建议对没有 SCr 或 GFR 基线值的患者假设其按照肾脏疾病饮食修正公式(Modification of diet in renal disease,MDRD)计算得到基线 GFR 为 $75\sim100\text{mL}/(\text{min} \cdot 1.73\text{m}^2)$,并按照 MDRD 公式结合该患者的年龄、性别及身高等数据逆向估算其 SCr 基线值,因此得到的基线值不一定准确有效,可能会影响 AKI 的分层。实际上,RIFLE 标准提出后许多研究在确定基线值方法上并不统一,有按照 MDRD 估算的,也有以入院时 SCr 作为基线值的,还有以入住 ICU 时的 SCr 作为基线值的。研究显示,同一群患者采用的基线值不同,得到的 RIFLE 分层结果是有差异的。即使在分层相同的情况下,如果采用不同的基线值确定方法,病死率也有很大差异,有文献报道病死率差异甚至可达 7%~13.9%。由此可见,RIFLE 标准在具体操作的细节上还是有许多不完善的地方,应用的时候需要多加注意。

二、急性肾损伤分期诊断的 AKIN 标准

2005 年 9 月,AKIN 成立的第一次会议在荷兰的阿姆斯特丹召开,会议首先对 AKI 的概念进行了明确,并在 RIFLE 标准的基础上对 AKI 的诊断和分期标准进行了修订,最终于 2007 年正式发表确立了

AKI 诊断和分期的 AKIN 标准。AKI 的判定标准为肾功能在 48h 内迅速减退,SCr 绝对值升高≥0.3mg/dL(26.5μmmol/L),或较基线值升高超过 50%(≥基线值的 1.5 倍),或尿量<0.5mL/(kg·h)超过 6h。在此基础上将 AKI 分为 3 期(图 11-6),AKIN 标准的 1、2、3 期分别与 RIFLE 标准中的危险(R)、损伤(I)及衰竭(F)相对应。

	SCr标准	尿量标准
1期	SCr升高=0.3mg/dL (升高=26.5μmol/L) 或升高到基线的1.5~2倍 (≥1.5~2倍的基线值)	尿量<0.5mL/(kg·h)超过6h
2期	SCr较基线值升高了2~3倍 (>2倍,<3倍)	尿量<0.5mL/(kg·h)超过12h
3期	SCr较基线值升高超过3倍 或SCr=4mg/dL(≥353.6μmol/L) 伴急性升高≥0.5mg/dL (44.2μmol/L)或需要RRT	尿量<0.3mL/(kg·h)超过24h 或无尿超过12h

图 11-6 2007 年 AKI 分期诊断的 AKIN 标准

AKIN 标准更加强调了 48h 内 SCr 绝对值的变化是 AKI 诊断的关键,其目的在于提醒医护人员尽可能更早期地关注 AKI 的诊断,而 RIFLE 标准并没有对 AKI 的诊断时间窗做出明确规定,只是建议应该以 1 周作为诊断时间窗。同时 AKIN 标准剔除了 GFR 作为分期的依据,主要是由于目前临床 GFR 数值的获取基本上是应用 MDRD 等公式计算出来的,GFR 的计算仅在疾病的平稳状态时才可靠,而 AKI 时,这种计算是有偏差的,有可能导致错误分层。同时,计算公式也相对复杂,计算过程容易出错,不符合诊断标准的简易性及可操作性要求。AKIN 标准还建议进行病因排查,指出应首先排除明显的液体容量不足及尿路梗阻等因素引起的可逆性尿量减少,这在一定程度上涉及了病因诊断,因此,特异性可能更强,而 RIFLE 标准并没有考虑这些因素(如表 11-2 所示)。

表 11-2 RIFLE 标准与 AKIN 标准的比较

分级标准	RIFLE 标准	AKIN 标准
分期名称	危险、损伤、衰竭	1 期、2 期、3 期
预后分期	肾功能丧失、终末期肾病	无
分期依据	SCr 或 GFR 变化,尿量	SCr 变化,尿量
肾脏替代治疗患者	没有确定分期	确定为 3 期
诊断时间窗	未确定,只是建议以 1 周以内急性肾功能变化为依据	以 48h 以内的急性肾功能变化为依据
病因排查	无	建议排查可逆性尿量减少

尽管 AKIN 标准的特异性及敏感性似乎比 RIFLE 标准更高,但 2013 年的 Valette 等的一篇关于两者比较的系统评价(纳入 RIFLE 研究 30 项、AKIN 研究 14 项)结果显示,就重症患者而言,AKIN 标准无论在诊断的准确性上还是对预后的评估都不比 RIFLE 标准有明显优势,且 AKIN 标准在具体应用的过程中也存在一些局限性。由于它也没有明确给出 SCr 基线值的确定方法,尽管强调以 48h 内 SCr 的绝对值变化为依据,但如果患者 SCr 是短期内缓慢升高的(比如患者第 1 次 SCr 为 1.0mg/dL,以后每 24 小时增加 0.1mg/dL,每 48h 总是增加 0.2mg/dL),则 48h 内的变化量永远达不到 AKIN 标准规定的 0.3mg/dL,因此反而不利于 AKI 的早期诊断,这一点需要引起注意。

三、急性肾损伤分期诊断的 KDIGO 指南

KDIGO 是于 2003 年成立的一个独立的非营利性的国际性专业委员会,它致力于通过制定和推广实施关于肾脏疾病国际指南来达到改善全球肾脏疾病患者预后的目的。由 KDIGO 制定的 AKI 指南是国际上第一部基于循证医学证据制定的 AKI 指南,它代表着国际上关于 AKI 指南的最高水准。2012 年,

由 KDIGO 制定的 AKI 国际指南基本沿用了 AKIN 的分期方法,尽管仅做了细微的调整,但其明确推荐了 AKI 诊断的时间窗并对基线值的估算方法给出统一的推荐。KDIGO 建议对没有 SCr 基线值的患者,首先应排除 CKD,并以 MDRD$=75$mL/(min·1.73m²)结合该患者的年龄、性别及身高等数据逆向估算 SCr 基线值,而且给出了不同年龄段、不同种族 SCr 基线值的参考范围,因此可操作性更强。AKI 诊断分期的 KDIGO 指南见表 11-3。

表 11-3　2012 年 AKI 分期诊断的 KDIGO 指南

分期	SCr 标准	尿量标准
1	7d 内升高到基线值的 1.5～1.9 倍 或 48h 内升高≥0.3mg/dL(26.5μmol/L)	<0.5mL/(kg·h) 持续 6～12h
2	基线值的 2.0～2.9 倍	<0.5mL/(kg·h)≥12h
3	基线值的 3 倍 或 SCr≥4mg/dL(353.6μmol/L) 或已经开始肾脏替代治疗 或年龄<18 岁,eGFR<35mL/(min·1.73m²)	<0.3mL/(kg·h)≥24h 或无尿≥12h

自 2012 年的 KDIGO 指南颁布以来已经有一些关于 RIFLE、AKIN 及 KDIGO 标准的对比研究发表。2013 年,Rodrigues 等前瞻性观察比较了 KDIGO 指南与 RIFLE 标准对 1050 例心肌梗死后患者 AKI 发生率的差异,结果显示应用 RIFLE 标准诊断 AKI 的发生率为 14.8%,矫正后的 30d 死亡相对危险度为 3.51(95%CI:2.35～5.25);而采用 KDIGO 指南诊断 AKI 的发生率为 36.6%,30d 死亡相对危险度为 3.99(95%:CI:2.59～6.51)。对被 KDIGO 指南诊断而没有被 RIFLE 标准诊断的那部分 AKI 患者而言,与没有发生 AKI 的患者相比,他们短期和长期病死率也显著升高,因此从评价预后的角度间接反映出 KDIGO 指南可能更适合用于心肌梗死伴 AKI 患者的诊断及预后评估。而 2013 年,Roy 等的前瞻性研究比较了 RIFLE、AKIN 及 KDIGO 指南对 637 例急性失代偿性心力衰竭合并 AKI 患者预后的预测价值,结果却显示它们之间无论是在 AKI 发生率还是在预测不良预后等方面(死亡、再住院或透析治疗)都没有明显差异。因此,KDIGO 是否比 RIFLE、AKIN 更具有优势,仍需按照不同的疾病群体及临床背景研究去验证。

需要注意的是,以 SCr 以及尿量为主要依据的 AKI 诊断分期方法(如 RIFLE 标准、AKIN 标准以及 KDIGO 指南)存在一些共同的局限性,因此仍有改进的空间。首先,由于 SCr 受影响因素较多(其产生与肌容积及肌代谢有关,受饮食、体重、性别和年龄的影响大;除由肾小球滤过外,肾小管还会分泌排泄肌酐,尤其当 GFR 下降时肾小管排泄肌酐可代偿性增多),因此,只有 GFR 明显下降时 SCr 才会显著升高。2013 年,Bragadottir 等学者研究报道:与金标准比较,临床上常用的由肌酐估算 GFR 的公式对 ICU 内 AKI 患者 GFR 的估算都是极不准确的,可见 SCr 对 AKI 的肾小球滤过功能的变化可能既不敏感也不准确,因此不利于肾小球滤过功能损害早期及动态评估,更不能用于准确定量评估 GFR。其次,尿量对 AKI 的诊断也具有显著滞后性,因为按照 KDIGO 指南,只有尿量<0.5mL/(kg·h)至少 6h,AKI 才有可能开始被察觉,而应用利尿剂时其诊断意义又会被进一步推迟,其精准测量还会受到护理级别、是否导尿及尿路梗阻等条件制约。因此,它既不能用于早期诊断 AKI,更无法用于动态观察肾小球滤过功能的变化。未来 SCr 和尿量很可能被更敏感和特异的指标所替代,但由于目前尚无其他更好的生物标志物,因此从方便临床推广应用的角度来看,AKI 仍需要继续按此标准分期诊断。

四、AKI 的预后

(一)AKI 的近期预后

目前,已经明确的能够影响 AKI 近期预后(90d 以内的病死率)的临床疾病背景包括急性心肌梗死、急性失代偿性心力衰竭、大型心脏或非心脏手术及重症患者。AKI 病情越严重,疾病分期越晚,病死率越高;需要进行肾脏替代治疗的患者病死率最高。按照 2013 年全球 Meta 分析的结果,行肾脏替代治疗的 AKI 患者病死率高达 49.9%(如图 11-7 所示)。不论是造影剂相关肾病、心脏手术、严重创伤还是重症患者,校正相关危险因素后的 AKI 患者院内病死率几乎普遍与 AKI 的病情严重程度呈线性正相关。2013 年,来自芬兰的一项多中心队列研究汇总了芬兰 17 家 ICU 内的 2901 例非肾脏替代治疗的 AKI 患者情况,研究结果显示 AKI 患者的院内和 90d 病死率分别为 25.6% 和 33.7%。对重症需要肾脏替代治疗的患者,2005 年以前的调查估计院内病死率高达 60%,近年来的研究报告显示此类患者的院内及 90d 病死率分别为 35% 和 45%。影响患者 90d 内近期病死率的危险因素主要包括疾病的主要诊断(如脓毒症)、急性疾病的严重程度以及其他器官的功能障碍。2012 年,英国的一项队列研究($n=3930$)显示:按照原发病及主要诊断比较,住院 AKI 患者的主要死亡原因为脓毒症(41.1%),其次是心血管疾病(19.2%)和恶性肿瘤(12.9%),而以 AKI 为主要诊断的只占 3%。引起脓毒症的主要疾病是肺炎,而引起心血管疾病的大部分是心力衰竭和缺血性心脏病。

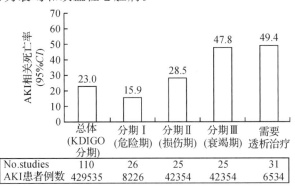

图 11-7　AKI 不同分期病死率的差异

[图片引自 Snsantitaphong P. World incidence of AKI: A meta-analysis. Clin J Am Soc Nephrol,2013,8(9):1482-1493.]

(二)AKI 的远期预后

2010 年,美国的一项大样本($n=864933$)调查显示:急性病住院伴有 AKI 的患者出院 90d 后远期病死率为 29.8%,而不伴有 AKI 的患者病死率仅为 16.1%(校正后的 $RR=1.41,95\%CI:1.39\sim1.43$)。与此相类似,2012 年,加拿大的一项关于重症患者的大样本($n=41327$)调查显示:对伴有 AKI 但不需要行肾脏替代治疗的重症患者而言,与相匹配的没有 AKI 的重症患者比较,他们的远期病死率是显著增加的(校正后 $RR=1.10,95\%CI:1.07\sim1.13$),而重症需要肾脏替代治疗患者 6 个月内的病死率高达 49%。影响 AKI 患者远期预后的主要危险因素包括高龄、合并慢性疾病(如慢性肾疾病、心血管疾病或恶性肿瘤)以及遗留的其他脏器功能障碍。

对 AKI 存活患者而言,最主要的远期并发症是遗留不同程度的肾功能障碍,AKI 是终末期肾病和慢性肾疾病的独立危险因素,甚至有的患者需要长期肾脏替代治疗。多项大样本的调查研究显示,ICU 内治疗期间应用过肾脏替代治疗的重症 AKI 患者,好转出院后仍需要继续维持透析的比例高达 13%～29%。某些患者,尤其是老年患者可能更容易最终进展为终末期肾病和慢性肾疾病,但目前临床上尚无有效的评分系统和模型来预测终末期肾病和慢性肾疾病的发生。有研究显示,AKI 患者液体负荷过多可能与 AKI 遗留肾功能障碍有关,而开始肾脏替代治疗的时机似乎对远期遗留肾功能障碍的影响不大。但肾脏替代治疗的模式对 AKI 远期预后可能会有影响,多项研究显示 ICU 内 AKI 患者急性期行间歇性肾脏替代治疗要比行持续性肾脏替代治疗最终遗留肾功能障碍并需要透析维持治疗的比例更高。

近年来,越来越多的研究把健康相关生活质量(Health-related quality of life, HRQL)评分作为重症 AKI 患者 6 个月以后远期康复水平的一项重要指标。通常 AKI 存活患者出院 6 个月以后的 HRQL 评分与年龄和性别相匹配的无 AKI 患者相比明显降低。AKI 患者 HRQL 评分下降主要与其年龄、疾病的严重程度、合并其他疾病以及住 ICU 时间长短有关,HRQL 评分越低,1 年以后的病死率越高。

(万献尧,李青栋)

第三节 急性肾损伤的病因与分类

AKI 可按病因和作用部位进行分类。

一、病因分类

(一)缺血性 AKI

缺血性 AKI 是指肾脏在机体缺血、缺氧时发生的 AKI。肾缺血再灌注损伤(Ischemia-reperfusion injury,IRI)是其主要原因。IRI 是指肾组织缺血时以及其后恢复血流灌注时器官功能不能恢复正常,甚至发生更为严重的组织损伤或器官功能衰竭。肾脏的组织结构和功能具有特殊性,是对缺血再灌注损伤较为敏感的器官之一,IRI 是导致 AKI 的主要原因之一。

临床上常见病因有失血性休克,弥散性血管内凝血、肾移植、肾部分切除、肾实质切开取石等手术。急性 IRI 的发病机制至今尚未完全阐明。有研究资料显示与机体在缺血再灌注时,ATP 合成的减少、氧自由基(Oxygen free radical,OFR)的大量产生、细胞内钙的超载、细胞凋亡基因的调控等因素介导的肾小管、肾小球细胞损伤密切相关。

目前一般认为持续性肾缺血和肾血流量远离皮质分布是 AKI 初期的主要发病机制。此时造成肾缺血主要与肾灌注压降低、肾血管收缩和肾血液流变学的变化有关。

1.肾灌注压下降

肾脏对于血流量有自身调节作用,当收缩压在 80～180mmHg 范围内变动时,肾血管通过自身调节,使肾血流量和 GFR 保持稳定。患者发生肾前性 AKI 时,收缩压低于 80mmHg,肾血管失去自身调节,肾血流量减少,肾小球毛细血管血压下降,使肾小球有效滤过压减小,导致少尿或无尿。

2.肾血管收缩

(1)肾素-血管紧张素-醛固酮系统(Renin-angiotensin-aldosterone system,RAAS)活性增高:①肾缺血或肾中毒时,近曲小管上皮细胞受损,对 Na^+ 重吸收减少,到达远曲小管尿液中的 Na^+ 浓度升高,刺激致近球细胞分泌肾素。②缺血时肾灌注压降低,入球小动脉管壁张力下降,刺激近球细胞分泌肾素。③有效循环血量降低,交感神经兴奋的直接刺激等均可引起肾素分泌增加,继而血管紧张素 II 增加,使肾血管收缩,从而导致 GFR 降低。

(2)体内儿茶酚胺增加:休克或创伤时,机体交感-肾上腺髓质系统兴奋,血中儿茶酚胺急剧增加。皮质肾单位的入球小动脉对儿茶酚胺敏感性高,因此肾皮质外层血流量减少最为明显,这称为肾内血流分布异常。

(3)肾髓质间质细胞合成前列腺素减少:肾缺血、中毒时,肾髓质间质细胞合成前列腺素减少,前列腺素 E_2(Prostaglandin E_2,PGE_2)合成减少,白栓素 A_2(Thromboxane A_2,TXA_2)生成增加,结果导致肾血管痉挛、收缩,肾血管阻力增加并且微血管内血栓形成和阻塞。

3.血液流变学的变化

(1)血液黏滞度升高:发生 AKI 时,血中纤维蛋白原增多、红细胞聚集及其变形能力下降、红细胞破裂及血红蛋白释出、血小板聚集等均可引起血液黏滞度升高,影响肾小球毛细血管床的微循环状态,造成 GFR 下降。

(2)白细胞与肾血管阻力:发生 AKI 时,由于白细胞变形能力降低,黏附血管壁能力增高,造成微血管阻塞,血流阻力增加,微循环灌流量减少。

(3)微血管改变:发生 AKI 时,肾微血管口径缩小、自动调节功能丧失、血红蛋白附壁,这些变化使肾微血管痉挛、增厚,加重肾缺血。

综上所述,缺血性 AKI 是肾脏对血流动力学障碍的反应和结果。

(二)脓毒症致 AKI

脓毒症是指由细菌、病毒或真菌等病原微生物感染诱发的全身炎症性反应,可导致感染性休克、多器官功能障碍综合征(Multiple organ dysfunction syndrome,MODS),甚至死亡。AKI 是脓毒症发展过程中最常见、最严重的并发症之一,其临床表现为血液滤过不充分,水、电解质调节及尿液生成障碍引起的一系列病理生理改变。随脓毒症的严重程度增加,AKI 的发病率相应增加,脓毒症合并 AKI 时病死率也显著升高,并且明显高于其他因素导致的 AKI。

1. 脓毒症致 AKI 时的肾脏血流动力学及细胞凋亡

在脓毒症早期,心排血量(Cardiac output,CO)增多,外周血管阻力减小,组织灌注量相应增加,此时为高动力期;后期则表现为微循环血流减少,组织灌注量降低。脓毒症引起的 AKI 时,肾小管上皮细胞线粒体损伤和管周微环境促氧化物质分泌增多,导致肾小管上皮细胞损伤。长期以来,肾脏缺血坏死一直被认为是脓毒症致 AKI 的主要原因,其早期治疗也主要集中于改善肾脏血流,增加肾灌注。然而,Bagshaw 等研究提示脓毒症致 AKI 的病理生理改变不完全与非脓毒症致 AKI 相同。研究发现在脓毒性休克时,肾脏皮质和髓质的血流不仅未减少反而增加。这提示脓毒症致 AKI 并非是因缺血再灌注损伤或者缺血坏死引起的。大量的研究也表明,在脓毒症发病过程中,机体中大量的免疫细胞和非免疫细胞发生凋亡,从而导致机体免疫应答能力低下,并在器官功能损伤中发挥着重要作用。脓毒症致 AKI 时,肾脏天冬氨酸特异性半胱氨酸蛋白酶-3(Caspase-3)活化增加,凋亡诱导因子和细胞色素 C 释放,Bax 活化,Bcl-2 完整性缺失,肾小管细胞可见凋亡小体,这说明细胞凋亡机制在脓毒症致 AKI 的发病过程中起着非常重要的作用。

2. 脓毒症致 AKI 时的炎症介质表达

脓毒症时机体脂多糖(Lipopolysaccharide,LPS)和肿瘤坏死因子-α(Tumour necrosises factor,TNF-α)等炎性因子分泌增加,对肾小管有直接促炎作用,可加重肾小管损伤。LPS 可直接诱导 TNF-α 在肾小管的表达,也可与一氧化氮(NO)、过氧化亚硝酸盐(ONOO⁻)、过氧化物酶增殖激活受体 γ(Peroxisome proliferation activated receptor,PPAR-γ)及其转录辅助活化因子-1α(PGC-1α)等其他氧化应激物质协同促进肾小管产生炎症细胞因子,引起肾小管细胞内线粒体功能障碍。炎症介质和氧化应激反应也可直接促进细胞凋亡,进一步加重肾小管损伤。白细胞介素(IL-6、IL-10)、巨噬细胞游走抑制因子等细胞因子水平已被证实与脓毒症致 AKI 的严重程度及病死率呈正相关。血管紧张素 II 作为 RAAS 系统中的主要效应分子也可直接参与脓毒症致 AKI 的发生。一方面,其与受体结合,导致肾细胞骨架重排等形态学改变。另一方面,血管紧张素 II 通过转化生长因子-α(Transforming growth factor-α,TGF-α)介导,与上皮生长因子受体结合,亦会调节肾血管重塑。血管紧张素 II 还可促进 T 细胞增殖和活化,并促进 TNF 及转化生长因子-β(Transforming growth factor-β,TGF-β)的表达,在 AKI 中直接扩大炎症和凋亡,减低细胞增殖,促进肾脏纤维化。

3. 脓毒症致 AKI 时的分子遗传学特征

Bcl-2 基因是一种原癌基因,具有抑制细胞凋亡的作用。已有研究显示 Bcl-2 基因的两种单核苷酸多态性(rs8094315 和 rs12457893)和 SERPINA4 基因的一种单核苷酸多态性(rs2093266)与 AKI 发生风险降低显著相关,提示细胞凋亡在 AKI 发病机制中起着重要作用。严重脓毒症患者血循环中单核细胞人白细胞 DR 抗原(Human leukocyte antigen DR,HLA-DR)表达下调,HLA-DR 表达还与肾小管和肾小球内皮细胞相关。Payen 等研究显示,HLA-DR 单倍体存在可能与脓毒症引起的 AKI 需要接受肾脏替代治疗相关。脓毒症 AKI 患者肾内基质金属蛋白酶-9(Matrix metalloproteinase-9,MMP-9)能释放干细胞因子(Stem cell factor,SCF),MMP-9 能保护肾小管近端细胞,而白细胞分化抗原-1(CD-1)可能由 SCF 释放,共同抑制凋亡,并对肾功能的恢复发挥着重要作用。

综上所述,脓毒症诱导的 AKI 以肾脏细胞凋亡和炎症为主要特征。

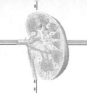
(三)造影剂肾病

造影剂肾病(Contrast-induced nephropathy，CIN)又称造影剂相关性急性肾损伤(Contrast induced acute kidney injury，CI-AKI)，是指在给予造影剂(Contrast media，CM)后引起的急性肾功能减退。CI-AKI 的名称较 CIN 更加符合 ICU 的临床实际，并且 CI-AKI 是造成 ICU 住院患者 AKI 发生的主要原因之一。

1. CI-AKI 的流行病学

目前，CI-AKI 发病率报道不一，范围可从 0％ 到 50％ 不等。这种差异与患者是否存在导致 CI-AKI 的风险因素(如慢性肾脏病等)、采用的诊断标准、造影剂的种类和剂量、前瞻性研究还是回顾性报道、肌酐值的测量时间、采用 AKI 早期标记物的不同以及不同的介入技术有关。Hoste 等报道 787 例 ICU 患者中 CI-AKI 的发病率可达 16.3％(128 例)，且 CI-AKI 的发生与需要接受 RRT 风险显著相关[30(4.6％) vs 21(16.4％)，$P<0.001$]，并延长 ICU 和总住院时间，增加 28d 和 1 年的病死率[28d:86(13.1％) vs 46 (35.9％)，$P<0.001$。1 年:158(24.0％) vs 71(55.5％)，$P<0.001$]。另有报道，心脏介入治疗导致的 CI-AKI 是增加患者 30d 和总体死亡的独立危险因素。近年来，随着对 CI-AKI 逐渐重视和认识的深入，肾毒性较低的低渗和等渗造影剂的临床应用，CI-AKI 发病率有降低的趋势。

2. CI-AKI 的发病机制

CI-AKI 的发病机制尚未完全阐明。目前认为造影剂导致的肾血管收缩以及造影剂细胞毒性是 CI-AKI 发病的重要机制。肾血管收缩是由造影剂诱导的缩血管物质(如腺苷和内皮素)的释放以及造影剂的高渗透压所致。

研究发现注射造影剂后肾血管迅速而短暂地舒张，随之血管收缩，肾脏内皮质血流增加，髓质血流显著减少。髓质血管收缩造成缺血可引起肾血流阻力增加、肾血流量减少、GFR 下降，导致肾缺血、缺氧。这一机制与血管活性物质失衡有关，造影剂能使腺苷、血管加压素、内皮素等缩血管物质活性增加，减少扩张血管物质(如 NO 和前列腺素)的生成。另有研究发现，造影剂可抑制肾小管细胞增殖，引起线粒体功能改变，导致细胞能量衰竭、膜完整性遭破坏、细胞内钙离子失衡以及肾小管细胞极性破坏。此外，造影剂可直接增加肾小管内压，并通过球管反馈(Tuberglomerular feedback，TGF)机制引起 GFR 下降;造影剂还可增加尿酸盐，导致尿酸盐沉积，从而阻塞肾小管，加重肾脏损伤。新近研究显示，造影剂不仅能直接导致氧自由基的产生，还能降低肾皮质的超氧化物歧化酶和过氧化氢酶的活性，从而导致肾血流动力学异常及肾功能的改变。造影剂对肾小管细胞具有直接毒性作用，高渗性的造影剂可诱导肾小管上皮细胞出现细胞核碎裂，使肾小管上皮细胞出现凋亡。

3. CI-AKI 相关危险因素

CI-AKI 相关危险因素见表 11-4。

表 11-4 CI-AKI 相关危险因素

不可修正因素	可修正因素
与患者相关的因素	
平均年龄	贫血
糖尿病	低血容量
慢性肾病，伴有或不伴有慢性肾功能不全	应用肾毒性药物(如顺铂、环孢素、氨基糖苷类抗生素、非甾体抗炎药等)
充血性心力衰竭	低蛋白血症(<3.5g/dL)
低心排血量	低血压或血流动力学不稳定
肾移植	
与操作过程有关的因素	
急性冠脉综合征时行 PCI	使用大量造影剂
其他紧急介入技术	使用高渗透压和离子型造影剂
	72h 内重复使用造影剂
	主动脉球囊反搏(IABP)
	PCI 相关性失血

综上所述,CIN是造影剂应用的不良反应之一,临床应加以重视和预防。

(四)药物性AKI

药物性AKI是指肾脏对治疗药物的不良反应和因药物过量或不合理应用而出现的毒性反应,是包括中草药在内的不同药物所致的、具有不同临床特征和不同病理类型的一组疾病。药物是引起AKI的常见原因之一。

由于大部分药物及其代谢产物需经肾脏排出体外,因而药物引起的肾损害发生率很高。有资料表明,近10年来药物性AKI发生率呈上升趋势,其中抗生素(如氨基糖苷类;β-内酰胺类;磺胺类药物;万古霉素、替考拉宁等糖肽类;抗真菌药两性霉素B;抗结核药物利福平;多黏菌素类、四环素类;氟喹诺酮类等)引起的肾损害的发生率可高达36%。也有资料显示,非甾体抗炎药(Nonsteroidal anti-inflammatory drugs,NSAID)、血管紧张素转换酶抑制剂(Angiotensin converting enzyme inhibitors,ACE-I)、化疗药及抗病毒药物所致的AKI也明显增加。

1. 肾脏易发生药物性AKI的原因

肾脏本身结构及功能的特殊性使其易遭受药物性损伤:①肾脏虽仅占体重的0.4%~0.5%,但血流量占心排血量的20%~25%。药物可随血液大量、快速地流经肾脏,并经过肾小球滤过和肾小管分泌及重吸收。②肾小球毛细血管和肾小管上皮细胞有较大的表面积,肾小球滤过屏障的结构特点(内皮、基底膜、足细胞及其裂孔隔膜构成的三重结构屏障及电荷屏障)使药物接触表面积大并使大分子物质易停滞于局部。③肾髓质的逆流倍增机制使许多药物在肾小管腔内被浓缩,易伤及肾小管。④肾脏酸化尿液功能时pH值的改变可影响药物的溶解性,导致药物结晶形成管型,阻塞肾小管。⑤肾脏是多种药物或其代谢物的主要排出途径,在其滤过、再吸收、排泌过程中均可累及肾脏而发生结构和功能改变,特别是在肾功能不全时更明显,即肾脏存在基础病变时更易引发药物性AKI。如肾功能不全患者的药物排泄缓慢,致使药物半衰期延长引起蓄积,导致肾损害;肾病综合征患者的低白蛋白血症,使循环中游离型药物浓度增加,从而增加了AKI的发生机会。

2. 药物性AKI的发病机制

肾毒性药物本身或其代谢产物经肾排出时可直接产生毒性作用。肾小管,特别是近端小管,在肾浓缩和重吸收过程中暴露于高浓度肾毒性药物之下更易损伤。某些药物可损伤线粒体功能、干扰肾小管运输、增强氧化应激或生成自由基等,可造成肾小管细胞毒性反应,损伤细胞膜并改变其通透性和离子传输功能,或破坏胞质线粒体抑制酶活性和蛋白合成,导致肾小管上皮细胞坏死。此类损伤程度与药物剂量及疗程有关。

肾毒性药物也可通过影响肾血管或改变全身血管血流动力学而致缺血性损伤。肾脏维持或自身调节肾小球内压力,是通过调节入球和出球小动脉张力以维持GFR和尿量而实现的。抗前列腺素药物,如NSAID药物或抗血管紧张素Ⅱ药物(ACE-I和血管紧张素受体阻滞剂),有干扰肾脏自身调节肾小球压力和降低GFR的能力。另外一些药物,如钙蛋白阻滞剂(环孢素、他克莫司)可以引起剂量依赖的入球小动脉收缩,导致高危患者发生肾损伤。另外,如环孢素也可诱导肾血管内皮细胞损伤,而丙硫氧嘧啶、甲巯咪唑可通过抗中性粒细胞胞浆抗体损伤肾血管内皮细胞。

免疫炎症反应药物可作为半抗原,沉积在肾小球基底膜和肾小管,从而激活补体引起肾损伤,导致急性间质性肾炎。损伤后的肾固有细胞,包括坏死的肾小管上皮又可产生新的抗原,促使自身抗体的形成。此类损伤与药物治疗剂量无关。

某些抗生素和抗病毒药物等本身或其代谢产物易在肾内组织形成结晶,常沉积于远端小管腔内,阻塞尿流、激发间质反应,引起阻塞性肾脏病变。通常结晶体的形成依赖于尿液中的药物浓度和尿液pH值,如磺胺类及抗肿瘤药物产生的尿酸在一定的pH值下可引起结晶尿,阻塞肾小管致肾脏病变。

抗肿瘤药物可引起伴随尿酸和磷酸钙晶体沉积的肿瘤细胞溶解综合征。肿瘤细胞溶解综合征表现为高尿酸及高钙血症等,可导致肾损伤。糖皮质激素引起糖、蛋白质代谢紊乱,蛋白质分解代谢增强可引起氮质血症。维生素D导致的钙磷代谢紊乱可引起间质性肾炎和肾钙化。利尿剂可引起水电解质紊乱,导致肾损伤。

药物也可以通过对肌细胞的直接毒性作用或间接损伤肌细胞,诱发横纹肌溶解,致使肌细胞内肌红蛋白和肌酸激酶释放入血,而肌红蛋白则通过直接毒性作用,阻塞肾小管和改变 GFR 以造成肾损伤。目前已明确他汀类药物是引起横纹肌溶解的主要药物之一。

血栓性微血管病引起的器官损伤,常与微循环中血小板性血栓形成有关。继发于药物性血栓性微血管病肾损伤的机制包括免疫介导反应或直接内皮毒性反应,以此种机制导致肾损伤的最常见药物是抗血小板药物。

综上所述,药物性 AKI 决定于肾脏本身的特性和药物特点,临床应重视预防。

(五)手术相关性 AKI

手术相关性 AKI 是指各种手术原因导致的 AKI。心脏手术与非心脏或大血管手术均可引起 AKI。其中心脏手术相关性 AKI(Cardiac surgery associated acute kidney injury,CSA-AKI)最为多见,是心脏手术后常见的并发症,发生率高达 5%～32%。

手术相关性 AKI 的危险因素众多,目前研究发现术前血 β_2-微球蛋白增高、贫血、围手术期输血、使用 ACE-I/ARB 类药物、术中体外循环或平均动脉压水平、术后 SCr 水平等均是心脏手术后发生 AKI 的危险因素。

心脏手术后 SCr 轻度增高可引起患者病死率的增加。Kolli 等对 1359 例心脏手术患者随访观察 90d,结果发现术后 AKI 的发生率为 40.2%;按照患者术后 SCr 水平分为 3 组,Cox 回归分析显示:心脏术后 SCr 轻度升高(较基线 SCr 水平升高超过 0.3mg/dL)与术后患者 90d 的病死率及 7d 以上的住院时间风险呈显著相关。进一步分层分析显示:在术前基线 eGFR<60mL/(min・1.73m^2)的患者中,术后 SCr 升高>0.3mg/d,预示其死亡风险增加 5 倍;而术前基线 eGFR>60mL/(min・1.73m^2)的患者,其术后 SCr 轻度升高并不增加术后患者的病死率。

术前血 β_2-微球蛋白增高见于 GFR 及肾血流量降低时,反映肾小球损伤程度,可比 SCr 升高更早。研究发现血 β_2-微球蛋白为术后 AKI 的重要危险因素($P=0.002$),提示临床医生应该对术前出现血 β_2-微球蛋白升高的患者高度警惕。

高龄、术前高尿酸血症、术前左心功能不全、冠脉旁路移植术联合瓣膜置换手术、手术时间延长、术后循环血容量不足均是心脏术后 AKI 发生的独立危险因素。Che 等报道在 1056 例行心脏手术患者中,采用 AKIN 标准来定义诊断 AKI,结果发现 328 例患者(31.06%)术后发生 AKI。与非 AKI 患者相比,AKI 患者的住院病死率显著升高(11.59% vs 0.69%,$P<0.01$)。多因素回归分析显示,高龄(每增加 10 岁,发生 AKI 的风险上升 1.40 倍)、术前高尿酸血症($OR=1.97$)、术前左心功能不全($OR=2.53$)、冠脉旁路移植术联合瓣膜置换手术($OR=2.79$)、手术时间延长(每增加 1h,发生 AKI 的风险上升 1.43 倍)、术后循环血容量不足($OR=11.08$)是心脏手术后 AKI 的独立危险因素。

体外循环是 AKI 发生的一个特殊危险因素。Berthus 等研究发现,非体外循环冠状动脉血运重建术可明显地减轻微量白蛋白尿、尿钠排泄分数,降低自由水清除、尿 N-乙酰-β-D-葡萄糖苷醇(N-acetyl-β-D-glucosaminidase,NAG)及游离血红蛋白等。实施体外循环时,进行大动脉的阻断、心肺转流、心肺转流时间、全身的血流动力学改变、组织器官缺血再灌注激发了一系列的炎症反应,而血液成分与体外循环的管路接触、组织的缺血再灌注损伤、内毒素血症、手术创伤、非搏动性血流以及术前存在的左室功能不全都是炎症反应的触发因素,促进炎症介质释放,进一步导致肾脏等敏感性器官的损伤。

心脏手术中使用多巴胺及利尿剂可加重肾脏的损伤。一项随机双盲对照试验证实肾剂量多巴胺对心脏手术肾功能无明显保护作用,且呋塞米加重心脏手术后肾脏损害。Lassnigg 等将 126 例肾功能正常患者(SCr<176μmol/L)按照心脏手术分别使用肾剂量多巴胺[2mg/(kg・min)]、呋塞米[0.5mg/(kg・min)]及安慰剂(等渗氯化钠溶液)分为 3 组,研究结果显示术中使用多巴胺组较安慰剂组对肾脏无明显保护作用,术中持续应用呋塞米反而加重肾脏负担。Tang 等观察 40 例基础心肾功能正常的心脏手术患者,并按照是否在麻醉诱导开始 48h 内使用肾剂量多巴胺[2.5～4.0mg/(kg・min)]将患者分为两组,并

通过尿量、体液平衡、SCr、血尿酸水平及尿中视黄醇结合蛋白测定来评估结果,结果显示两组患者体液平衡、尿量等无显著差别,但在肾剂量多巴胺组患者尿液中视黄醇结合蛋白排出量明显增加。

心脏手术中肾脏氧代谢失衡会加重对肾脏的损害。心脏手术导致的肾脏缺氧可引起肾小管对钠重吸收以及肾血管收缩功能障碍,进而导致肾小球滤过减少及肾小管功能障碍,促进 AKI 的发生。Owens 等观察 40 例行双心室修复手术的患儿(年龄<12 个月),动态收集术中和术后 48h 肾脏缺氧的数据,进而评估患儿 AKI 的发生率,结果发现血氧饱和度低下的患儿(血氧饱和度小于 50%>2h),其术后 48h 内存在 SCr 明显升高,且 AKI 发生率也显著增高。

Karkouti 等对 3500 例行心脏手术的成年患者研究,证实术前贫血、围手术期输血、重复手术也是导致 AKI 发生的危险因素。贫血可通过影响肾脏的供氧、严重的氧化应激反应、应激性出血而导致 AKI。围手术期输红细胞虽然可以通过提高组织器官的供氧能力,但输红细胞会增加敏感器官功能的损伤,这主要是由于储存时间过久的红细胞变形,并通过 ATP 和 2,3-二磷酸甘油酸(2,3-DPG)的消耗,失去了产生 NO 的能力,并能增强吸附血管内皮细胞的能力,进而释放大量炎症介质、游离铁及血红蛋白加重组织缺氧,促进炎症反应发生,从而导致肾脏等敏感器官的损伤。重复手术加重肾脏损伤的具体机制目前尚未明确,可能与其所致血流动力学不稳定、失血等因素引起肾脏的损伤有关。

术中与术前平均动脉压(Mean blood pressure,MAP)的差值也是促进心脏手术相关性 AKI 发生的重要危险因素。Kanji 等对 157 例心脏手术的患者进行前瞻性研究,结果发现术前与体外循环手术中 MAP 的差值是预测 CSA-AKI 独立危险的因素。

综上所述,手术相关性 AKI 和手术前后过程中众多因素密切相关,临床应给予它足够的重视,加以预防。

(六)挤压综合征致 AKI

挤压综合征(Crush syndrome,CS)是指四肢或躯干肌肉丰富部位,遭受长时间挤压,在解除压迫后,出现以肢体肿胀、肌红蛋白尿、高血钾为特点的急性肾功能衰竭。临床上主要表现为少尿甚至无尿,以肾功能衰竭为特点。

挤压综合征多发生于房屋倒塌、工程塌方、交通事故等意外伤害中。在战争、强烈地震等严重灾害时可成批出现。此外,偶见于昏迷与手术肢体长时间被固定体位的自压的患者。据统计资料推测地震可造成3%~20%的挤压综合征发生。

挤压综合征的始动因素是受累肌群的灌注障碍。直接肌肉创伤、长时间的肌肉受压引起受累肌群微血管的损伤,导致组织水肿并发展为骨筋膜室综合征。上述病理生理过程的结局是组织缺血、缺氧,可导致受累肌群的不可逆性缺血性坏死。当伤员缺血的肢体血液循环重新建立时,一方面大量的血管内液体由于受损肢体毛细血管通透性增加而外渗到组织间隙,导致血液浓缩及低血容量休克;另一方面灌注坏死肌肉的体液重新回流到静脉引起大量的肌红蛋白、肌酸激酶、尿酸、钾和磷等物质入血,导致一系列的系统性损伤。肌红蛋白容易从肾小球滤过,如不存在血容量不足及酸性尿时其毒性较轻;当上述因素存在时,肌红蛋白分解为珠蛋白及亚铁血红素,后者可通过诱导自由基对肾小管上皮细胞产生脂质过氧化损伤,还可通过清除血管舒张因子 NO 及活化内皮素受体等途径导致肾脏血管收缩,引起肾脏缺血。挤压综合征患者出现有效血容量不足,加之组织缺氧容易出现代谢性酸中毒,导致尿 pH 值下降,最终引起 AKI。

血清肌酸磷酸激酶(Creatine phosphokinase,CK)水平是肌肉损伤程度最敏感的指标,挤压伤时肌酸磷酸激酶水平升高往往超过正常值5倍。肌酸磷酸激酶水平升高常发生在肌肉损伤的数小时,1~3d 达高峰。挤压综合征患者的肌酸磷酸激酶通常大于 10000IU/L,肌酸磷酸激酶>75000IU/L 的患者的 AKI 发生率及病死率均显著增加。血尿肌红蛋白的测定对早期诊断挤压综合征很有帮助,当血肌红蛋白浓度超过 1.5mg/dL 时,即可出现肌红蛋白尿,其半衰期只有2~3h,血肌红蛋白可在6~8h 内恢复正常。患者表现为血尿,尿液呈红褐色,实际是肌红蛋白尿,镜检缺乏红细胞,可发现色素管型。

有研究对 1827 例地震伤患者进行统计显示,其中挤压综合征的发生率为 8.2%,AKI 的发生率为

4.9%。挤压综合征导致的 AKI 患者共有 62 例,1 期 17 例,2 期 18 例,3 期 27 例。这些患者往往迅速出现少尿甚至无尿症状,SCr 快速上升。挤压综合征相关性 AKI 患者的尿生物标志物(如 IL-18、NGAL、KIM-1)显著升高,其中尿中性粒细胞明胶酶相关脂质运载蛋白(Neutrophil gelatinase associated lipocalin,NGAL)水平与肾损伤严重程度呈正相关。此外,肌酸磷酸激酶也可作为一个挤压综合征相关性 AKI 严重程度的预测指标,这些患者血清肌酸磷酸激酶值越高,不但其行筋膜切开术及截肢术比率越高,而且其 AKI 发生及接受透析治疗的风险也越大,电解质紊乱更突出。因此,临床常用的血清肌酸磷酸激酶可以作为挤压综合征严重程度和治疗选择的一个重要生物标志物。

综上所述,挤压综合征致 AKI 多发生于地震等灾难事故,临床应充分认识其危害性,及时治疗。

(七)横纹肌溶解综合征与 AKI

横纹肌溶解综合征(Rhabdomyolysis,RM)是多种病因引起的横纹肌损伤、破坏甚至崩解,导致肌细胞内容物等释放至血液循环,包括肌红蛋白(Myoglobin)、电解质及其他胞质蛋白[如肌酸磷酸激酶、乳酸脱酶、磷酸醛缩酶],约 13%～50% 的患者可并发 AKI。

横纹肌溶解综合征诱发的 AKI 约占全部 AKI 的 7%～10%,其最常见的临床表现包括少尿,无尿,水、电解质及酸碱代谢紊乱(脱水、高血钾、酸中毒、低血钙等),如不及时处理,患者可并发呼吸衰竭、DIC 甚至多器官功能衰竭等严重并发症。横纹肌溶解综合征的致死率与其病因及相应的并发症相关,因此文献报道的病死率不一;ICU 患者中横纹肌溶解综合征合并 AKI 的病死率远高于非合并 AKI 者。

1. 横纹肌溶解综合征的病因及机制

造成横纹肌溶解综合征的病因众多,一般可分为机械性因素和非机械性因素。

(1)机械性因素包括:①创伤或压迫:车祸、工伤、地震等灾难性事件所致创伤后长期保持同一姿势如捆绑、长期卧床等。②肌肉血管栓塞或缺血:血栓、栓塞、钳夹血管、休克等。③肌肉持续收缩:训练等高强度运动、癫痫发作、持续哮喘、苯丙胺(安非他命)等药物致肌肉痉挛。④其他:电击伤、高热等。

(2)非机械性因素包括:①水、电解质紊乱:低钾、低钙、低磷、低钠、高钠、高渗等。②内分泌疾病:糖尿病高渗昏迷、甲状腺功能减退症、快速纠正甲状腺功能所致相对甲状腺功能减退。③药物及毒物:毒品、他汀类、酒精、毒蛇或昆虫咬伤。④感染:病毒、细菌感染。⑤多发性肌炎或皮肌炎。⑥基因缺陷所致代谢性肌病。其中,水、电解质紊乱,内分泌疾病,感染性疾病及药物是导致横纹肌溶解综合征最常见的非机械性因素;感染性疾病(常见革兰氏阳性杆菌,如肺炎链球菌及金黄色葡萄球菌)合并横纹肌溶解综合征常伴有高渗状态。也有一些患者可同时存在导致横纹肌溶解的多种病因。

2. 横纹肌溶解综合征并发 AKI 的高危因素

横纹肌溶解综合征并发 AKI 的高危因素有:①高龄(患者年龄>70 岁)。②脱水。③血尿酸≥6mg/dL。④糖尿病高渗昏迷。高强度运动所致横纹肌溶解综合征并发 AKI 的比率低于非运动因素所致横纹肌溶解综合征。回顾分析发现,起病时血清肌酸磷酸激酶水平与发生 AKI 概率呈正相关;血清肌酸磷酸激酶<5000U/L,并发 AKI 的概率小;血清肌酸磷酸激酶>15000U/L 者则易并发 AKI。但另有学者研究发现,血清肌酸磷酸激酶水平对 AKI 的预测价值并不大;即使肌酸磷酸激酶<5000U/L,但若同时存在脱水、酸中毒或脓毒症时,也易发生 AKI。尿肌红蛋白预测 AKI 的灵敏度为 100%,特异性仅15%～88%。

横纹肌溶解综合征引起 AKI 的主要机制包括肾内血管收缩、管型形成致使肾小管阻塞以及肌红蛋白直接诱导细胞毒性,这三种机制相互间有协同作用。如肾内血管收缩可降低 GFR,促进肾小管管型形成,加重肾小管缺血,进一步促进肌红蛋白对肾小管毒性作用。游离的肌红蛋白与 Tamm-Horsfall 蛋白相互作用形成管型,酸性尿及低血容量状态将加速上述进程,从而导致远端肾小管的阻塞,降低 GFR,使肾内血管收缩代偿性加强以增加肾小球滤过压。肌红蛋白诱导氧化应激反应及产生炎症介质,也促进肾内血管收缩及肾小管缺血性改变。

综上所述,横纹肌溶解综合征致 AKI 与机械和非机械性因素相关,特别是非机械性因素易被忽视,临床上应重视对其预防和治疗。

二、肾脏作用部位分类

(一)肾前性因素

肾前性 AKI 是由于肾脏低灌注引起的肾脏功能性的反应而非器质性的肾损害,其机制是肾脏血流量急剧减少造成 GFR 的急剧下降从而导致 AKI。常见病因有以下几个方面。

(1)血管内容量减少:细胞外液丢失(烧伤、腹泻、呕吐、利尿剂、消化道出血)、细胞外液滞留(胰腺炎、烧伤、挤压综合征、创伤、肾病综合征、营养不良、肝功能衰竭)。

(2)心排血量减少:心功能不全(心肌梗死、心律失常、缺血性心脏病、心肌病、瓣膜病、高血压、严重肺心病)。

(3)外周血管扩张:降压药、脓毒症、其他(肾上腺皮质功能不全、高镁血症、高碳酸血症、低氧血症)。

(4)肾血管严重收缩:脓毒症、药物(NSAID、β-受体阻滞剂)、肝肾综合征。

(5)肾动脉机械闭锁:血栓、其他栓塞、创伤(如血管成形术)。

目前认为肾前性 AKI 是增加肾性 AKI 发生的危险因素,甚至是肾性 AKI 的前期。持续的肾脏低灌流可引起肾脏不可逆性损伤,其机制是肾脏缺血再灌注损伤,此时造成肾缺血主要与肾灌注压降低、肾血管收缩及肾血流改变有关。

(二)肾性因素

肾性 AKI 是由各种肾脏实质性病变或肾前性肾衰竭发展而导致的 AKI,其病因包括肾小球、肾间质性、肾小管、肾血管病变,肾小管内梗阻及慢性肾小球病变恶化。

1.急性肾小管坏死

急性肾小管坏死(Acute tubular necrosis,ATN)是肾性 AKI 最常见的原因,是多因素共同作用的结果,根据病因可分为缺血性及肾毒性 ATN。

(1)缺血性 ATN:目前认为原有慢性肾脏疾病、动脉粥样硬化、高血压、肾血管疾病、糖尿病、营养不良等疾病为缺血性 ATN 的主要危险因素。某些外科手术常会增加缺血性 ATN 进展风险,如腹主动脉瘤的修复术、心脏手术、肾血管再造术及梗阻性黄疸等。另外,脓毒症致 ATN 常归属为缺血性 ATN。研究资料显示内毒素、炎症介质的激活及微血管内皮损伤在其发病机制中也起着重要的作用。

(2)肾毒性 ATN:常见的肾毒性药物有氨基糖苷类抗生素、两性霉素 B、化疗药物及造影剂等。造影剂肾病在药物所致 AKI 中排第 2 位,原有肾损伤、糖尿病合并肾功能不全、心功能不全(Ⅲ～Ⅳ级)、高胆固醇血症、造影剂剂量、高龄等均为造影剂 AKI 的主要危险因素,当患者同时存在 3 个或以上危险因素时,造影剂 AKI 的发病率几乎为 100%。另外,脱水、低血容量、低白蛋白血症、高血压、低血压、非甾体类抗炎药或其他潜在的肾毒性药物使用等均为造影剂 AKI 的可能危险因素。

2.急性肾间质性病变

急性肾间质性病变包括药物所致的急性间质性肾炎、严重感染、系统性疾病(如系统性红斑狼疮、移植肾排斥反应)、肾间质浸润性疾病(如淋巴瘤白血病)、代谢性疾病(如急性高尿酸血症)以及特发性因素等。

3.急性肾小球病变

急性肾小球病变包括任何原因所致急性肾小球肾炎综合征,如各型急进性肾小球肾炎,急性链球菌感染后肾小球肾炎,狼疮性肾炎等疾病。

4.肾血管性 AKI

肾血管性 AKI 包括肾动脉栓塞、肾静脉血栓形成、肾静脉腔外压迫、肾动脉夹层、动脉粥样硬化栓塞性疾病及血管炎累及大血管等。

5.肾小管内梗阻

常见的病因有异常蛋白(如多发性骨髓瘤),结晶体(如肿瘤溶解综合征),以及甲氨蝶呤、阿昔洛韦药物等因素。

6.慢性肾小球病变急剧恶化

在某些危险因素的作用下,如原发病的活动、恶性高血压、急性左心衰、严重感染、肾毒性药物、尿路梗阻、水电解质紊乱及手术刺激等因素促使原有肾功能急剧减退,导致急性肾衰竭。

(三)肾后性因素

肾后性 AKI 主要是各种原因所致的肾后性完全梗阻。其主要的病因包括以下两个方面。

(1)泌尿系统内源性因素:如腔内阻塞,包括泌尿系统结石、肾乳头坏死、血凝块、结晶体、真菌球等;腔壁或腔外阻塞,包括神经源性膀胱,前列腺增生,先天性输尿管、尿道狭窄、包茎或尿道口瓣膜畸形;泌尿系肿瘤,如移行细胞癌、膀胱癌、前列腺癌等。

(2)泌尿系统外源性因素:如腹膜后或盆腔恶性肿瘤、子宫内膜异位症、腹膜后纤维化、腹膜后淋巴结肿大及腹膜后血肿;手术损伤,如盆腔手术误扎输尿管;腹主动脉瘤等。其病因随年龄及性别而存在着个体差异,对于小儿最常见的病因为先天性的尿道狭窄和尿道口瓣膜畸形。在成人,女性常见的病因为腹膜后或盆腔肿块;男性常见病因为前列腺癌或前列腺增生,其中膀胱颈是最常见的梗阻部位。

（胡振杰,朱桂军）

第四节 急性肾损伤的发病机制

一、缺血性 AKI 的发病机制

AKI 是重症患者常见的并发症,其发病率非常高,也是 ICU 患者死亡的主要原因之一。缺血低灌注是 AKI 发生最常见的病因之一。临床上诸多因素均可引起肾脏缺血,如创伤、失血性休克、脓毒性休克、缩血管药物和造影剂的应用等。在一定程度上,机体在血流量减少时可通过自身调节去适应缺血性改变,但当严重缺血、缺氧及氧输送障碍时,则会出现肾脏细胞功能障碍并最终导致 AKI 及 MODS 的发生。缺血性 AKI 的病理生理机制主要与以下多方面因素有关(如图 11-8 所示)。

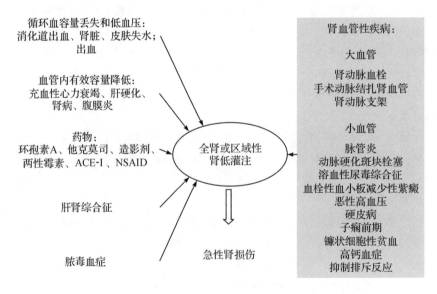

图 11-8 引起局部或全肾低灌注的病因

(一)肾血流动力学改变

肾血流动力学改变在缺血性 AKI 早期起主导作用,且常常为始动因素。正常肾脏血液供应及氧需求的特点是皮质血液分布丰富,血流速度快,氧分压高(约 50mmHg);而肾髓质血流分布少,血流速度慢,氧分压低(约 10～20mmHg),但功能需氧量相对较高。通常情况下,当肾灌注压发生大幅度降低时,肾皮质在一定程度上可通过自身调节机制来维持血流量相对恒定,而肾髓质缺乏这种机制。因此,在失血性休克或血容量严重不足时,由于神经和体液调节作用,肾内动脉收缩,肾血流量明显减少,血流重新分布,主要表现为肾灌注降低和肾小球入球小动脉明显收缩,导致肾皮质血流量减少和肾髓质瘀血,造成缺血性 AKI。这些变化主要影响肾脏皮髓质交界区的血流和氧供,尤其对氧耗量较大的近曲小管直段和髓袢升支后壁段显著。有时在大出血引起急性缺血性 AKI 的早期,虽然经迅速补充血容量,肾血流恢复,但 GFR 仍不能恢复,这说明在 AKI 的早期就存在肾内血流动力学改变和肾血流分布异常。

除了肾内血管收缩是 AKI 的始动和持续进展的因素,肾缺血也可导致肾血管内皮细胞功能紊乱、缩血管和舒血管生物活性物质的产生及其作用失衡,因而使得肾脏局部自动调节功能丧失、肾内血管持续收缩,肾血管阻力增加,使得缺血性 AKI 持续进展。

(二)损伤因子在缺血性 AKI 中的作用

1. 交感神经系统

肾交感神经纤维广泛分布于肾血管及肾小球旁体。肾脏缺血时,交感神经系统活性增强,血管对神经刺激的敏感性增加,引起肾血管收缩,导致肾血流量和 GFR 降低。抑制交感神经系统活性在一定程度上能保护缺血性肾损伤。

2. 肾素-血管紧张素系统(RAAS)

RAAS,尤其是血管紧张素 II,可通过血管紧张素 II 受体、TGF-β 受体及表皮生长因子受体等影响血管稳态和血管重构。肾脏缺血时,肾组织内 RAAS 系统的激活,导致入球小动脉强力收缩,降低肾血流和氧输送。在 AKI 动物模型的研究中发现,缺血后血管紧张素 II 水平明显升高,老年大鼠肾小球的血管紧张素 II 受体数目和亲和力明显增加,提示 RAAS 系统作用增强可能是缺血性 AKI 时 GFR 下降的机制之一。

3. 肾内前列腺素

前列腺素有显著的扩张血管作用,可增加肾血流量和 GFR,促进尿钠排泄,并能拮抗抗利尿激素,减少集合小管对水的重吸收,从而起到利尿的作用。肾内前列环素(Prostacyclin,PGI2)可防止缺血性急性肾小管坏死的发生,肾缺血时,肾组织内的 PGI2 明显减少,易导致缺血性 AKI。前列腺素拮抗剂(如吲哚美辛)可加速缺血性肾损害。此外在肾缺血时,肾皮质合成的血栓素增加,亦促使肾血管收缩,加重肾缺血。

4. 内皮源性收缩因子(Endothelium-derived contracting factor,EDCF)和内皮源性舒张因子(Endothelium-derived relaxing factor,EDRF)

在肾缺血时,血管 EDCF[如内皮素(Endothelins,ET)]表达及合成增加,血浆和肾组织的 ET-1 水平可明显升高,内皮素可使肾血管强烈、持续地收缩,导致肾小血管阻力增加、GFR 下降。但有时患者血清内皮素浓度增加十多倍,临床上也不发生 AKI,这可能与正常血管内皮尚能释放 EDRF、协同调节肾脏血流量变化相关,通过降低入球和出球小动脉阻力的作用,从而增加肾脏血流灌注。

肾缺血时,血管 EDRF[如一氧化氮(NO)]释放障碍,能降低血管内皮 ET 的表达和活性,具有保护缺血性肾损伤作用;此外 NO 能抑制 TNF-α 介导的中性粒细胞与上皮细胞的黏附,也能对肾脏起到保护作用。但是 NO 对细胞也有损害,缺血后诱导产生的 NO 或合成酶本身就有细胞毒性作用,这与缺血导致的肾损伤有关。NO 还能降低上皮细胞间的黏附作用,促使肾小管上皮细胞脱落,导致肾小管梗阻,加重缺血再灌注损伤。

5. 磷脂酶 A2(Phospholipase A2,PLA2)的激活

PLA2 对游离脂肪酸的释放和溶血磷脂的聚集起支配作用。PLA2 是缺血性 AKI 中急性肾小管损伤的重要因子。在缺血时,可溶性 PLA2 被激活,引起游离脂肪酸的积聚和磷脂分解,导致缺血性肾小管损伤。也有研究发现,不饱和脂肪酸对近曲小管缺血、缺氧有细胞保护作用。因此,PLA2 对缺血时的肾

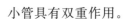
小管具有双重作用。

6. Ca²⁺ 的变化

生理情况下,肾小管上皮细胞内的 Ca²⁺ 浓度明显低于细胞外的 Ca²⁺ 浓度。缺血后 Ca²⁺-ATP 酶受抑制,肾小管细胞内 ATP 缺乏,导致内质网中的 Ca²⁺ 螯合受损,细胞溶质内 Ca²⁺ 进入细胞内的数量减少,游离 Ca²⁺ 浓度增加。肾缺血损伤后引起蛋白酶、磷脂酶激活,进而引起蛋白、磷脂水解,游离脂肪酸释放,细胞膜性结构破坏和细胞骨架降解。在缺血再灌注时,Ca²⁺ 还与 PLA2 共同介导反应性氧引起细胞损伤。恢复期动物肾缺血损伤模型显示,细胞内 Ca²⁺ 增加诱导钙结合蛋白,对于细胞增殖起重要作用。钙蛋白酶是 Ca²⁺ 依赖性半胱氨酸蛋白酶,其底物是锚定于浆膜的细胞骨架蛋白和细胞膜蛋白,钙蛋白酶在缺血性肾损伤中也发挥着重要作用。

7. 活性氧族(Reactive oxygen species,ROS)

ROS 是可经化学反应产生自由基的含氧衍生物。肾缺血恢复灌注后,线粒体功能尚未恢复,细胞能量缺乏,积聚于细胞内的次黄嘌呤在黄嘌呤氧化酶的作用下与氧反应产生大量的 ROS,ROS 对细胞膜上的不饱和脂肪酸有高度的亲和力,两者结合生成脂质过氧化物,使膜的液态性下降,转运功能以及亚细胞器功能发生障碍。Feng 等研究发现在严重烧伤的小鼠上,ROS 通过激活 p38 MAPK 和抑制 Akt 磷酸化导致肾小管细胞凋亡进而导致 AKI,且 ROS 是加剧缺血再灌注致 AKI 的因素之一。

8. 肾髓质瘀血

肾髓质瘀血缺氧首先累及袢升支粗段的肾小管细胞,袢升支粗段是一个高氧耗区,对缺氧非常敏感,缺氧使肾小管细胞主动重吸收氯化钠的能力降低。袢升支粗段损伤还可以使 Tamm-Horsfall 蛋白易在粗段中沉积,引起远端小管腔阻塞及管腔液外溢。

(三)肾缺血-再灌注损伤细胞机制

肾组织在急性缺血到血供恢复过程中,会产生大量氧自由基。缺血、缺氧时能量分解大于合成,ATP 分解产生大量次黄嘌呤,在黄嘌呤氧化酶作用下产生大量黄嘌呤,继而产生大量的氧自由基。肾组织细胞膜富含磷脂类物质,如多价不饱和脂肪酸,与自由基有高度亲和作用,两者相互作用后可产生多种脂质过氧化物,并使细胞膜上的多价不饱和脂肪酸与蛋白质比例失调,细胞膜液体流体性和通透性发生改变,从而引起功能障碍,各种酶活性降低,毛细血管通透性明显增加,导致细胞和间质水肿。氧自由基等损伤细胞膜又使大量细胞外 Ca²⁺ 进入细胞内,使细胞内 Ca²⁺ 超载致细胞死亡。此外,肾缺血时皮质线粒体功能明显降低,使 ATP 合成减少,也使细胞膜上依赖 ATP 能量的离子转运功能降低,细胞内 Ca²⁺ 积聚,后者又刺激线粒体,使之对 Ca²⁺ 的摄取增加,从而线粒体内钙含量过高而导致细胞死亡。

1. 内皮细胞功能障碍

微循环内皮细胞和平滑肌细胞在 AKI 的病理生理机制中起关键作用。内皮细胞是血管直径、白细胞功能和平滑肌反应性的重要决定因素,参与维持血管张力、局部组织血流量、凝血功能、炎症反应以及血管通透性。缺血和脓毒症均有明显的内皮功能损伤,从而引起微循环障碍,进一步加重持续缺血以及组织损伤,尤其是在肾脏的外髓带更明显。

内皮细胞对血管功能具有重要的调节作用,发生损伤后小动脉对缩血管神经体液因素(如 ET-1、血管紧张素Ⅱ及交感神经)反应增强,对舒血管因子(如 NO 及缓激肽)反应减弱,并且收缩血管的效应还被血管活性因子增强,这些缩血管因子是由于缺血性损伤导致白细胞-内皮黏附增多和白细胞激活而产生的,能进一步促进血管收缩,它包括 TNF-α、IL-1β、IL-6 和内皮缩血管肽等。白细胞-内皮细胞的相互作用致使血管剧烈收缩和小血管闭塞,并且激活凝血系统导致局部微循环障碍和局部缺血,引起 AKI,尤其是在外髓质部缺血更严重。此外,肾小管损伤导致 Na⁺ 的重吸收不充分,由此致密斑感受到更多被运输到远端肾小管的溶质,引起球管反馈,导致肾小球前动脉收缩,最终降低 GFR。

内皮细胞还可通过其他方式促进缺血性 AKI 的发生。缺血时高迁移率族蛋白 B1(High mobility group box 1,HMGB1)合成增加,作用于内皮细胞 Toll 样受体 4(Toll-like receptors 4,TLR4),调节黏附分子(如 ICAM-1)与穿透素(Pentraxin 3,PTX3)的表达。损伤的内皮细胞黏附分子和白细胞逆受体表达增多,促使白细胞-内皮细胞、内皮-淋巴细胞相互作用增强。活化的白细胞阻塞毛细血管和毛细静脉,进一步激活和转运白细胞,产生大量的细胞因子和急剧的炎症反应。内皮细胞损伤后其多糖-蛋白质复合物丢失,细胞骨架及细胞连接被破坏,血管外基质降解,最终引起微血管通透性增加,造成间质性水肿。在啮齿类动物中,通过共聚焦显微镜发现,缺血再灌注2h内,肾脏皮质内皮屏障功能丧失。

肾缺血时流到外髓质部的血流因肾小动脉收缩而出现局部血流减少,当局部水肿时,其血流进一步降低。肾脏缺血再灌注后外髓质的微血管数目减少,促血管生成因子[如血管内皮生长因子(Vascular endothelial growth factor,VEGF)]减少,而抑制血管生成的因子增加。血管数目减少会导致慢性缺氧,慢性缺氧将引起肾小管损伤和肾小管间质纤维化,肾脏纤维化增多进一步引起微血管数量减少,影响肾小管氧和营养物质供给,干扰其再生过程,进一步加重肾纤维化病变。残存的血管可因内皮细胞肿胀而血流减少,还有其他血管缺失带来的功能性后果,包括盐敏感性高血压的发生和肾小管浓缩功能障碍,这间接反映了局部尤其是髓质局部缺血、缺氧性损伤。

2. 血管通透性改变

内皮屏障将血管与周围组织分离开来,控制着两个腔室之间的液体交换。Sutton等利用荧光葡聚糖和双光子成像技术在一系列的实验中研究了内皮细胞功能在AKI中的作用,双光子显微镜成像发现在缺血再灌注后2~4h,毛细血管屏障功能缺失,24h达到最严重状态。在AKI时,微血管通透性增高是由于一系列因素作用的结果,如内皮细胞单层和肌动蛋白细胞骨架的破坏、血管周围基质的崩解、内皮细胞间连接的变化、白细胞与内皮细胞相互作用的增强、肾脏微血管黏附连接完整性的严重破坏等。此外,基质金属蛋白酶-2(Matrix metalloproteinase-2,MMP-2)或基质金属蛋白酶-9(MMP-9)的激活会引起内皮屏障破坏,导致微血管的通透性增加。

3. 炎症介导的损伤

缺血损伤的早期可刺激组织释放炎症介质,激活白细胞上的黏附分子和内皮细胞上的配体,导致白细胞与内皮细胞粘连并造成内皮细胞损伤,影响肾组织尤其是髓质的微循环状态,进而导致氧依赖的肾小管功能(如氯化钠转运、尿浓缩机制等)严重受损。白细胞还可释放白三烯和血栓素等血管收缩性物质,加重毛细血管内红细胞、血小板和白细胞聚集,进而造成肾髓质的瘀血状态及持续低灌注。

(1)免疫反应:固有免疫与适应性免疫反应是缺血性肾损伤的重要病理机制。固有免疫以非抗原特异性的方式参与早期的损伤反应,参与的细胞包括中性粒细胞、单核巨噬细胞、树突状细胞(Dendritic cell,DC)、自然杀伤细胞(Natural killer cell,NK)和自然杀伤T(Natural killer T,NKT)细胞。适应性免疫反应,由特定的抗原激活,损伤后的数小时内开始,持续数天,包括DC成熟和抗原呈递、T细胞增殖和活化、T和B细胞的相互作用。

(2)肾小管上皮细胞介导的炎症:肾缺血再灌注时,肾小管上皮细胞不仅为损伤对象,还主动参与损伤与抗损伤过程。肾小管上皮细胞可产生促炎因子和趋化因子[如TNF-α、MCP-1、IL-8、IL-6、IL-1β、TGF-β、RANTES和上皮中性粒细胞活化肽78(Epithelial neutrophil-activating peptide-78,ENA-78)],并激活炎症细胞。除此之外,肾小管细胞也能表达TLRs、补体和补体受体、共刺激分子等来调节性T细胞的活性。在缺血性AKI,肾小管上皮细胞TLR2和TLR4表达增加,TLRs可与HMGB1及组蛋白(源于坏死上皮细胞)结合,促进炎症细胞浸润、炎症介质释放以及上皮细胞凋亡,加重AKI。

近端肾小管上皮细胞除了产生炎症介质加重炎症反应外,还可合成表面抗原MHCⅡ分子,该分子可将抗原呈递给T细胞,并表达共刺激分子。缺血再灌注时肾小管细胞的共刺激分子B7-1和B7-2表达增加,其作用于T细胞的CD28,促进细胞因子的产生。此外,近端小管上皮细胞存在自噬功能,可抑制淋巴细胞增生DC及巨噬细胞活化,减轻炎症反应。

(3)免疫/炎症细胞亚群:炎症细胞(中性粒细胞、单核/巨噬细胞、树突状细胞和T细胞)在肾缺血再灌注损伤及修复中有着重要作用。研究发现人和动物模型的肾脏在缺血再灌注后30min,在外髓质的管周毛细血管网可见中性粒细胞黏附于活化的内皮细胞,产生蛋白酶、髓过氧化物酶、活性氧和细胞因子,导致毛细血管通透性增加、肾小管上皮细胞和内皮细胞完整性的破坏,加重肾损伤。

研究表明小鼠存在两种不同表型的单核细胞，其中，具有 CD11b$^+$ CCR2^{lo} Gr-1-Ly6C-CX3CR1^{hi} 表型的单核细胞，从骨髓腔释放后迅速迁移至未损伤的肾脏，分化成为 DC 和巨噬细胞；相反，第二类表型单核细胞（CD11b$^+$ CCR2^{hi} Ly6C^{hi} Gr-1^{int} CX3CR1^{lo}）主要浸润在炎症反应状态的肾脏组织中，并分化为巨噬细胞和 DC。巨噬细胞分为 M1 和 M2 两型，两者的迁移、分化取决于机体不同的病理生理状态。巨噬细胞在小鼠肾脏再灌注后 1h 增加，24h 达到高峰，持续 7d。这种巨噬细胞的浸润通过 CCR2 和 CX3CR1 信号通路介导。M1 型巨噬细胞产生大量的活性氧、氮中间体和炎症介质（包括 IL-1β 和 TNF-α），引起 Th1 细胞免疫反应，促进肾组织损伤。M2 型巨噬细胞主要引起 Th2 细胞免疫反应。在肾缺血再灌注后期，大量 M2 型巨噬细胞浸润肾损伤组织，促进组织修复；同时，IL-4、IL-13、IL-10、免疫复合物及糖皮质激素可促使单核细胞向 M2 型巨噬细胞转化。此外，损伤修复也可触发 M1 型巨噬细胞向 M2 型巨噬细胞的表型转化。

在正常肾脏，DC 与巨噬细胞组成的免疫炎症反应网络，是肾脏正常组成的一部分。肾小管损伤时 DC 被激活，呈递抗原并激活 T 细胞，表达共刺激分子和产生炎症介质，把固有免疫和适应性免疫联合起来；DC 亚群在肾脏 IRI 后也可抑制缺血性 AKI 炎症反应，促进损伤组织修复。

无论是早期还是晚期肾损伤，均以 T 细胞浸润为特点，T 细胞的浸润与巨噬细胞和 DC 一样，在 IRI 后同样具有促进损伤的修复作用。CD4$^+$ 细胞，在共刺激分子 CD28 存在的情况下，能增强 IRI 的作用。相反，CD4$^+$ CD25$^+$ Foxp3$^+$ 调节性 T 细胞（Treg 细胞）是抗炎性淋巴细胞。在缺血性小鼠模型中，再灌注后第 3 天或第 10 天可观察到 Treg 细胞在肾脏表达。在 IRI 的后期，Treg 细胞也起到促进组织修复作用。

4. 补体

补体系统是肾缺血再灌注后炎症反应的一个重要的组成部分，肾脏缺血再灌注后主要通过旁路途径激活补体系统。DC 共价结合于巨噬细胞源的 C3，这种结合促进 DC 的成熟，反过来又激活 T 细胞免疫反应。再灌注后 6h 可观察到 C3 在肾小管细胞的沉积，这种易位与补体抑制剂 Crry 在肾小管基底外侧表面有关，Crry 杂合小鼠缺血性肾损伤严重程度增加。Crry 和 H 因子以及血清替代途径调节蛋白共同调节肾小管上皮细胞基底外侧表面的补体激活。Crry 基因缺乏或小管上皮细胞基底侧 Crry 表达减少均可引起自发补体激活及肾小管损伤。小管上皮细胞通过补体激活（C3a 和 C5a）后，产生趋化因子（如 CXCL1、CXCL2），促进炎症反应。此外，C5b-9 复合物（膜攻击复合物）和 C5a 同样有促进缺血性肾损伤的作用。

5. 内源性炎症抑制因子

肾缺血时存在多种内源性炎症抑制因子。缺血再灌注引起肾脏组织血红素氧化酶（Heme oxygenase, HO）增多，血红素氧化酶以速度限制性方式将血红素降解为胆绿素，并释放铁和一氧化碳（CO），CO 可舒张血管、抗炎及抗细胞凋亡，因此血红素氧化酶有抗炎作用和防止缺血性 AKI 的作用。Tamm-Horsfall 蛋白在肾小管升支粗段合成，肾脏缺血再灌注时合成增加，可使近端小管聚集的中性粒细胞减少，抑制上皮细胞 TLR4 的表达，从而抑制炎症反应、保护肾脏。

ω-3 脂肪酸家族成员——二十二碳六烯酸代谢产生的 Resolvins（Rvs）和 Protectin D1（PD1）是内源性天然抗炎化合物。在缺血前给予 D 系列的 Resolvins（RvDs）或 PD1 可抑制白细胞的聚集和 TLR 介导的巨噬细胞激活，减轻肾脏形态和功能的损伤，减轻缺血后的肾脏纤维化。脂氧素 A4 和肝细胞生长因子（Hepatocyte growth factor, HGF）作为内源性免疫调节因子，也能抑制 IRI 导致的肾损伤。此外，单一人免疫球蛋白 IL-1 相关蛋白（SIGIRR），也称 Toll-IL-1 受体 8（TIR8），是 TLR/IL-R 家族抑制因子，它在肾内髓细胞和肾小管细胞高表达。在啮齿类动物，SIGIRR 缺乏会加重缺血再灌注肾损伤，其机制与增加肾内 DC 和单核细胞固有免疫信号途径有关。此外，近端小管热休克蛋白及 IL-11 对缺血性肾损伤也有保护作用。

6. 急性肾小管上皮细胞损伤

在肾脏缺血导致有效灌注压降低的情况下，肾脏上皮细胞不能维持充足的 ATP 水平以满足机体代谢需要。这种 ATP 的减少将导致细胞损伤,如果 ATP 严重缺乏,将引起细胞凋亡或者坏死。在缺血状态下,所有的肾单位都会受到累及,但上皮细胞损伤常见于近端小管。这些细胞易损伤的原因如下:首先,近端小管细胞具有较高的代谢率以调节离子转运和有限的糖酵解能力;其次,由于肾单位的 S3 段外带具有独特的血流量,这些区域在损伤时有明显的微循环低灌注和局部充血,并且这种状况会持续存在,甚至在皮质血流恢复到接近正常的情况下仍导致持续缺血。这种现象的出现主要是内皮细胞损伤和功能障碍所致。该阶段也称 AKI 的扩大阶段。

(1)近曲小管:缺血再灌注引起的上皮损伤在近曲小管 S3 段最明显。尿中可出现管型,且肾小管上皮细胞证实存在肾小管细胞损伤、凋亡和(或)坏死。新近一些研究发现肾脏缺血后尿液中近端小管损伤的标记物如 KIM-1 显著增加,提示存在的近端小管损伤。然而肾组织活检显示损伤程度呈多样性,这可能与活检技术的局限性有关。

正常情况下,上皮细胞间通过紧密连接和黏附连接相互联系,并且由 F 肌动蛋白骨架改变来调节。而细胞骨架则通过 GTP 酶的 Rho 家族调节,在缺血的情况下,其下游的 GTP 酶效应分子 Rho 蛋白相关卷曲螺旋激酶(Rho-associated coiled-coil containing protein kinase, ROCK)被激活。ROCK 是一个促存活 PI3K/Akt 信号通路的负调控因子,ROCK 激活伴随细胞凋亡,抑制 ROCK 则可减轻 IRI。

在严重损伤的情况下,活性细胞和无活性细胞均脱落,此时基底膜是滤液与肾小管周间质的唯一屏障。通透性增加导致肾小球滤液从肾小管腔漏入间质。细胞及其残骸从基底膜上脱落下来,与蛋白结合后在肾小管腔内形成管型堵塞肾小管,因此,尿中出现管型是 AKI 的标志。

在 AKI 时,肾损伤分子-1(kidney injury molecule-1,KIM-1)和中性粒细胞明胶酶相关脂质运载蛋白(NGAL)在肾脏近曲小管和远曲小管表达明显上调。人和动物模型发生 AKI 时,其尿液中 KIM-1 和 NGAL 排泄也显著增加,提示两者是肾损伤的非创伤性标记物。KIM-1 是一种磷脂酰丝氨酸受体,在近端肾小管上皮细胞识别并促使凋亡细胞向溶酶体游走,介导近端上皮细胞对缺血坏死细胞及氧化脂蛋白的吞噬作用。由于细胞吞噬凋亡小体是抑制炎症反应的一种机制,因此,KIM-1 除了促进肾小管腔内凋亡细胞残片的清除外,还能起到限制免疫性损伤的作用。KIM-1 是白细胞单免疫球蛋白受体 5(Lukocyte mono-immunoglobulin-like recepter 5,LMIR5)的一种内源性配体,KIM-1-LMIR5 的相互作用在白细胞的趋化聚集中发挥着重要作用。当啮齿类和人类发生 AKI 时,胞外域的 KIM-1 脱落进入尿液是早期诊断 AKI 的一个生物标记。NGAL 由远侧肾单位和其他器官组织合成,是一种铁转运蛋白,与铁载体(Siderophores)、铁组成复合体,经近端小管 Megalin 受体内吞作用,减少含铁自由基对肾脏的毒性作用。而铁在保护近端肾小管中发挥着重要作用。在肾小鼠 IRI 模型,静脉给予重组 NGAL,结果显示其在近端小管被重吸收,同时 NCAL 表现出抑制细胞凋亡、促进增生以及组织结构保护作用。铁的清除需要去铁胺或脱铁转铁蛋白,后者是一种内源性铁结合蛋白,通过阻止铁的不恰当结合,防止产生有害的氧自由基,从而可防止缺血再灌注引起的肾小管损伤和器官功能衰竭。

自噬作用则通过溶酶体参与细胞成分的降解,是上皮细胞坏死的常见方式。研究显示,TGF-β 在肾小管损伤中引起肾小管上皮细胞过度自噬。自噬在 IRI 后近端小管细胞的生存中也发挥着重要作用,当细胞自噬能力被阻止后,细胞会积聚异常线粒体和泛素阳性细胞质内含物(如 P62 蛋白),促进细胞凋亡的发生。

(2)远端小管:远端小管的直部和髓质升支粗段具有和外髓质外条带的直小管一样的空间结构。远端肾单位的细胞更能耐受缺氧、缺血以及氧化损伤,在 IRI 时常可维持正常状态。MATL 在线粒体氧供障碍时仍具有强大的将氧化转为糖酵解的能力,因此更能适应缺血、缺氧性改变。另外,在肾远端小管上皮细胞,ERK 信号途径的激活、抗凋亡蛋白 Bcl-2 产生的增加和修复生长因子等协同作用可减少细胞死亡,这可能也是远端小管更能耐受缺血的原因。其他远端肾单位的修复因子或生长因子,包括表皮生长因子(Epidermal growth factor,EGF)、胰岛素样生长因子(Insulin-like growth factor,IGF-1)和 HGF 可以通过旁分泌的方式保护敏感的近曲小管免受损伤,通过远端小管-近端小管细胞-细胞交互机制促进近端小管细胞增生和修复。

7.肾小管上皮修复

肾小管缺血性损伤后引起上皮细胞凋亡、坏死及脱落,并启动上皮细胞再生修复功能。正常情况下,人近端小管细胞处于低分裂水平。细胞坏死或从基底膜脱落等导致小管上皮细胞数量减少时,肾小管细胞通过增生来维持平衡状态。

肾小管上皮细胞损伤后新生的细胞是否起源于存活的内源性上皮细胞、骨髓源性干细胞,或者肾内祖细胞,目前尚无定论。早期的假说认为这些细胞来源于存活的近端小管细胞;也有研究显示骨髓来源的细胞,包括造血干细胞和间充质干细胞,可直接替代丢失的上皮细胞。然而,另有学者提出,骨髓来源的细胞并没有直接参与肾小管细胞的替换作用,而是以旁分泌的方式抑制炎症来促进修复;最近的研究表明,这些效应可能是通过微血管输送膜受体、蛋白、mRNAs、micro-RNAs 和细胞器来实现的。

为了证实肾内祖细胞是否是损伤后肾小管细胞的来源,有研究在转基因小鼠中应用遗传图谱技术分析,结果显示缺血性损伤后肾小管是通过细胞增生来替代缺失的肾小管上皮的。在上皮细胞缺失后,残存的细胞开始分化,沿基底膜移形和增生以恢复之前的细胞数目,然后通过分化进而恢复肾单位的功能完整性。肾脏的修复在一定程度上与器官形成类似,波形蛋白和神经细胞黏附分子(Neural cell adhesion molecule, NCAM)在肾脏发育过程中表达于后肾间质,正常情况下在成熟的肾单位不表达,但在 IRI 后近端肾小管却有大量波形蛋白和 NCAM 表达。至于肾脏修复后如何使细胞恢复到低分化表型尚未明确,及对肾小管上皮细胞损伤后增殖与迁移反应的关系,目前也了解甚少。

缺血性 AKI 常存在肾小管不完全修复,这可能与肾小管间质伴有持续炎症反应、成纤维细胞增生、细胞外基质过度沉积,引起管周血管网破坏、肾组织纤维化有关。急性肾小管损伤后出现纤维化在临床上会导致严重的不良后果,许多损伤因素,尤其是肾小管周微血管的持续丧失导致长期缺氧和免疫应答成分的紊乱,如巨噬细胞的活化等可加重肾缺血后的纤维化。上皮间质转化(Epithelial-mesenchymal transition,EMT)是肾组织纤维化的主要途径,但近年来研究提示,肌成纤维细胞主要源于周细胞(Pericytes),EMT 机制缺乏明确依据,仍存在较大争议。然而,近端小管损伤在启动并促进肾纤维化中具有重要作用。肾组织严重或持续损伤时,近端上皮细胞停滞在细胞周期 G_2/M 期,激活 JNK 信号通路,促进纤维化细胞因子表达。但也有研究显示,近端小管坏死上皮细胞通过蛋白酪氨酸磷酸酶 1B(Protein tyrosine phosphatase 1B, PTP1B)抑制表皮生长因子受体(Epidermal growth factor receptor, EGFR)信号通路,可降低成纤维细胞活性。肾小管上皮细胞不完全修复机制为缺血性 AKI 患者的不同远期预后阐明了内在机制,预防其发生应成为临床治疗的重点。

8. 肾小管上皮细胞凋亡和坏死

凋亡和坏死是细胞缺血性损伤后死亡的主要机制,缺血性损伤后上皮细胞的命运取决于损伤的严重程度。当损伤终止后,处于亚死亡或损伤不太严重的细胞可以恢复结构和功能状态。当细胞受到严重的或致死性的损伤时,细胞将出现凋亡或坏死。凋亡是指一个耗能的细胞程序性死亡过程。该过程中,细胞出现核固缩,胞质内容物形成凋亡小体。这些膜结合凋亡小体被巨噬细胞和临近的上皮细胞吞噬。而在坏死过程中,细胞出现细胞器和细胞肿胀,胞膜的完整性丧失,并快速释放胞质和核内容物进入管腔或间质。当无足够的 ATP 来维持濒死的细胞时,凋亡的细胞就不可避免地死亡。

凋亡是受许多因素影响的并由一系列信号途径实现的过程。蛋白酶 Caspase 家族是凋亡过程中最重要的始动因子和效应因子。在缺血性 AKI 中,内源性(线粒体)和外源性(死亡受体)凋亡途径都被激活。激活 pro-Caspase-9 家族依赖于内源性线粒体途径(Factor associated suicide,FAS),这条途径被 Bcl-2 蛋白调节,而 pro-Caspase-8 的激活依赖于细胞表面外源性死亡受体途径如 Fas 和 Fas 相关死亡结构域蛋白(Fas-associated with death domain,FADD)。内源性和外源性途径也存在相互对话。Caspase-3、Caspase-6 和 Caspase-7 是 Caspases 的效应器,可清除多种细胞蛋白,最后产生经典的凋亡表型。

细胞凋亡途径主要包括内源性(Bcl-2 家族、细胞色素 C、Caspase-9)、外源性(FAS、FADD、Caspase-8)和调节性(p53 和 NF-κB)途径,在缺血性肾损伤时均可被激活。细胞凋亡取决于 Bcl-2 蛋白家族的相对浓度,如促凋亡蛋白(BAX、BAD 和 BID)与抗凋亡蛋白(Bcl-2 和 Bcl-2 样蛋白 1)的比值。促凋亡蛋白过表达或者抗凋亡蛋白表达不足均可引起线粒体功能障碍。另外,NF-κB 与 p53 基因在凋亡途径中也起着重要作用。p53 基因能被缺氧激活,这种激活是通过缺氧诱导因子以及其他有害刺激如某些药物来实现的。在细胞凋亡、存活和修复过程中,激酶通过与生长因子(HGF、IGF-1、EGF 和 VEGF)途径相互作用来调节细胞的反应。通过短时 RNA 干扰降低近端小管 p53 基因表达,可抑制剂量依赖性凋亡信号途径,减轻钳夹缺血性肾损伤和肾移植后肾损伤,这也提示 p53 基因参与缺血性肾损伤和肾毒性损害产生的细胞凋亡作用。

细胞内 Ca^{2+} 的增加与膜磷脂酶和蛋白酶的激活也可引起上皮细胞坏死。这种坏死方式并不表现为核碎裂或染色质浓缩,也不形成凋亡小体。功能上,严重 ATP 耗竭首先引起线粒体损伤,随后抑制氧化磷酸化,进一步导致能量储备枯竭而产生强大的活性氧,如羟基自由基、过氧化亚硝酸盐和超亚氯酸。这些活性氧分子都是在内皮细胞缺血性损伤过程中催化产生的,并通过多种方式损害细胞,包括过氧化胞膜的脂质和细胞内膜,使细胞骨架蛋白和维持细胞-细胞黏附以及细胞与基质相互作用的整合素去稳定化。

9. 细胞骨架和结构的变化

细胞骨架在维持细胞结构与功能、细胞极性、细胞内吞噬作用、信号转导、细胞器运动、胞外分泌、细胞分裂、迁移、连接复合体的屏障功能以及细胞与基质的黏附等多方面发挥重要的作用。维持细胞骨架的完整性,特别是在近端小管细胞中尤其重要,它是近端小管细胞顶膜微绒毛扩张和维持正常功能必不可少的条件。发生缺血性 AKI 时,ATP 的耗竭导致内皮细胞、上皮细胞的细胞骨架和结构被破坏,ATP 耗竭后引起丝切蛋白介导的解聚作用,而使根尖膜 F-肌动蛋白被破坏以及细胞骨架 F-肌动蛋白核心重新分布。这种重新分布引起细胞膜表面不稳定和膜结合细胞膜囊泡,这些囊泡或脱落到肾小管腔,或被重吸收。与解聚相关的其他蛋白还有原肌球蛋白和埃兹蛋白。在缺血时,埃兹蛋白去磷酸化,并丧失黏附在微绒毛F-核心与胞膜之间的功能。同样,原肌球蛋白阻止丝切蛋白接近,并结合及稳定在 F-actin 微丝芯上。缺血后,原肌球蛋白与微丝芯分离,促使其接触微丝,通过结合、切断来阻止丝切蛋白的解聚作用。

另外一个重要的不良后果是肌动蛋白细胞骨架被破坏后,其紧密连接和黏附连接功能丧失。这些连接复合体参与了多种功能,如细胞旁运输、细胞极性和细胞形态的维持等。早期缺血性 AKI 时紧密连接开放,从而导致细胞旁通透性增加和肾小球滤液回漏入肾间质。缺血时,上皮细胞也因整合素的破坏而失去了黏附于细胞外基质的能力。ATP 的耗竭使 β 整合素从基底膜易位于根尖膜,最终使得存活的细胞从肾小管基底膜脱落。脱落的细胞相互结合并在肾小管内腔内形成管型。

缺血时,肌动蛋白细胞骨架的改变导致细胞极性和功能的变化。在血影蛋白-肌动蛋白细胞骨架破坏 10min 后,基底的 Na^+-K^+-ATP 酶泵重新分布,这有助于 Na^+-K^+-ATP 酶泵与细胞膜的黏附。Na^+-K^+-ATP 酶泵的重新分布引起钠水在顶部、基底、上皮细胞膜的双向转运,最终钠被转运回肾小管腔。这是急性肾小管坏死和无效利用细胞内 ATP 时出现高尿钠排泄分数的主要机制,表现为缺血状况下 ATP 不充分利用和有效地跨细胞转运钠。远端小管出现高钠滤液时,激活球管反馈,刺激致密斑介导入球小动脉收缩,降低 GFR。

二、脓毒症致急性肾损伤的发病机制

脓毒症致急性肾损伤(Septic acute kidney injury,SAKI)的病理生理机制目前仍未完全明确。缺血再灌注损伤是传统地解释休克导致 AKI 的机制,这适用于心源性休克和低血容量性休克时肾脏有确切的低灌注状态,但越来越多的证据显示这种机制无法解释 SAKI。系统性回顾分析研究结果发现,脓毒症患者肾脏活检只有 22% 的 AKI 表现为经典的 ATN,因此,缺血再灌注机制并不能解释多数的 SAKI。

迄今为止,关于 SAKI 的病理生理机制主要集中在以下几个方面:肾内血流动力学改变、免疫介导的肾损伤和肾生物能量。

(一)肾内血流动力学改变

目前,关于脓毒症的肾血流变化证据多来自动物实验。这些研究来源的数据存在异质性,主要是动物模型的差异(如动物模型大小不同)、诱导脓毒症的方法不同(内毒素介导、细菌诱导、盲肠结扎穿孔模型)、模型制备的差异(如麻醉与复苏等)、评估肾损伤的标记物不同,以及组织病理学变化不一致等。

一项荟萃 159 项关于脓毒症患者肾血流变化的研究结果显示,62％的患者存在肾血流降低,32％的患者对于此无明显改变或者升高,另有小样本列队研究发现,脓毒症肾损伤患者的肾血流量变化不大或者升高。这些研究结果显示 SAKI 的发生并非完全是由肾脏低灌注所造成的。目前的观点认为脓毒症在高动力循环状态下,肾脏血管收缩是肾损伤发生的必要条件。动物实验研究显示,革兰阴性杆菌诱导的雌性美利奴羊脓毒症模型可发现外周血管阻力的降低,心排血量的增加,平均动脉压的下降,肾血流量显著上升,同时伴随 GFR 下降 50％,以及尿钠排泄分数显著降低,SCr 上升了接近 4 倍。在另一个对照实验中,观察脓毒症肾损伤的恢复过程及伴随的血流动力学变化,9 只雌性绵羊在制备成脓毒症模型后持续监测其全身血流动力学和肾血流量的变化,结果观察到循环处于高动力状态,血压保持正常,伴有肾脏血管明显舒张和肾血流量明显上升。尽管肾脏维持良好的肾灌注,但 GFR 仍在下降。当脓毒症被控制后,GFR 恢复正常,而肾血管收缩反应和肾血流的恢复相对较晚,这些结果提示肾血管床在脓毒症发生及恢复时都参与了全身血流动力学的变化。在猪诱导的脓毒症模型中也有类似的发现,肾小球和肾髓质的血流量都增加。这些研究表明肾功能的丧失是在肾组织充血状态下发生的,肾小球内血流变化可能是导致早期 GFR 丧失的原因。由于系统外周阻力的 2/3 来自外周小动脉,肾出球小动脉与入球小动脉的压力差决定 GFR。当出球小动脉与入球小动脉同时扩张时,因出球小动脉扩张超过入球小动脉,可导致肾小球毛细血管压下降,从而使肾小球滤过分数和 GFR 降低。这类似于 ACE-I 类药物对肾小球血管的影响,是导致肾损伤或肾保护的机制,也是 SAKI 的发病机制之一。

总之,危重病患者液体复苏后可相对保留和(或)增加心排血量,但早期 SAKI 并非缺血性损害和低灌注所致。肾小球内血流动力学变化尚不明确,可能是 SAKI 早期 GFR 降低的原因,但仍需要进一步的研究来确定肾小球内血流动力学状态,并采取可能的措施来维持 GFR。

(二)免疫介导的炎症损伤和细胞凋亡

脓毒症与脓毒性休克发生提示机体免疫系统失衡伴随促炎和抗炎因子的产生和释放、花生四烯酸代谢产物的生成、内源性凝血途径激活以及 T 细胞活化。这种失控的炎症反应最终导致器官损伤与功能障碍,包括 SAKI。

在 AKI 发生过程中,濒临死亡的肾小管上皮细胞释放组蛋白进入细胞间隙,可直接作用于 TLR-2 和 TLR-4 受体,诱导髓性分化因子 88(Myeloid differentiation factor 88,MyD88)、NF-κB 和丝裂原活化蛋白激酶(Mitogen-activated protein kinase,MAPK)信号通路激活。如将这些组蛋白注入鼠肾动脉,可招募粒细胞致微血管外渗和肾脏炎性反应,这些改变都依赖 TLR-2/TLR-4 通路。反之,使用抗组蛋白 IgG 抗体中和免疫刺激效应,则可以抑制肾脏内的炎性反应,减少中性粒细胞浸润和肾小管坏死,同时肾小管的分泌功能也得以改善。由此可见,濒临死亡的肾脏细胞所分泌的组蛋白通过直接毒性作用以及促炎作用来诱导和加重 AKI,这一作用主要依赖 TLR-2 和 TLR-4 所介导的固有免疫途径。另有研究用盲肠结扎穿刺法诱导 SAKI,发现肾组织天然免疫受体 TLR-9 的表达增加。因此,脓毒症对机体固有免疫反应的触发是引起 SAKI 的主要机制之一。

新近临床与动物实验研究证据均表明:SAKI 肾脏病理改变以炎性细胞浸润和肾小管细胞凋亡多见,提示 SAKI 与细胞免疫和肾小管上皮细胞凋亡密切相关,其中,肾小管细胞凋亡是脓毒症致 AKI 发病的主要机制,而不是肾小管坏死。一项研究比较 19 例 SAKI 尸检患者与 8 例严重创伤患者的肾脏病理学改变,结果发现尽管两组都存在急性肾小管损伤性变化,但 SAKI 患者的肾小管细胞凋亡与炎性细胞浸润程度显著高于非 SAKI 患者的程度。与缺血再灌注损伤小鼠模型相比,盲肠结扎穿孔致 SAKI 小鼠模型中肾小管坏死及炎症反应等表现不明显,但肾脏广泛存在肾小管细胞和免疫细胞的凋亡,同时伴有调节性 T 细胞增多。在脓毒症引起的 AKI 中,Caspase-3 活化增加,凋亡诱导因子和细胞色素 C 释放,Bax 活化,Bcl-2 完整性缺失,肾小管上皮细胞可见凋亡小体及 TUNEL 染色呈阳性。脓毒症致 AKI 的凋亡主要发生于肾小管上皮细胞,且近端小管较远端小管更易受损,这可能与远端小管的内分泌及旁分泌高的保护作用有关。相反,在诱导脓毒症动物模型之前通过阻断 Caspase-3 途径,可抑制细胞凋亡,显著减轻肾脏损伤。线粒体功能障碍在脓毒症肾小管上皮细胞凋亡过程中起着关键性作用,包括促进活性氧生成、钙转位、线粒体膜通透性改变、细胞色素 C 释放以及 Bcl-2 家族和 Caspase 家族激活参与诱导细胞凋亡。SAKI 患者肾内的 MMP-9 能释放干细胞因子(Stem cell factor, SCF),MMP-9 能保护肾小管近端细胞,而白细胞分化抗原-1(CD-1)可能由 SCF 释放,共同抑制凋亡,并对肾功能的恢复发挥重要作用。

SAKI 与 IL-10 增加有关,且随着 Treg 细胞增加出现大量的免疫细胞凋亡。在缺血再灌注后,Treg 细胞耗竭使肾损害进一步加重;而在结肠结扎穿刺术前,耗竭 Treg 细胞,可产生肾保护作用。另外,抑制 IL-10 可以防止 SAKI 的发展,而对缺血再灌注性 AKI 没有这种保护作用。因此,SAKI 的发病机制可能不同于缺血再灌注导致的 AKI。在 SAKI 中,细胞凋亡和免疫抑制与肾损伤进展密切相关。在 SAKI 小鼠模型中,Bcl-2 家族蛋白表达增加,地塞米松能通过减少细胞线粒体损伤、抑制细胞凋亡以及细胞因子释放等,减轻 AKI。促肾上腺皮质激素则可逆转 TNF-α 诱导的 AKI 形成,并能改善其生存预后,形态学上观察发现这种肾保护性作用与肾小管细胞凋亡减少相关。

许多炎症介质被研究证实与 SAKI 有关。脓毒症时,TNF-α 分泌增加,TNF-α 是导致 SAKI 发生的主要炎症介质之一。实验性研究已经证实 TNF-α 对 SAKI 的发生具有直接的毒性作用。脓毒症患者体内脂多糖(LPS)和 TNF-α 的增加对肾小管有直接促炎作用,并加重肾小管损伤。LPS 可直接诱导 TNF-α 在肾小管的表达,和一氧化氮(NO)、过氧化亚硝酸盐(ONOO⁻)、过氧化物酶增殖激活受体 γ(PPAR-γ)及其转录辅助活化因子 1α(PGC-1α)等其他氧化应激物质一起促进肾小管产生有害细胞因子,引起肾小管细胞内线粒体功能障碍、空泡形成。炎症介质和氧化应激亦会直接促进细胞凋亡,进一步加重肾小管损伤。Knotek 等发现通过给予 TNFsR55 中和 TNF-α 可预防 LPS 诱导的 AKI 发生,与对照组比较,干预组 GFR 下降不明显(30% vs 75%)。Cunningham 等也发现 TNF 受体(TNFR1)基因敲除小鼠 AKI 发生率非常低,予腹腔内注射大肠杆菌内毒素后,敲除小鼠肾脏免疫组化显示肾小管细胞凋亡发生较少。

其他免疫炎症介质如血栓素 A2、白三烯、内皮素及 IL-1 等也参与 SAKI 形成。AKI 的严重程度可能正好反映了与脓毒症相关的炎症介质对组织损伤的作用强度,白细胞介素(IL-6、IL-10)、巨噬细胞游走抑制因子(Macrophage migration inhibitory factor, MMIR)等细胞因子水平已被证实与脓毒症致 AKI 的严重程度和病死率相关。这些证据更加支持细胞凋亡和免疫介导的组织损伤在 SAKI 中起着重要作用这一观点。SAKI 不只是简单的肾小管损伤,凋亡和以单核细胞为主的白细胞渗出也见于肾小球,少数可见到毛细血管血栓。综上可见,SAKI 对肾脏病理损伤具有广泛性和复杂性。

肾损伤时,血管紧张素 II 作为 RAAS 病理生理的主要效应分子,与血管紧张素 II 的 I 型受体结合,导致肾细胞骨架重排,发生形态学改变。当 Ang II 通过转化生长因子-β(TGF-β)介导与上皮生长因子受体结合,亦会调节肾血管重塑,还可促进 T 细胞增殖和活化,并促进 TNF 及 TGF-P 的表达,在 SAKI 中直接扩大炎症和凋亡,降低细胞增殖,促进肾脏纤维化。

(三)肾脏能量代谢障碍

在脓毒症时,尽管肾脏保留肾血流(Renal blood flow, RBF),但肾内血流改变和相对的氧需求增加会使肾脏不能产生足够的 ATP 维持正常的肾小管功能。实验数据表明,在 SAKI 早期,肾生物能量可保持相对不变。在用大肠杆菌注射绵羊诱导机体高动力学循环状态时,尽管肾血管处于扩张状态,但肾皮质和髓质血流无明显改变。另有两个实验研究通过给绵羊静脉注射 E. coli 诱导高动力循环状态,观察该状态下 RBF 和 ATP 水平的变化。结果发现在 SAKI 早期肾脏保留了 RBF,同时肾 ATP 也无明显下降,但在动物安乐死、循环停止后,ATP 水平迅速降低。尽管目前尚无足够的证据支持脓毒症时肾脏生物能量学失衡理论,但越来越多的研究已表明 SAKI 的发病机制与缺血性 AKI 不同,可能有其独特的病理生理机制。

三、药物性 AKI 的发病机制

AKI 是许多诊断和治疗药物的常见并发症。在医院急救部门,药物引起的肾损伤占所有 AKI 患者的 8%～60%,也是导致患者致残和致死的主要病因之一。住院期间,35% 的急性肾小管坏死、绝大多数过敏性间质性肾炎和肾血流改变以及肾后梗阻性中毒性肾损害可由药物引起。氨基糖苷类抗生素、造影剂、传统的非甾体类抗炎药(NSAID)、选择性环氧化酶-2 抑制剂、两性霉素 B、ACE-I 等是常见的引起急

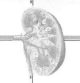

性肾损伤的药物。不同的药物引起的肾损害的机制不同,见表 11-5。

表 11-5　药物引起肾损害的类型和药物种类

毒害类型	药物
血流动力学介导的肾损伤	血管紧张素转化酶抑制剂、血管紧张素 Ⅱ 受体拮抗剂、非甾体类抗炎药物、环孢素、他克莫司、CD3 单克隆抗体(anti-CD3 monoclonal antibody,OKT3)
肾小管上皮细胞损害 急性肾小管坏死	氨基糖苷类抗生素、造影剂、顺铂、卡铂、两性霉素 B、环孢素、他克莫司、阿德福韦、西多福韦、替诺福韦、喷他脒、膦甲酸、唑来膦酸
渗透性肾病	甘露醇、右旋糖酐、免疫球蛋白
肾小管间质性疾病 急性过敏性间质性肾炎	青霉素、环丙沙星、NSAID、COX-2 抑制剂、质子泵抑制剂、髓袢利尿剂
肾小球疾病	金、锂、NSAID、COX-2 抑制剂、氨羟二磷酸二钠
肾血管炎和血栓形成	肼屈嗪、丙硫氧嘧啶、别嘌呤醇、青霉胺、吉西他滨、丝裂霉素 C、甲基苯丙胺、环孢素、他克莫司
阻塞性肾病 肾小管阻塞	阿昔洛韦、磺胺类药、茚地那韦、膦甲酸、甲氨蝶呤
肾结石	磺胺类药、氨苯蝶啶、茚地那韦、溶栓药物

药物引起的肾损害一般机制包括肾小球血流动力学改变、肾小管上皮细胞的毒性、炎症、结晶性肾病、横纹肌溶解综合征及血栓性微血管病。

(一)肾小球血流动力学改变

肾脏重量只占机体体重的 0.4%,但需接受约 20%～25% 的静息心排血量,这使得肾脏经常暴露于循环中的药物。血流动力学介导的肾损伤主要是由于肾小球囊内压降低引起的。其机制通常包括肾血流量减少、肾小球入球小动脉收缩,或出球小动脉舒张。在肾血流量减少时,肾脏通过舒张入球小动脉和收缩出球小动脉以维持 GFR;肾小球旁器增加肾素分泌,血浆肾素血管紧张素原转化为血管紧张素 Ⅰ(Ang Ⅰ),并最终通过血管紧张素酶生成 Ang Ⅱ,Ang Ⅱ 收缩入球与出球小动脉引起肾小球内压升高。此外,肾前列腺素,尤其是前列腺素 E2(Prostaglandin E2,PGE2)释放入血,引起入球小动脉舒张,从而增加肾血流。最终通过这些调节来维持 GFR 和尿量。

抗前列腺素药物(如 NSAID)或拮抗血管紧张素活性的抗高血压药物(如 ACE-I 和 ARB),具有肾小球毒性。NSAID、ACE-I 和 ARB 引起的肾功能损害是通过改变肾小球血流动力学而引起的。对于血流动力学不稳定或血容量不足的患者,肾脏的灌注取决于前列腺素水平,这是 NSAID 引起肾毒性的原因。在肾功能不全的同时行降压治疗必然导致血压的过度降低。ACE-I 和 ARB 类常通过扩张肾小球出球小动脉使血压降低,引起肾小球囊内压进一步下降,导致 AKI。即使血压不降低,肾小球流出阻力下降也会导致 GFR 下降。如在绝对或有效血容量减少,或阻塞性肾血管疾病,或使用缩入球动脉的药物等情况下,收缩出球小动脉则能使 GFR 的下降速度减慢。

药物引起血管收缩,从而导致肾血流减少引起 AKI,这些药物包括两性霉素 B、升压药物如去甲肾上腺素和免疫抑制剂(如他克莫司和环孢素)。两性霉素 B 脱氧胆酸分子同时具有亲脂性和亲水性区域,因此,细胞膜易遭到破坏,最后导致出球和入球小动脉收缩,GFR 下降,少尿性肾功能衰竭。钙调神经磷酸酶抑制剂如环孢素和他克莫司,通过结合细胞内胞浆蛋白,抑制钙调磷酸酶,引起入球小动脉收缩,进一步导致 AKI。虽然应用该类药物有迟发性慢性间质性肾炎的报道,但急性血流动力学介导的肾损伤是其肾毒性的主要机制。AKI 可在药物治疗开始后的几天内出现,临床上可表现出水钠潴留、高血压、高钾血症和低镁血症。肾活检通常显示肾小动脉血管壁增厚,轻度局灶性肾小球硬化;肾小管上皮细胞空泡化和萎缩,间质纤维化表现。在环孢素和他克莫司治疗最初的几个月,AKI 的发生与剂量相关。其中,肾小球入球小动脉发生可逆性的收缩可能是由于血栓素 A2、内皮素、交感神经系统活性增加,一氧化氮和前列腺素活性降低所致。RAAS 活性增高同样也可引起肾血管收缩。相反,肾小球玻璃样变、慢性肾缺血以及细胞外基质合成增加等是环孢素诱导慢性肾病的主要机制。

造影剂可通过多个机制引起 AKI。高渗透压造影剂最初引起血管扩张,随后引起较长时间的肾血管收缩。碘造影剂,在体外能抑制肾血管平滑肌合成一氧化氮,因此,碘造影剂可抑制肾血管的舒张,使得肾脏血管的自动调节功能紊乱。造影剂也会影响肾脏皮质和髓质血流。动物实验研究表明,造影剂使用可增加肾皮质的血流,同时减少髓质的血流。最终,这种选择性减少肾髓质血流的做法降低了肾髓质的氧输送而引起髓质坏死,特别是引起肾小管髓袢升支粗段坏死和近端小管空泡形成,最终可导致肾小管塌陷闭塞。内皮素的释放也能促进造影剂诱发 AKI,尽管并没有直接证据表明两者存在因果关系,但新近一项研究发现慢性肾功能不全的患者接受心导管检查时尿内皮素水平明显升高。造影剂引起肾毒性后,ATP 耗竭与腺苷的蓄积会引起长时间的血管收缩而加重 AKI。

(二)急性肾小管坏死/肾小管细胞毒性

经肾排泄的药物在肾脏的浓度远远高于其在血浆中的浓度,尤其是近端肾小管细胞,在肾小球尿液浓缩与重吸收过程中直接与药物接触,它们受药物的毒副作用影响最大,至少部分是呈剂量依赖性的。肾小管上皮细胞的损伤可直接由药物引起或者由药物所致的缺血引起。损伤部位多位于近端与远端肾小管上皮细胞。急性肾小管坏死可观察到近端与远端肾小管基底膜细胞变性和脱落。近端肾小管上皮细胞肿胀和空泡化同样也可出现在渗透性肾病中。当出现肾小管线粒体功能受损、肾小管转运系统被干扰、氧自由基产生导致氧化应激反应增加等情况时,往往提示出现了肾脏细胞毒性。引起肾小管上皮细胞损害的主要药物包括氨基糖苷类抗生素、抗真菌药物(如两性霉素 B)、抗逆转录病毒药物(如阿德福韦)、抗癌药物(如顺铂)、膦甲酸造影剂类、膦甲酸和高渗剂(甘露醇、免疫球蛋白、葡聚糖)。

(三)炎症

肾毒性药物常可诱发肾小球、近端肾小管以及其周围细胞外基质的炎症反应,可引起肾组织纤维化。其诱发的炎症反应包括肾小球肾炎、急性和慢性间质性肾炎。肾小球肾炎已被证实与蛋白尿密切相关。NSAID 与抗生素(如利福平)可诱发急性间质性肾炎。急性间质性肾炎是一种药物诱发的免疫反应。慢性间质性肾炎多由长期服用钙调磷酸酶抑制剂、锂、部分抗癌药物或镇痛药物所致。慢性间质性肾炎的早期发现尤为重要,因为往往在诊断该病时大部分肾功能已严重受损。

(四)结晶性肾病

医疗过程中的药物在尿中或肾小管中形成不溶性结晶同样也损害肾功能,结晶沉积常发生在远端小管。氨苄西林(氨苄青霉素)、阿昔洛韦、磺酰胺、氨苯蝶啶和茚地那韦等药物均可在远端小管管腔内结晶沉积而引起肾毒性,不溶性结晶的形成取决于尿液的酸性和药物的浓度,呈 pH 值依赖性。化疗药物的使用容易出现肿瘤溶解综合征,形成尿酸和磷酸钙晶体,多见于高度恶性的淋巴瘤化疗后。

(五)横纹肌溶解综合征

横纹肌溶解综合征是指骨骼肌损伤破坏后,肌纤维内容物释放到血中,随着肌细胞的损坏,肌红蛋白和血清肌酸激酶释放入血。肌红蛋白降解并抑制肾脏滤过功能,从而导致急性肾小管坏死或肾衰竭。引起横纹肌溶解的药物主要有海洛因、美沙酮、甲基苯丙胺以及他汀类药物。

(六)血栓性微血管病

药物引起血栓性微血管病是药物引起肾毒性的罕见原因,主要通过引起肾脏上皮细胞炎症或直接毒性作用致病。与之有关的药物包括丝裂霉素、环孢素、他克莫司、OKT3、干扰素、避孕药物、氯吡格雷、噻氯匹定、可卡因、茚地那韦和奎宁。该机制引起的肾功能衰竭常伴有发热、溶血性贫血、血小板减少症和中枢神经系统症状,也有罕见可表现为溶血尿毒综合征。

(七)渗透性肾病

许多药物包括甘露醇、低分子量的葡聚糖、造影剂、药物载体(蔗糖和丙二醇)、免疫球蛋白等均可引起渗透性肾病,主要机制是通过高渗直接影响肾小球滤过压,也可因近端小管以胞饮方式摄入这些大分子,引起细胞肿胀和改变渗透梯度而导致肾小管细胞的空泡化。这些药物由于高渗影响肾小球滤过压或渗透活性本质导致肾损伤,而降低 GFR。高浓度溶质运输引起的球管反馈也可能促使 GFR 下降。静脉注射含有高渗蔗糖免疫球蛋白能导致渗透性肾病和 AKI,这种肾毒性损害通常在停止使用此类药物后可恢复,也可通过稀释药物浓度和减慢输液速度来预防。

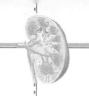

羟乙基淀粉，是一种扩容剂，也会导致渗透性肾病。

甘露醇可直接引起肾血管收缩或诱发渗透性利尿，导致输送到致密斑的溶质增多并影响随后的球管反馈，最终引起肾入球动脉收缩和肾血流减少，活检时表现为近端肾小管上皮细胞空泡化的肾损伤。甘露醇引起的肾损伤主要与使用剂量过大、患者存在基础肾脏疾病或联合使用利尿剂或环孢素药物等因素相关。

免疫球蛋白引起的肾毒性损害多数是接受以蔗糖为基础的免疫球蛋白治疗，从开始治疗第1天到第10天均可出现 AKI。典型的渗透性肾病表现为非少尿性肾功能衰竭，大约30%～40%的患者需要血液透析治疗。尽管以麦芽糖和葡萄糖为基础的静脉注射免疫球蛋白也会出现肾毒性损害，但这在以蔗糖为基础的免疫球蛋白治疗时更为多见。

（八）急性过敏性间质性肾炎

急性过敏性间质性肾炎（Acute interstitial nephritis，AIN）约占所有 AKI 的3%，主要累及肾小管及其周围间质，与药物呈非剂量依赖性（治疗剂量内）的特异质反应。AIN 可发生在各种年龄段，发病前接触药物的时间长短不一，通常在暴露某药物3～5d，数周后再次使用该药物时发生，临床表现为非少尿性肾功能衰竭伴有嗜酸性粒细胞增多，以及其他系统性症状如发热、皮疹和关节痛。AIN 的本质是一种变态反应性过敏反应，其病理性特征是淋巴细胞、浆细胞、嗜酸性粒细胞并偶有中性粒细胞的弥漫性或局灶性间质浸润。药物性 AIN 发病机制包括体液免疫和细胞免疫，除 I 型和 II 型超敏反应外，III 型超敏反应亦可能在某些药物性 AIN 中起作用。本病部分病例血清 IgE 水平增高，肾间质存在大量单核细胞包括淋巴细胞、单核细胞和多核巨细胞，偶尔可发现有 IgG、C3 沿着小管基底膜呈线样沉积。发病初始可能是药物半抗原与肾间质和小管基底膜结构蛋白的结合，从而形成稳定的半抗原-蛋白复合物。该结合抗原应能启动抗体介导的反应，以及迟发型变态反应，随后通过体液免疫或细胞免疫引起肾损伤。少数病例中，体液免疫反应生成 IgE 抗体，能直接与组织嗜酸性细胞、嗜碱性细胞和肥大细胞特异性受体结合，引起这些细胞脱颗粒，释放蛋白酶、组胺、血小板活化因子（Platelet-activating factor，PAF）、白三烯、前列腺素和过氧化物酶，直接造成局部组织损伤。另外，在药物引起的 AIN 的发病机制中也存在细胞介导的免疫机制，多数病例可见单核细胞为主的细胞浸润，内含上皮细胞和多核巨细胞。此病变与免疫球蛋白不相关，可能是由于药物半抗原结合在肾小管细胞表面，随后发生的肾组织淋巴细胞浸润导致各种淋巴因子和其他造成组织损伤的介质的释放。目前，已明确与 AIN 有关的药物包括抗生素（β-内酰胺类、喹诺酮类尤其是环丙沙星、利福平、磺胺类、四环素类）、大部分 NSAID、利尿剂（噻嗪类、袢利尿剂和氨苯蝶啶）、抗惊厥药（苯妥英钠）、西咪替丁和雷尼替丁、别嘌呤醇、抗病毒药物（阿昔洛韦，茚地那韦）和可卡因等，新近研究也发现质子泵抑制剂（Proton pump inhibitors，PPI）可引起 AIN。因此，临床上要慎重使用各类易引发 AIN 的相关药物，对有过敏性疾病者应积极对症治疗，预防引起间质性肾炎的发生。

（张民伟，宁耀贵）

第五节　急性肾损伤与生物标志物

一、急性肾损伤的概念及诊断

急性肾损伤（Acute kidney injury，AKI）是对以往急性肾衰竭概念的扩展和向疾病早期的延伸，是指由多种病因引起的短时间内（几个小时或几天）肾功能突然下降而出现的临床综合征。其病因众多，由于病因及病变的严重程度不同，病理改变可呈现明显差异。AKI 发病率约为2.1/1000人，危重病患者尤其是老年患者的 AKI 发生率日益增加，需要接受肾脏替代治疗的 AKI 患者病死率高达50%～80%，全球每年约有200万人死于 AKI。

迄今为止,对于 AKI 的诊断和分级标准,无论是早期的 AKIN 和 RIFLE 标准,还是新近的 KDIGO 标准,仍主要依靠尿量的变化以及 SCr 升高的程度,而尿量和 SCr 水平可受到多种临床因素的影响,同时 SCr 和尿量具有明显滞后性,无法对 AKI 进行早期诊断。因此,如仅靠 SCr 和尿量的变化来判断肾功能的恶化程度,往往会延误患者的诊治。寻找可靠且便于临床检验的生物标志物来预测 AKI 的发生是非常有必要的。目前,对于 AKI 尤其是急性肾小管坏死仍缺乏有效的治疗方法,因此,早期诊断并及时干预是改善 AKI 患者预后的关键措施。研究发现生物标志物有助于早期诊断 AKI 及预后评估(见图 11-9)。已发现的 AKI 的生物标志物包括:①反映肾脏滤过功能障碍的生物标志物,如血清胱抑素 C(CysC)。②反映蛋白质滤过增加的标志物,如尿清蛋白。③反映肾小管损伤重吸收障碍的生物标志物,如尿清蛋白、血清 CysC。④反映受损细胞释放分子的标志物,如尿谷胱甘肽-S-转移酶、尿Ⅳ型胶原。⑤反映细胞周期阻滞的标志物,如胰岛素生长因子结合蛋白 7(IGFBP7)和基质金属蛋白酶-2(MMP-2)。⑥反映细胞和(或)组织损伤适应性上调的生物标志物,如中性粒细胞明胶酶相关脂质运载蛋白(NGAL)、肾损伤分子-1(KIM-1)、尿肝型脂肪酸结合蛋白(Liver fatty acid-binding protein,L-FABP)、尿白细胞介素-18。结合这些新发现的生物标志物和传统 AKI 分期,可进一步提高 AKI 的诊断水平(见表 11-6)。

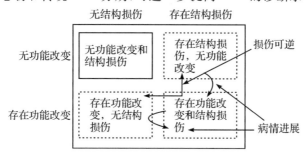

图 11-9　联合肾脏结构与功能标志物评估 AKI

表 11-6　AKI 生物标志物相关临床研究

AKI 生物标志物	临床研究结果
中性粒细胞明胶酶相关脂质运载蛋白(NGAL)	AKI 预测:冠脉搭桥术后;造影剂暴露;脓毒症;创伤;危重病; 预测 AKI 进展; 预测 AKI 严重程度和持续时间及 ICU 停留时间; 预测 AKI 患者不良预后、是否需要接受 RRT 以及接受 RRT 死亡
白细胞介素-18(IL-18)	AKI 预测:心脏术后;急性肺损伤;成人危重病; 预测危重病患者死亡、需接受 CRRT 治疗或心脏术后死亡
肾损伤分子-1(KIM-1)	AKI 预测:心脏术后;急性肺损伤;成人危重病; 预测 AKI 住院患者不良预后
胱抑素 C(Cystatin C)	AKI 预测:成人危重病患者;心脏术后患者;冠脉造影术后患者; 预测 AKI 严重程度及持续时间、心脏术后 ICU 停留时间
胰岛素生长因子结合蛋白 7(IGFBP7)和基质金属蛋白酶-2(TIMP-2)	AKI 预测:成人危重病患者;心脏术后患者;普通外科术后; 预测 AKI 住院期间肾功能恢复;预测临床远期预后

二、急性肾损伤临床前期

"肾前性氮质血症"概念已被引入肾脏病临床实践中,然而,肾前性 AKI 作为一种特有的、可逆的、功能性 AKI,不同于肾实质损伤导致的 AKI。两者的概念区别经常被混淆和引起争论。由于纠正导致肾脏低灌注的肾前性影响因素可以逆转肾前性 AKI,而忽视这些引起 AKI 的影响因素可能导致 AKI 的不可逆性。因此,区分肾前性 AKI 具有重要的临床意义。一些研究证据表明,即使 AKI 是可逆的,但此类 AKI 患者仍存在增加一系列不良事件发生的潜在风险,如肾毒性、液体过负荷、酸碱电解质紊乱、药物清除延迟以及病死率增加,特别是在有 CKD 基础的患者中表现更为明显。进一步混淆的概念是"急性肾小管坏死",过去通常描述为已存在的肾前性 AKI,这也意味着已出现严重肾实质结构性损伤,尽管在绝大多数患者肾组织活检中缺乏明显的肾小管坏死。通常,我们理解肾前性 AKI 的定义是 AKI 患者在液体复苏治疗 24~72h 内肾功能可以恢复。从临床角度来说,目标是尽可能早地识别这些患者。在这些早期需要补液超过其他潜在的肾保护药物性治疗的患者,等待肾功能恢复将会延误患者诊断和治疗的时机。

到目前为止,尚无单一生物标志物在 SCr 改变之前能够早期准确地预测不同病因所致的 AKI 发生及其严重程度和持续时间。缺血再灌注 AKI 的病理生理机制不同于脓毒症所致的 AKI,同样也不同于造影剂肾病。因此,不同病因所致的 AKI 可能需要不同的生物标志物在不同的临床时间点进行识别。同样,目前研究表明,生物标志物不是替代传统 SCr 指标进行早期诊断 AKI 的,而是两者在临床上相互补充来综合评价 AKI 的(见图 11-9)。Haase 等汇总分析 10 项前瞻性研究($n=2322$),按照血尿 NGAL 和 SCr 水平把重症患者分为 4 组,与 NGAL(-)/SCr(-)组患者相比较,NGAL(+)/SCr(-)组的患者接受 RRT 风险显著增加($OR=16.4$,$95\%CI:3.6\sim76.9$)。而且这 4 组之间患者的 ICU 住院时间、总住院时间及病死率呈逐步增加趋势[NGAL(-)/SCr(-)<NGAL(+)/SCr(-)<NGAL(-)/SCr(+)<NGAL(+)/SCr(+)]。这一研究结果也提示,在 SCr 水平尚未发生改变之前,采用生物标志物识别 AKI 临床前期,其临床不良预后风险显著增加,但这一结果仍需要进一步临床研究证实。另有研究支持临床上 SCr 开始升高后(AKIN 分级 1 级或 RIFLE 分级危险期),此时,生物标志物同样能预测 AKI 严重程度及后期 AKI 的进展。这一研究结果如能被证实,对于新诊断的 AKI 患者,常规检测相关生物标志物将有助于识别预后不良的高危患者。

三、急性肾损伤的生物标志物

(一)中性粒细胞明胶酶相关脂质运载蛋白

中性粒细胞明胶酶相关脂质运载蛋白(Neutrophil gelatinase-associated lipocalin,NGAL)是一种以共价键与人类中性粒细胞的明胶酶相连的蛋白质,其相对分子质量为 25000。NGAL 在人的肾脏、肺、子宫、前列腺等多个组织中均呈低表达状态,但当上皮细胞受到刺激时,其表达会显著升高。肾缺血损伤时,NGAL 在肾单位多处表达上调,以近端肾小管和细胞再生处最为明显。蛋白组学研究发现,在肾缺血和肾中毒性动物模型中,NGAL 是肾脏损伤发生的最早和表达量最丰富的蛋白质之一,在血和尿样本中均可被检测到。在大鼠肾脏缺血再灌注模型中,缺血 3h 即可检测出 NGAL,而在大鼠的肾毒性模型中 1d 后也可检测到,其在血和尿中的水平升高可在 SCr 升高前 48h 出现,并与肌酐水平呈正相关。在临床和动物实验中,已广泛开展 NGAL 研究。目前,NGAL 被认为是识别 AKI 发生最有希望的一个早期生物标志物之一。

临床研究已发现血尿中的 NGAL 可以预测成人危重病患者、创伤患者和肾脏移植患者 AKI 的发生,同时也能预测不同病因所致的 AKI,如心脏术后致 AKI、造影剂肾病、SAKI 等。Siew 等在 451 例成人 ICU 患者中发现,64 例(14%)和 86 例(19%)患者分别在入住 ICU 24h 和 48h 内形成 AKI,48h 内发生 AKI 的患者的尿 NGAL 浓度中位数[190 vs 57ng/(mg·cr),$P<0.001$]显著高于未发生 AKI 患者的。受试者工作特征曲线(Receiver operating characteristic,ROC)分析显示,NGAL 预测患者入住 ICU 24h 和 48h 内发生 AKI 的 ROC 截面积分别是 0.71($95\%CI:0.63\sim0.78$)和 0.64($95\%CI:0.57\sim0.71$)。在校准年龄、入住 ICU 时 SCr 水平、脓毒症等危险因素后,尿 NGAL 是 ICU 患者 AKI 发生的独立相关危险因素。在 31 例严重多发伤患者中,AKI 患者入院尿 NGAL 的水平显著升高(155.5ng/mL vs 8.0ng/mL,$P=0.00001$),并持续升高超过 2d。入院基线尿 NGAL(ROC 面积为 0.97,$95\%CI:0.82\sim0.98$)和 SCr(ROC 面积为 0.79,$95\%CI:0.55\sim0.90$)均能预测 AKI 的发生,尿 NGAL 对严重多发伤发生 AKI 的诊断价值显著高于 SCr($P=0.024$)。以尿 NGAL 浓度>25ng/mL 为截点值,尿 NGAL 预测 AKI 发生的敏感性和特异性分别为 91% 和 95%。Mishra 等报道在 71 例行体外循环心脏手术患儿中,

20例患儿发生 AKI,采用 SCr 水平诊断 AKI 可能延迟到心脏术后 1~3d 后诊断,而在发生 AKI 患儿中,血尿 NGAL 的浓度在心脏术后 2h 显著升高。单因素分析显示,心脏术后 2h 血尿 NGAL 的浓度和体外循环时间与 AKI 显著相关;进一步多因素回归分析表明,心脏术后 2h 尿 NGAL 的浓度是术后发生 AKI 最有效的独立预测因子。以术后 2h 的 $50\mu mol/L$ 尿 NGAL 浓度为截点预测 AKI 的发生,ROC 下截面积为 0.99,灵敏度为 100%,特异性为 98%。Bagshaw 等在成人 ICU 招募 83 例 AKI 患者,其中 43 例为脓毒症致 AKI 的患者,与非脓毒症致 AKI 患者相比,脓毒症致 AKI 患者入 ICU 后血浆(166ng/mL vs 293ng/mL)和尿液(39ng/mL vs 204ng/mL)的 NGAL 浓度显著增加,且脓毒症致 AKI 患者在入 ICU 后 12h 和 24h,尿 NGAL 水平仍显著高于非脓毒症致 AKI 患者的。然而,血尿 NGAL 的峰浓度均不能有效地区分脓毒症致 AKI 和非脓毒症致 AKI。同样,另有一项小样本($n=45$)研究发现,脓毒症休克伴有 AKI 与不伴有 AKI 血浆的 NGAL 峰浓度无显著差异,但脓毒症休克患者 12h 内尿 NGAL 水平是一个预测 AKI 发生较好的标志物(ROC 面积为 0.86),而血浆 NGAL 预测脓毒症致 AKI 价值较差(ROC 面积为0.67)。

研究也发现血尿 NGAL 可以预测 AKI 临床预后,包括 AKI 病情进展、AKI 持续时间和严重程度、ICU 住院时间、接受 RRT 时机、AKI 患者住院死亡。在一项包括 100 例 AKI 患者的前瞻性研究中,按照患者初始尿 NGAL 的浓度进行 4 分位分组,Yang 等发现第 3 分位($OR=21.8$)和第 4 分位($OR=14.2$)分组的尿 NGAL 的浓度是预测 AKI 患者住院死亡的独立危险因素,同时发现其也是预测 AKI 患者肾功能丧失的独立危险因素。Kümpers 等报道:在 109 例开始接受 RRT 治疗的 AKI 患者中,血清 NGAL 的水平与 AKI 严重程度以及全身炎症反应程度呈独立相关。其中,死亡组患者血清 NGAL 水平显著高于生存组患者(430ng/mL vs 298ng/mL,$P=0.004$)。Cox 回归分析显示血清 NGAL 水平是预测其 28d 死亡的独立危险因素($RR=1.6$,$95\%CI$:$1.15\sim2.23$;$P=0.005$)。最新一项纳入 19 项研究、共计 2538 例患者的荟萃分析采用二元广义线性模型计算诊断比值比(DOR)和样本量加权 ROC 曲线下面积(AUC-ROC)方法研究发现:总体上 NGAL 预测 AKI 发生的 DOR/AUC-ROC 是 18.6($95\%CI$:$9.0\sim38.1$)/0.815($95\%CI$:$0.73\sim0.89$)。亚组分析显示,对于心脏术后患者,NGAL 预测 AKI 发生的 DOR/AUC-ROC 是13.1($95\%CI$:$5.7\sim34.8$)/0.77($95\%CI$:$0.70\sim0.87$);危重病患者的 DOR/AUC-ROC 是 10.0($95\%CI$:$3.0\sim33.1$)/0.728($95\%CI$:$0.62\sim0.83$);造影剂肾病患者的 DOR/AUC-ROC 是 92.0($95\%CI$:$10.7\sim794.1$)/0.89($95\%CI$:$0.83\sim0.95$)。其中,血浆/血清 NGAL 与尿 NGAL 指标对 AKI 发生的预测价值基本相似。同样,NGAL 水平也是一个预测 RRT 时机[12.9($95\%CI$:$4.9\sim33.9$)/0.782($95\%CI$:$0.65\sim0.92$)]和住院死亡[8.8($95\%CI$:$1.9\sim40.8$)/0.706($95\%CI$:$0.53\sim0.75$)]的有用诊断工具。

尽管目前研究提示 NGAL 作为一个 AKI 早期诊断最有价值的生物标志物,但其研究结果仍有一定局限性。一方面,当前大多数研究涉及的样本量较小,且这些研究对象多数来自单一研究中心,在这种单一研究中心的同质患者人群中,血尿 NGAL 似乎在预测 AKI 中是最敏感和最特异的。另一方面,血尿 NGAL 值可能受其他疾患的影响,比如慢性肾脏病、慢性高血压、全身炎症反应、严重感染及恶性肿瘤等。在由于肾小球肾炎造成的慢性肾脏病的研究对象中,尿 NGAL 的水平升高,且与 SCr、GFR 和蛋白尿显著相关。在常染色体显性多囊肾病患者中,尿 NGAL 的变化与剩余 GFR 和囊性疾病的严重性相关。因此,在这些疾病基础下,血尿 NGAL 作为预测 AKI 的标志物的诊断价值要显著降低。

(二)血清胱抑素 C

血清胱抑素 C(CysC)是半胱氨酸蛋白酶抑制剂,由 122 个氨基酸组成,属于半胱氨酸蛋白酶抑制物超家族成员之一。CysC 是由人体中各种有核细胞合成并以稳空的速度合成释放入血,其可自由地被肾小球滤过,在近端小管完全重吸收,且不再被肾小管分泌。与 SCr 相比,CysC 不容易受年龄、性别、人群、肌肉指数以及肾小管分泌等因素的影响,可能会受到甲状腺功能、糖皮质激素水平的异常及机体炎症反应的影响。因此,其能更好、更特异地反映肾小球的滤过功能。血清 CysC 水平主要由 GFR 决定,为反映 GFR 变化的理想内源性标志物。Villa 等在 50 例危重病患者中测定 SCr、血清 CysC 和肌酐清除率,结果发现血清 CysC($r=0.832,P<0.001$)与 GFR 相关性好于 SCr($r=0.426,P=0.002$)。同样,血清 CysC(AUC:$0.93,95\%CI:0.86\sim0.99$)预测 GFR 的变化也优于 SCr(AUC:$0.69,95\%CI:0.54\sim0.85$)。这一结果也提示血清 CysC 能更好地反映肾脏功能变化。

目前,血清 CysC 已用于识别不同病因所致的 AKI 发生。有研究观察 41 例患者分别在接受冠脉造影前、术后 5h、24h 和 48h 血清 CysC 和 SCr 的变化。结果发现,冠脉造影术后 24h,血清 CysC 的浓度达到峰值,48h 恢复术前基线水平,而 SCr 水平在 24h 和 48h 仍处于持续上升状态,这提示血清 CysC 可早期发现造影剂引起的肾毒性损害。在心脏术后致 AKI 中,Haase-Fielitz 等报道 CysC 预测其发生的敏感性和特异性分别为 78% 和 86%,且 CysC 和 NGAL 可以作为心脏手术后 AKI 的独立性预测指标。Nejat 等在 444 例 ICU 患者中开展 AKI 前瞻性观察性研究,其中 81 例患者存在脓毒症,198 例患者合并 AKI,64 例患者 30d 内死亡。采用尿 CysC 预测脓毒症、AKI 和 30d 内死亡的 AUC 面积分别为 0.80、0.70 和 0.64。在校正相关协变量后,尿 CysC 仍保持与脓毒症($OR=3.43,95\%CI:2.46\sim4.78$)、AKI($OR=1.49$,$95\%CI:1.14\sim1.95$)以及入 ICU 后 30d 死亡($OR:1.60,95\%CI:1.16\sim2.21$)存在独立显著相关。另一项前瞻性队列研究中,616 例急诊异质性患者包括 130 例 AKI 患者、159 例肾前性氮质血症患者和 15 例 CKD 患者。与 SCr 和尿 CysC 相比,仅血清 CysC 能早期预测 AKI 的发生,而且其也能区分 AKI 与肾前性氮质血症,但不能识别 AKI 与 CKD。新近一项纳入 13 项研究、共计 3336 例患者的荟萃分析显示:在总体样本中,血清 CysC 水平预测 AKI 发生的诊断比值比是 23.5($95\%CI:14.2\sim38.9$),敏感性和特异性分别为 84% 和 82%,ROC 下截面积为 0.96($95\%CI:0.95\sim0.97$)。而尿 CysC 的排泄预测 AKI 发生的诊断比值比是 2.60($95\%CI:2.01\sim3.35$),敏感性和特异性分别为 52% 和 70%,ROC 下截面积为 0.64($95\%CI:0.62\sim0.66$)。这也提示血清 CysC 是一个预测 AKI 发生较好的生物标志物,而尿 CysC 排泄对 AKI 诊断价值有限。

(三)肾损伤分子-1

肾损伤分子-1(KIM-1)是一种跨膜蛋白质,由 334 个氨基酸残基组成,属于免疫球蛋白基因超家族。KIM-1 在正常肾组织中表达甚微,但是在人类和啮齿类动物肾脏缺血或者中毒性损伤时,KIM-1 在细胞形态消失的近端肾小管上皮细胞中表达显著升高,这与肾损伤的严重程度相关,尿中可检测其可溶性片段。目前,认为 KIM-1 具有细胞黏附因子功能,能对损伤的近曲小管细胞进行再生和重建。在几种恶性肿瘤如肾细胞癌和卵巢透明细胞癌患者中也能观察到 KIM-1 的表达升高。KIM-1 外功能区剪切片段能稳定存在于尿液中,容易通过 ELISA 方法检测到。既往研究已证明在动物模型中,尿 KIM-1 作为肾损伤的一个标志物在预测近端小管损伤上优于 SCr,尿 KIM-1 的浓度与肾小管上皮细胞 KIM-1 的表达呈显著相关。Ichimura 等在叶酸、顺铂和 S-1,1,2,2-四氟乙烯-L-半胱氨酸诱导的肾毒性大鼠模型中发现,肾脏组织的 KIM-1 表达显著增高,免疫荧光定位显示 KIM-1 蛋白集中位于近曲小管上皮细胞。其中,在顺铂诱导的肾毒性大鼠模型中,在 SCr 升高前、在顺铂处理的第 1 天和第 2 天,尿液和组织中的 KIM-1 已开始增加,肾脏组织中可发现 KIM-1 蛋白弥漫性分布在近曲小管 S3 细胞中,这提示 KIM-1 在肾组织和尿液中对不同肾毒性的药物的反应性增加,表明其可能是肾小管损伤的一个生物标志物。

人群研究显示,尿 KIM-1 既可作为一个识别 AKI 敏感性和特异性的生物标志物,也可准确地预测其临床预后。在儿童心脏术后致 AKI 患儿中,尿 KIM-1 在术后 6~12h 开始增加,采用尿 KIM-1 诊断心脏术后 12h 内 AKI 发生(AUCROC:0.83)的敏感性和特异性分别为 74% 和 90%。然而,尽管在成人心脏术后致 AKI 患者中尿 KIM-1 水平也显著升高,但尿 KIM-1 对术后 24h 内发生 AKI 诊断价值有限,其诊断特异性大于 80%,但敏感性均小于 50%。Liangos 等通过对 201 例 AKI 患者研究发现,以患者尿 KIM-1 的浓度进行 4 分位分组,相比较尿 KIM-1 的水平位于第 1 分位组患者,尿 KIM-1 的水平位于第 2、第 3 及第 4 分位组患者需要接受透析治疗或住院死亡风险分别增加 1.4 倍、1.4 倍和 3.2 倍。这提示尿 KIM-1 水平与 AKI 患者的不良预后密切相关。Endre 等在 529 例危重病患者中进行一项前瞻性观察研究,评价肾损伤标志物 γ-谷氨酰转肽酶(γ-glutamyl transpeptidase,γ-GT)、碱性磷酸酶(Alkaline phosphatase,AP)、NGAL、CysC、KIM-1 及 IL-18 对预测 AKI 发生、需要接受透析治疗或住院死亡的临床价值。结果发现,单纯以某个时间点的肾生物标志物去评价,其诊断和预测价值均有限;但如对患者基础肾脏功能或 AKI 持续时间进行危险分层,上述生物标志物诊断预测价值显著增加。目前,一项纳入 11 项研究、共计 2979 例患者的荟萃分析显示,采用尿 KIM-1 诊断 AKI 的敏感性和特异性分别为 74.0% (95%CI:61.0%～84.0%)和 86.0%(95%CI:74.0%～93.0%)。SROC 分析显示 ROC 下截面积为 0.86(95%CI:0.83～0.89)。亚组分析提示,研究人群背景与尿 KIM-1 的检测时间是影响尿 KIM-1 早期诊断 AKI 的关键性因素。

目前研究认为,尿 KIM-1 作为 AKI 的早期标志物的优点在于对缺血性或肾毒性导致 AKI 早期诊断具有更高的准确性,且不易受慢性肾脏疾病及尿路感染的影响。其针对肾小管上皮细胞损伤具有高度特异性,可用以区分不同亚型的 AKI。同样,尿 KIM-1 也有一定的局限性,即在肾损伤后出现的时间并不占优势。因为在肾损伤发生后的 12～24h 内,KIM-1 的升高较慢,具有一定的滞后性。通过与 NGAL 和 IL-18 等其他敏感标志物联合检测,可提高早期诊断 AKI 的准确性。

(四)白细胞介素-18(Interleukin-18,IL-18)

IL-18 是一种前炎性因子,主要由巨噬细胞系统如单核巨噬细胞、肝脏 Kuffer 细胞生成。另外,内皮细胞也能够分泌 IL-18。IL-18 的生物学活性广泛,包括刺激 T 细胞增殖,诱导 T 细胞和 NK 细胞产生 IFN-γ;促进 T 细胞分泌 IL-2、粒-巨噬细胞集落刺激因子和 TNF;诱导 T 细胞和 NK 细胞表达 Fas 配体等作用。IL-18 在多个器官炎症及缺血再灌注损伤中起介导作用。在缺血再灌注致 AKI 小鼠模型中,肾组织 IL-18 表达显著升高,免疫组化结果提示 IL-18 主要在肾近曲小管上皮细胞表达。在小鼠造模前给予注射 IL-18 中和抗体,能减轻肾脏缺血再灌注损伤,这也提示 IL-18 能介导缺血性 AKI 发生。新近研究已发现,尿 IL-18 能早期识别不同病因所致的 AKI,并能预测 AKI 患者不同临床预后的发生。Parikhd 等发现尿 NGAL 和 IL-18 可以作为预测儿童心脏术后 AKI 发生早期、连续性的生物标志物。在术后 2～3d 发生 AKI 患者中,尿 NGAL 在术后 2h 升高,6h 达到峰值,而尿 IL-18 在术后 6h 左右开始升高,到 12h 达到高峰(可以升高 25 倍以上),且尿 NGAL 和 IL-18 水平与 AKI 的持续时间密切相关。在肾脏移植后 AKI 患者中,尿 IL-18 水平显著升高,而慢性肾脏疾病、尿路感染、肾病综合征或肾前性氮质血症患者的尿 IL-18 水平无明显增加;患者接受肾移植术后,IL-18 水平下降与 SCr 水平恢复正常密切相关,能预测肾移植术后肾功能恢复,因此认为 IL-18 的水平与疾病的活动有关。Ling 等观察 13 例造影剂肾病 (CIN)患者在使用造影剂后 24h,尿 IL-18 和尿 NAG 水平显著升高,而尿视黄醇结合蛋白和 SCr 无显著变化。ROC 曲线分析显示,尿 IL-18 对预测 CIN 发生具有一定诊断价值,以 15.8ng/L 作为诊断截点,CIN 诊断的灵敏度和特异性分别为 69.2% 和 74.1%。多因素回归分析显示,尿 IL-18 升高是 CIN 发生最高的独立危险因素。相比较其他几种标志物,尿 IL-18 可更早提示 CIN 发生。

在 ARDS net 研究亚组分析显示,54 例 ARDS 合并 AKI 患者中,死亡者的尿 IL-18 水平显著高于生存者的水平,调整年龄、性别、APACHE Ⅲ 评分、SCr 等危险因素后,入 ICU 基线尿 IL-18 水平(>100pg/ mL)是预测其死亡的独立危险因素。同样,在 451 例危重病患者中,尽管尿 IL-18 对 AKI 发生诊断价值有限,但尿 IL-18 水平升高能独立预测患者入住 ICU 病死率及 28d 内需接受肾脏替代治疗的概率增加 (OR:1.86,95%CI:1.31～2.64)。新近一项纳入 18 项研究、共计 4512 例患者的荟萃分析显示:总体上样本,尿 IL-18 水平预测 AKI 发生诊断比值比是 4.22(95%CI:2.90～6.14),敏感性和特异性分别为 54% 和 75%,ROC 下截面积为 0.70(95%CI:0.66～0.74)。进一步亚组分析显示:在体外循环心脏术后患者中,尿 IL-18 对术后 AKI 发生的诊断价值增加,诊断比值比是 5.32(95%CI:2.92～9.70),ROC 下截面积为 0.72(95%CI:0.68～0.76)。采用年龄进行分层,尿 IL-18 在儿童和青少年患者中对 AKI 诊断价值高于成人。

(五)肝脏型脂肪酸结合蛋白

肝脏型脂肪酸结合蛋白(Liver fatty acid-binding protein,L-FABP)是一种细胞内结合游离脂肪酸的小分子蛋白,相对分子量约为 14400,主要在肝脏、肾脏、小肠中表达,肾脏中的 L-FABP 主要表达于近端小管细胞。由于 L-FABP 的相对分子质量较小,在肾小管上皮细胞损伤时,由于细胞膜通透性增加,促进其快速从肾小管上皮细胞中溢出,因此目前它被认为是近端肾小管上皮细胞损伤的敏感特异性标志物。在不同病因所致的 AKI(如缺血再灌注、脓毒症及尿路梗阻性肾损伤)中,均可观察到肾小管上皮细胞内的游离脂肪酸(Free fatty acid,FFA)、甘油三酯及胆固醇水平显著升高,这种现象则被称为肾小管上皮细胞的"应激反应"。积聚的 FFA 可氧化生成活性氧及脂质过氧化物,通过氧化应激反应进一步加重肾小管间质的损伤。L-FABP 是参与 FFA 转运的关键蛋白之一,其作为一个内源性抗氧化剂,在肾小管上皮细胞缺氧/再氧化过程中可能对肾小管上皮细胞具有一定的保护作用。目前研究显示尿 L-FABP 可作为一个早期识别 AKI 的生物标志物,而血清 L-FABP 的水平因受肝细胞状态的影响,在评估 AKI 时并不具备肾脏的特异性。有研究比较了肝病患者、CKD 患者及正常人群中的血清 L-FABP 和尿 L-FABP 水平,结果发现肝病患者与 CKD 患者中的血清 L-FABP 水平均明显升高,而肝病患者的尿 L-FABP 水平与正常人群相似,CKD 患者则明显高于正常人群,这说明尿 L-FABP 对肾损伤具有更高的特异性和敏感性,且不受血清 L-FABP 的影响,这也是尿 L-FABP 可作为早期评价 AKI 生物标志物的原因之一。

目前研究显示,尿 L-FABP 对不同病因所致的 AKI 早期识别具有重要的诊断价值,同时也能有效地评估危重病患者临床预后。日本学者研究发现,在缺血再灌注与顺铂致 AKI 的小鼠模型中,在 SCr 与尿素氮升高之前,就能早期观察到尿 L-FABP 水平显著增加。在这两种肾损伤动物模型中,不同时相尿 L-FABP 水平与肾组织损伤评分和 GFR 相关性显著高于 NAG 和尿素氮率,进一步 ROC 分析显示尿 L-FABP 水平预测肾脏组织结构损伤和肾功能减退的敏感性与特异性均优于 NAG 和尿素氮。Portilla 等观察 40 例接受体外循环心脏手术患儿,其中 21 例患儿术后发生 AKI,在心脏术后 4h 可观察到尿 L-FABP 浓度显著升高,以尿 L-FABP 浓度 486ng/(mg•cr)为截点,预测 AKI 发生的敏感性为 71.4%,特异性为 68.4%。Nakamura 等观察 66 例行冠脉造影的轻度肾功能不全患者,13 例患者发生 CIN,CIN 组尿 L-FABP 水平在造影前就明显高于非 CIN 组及健康对照组,CIN 组冠脉造影术后 2d,尿 L-FABP 升至峰值,3d 开始逐渐下降,但直至 14d,尿 L-FABP 仍维持在高水平,而此时 SCr 已恢复到基础水平,在整个研究期间非 CIN 组的尿 L-FABP 变化很小,该研究进一步证实尿 L-FABP 有助于早期诊断 CIN。另有研究比较 5 个尿生物标志物(L-FABP、NGAL、IL-18、NAG)早期识别 AKI 和预测患者入 ICU 死亡的价值。结果发现,尿 L-FABP(AUC:0.75)早期识别 AKI 准确性优于其他 4 个尿生物标志物(AUC≤0.70);且尿 L-FABP(AUC:0.90)与 NGAL(AUC:0.83)和 IL-18(AUC:0.83)均能有效地预测患者入 ICU 后 14d 死亡率,进一步尿 L-FABP 联合 NGAL 能提高对患者死亡预测价值。此外,Ferguson 等也发现尿 L-FABP 能独立预测 ICU 患者接受 RRT 和复合终点事件(RRT 或 ICU 死亡)。但在不同病因如急性肾小管坏死、脓毒症、肾毒性、造影剂所致的 AKI 中,尿 L-FABP 水平未见显著差异,提示其不能有效区分 AKI 的病因。新近一项纳入 7 项队列研究的荟萃分析发现,尿 L-FABP 水平预测 AKI 发生敏感性和特异性分别为 74.5% 和 77.6%;预测 ICU 住院死亡敏感性和特异性分别为 93.2% 和 78.8%;但其预测危重病患者需要接受 RRT 的敏感性和特异性较低,分别为 69.1% 和 42.7%。

(六)其他

AKI 可影响不同复杂的分子细胞通路,涉及炎性细胞、间质细胞、内皮和上皮细胞,其机制包括免疫反应、炎症、凋亡及细胞周期途径。新近研究显示缺血或脓毒症状态下可诱导肾小管细胞进入 G_1 细胞周期阻滞期。在细胞损伤早期阶段,胰岛素生长因子结合蛋白-7(Insulin like growth factor binding protein 7,IGFBP7)和基质金属蛋白酶组织抑制剂-2(Tissue inhibitor of metalloproteinases-2,TIMP-2)都参与细胞周期 G_1 期阻滞。G_1 细胞周期阻滞可阻止 DNA 损坏的细胞分化,直至损害的 DNA 细胞完全修复。Kashani 等最早研究发现,尿 IGFBP7 和 TIMP-2 预测重症患者 AKI 发生的 AUC 值分别为 0.76 和 0.79,联合这两个标志物分析可提高对 AKI 发生预测(AUC:0.8),且较其他生物标志物诊断更准确。Bihorac 等在一项包括 420 例重症患者的前瞻性多中心研究中,发现当尿 IGFBP7•TIMP-2≥0.3(ng/mL)^2/1000 时,AKI 发生风险增加 7 倍。进一步多变量模型中显示,尿 IGFBP7•TIMP-2≥0.3(ng/mL)^2/1000 仍保持作为一个独立预测因子,联合临床变量预测 AKI 发生的 AUC 面积为 0.86(95%CI:0.80~0.90),较单独临床变量预测价值显著增加(AUC:0.70,95%CI:0.63~0.76)。同样,研究也发现联合尿 IGFBP7·TIMP-2 生物标志物预测心脏外科和普通外科术后 AKI 发生、危重病患者住院期间肾功能恢复以及临床远期预后具有较高诊断价值。但相关研究样本量较小,仍需要大样本前瞻性研究去验证。

四、研究展望

新的血、尿生物标志物的发现及其临床应用有可能使我们能够在患者出现 GFR 下降、SCr 增高之前识别 AKI,也可能改变今后 AKI 的诊断模式,要客观评价 AKI 严重程度需要联合肾脏结构性损伤指标(生物标志物)和肾脏功能性指标(见图 11-10)。同样,研究也表明,仅依靠单一的、具有足够敏感性和特异性的标志物并不能反映 AKI 病理生理变化的全过程。因此,可能需要一组生物学标志物来优化对 AKI 的早期识别。有研究观察了 76 例接受 RRT 患者,其中 38 例肾功能恢复,检测接受 RRT 患者第 1、7、14 天的尿 NGAL、HGF、MMP-9、CysC、IL-18 和尿肌酐等生物标志物指标,结果发现,相比较单一生物标志物,联合多个生物标志物指标可提高对接受 RRT 患者肾功能恢复的预测。

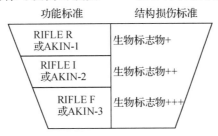

图 11-10 AKI 诊断和分级新标准推荐

目前,关于 AKI 生物标志物仍有诸多问题需要解决,例如依据新的生物标志物与依据传统分类标准判定不一致时如何处理? 不同病因 AKI 的诊断是否需要不同的生物标志物? 根据生物标志物进行临床干预能否改善患者的预后? 何种生物标志物最理想,单一还是多个,在某一时间点测定还是需要连续监测? 在肾功能正常、异常或基线未知情况下,新的生物标志物的临界值如何确定? 在采用多个生物标志物证实 AKI 时,如何处理各种标志物判定结果的不一致? 在 AKI 传统指标出现异常前,能否仅凭生物标志物水平确定"临床前 AKI"?

由于不同生物标志物表达和出现的时间不同,识别 AKI 的标志物谱也许还能够帮助我们鉴别不同类型和病因的 AKI,而且可能有助于判断最初损伤出现的开始和持续时间。然而,到目前为止,许多已可用于临床检测的生物学标志物仅在较小规模、有限的临床病种中进行了检测,目前尚需要在更大规模、更多的临床疾病条件下对其敏感性和特异性进行验证。对目前已在实验研究中发现的具有潜在应用价值的生物学标志物也需要积累更多的相关证据,并应择优开展适当的临床研究。对于合理、有效的生物学标志物谱的研究与发现,必将大大促进我们对 AKI 的早期诊断、合理监测和及时治疗。

(呼邦传,孙仁华)

第六节 急性肾损伤的临床表现及辅助检查

一、急性肾损伤的分期表现

AKI 的早期症状隐匿,可被原发疾病所掩盖,即使尿量开始减少,也容易被忽视。典型 AKI 一般经过以下 5 期:起始期、少尿期、移行期、多尿期和恢复期。

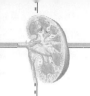

（一）起始期

常合并存在缺血、感染等病因，但并未发生明显的肾实质性损害。起始期时间长短受不同病因及肾损伤严重程度影响。此期患者可开始出现容量过负荷、电解质和酸碱平衡紊乱等尿毒症的症状和体征。当肾脏出现肾实质性损伤，GFR 突然下降，则进入少尿期。

（二）少尿期

每日尿量少于 400mL，此期一般持续 1～2 周，少数患者仅持续数小时，延长者可达 3～4 周。此期临床表现较重，往往伴有明显的氮质血症、水钠潴留、电解质紊乱及酸碱平衡失调。少尿期长，则肾损害重，如超过 1 个月，提示有广泛的肾皮质坏死可能。

（三）移行期

患者度过少尿期后，尿量超过 400mL/d 即进入移行期。这是肾功能开始好转的信号。

（四）多尿期

每日尿量达 800mL 即进入多尿期。进行性尿量增多是肾功能开始恢复的一个标志。此期的早期阶段肾小球滤过功能并没有立即恢复，血尿素氮尚可进一步上升。此后，随着尿量的继续增加，水肿消退，血压、尿素氮和 SCr 逐渐趋于正常，尿毒症及酸中毒症状随之消失。本期一般持续 1～3 周，可发生脱水、低血压（低血容量性）、低钠血症和低钾血症，应注意监测和纠正。此期易发生感染、心血管并发症和上消化道出血等。

（五）恢复期

肾功能完全恢复需 6 个月至 1 年时间，部分重度 AKI 患者肾功能不能完全恢复，遗留永久性肾损害。少数患者由于肾小管上皮和基底膜的破坏严重和修复不全，可出现肾组织纤维化从而转变为慢性肾功能不全。

二、急性肾损伤的临床表现

AKI 的轻重程度不同，其临床表现和恢复的时间也不同。急性肾损伤常见的临床表现包括：

（一）尿量减少

通常发病后数小时或数日出现少尿（尿量＜400mL/d）或无尿（尿量＜100mL/d）。由于致病原因不同，少尿持续时间并不一致。AKI 1 期至 2 期患者的少尿期短，如果致病因素解除，很快进入多尿期或恢复期。AKI 3 期患者的少尿期一般为 1～2 周。对少尿期严重的患者应注意心力衰竭、高钾血症等各种并发症的发生。非少尿型 AKI 患者，尿量可正常甚至偏多，每日尿量维持在 400mL 以上，甚至达 1000～2000mL/d。

（二）氮质血症

发生 AKI 时，由于 GFR 降低，摄入蛋白质的代谢产物不能经肾脏排泄而潴留在体内，可产生中毒症状，即尿毒症。SCr 和尿素氮升高，其升高速度与 AKI 的严重程度相关。尿素氮每日上升＞8.93mmol/L（25mg/dL），称为高分解代谢。少尿型 AKI 患者通常有高分解代谢。此外，尿素氮升高并非都是高分解代谢，胃肠道大出血、血肿等积血被吸收后，也会加重氮质血症。

（三）液体平衡紊乱

由于钠水排出减少致水钠潴留，常常导致全身水肿、脑水肿、肺水肿及心力衰竭、血压增高和低钠血症。大量输液，特别是输注低张液体，以及未限制水摄入，也是容量负荷过重、低钠血症的原因。患者可表现为嗜睡、进行性反应迟钝，甚至癫痫发作（因脑水肿所致）。

（四）电解质紊乱

1.高钾血症

高钾血症是 AKI 最严重的并发症之一，也是少尿期的首位死因。正常人 90% 的钾离子从肾脏排泄。引起高钾血症的原因如下：①肾脏排钾减少。②并发感染、溶血及大量组织破坏，钾离子由细胞内释放至细胞外液。③酸中毒致使氢钾交换增加,钾离子由细胞内转移到细胞外。④摄入富含钾的食物、使用保钾利尿剂或输注库存血,均可加重高钾血症。高钾血症有时表现隐匿,可无特征性临床表现,可出现恶心、呕吐、四肢麻木、心率减慢等症状,后期可出现窦性停搏、室内差异性传导甚至室颤。高钾血症的心电图改变可先于临床表现,早期行血液净化治疗可预防患者死亡。

2. 低钠血症和低氯血症

两者多同时存在。低钠血症主要是由于水过多所致的稀释性低钠血症。此外,恶心、呕吐等胃肠道失钠,以及对大剂量呋塞米治疗有反应的非少尿型患者也可出现失钠性低钠血症。低氯血症常见于呕吐、腹泻或应用大剂量袢利尿剂。临床上患者常出现疲乏、意识障碍、腹胀、抽搐等症状。

3. 高磷血症

高磷血症是 AKI 常见的并发症。在高分解代谢或 AKI 伴大量细胞坏死者(如横纹肌溶解、溶血或肿瘤溶解),高磷血症可能更明显[$3.23\sim6.46mmol/L(10\sim20mg/dL)$]。

4. 低钙血症

转移性磷酸钙盐沉积,可导致低钙血症。由于 GFR 降低,导致磷潴留,骨组织对甲状旁腺激素抵抗和活性维生素 D_3 水平降低,低钙血症极易发生。由于患者往往存在酸中毒,游离钙水平并未降低,患者可出现无症状性低钙血症。但是,在横纹肌溶解、急性胰腺炎、酸中毒经碳酸氢钠纠正后,患者可出现低钙血症的症状,表现为口周感觉异常、肌肉抽搐、癫痫发作、出现幻觉和昏睡等,心电图提示 Q-T 间期延长和非特异性 T 波改变。

5. 高镁血症

AKI 时常常出现高镁血症,可引起心律失常,心电图提示 P-R 间期延长。

6. 低镁血症

低镁血症常见于顺铂、两性霉素 B 和氨基糖苷类抗生素所致的肾小管损伤,可能与髓袢升支粗段镁离子重吸收部位受损有关。低镁血症常无症状,但有时可表现为神经肌肉痉挛、抽搐和癫痫发作,或持续性低血钾或低血钙。

(五)代谢性酸中毒

正常蛋白质饮食可代谢产生非挥发性固定酸 $50\sim100mmol/d$(主要是硫酸和磷酸),其中 80% 通过肾脏排泄而保持酸碱平衡。AKI 时,肾脏不能排出固定酸,是引发代谢性酸中毒的主要原因。临床表现为深大呼吸(Kussmaul 呼吸)、血 pH 值、碳酸氢根离子浓度和二氧化碳结合力降低,由于硫酸根和磷酸根潴留,常伴阴离子间隙升高。

(六)消化系统

常为 AKI 首发症状,主要表现为厌食、恶心、呕吐、腹泻、呃逆,约 25% 的患者并发消化道出血,出血多由胃黏膜糜烂或应激性溃疡引起。因为肾脏淀粉酶排出减少,血淀粉酶升高,一般不超过正常值的 2 倍。反之,提示急性胰腺炎的可能。早期出现明显的消化道症状提示应尽早实施 RRT 治疗。

(七)呼吸系统

可有呼吸困难、咳嗽、咳粉红色泡沫痰、胸闷等,与体液潴留、肺水肿和心力衰竭有关。AKI 往往并发难治性肺部感染,偶见急性呼吸窘迫综合征。

(八)循环系统

可有充血性心力衰竭、心律失常、心包炎和高血压等。充血性心力衰竭是少尿期的常见死因,主要由体液潴留引起。除高钾血症引起心律失常外,尚可因病毒感染和应用洋地黄等而引起。心包炎早期发生率约为 18%,采取早期血液净化治疗后可降至 1%。肾缺血时神经体液因素作用可促使收缩血管的活性物质分泌增多,水负荷亦可加重高血压。

(九)神经系统

轻度患者可无神经系统症状。部分患者可有昏睡、精神错乱、木僵、激动、精神病等精神症状,以及肌阵挛、反射亢进、不安腿综合征、癫痫发作等。神经系统表现与严重感染、流行性出血热、某些重金属中

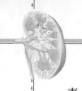

毒、严重创伤、多器官功能障碍等有关。

（十）血液系统

贫血是部分患者较早出现的征象，其程度与原发疾病、病程长短、有无出血并发症密切相关。多见于严重创伤、大手术后失血、溶血性贫血、严重感染等情况，且贫血多较为严重。也可发生弥散性血管内凝血，表现为出血倾向、血小板减少、消耗性低凝血症及纤维蛋白溶解等征象。

（十一）营养和代谢异常

AKI 患者常处于高分解代谢状态，蛋白质分解代谢加快，肌肉分解率增加，重者每天丢失肌肉 1kg 或以上。

（十二）感染

感染是 AKI 患者常见和严重并发症之一，多见于严重外伤致高分解代谢型 AKI，预防性应用抗生素不能减少发生率。最常见的感染部位，依次为肺部、泌尿道、伤口和全身。

三、急性肾损伤的辅助检查

根据原发疾病、临床表现和实验室辅助检查可作出诊断。

（一）血液

1. AKI 患者可出现轻、中度贫血，部分与体液潴留、血液稀释有关；尿素氮和 SCr 可进行性上升，高分解代谢者上升速度较快，横纹肌溶解引起的 SCr 上升较快；血钾浓度可升高（＞5.5mmol/L），部分正常，少数偏低；血 pH 值常低于 7.35，碳酸氢根离子浓度多低于 20mmol/L，甚至低于 13.5mmol/L；血清钠浓度可正常或偏低；血钙可降低，血磷升高。

2. 血清学异常，如自身抗体阳性（抗核抗体、抗 ds-DNA 抗体、抗中性粒细胞胞浆抗体、抗 GBM 抗体等），补体水平降低，常提示可能为急性感染后肾小球肾炎和狼疮性肾炎等肾实质性疾病。

3. 如果患者有感染，应行血培养，排除 AKI 伴发脓毒症的可能。

（二）尿液

1. 尿常规显示尿液外观多呈浑浊，尿色深。根据病情不同，尿蛋白定性可为阴性～＋＋＋＋。

2. 尿沉渣检查可发现肾小管上皮细胞、上皮细胞管型、颗粒管型、红细胞、白细胞和晶体存在，有助于 AKI 的鉴别诊断，对区分肾前性、肾性和肾后性具有重要价值。

3. 尿液生化检查包括尿钠、钠滤过分数、肾衰指数、尿/血渗量、尿和血尿素氮或肌酐比值等（如表 11-7所示），有助于肾前性氮质血症和急性肾小管坏死的鉴别。

表 11-7　肾前性氮质血症和急性肾小管坏死的鉴别

尿液检测	肾前性氮质血症	急性肾小管坏死
尿比重	＞1.018	＜1.012
尿渗量[mOsm/(kg·H₂O)]	＞500	＜250
尿钠浓度(mmol/L)	＜10	＞20
尿钠滤过分数(%)	＜1	＞2
肾衰指数(mmol/L)	＜1	＞1
尿/血渗量	＞1.5	＜1.1
血尿素氮/SCr	＞20	＜10～15
尿尿素氮/血尿素氮	＞8	＜3
尿肌酐/SCr	＞40	＜20
尿沉渣	透明管型	污浊的棕色管型

（三）早期生物标志物

目前，AKI 的生化诊断标准依然是建立在 SCr 的基础上，尽管 SCr、尿素氮等指标对 AKI 的诊断及预后有指导意义，但导致 SCr 改变的因素众多，所以 SCr 并不是监测 AKI 患者肾功能的理想指标。只有肾功能明显受损时才有可能检测出 SCr 的变化,这不利于 AKI 的早期诊断和干预;对伴有急性肾小管坏死的患者,SCr 与肾小管损伤并非直接相关。近年来在探索 AKI 新的生物学标记物方面有了一些研究进展,部分项目已用于临床。

1. N-乙酰-β-D 氨基葡萄糖苷酶(NAG)

NAG 是一种主要存在于近端小管的溶酶体酶,NAG 活性升高表明肾小管上皮细胞损伤。Herget-Rosenthal 等前瞻性地测定了 201 例 AKI 的住院患者的尿 NAG 活性,并研究了其与不良临床后果(A-PACHE II 评分、多器官功能衰竭评分、是否需要透析、病死率)的关系,认为 NAG 可以作为肾脏损伤的标志物预测 AKI 患者的不良预后。

2. α_1-微球蛋白和 β_2-微球蛋白

两种蛋白在肾脏(肾小球或肾小管)疾病的早期就会升高,是肾脏功能损伤敏感的指标。研究发现 α_1-微球蛋白在预测肾小管损伤和是否需要肾脏替代治疗方面要强于其他肾源性的蛋白和酶。β_2-微球蛋白在肾毒性和缺血性 AKI 患者尿中明显升高,但在预测是否需要肾脏替代治疗方面的能力则很弱。

3. 血清胱抑素 C(CysC)

CysC 是一种内源性的半胱氨酸蛋白酶抑制因子,能从肾小球自由滤过,被肾小管重吸收后立即分解,故血清中的 CysC 浓度只由 GFR 决定,可作为肾脏功能损害的标志物。

4. 中性粒细胞明胶酶相关脂质运载蛋白(NGAL)

NGAL 是 lipocalin 家族的成员,具有类似于转铁蛋白的铁转运功能,主要被早期的原始肾上皮细胞摄取,通过介导铁的转运促进原始肾上皮细胞的成熟。儿童心脏手术后发生 AKI 的患者在手术后 2h 血、尿 NGAL 浓度明显升高,而 SCr 明显升高是在 1～3d 后。动物实验显示,向肾脏缺血再灌注损伤的小鼠体内注射重组的 NGAL,NGAL 迅速在肾脏中聚集并被肾小管细胞吸收。24h 后与空白对照组对比发现 NGAL 注射组缺血再灌注损伤引起的肾小管组织病理学损伤得到减轻,凋亡的肾小管上皮细胞数目减少,近端小管上皮细胞增殖显著,体内 SCr 显著下降。表明体内注射重组的 NGAL 可减轻小鼠肾脏缺血再灌注所引起的肾小管损伤。

5. 肾损伤分子-1(KIM-1)

KIM-1 位于近曲小管上皮细胞膜上,缺血性损伤时从尿中排出,可作为 AKI 的早期和敏感的生物指标。有研究发现缺血性 AKI 患者的尿液标本中 KIM-1 的浓度显著升高,明显高于其他类型的肾脏疾病患者。

6. 钠氢交换蛋白 3(Sodium/hydrogen exchanger isoform-3,NHE-3)

一项针对 68 名重症 AKI 患者的研究证实,NHE-3 可作为肾严重损伤的一种特异标志物,尽管尿中 NHE-3 的浓度在肾前性肾功能衰竭时会升高,但在 ATN 患者升幅更大。两者差异有统计学意义,可将 ATN 与肾前性氮质血症以及其他肾脏病鉴别开来。但还需更多的研究去决定它的临界值,以便验证。

(四)影像学检查

1. 肾脏超声检查:鉴别有无尿路梗阻、判断肾脏大小。

2. 腹部 X 线平片:显示肾、输尿管和膀胱等部位的结石,以及超声难以发现的小结石。

3. CT 扫描:评估尿道梗阻,确定梗阻部位,明确腹膜后感染组织或腹膜后恶性肿瘤。

4. 肾血管造影:怀疑肾动脉梗阻(栓塞、血栓形成、动脉瘤)时。

(五)肾组织活检指征

1. 可能存在缺血和肾毒性因素之外的肾性 AKI。

2. 原有肾脏疾病的患者发生 AKI。

3. 伴有系统性受累表现的患者,如伴有贫血、长期低热、淋巴结肿大等。

4. 临床表现不典型者,肾活检鉴别为贫血/中毒性急性肾小管坏死或急性间质性肾炎。

5. 临床诊断缺血或中毒性急性肾小管坏死,4～6 周后肾功能不恢复。

6. 肾移植后移植肾功能延迟恢复,已排除外科并发症者。

(陈德昌,倪沁赟)

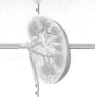
第七节 急性肾损伤的防治

AKI是指由各种病因引起的GFR在短时间内(数小时或数日)迅速恶化,进行性的血尿素氮和SCr升高,以及引起水、电解质和酸碱平衡紊乱的临床综合征。引起AKI常见的危险因素主要包括低血容量、全身严重感染、外科大手术、肾毒性药物以及其他脏器功能不全,如心力衰竭、肝功能衰竭、急性呼吸窘迫综合征、重症胰腺炎等。流行病学资料显示,普通住院患者中AKI发生率人数约为5%,而ICU重症患者AKI发病率高达20%~50%。在美国每年AKI发病人数达60万,相关死亡人数近13万,医疗费高达100亿美元。中国发病人数更多,每年据估计达到400万~600万,相关死亡人数30万~60万。多项研究已表明,AKI发生是重症患者死亡的独立危险因素,AKI分期及严重程度与患者生存预后也呈正相关。尽管近年来人们对AKI发病机制的了解不断深入以及肾脏替代治疗技术不断进步,但AKI发生率及病死率仍高居不下。因此,如何有效预防并阻止AKI向慢性肾病(CKD)或终末期肾病(ESRD)进展也是目前全球所关注的话题。对于AKI的防治不仅仅是早期预防AKI的发生,同时也要有效地阻止AKI的进展。针对不同病因、不同类型的AKI,其治疗方法有所不同,但总体治疗原则是:尽早识别并纠正可逆性病因,及时采取干预措施避免肾脏受到进一步损伤,维持水、电解质和酸碱平衡,适当营养支持,积极防治并发症,适时进行肾脏替代治疗。

一、急性肾损伤的预防

寻找病因,积极纠正可逆性肾前性或肾后性因素是预防AKI的首要环节。在AKI的起始期及时干预能最大限度地减轻肾脏损伤,促进肾功能恢复。强调尽快纠正可逆性病因。无论何种原因引起的AKI都必须尽快纠正肾前性因素,包括静脉补液、改善低蛋白血症、降低后负荷以改善心排血量、停用影响肾脏灌注的药物、调节外周血管阻力至正常范围等,尿钠排泄分数<1%时,干预容易奏效。2012年的严重脓毒症及脓毒性休克防治指南建议,脓毒性休克时液体复苏的血压靶目标是MAP>65mmHg,且需根据年龄、基础血压及其他并发症情况等进行调整。老年人MAP至少为75~80mmHg,肾脏才可能有效灌注,且应在复苏6h内达标。但大量补液可能引起容量过负荷,使病死率升高。对于既往有充血性心力衰竭史者,容量复苏时更需小心,注意补液速度,以免诱发心力衰竭。

(一)缺血性AKI的预防

缺血性AKI是由各种原因导致全身血容量不足,肾脏低灌注引起的肾脏功能性的反应,而非器质性的肾损害。其机制是肾血流量的急剧减少,造成GFR的急剧下降从而导致AKI。常见病因包括以下几个方面:①循环血量减少:如大出血、皮肤损伤、胃肠道消化液丢失等。②有效循环血量减少:如心力衰竭、肝硬化、肾病综合征。③肾内血管收缩:如高钙血症、肝肾综合征等。缺血性AKI是可逆性的,但持续的肾脏低灌注可引起肾脏不可逆的损伤。因此,对于血容量不足的患者,正确评估其容量状态及心功能,采取措施补充血容量,迅速改善其肾脏的血供是预防缺血性AKI的首要环节。

临床上对血容量的正确评估除了需对患者病情变化及组织灌注体征进行细致的观察外,更多地需要通过血流动力学监测指标如有创血压、中心静脉压、心排指数、全心舒张末期容积以及功能血流动力学参数(如每搏输出量变异指数和脉压变异指数)进行客观评估。有时也需借助于氧代谢指标如血乳酸、混合血氧饱和度(SVO_2)或中心混合血氧饱和度($ScVO_2$)等来评价组织灌注。目前临床上也可直接通过肾血管多普勒波形分析,测定肾阻力指数(Renal resistive index, RRI),间接获知肾脏血流动力学特征,评价肾血流灌注。近年来,通过超声评估AKI的肾动脉血流量已经被证实具有较高的敏感性和特异性。与传统的SCr及尿量等检测指标比较,多普勒超声可以动态观察肾动脉的血流动力学改变和血管的顺应性变化,检测肾动脉的血流情况以及动脉的舒缩和顺应性,在肾功能改变的前期就可以提供准确的肾血管阻力情况。因此,在临床上通过对患者的血容量、肾脏血流及全身组织灌注作出正确的评估,及时补充血容量,改善肾脏灌注,可积极有效地预防缺血性 AKI 的发生。

动物实验研究表明,预防性给予多聚 ADP 核糖聚合酶抑制剂可以减轻缺血性 AKI 的严重程度,其机制可能是通过抑制肾脏 ATP 的过度消耗改善肾脏细胞的能量代谢。也有研究报道,多聚 ADP 核糖聚合酶抑制剂也可通过改善全身的血流动力学而改善肾脏组织灌注。

(二)造影剂肾病(CI-AKI)预防

造影剂的研发应用使得介入放射学的广泛发展成为可能。但由于个体差异、药物代谢特性及认识不足等多种因素限制,造影剂所致的并发症仍不能完全避免,如肾毒性、造影剂所致的 AKI 已跃居医源性急性肾衰竭病因第 3 位,并直接增加患者的死亡风险。

1.CI-AKI 的危险因素

一般情况下,普通人群 CI-AKI 的发生率非常低,不足 1%,但对伴有高危因素的患者 CI-AKI 发生率显著增加。因此,CI-AKI 的预防关键是识别危险因素,并采取有效措施避免和降低风险。几乎所有患者在接受对比剂应用后会出现一过性的 GFR 下降,但具有临床意义的 AKI 多见于一些特殊群体:如高龄、合并 CKD 或糖尿病、低血容量等。

(1)造影剂因素:造影剂种类、给药剂量、给药频率及给药途径均可影响 CI-AKI 发生。诱发 CI-AKI 的主要因素包括造影剂的渗透压、黏滞度、剂量及分子毒性。使用渗透压越高、黏滞度越大的造影剂,CI-AKI 的发生率也越高。

目前临床应用的造影剂可分为 3 类:高渗离子型(以泛影葡胺为代表)、等渗非离子型(以碘克沙醇为代表)、低渗非离子型(以碘海醇、碘帕醇为代表)。高渗离子型因毒副作用明显限制其临床应用。

随着造影剂渗透压的降低,其黏度一般会增加,即相对低渗的造影剂的黏度较高,等渗造影剂的黏度是最高的。造影剂的黏度高理论上会导致肾小管压力增高,从而引起 GFR 下降,可能参与 AKI 发生。临床研究显示低渗和等渗造影剂在 CI-AKI 发生率上并无显著差异。提示渗透压可能不是 AKI 发生的决定性危险因素,但需要考虑造影剂黏度、电荷、水溶性、化学毒性等因素。

造影剂剂量也与 AKI 发生密切相关。造影剂剂量小于 100mL 相对安全,一般不会导致 AKI 发生。对于一些存在 CKD 的高危患者,即使 20～30mL 造影剂也可导致 CI-AKI 的发生。临床上可参考 Cigarroa 计算公式指导剂量:

最大推荐造影剂剂量:5mL×体重(kg)×88.4/基础 SCr(μmol/L)。

(2)基础疾病:多项研究表明慢性肾功能不全是 CI-AKI 发生的独立危险因素。对于基础肾功能正常的患者,CI-AKI 的发生率不足 1%,反之,CI-AKI 发生率可增至 25%。因此,应对造影人群的基础肾功能(包括 CKD 和 AKI)进行评估,根据 GFR 水平对 CI-AKI 风险进行危险分层预防。当患者 SCr>176.8μmol/L 时,其 CI-AKI 发生率为 22%;当 SCr>265.2μmol/L 时,CI-AKI 发生率为 30%。当 eGFR<30mL/(min·1.73m²)时,有 30%～40% 的患者发生 CI-AKI。CI-AKI 共识工作小组对 1996—2005 年 4370 篇相关文献分析后提出 GFR<60mL/(min·1.73m²)的患者应积极预防 CI-AKI 的发生。对于门诊患者,可采用危险因素问卷、尿蛋白检测等形式辅助判断基础肾功能。

糖尿病患者也是 CI-AKI 的好发人群,尤其是与老龄、CKD 等合并存在时。研究发现冠脉造影后发生 CI-AKI 的患者中糖尿病患者所占比例高达 96.6%。究其原因,可能与多种代谢异常如高血糖、高血压、高脂血症等致心、肾、微血管等损伤并存有关。对 1575 例接受冠脉介入治疗的糖尿病患者观察发现,合并 CKD 者发生 CI-AKI 的风险为 27.4%,较非 CKD 者(15.1%)明显升高。

(3)其他因素:老龄患者应用造影剂后发生 AKI 的风险增加,应考虑以下因素:老年患者生理性肾功能下降,合并糖尿病、冠状动脉心脏病等多支冠脉病变,且血管迂曲钙化严重,造影时需更大剂量的造影剂等。其他因素包括如贫血、低血压、充血性心力衰竭等本身,即存在肾前性有效灌注不足者,应用非甾体类抗炎药、氨基糖苷类、血管紧张素转化酶抑制剂、两性霉素 B 等肾毒性药物应用者,短期内反复大剂量注射造影者。

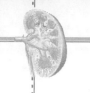

2. CI-AKI 的预防策略

(1)水化疗法:是目前认为预防 CI-AKI 发生最广泛和最经济有效的预防措施。水化通过血管内扩容增加肾血流量和 GFR,减轻造影剂引起的血流动力学的变化,减少造影剂滞留肾脏的时间,加快肾小管内尿酸及排泄物清除,从而减轻肾脏缺血及对肾小管细胞的直接毒性作用。由于经口水化不易准确量化,故除低风险者(GFR>60mL/(min·173m²))者外,一般选择静脉水化。具体水化方案选择上仍存在争议,可使用氯化钠或碳酸氢钠,目前多主张应用 0.9%氯化钠水化方案。建议应于使用造影前 6h 开始并持续至造影剂使用后 6~12h,输注速度≥1.0~1.5mL/(kg·h),以维持造影后 6h 尿量>150mL/h。需注意的是,对于心肾功能不全的患者行静脉水化要个体化调整液体量,避免盲目水化致心脏负担加重。

(2)药物:研究报道一些药物可用于降低 CI-AKI 的发生,但多数仅限于小样本研究。N-乙酰半胱氨酸(N-acetyl-L-cysteine,NAC)是目前研究最多的防治药物之一,它可通过抗氧化效应、诱导谷胱甘肽合成、扩张肾血管、抑制血管紧张素转化酶的生成和稳定 NO 等众多机制来减少 CI-AKI 发生。2000 年,首次发现预防性使用 NAC 可降低中度肾功能不全患者 CI-AKI 的发生率。NAC 联合水化可显著降低患者的病死率,加倍剂量组效果更佳。研究中推荐的 NAC 用法多为造影前 1d 和造影当日口服 1200mg,分 2 次服用或造影前 4h 予 600mg 单次应用。然而,2011 年公布的 ACT 研究中并未发现 NAC 可降低高危患者行冠脉造影及周围血管成像后 CI-AKI 的发生率。KDIGO 指南中仅提出水化同时,可联合口服 NAC 以预防 CI-AKI。

动物实验发现腺苷受体拮抗剂可改善造影剂所致的肾脏血流灌注减少和 GFR 下降。但在两项大样本荟萃分析中,均未发现造影前应用茶碱类药物能够减少 CI-AKI 的发生。因此,预防性应用茶碱类药物能否降低 CI-AKI 发生率,以及其临床获益依旧存有争议,需进一步研究加以证实。其他药物如非诺多泮、大剂量维生素 C、他汀类等,因缺乏前瞻性随机对照的大样本研究,目前不做推荐。

(3)肾脏替代治疗:造影剂一般为小分子物质,具有低脂溶性、低化学活性及低蛋白结合率,能经肾脏迅速排泄,半衰期一般为 1~2h。肾衰竭患者存在造影剂排泄延迟或不全,单次血液净化可清除 60%~90%的造影剂。研究显示血液滤过/血液透析滤过可有效预防高危患者 CI-AKI 的发生,特别能显著减少大剂量使用造影剂导致的 CI-AKI。对 GFR<30mL/(min·1.73m²)的高危患者,造影前后予血液滤过可预防 CI-AKI,降低住院病死率。对 GFR 在 30~60mL/(min·1.73m²)之间的风险患者,亦有相似的证据证实血液滤过的有效性。其机制可能与血液滤过维持患者血流动力学的稳定、快速有效地清除造影剂、高容量水化等因素有关。但研究发现预防性血液透析并不能有效减少 CI-AKI 的发生,这可能与血液透析导致血容量减少,造成肾脏缺血有关,因此不推荐预防性血液透析。由于血液滤过费用昂贵,尚不推荐作为常规预防 CI-AKI 的方法。

(三)脓毒症致 AKI 的预防

脓毒症患者 AKI 发生率随着脓毒症的严重程度升高显著增加,一项国际多中心调查研究显示,在 1753 例 AKI 患者中,脓毒症致 AKI 的发生率高达 47.5%;在所有 ICU 住院患者中,脓毒症致 AKI 约占 15%~20%。与其他病因导致的 AKI 相比,脓毒症致 AKI 患者的血流动力学更不稳定,需要升压药和机械通气的患者比例更高,最终导致患者病死率也明显升高。脓毒症致 AKI 发病机制复杂,近年来随着人们对脓毒症致 AKI 发病机制的深入研究,目前认为其主要涉及肾脏血流动力学和肾脏灌注改变,以及与内毒素诱导的炎症反应、细胞免疫与细胞凋亡相关。从预防措施上也应从这两方面着手。

从血流动力学方面来讲,严重感染或感染性休克引起的全身有效血容量不足与缺血性 AKI 发病存在相似之处,因此正确评估患者的循环容量状态,及时改善全身组织低灌注,将有助于减少和减轻严重感染所致 AKI。当 MAP 低于一定水平时,机体血管床的自动调节功能消失,影响重要脏器的组织灌注。因此,尽可能采取措施使 MAP 维持在 65mmHg 以上。研究发现,在严重感染和感染性休克发生 6h 内,按照早期目标导向治疗(Early goal-directed therapy,EGDT)方案给予充分液体复苏,使 CVP、MAP、混合静脉血氧饱和度(SVO₂)等达到预期设定目标,结果显示可显著降低患者的病死率,同时也可通过改善全身组织灌注减少脓毒症致 AKI 发生。因严重脓毒症或感染性休克时存在内皮细胞功能紊乱,释放的

NO 使全身血管扩张,单纯液体复苏不能完全纠正,所以常需联合使用血管升压药改善肾脏组织灌注。

越来越多的研究表明,严重脓毒症或感染性休克患者在高动力状态下肾血流并未减少,且多数情况下是升高的,但仍发生 AKI。进一步临床与动物实验研究发现,虽然发生感染性休克时,肾脏血流并没有降低,但存在肾小球囊内压力显著降低。新近研究发现通过血管活性药物提高感染性休克患者的 MAP水平,能降低脓毒症致 AKI 的发生率。

在阻断肾脏炎症、调节细胞免疫和抑制细胞凋亡方面,目前突破不大。二十世纪九十年代曾涌现出很多针对阻断炎症反应的炎性细胞因子单克隆抗体的研究,但结果绝大多数临床研究以失败告终,这也提示单纯阻断单一炎症介质或炎性信号通路并不能有效控制复杂的炎性反应网络,难以降低严重感染患者的病死率和 AKI 的发生率。

目前,已有研究表明肾小管上皮细胞凋亡可能在脓毒症致 AKI 中起着重要作用。组织活检证实,脓毒性休克患者肾脏中广泛存在肾小管上皮细胞凋亡。研究进一步发现线粒体功能障碍在肾小管细胞凋亡过程中起着关键性作用,线粒体可通过多种改变,包括活性氧生成、钙转位、线粒体膜通透性改变、Cy-sC 释放以及 Bcl-2 家族和 Caspase 家族激活参与诱导细胞凋亡。因此针对改善线粒体功能,抑制肾脏细胞凋亡可能是今后预防和减少脓毒症致 AKI 发生的研究方向。

(四)手术相关性 AKI

外科手术是 AKI 发生的高危因素之一,外科术后 AKI 发生率为 1%～31.1%,其中,约 2% 的患者需要接受肾脏替代治疗。手术部位、大小与 AKI 的发生密切相关。特别是心脏外科手术更易发生 AKI,体外循环心脏手术相关的 AKI 发生率可高达 20%～30%。对于围手术期出现的血流动力学不稳定,发生低血容量休克、心源性休克或感染性休克等患者,由于肾脏有效灌注减少,肾脏发生缺血、缺氧,也容易导致手术相关性 AKI。因此,在围手术期应特别注意对肾功能的保护,特别是对那些具有糖尿病、高血压、慢性心力衰竭及肝功能不全的患者应尤为注意。

手术相关性 AKI 主要与术中麻醉、应激、失血等引起的有效灌注减少以及炎性因子激活有关。术后继发感染、休克、心力衰竭等并发症或应用肾毒性药物,可导致肾脏损伤的二次打击。因此,维护围手术期间肾功能应从术前确定高危患者、维护患者围手术期期间的血流动力学稳定和减少术后并发症以及术后尽量避免使用肾毒性药物等方面着手。对于围手术期的不同手术期间、不同手术后可能继发的 AKI影响因素应采取不同的防治策略。对于手术相关性 AKI 何时开始肾脏替代治疗,以及高危患者术后早期开始肾脏替代治疗是否能有效预防 AKI 发生,目前尚无循证医学定论。近年来研究显示,手术相关性AKI 的患者早期开始肾脏替代治疗,不仅能显著降低术后并发症的发生,也可缩短 ICU 和总住院时间,改善术后患者的生存预后。总之,为有效地解决手术相关性 AKI 的临床实际问题,应做到早期预防、早期诊断和早期肾脏替代治疗,并针对不同病因和病情实施个体化治疗。

二、AKI 防治的具体措施

2010 年欧洲危重病学会颁布的预防 ICU 内肾损伤、保护肾功能指南和 2012 年改善全球肾脏病预后组织发布的 KDIGO 指南,对 AKI 预防措施中的液体复苏、血管活性药物和利尿剂使用等提出了基于循证医学的具体意见及推荐级别。

(一)血流动力学的监测与支持

对于 AKI 患者或存在 AKI 风险的患者,应密切关注其血流动力学状态。首先,由于低血压状态可导致肾脏低灌注,如肾脏持续处于低灌注状态即可引起 AKI;其次,肾脏损伤后将丧失对肾血流自身调节,也就是说尽管采取相应措施如血管活性药物提高血压水平(MAP＞65mmHg),但肾血流可能并不增加。

血压和心排血量管理需要对液体进行充分评估和滴定血管活性药物。如在血容量不足的情况下,血管活性药物可能进一步减少组织血流量;相反,则有增加液体过负荷的风险,或当增加血管内容量虽会引起机体损害但仍须继续行液体复苏。这就更加要求液体和血管活性药物干预治疗需与血流动力学监测状态保持一致。

1. 液体复苏

尽管很早认识到血容量不足是 AKI 发生的一个重要危险因素,但到目前为止,除了在 CI-AKI 领域中,仍没有其他随机对照研究直接评估液体治疗对预防 AKI 的作用。目前普遍接受优化血流动力学参数和纠正血容量不足将有利于肾功能改善。补液最好在血流动力学监测下进行,避免因补液过多过快导致机械通气时间延长、腹内压增加,这些因素也是导致或加重 AKI 发生的危险因素。

对于早期液体复苏中液体种类对 AKI 产生的影响仍有争议,晶体与胶体在液体复苏过程中各有利弊。胶体液扩容效果优于晶体液,因其能够保持在血管内并维持胶体渗透压,但大量补充胶体液可引发高渗性 GFR 下降和肾小管渗透性损伤,尤其对严重感染患者效应更为显著。早期 VISEP 研究对严重感染危重病患者进行晶体液(乳酸林格氏液)与胶体液(10%HES)复苏效果比较,结果发现使用羟乙基淀粉患者,其急性肾衰竭的发生率和需要肾脏替代治疗显著增加。2013 年,CRISTAL 研究全面比较了不同胶体与晶体进行液体复苏的临床效果,其中,胶体组患者($n=1414$)使用明胶、羟乙基淀粉、右旋糖酐、4%或 20%白蛋白进行液体复苏,晶体组患者($n=1443$)使用等渗或高渗生理盐水、乳酸林格氏液进行液体复苏。结果两组 28d 病死率和接受肾脏替代治疗率均有显著差异,晶体组 90d 病死率显著低于胶体组($P=0.03$),而胶体组机械通气和血管活性药物使用比率更低。同样,晶体液常用于细胞外容量不足患者,可引起血氯升高,导致高氯性酸中毒和肾血管收缩,影响肾脏灌注,导致或加重 AKI。

2. 白蛋白与晶体液

2004 年,盐水与白蛋白评估(Saline vs Albumin Fluid Evaluation,SAFE)研究在 6997 例 ICU 患者中比较 4%白蛋白与生理盐水治疗对生存预后的影响,结果并未发现两者对 ICU 患者 28d 病死率以及新发脏器功能衰竭发生存在显著差异。但亚组分析显示,白蛋白复苏可降低严重脓毒症患者 28d 病死率($OR=0.71,P=0.03$)。SAFE 对肝硬化患者的研究显示,白蛋白能够改善肝硬化及自发性细菌性腹膜炎患者的肾功能。肝肾综合征发生的主要原因为肾血管收缩,功能性肾血流减少,而白蛋白可以降低肾素活性,改善肾脏血管收缩,从而增加肾血流,改善肾功能。另有小样本研究比较白蛋白与生理盐水液体复苏对早期脓毒症患者肾脏功能的影响,结果发现白蛋白组患者尿 AKI 生物标志物 NAGL 的增加不显著,提示使用白蛋白液体复苏对患者肾小管损伤影响小。

3. 羟乙基淀粉与晶体液

羟乙基淀粉是近 10 年常用的人工胶体液,羟乙基淀粉平均分子质量越大,取代级越高,其在血管内的停留时间越长,扩容效果越大,但越容易在人体内蓄积,对凝血系统和肾功能影响就越显著。除了提前终止的 VISEP 研究,随着近 2~3 年新的研究结果发表,羟乙基淀粉的临床安全性问题已经受到全面关注。CHEST 研究共纳入 7000 例 ICU 患者,比较乳酸林格氏液与 6%羟乙基淀粉(130/0.42)的效果,结果发现两组 90d 病死率未见显著差异,但在治疗最初 7d 内,HES 组 SCr 水平显著上升,尿量明显减少,而且需要接受肾脏替代治疗率也较乳酸林格氏液组增加 21%。6S 研究采用随机对照双盲法比较 6%羟乙基淀粉与乳酸林格氏液两者液体复苏效果,研究共纳入 804 例严重脓毒症患者,结果发现 6%羟乙基淀粉组 AKI 发生率、90d 病死率以及肾脏替代治疗率均显著高于乳酸林格氏液对照组。因此,合并 AKI 高危因素患者应慎重使用 HES,尤其是大剂量和长时间使用。除了失血性休克外,对于 AKI 或存在 AKI 风险的患者,KDIGO 指南推荐首选等渗晶体液,而不是用胶体(白蛋白和羟乙基淀粉)作为液体复苏的初始治疗。

4. 缩血管活性药物

脓毒症和脓毒症休克是 AKI 主要致病因素,脓毒症休克的典型血流动力学特征是高排低阻,尽管重症胰腺炎、烧伤、过敏反应及肝功能衰竭也具有类似的生理学改变。尽管给予休克患者充分液体复苏,但持续低血压状态仍能促进 AKI 的形成。在血管张力麻痹状态下,若血管内容量已充盈,使用全身缩血管药物是保持或改善肾脏灌注的唯一手段。

目前尚不清楚哪种血管升压药最能有效预防或治疗脓毒症休克合并 AKI 患者。多数研究聚焦去甲肾上腺、多巴胺和血管加压素。一些小样本开放性研究已表明 6～8h 输注去甲肾上腺素或特立加压素能改善肌酐清除率,而血管加压素可减少去甲肾上腺素的使用,增加尿量和肌酐清除率。2010 年,Backer 等在一项多中心、前瞻性、随机对照临床研究(SOAP Ⅱ 实验)中,比较多巴胺($n=858$ 例)和去甲肾上腺素($n=821$例)在休克治疗中的作用。研究共纳入 1679 例休克患者,结果发现,两组患者之间 28d 病死率未见明显差异($P=0.10$)。但多巴胺组患者具有更高的心律失常等不良反应的发生率,进一步亚组分析提示,多巴胺可增加心源性休克的病死率。

在对去甲肾上腺素效果差的顽固性休克患者的治疗中,临床上更趋向于使用血管加压素。与去甲肾上腺素相比,血管加压素可升高血压和增加尿量,但目前尚无证据支持其能改善预后,降低肾脏替代治疗的使用。新近一项采用事后分析的随机对照研究,按照 RIFLE 分级标准诊断 AKI,结果发现在 RIFLE 分级-危险期患者中,与去甲肾上腺素患者比较,使用血管加压素患者向"衰竭期"或"功能丧失期"进展的发生率和需要接受肾脏替代治疗都显著降低。该研究提示在脓毒症休克合并 AKI 患者中使用血管加压素可阻止其向肾功能衰竭进展,并能降低病死率。但当前在预防 AKI 发生时某一血管活性药物优于其他血管活性药物的研究证据尚不充分,但在对血管收缩性休克患者进行液体复苏时,血管活性药物的恰当使用可能有利于改善肾脏功能。因此,对于血管收缩性休克存在高危或合并 AKI 患者,KDIGO 指南推荐补液与缩血管活性药物联合应用。

5. 程序化血流动力学管理

针对感染性休克患者低血压状态的液体复苏策略,要求在入院 6h 内患者状态达到特定的生理性终点指标,也称早期目标导向性治疗(Early goal-directed therapy,EGDT)。2001 年,Rivers 等在一项小样本单中心研究中,对感染性休克患者采用 EGDT,即在感染性休克患者被诊断 6h 内开始液体复苏,组织灌注的恢复目标为:MAP>65mmHg;CVP 维持 8～12mmHg;混合静脉血氧饱和度(SVO_2)>70％或中心静脉血氧饱和度($ScVO_2$)>75％;尿量>0.5mL/(kg·h)。结果发现这种早期程序化液体复苏方案能显著降低感染性休克患者器官功能障碍,并能改善其临床预后。尽管 Rivers 研究并不是特异性评估早期目标导向性治疗对 AKI 发生的影响,但研究结果还是可以显示多器官功能评分系统(如 APACHE Ⅱ 和 SAPS Ⅱ)评分均显著改善。随后的一项随机对照研究显示 EGDT 策略能有效预防感染性休克患者 AKI 的发生。尽管目前仅有一个单中心随机对照研究证实这种方案的有效性,但其在临床上已被普遍接受,并得到"拯救脓毒症运动"指南的认可。在感染性休克患者中,这种程序化策略通过液体复苏、血管活性药物干预、输血等达到目标性生理学参数,也被许多专家推荐用于预防脏器功能损伤。

类似地,对于外科术后存在 AKI 风险的患者,近年来在手术期间通过这种程序化治疗策略尽可能给组织器官提供最佳氧输送的研究已广泛开展。这些包含血流动力学指标和器官支持措施的集束化方案能有效减少重大手术后 AKI 的发生。Brienza 等最近在一项荟萃分析中也得出结论:这种通过达到特异性生理目标的程序化治疗策略,不管采用什么流程,均能够显著降低外科手术后 AKI 的发生。在外科手术期间,预防 AKI 发生最基本的目标导向性治疗策略是避免术中低血压状态和提供最佳氧输送,同时也包括有效的容量管理,如有指征使用血管活性药物和正性肌力药物及输注血制品。对围手术期或存在感染性休克的高危患者,KDIGO 指南推荐应用基于程序化的血流动力学和氧合参数管理来避免 AKI 进展或恶化。

临床上对感染性休克伴有低血压患者的管理,早期液体复苏是近十年来标准化治疗的典范。然而,对于感染性休克患者,关于补多少液体、需要多长时间、补什么类型液体是最合适的,目前尚不明确。感染性休克患者可通过 MAP 和血乳酸水平迅速评估出组织存在低灌注和微循环障碍状态。血乳酸指标评估组织低灌注敏感性和特异性均不高,但容易被检测,而且与脓毒症不良预后呈正相关。对于感染性休克患者的早期识别,在其诊断 6h 内以恢复组织灌注为目标开始程序化液体复苏。

(二)利尿剂的使用

临床上,对于存在 AKI 风险或已出现 AKI 的患者,经常使用利尿剂。由于液体过负荷是 AKI 患者一个主要临床症状,使用利尿剂便于液体管理。最近一项观察性研究显示 59%~70% 的 AKI 患者在肾脏病就诊时或开始肾脏替代治疗前已使用了利尿剂。除此之外,相比较有尿 AKI,无尿 AKI 临床预后更差,临床医师常予利尿剂促进无尿 AKI 向有尿 AKI 转化。利尿剂也常用于控制液体平衡,并允许同时开展营养支持治疗及其他干预性治疗。而且,几个利尿剂可能在预防 AKI 发生和加速肾脏恢复上具有潜在的肾保护性效应。

理论上髓袢利尿剂可能具有肾保护性的某种优势,它可通过在 Henle 环抑制钠转运降低氧耗,因此其具有潜在的减轻缺血性肾损伤的作用;它也可在 Henle 环髓袢升支管腔表面抑制 Na^+-K^+-$2Cl^-$ 转运体,降低髓质高渗透压,减少其对水的重吸收。同样,呋塞米也可通过以下机制促进 AKI 恢复:冲刷肾小管坏死组织减轻肾小管阻塞,以及通过抑制并减少肾血管阻力和增加肾血流。然而迄今为止,仅有早期少数研究支持利尿剂具有肾保护作用,近年来研究证据显示:利尿剂的使用并不能降低 AKI 发生及改善其严重程度;相反,流行病学数据显示髓袢利尿剂使用可增加 AKI 发生以及住院死亡风险。在心脏术后使用呋塞米预防 AKI 已被证实是无效的,甚至是有害的;而使用呋塞米预防 CI-AKI 可增加 AKI 的发生风险。Ho 等归纳了近年来已完成的使用呋塞米预防或治疗 AKI 的相关研究,结果发现呋塞米并不能有效地降低患者需要肾脏替代治疗的概率和住院病死率,以及减少需要透析的次数和持续无尿状态患者比例。而且,该研究在亚组分析中也显示,无论是对需接受心脏手术、大的血管外科手术以及冠脉造影术的基础肾功能正常的患者,还是对已存在轻度肾功能损害的患者,呋塞米使用均不能有效预防 AKI 的发生。

Cantarovich 等完成了到目前为止最大的一项呋塞米治疗 AKI 的研究,该研究共包括 338 例 AKI 需要透析的患者,按照使用呋塞米[25mg/(kg·d)静脉或 35mg/(kg·d)口服]和安慰剂随机分组,尽管呋塞米组(5.7d)在达到 2L/d 尿量的时间较安慰剂组(7.8d)显著缩短($P=0.004$),但两组住院病死率和透析次数无显著性差异。同样,Ho 与 Power 等在一项共纳入 6 个研究的荟萃分析中,其中呋塞米剂量范围为 600~3400mg/d,结果也显示使用呋塞米并不能降低医院病死率或减少肾脏替代治疗使用。目前 KDIGO 指南不推荐使用利尿剂预防 AKI(1B 证据);除了液体过负荷状态以外,不推荐使用利尿剂治疗 AKI(2C 证据)。

(三)血糖控制与营养支持

众多研究表明血糖水平升高与 AKI 发生密切相关,对于心脏手术患者,术前及围手术期的血糖水平升高是术后发生 AKI 的独立危险因素;心梗后患者出现高血糖状态也是 CI-AKI 的独立危险因素。临床上对存在 AKI 高危因素的患者,或已合并 AKI 的患者,常采用强化血糖控制策略。同时推荐强化血糖控制能降低 AKI 发生及其严重程度。2001 年,比利时 Leuven 大学 Van den Berghe 教授提出了强化胰岛素治疗(Intensive insulin therapy, IIT)的概念,将外科 ICU 重症患者目标血糖维持在 80~110mg/dL(4.44~6.11mmol/L)的范围,这能使患者并发症发生减少,并显著降低病死率。Leuven 研究作为一个里程碑式的研究也引起了临床医师对于 ICU 重症患者高血糖的关注,但随后相继进行的 VISEP、Glu-Control 等前瞻性多中心随机对照研究均未证实强化血糖控制能改善预后及降低病死率,相反可导致低血糖发生率显著增加,并有研究认为低血糖发生与病死率增加相关。同样,Leuven 研究小组在不同人群中重复该研究小组既往的研究结果,结果发现在内科 ICU 患者中并未显示传统胰岛素治疗组(CIT)与强化胰岛素治疗组(IIT)之间住院病死率有显著差异(40% CIT vs 37.3% IIT;$P=0.33$)。即使在 Leuven 研究中也同样显示出强化胰岛素治疗组较传统治疗组在低血糖发生率上显著增加(5.2% IIT vs 0.8% CIT)。2009 年的 NICE-SUGAR 是现有最大规模的随机对照试验,旨在明确严格血糖控制对于重症患者的风险-收益比,结果发现对于成人 ICU 患者,强化血糖控制会增加死亡风险:与血糖 81~108mg/dL(4.50~5.99mmol/L)的患者相比,血糖≤180mg/dL(≤9.99mmol/L)的患者病死率更低。同时,该研究证实 IIT 治疗增加低血糖事件发生,而且对减低病死率、改善器官功能障碍或细菌血症均无益处。在一项共纳入 26 个试验的荟萃分析显示,IIT 组死亡风险较 CIT 组相比未见差异($RR=0.93,95\%CI:0.83$~1.04)。在报道发生低血糖事件的 14 个研究中,IIT 组死亡风险显著增加($RR=6.0,95\%CI:4.5$~

8.0)。亚组分析中,外科 ICU 患者似乎能从 IIT 治疗中获益。目前考虑到 IIT 潜在收益和风险,KDIGO 指南推荐对于 ICU 重症合并 AKI 患者,强化胰岛素治疗应控制血糖水平在 110～149mg/dL(6.1～8.3mmol/L)。

(四)扩血管药物

1. 多巴胺

多巴胺曾在临床上被广泛用于危重病患者的肾脏保护性治疗。由于动物实验及小样本临床研究显示小剂量多巴胺具有兴奋肾内多巴胺 D1、D2 和 D4 受体、选择性扩张肾血管而增加肾脏灌注和利尿、利钠的作用,因此可用来预防或治疗 AKI。近年来的研究表明,正常健康者中发现的小剂量多巴胺扩张肾血管效应在 AKI 患者中并未得到证实。相反,研究发现小剂量多巴胺能增加患者尿量,但这主要与其抑制 Na^+-K^+-ATP 酶活性、减少 Na^+ 重吸收有关,并不增加肌酐清除率。采用肾脏血管多普勒超声方法,Lauschke 等在 AKI 患者中发现多巴胺能显著增加肾血管阻力指数。2000 年,一项大规模随机对照试验(ANZCS 研究)在 324 例危重病患者中对比多巴胺与安慰剂,结果发现两组之间 SCr 水平峰值、需要肾脏替代治疗、尿量以及肾功能恢复所需时间等主要终点结果与 ICU 和住院病死率等次要终点结果均无显著差异。Kellum 和 Decker 等在荟萃分析中发现多巴胺对 AKI 的预防和治疗并未显示出有益效应。也有少数研究证据表明使用小剂量多巴胺预防或治疗 AKI 可能是有害的,同时由于多巴胺可引起心动过速、心肌缺血、胃肠道血流减少以及抑制 T 细胞功能等不利效应,因此,现 KDIGO 指南不主张使用多巴胺来预防或治疗 AKI。

2. 非诺多泮

非诺多泮是一种选择性的多巴胺 D1 受体激动剂,对肾脏血管、肠系膜血管、外周血管和冠状动脉均有扩张作用。与多巴胺不同的是,非诺多泮对多巴胺 D2 受体无明显作用,因此,理论上其对肾髓质的血管扩张作用强于皮质。AKI 动物模型研究结果显示非诺多泮可能对 AKI 具有多重保护作用,包括抗炎和肾血管扩张作用。在小样本接受冠脉搭桥和主动脉阻断手术患者的研究中,非诺多泮可阻止或改善 AKI 进展。Caimmi 等对心脏手术前有肾功能障碍的患者的研究发现,术中及术后早期给予小剂量非诺多泮[0.1～0.3μg/(kg·min)]可显著改善患者肌酐清除率,保护肾功能。但也有研究表明,在心脏外科高危患者中,术中使用非诺多泮并没有减少 AKI 的发生。新近一项多中心、随机双盲、安慰剂对照试验,在意大利 19 个中心共纳入了 667 例 ICU 中心脏术后出现早期 AKI 的患者,随机接受非诺多泮($n=338$)或安慰剂($n=329$)治疗持续 4d,开始剂量为 0.1μg/(kg·min),后调节范围为 0.025～0.3μg/(kg·min),结果发现与安慰剂相比,非诺多泮不仅不能降低患者肾脏替代治疗的概率和 30d 的死亡风险,还增加了低血压的风险。现 KDIGO 指南也不主张使用非诺多泮来预防或治疗 AKI。

3. 利尿钠肽

心房利钠肽(Atrial natriuretic peptide,ANP)是一个由 28 个氨基酸组成的活性肽,具有利尿、利钠及扩血管活性的作用。ANP 主要由心房肌产生,其释放受心房应力变化而增加。早期动物实验研究显示 ANP 能降低肾小球前血管阻力和增加肾小球后血管阻力,从而增加 GFR;ANP 也能抑制肾小管钠重吸收。临床研究也证实 ANP 具有升高 GFR 和利尿效应。因此,临床上期待 ANP 可用于预防和治疗 AKI。然而,几个使用 ANP 预防 CI-AKI 和移植肾功能不全的研究均未得到阳性结果。尽管一些小的临床研究使用 ANP 治疗 AKI 显示有临床意义,但在一项共纳入 504 例危重病合并 AKI 患者的随机安慰剂对照临床试验中,患者分别接受 24h 持续 ANP 滴注[0.2μg/(kg·min)]或安慰剂,主要终点是治疗后 21d 存活未接受透析治疗,结果显示 ANP 滴注并未增加 AKI 患者 21d 存活未接受透析治疗比率,反而降低了 AKI 患者病死率以及 SCr 水平。在 222 例无尿 AKI 患者(尿量<400mL/d)中进行亚组分析发现,使用 ANP 能显著增加 AKI 患者 21d 存活未接受透析治疗比率。该研究未得出直接阳性结果可能与 ANP 滴注剂量过大有关,ANP 治疗组低血压发生率显著增加。另外,ANP 治疗时机较晚和持续时间短(<24h)也是导致阴性结果的重要因素。新近 Nigwekar 等完成一项 ANP 预防与治疗 AKI 的荟萃分析,在包括 8 项共纳入 1043 例 AKI 患者中,ANP 治疗组与对照组之间需要 RRT 治疗的概率($OR=0.59$;

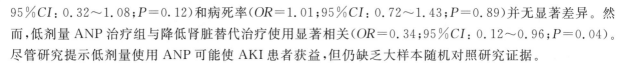

$95\%CI$：$0.32\sim1.08$；$P=0.12$)和病死率($OR=1.01$；$95\%CI$：$0.72\sim1.43$；$P=0.89$)并无显著差异。然而，低剂量 ANP 治疗组与降低肾脏替代治疗使用显著相关($OR=0.34$；$95\%CI$：$0.12\sim0.96$；$P=0.04$)。尽管研究提示低剂量使用 ANP 可能使 AKI 患者获益，但仍缺乏大样本随机对照研究证据。

4. 肾源性利钠肽(Urodilatin)

Urodilatin 是由肾小管细胞生成的一种利尿钠肽，具有与 ANP 类似的肾脏血流动力学效应，但不产生全身低血压效应。研究表明 Urodilatin 能改善手术后 AKI 的进程。51 例接受原位心脏移植患者术后使用 Urodilatin[$6\sim20$ng/(kg·min)]持续 96h，结果发现 Urodilatin 治疗组(6% AKI 发生率)较对照组(20% AKI 发生率)AKI 发生率显著下降。另有小样本原位心脏移植研究显示，Urodilatin 使用可缩短间歇性血液透析时间和减少间歇性血液透析次数，但并不能降低 AKI 的发生率。这些研究结果提示 Urodilatin 可能对心脏术后继发 AKI 早期有效，但仍需要大样本前瞻性研究证实。

5. 奈西立肽(Nesiritide)

奈西立肽是最近引进临床应用的利尿钠肽，也得到美国 FDA 批准用于治疗急性失代偿慢性心力衰竭。2007 年，一项随机对照研究发现伴有慢性心力衰竭和早期 AKI 患者，接受心脏外科术后使用奈西立肽可显著减少肾脏替代治疗的应用。2007 年，一项研究结果显示，收缩性心力衰竭患者接受体外循环心脏手术后使用奈西立肽可缩短住院时间和降低 180d 病死率。一项前瞻性随机对照临床试验未发现高危心脏手术患者使用奈西立肽能降低住院病死率与 21d 内接受透析治疗，但术后期间预防性使用奈西立肽与降低 AKI 发生显著相关(奈西立肽 6.6% *vs* 安慰剂 28.5%，$P=0.004$)。最近一项荟萃分析发现对急性失代偿慢性心力衰竭患者使用奈西立肽会增加肾衰竭和住院死亡风险。目前，尚无大规模随机对照研究证实奈西立肽具有预防或治疗 AKI 的有利作用。目前，KDIGO 指南不推荐使用利尿钠肽预防或治疗 AKI。

(五)生长因子及其他

各种生长因子可能通过自分泌、旁分泌和内分泌等机制参与 AKI 肾脏修复。实验研究显示，胰岛素样生长因子-1、肝细胞生长因子以及促红细胞生成素(Erythropoietin，EPO)等是治疗 AKI 的潜在希望。IGF-1 具有肾血管扩张、促进细胞分化等生物学特性。在几个 AKI 动物模型研究中，应用重组 IGF-1 显示能促进肾功能恢复。同样，目前已进行 3 项双盲、安慰剂对照小样本研究，探讨使用重组 IGF-1 治疗不同病因所致的 AKI 的患者的有效性，但不同的研究结果仍存在差异性。在外科术后致 AKI 患者中，重组 IGF-1 使用可能有利于肾功能改善。但在脓毒症或脓毒症休克所致的 AKI 患者中，重组 IGF-1 并不能改善 GFR、增加尿量、减少肾脏替代治疗使用以及降低病死率。因此，各种生长因子在 AKI 预防或治疗中的地位仍需要大样本随机对照研究证实，考虑到重组 IGF-1 价格昂贵，目前 KDIGO 指南不推荐将其用于预防或治疗 AKI。

对于其他腺苷受体拮抗剂的研究，目前只在围产期缺氧研究中开展。茶碱(非选择性腺苷受体拮抗剂)能够显著改善新生儿第 1 周的肾功能，但是对于肾功能的完全恢复以及患者的生存率并未显示出益处。基于以上证据，KDIGO 指南建议可以给予因围产期重度缺氧而处于 AKI 高风险的新生儿单剂量茶碱。

(六)营养支持治疗

AKI 往往继发于创伤、大手术、感染、心力衰竭等其他疾病，因此患者常处于一种应激的高分解代谢状态，其能量代谢比正常静息状态高约 20%～30%。AKI 患者的糖代谢氧化利用能力显著降低，骨骼肌和脂肪组织无法利用葡萄糖，需分解氨基酸来合成糖，蛋白质分解代谢明显增加而合成下降，因此 AKI 患者存在较高营养不良的风险。由于营养不良与重症患者病死率增加相关，AKI 患者营养管理的目标应该是提供充足的蛋白质以保持代谢平衡。目前，AKI 患者的理想蛋白质摄入量仍不清楚，对于 AKI 患者，不能为了避免尿素氮升高而过度限制蛋白质摄入量。KDIGO 指南建议非高分解、不需要透析的 AKI 患者摄入蛋白质 $0.8\sim1.0$g/(kg·d)；发生 AKI 并行肾脏替代治疗的患者为 $1.0\sim1.5$g/(kg·d)。每升持续肾脏替代治疗滤过液中含有约 0.2g 氨基酸，而患者每天氨基酸丢失量达到 $10\sim15$g。因此，进行持续肾脏替代治疗患者的营养治疗应该包括其丢失量,建议蛋白质的最大给予量为 1.7g/(kg·d)。

由于脂肪组织受影响小,AKI 患者可将其作为主要能源来源。因此,对于 AKI 患者要提供糖和脂肪双能源非蛋白能量,脂肪的热量补充可达非蛋白热量的 40%～50%。胃肠道提供营养能够保持肠道完整性,减少肠萎缩及细菌和内毒素易位。AKI 是胃肠道出血的主要危险因素,肠内营养能够对应激性溃疡或出血起到预防作用。临床研究也显示,肠内营养与生存率提高相关。因此,KDIGO 指南工作组建议优先使用以胃肠方式对 AKI 患者提供营养。

发生 AKI 时,机体存在钾、镁、磷等排泄障碍,而肾脏替代治疗又可导致机体许多营养成分、微量元素和维生素丢失,因此,应注意电解质监测及微量元素和维生素的补充,尤其是钙和维生素 D 的补充。

(七)肾脏替代治疗

肾脏替代治疗(Renal replacement therapy,RRT)通过清除体内过多的水和溶质、调整内环境等机制,在 AKI 患者治疗中发挥重要作用。既往的观点认为当重症患者出现无尿、严重酸中毒和氮质血症或电解质紊乱可考虑 RRT,但目前缺乏统一具体的标准,导致不同的研究 RRT 用于重症患者的疗效也存在差异。目前,重症患者 RRT 不局限于清除机体过多液体负荷和溶质、维持血流动力学稳定、调整酸碱和电解质平衡作用,更多地作为 AKI 合并其他脏器功能障碍支持的一种重要手段。因而其应用指征主要分为如下两部分。RRT 指征包括:①高钾血症、酸中毒、肺水肿的急诊治疗;②尿毒症相关的脑病、心包炎、神经或肌肉损伤等并发症的治疗;③控制血浆溶质水平;④清除过多的液体负荷;⑤调节酸碱和电解质平衡。器官支持指征包括:①营养支持;②急性心力衰竭时清除液体;③心肺旁路时清除液体和炎症介质;④脓毒症时调节细胞因子平衡;⑤肿瘤溶解综合征时清除磷和尿酸;⑥呼吸窘迫综合征时纠正呼吸性酸中毒、清除水分和炎症介质;⑦多器官功能衰竭时调节液体平衡等。

1. RRT 的时机

目前关于 AKI 何时开始 RRT 仍存在争议,以往观念认为患者发生 AKI 时应以尽可能增加肾血流、提高 GFR 为目标,因此 AKI 相关研究以接受 RRT 和住院死亡作为研究终点,结果造成了临床上尽可能避免行 RRT,更多地应用利尿剂、小剂量多巴胺及利尿钠肽等药物增加肾血流灌注,但研究结果并不支持上述观点。近年来国内外学者针对 AKI 治疗提出类似呼吸窘迫综合征和急性心梗等疾病实施器官保护性治疗策略,对已发生的 AKI,应"允许性肾脏低灌注",以减轻受损的肾脏超负荷工作,因此应尽早开始 RRT、避免容量过负荷、减少药物对肾脏的附加损害以及纠正内环境和电解质紊乱。然而目前研究对"早期"和"晚期"RRT 时机的定义以及采用何种指标尚无统一结论,仍是研究和争论的热点。研究中常用的判断指标主要包括尿量、生化指标(如 SCr 和尿素氮)、入 ICU 时间、容量负荷、RIFLE 分级等,相对得到认可的结论是"早期"开始 RRT 疗效优于"晚期"开始。多数研究显示以尿素氮在 35.7mmol/L 左右开始 RRT,能够显著改善 AKI 患者预后,而更早实施 RRT 对患者预后及肾脏功能改善无明显影响。由于尿素氮受影响因素较多,患者的容量状态、营养情况等均可能影响尿素氮测定,单一以尿素氮作为指导 AKI 开始 RRT 的指征依据并不充分。以尿量决定何时启动 RRT,在临床 AKI 患者的治疗中也很常见。单纯以少尿量作为 RRT 开始的评价标准也是不确切的,还应联合患者容量负荷情况和肾外器官的衰竭程度来综合评估。近年来,一些研究以 RIFLE 分级标准定义 AKI 患者 RRT 的时机。Shiao 等在一项前瞻性多中心的临床研究中,观察 98 例腹部外科手术后致 AKI 患者,将"R"期定义为早期治疗组($n=51$),将"I"和"F"期定义为晚期治疗组($n=47$),结果发现早期治疗组患者存活率显著高于晚期治疗组。Karvellas 等在一项共纳入 15 项研究的荟萃分析中发现,尽管不同研究采用的"早期"与"晚期"RRT 定义标准不一致,但重症 AKI 患者中,早期 RRT 组 AKI 患者 28d 住院病死率显著低于晚期 RRT 组的水平。KDIGO 指南目前推荐 AKI 存在危及生命的水、电解质或酸碱平衡紊乱时,应紧急启动 RRT;决定是否开始 RRT,应全面考虑患者的临床背景,是否存在能被 RRT 改善的病情,而非仅参考尿素氮和 SCr 水平;不建议使用利尿剂促进肾功能恢复,或减少 RRT 时间和频率。

RRT 是重症 AKI 的重要治疗手段,但 AKI 时 RRT 的指征及开始时机尚未达成一致意见。当出现威胁生命的严重并发症时应紧急透析。但 AKI 时肾功能快速减退,机体无法产生足够的代偿反应,因此 RRT 指

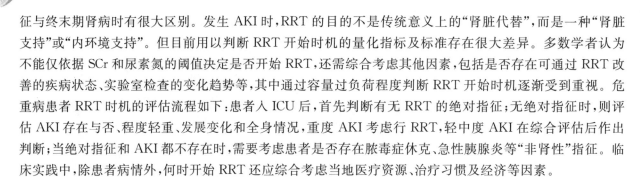

征与终末期肾病时有很大区别。发生 AKI 时,RRT 的目的不是传统意义上的"肾脏代替",而是一种"肾脏支持"或"内环境支持"。但目前用以判断 RRT 开始时机的量化指标及标准存在很大差异。多数学者认为不能仅依据 SCr 和尿素氮的阈值决定是否开始 RRT,还需综合考虑其他因素,包括是否存在可通过 RRT 改善的疾病状态、实验室检查的变化趋势等,其中通过容量过负荷程度判断 RRT 开始时机逐渐受到重视。危重病患者 RRT 时机的评估流程如下:患者入 ICU 后,首先判断有无 RRT 的绝对指征;无绝对指征时,则评估 AKI 存在与否、程度轻重、发展变化和全身情况,重度 AKI 考虑行 RRT,轻中度 AKI 在综合评估后作出判断;当绝对指征和 AKI 都不存在时,需要考虑患者是否存在脓毒症休克、急性胰腺炎等"非肾性"指征。临床实践中,除患者病情外,何时开始 RRT 还应综合考虑当地医疗资源、治疗习惯及经济等因素。

2. RRT 模式

常见 RRT 模式主要包括持续性肾脏替代治疗(Continuous renal replacement therapy,CRRT)、间歇性肾脏替代治疗(Intermittent renal replacement therapy,IRRT)、腹膜透析(Peritoneal dialysis,PD)及杂合式肾脏替代治疗(Hybrid renal replacement therapy,HRRT)等多种模式。ICU 常采取的 CRRT 模式主要有连续性静脉静脉血液滤过(Continuous veno-venous hemofiltration,CVVH)、连续性静脉静脉血液透析(Continuous veno-venous hemodialysis,CVVHD)、连续性静脉静脉血液透析滤过(Continuous veno-venous hemodiafiltration,CVVHDF)等连续模式。IRRT 模式主要有间歇性血液透析(Intermittent hemodialysis,IHD)等间断模式。HRRT 模式的狭义概念是介于 IRRT 与 CRRT 之间的持续缓慢透析方式,也称 PIRRT(Prolonged intermittent renal replacement therapy),主要包括持续缓慢透析(Sustained low-efficiency dialysis,SLED)、持续缓慢透析滤过(Sustained low-efficiency diafiltration,SLED-f)、每日延长透析(Extended daily dialysis,EDD)、每日延长透析滤过(Extended daily diafiltration,EDD-f),目前临床上广泛应用的是 SLED 模式。HRRT 模式的广义概念是将血液透析和血浆置换、免疫吸附等 RRT 模式结合的 RRT 方法。不同 RRT 模式的作用原理并不相同,因此需要根据不同治疗目的选择合适的 RRT 模式。IHD 对清除小分子物质具有很好的效果,但易引起低血压、内环境紊乱等并发症,不能有效清除中分子、大分子物质,这也限制了其在血流动力学不稳定的重症患者中的应用。对于严重 AKI 伴有严重感染、感染性休克伴有 AKI 或存在 MODS 的患者,CRRT 较 IRRT 能更好地维持血流动力学的稳定、减少血管活性药物的使用,更有效地调节水电解质平衡及炎症介质的清除。

2002 年,Kellum 的研究是唯一认为 CRRT 可以降低急性肾衰竭患者病死率的荟萃分析。在对疾病的严重度和研究质量进行调整后,显示使用 CRRT 的患者病死率显著低于使用 IRRT;在其中 6 个疾病严重度相似的研究中,CRRT 的患者病死率也显著降低。同年,Tonelli 的荟萃分析却得出不同的结论:CRRT 与 IRRT 患者的存活率无差异。其后随着新的研究出现,2007 年后的 3 个荟萃分析都显示 CRRT 与 IRRT 不影响急性肾衰竭患者预后。上述循证医学证据显示,虽然 CRRT 和 IRRT 在对急性肾衰竭重症患者病死率影响方面无显著差异,但 CRRT 在肾功能恢复率、稳定的血流动力学和清除过多体液方面的疗效优于 IRRT。因为 ICU 的患者往往伴有血流动力学的紊乱和毛细血管渗漏导致的体液潴留,所以重症患者的治疗推荐 CRRT。目前 KDIGO 指南推荐:AKI 患者可选择 CRRT 或 IRRT,对于血流动力学不稳定患者,建议予 CRRT,不推荐 IRRT。对于合并急性脑损伤,或其他原因导致的颅内压增高,或广泛脑水肿的 AKI 患者,建议予 CRRT,不推荐 IRRT(2B)。

3. RRT 治疗剂量

RRT 作用主要通过对溶质及溶剂的调节实现,理论上说治疗剂量对治疗效果会产生直接影响,但目前循证医学证据关于 RRT 的确切剂量仍有争议。早期 Ronco 等提出"峰浓度假说",在全身严重感染的炎性反应阶段,通过 RRT 积极去除循环中机体过度释放的细胞因子和炎症介质,降低循环中的炎性因子峰浓度,可以减轻炎症介质对远隔器官的损害,从而降低患者病死率。随后 Honoré 和 Alexander 等分别提出"免疫调节阈值假说"和"介质传递假说",更好地诠释了高容量血液滤过对炎症介质清除以及临床预后的影响。Kellum 等提出,在炎性细胞分子水平行血滤治疗,通过恢复单核细胞、中性粒细胞以及淋巴细胞功能,进行机体免疫功能重建。

2000 年,Ronco 等进行一项单中心研究,比较采用 20mL/(kg·h)、35mL/(kg·h)和 45mL/(kg·h)治疗剂量对 ICU 中 AKI 患者临床预后的影响,结果显示高容量血液滤过可降低 AKI 患者病死率(41% vs 57% vs 58%)。但该研究小组在随后的 CRRT 用于全身性感染的 II 期临床研究中,未能证实高容量血滤过能降低血浆炎症介质浓度或预防感染性休克和多器官功能衰竭的发生。同样,2008 年后的 ATN 和 RENAL 两项多中心、前瞻性、随机对照研究均未发现高治疗剂量能改善 AKI 患者生存率。新近完成的 IVOIRE 研究,在脓毒症致 AKI 的患者中比较 70mL/(kg·h)与 35mL/(kg·h)治疗剂量的疗效,结果也未显示出高剂量治疗组能改善脓毒症致 AKI 患者预后(28d 病死率:37.9% vs 40.7%,P=0.94),但可减少去甲肾上腺素用量。由于上述研究都存在不同程度的局限性,考虑到 AKI 患者的复杂性,RRT 治疗剂量对极高危或极低危患者病死率影响较小,可能其对处于疾病中等严重程度的患者意义更大。此外,治疗剂量与时机是密切关联的指标,RRT 时机早晚也会影响治疗剂量的疗效。目前,KDIGO 指南不推荐 AKI 患者的 CRRT 常规采用高治疗剂量,而推荐常规剂量为20～25mL/(kg·h)。每一次行 RRT 前,提前制订好治疗剂量方案,并根据患者病情变化调整治疗剂量处方。

4. RRT 撤离时机

对于 RRT 撤离时机依据什么指标,目前尚未达到共识。决定 AKI 患者是否需要停止 RRT,何时停用 RRT,需要考虑肾功能恢复情况,肾功能是否达到标准,与肾功能密切相关的水电解质酸碱状态是否得到改善。很明显这些标准受起始 RRT 的标准和每个个体差异影响。目前对 RRT 撤机时机的相关研究资料有限,临床上更多的选择是在引起 AKI 的原发疾病得到控制、肾功能逐渐恢复正常后,考虑经验性选择撤机,但撤机标准仍不统一。尿量和 SCr 水平可以作为 AKI 患者 RRT 撤离的敏感参考指标。Uchino 等对 1006 例行 CRRT 的 AKI 患者进行前瞻性观察性研究发现:尿量增加、代谢紊乱纠正、容量负荷过多改善、尿素氮或 SCr 水平下降以及血流动力学稳定均是临床考虑停止 CRRT 指征;上述因素经统计学分析显示尿量显著增加和 SCr 下降是预测 CRRT 能成功撤离 RRT 的指征。在无利尿剂干预下 24h 尿量>400mL,或在利尿剂干预下 24h 尿量>2300mL 的患者中,约80%患者能够成功撤离 CRRT。当前 KDIGO 指南推荐 RRT 撤机时机条件:①当肾功能改善至可满足患者需求时,可考虑撤离 RRT。②撤离 RRT 的策略是建立在肾功能恢复情况、所患疾病和 RRT 模式的基础上。③撤离 RRT 前后应评估患者肾功能。④不推荐使用利尿剂以达到肾功能恢复、缩短 RRT 时间和频率的目的。对于其他疾病 RRT 的撤离时机仍需要大规模的随机对照研究证实。

总之,由于不同类型的 AKI 及不同临床状况可能对 RRT 的要求不同,需要的 RRT 开始时机、模式及剂量也不尽相同。因此,对重症 AKI 患者,应针对临床具体情况,首先须明确患者治疗需求,确定 RRT 具体治疗目标,然后根据治疗目标决定 RRT 的时机、剂量及模式,并在治疗期间依据疗效进行动态调整,实行目标导向的个体化 RRT 策略。

(呼邦传,孙仁华)

参考文献

[1]Allam R，Scherbaum CR，Darisipudi MN，et al. Histones from dying renal cells aggravate kidney injury via TLR2 and TLR4[J]. J Am Soc Nephrol,2012,23(8):1375-1388.

[2]Ashworth SL，Wean SE，Campos SB，et al. Renal ischemia induces tropomyosin dissociation-destabilizing microvilli microfilaments[J]. Am J Physiol Renal Physiol,2004,286(5):F988-F996.

[3]Asif A，Preston RA，Roth D. Contrast-induced nephropathy[J]. Am J Ther,2003,10(2):137-147.

[4]Awad AS，Rouse M，Huang L，et al. Compartmentalization of neutrophils in the kidney and lung following acute ischemic kidney injury[J]. Kidney Int,2009,75(7):689-698.

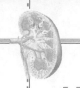

［5］Bagley W，Yang H，Shah K. Rhabdomyolysis［J］. Intern Emerg Med，2007，2(3)：210-218.

［6］Bagshaw SM，Bennett M，Haase M，et al. Plasma and urine neutrophil gelatinase-associated lipoca-lin in septic versus non-septic acute kidney injury in critical illness［J］. Intensive Care Med，2010，36(3)：452-461.

［7］Bagshaw SM，Uchino S，Bellomo R，et al. Septic acute kidney injury in critically ill patients：Clini-cal characteristics and outcomes［J］. Clin J Am Soc Nephrol，2007，(2)：431-439.

［8］Basile DP，Fredrich K，Chelladurai B，et al. Renal ischemia reperfusion inhibits VEGF expression and induces ADAMTS-1，a novel VEGF inhibitor［J］. Am J Physiol Renal Physiol，2008，294(4)：F928-F936.

［9］Basile DP. The endothelial cell in ischemic acute kidney injury：Implications for acute and chronic function［J］. Kidney Int，2007，72(2)：151-156.

［10］Benes J，Chvojka J，Sykora R，et al. Searching for mechanisms that matter in early septic acute kidney injury：An experimental study［J］. Crit Care，2011，15(5)：R256.

［11］Bengatta S，Arnould C，Letavernier E，et al. MMP9 and SCF protect from apoptosis in acute kid-ney injury［J］. J Am Soc Nephrol，2009，20：787-797.

［12］Bihorac A，Chawla LS，Shaw AD，et al. Validation of cell-cycle arrest biomarkers for acute kidney injury using clinical adjudication［J］. Am J Respir Crit Care Med，2014，189(8)：932-939.

［13］Blantz RC，Deng A，Miracle CM，et al. Regulation of kidney function and metabolism：A question of supply and demand［J］. Trans Am Clin Climatol Assoc，2007，118：23-43.

［14］Bonegio R，Lieberthal W. Role of apoptosis in the pathogenesis of acute renal failure［J］. Curr Opin Nephrol Hypertens，2002，11(3)：301-308.

［15］Bonventre JV，Yang L. Cellular pathophysiology of ischemic acute kidney injury［J］. J Clin In-vest，2011，121(11)：4210-4221.

［16］Bonventre JV，Yang L. Kidney injury molecule-1［J］. Curr Opin Crit Care，2010，16(6)：556-561.

［17］Bonventre JV，Zuk A. Ischemic acute renal failure：An inflammatory disease? ［J］. Kidney Int，2004，66(2)：480-485.

［18］Boucher BJ. Renal failure and rhabdomyolysis associated with sitagliptin and simvastatin use. But what about theamiodarone? ［J］. Diabet Med，2009，26：192-193.

［19］Bradley VE，Shier MR，Lucas CE，et al. Renal hemodynamic response to furosemide in septic and injured patients［J］. Surgery，1976，79(5)：549-554.

［20］Brady HR，Brenner BM. Acute renal failure［M］//Kasper D，Braunwald E，Fauci A，et al. Harrison's Principles of Internal Medicine. 16th ed. New York：Mc Graw-Hill Medical Publishing Division，2004.

［21］Bragadottir G，Redfors B，Ricksten SE. Assessing glomerular filtration rate (GFR)in critically ill patients with acute kidney injury-true GFR versus urinary creatinine clearance and estimating equa-tions［J］. Crit Care，2013，17(3)：R108.

［22］Burdmann EA，Andoh TF，Yu L，et al. Cyclosporine nephrotoxicity［J］. Semin Nephrol，2003，23(5)：465-476.

［23］Burne MJ，Daniels F，El-Ghandour A，et al. Identification of the CD4(+)T cell as a major patho-genic factor in ischemic acute renal failure［J］. J Clin Invest，2001，108(9)：1283-1290.

［24］Byers J，Sladen RN. Renal function and dysfunction［J］. Curr Opin Anaesthesiol，2001，14：699-706.

［25］Camussi G，Deregibus MC，Bruno S，et al. Exosomes/microvesicles as a mechanism of cell-to-cell communication[J]. Kidney Int,2010,78(9):838-848.

[26]Chawla LS, Abell L, Mazhari R, et al. Identifying critically ill patients at high risk for developing acute renal failure: A pilot study[J]. Kidney Int,2005,68:2274-2280.

[27]Che M, Li Y, Liang X, et al. Prevalence of acute kidney injury following cardiac surgery and related risk factors in chinese patients[J]. Nephron clin pract,2010,117:c305-c311.

[28]Chen J, John R, Richardson JA, et al. Toll-like receptor 4 regulates early endothelial activation during ischemic acute kidney injury[J]. Kidney Int,2011,79(3):288-299.

[29]Chen J, Matzuk MM, Zhou XJ, et al. Endothelial pentraxin 3 contributes to murine ischemic acute kidney injury[J]. Kidney Int,2012,82(11):1195-1207.

[30]Choudhury D, Ahmed Z. Drug-associated renal dysfunction and injury[J]. Nat Clin Pract Nephrol,2006,2:80-91.

[31]Choudhury D, Ahmed Z. Drug-associated renal dysfunction and injury[J]. Nat Clin Pract Nephrol,2006,2(2):80-91.

[32]Citerio G, Bakker J, Bassetti M, et al. Year in review in Intensive Care Medicine 2013: I. Acute kidney injury, ultrasound, hemodynamics, cardiac arrest, transfusion, neurocritical care, and nutrition[J]. Intensive Care Med,2014,40:147-159.

[33]Cruz DN, Ricci Z, Ronco C. Clinical review: RIFLE and AKIN—time for reappraisal[J]. Crit Care,2009,13:211-219.

[34]Cunningham PN, Dyanov HM, Park P, et al. Acute renal failure in endotoxemia is caused by TNF acting directly on TNF receptor-1 in kidney[J]. J Immunol,2002,168(11):5817-5823.

[35]Davidson MB, Thakkar S, Hix JK, et al. Pathophysiology, clinical consequences, and treatment of tumor lysis syndrome[J]. Am J Med,2004,116:546-554.

[36]Davidson MB, Thakkar S, Hix JK, et al. Pathophysiology, clinical consequences, and treatment of tumor lysis syndrome[J]. Am J Med,2004,116(8):546-554.

[37]de Bie MK, van Rees JB, Herzog CA, et al. How to reduce the incidence of contrast induced acute kidney injury after cardiac invasive procedures, a review and practical recommendations[J]. Curr Med Res Opin,2011,27(7):1347-1357.

[38]de Mattos AM, Olyaei AJ, Bennett WM. Nephrotoxicity of immunosuppressive drugs: Long-term consequences and challenges for the future[J]. Am J Kidney Dis,2000,35(2):333-346.

[39]Di Giantomasso D, Morimatsu H, May CN, et al. Intrarenal blood flow distribution in hyperdynamic septic shock: Effect of norepinephrine[J]. Crit Care Med,2003,31(10):2509-2513.

[40]Doi K, Negishi K, Ishizu T, et al. Evaluation of new acute kidney injury biomarkers in a mixed intensive care unit[J]. Crit Care Med,2011,39(11):2464-2469.

[41]Du Cheyron D, Daubin C, Poggioli J, et al. Urinary measurement of Na^+/H^+ exchanger isoform 3 (NHE3)protein as new marker of tubule injury in critically ill patients with ARF[J]. Am J Kidney Dis,2003,42:497-506.

[42]Duffield JS, Bonventre JV. Kidney tubular epithelium is restored without replacement with bone marrow-derived cells during repair after ischemic injury[J]. Kidney Int,2005,68(5):1956-1961.

[43]Duffield JS, Hong S, Vaidya VS, et al. Resolvin D series and protectin D1 mitigate acute kidney injury[J]. J Immunol,2006,177(9):5902-5911.

[44]Duffield JS, Park KM, Hsiao LL, et al. Restoration of tubular epithelial cells during repair of the postischemic kidney occurs independently of bone marrow-derived stem cells[J]. J Clin Invest,2005,115(7):1743-1755.

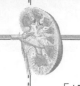

［45］Edelstein CL，Alkhunaizi AA，Schrier RW． The role of calcium in the pathogenesis of acute renal failure［J］． Ren Fail,1997,19(2):199-207.

［46］El-Achkar TM，Wu XR，Rauchman M，et al． Tamm-Horsfall protein protects the kidney from ischemic injury by decreasing inflammation and altering TLR4 expression［J］． Am J Physiol Renal Physiol,2008,295(2):F534-F544.

［47］Endre ZH，Pickering JW，Walker RJ，et al． Improved performance of urinary biomarkers of acute kidney injury in the critically ill by stratification for injury duration and baseline renal function［J］． Kidney Int,2011 May,79(10):1119-1130.

［48］Feng Y，Liu Y，Wang L，et al． Sustained oxidative stress causes late acute renal failure via duplex regulation on p38 MAPK and Akt phosphorylation in severely burned rats［J］． PLoS One,2013,8(1):e54593.

［49］Ferguson MA，Vaidya VS，Waikar SS，et al． Urinary liver-type fatty acid-binding protein predicts adverse outcomes in acute kidney injury［J］． Kidney Int,2010,77(8):708-714.

［50］Fernandez WG，Hung O，Bruno GR，et al． Factors predictive of acute renal failure and need for hemodialysis among ED patients with rhabdomyolysis［J］． Am J Emerg Med,2005,23(1):1-7.

［51］Frank AJ，Sheu CC，Zhao Y，et al． BCL2 genetic variants are associated with acute kidney injury in septic shock［J］． Crit Care Med,2012,40:2116-2123.

［52］Franquesa M，Riera M，Herrero-Fresneda I，et al． Tubular epithelial cells transfected with hHGF counteracts monocyte chemotactic protein-1 up-regulation after hypoxia/reoxygenation insult［J］． Transplant Proc,2009,41(6):2069-2072.

［53］From AM，Bartholmai BJ，Williams AW，et al． Mortality associated with nephropathy after radiographic contrast exposure［J］． Mayo Clin Proc,2008,83(10):1095-1100.

［54］Fuchs TC，Hewitt P． Biomarkers for drug-induced renal damage and nephrotoxicity—an overview for applied toxicology［J］． AAPS J,2011,13(4):615-631.

［55］Fujisaki K，Kubo M，Masuda K，et al． Infusion of radiocontrast agents induces exaggerated release of urinary endothelin in patients with impaired renal function［J］． Clin Exp Nephrol,2003,7(4):279-283.

［56］Furuiehi K，Wada T，Yokoyama H，et al． Role of cytokines and chemokine in renal Ischemia reperfusion injury［J］． Drug News Percpect,2002,15:477-480.

［57］Gandolfo MT，Jang HR，Bagnasco SM，et al． Foxp3＋ regulatory T cells participate in repair of ischemic acute kidney injury［J］． Kidney Int,2009,76(7):717-729.

［58］Geissmann F，Jung S，Littman DR． Blood monocytes consist of two principal subsets with distinct migratory properties［J］． Immunity,2003,19(1):71-82.

［59］Gobe G，Zhang XJ，Willgoss DA，et al． Relationship between expression of Bcl-2 genes and growth factors in ischemic acute renal failure in the rat［J］． J Am Soc Nephrol,2000,11(3):454-467.

［60］Gobe GC，Johnson DW． Distal tubular epithelial cells of the kidney:Potential support for proximal tubular cell survival after renal injury［J］． Int J Biochem Cell Biol,2007,39(9):1551-1561.

［61］Goldman RD，Koren G． Amphotericin B nephrotoxicity in children［J］． J Pediatr Hematol Oncol,2004,26(7):421-426.

［62］Gonzalez D． C rush syndrome［J］． Crit Care Med,2005,33(Suppl 1):S34-S41.

［63］Guo R，Wang Y，Minto AW，et al． Acute renal failure in endotoxemia is dependent on caspase activation［J］． J Am Soc Nephrol,2004,15(12):3093-3102.

[64]Gustot T. Multiple organ failure in sepsis: Prognosis and role of systemic inflammatory response [J]. Curr Opin Crit Care,2011,17(2):153-159.

[65]Haase M, Bellomo R, Devarajan P, et al. NGAL Meta-analysis Investigator Group. Accuracy of neutrophil gelatinase-associated lipocalin (NGAL)in diagnosis and prognosis in acute kidney injury: A systematic review and meta-analysis[J]. Am J Kidney Dis,2009,54(6):1012-1024.

[66]Haase M, Devarajan P, Haase-Fielitz A, et al. The outcome of neutrophil gelatinase-associated lipocalin-positive subclinical acute kidney injury: A multicenter pooled analysis of prospective studies[J]. J Am Coll Cardiol,2011,57(17):1752-1761.

[67]Haase-Fielitz A, Bellomo R, Devarajan P, et al. Novel and conventional serum biomarkers predicting acute kidney injury in adult cardiac surgery—a prospective cohort study[J]. Crit Care Med, 2009,37(2):553-560.

[68]Han WK, Bailly V, Abichandani R, et al. Kidney injury molecule-1(KIM-1): A novel biomarker for human proximal tubular injury[J]. Kidney Int, 2002,62:237-244.

[69]Han WK, Wagener G, Zhu Y, et al. Urinary biomarkers in the early detection of acute kidney injury after cardiac surgery[J]. Clin J Am Soc Nephrol,2009,4(5):873-882.

[70]Hao CM, Breyer MD. Physiologic and pathophysiologic roles of lipid mediators in the kidney[J]. Kidney Int,2007,71(11):1105-1115.

[71]Harbarth S, Pestotnik SL, Lloyd JF, et al. The epidemiology of nephrotoxicity associated with conventional amphotericin B therapy[J]. Am J Med,2001,111(7):528-534.

[72]Hays SR. Ischemic acute renal failure[J]. Am J Med Sci,1992,304(2):93-108.

[73]He Q, Wang F, Li G, et al. Crush syndrome and acute kidney injury in the Wenchuan Earthquake [J]. J Trauma,2011,70(5):1213-1218.

[74]Herget-Rosenthal S, Poppen D, Hüsing J,et al. Prognostic value of tubular proteinuria and enzymuria in non-oliguric acute tubular necrosis[J]. Clin Chem,2004,50:552-558.

[75]Himmelfarb J, Ikizler TA. Acute kidney injure: changing lexicography, dedinitions, and epidemiology[J]. Kidney Int,2007,71(10):971-976.

[76]Hoste EA, Doom S, De Waele J, et al. Epidemiology of contrast-associated acute kidney injury in ICU patients: A retrospective cohort analysis[J]. Intensive Care Med,2011,37(12):1921-1931.

[77]Hotchkiss RS, Nicholson DW. Apoptosis and caspases regulate death and inflammation in sepsis [J]. Nat Rev Immunol,2006,6:813-822.

[78]Hultstrom M. Neurohormonal interactions on the renal oxygen delivery and consumption in haemorrhagic shock-induced acute kidney injury[J]. Acta Physiol (Oxf),2013,209(1):11-25.

[79]Humphreys BD, Bonventre JV. Mesenchymal stem cells in acute kidney injury[J]. Annu Rev Med,2008,59:311-325.

[80]Humphreys BD, Lin SL, Kobayashi A, et al. Fate tracing reveals the pericyte and not epithelial origin of myofibroblasts in kidney fibrosis[J]. Am J Pathol,2010,176(1):85-97.

[81]Humphreys BD, Valerius MT, Kobayashi A, et al. Intrinsic epithelial cells repair the kidney after injury[J]. Cell Stem Cell,2008,2(3):284-291.

[82]Ichimura T, Hung CC, Yang SA, et al. Kidney injury molecule-1: A tissue and urinary biomarker for nephrotoxicant-induced renal injury[J]. Am J Physiol Renal Physiol,2004,286(3):F552-F563.

[83]Imamura R, Isaka Y, Sandoval RM, et al. Intravital two-photon microscopy assessment of renal protection efficacy of siRNA for p53 in experimental rat kidney transplantation models[J]. Cell Transplant,2010,19(12):1659-1670.

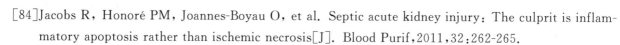

[84]Jacobs R, Honoré PM, Joannes-Boyau O, et al. Septic acute kidney injury: The culprit is inflammatory apoptosis rather than ischemic necrosis[J]. Blood Purif,2011,32:262-265.

[85]Jang HR, Rabb H. The innate immune response in ischemic acute kidney injury[J]. Clin Immunol,2009,130(1):41-50.

[86]Jiang M, Wei Q, Dong G, et al. Autophagy in proximal tubules protects against acute kidney injury[J]. Kidney Int,2012,82(12):1271-1283.

[87]Ka T, Takahashi S, Tsutsumi Z, et al. Hyperosmolar non-ketotic diabetic syndrome associated with rhabdomyolysis and acute renal failure: A case report and review of literature[J]. Diabetes Nutr Metab,2003,16(5-6):317-322.

[88]Kaizu K. Acute renal failure and nephrotoxic drugs[J]. Intern Med,1998,37(9):724-725.

[89]Kale S, Karihaloo A, Clark PR, et al. Bone marrow stem cells contribute to repair of the ischemically injured renal tubule[J]. J Clin Invest,2003,112(1):42-49.

[90]Kanji HD, Schulze CJ, Hervas-Malo M, et al. Difference between pre-operative and cardiopulmonary bypass mean arterial pressure is independently associated with early cardiac surgery-associated acute kidney injury[J]. J Cardiothorac Surg,2010,5:71.

[91]Karkouti K, Wijeysundera DN, Yau TM, et al. Acute kidney injury after cardiac surgery: Focus on modifiable risk factors[J]. Circulation,2009,119:495-502.

[92]Kellum JA,Lameire N. Diagnosis, evaluation, and management of acute kidney injury: A KDIGO summary (Part 1)[J]. Crit Care,2013,17(1):204.

[93]Kelly KJ, Williams WW Jr, Colvin RB, et al. Intercellular adhesion molecule-1-deficient mice are protected against ischemic renal injury[J]. J Clin Invest,1996,97(4):1056-1063.

[94]Khalil P, Murty P, Palevsky PM. The patient with acute kidney injury[J]. Prim Care,2008,35: 239-264.

[95]Khan RZ, Badr KF. Endotoxin and renal function: Perspectives to the understanding of septic acute renal failure and toxic shock[J]. Nephrol Dial Transplant,1999,14(4):814-818.

[96]Kidney Disease Improving Global Outcomes (KDIGO)Acute Kidney Injury Work Group. KDIGO clinical practice guideline for acute kidney injury[J]. Kidney International, 2012, 2 (Suppl 1): 1-138.

[97]Knotek M, Rogachev B, Wang W, et al. Endotoxemic renal failure in mice: Role of tumor necrosis factor independent of inducible nitric oxide synthase[J]. Kidney Int,2001,59(6):2243-2249.

[98]Koesters R, Kaissling B, Lehir M, et al. Tubular overexpression of transforming growth factor-beta1 induces autophagy and fibrosis but not mesenchymal transition of renal epithelial cells[J]. Am J Pathol,2010,177(2):632-643.

[99]Kolli H, Rajagopalam S, Patel N, et al. Mild acute kidney injury is associated with increased mortality after cardiac surgery in patients with eGFR<60mL/min/1.73m^2[J]. Ren Fail,2010,32: 1066-1072.

[100]Kucuk A, Kabadere S, Tosun M, et al. Protective effects of doxycycline in ischemia/reperfu-Sion on kidney[J]. J Physiol Biochem,2009,65(2):183-191.

[101]Kümpers P, Hafer C, Lukasz A, et al. Serum neutrophil gelatinase-associated lipocalin at inception of renal replacement therapy predicts survival in critically ill patients with acute kidney injury [J]. Crit Care,2010,14(1):R9.

[102]Kwon O, Hong SM, Sutton TA, et al. Preservation of peritubular capillary endothelial integrity and increasing pericytes may be critical to recovery from postischemic acute kidney injury[J]. Am

J Physiol Renal Physiol,2008,295(2):F351-F359.

[103]Lameire N, Van Biesen W, Vanholder R. Acute renal failure[J]. Lancet,2005,365(9457): 417-430.

[104]Lameire NH, Bagga A, Cruz D, et al. Acute kidney injury: An increasing global concern[J]. Lancet,2013,382(9887):170-179.

[105]Langenberg C, Bagshaw SM, May CN, et al. The histopathology of septic acute kidney injury: A systematic review[J]. Crit Care,2008,12(2):R38.

[106]Langenberg C, Bellomo R, May C, et al. Renal blood flow in sepsis[J]. Crit Care,2005,9(4): R363-R374.

[107]Langenberg C, Wan L, Egi M, et al. Renal blood flow and function during recovery from experimental septic acute kidney injury[J]. Intensive Care Med,2007,33(9):1614-1618.

[108]Langenberg C, Wan L, Egi M, et al. Renal blood flow in experimental septic acute renal failure [J]. Kidney Int,2006,69(11):1996-2002.

[109]Lassnigg A, Donner E, Grubhofer G, et al. Lack of renoprotective effects of dopamine and furosemide during cardiac surgery[J]. J Am Soc Nephrol,2000,11:97-104.

[110]Lech M, Avila-Ferrufino A, Allam R, et al. Resident dendritic cells prevent postischemic acute renal failure by help of single Ig IL-1 receptor-related protein[J]. J Immunol,2009,183(6):4109-4118.

[111]Lee HT, Park SW, Kim M, et al. Interleukin-11 protects against renal ischemia and reperfusion injury[J]. Am J Physiol Renal Physiol,2012,303(8):F1216-F1224.

[112]Lee S, Huen S, Nishio H, et al. Distinct macrophage phenotypes contribute to kidney injury and repair[J]. J Am Soc Nephrol,2011,22(2):317-326.

[113]Lee SY, Lee YS, Choi HM, et al. Distinct pathophysiologic mechanisms of septic acute kidney injury: Role of immune suppression and renal tubular cell apoptosis in murine model of septic acute kidney injury[J]. Crit Care Med,2012,40(11):2997-3006.

[114]Lerolle N, Nochy D, Guerot E, et al. Histopathology of septic shock induced acute kidney injury: Apoptosis and leukocytic infiltration[J]. Intensive Care Med,2010,36(3):471-478.

[115]Lerolle N, Nochy D, Guérot E, et al. Histopathology of septic shock induced acute kidney injury: Apoptosis and leukocytic infiltration[J]. Intensive Care Med,2010,36:471-478.

[116]Li GS, Chen XL, Zhang Y, et al. Malnutrition and inflammation in acute kidney injury due to earthquake-related crush syndrome[J]. BMC Nephrol,2010,11:114.

[117]Li L, Huang L, Ye H, et al. Dendritic cells tolerized with adenosine A(2)AR agonist attenuate acute kidney injury[J]. J Clin Invest,2012,122(11):3931-3942.

[118]Li PK, Burdmann EA, Mehta RL, et al. Acute kidney injury: Global health alert[J]. Intern Med J,2013,43:223-236.

[119]Liangos O, Perianayagam MC, Vaidya VS, et al. Urinary N-acetyl-beta-(D)-glucosaminidase activity and kidney injury molecule-1 level are associated with adverse outcomes in acute renal failure[J]. J Am Soc Nephrol,2007 Mar,18(3):904-912.

[120]Liangos O, Tighiouart H, Perianayagam MC, et al. Comparative analysis of urinary biomarkers for early detection of acute kidney injury following cardiopulmonary bypass[J]. Biomarkers, 2009,14(6):423-431.

[121]Lin F, Cordes K, Li L, et al. Hematopoietic stem cells contribute to the regeneration of renal tubules after renal ischemia-reperfusion injury in mice[J]. J Am Soc Nephrol, 2003, 14(5):

1188-1199.

[122]Ling W, Zhaohui N, Ben H, et al. Urinary IL-18 and NGAL as early predictive biomarkers in contrast-induced nephropathy after coronary angiography[J]. Nephron Clin Pract,2008,108(3): c176-c181.

[123]Liptak P, Ivanyi B. Primer: Histopathology of calcineurin-inhibitor toxicity in renal allografts [J]. Nat Clin Pract Nephrol,2006,2(7):398-404, quiz following 404.

[124]Liu L, Li Y, Hu Z, et al. Small interfering RNA targeting Toll-like receptor 9 protects mice against polymicrobial septic acute kidney injury[J]. Nephron Exp Nephrol,2012,122(1-2):51-61.

[125]Liu X, Rainey JJ, Harriman JF, et al. Calpains mediate acute renal cell death: Role of autolysis and translocation[J]. Am J Physiol Renal Physiol,2001,281(4):F728-738.

[126]Liu Y, Guo W, Zhang J, et al. Urinary interleukin 18 for detection of acute kidney injury: A meta-analysis[J]. Am J Kidney Dis,2013,62(6):1058-1067.

[127]Liu Y. New insights into epithelial-mesenchymal transition in kidney fibrosis[J]. J Am Soc Nephrol,2010,21(2):212-222.

[128]Loef BG, Epema AH, Navis G, et al. Off-pump coronary revascularization attenuates transient renal damage compared with on-pump coronary revascularization[J]. Chest,2002,121:1190-1194.

[129]Lu X, Li X, Li L, et al. Variation of intrarenal angiotensin II and angiotensin II receptors by acute renal ischemia in the aged rat[J]. Ren Fail,1996,18(1):19-29.

[130]Macedo E, Castro I, Yu L, et al. Impact of mild acute kidney injury (AKI)on outcome after open repair of aortic aneurysms[J]. Ren Fail,2008,30:287-296.

[131]Makris K, Markou N, Evodia E, et al. Urinary neutrophil gelatinase-associated lipocalin (NGAL)as an early marker of acute kidney injury in critically ill multiple trauma patients[J]. Clin Chem Lab Med,2009,47(1):79-82.

[132]Markowitz GS, Perazella MA. Drug-induced renal failure: A focus on tubulointerstitial disease [J]. Clin Chim Acta,2005,351(1-2):31-47.

[133]May C, Wan L, Williams J, et al. A technique for the measurement of renal ATP in a large animal model of septic shock[J]. Int J Artif Organs,2005,28(1):16-21.

[134]May CN, Ishikawa K, Wan L, et al. Renal bioenergetics during early gram-negative mammalian sepsis and angiotensin II infusion[J]. Intensive Care Med,2012,38(5):886-893.

[135]Mayeux PR, MacMillan-Crow LA. Pharmacological targets in the renal peritubular microenvironment: Implications for therapy for sepsis-induced acute kidney injury[J]. Pharmacol Ther,2012, 134:139-155.

[136]McCullough PA. Contrast-induced acute kidney injury[J]. J Am Coll Cardiol,2008,51(15):1419-1428.

[137]Mehran R, Aymong ED, Nikolsky E, et al. A simple risk score for prediction of contrast-induced nephropathy after percutaneous coronary intervention: Development and initial validation[J]. J Am Coll Cardiol,2004,44(7):1393-1399.

[138]Mehta RL, Kellum JA, Shah SV, et al. Acute Kidney Injury Network: Report of an initiative to improve outcomes in acute kidney injury[J]. Crit Care,2007,11(2):R31.

[139]Melli G, Chaudhry V, Cornblath DR. Rhabdomyolysis: An evaluation of 475 hospitalized patients[J]. Medicine (Baltimore),2005,84(6):377-385.

[140]Melnikov VY, Ecder T, Fantuzzi G,et al. Impaired IL-18 processing protects caspase-1-deficient mice from ischemic acute renal failure[J]. J Clin Invest,2001,107(9):1145-1152.

[141]Mishra J, Dent C, Tarabishi R, et al. Neutrophil gelatinase-associated lipocalin (NGAL)as a bio-marker for acute renal injury after cardiac surgery[J]. Lancet,2005,365(9466):1231-1238.

[142]Mishra J, Mori K, Ma Q, et al. Amelioration of ischemic acute renal injury by neutrophil gelati-nase-associated lipocalin[J]. J Am Soc Nephrol,2004,15(12):3073-3082.

[143]Molitoris BA, Dagher PC, Sandoval RM, et al. siRNA targeted to p53 attenuates ischemic and cisplatin-induced acute kidney injury[J]. J Am Soc Nephrol,2009,20(8):1754-1764.

[144]Molitoris BA, Sutton TA. Endothelial injury and dysfunction: Role in the extension phase of a-cute renal failure[J]. Kidney Int,2004,66(2):496-499.

[145]Molitoris BA. Acute kidney injury[M]//Goldman L, Schafer AI. Goldman's Cecil Medicine. 24th ed. Elsevier Medicine,2011.

[146]Molitoris BA. Na(+)-K(+)-ATPase that redistributes to apical membrane during ATP de-pletion remains functional[J]. Am J Physiol,1993,265(5 Pt 2):F693-F697.

[147]Mori K, Lee HT, Rapoport D, et al. Endocytic delivery of lipocalin-siderophore-iron complex rescues the kidney from ischemia-reperfusion injury[J]. J Clin Invest,2005,115(3):610-621.

[148]Mårtensson J, Bell M, Oldner A, et al. Neutrophil gelatinase-associated lipocalin in adult septic patients with and without acute kidney injury[J]. Intensive Care Med,2010,36(8):1333-1340.

[149]Nakamura T, Sugaya T, Node K, et al. Urinary excretion of liver-type fatty acid-binding protein in contrast medium-induced nephropathy[J]. Am J Kidney Dis,2006,47(3):439-444.

[150]Negishi K, Noiri E, Doi K, et al. Monitoring of urinary L-type fatty acid-binding protein predicts histological severity of acute kidney injury[J]. Am J Pathol,2009,174(4):1154-1159.

[151]Nejat M, Pickering JW, Walker RJ,et al. Urinary cystatin C is diagnostic of acute kidney injury and sepsis, and predicts mortality in the intensive care unit[J]. Crit Care,2010,14(3):R85.

[152]Niemann-Masanek U, Mueller A, Yard BA, et al. B7-1 (CD80)and B7-2 (CD86)expression in human tubular epithelial cells in vivo and in vitro[J]. Nephron,2002,92(3):542-556.

[153]Nisula S, Vaara ST, Kaukonen KM, et al. Six-month survival and quality of life of intensive care patients with acute kidney injury[J]. Crit Care,2013,17(5):R250.

[154]Oh DJ, Dursun B, He Z, et al. Fractalkine receptor (CX3CR1)inhibition is protective against is-chemic acute renal failure in mice[J]. Am J Physiol Renal Physiol,2008,294(1):F264-F271.

[155]Olyaei AJ, de Mattos AM, Bennett WM. Immunosuppressant-induced nephropathy: Pathophysi-ology, incidence and management[J]. Drug Saf,1999,21(6):471-488.

[156]Orbach H, Tishler M, Shoenfeld Y. Intravenous immunoglobulin and the kidney—a two-edged sword[J]. Semin Arthritis Rheum,2004,34(3):593-601.

[157]Owens GE, King K, Gurney JG. Low renal oximetry correlates with acute kidney injury after in-fant cardiac surgery[J]. Pediatr Cardiol,2011,32:183-188.

[158]Palmer BF. Renal dysfunction complicating the treatment of hypertension[J]. N Engl J Med, 2002,347(16):1256-1261.

[159]Parikh CR, Abraham E, Ancukiewicz M, et al. Urine IL-18 is an early diagnostic marker for a-cute kidney injury and predicts mortality in the intensive care unit[J]. J Am Soc Nephrol,2005,16 (10):3046-3052.

[160]Parikh CR, Jani A, Melnikov VY, et al. Urinary interleukin-18 is a marker of human acute tubu-lar necrosis[J]. Am J Kidney Dis,2004,43(3):405-414.

[161]Parikh CR, Mishra J, Thiessen-Philbrook H, et al. Urinary IL-18 is an early predictive biomark-er of acute kidney injury after cardiac surgery[J]. Kidney Int,2006,70(1):199-203.

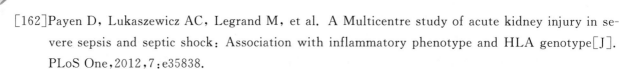

[162]Payen D, Lukaszewicz AC, Legrand M, et al. A Multicentre study of acute kidney injury in severe sepsis and septic shock: Association with inflammatory phenotype and HLA genotype[J]. PLoS One,2012,7:e35838.

[163]Peng Q, Li K, Smyth LA, et al. C3a and C5a promote renal ischemia-reperfusion injury[J]. J Am Soc Nephrol,2012,23(9):1474-1485.

[164]Perazella MA. Drug-induced nephropathy: An update[J]. Expert Opin Drug Saf,2005,4(4):689-706.

[165]Ponnusamy M, Ma L, Zhuang S. Necrotic renal epithelial cell inhibits renal interstitial fibroblast activation: role of protein tyrosine phosphatase 1B[J]. Am J Physiol Renal Physiol,2013,304(6):F698-F709.

[166]Portilla D, Dent C, Sugaya T, et al. Liver fatty acid-binding protein as a biomarker of acute kidney injury after cardiac surgery[J]. Kidney Int,2008,73(4):465-472.

[167]Prakash J, de Borst MH, Lacombe M, et al. Inhibition of renal rho kinase attenuates ischemia/reperfusion-induced injury[J]. J Am Soc Nephrol,2008,19(11):2086-2097.

[168]Ramesh G, Reeves WB. Inflanunatory cytokines in acute renal failure[J]. Kinney Int,2004,66(Suppl 91):S56-S62.

[169]Ravikant T, Lucas CE. Renal blood flow distribution in septic hyperdynamic pigs[J]. J Surg Res,1977,22(3):294-298.

[170]Redfors B, Bragadottir G, Sellgren J, et al. Acute renal failure is NOT an "acute renal success"-a clinical study on the renal oxygen supply/demand relationship in acute kidney injury[J]. Crit Care Med,2010,38:1695-1701.

[171]Renner B, Coleman K, Goldberg R, et al. The complement inhibitors Crry and factor H are critical for preventing autologous complement activation on renal tubular epithelial cells[J]. J Immunol,2010,185(5):3086-3094.

[172]Renner B, Ferreira VP, Cortes C, et al. Binding of factor H to tubular epithelial cells limits interstitial complement activation in ischemic injury[J]. Kidney Int,2011,80(2):165-173.

[173]Rewa O, Bagshaw SM. Acute kidney injury-epidemiology, outcomes and economics[J]. Nat Rev Nephrol, 2014, [Epub ahead of print]. doi:10.1038/nrneph.

[174]Rickli H, Benou K, Ammann P, et al. Time course of serial cystatin C levels in comparison with serum creatinine after application of radiocontrast media[J]. Clin Nephrol,2004,61(2):98-102.

[175]Rodrigues FB, Bruetto RG, Torres US, et al. Incidence and mortality of acute kidney injury after myocardial infarction: A comparison between KDIGO and RIFLE criteria[J]. PLoS One,2013,8(7):e69998.

[176]Rodríguez-Capote K, Balion CM, Hill SA, et al. Utility of urine myoglobin for the prediction of acute renal failure in patients with suspected rhabdomyolysis: A systematic review[J]. Clin Chem,2009,55(12):2190-2197.

[177]Rosner MH, Okusa MD. Acute kidney injury associated with cardiac surgery[J]. Clin J Am Soc Nephrol,2006,1:19-32.

[178]Rossert J. Drug-induced acute interstitial nephritis[J]. Kidney Int,2001,60(2):804-817.

[179]Roy AK, Mc Gorrian C, Treacy C, et al. A comparison of traditional and novel definitions (RIFLE, AKIN, and KDIGO)of acute kidney injury for the prediction of outcomes in acute decompensated heart failure[J]. Cardiorenal Med,2013,3:26-37.

[180]Rundback JH, Nahl D, Yoo V. Contrast-induced nephropathy[J]. J Vasc Surg,2011,54(2):575-

579.

[181]Sandor N, Pap D, Prechl J, et al. A novel, complement-mediated way to enhance the interplay between macrophages, dendritic cells and T lymphocytes[J]. Mol Immunol,2009,47(2-3): 438-448.

[182]Schetz M, Dasta J, Goldstein S, et al. Drug-induced acute kidney injury[J]. Curr Opin Crit Care,2005,11(6):555-565.

[183]Schoolwerth AC, Sica DA, Ballermann BJ, et al. Renal considerations in angiotensin converting enzyme inhibitor therapy: A statement for healthcare professionals from the Council on the Kidney in Cardiovascular Disease and the Council for High Blood Pressure Research of the American Heart Association[J]. Circulation,2001,104(16):1985-1991.

[184]Schor N. Acute renal failure and the sepsis syndrome[J]. Kidney Int,2002,61(2):764-776.

[185]Schrier RW, Wang W. Acute renal failure and sepsis[J]. N Engl J Med,2004,351:159-169.

[186]Scolari F, Tardanico R, Zani R, et al. Cholesterol crystal embolism: A recognizable cause of renal disease[J]. Am J Kidney Dis,2000,36:1089-1109.

[187]Selby NM, Kolhe NV, McIntyre CW, et al. Defining the cause of death in hospitalised patients with acute kidney injury[J]. PLoS One,2012,7(11):e48580.

[188]Servais H, Ortiz A, Devuyst O, et al. Renal cell apoptosis-induced by nephrotoxic drugs: cellular and molecular mechanisms and potential approaches to modulation[J]. Apoptosis, 2008, 13: 11-32.

[189]Shaker OG, El-Shehaby A, El-Khatib M. Early diagnostic markers for contrast nephropathy in patients undergoing coronary angiography[J]. Angiology,2010,61(8):731-736.

[190]Shao X, Tian L, Xu W, et al. Diagnostic value of urinary kidney injury molecule 1 for acute kidney injury: A meta-analysis[J]. PLoS One,2014,9(1):e84131.

[191]Shapiro ML, Baldea A, Luchette FA. Rhabdomyolysis in the intensive care unit[J]. J Intensive Care Med,2012,27(6):335-342.

[192]Shibouta Y, Suzuki N, Shino A, et al. Pathophysiological Role of endothelin in acute renal failure[J]. Life Sci,1990,46(22):1611-1618.

[193]Si J, Ge Y, Zhuang S, et al. Adrenocorticotropic hormone ameliorates acute kidney injury by steroidogenic-dependent and-independent mechanisms[J]. Kidney Int,2013,83(4):635-646.

[194]Siew ED, Ikizler TA, Gebretsadik T, et al. Elevated urinary IL-18 levels at the time of ICU admission predict adverse clinical outcomes[J]. Clin J Am Soc Nephrol,2010,5(8):1497-1505.

[195]Siew ED, Ware LB, Gebretsadik T, et al. Urine neutrophil gelatinase-associated lipocalin moderately predicts acute kidney injury in critically ill adults[J]. J Am Soc Nephrol,2009,20(8):1823-1832.

[196]Silva FG. Chemical-induced nephropathy: A review of the renal tubulointerstitial lesions in humans[J]. Toxicol Pathol,2004,32(Suppl 2):71-84.

[197]Singh U, Scheld WM. Infectious etiologies of rhabdomyolysis: Three case reports and review[J]. Clin Infect Dis,1996,22(4):642-649.

[198]Soto K, Coelho S, Rodrigues B, et al. Cystatin C as a marker of acute kidney injury in the emergency department[J]. Clin J Am Soc Nephrol,2010,5(10):1745-1754.

[199]Sprague AH, Khalil RA. Inflammatory cytokines in vascular dysfunction and vascular disease[J]. Biochem Pharmacol,2009,78(6):539-552.

[200]Srisawat N, Kellum JA. Acute kidney injury—definition and classification[J]. US Nephrology,

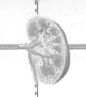

2009,7:45-48.

[201]Srisawat N, Wen X, Lee M, et al. Urinary biomarkers and renal recovery in critically ill patients with renal support[J]. Clin J Am Soc Nephrol,2011,6(8):1815-1823.

[202]Stacul F, Adam A, Becker CR, et al. Strategies to reduce the risk of contrast-induced nephropathy[J]. Am J Cardiol,2006,98(6A):59K-77K.

[203]Sudarsky D, Nikolsky E. Contrast-induced nephropathy in interventional cardiology[J]. Int J Nephrol Renovasc Dis,2011,4:85-99.

[204]Susantitaphong P, Cruz DN, Cerda J, et al. World incidence of AKI: A meta-analysis[J]. Clin J Am Soc Nephrol,2013,8:1482-1493.

[205]Susantitaphong P, Siribamrungwong M, Doi K, et al. Performance of urinary liver-type fatty acid-binding protein in acute kidney injury: A meta-analysis[J]. Am J Kidney Dis,2013,61(3): 430-439.

[206]Sutton TA, Fisher CJ, Molitoris BA. Microvascular endothelial injury and dysfunction during ischemic acute renal failure[J]. Kidney Int,2002,62(5):1539-1549.

[207]Sutton TA, Kelly KJ, Mang HE, et al. Minocycline reduces renal microvascular leakage in a rat model of ischemic renal injury[J]. Am J Physiol Renal Physiol,2005,288(1):F91-F97.

[208]Sutton TA, Mang HE, Campos SB, et al. Injury of the renal microvascular endothelium alters barrier function after ischemia[J]. Am J Physiol Renal Physiol,2003,285(2):F191-F198.

[209]Tang AT, El-Gamel A, Keevil B, et al. The effect of 'renal-dose' dopamine on renal tubular function following cardiac surgery: Assessed by measuring retinol binding protein (RBP)[J]. Eur J Cardiothorac Surg,1999,15(5):717-721.

[210]Teteris SA, Engel DR, Kurts C. Homeostatic and pathogenic role of renal dendritic cells[J]. Kidney Int,2011,80(2):139-145.

[211]Thadhani R, Pascual M, Bonventre JV. Acute renal failure[J]. N Engl J Med,1996,334(22): 1448-1460.

[212]Thurman JM, Ljubanovic D, Royer PA, et al. Altered renal tubular expression of the complement inhibitor Crry permits complement activation after ischemia/reperfusion[J]. J Clin Invest, 2006,116(2):357-368.

[213]Togel F, Hu Z, Weiss K, et al. Administered mesenchymal stem cells protect against ischemic acute renal failure through differentiation-independent mechanisms[J]. Am J Physiol Renal Physiol,2005,289(1):F31-F42.

[214]Tsutsui H, Sugiura T, Hayashi K, et al. Protective effect of moxonidine on ischemia/reperfusion-induced acute kidney injury through α_2/imidazoline I_1 receptor[J]. Eur J Pharmacol,2013, 718(1-3):173-180.

[215]Tsutsui H, Tanaka R, Yamagata M, et al. Protective effect of ischemic preconditioning on ischemia/reperfusion-induced acute kidney injury through sympathetic nervous system in rats[J]. Eur J Pharmacol,2013,718(1-3):206-212.

[216]Tumlin J, Stacul F, Adam A, et al. Pathophysiology of contrast-induced nephropathy[J]. Am J Cardiol,2006,98(6A):14K-20K.

[217]Vaidya VS, Ferguson MA, Bonventre JV. Biomarkers of acute kidney injury[J]. Annu Rev Pharmacol Toxicol,2008,48:463-493.

[218]Vaidya VS, Ozer JS, Dieterle F, et al. Kidney injury molecule-1 outperforms traditional biomarkers of kidney injury in preclinical biomarker qualification studies[J]. Nat Biotechnol,2010,28(5):

478-485.

[219]Vaidya VS, Waikar SS, Ferguson MA, et al. Urinary biomarkers for sensitive and specific detection of acute kidney injury in humans[J]. Clin Transl Sci,2008,1(3):200-208.

[220]Vanholder R, Sever MS, Erek E, et al. Rhabdomyolysis[J]. J Am Soc Nephrol,2000,11(8): 1553-1561.

[221]Veenstra J, Smit W, Krediet R, Arisz L. Relationship between elevated creatine phosphokinase and the clinical spectrum of rhabdomyolysis[J]. Nephrol Dial Transplant,1994,9(6):637-641.

[222]Venkatachalam MA, Weinberg JM. The tubule pathology of septic acute kidney injury: A neglected area of research comes of age[J]. Kidney Int,2012,81:338-340.

[223]Villa P, Jiménez M, Soriano MC, et al. Serum cystatin C concentration as a marker of acute renal dysfunction in critically ill patients[J]. Crit Care,2005,9(2):R139-143.

[224]Visweswaran P, Guntupalli J. Rhabdomyolysis[J]. Crit Care Clin,1999,15(2):415-428.

[225]Wan L, Bagshaw SM, Langenberg C, et al. Pathophysiology of septic acute kidney injury: What do we really know? [J]. Crit Care Med,2008,36(Suppl 4):S198-S203.

[226]Wang Z, Gall JM, Bonegio RG, et al. Induction of heat shock protein 70 inhibits ischemic renal injury[J]. Kidney Int,2011,79(8):861-870.

[227]Weisbord SD, Palevsky PM. Strategies for the prevention of contrast-induced acute kidney injury [J]. Current Opinion Nephrol Hypertens,2010,19(6):539-549.

[228]Wen X, Murugan R, Peng Z, et al. Pathophysiology of acute kidney injury: A new perspective [J]. Contrib Nephrol,2010,165:39-45.

[229]Wen X, Murugan R, Peng Z, et al. Pathophysiology of acute kidney injury: A new perspective [J]. Contrib Nephrol,2010,165:39-45.

[230]Wen Y, Jiang L, Xu Y, et al. China Critical Care Clinical Trial Group (CCCCTG). Prevalence, risk factors, clinical course, and outcome of acute kidney injury in Chinese intensive care units: A prospective cohort study[J]. Chin Med J(Engl),2013,126:4409-4416.

[231]Wesche-Soldato DE, Lomas-Neira JL, Perl M, et al. The role and regulation of Apoptosis in sepsis[J]. J Endotoxin Res,2005,11:375-382.

[232]Westhuyzen J, Endre ZH, Reece G, et al. Measurement of tubular enzymuria facilitates early detection of acute renalimpairment in the intensive care unit[J]. Nephrol Dial Transplant,2003,18: 543-551.

[233]White LE, Hassoun HT, Bihorac A, et al. Acute kidney injury is surprisingly common and a powerful predictor of mortality in surgical sepsis[J]. J Trauma Acute Care Surg,2013,75: 432-438.

[234]Yamanobe T, Okada F, Iuchi Y, et al. Deterioration of ischemia/reperfusion-induced acute renal failure in SOD1-deficient mice[J]. Free Radic Res,2007,41(2):200-207.

[235]Yang HN, Boo CS, Kim MG, et al. Urine neutrophil gelatinase-associated lipocalin: An independent predictor of adverse outcomes in acute kidney injury[J]. Am J Nephrol,2010,31(6):501-519.

[236]Yang L, Besschetnova TY, Brooks CR, et al. Epithelial cell cycle arrest in G2/M mediates kidney fibrosis after injury[J]. Nat Med,2010,16(5):535-543,1p following 143.

[237]Yang SC, Chung PJ, Ho CM, et al. Propofol inhibits superoxide production, elastase release, and chemotaxis in formyl peptide-activated human neutrophils by blocking formyl peptide receptor 1[J]. J Immunol,2013,190(12):6511-6519.

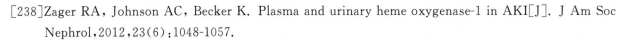

［238］Zager RA，Johnson AC，Becker K. Plasma and urinary heme oxygenase-1 in AKI［J］. J Am Soc Nephrol，2012，23（6）：1048-1057.

［239］Zager RA，Schimpf BA，Gmur DJ，et al. Phospholipase A2 activity can protect renal tubules from oxygen deprivation injury［J］. Proc Natl Acad Sci USA，1993，90（17）：8297-8301.

［240］Zhang Z，Lu B，Sheng X，et al. Cystatin C in prediction of acute kidney injury：A systemic review and meta-analysis［J］. Am J Kidney Dis，2011，58（3）：356-365.

［241］Zuk A，Bonventre JV，Brown D，et al. Polarity，integrin，and extracellular matrix dynamics in the postischemic rat kidney［J］. Am J Physiol，1998，275（3 Pt 1）：C711-C731.

［242］段绍斌,刘伏友,彭佑铭,等.造影剂对慢性肾功能不全患者肾毒性［J］.肾脏病与透析肾移植杂志,2001,10：130-132.

［243］洪大情,张月,张萍,等.地震相关挤压综合征急性肾损伤患者尿中肾损伤标志物的变化及意义［J］.肾脏病与透析肾移植杂志,2009,18（4）：334-337.

［244］急性肾损伤专家共识小组.急性肾损伤诊断与分类专家共识［J］.中华肾脏病杂志,2006,22：661-663.

［245］康志敏,李贵森,陈秀玲,等.地震致挤压伤者血清肌酸激酶检测的意义［J］.临床肾脏病杂志,2010,10（2）：68-70.

［246］李青栋,万献尧.急性肾损伤概念的历史演进及诊断治疗进展［J］.中华全科医师杂志,2012,11：917-918.

［247］凌光辉,曾妮,刘家军,等.5100 例体外循环心脏手术后急性肾损伤的围手术期危险因素分析［J］.中南大学学报,2009,34：861-866.

［248］刘大为.实用重症医学［M］.北京：人民卫生出版社,2010.

［249］梅长林.急性肾损伤.//葛均波,徐永健.内科学［M］.第 8 版.北京：人民卫生出版社,2013.

［250］钱家麒.急性肾衰竭.//陆再英,钟南山.内科学［M］.第 7 版.北京：人民卫生出版社,2008.

［251］孙成栋,张淑文,董军.脓毒症临床实验免疫指标研究进展［J］.中国危重病急救医学,2005,17：760-763.

［252］杨毅,于凯江.重症肾脏病学［M］.上海：上海科学技术出版社,2014.

第十二章

重症肾脏疾病

第一节　快速进展性肾炎

快速进展性肾炎又称新月体性肾炎，是一种严重威胁患者生命的疾病，多数起病急骤，病程进展迅速，短期内出现少尿、无尿、肾功能急剧恶化等临床综合征。临床上常表现为镜下或肉眼血尿、红细胞管型、不同程度的蛋白尿及在发病 3 个月内肾功能的进行性损害。其主要病理改变为肾小囊内细胞增生和纤维蛋白沉积。目前，我国采用的新月体性肾炎的诊断标准为肾穿刺标本中 50％以上的肾小球有大新月体（新月体占肾小囊面积的 50％以上）形成。

一、分　型

根据肾脏免疫病理将新月体性肾炎分为以下三型。

1. 抗肾小球基底膜抗体型

抗肾小球基底膜抗体型只占新月体性肾炎的 10％。其病理特点为 IgG 和 C3 沿肾小球毛细血管祥成线条样沉积。对于病变严重者，由于毛细血管祥断裂、皱缩，仅可见 IgG 和 C3 呈细颗粒样或间断的线条样沉积；病变后期由于 IgG 的吸收，只有 C3 的类似细颗粒样沉积。

2. 免疫复合物型

免疫复合物型占新月体性肾炎的 15％～20％。其病理特点是免疫球蛋白和补体成分呈颗粒样或团块样沿肾小球毛细血管祥和系膜区沉积，其沉积形态与肾小球基础疾病相关。

3. 少免疫沉积型

少免疫沉积型是新月体性肾炎中最常见的病理类型，占 60％～80％。其病理特点为无明显免疫球蛋白成分沉积。肾小球内出现纤维素样坏死的部位、毛细血管内的血栓和在新月体的细胞间可见到不规则的纤维素样荧光染色。

二、流行病学和病因

新月体性肾炎的发病率较低。一项意大利流行病学调查回顾了 7 年的肾活检病例（共 13835 例），其中新月体性肾炎仅占13%。不同种族间新月体性肾炎的发生情况也各不相同,抗GBM抗体型和少免疫沉积型在白色人种中多发。肺出血-肾炎综合征(Goodpasture综合征)则多发于日耳曼人;在欧洲,其发病率仅为(0.5～10)/百万人。感染后肾小球肾炎多发于发展中国家,狼疮性肾炎则以亚洲人多见。在我国,免疫复合物型约占新月体性肾炎的50%,而少免疫沉积型虽然不如免疫复合物型常见,但也是成年人新月体性肾炎的主要类型,且男性较女性多见。

1. 抗 GBM 抗体型

抗GBM抗体型中,最典型的是Goodpasture综合征。该病的病因尚不清楚,遗传和环境因素可能在该病的发展中发挥着一定的作用。而吸烟、病毒感染和接触有机溶剂也与本病的发生存在着密切关系。该病有两个发病高峰,分别为20～40岁和60～80岁,其中年轻者以男性为主,而老年者则以女性为主。

2. 免疫复合物型

免疫复合物型多数是在原发性或继发性免疫复合物型肾小球肾炎的基础上出现新月体的形成,这些疾病包括急性感染后肾小球肾炎、狼疮性肾炎、过敏性紫癜、混合型冷球蛋白血症、IgA肾病、免疫复合物介导的膜增生性肾小球肾炎、糖尿病肾病、原发或继发的淀粉样变性等。该型在各个年龄段均可发生,但不同疾病的发病人群存在显著性差异。狼疮性肾炎好发于育龄期妇女,过敏性紫癜多发生于儿童和青少年,混合型冷球蛋白血症和抗中性粒细胞脱浆抗体(ANCA)相关性血管炎(ANCA-associated vasculitis,AAV)则多发于50～70岁患者。循环免疫复合物在基底膜的沉积或肾小球内原位免疫复合物的形成会导致炎症细胞激活,其中基底膜损伤可能在该型中起了一定的作用。

3. 少免疫沉积型

少免疫沉积型多由原发性系统性小血管炎或肾脏局限的小血管炎所致。其突出特点为肾小球常出现分期及分批受累,表现为肾小球病变新旧不等;同时有纤维性、细胞纤维性和细胞性新月体,有些甚至还有新鲜的肾小球襻坏死。三种疾病常累及肾脏的ANCA相关性血管炎,为显微镜下多血管炎(Microscopic polyangiitis,MPA)、肉芽肿性血管炎(Granulomatous with polyangiitis,GPA)和嗜酸性肉芽肿性血管炎(Eosinophilic granulomatosis with polyangiitis,EGPA)。其中,MPA和GPA中新月体性肾炎的发生率较高,而EGPA中肾脏累及的概率较小。这三种疾病的临床表现也各不相同:GPA通常表现为呼吸道、耳、鼻、咽喉部的肉芽肿性炎症;EGPA通常表现为哮喘、嗜酸性粒细胞增多和肉芽肿性炎症;MPA中,哮喘和肉芽肿较少见,肺毛细血管炎发生率较高。在GPA、MPA和EGPA患者中,cANCA阳性率分别为75%、50%和10%～20%,pANCA阳性率分别为20%、50%和60%,ANCA阴性率则分别为5%、10%和33%。大部分少免疫沉积型新月体性肾炎患者的pANCA为阳性。遗传和环境因素在AAV的发生发展中起了一定的作用。也有少数病例是由药物引起的,包括青霉胺、丙硫氧嘧啶、哌拉西林、别嘌呤醇和左旋咪唑等。而这类病例在停药后,其血管炎往往能够消退。

三、临床表现及诊断

肾病综合征和急进性肾炎综合征是新月体性肾炎最主要的临床表现。除了少免疫沉积型新月体性肾炎外,另两种类型的新月体性肾炎通常还存在肾外表现。Goodpasture综合征通常会出现肺出血和严重的贫血表现。狼疮性肾炎通常伴有关节痛、皮疹、胸膜炎、心包炎,少数甚至还伴有脑炎。过敏性紫癜的特征则是紫癜、关节痛和腹部绞痛。冷球蛋白血症的常见肾外表现为紫癜、疲劳、关节痛、肝脾大和周围神经病变。小血管炎的临床表现则十分多样,GPA患者常存在肺空洞和结节、多发单神经炎、鼻窦炎、中耳炎和巩膜炎;MPA患者通常存在肺浸润、皮肤溃疡和结节、关节炎;EGPA患者则表现为哮喘、鼻窦炎、皮肤和肺部累及、周围神经病变等。

血清学检查在鉴别不同类型的肾炎中发挥了十分重要的作用。循环抗GBM抗体是Goodpasture综合征的特征性表现。30%的ANCA相关性血管炎会伴随或提前出现pANCA阳性;感染后肾小球肾炎表现为低C3水平;狼疮性肾炎会出现抗核抗体、dsDNA抗体阳性、C3和C4水平下降;冷球蛋白血症能检测出循环冷球蛋白和低补体血症；IgA 肾病和过敏性紫癜常出现 IgA 水平升高。但是，需要注意的是 10％～38％的 Goodpasture 综合征、20％的狼疮性肾炎以及少数感染后肾小球肾炎、过敏性紫癜和冷球蛋白血症患者中也会出现 ANCA 阳性。

肾活检对于新月体性肾炎的诊断是非常关键的。三种类型的新月体性肾炎在光学显微镜下表现十分相似，毛细血管内增生在抗 GBM 抗体型和少免疫沉积型新月体性肾炎中十分少见，而在免疫复合物型新月体性肾炎中则比较常见。狼疮性肾炎和 AAV 中，纤维素样坏死较为常见。GPA 中能见到肉芽肿，EGPA 中则能看到嗜酸性粒细胞浸润。免疫荧光在三者间的鉴别中起了重要作用，IgG 沿基底膜的线条样沉积是 Goodpasture 综合征的特征性表现；免疫球蛋白和补体的颗粒样沉积是免疫复合物型新月体性肾炎的主要表现；而免疫球蛋白缺乏或少见的则是少免疫沉积型新月体性肾炎。对无明显禁忌证的患者都要行肾活检。

四、治　疗

(一)抗 GBM 抗体型新月体性肾炎的治疗

抗 GBM 抗体型新月体性肾炎的治疗策略主要是清除致病抗体，防止新抗体的生成，抑制炎症反应，保护肾脏功能。因此，早期治疗是十分重要的。

目前，临床上主要采取的治疗方法是糖皮质激素、免疫抑制剂和血浆置换法。有研究显示，通过综合治疗后，15％～75％患者的肾功能得到了明显改善，而单用免疫抑制剂的患者的肾存活率仅为 2％～22％。在自身免疫性疾病的急性期，血浆置换通过清除循环抗体及炎症介质发挥了确切的疗效。与单用免疫抑制剂的患者相比，联合使用血浆置换的患者抗 GBM 抗体转阴的速度明显较快，且治疗后 SCr 水平是前者的一半。但也有研究发现，发病 72h 内需行透析治疗或肾活检提示，超过 90％的肾小球新月体形成的患者需行维持性透析治疗或肾脏移植。对这些患者而言，血浆置换获益有限，且使用免疫抑制剂可能弊大于利。因此，对于抗 GBM 抗体型新月体性肾炎的患者采取何种治疗方案需根据临床及病理表现，权衡利弊后决定。

KDIGO 指南推荐：对于除了起病时即依赖透析和(或)肾活检病理提示 100％的肾小球新月体形成但不伴有肺出血之外，所有的抗 GBM 抗体型新月体性肾炎患者，起始治疗应包括激素、环磷酰胺(Cyclophosphamide，CTX)和血浆置换(Plasma exchange，PE)。治疗方案见表 12-1。

表 12-1　抗 GBM 抗体型新月体性肾炎治疗方案

起始治疗	给药剂量及途径	时　间
激素 甲强龙 泼尼松或泼尼松龙	500～1000mg/d，用 3d 后改为 1mg/(kg·d)，理想体重(最大剂量 80mg/d)用 6 个月	500～1000mg/d，3d； 1mg/(kg·d)，6 个月
环磷酰胺	2mg/(kg·d)，口服；或每月静脉用药 0.50～0.75g/m²	3 个月
血浆置换	每天使用 5％白蛋白置换 4L。对于存在肺出血或新近手术(包括肾活检)的患者，在血浆置换后期需增加使用 150～300mL 新鲜冰冻血浆	14d 或直至抗 GBM 抗体转阴

同时，KDIGO 指南还推荐：对于确诊为抗 GBM 抗体型新月体性肾炎的患者，必须马上采取以上治疗措施；而对于高度怀疑的患者，在病理确诊前可以先使用大剂量激素和血浆置换(未分级)。

Levy 等研究发现，多数发病时 SCr<6.6mg/dL 的患者的肾功能能够恢复；而发病时 SCr>6.6mg/dL 或血浆置换开始前就需要行透析的患者，由于肾小球的不可逆损伤，其肾功能恢复情况往往并不乐观。因此，对于这部分患者来说，除非合并弥漫性肺泡出血，并不需要进行血浆置换。弥漫性肺泡出血会严重威胁患者的生命，同时血浆置换对 90％的患者的效果较好，因此，对于存在弥漫性肺泡出血的患者，及时进行血浆置换是非常必要的。美国血浆置换学会也推荐，对于弥漫性肺泡出血的患者，血浆置换应作为

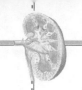

一线治疗，这能有效提高患者及肾脏存活率。

因此，目前认为非透析依赖的抗 GBM 抗体型新月体性肾炎患者需及时进行血浆置换；而对于 SCr＞600μmol/L，肾活检中＞85％的肾小球有新月体形成，或透析依赖且不存在肺出血的患者，血浆置换获益有限。

对于透析依赖的抗 GBM 抗体型新月体性肾炎患者，其肾功能恢复情况和肾活检提示＜50％的新月体形成的患者治疗方案，目前并不明确。部分学者认为，对于年轻患者及抗 GBM 和 ANCA 双阳性且存在系统性血管炎表现的患者，可短期采用血浆置换联合免疫抑制疗法进行治疗。

（二）免疫复合物型新月体性肾炎的治疗

虽然免疫复合物型新月体性肾炎的病因多种多样，但是进展为新月体性肾炎时，其主要的治疗仍是激素联合免疫抑制剂，同时根据不同病因采取不同的支持治疗。

新月体性 IgA 肾病的预后往往较差，其 1 年、5 年的肾存活率分别为 50％和 20％。在＞50％新月体形成的患者中，75％会在 10 年后进展为终末期肾脏病（End stage renal disease，ESRD）。目前，几项大型的观察性研究显示，免疫抑制剂治疗新月体性 IgA 肾病可能是有效的，起始治疗药物可包括大剂量的激素和 CTX。KDIGO 指南则推荐新月体性 IgA 肾病的治疗应与 ANCA 相关性血管炎相似。而对血浆置换在新月体性 IgA 肾病中的应用尚存争议。部分研究认为对免疫抑制剂抵抗的患者，血浆置换可能有一定疗效，但仍有待进一步研究证实。

狼疮性新月体性肾炎的治疗主要包括激素和免疫抑制剂。诱导和维持缓解是狼疮性肾炎治疗的主要目标。血浆置换对重症狼疮患者的疗效并不明确，有研究认为其在一定程度上能改善患者预后，但也有研究显示血浆置换效果较差。此外，美罗华也可作为狼疮性新月体性肾炎的替代治疗方案，但有研究发现对于重症患者，它并不能延缓其进展为 ESRD。

感染后肾小球肾炎是新月体性肾炎中预后相对较好的类型，治疗方式主要包括抗感染在内的支持治疗。对于这类患者，不推荐联合使用免疫抑制剂和血浆置换治疗。

（三）少免疫沉积型新月体性肾炎的治疗

对于 ANCA 相关性血管炎患者，早期积极使用激素联合免疫抑制剂治疗是至关重要的。KDIGO 指南推荐：血管炎引起的新月体性肾炎的初始治疗方案为激素联合 CTX 治疗；对于存在 CTX 禁忌证或病情较轻的患者，可考虑使用利妥昔单抗和激素治疗。

对于肺出血和严重的 ANCA 相关的肾血管炎患者，血浆置换能够清除致病抗体，从而迅速、有效地发挥疗效。欧洲抗风湿联盟推荐，血浆置换可作为中、小血管炎导致的 RPGN 的辅助治疗方案。KDIGO 指南也推荐，对于肾功能急进性恶化、弥漫性肺泡出血、同时存在 ANCA 相关性血管炎和抗 GBM 抗体型肾病的患者，需行血浆置换治疗。研究发现，对 41 例联合使用大剂量激素、静脉用 CTX 和血浆置换治疗的 ANCA 相关性血管炎导致的新月体性肾炎的患者，经过 1 年的随访，65％的患者能够存活并且其肾功能可得到恢复。然而，ANCA 相关性血管炎的临床表现轻重不一，血浆置换对于部分患者可能有效，但其长期疗效有待更多的研究予以证实。

此外，一些新型的免疫抑制剂和生物制剂也越来越多地被用于新月体性肾炎的治疗，包括霉酚酸酯（MMF）、FK506、利妥昔单抗和 TNF-α 等，但是疗效仍有待大规模、多中心研究予以证实。

（四）血浆置换的并发症

血浆置换是一种较安全的血液净化方式。它的并发症较少，主要包括血管通路相关性并发症（如血肿、气胸、腹膜后出血等），还有过敏反应、低血压、出血、水肿、血源性病毒感染（HCV、HIV）等。因此，对于重症患者，尤其是合并心血管病的患者，需在严密监护下行血浆置换治疗。

五、预　后

随着治疗方案的不断进步，新月体性肾炎预后也逐步改善。目前研究显示，新月体性肾炎的预后主要取决于发病时的 SCr 水平。对三种类型的新月体性肾炎来说,发病时较高的 SCr 水平都是肾脏预后不良的危险因素。发病时即需行透析的患者往往需要长期肾脏替代治疗。一项包含 71 例抗 GBM 抗体型新月体性肾炎患者的研究发现,经过血浆置换和免疫抑制剂治疗后,患者的 1 年人存活率达到了 100%,肾存活率为 95%;对于 SCr≥5.7mg/dL、非透析依赖的患者,其 1 年人、肾存活率分别为 83% 和 84%;而对于透析依赖的患者,其 1 年人、肾存活率则分别为 65% 和 8%;所有透析依赖且肾活检结果显示为 100% 肾小球新月体形成的患者则都需要行维持性透析治疗。抗 GBM 抗体型新月体性肾炎很少复发,复发的患者一般合并 ANCA 阳性。因此,一般认为这些患者是血管炎复发而不是抗 GBM 病复发。

除了 SCr 水平之外,肾活检结果也能提示预后情况。对于免疫复合物型新月体性肾炎,超过肾小球的 80% 有新月体形成的,则提示预后较差;有研究收集了 100 例行肾活检的 AAV 患者,结果发现,≥50% 正常肾小球、≥50% 全球性肾小球硬化、≥50% 肾小球细胞有新月体形成者的 5 年肾存活率分别为 93%、50%、76%。

ANCA 和抗 GBM 抗体双阳性患者的肾外表现与血管炎患者相似,肾脏的临床和组织学表现则与抗 GBM 抗体型患者相似,即使经过积极的治疗,这类患者的肾脏预后仍较差。

六、结 论

许多免疫介导的肾脏疾病和全身系统疾病可导致新月体性肾炎的出现,而既往大部分新月体性肾炎的预后往往较差。近年来,随着对该病认识的提高和早期合理治疗的开展,该病的预后得到了很大的改善,甚至能够达到完全缓解。因此,及时诊断和治疗对于改善患者的预后是十分重要的。对于病情进展迅速的患者,除非存在明确的禁忌证,否则即使没有确诊为新月体性肾炎,也要及早使用激素联合免疫抑制剂予以治疗;而一旦诊断明确,需综合考虑年龄、全身状况和并发症等因素,采取合理的治疗方案。及时监测临床和实验室指标能为调整或更换免疫抑制剂提供依据。同时,通过血浆置换清除致病因子,对部分新月体性肾炎患者也能发挥很好的疗效,但是其长期效果仍有待进一步研究验证。

(李一文,何 强)

第二节 慢性肾脏病伴发急性肾损伤

急性肾脏综合征和慢性肾脏综合征的疾病状态和阶段可以根据 SCr 水平或肾小球滤过率(GFR)进行划分,两种综合征进一步发展均可导致 ESRD,最终需要开展长期肾脏替代治疗。既往由于 AKI 诊断标准的不同,不同流行病学调查研究所报道的 AKI 患病率差异很大(1%~26%)。在过去的 10 余年中,慢性肾脏病(Chronic kidney disease, CKD)与 AKI 已经逐渐发展成为两个独立的概念模型,有利于进一步开展临床试验研究。然而,最近的流行病学和病理学研究显示,两种综合征并不是完全分开的,而是相互关联的。CKD 与 AKI 互为危险因素,并且两者都是心血管疾病的危险因素。对明确 CKD 的患者,若估计 GFR 值较前次测定下降>25%,则需立即重新测定肾功能,并按照 AKI 的标准对患者进行评估和治疗。对进展性 CKD 患者,在关注 GFR 绝对值变化的同时,也应关注患者的临床状态和患者以前 GFR 下降的速度。

一、急性肾损伤与慢性肾脏病相互关联的流行病学证据

ICU 医师临床工作中常面临着在 CKD 基础上伴发 AKI(AKI-on-CKD)的诊治。所谓 AKI-on-CKD 是指患者在原有 CKD 的基础上,由于各种原因导致短期内 GFR 迅速下降的一组临床综合征。RIFLE 分级建议:在 SCr 绝对值短时间(<48h)上升>44μmol/L 的情况下所测的 SCr>350μmol/L,应将其诊

断为在 CKD 基础上伴发的 AKI。CKD 患者由于常合并高血压、糖尿病、心脑血管疾病以及脓毒症等，可能经常暴露于肾毒性药物、外科手术、血管介入治疗等 AKI 的高危因素中，故 AKI-on-CKD 在临床上并不少见。很早就有研究显示，当老年患者存在 CKD 时，其 AKI 发生率显著增加，尤其是当患者伴有蛋白尿、糖尿病或高血压时，即使 eGFR 轻度降低，也可以显著增加 AKI 的发生率。美国的一项大规模队列研究发现，在 eGFR 为 $45\sim59$mL/(min·1.73m^2) 的人群中的 AKI 的发生率，是 eGFR>60mL/(min·1.73m^2) 者的 2 倍。最近在 ARIC 试验的亚组分析中发现，eGFR 为 60mL/(min·1.73m^2) 的入选者的 AKI 发生率，也是 eGFR 为 $60\sim75$mL/(min·1.73m^2) 者的 2 倍，而且伴有微量蛋白尿的患者发生 AKI 的概率明显增加。国外的流行病学调查资料显示，AKI-on-CKD 约占 AKI 发病原因的第 3 位。国内关于 AKI-on-CKD 的发生率尚缺乏大样本研究。根据北京大学第一医院对 1999—2001 年肾内科住院患者进行回顾性分析显示，经临床和病理证实的 AKI-on-CKD 患者约占总 AKI 病例数的 35.5%。事实上，ICU 病房中 AKI-on-CKD 的发生率远高于普通病房。AKI 与 CKD 在重症患者中通常是相互作用的，即 CKD 的重症患者容易发生 AKI；而发生 AKI 的重症患者也容易加重 CKD，甚至促进 CKD 快速进入 ESRD 的阶段。

同样，对于 AKI 后肾脏功能恢复的患者，既往认为其肾功能远期恢复是好的。然而，自 2008 年开始，多项观察性研究表明，AKI 与 CKD 后续发展存在显著相关性。例如，多数 AKI 患者，甚至既往无肾脏疾病的患者，尽管发病后部分肾脏功能能恢复一些，但后期随访可观察到部分患者进展为 ESRD。研究还发现，AKI 可导致 CKD，促进已有 CKD 进展，增加 ESRD 患者长期死亡风险。一项观察性研究显示，先兆子痫与 ESRD 的形成具有相关性。先兆子痫合并 AKI 患者发生 ESRD 的风险是未发生 AKI 患者的 13 倍；如患者同时存在 AKI 和 CKD，其发生 ESRD 的风险可以升高至 40 倍。另有研究认为，AKI 不仅与 CKD 直接相关，而且也是 CKD 的病因。临床证据如下：①AKI 的严重程度与 CKD 的进展有关；②AKI 的多个事件预示着 CKD 的进展；③有报道显示，AKI 患病儿童虽然没有伴随症状（如高血压、糖尿病或心血管疾病），但是也会发生 CKD；④排除 CKD 的混杂风险因素后（如糖尿病和高血压），AKI 与 CKD 预后具有独立相关性。

二、急性肾损伤与慢性肾脏病互为因果的关系

1. AKI 和 CKD 均能增加患心血管疾病的风险

除与 CKD 相关外，AKI 还与心血管疾病的发生及其治疗密切相关。同样，CKD 也与心血管事件风险增加呈强相关。AKI 患者不但存在形成 CKD 的风险，同样也具有发生心血管事件的风险。

造影剂肾病患者具有患心血管病、心肌梗死和血管再栓塞的住院治疗风险。AKI 的严重程度也与其继发心力衰竭住院治疗相关。与既往发生过心肌梗死的患者相比，AKI 发生与脑卒中、心力衰竭或心肌梗死患者的住院和死亡风险增加是显著相关的。AKI 发病后心血管事件的风险增加。可能受其形成的 CKD 影响，AKI 并发症也可能通过炎症或其他途径直接增加患心血管疾病的风险。

2. AKI 发生促进 CKD 形成的机制

尽管肾脏功能紊乱的潜在机制还没有完全明确，但动物实验研究提示，肾脏损伤后组织功能紊乱和随后病理性修复可能是 CKD 形成的主导因素。研究者发现，CKD 的形成与 AKI 相关的级联机制相关：全身性高血压与肾性高血压形成、GFR 升高、肾小管肥大和萎缩、肾小管间质纤维化、肾小球硬化遗传易感性以及体液紊乱等因素有关。

从动物模型中可观察到，AKI 后持续性病理改变被认为是引起 CKD 的主要原因。其中，内皮受损和血管中断可能会引起肾脏组织缺血、缺氧的恶性循环，进而影响肾脏细胞功能。毛细血管数量减少、肾小球灌注压升高以及肾间质性纤维化是一种有害的机体自我修复机制，能引起损伤持续，并进一步加重组织损伤。AKI 引起的其他因素包括肾小管上皮细胞凋亡，异常细胞（包括内皮细胞、周围细胞、成纤维细胞、免疫浸润和成骨细胞）反应，毛细血管丢失，肾小管上皮和间质细胞表观遗传学改变。AKI 恢复

后,纤维化仍持续,这可能是因成纤维细胞分化未进入沉默状态,高盐及高蛋白饮食可促进病态修复因素。AKI后的肾脏疾病进程取决于GFR下降程度,损伤后的可逆性、病理性修复及再生机制。反复的结果可能引起长期疗效的恶化。另外,一些炎症介质和细胞因子(如血红素氧化酶-1、缺氧诱导因子-1α和转化生长因子β_1)在肾脏损伤急性期参与AKI的保护作用,但是这些细胞因子在肾脏后期修复中可能促进CKD的形成。

3. CKD 是 AKI 的危险因素

CKD患者的肾单位减少会导致肥大肾单位的工作负荷增加,使肾小管易于发生急性损伤并难以恢复。研究显示,单侧肾切除继发的肾小球高滤过可导致肾小管肥大,以及诸如上皮转运增加之类的相应变化。次全肾切除术后,单个肾单位的GFR增加2倍以上,同时上皮转运及氧耗幅度显著增加。因此,有学者认为在肾切除背景下,工作负荷相关的上皮功能异常和(或)高蛋白摄入相关的氧化应激反应促进了小管间质纤维化的形成。同时,高速率氧耗会减少组织氧含量,产生低氧信号转导,从而抑制损失与修复过程中的上皮应答反应。此外,残余肾小管细胞的增殖也会产生相应的应激反应。有关肾小管负荷增加对肾脏疾病进展的负面效应,已在减轻肾小球高滤过缓解肾脏疾病进展的试验中得到证实。

CKD患者可能存在与AKI一致的肾功能短暂下降风险。而与年龄相关的生理学改变,包括老年人GFR下降和肾储备功能丢失,都可能增加AKI发生风险。AKI和CKD患者经常发生的充血性心力衰竭可能与肾功能急性改变有关。在动物模型中,CKD显著地增加了败血症及其导致的AKI的严重性。研究表明,严重感染、血容量不足、心力衰竭、使用肾毒性药物是在CKD基础上出现AKI的主要危险因素。由于CKD患者肾脏已存在慢性损伤,故程度较轻的急性因素如不严重的失血、呕吐、腹泻甚至出汗,即可引起明显的肾功能急性减退。对于糖尿病肾病患者,当组织严重水肿合并有效血容量不足时,过度利尿或脱水过多过快及心力衰竭均可导致肾功能急性恶化。另外,慢性肾病原发病处于急性活动期,也能导致AKI发生,如膜增生肾炎和IgA肾病等原发性肾脏病,也包括狼疮性肾炎、痛风性肾病等继发性肾脏病。

4. AKI 加速 CKD 进展至 ESRD

研究发现,CKD病程中的GFR并不是持续下降的,这表明未知的病理变化可能促使CKD进展加剧。新近对AKI-on-CKD患者的研究提示,新发生的病理改变促进了CKD进展。CKD与并发的AKI之间的关系复杂,原发性肾脏疾病使患者易患AKI,AKI风险与CKD阶段相关。相反地,由于已受损肾脏的进一步损伤,原发CKD患者伴发AKI加剧了ESRD的进展。即使在既往没有原发性肾病的情况下,AKI肾脏的不完全恢复也会导致CKD发生。相比于单纯的AKI,AKI-on-CKD更易导致CKD的进展。因此,AKI继发损伤会增加甚至恶化原有CKD而发生病理改变的解释就显得合理了。无论肾脏的慢性和急性事件,都可以加剧彼此进一步损伤,从而导致肾脏的结构和功能进一步恶化,并形成恶性循环。已存在肾单位丢失的CKD患者在发生AKI后进展至ESRD,也验证了早期残余肾功能渐进性损伤的假说。目前认为,在CKD进程中,肾单位的丢失是CKD、AKI和ESRD相互关联的主要病理生理学基础。因此,只要理解了减少的肾单位在ESRD进程中的病理作用,那么在AKI-on-CKD患者中,其残存的处于超负荷工作状态的肥大肾单位更易发生损伤,且损伤后不易于恢复就显得合理了。

三、慢性肾脏病合并急性肾损伤的预防与治疗

CKD急性加重的治疗原则与由此类因素导致的AKI相同,但还应考虑患者同时存在CKD,兼顾肾脏基础疾病和急性加重因素、治疗效果以及患者的耐受性。临床上及时发现AKI,并对其病因和CKD本身情况进行评估,根据结果确定个体化的治疗方案,要特别注意及时控制或消除导致AKI的危险因素,早期及时诊断和积极治疗可改善患者肾功能,使肾功能部分恢复或恢复到基线水平。这对有效延缓CKD患者的肾功能恶化有着至关重要的临床意义,也是CKD一体化防治中的一个重要环节。

1. 积极控制原发病或致病因素

CKD合并AKI的发病原因主要有以下几个方面:严重感染、创伤应激、大手术、血压和血糖控制不

佳、狼疮活动、多发性骨髓瘤活动、痛风发作等,肾毒性药物的应用或药物过敏也越来越引起高度重视。寻找任何可能存在的肾前或肾后性因素,积极纠正各种原因导致的有效循环血容量不足并维持足够的肾脏灌注,密切监测患者出入量、电解质和酸碱平衡变化,控制原发性肾病急性发作,预防感染以及尽量避免治疗过程中的肾脏损伤等,均是预防 CKD 合并 AKI 的关键环节。心血管病变是住院患者中最不稳定的疾病因素,而感染是多种疾病的并发症或败血症的常见诱因,这些问题在老年患者和复杂疾病患者中常常存在并极易发生变化。对于 ICU 患者,尤其需要注意对其留置的导尿管、气管插管和血液透析管的护理和及时处理,以防止导管相关性感染并发症的发生。肾后性因素可能比较隐匿,容易被忽视。因此,对于高危人群应随时监测病情变化、每日体重和出入量、血管内容量状态和心功能状态,应动态监测患者关于有效血容量的临床体征及尿生物学标志物,以便及时处理各种缺血因素,使心排血量和肾血流均处于最优状态。

2. 合理治疗并防止药物性肾损害

对于高危人群或已发生 AKI 的患者均应随时复习并分析其治疗药物,且应停用所有肾毒性药物。如属必须用药者应谨慎并在监测下应用 NSAIDs、ACEI 或 ARB 类药物,注意预防这些药物可能导致肾脏血流灌注自我调节机制的受损。在必须使用某些可能导致肾损伤的药物时,应注意根据指导剂量进行有限应用。必要时应监测血药浓度的变化,并密切监测肾功能及尿生物学标志物的变化,随时调整用药。

3. 维持机体的水、电解质和酸碱平衡

积极纠正水钠代谢紊乱。在 AKI 少尿期,患者容易出现水负荷过多,极易导致肺水肿和心力衰竭发作,严重者还可出现脑水肿,因此要密切监测患者的体重、血钠和中心静脉压。过多限水或补液不足可能加重肾脏缺血性损伤,补液过多则可能导致急性肺水肿或脑水肿等并发症发生。对经一般处理仍不能纠正水钠潴留并有急性左心衰发作、高钾血症或严重代谢性酸中毒者,需要尽早开展肾脏替代治疗。

4. 营养支持治疗

AKI 患者常合并多器官功能障碍,存在严重应激、各种促炎和抗炎介质释放、氧化应激增加,容易引起代谢紊乱。在 CKD 基础上发生 AKI,肾脏维持内稳态功能的急性丧失会进一步导致内环境与内分泌紊乱。同时,肾脏替代治疗可造成糖和蛋白质的丢失,并直接或间接影响糖、蛋白质及脂肪的代谢。营养治疗的目标是避免整体或特殊营养素缺乏,纠正水、电解质失衡并减少营养不良相关的代谢并发症,尽可能首选肠内营养(Enteral nutrition,EN)为机体提供能量需要,如存在肠内营养禁忌或肠内营养不能达到营养摄入目标热量时,可根据疾病严重程度酌情给予补充性静脉外营养(SPN)或全静脉外营养(TPN)。能量需求受疾病的严重程度、营养状态及是否合并其他脏器功能障碍的影响。目前,尚无强有力的证据显示高能量摄入对 CKD 合并 AKI 重症患者有益,欧洲指南推荐非蛋白热量不超过 25kcal/(kg·d)。

5. 肾脏替代治疗

在临床上,CKD 合并 AKI 常见于老年患者,这类患者存在高血压、糖尿病、动脉硬化性肾血管改变、尿路感染以及各种类型肾脏疾病等基础疾病。由于老年人肾功能退行性改变,调节内环境稳定性差,易合并 AKI,可导致患者肾功能迅速恶化,出现严重电解质紊乱和水钠潴留,同时,AKI-on-CKD 患者常由严重感染、创伤及肾毒性药物使用等诱因所致。因此,在肾脏替代治疗时机上要早。有研究表明,按照肾功能恶化的 CKD 分期严重程度,CRRT 介入时机越早,越有利于维护脏器功能稳定,降低 CKD 患者病死率。血液净化模式选择要结合 CKD 基础疾病、肾功能恶化诱因及患者疾病的缓急轻重等具体情况而定,必要时可以进行不同血液净化模式的转换。如临床常见的糖尿病肾病患者合并 AKI,在病情允许的条件下先行腹膜透析,若出现透析模式不充分、腹腔感染粘连、腹膜纤维化等情况,则可再行血液透析或联合血液透析。如糖尿病肾病患者合并严重肺水肿、血流动力学不稳定等,可暂行 CRRT 治疗,待病情稳定后再转为其他治疗模式。同样,如糖尿病肾病患者的肾功能恶化因严重感染因素所致,可优先选择CRRT 治疗。由于 CKD 患者常存在心血管功能减退,当合并 AKI 时其容量空间小,因此在行肾脏替代治疗时容量管理及监测显得尤为重要,如何达到最佳的容量状态,既要避免容量超负荷,又要减少容量不足导致残余肾功能损害。因此,需要根据血流动力监测参数,如中心静脉压(Central venous pressure,

CVP)、肺动脉楔压(PWCP)、心排血量(Cardiac output，CO)、血管外肺水指数(Extravascular lung water index，EVLWI)、全心舒张末期容量指数(GEDVI)等，来指导容量管理，通过 CRRT 精确调节液体出入量，以使患者达到更符合生理的最佳容量状态。

四、慢性肾脏病合并急性肾损伤的临床预后

尽管已经广泛认识到 CKD 是 AKI 的危险因素，但是对合并 AKI-on-CKD 的临床预后，尤其是远期预后目前尚无足够的认识。既往有些临床研究提示 CKD 合并 AKI 患者临床预后相对较好，但这些研究多数是单中心研究，包含病例数较少，而且研究中不能准确评估 AKI 发生的时间点及 AKI 前的 eGFR 基线数据。最近，加拿大的一项基于人群的大规模队列研究发现，CKD 的病变程度(主要是 eGFR 的水平)明显影响 AKI-on-CKD 患者的病变程度、院内病死率、长期预后和出院后的病死率。AKI 可以明显促进 CKD 患者进展至 ESRD，尤其是 eGFR<30mL/(min·1.73m²) 的患者。因此，对于存在 CKD 基础的重症患者易受多种因素(如感染、药物、介入和手术治疗等)影响而导致 AKI-on-CKD 的发生，且预后较差。如能早期诊断并及时予以适当治疗，可使患者的肾功能部分恢复。因此，ICU 医师在 CKD 一体化治疗中要重视 AKI 发生的高危因素，及早发现 AKI-on-CKD 的患者，并对其发生 AKI 的病因和 CKD 本身情况进行综合评估，根据结果确定个体化的治疗方案，要特别注意并及时控制或消除导致 AKI 的危险因素。早期及时诊断和积极治疗是改善患者肾功能、降低病死率、延长患者生命的重要措施。

(呼邦传，吴爱萍)

第三节　终末期肾脏病与 ICU

慢性肾脏病(CKD)是指各种原因引起的慢性肾脏结构和功能障碍(肾脏损害病史超过 3 个月)，包括肾 GFR 正常和不正常的病理损伤，血液或尿液成分异常，影像学检查异常，或不明原因 GFR 下降[GFR<60mL/(min·1.73m²)]超过 3 个月。KDIGO 在 2012 年发表了关于 CKD 评估及管理的指南，其中 CKD 分期见表 12-2。

表 12-2　CKD 分期

GFR 水平分级[mL/(min·1.73m²)]	蛋白尿水平分级	A₁ <30mg/g <3mg/mmol	A₂ 30~300mg/g 3~30mg/mmol	A₃ >300mg/g >30mg/mmol
G₁	≥90	低危	中危	高危
G₂	60~89	低危	中危	高危
G₃ₐ	45~59	中危	高危	极高危
G₃ᵦ	30~44	高危	极高危	极高危
G₄	15~29	极高危	极高危	极高危
G₅	<15	极高危	极高危	极高危

根据一项全国性患病率的横断面调查，我国慢性肾脏病的发病率约为 10.8%。根据全国透析病例登记系统数据显示，我国终末期肾脏病(ESRD)患者约为 200 万人，登记在册的透析人数为 20 余万人。CKD 尤其是 ESRD 患者并发症多，病情进展快，治疗难度大。与普通人群相比，ESRD 患者需要进入 ICU 治疗的概率更大，病死率更高，即使出院后，再住院率亦明显增高。

一、流行病学

关于 ICU 中 ESRD 患者的临床特征及预后，目前没有足够的资料。现有的多为单中心、回顾性的研

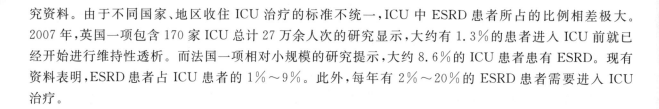

究资料。由于不同国家、地区收住 ICU 治疗的标准不统一,ICU 中 ESRD 患者所占的比例相差极大。2007 年,英国一项包含 170 家 ICU 总计 27 万余人次的研究显示,大约有 1.3％的患者进入 ICU 前就已经开始进行维持性透析。而法国一项相对小规模的研究提示,大约 8.6％的 ICU 患者患有 ESRD。现有资料表明,ESRD 患者占 ICU 患者的 1％～9％。此外,每年有 2％～20％的 ESRD 患者需要进入 ICU 治疗。

二、临床特点

进入 ICU 治疗的患者大部分开展血液透析治疗。有研究显示,17％患者进行腹膜透析;83％患者进行血液透析,其中有 32％使用动静脉内瘘(Arteriovenous fistula,AVF),51％使用中心静脉导管。两种透析方式在患者性别、脑卒中发生率、糖尿病、外周血管疾病方面没有差异。但血液透析患者发生心脏事件的概率要明显高于腹膜透析患者,使用中心静脉导管患者发生心脏事件的概率要高于动静脉内瘘。

ESRD 患者进入 ICU 的主要原因是脓毒症和心血管事件。与普通 ICU 患者相比,ESRD 患者更年轻但并发症多,APACHEⅡ评分更高,更容易出现多器官功能衰竭。一项包括 34965 例 ICU 患者的研究显示,相比于其他患者,ESRD 患者有着更高的糖尿病发生率(52.3％ *vs* 22.4％)、冠心病发生率(15.7％ *vs* 14.3％)、脑卒中发生率(10.3％ *vs* 7.2％)以及外周血管疾病发生率(29.7％ *vs* 12.7％)。

三、ICU 中 ESRD 患者的评估

对于新进入 ICU 的 ESRD 患者,应进行全面、系统评估(见表 12-3)。血管通路对于血液透析患者尤为重要,是血液透析患者的"生命线"。下面对血管通路的两个问题做进一步阐释。

(1)不建议行锁骨下中心静脉置管和经外周静脉穿刺中心静脉置管(PICC),主要担心对建立长期血管通路进行透析产生影响。对于股静脉置管,因其感染和血栓形成的概率较高,故同样不推荐。指南建议,对于此类患者应在 B 超引导下建立左侧颈内静脉临时静脉通道,以供输液使用。

(2)不建议使用患者已有的 AVF 或动静脉人工血管(AVG)进行 CRRT 治疗。透析使用的穿刺针坚硬锋利,患者的移动有可能导致穿刺针损伤血管,从而可能导致血管通路的永久性功能丧失。更为重要的是,由于无法监测回血管路,一旦静脉端穿刺针脱出,有可能在 2～5min 就发生致死性失血事件。对于进行 CRRT 的患者,我们建议置入临时性血液透析导管。

表 12-3　ICU 中 ESRD 患者的评估

疾病严重程度	进入 ICU 的病因和其严重程度评估,以及下一步处理计划
ESRD 史	ESRD 的病因及患病时间;乙肝表面抗原;门诊透析处方:尿素分布容积(V),活性维生素 D,红细胞生成刺激剂等
残余肾功能保护	特别是对于腹透者,尽可能少使用静脉造影剂以及肾毒性药物(如氨基糖苷类)
透析通路	评估通路感染情况;每天记录 AVF 或 AVG 通畅程度;正确护理腹透导管和出口处;保证通路血流量。尽量避免通路侧手臂血管损伤,如反复测量血压、建立输液通道、采血等
容量负荷	至少每天评估一次患者的体重及出入量。检测中心静脉压和中心静脉血样饱和度
实验室指标	至少每天检测一次生化、白蛋白、钙、镁和全血细胞计数,必要时行血培养和心脏相关指标检测
透析充分性	每次透析后评估小分子物质的清除以及至少每周 3 次评估尿素清除指数(Kt/V)
药物剂量	根据药代动力学、残余肾功能、透析模式对药物的消除等进行选择

四、血液净化治疗

血液净化治疗是 ICU 中的一种重要治疗手段,主要用于清除有毒物质、减轻体内容量负荷和对 AKI

进行对症支持治疗,以及 ICU 中维持性透析患者的常规透析治疗。

(一)透析模式的选择

ESRD 患者腹膜透析(Peritoneal dialysis,PD)的使用比例随着国家、地区的不同而不同,因而 ICU 中使用 PD 的比例也有所不同。由于缺少连续性 PD 的循环装置以及专门的 PD 护理人员,因此在 ICU 中开展连续性 PD 存在一定困难。但由于 PD 价格相对低廉,对产地、设备要求相对简单,因此许多欠发达地区亦可开展。通常情况下,持续性非卧床腹膜透析(Continuous ambulatory peritoneal dialysis,CAPD)的方案为每天交换 4～6 次,每次置换量为 2～3L。在以下情况下,PD 可能无法维持正常水、电解质平衡:严重革兰阴性杆菌、混合性细菌感染和真菌性腹膜炎、腹腔手术、严重的呼吸衰竭、高代谢消耗。因此,PD 在 ICU 中的使用比较受限制。

绝大多数 ESRD 患者进行每周 3 次的间歇性血液透析(Intermittent hemodialysis,IHD)。IHD 的血流量是 300～500mL/min,透析液流速是 400～1000mL/min,每次 3～5h。大部分的重症 ESRD 患者可能不能很好地耐受这个治疗强度,因此,相对平稳的 CRRT 是可以考虑的。CRRT 的置换液流速为 25～100mL/min,血流量为 100～300mL/min。另外一种可以选择的血液净化方式是持续性低效透析(SLED),这是一种杂合的透析模式,血流量为 100～300mL/min,透析液流速为 100～300mL/min,每次 8～16h。

正如前文所述,由于存在一定的风险,一般并不推荐使用 AVF 或 AVG 进行 CRRT 或 SLED。此外,目前缺乏足够的证据证明 CRRT 比 IHD 更有生存优势,ICU 中带有 AVF 或 AVG 的 ESRD 患者更倾向于使用 IHD。ESRD 患者如果之前使用血管导管透析,那么选择任何一种透析方式都相对方便。如果带有 AVF 或 AVG 的患者有明确的 CRRT 指征,如明显的血流动力学不稳定、显著的容量负荷过重等,那么需对插管进行 CRRT 的风险须与使用 AVF 或 AVG 进行 IHD 的风险进行权衡。在不远的将来,可能有一种一个穿刺针的新型血泵进入临床,这种新装备可以保证使用 AVF 或 AVG 进行 SLED,时间为 6～12h。SLED 比 CRRT 更经济,比 IHD 更平稳,所以 SLED 可能是 ICU 中血液净化的首选方式。

(二)透析充分性的评估

从目前 ICU 现有的 AKI 相关文献来看,增加小分子物质的清除效率并不能提高患者生存率。同样的,对于普通 ESRD 患者,超过 KDIGO 指南推荐的小分子物质清除效率也不能在生存上获益。因此,尽管目前没有关于 ICU ESRD 患者透析剂量的确切证据,但认为 KDIGO 指南关于 ICU AKI 患者 IHD 和 CRRT 的推荐,同样适用于 ICU ESRD 人群。

尽管评估 ICU ESRD 患者有着十分重要的意义,但普通 ESRD 患者适用的尿素动力学模式,外推至 ICU ESRD 患者有着一定困难。传统公式中的尿素分布容积(V)与动则 10～20L 水肿状态的 ICU 中的患者相关性不好,并且 ICU 中患者的代谢状态各异明显影响尿素的产生。近年来出现的在线尿素清除率监测(Online clearance monitoring,OCM)为透析充分性的检测提供了便利。OCM 法监测 Kt/V 值的基本原理是基于尿素与血钠清除率相互间的直线关系,在透析器透析液出口端加装电导率探头,通过对进出透析器前后透析液电导度的测量,来测定钠离子的变化,通过计算机软件由钠离子浓度的改变值来计算得出 Kt/V 值并实时显示。所得 Kt/V 值不受局部再循环和心肺再循环的影响,避免了尿素反跳、残余肾功能、抽血时机错误及化验误差等因素的影响,理论上可以更准确地反映出血液透析对尿素氮的实际清除水平,所测 Kt/V 值结果可靠。一旦我们能够较为准确地测量 Kt/V 值,就可能更为准确地调整透析液中钠、钾和碳酸氢盐的浓度。一般来说,应该尽量避免透析后低钾血症和碱中毒,以降低心律失常的发生率。因此,当 Kt/V 值较大时(如延长的 IHD 或 SLED),透析液中电解质的浓度就应当与正常值接近。

(三)ICU ESRD 患者常见并发症处理

由于脓毒症、心力衰竭、呼吸衰竭、肝功能衰竭等在相关章节中有所描述,故本小节主要介绍循环容量以及缺血性和出血性脑卒中的相关处理。

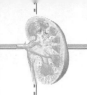

1. 循环容量

由于 ICU ESRD 患者通常合并有心力衰竭、呼吸衰竭、脓毒症、消化道出血及严重的肝脏疾病,因此尽管总的细胞外液(Extracellular fluid,ECF)容量可能不少,但患者往往存在有效循环血量的不足和血流动力学的不稳定。重建有效循环血流量往往需要大量补液。对于普通 ICU 患者,此时往往须进行早期目标性指导治疗(Early goal-directed therapy,EGDT);但对于少尿或者无尿的 ESRD 患者,这可能存在相当大的风险,容易导致容量负荷过重。并且,有时即使在血流动力学监测的情况下进行补液,由于全身炎症反应综合征(Systemic inflammatory response syndrome,SIRS),第三间隙 ECF 转移,同样可能发生肺水肿。尽管超滤脱水可以有效、快速地减轻患者的液体负荷,但过多、过快的超滤亦有可能导致患者血流动力学不稳定。因此,无论是补液还是超滤,都需要严密监测患者的循环状态。临床上通常使用的指标为中心静脉压和中心静脉血氧饱和度($ScVO_2$)。$ScVO_2$ 被认为是一个有用的、可动态监测的氧代谢指标。此外,用超声心动图评估心室收缩功能同样具有重要意义。

2. 脑卒中

透析人群发生脑卒中(特别是出血性脑卒中)的概率明显高于普通人群。透析人群发生脑出血的概率为每年 3～10/1000 人,大概是普通人群的 10 倍,主要的危险因素包括高血压、糖尿病、高龄、贫血、血管钙化等。对于 ESRD 卒中的处理,我们可以参考日本透析治疗协会(Japanese Society for Dialysis Therapy,JSDT)的指南推荐(见表 12-4)。

表 12-4　脑卒中患者透析治疗推荐

类　型	治疗推荐
1.脑出血	a.控制脑水肿:使用甘露醇,同时超滤透析。必要时请神经外科医师会诊,决定是否去除血肿或引流。如果血肿很大(30～50mL),预后通常很差
	b.血压控制:收缩压低于 180mmHg 或平均动脉压低于 130mmHg
	c.微出血:透析患者很常见
	d.血肿大小:为了预防血肿增大,发病 24h 内不建议透析。可以考虑行腹膜透析
	e.二级预防:为了防止再次出血,建议透析前血压控制在 140/90mmHg 左右
2.脑梗死	a.血压控制:急性期避免降压过快。如果血压很高(收缩压＞220mmHg,舒张压＞120mmHg),开始使用降压药。目标值是基线血压的 85%～90%
	b.控制脑水肿:使用甘露醇,同时行超滤透析,当天避免透析,避免血流动力学波动
	c.抗凝治疗:使用抗血小板药物(阿司匹林、氯吡格雷、噻氯匹定、西洛他唑)或抗凝药物(华法林、肝素、阿加曲班),评估出血风险。为了防止脑出血,推荐 PT＜2.0
	d.一级预防(房颤):抗栓治疗,颈动脉内膜剥脱术,介入治疗,控制血压
	e.二级预防(1 个月内):抗血小板、抗栓、降压治疗;如果患者没有明确的颈动脉狭窄,将血压控制在 140/90mmHg 以下
3.蛛网膜下腔出血	目前没有足够研究

此外,对于脑出血患者的透析条件,也与普通透析患者有所不同。首先是抗凝剂的使用,为了避免血肿加大或再次出血,不推荐使用全身抗凝,建议局部抗凝或无抗凝剂透析。其次是血流量和透析液流速。建议起始时血流缓慢,视情况逐渐加快。透析液流速为 500mL/min。透析液中钠离子浓度不高于血清中浓度,应为 10mmol/L,碳酸氢根浓度为 30mmol/L,如果可能的话,钾和钙浓度适当增高。此外,避免使用大面积的透析滤过膜,透析时间起始为 2h,视患者病情稳定逐渐增加,建议初期每日透析。最后可以考虑让患者适量吸氧。

(四)ICU 透析患者的营养支持治疗

CRRT 或者 SLED 的长时高效的自然特性,造成水溶性、低分子物质大量丢失。对于 CRRT 患者,大约每升超滤液中丢失 0.2g 氨基酸和 5～10g 蛋白质,水溶性物质(如维生素)也显著减少,但脂肪并不丢失。因此,严重影响透析患者的代谢和营养平衡。对于宏量营养素,可以参考欧洲肠内外营养学会(European Society of Parenteral and Enteral Nutrition,ESPEN)的指南推荐(见表 12-5)。

表 12-5　ESPEN 推荐 ICU 中透析患者的营养补充

营养类别		营养补充
能量(非蛋白热量)		20~30kcal/(kg·d)
碳水化合物		3~5(最多 7)g/(kg·d)
脂肪		0.8~1.2(最多 1.5)g/(kg·d)
蛋白质	轻度代谢状态	0.6~0.8(最多.1.0)g/(kg·d)
	中度代谢状态	1.0~1.5g/(kg·d)
	重度代谢状态	最大可到 1.7g/(kg·d)
营养途径	轻度代谢状态	食物
	中度代谢状态	肠内或肠外营养
	重度代谢状态	肠内或肠外营养

对于微量元素的补充,目前证据并不十分充足。尽管透析患者常常合并有高钾、高磷和代谢性酸中毒等并发症,但 CRRT 患者常不需要控制这些电解质的摄入,因为患者的血清电解质的水平和透析液或置换液中的电解质浓度密切相关。指南建议每日补充 50mg 以上的维生素 C 和 600nmol 的叶酸,可以适量补充硒和维生素 B_1,锌可以不必补充。

五、预　后

(一)短期预后

目前,透析患者在 ICU 中的病死率和住院期间的病死率报道有差异,分别为 9%~44% 和 14%~56%。尽管报道的数据各有不同,但总的来说,ICU 中透析人群的病死率还是非常高的,而 ICU ESRD 人群的病死率(26%)和普通 ICU 患者的病死率(21%)无显著差别。目前,并没有研究评估 ICU ESRD 人群住院的时间长短。但有一项研究显示,ESRD 住院患者有 12% 会进入 ICU 治疗,而普通人群只有 4%。并且该研究显示,ESRD 患者出 ICU 后 3d 内的再入院率是普通人群的 2 倍,这提示我们 ICU ESRD 人群可能需要更长时间的观察及出院后更好的随访。

(二)长期预后

目前,对 ESRD 患者出 ICU 6 个月以后的长期预后的研究结论不统一。澳大利亚的一项研究显示,ESRD 患者出 ICU 后的平均生存时间是 2.25 年,从透析开始算起是 3.5 年,而同期澳大利亚透析人群的中位生存时间为 4.5 年。另一项研究显示,ESRD 出 ICU 后的 6 个月和 12 个月的病死率分别为 38% 和 48%。总的来说,现有的证据提示在 ICU 中存活的 ESRD 患者的生存时间与普通 ESRD 患者并无太大差异。

(三)慢性透析和 AKI

许多研究对 ICU 中 AKI 和慢性透析患者的生存率进行了比较。一项病例对照研究显示,AKI 患者的 ICU 病死率(43% vs 20%)和住院病死率(50% vs 24%)都要明显高于慢性透析患者。我们知道,无论是急性还是慢性,重症患者肾功能的丧失都能显著增加患者的病死率。但 AKI 患者较慢性透析患者有着更高的病死率,这提示有肾功能以外的因素会影响 AKI 患者的预后。如 AKI 与导致肾功能减退的临床病因的关系更加密切,而这个病因并不能为疾病评分所体现。当然,AKI 和慢性透析患者病死率的差异也可能与入住 ICU 的病因相关,比如慢性透析患者可能仅仅是导管相关性感染,当然这个病因较为容易识别及处理。

尽管我们不知道哪些 ESRD 患者容易成为重症患者,也不明确 ESRD 确切的发病机制和病理生理变化,但 ESRD 患者有着显著增高的 ICU 入住率和短期死亡风险,而这种风险可能与患者的合并症和疾病的严重程度相关,而不是 ESRD 本身。ESRD 患者转出 ICU 以后的远期预后相对 AKI 患者来说还是相对较好的,这就要求我们在治疗期间谨慎补液,稳定血流动力学状态,实行合理的给药方案和优化的血液净化方式,进行多学科合作,制订全面的治疗方案,努力改善患者预后,降低患者再住院率。

(李一文,何强)

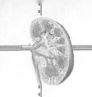

参考文献

［1］Abriella GM，Iaudio CP. Rapidly progressive crescentic glomerulonephritis：Early treatment is a must［J］. Autoimmun Rev,2014,13(7):723-729.

［2］Cano NJ，Aparicio M，Brunori G，et al. ESPEN guidelines on parenteral nutrition：Adult renal failure［J］. Clin Nutr,2009,28(4):401-414.

［3］Chawla LS，Kimmel PL. Acute kidney injury and chronic kidney disease：An integrated clinical syndrome［J］. Kidney Int,2012,82(5):516-524.

［4］Chen XN，Chen N. Plasma exchange in the treatment of rapidly progressive glomerulonephritis［J］. Contrib Nephrol,2013,181(7):240-247.

［5］Hotchkiss JR，Palevsky PM. Care of the critically ill patient with advanced chronic kidney disease or end-stage renal disease［J］. Curr Opin Crit Care,2012,18(6):599-606.

［6］Iseki K. Stroke feature and management in dialysis patients［J］. Contrib Nephrol,2013,179(10):100-109.

［7］Khosla N，Soroko SB，Chertow GM，et al. Preexisting chronic kidney disease：A potential for improved outcomes from acute kidney injury［J］. Clin J Am Soc Nephrol,2009,4(12):1914-1919.

［8］Kidney Disease：Improving Global Outcomes（KDIGO）CKD Work Group. KDIGO 2012 clinical practice guideline for the evaluation and management of chronic kidney disease. Kidney Int Suppl,2013,3(2):1-150.

［9］Leung KC，Tonelli M，James MT. Chronic kidney disease following acute kidney injury-risk and outcomes［J］. Nat Rev Nephrol,2013,9(2):77-85.

［10］Li X，Chen N. Management of crescentic glomerulonephritis：What are the recent advances［J］. Contrib Nephrol,2013,181(8):229-239.

［11］Stevens PE，Levin A. Evaluation and management of chronic kidney disease：Synopsis of the kidney disease：Improving global outcomes 2012 clinical practice guideline［J］. Ann Intern Med,2013,158(11):825-830.

［12］Szamosfalvi B，Yee J. Considerations in the critically ill ESRD patient［J］. Adv Chronic Kidney Dis,2013,20(1):102-109.

［13］Thompson S，Pannu N. Renal replacement therapy in the end-stage renal disease patient with critical illness［J］. Blood Purif,2012,34(2):132-137.

［14］Venkatachalam MA，Griffin KA，Lan R，et al. Acute kidney injury：A springboard for progression in chronic kidney disease［J］. Am J Physiol Renal Physiol,2010,298(5):1078-1094.

［15］李晓玫. 慢性肾脏病基础上急性肾衰竭的诊断与防治［J］. 中华肾脏病杂志,2006,22(11):652-654.

［16］王海燕. 肾脏病学［M］.3 版.北京:人民卫生出版社,2008.

第十三章

血液净化在急性呼吸窘迫综合征中的应用

第一节　急性呼吸窘迫综合征定义及流行病学特征

急性呼吸窘迫综合征（Acute respiratory distress syndrome，ARDS）由 Ashbaugh 等于 1967 年首次报道，患者表现为：呼吸频率加快、低氧血症、肺顺应性明显降低、肺泡表面张力明显升高；胸片早期为双肺斑片状浸润阴影，尸检发现肺组织变硬、重量增加；光镜显示肺毛细血管充血扩张，广泛肺泡萎陷，并有大量中性粒细胞浸润，肺泡内有透明膜形成。

1992 年，欧美共识会议（AECC）发表了有关 ARDS 的定义与诊断标准，即由多种病因引起的，病理生理特点为非心源性肺水肿、低氧血症和弥漫性肺实质变。急性肺损伤（Acute lung injury，ALI）是这一临床综合征的早期阶段，低氧血症程度较轻，而 ARDS 则是 ALI 较为严重的阶段（见表 13-1）。但是，多年来的研究也显示 AECC 的诊断标准存在着很多问题，因此由欧洲危重病医学会（ESICM）与美国胸科学会（ATS）组成的委员会于 2012 年发表了 ARDS 的柏林定义（见表 13-2）。根据柏林定义，ARDS 是一种急性弥漫性肺部炎症，可导致肺血管通透性升高，肺重量增加，参与通气的肺组织减少。其临床特征为低氧血症，双肺透光度降低，肺内分流和生理无效腔增加，肺顺应性降低。ARDS 急性期的病理学特征包括弥漫性肺泡损伤（即水肿、炎症、透明膜或出血）。

表 13-1　1992 年欧美共识会议有关 ALI/ARDS 的诊断标准

急性肺损伤（ALI）	
病程	急性发病
氧合指数	$PaO_2/FiO_2 \leqslant 300mmHg$（无论 PEEP 大小）
胸片	正位胸片显示双肺浸润影
肺动脉楔压	$\leqslant 18mmHg$，或没有左房压升高的临床表现
急性呼吸窘迫综合征（ARDS）	
除氧合指数指标外，其余标准同 ALI	
氧合指数	$PaO_2/FiO_2 \leqslant 200mmHg$（无论 PEEP 大小）

注：PEEP 指呼气末正压（Positive end-expiratory pressure，PEEP）。

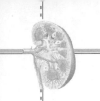

表 13-2　ARDS 的柏林定义与诊断标准

急性呼吸窘迫综合征	
发病时机	在已知诱因后，或新出现或原有呼吸系统症状加重后一周内发病
胸部影像学[a]	双肺透光度减低，且胸腔积液、肺叶不张或结节不能完全解释
肺水肿来源	无法用心功能衰竭或液体负荷过多给予解释的呼吸衰竭；如果没有危险因素，则需要客观评估（如心脏超声检查）后排除静水压升高的肺水肿
低氧血症[b]	轻度[c]：PEEP/CPAP≥5cmH$_2$O 时，200mmHg＜PaO$_2$/FiO$_2$≤300mmHg
	中度：PEEP/CPAP≥5cmH$_2$O 时，100mmHg＜PaO$_2$/FiO$_2$≤200mmHg
	重度：PEEP/CPAP≥5cmH$_2$O 时，PaO$_2$/FiO$_2$≤100mmHg

注：CPAP，持续气道正压；PEEP，呼气末正压。a. 胸片或 CT 扫描。b. 如果海拔超过 1000m，应根据以下公式进行校正：[PaO$_2$/FiO$_2$×(大气压/760)]。c. 轻度 ARDS 患者可能接受无创通气。

据报道，美国每年有 15 万～20 万人发病。最新随机调查表明，急性肺损伤患者的病死率高达 35%～40%，其中 28d 内病死率达 25%～30%。随着医疗水平的不断提升，ALI/ARDS 患者的生存率已明显改善。

（林锡芳，戴震宇）

第二节　急性呼吸窘迫综合征病因和发病机制

临床上引发 ALI/ARDS 的主要原因有肺内因素与肺外因素。其中，肺内因素可以发生直接损伤，如严重的肺部感染，ALI/ARDS 发生率达 25%～50%，主要是由于感染后细菌毒素等的释放，可以增加体内5-羟色胺、儿茶酚胺等水平，进而提高毛细血管的通透性。研究发现，随着吸入氧压力的增大及吸氧时间的延长，氧对肺组织的损伤明显增加。氧中毒后可以抑制纤毛的运动并增加增生性肺炎的发生风险，吸入 100% 氧超过 6h 即可引起支气管炎的发生。另一种较为常见的直接损伤为吸入性肺炎，特别是当误吸大量的酸性胃内容物后，可以引起严重的化学性肺损伤，并进一步发展为肺部感染，最终引起 ALI/ARDS 的发生。

肺外因素主要是通过引起肺内发生变化而引发 ALI/ARDS，为间接损伤。如全身的细菌、病毒引起的感染，如果进一步发生严重脓毒血症，则对肺组织的损伤更大。其中，革兰阴性杆菌引起的败血症最终可导致感染性休克，对毛细血管内皮细胞及肺泡上皮细胞的损伤最大。另外，研究发现大量输入库存血，可部分患者造成肺组织严重损伤，发生 ALI/ARDS 的风险达 40%。如果出现输血血型错误或弥散性血管内凝血（Disseminated intravascular coagulation，DIC），其风险更大，可达 80%。

ARDS 的发病机制复杂，涉及以下多个方面。

一、炎症反应介导的损伤

致炎症反应是机体对各种组织损伤产生的生理反应。当炎症反应过度，炎症介质产生异常，机体反应过激、炎症失控时，就会造成严重的组织损伤。ALI/ARDS 的本质就是炎症反应失控。参与炎症反应的细胞主要有多形核白细胞、巨噬细胞等。诸多实验证据证实，多形核白细胞在绝大多数 ALI/ARDS 的发病机制中起关键作用。有学者认为，肺内巨噬细胞在 ALI/ARDS 的发病中起始动作用，脂多糖等刺激因素首先活化巨噬细胞，导致一系列前炎症介质释放。这些细胞因子作用于多形核白细胞、肺微血管内皮细胞和肺泡上皮细胞等效应细胞，进而诱发肺损伤。

正常肺由肺泡上皮细胞和肺微血管内皮细胞构成良好的肺泡毛细血管屏障。ALI/ARDS 显著的组织学特征就是肺微血管内皮细胞和肺泡上皮细胞损伤，肺血管通透性增加，使富含蛋白的水肿液流入肺泡。这表明，肺微血管内皮细胞和肺泡上皮细胞是 ALI/ARDS 时受损的重要靶细胞。上皮屏障的丢失还可导致细菌入侵诱发脓毒血症,肺泡上皮损伤后期会导致肺纤维化。肺微血管内皮细胞损害在 ALI/ARDS 的发展和消退中也扮演着重要角色。肺微血管内皮细胞损伤,血管通透性增加,以及单核细胞、淋巴细胞、多核细胞、血小板等炎症细胞聚集增多,进而引起肺小血管充血和肺间质水肿,导致肺泡萎陷。

二、细胞凋亡

细胞凋亡,即程序性细胞死亡。最近研究显示,细胞凋亡参与了 ARDS 的发病过程。有两条非常重要的理论将 ARDS 与细胞凋亡联系在一起:一是肺泡上皮细胞和肺微血管内皮细胞凋亡增加;二是多形核白细胞聚集和凋亡延迟。肺泡上皮细胞的凋亡导致肺泡上皮细胞大量丢失,可促发 ARDS 进展。研究表明,ARDS 或有 ARDS 罹患风险患者的支气管肺泡灌洗液(Bronchoalveolar lavage fliud, BALF)对肺微血管内皮细胞有细胞毒性作用。多形核白细胞的凋亡是决定肺损伤预后的一个重要因素。LPS、TNF、IL-6、IL-10 及粒细胞巨噬细胞集落刺激因子均可导致多形核白细胞凋亡延迟,致使多形核白细胞在炎症部位聚集并释放 ROS 等有害物质,造成组织细胞损伤。

三、凝血功能异常

ALI/ARDS 肺血管内常出现血小板纤维素性微血栓,血管外纤维素沉着的严重程度与合并弥散性血管内凝血(DIC)相关。促凝、抗凝和纤溶系统的失衡,会引起血液高凝和弥漫性纤维沉积,导致微血栓形成,这可能是 ARDS 或脓毒症患者频发多器官功能衰竭的重要原因。同时,凝血级联反应也是强有力的前炎症反应的刺激因素。

四、纤维化肺泡炎

ALI/ARDS 急性期或渗出期后,部分患者的病变迅速被吸收而消散,其中一些患者可进展为纤维化肺泡炎。这种纤维化肺泡炎被认为是机体对肺泡成分损伤所做出的过度纤维增殖修复反应,是成肌纤维细胞、急性炎性细胞和上皮细胞以及伴随的细胞因子、生长因子、集落刺激因子与纤维素之间相互作用的结果。间质细胞和增殖性成纤维细胞填充到肺泡间隔并伴随新生血管形成。早期的前炎症机制与纤维化增殖的启动密切相关,前炎症介质 IL-1 可以促进纤维形成。在 ALI/ARDS 早期,患者的 BALF 和肺水肿液能促进成纤维细胞的有丝分裂活动,而这一效应亦是 IL-1 依赖性的成纤维细胞的活化,也预示着 ALI/ARDS 进入机化期。

(林锡芳,戴震宇)

第三节　急性呼吸窘迫综合征病理生理特点

一、ARDS 肺容积明显减少

维持正常的肺容积,特别是维持一定的功能残气量,是维持肺功能的前提。1986 年,Gattinoni 首次对 ARDS 患者行胸部 CT 扫描,发现有大量肺泡塌陷,参与通气的肺泡仅占肺容积的 20%～30%。导致肺泡塌陷的原因主要包括:表面活性物质减少导致肺泡表面张力增加,引起肺泡塌陷;小气道痉挛和肺间质水肿压迫导致细支气管塌陷,远端肺单位闭陷;严重的肺水肿填充整个肺泡,使肺泡丧失功能。大量

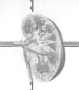

肺泡塌陷的直接后果是肺容积不同程度地降低。

二、肺顺应性明显降低

肺泡塌陷引起的肺不张、肺水肿和肺出血是 ARDS 患者肺顺应性降低的主要原因。其中,肺泡塌陷引起的肺不张是最重要的因素。在呼吸力学方面,肺顺应性降低表现为肺压力-容积曲线(肺 P-V 曲线)向右下方向移位,即若获得同样潮气量,需要较高气道压。正常肺顺应性曲线呈反抛物线形,分为两段一点,即陡直段和高位平坦段,两段交点为高位转折点(Upper inflection point,UIP)。曲线陡直段的压力和容量的变化呈线性关系,较小的压力变化即能引起较大的潮气量变化,提示肺顺应性好;而在高位平坦段,较小的容量变化即可导致压力的显著升高,提示肺顺应性减低,发生肺损伤的机会增加。在正常情况下,UIP 为肺容量占肺总量的 85%～90% 和跨肺压达 35～50cmH_2O 的位置。ARDS 患者由于肺泡大量萎陷,肺顺应性降低,故肺 P-V 曲线呈现"S"形改变,起始段平坦,出现低位转折点(Lower inflection point,LIP),同时功能残气量(Functional residual capacity,FRC)和肺总量下降,导致中间陡直段的容积显著减少。低位平坦段显示,随着肺泡内压增加,肺泡扩张较少,提示肺顺应性低;随着肺泡内压的进一步升高,陷闭肺泡大量开放,肺容积明显增加,肺 P-V 曲线出现 LIP,代表大量肺泡在非常窄的压力范围内开放;随着肺泡内压的进一步增加,正常肺组织和开放的陷闭肺组织的容积增加,出现陡直段。同正常肺组织相似,肺容积扩张到一定程度,曲线也会出现 UIP 和高位平坦段,提示肺泡过度膨胀.肺顺应性降低。

三、通气/血流比例失调

通气/血流比例失调,特别是肺内分流增加,是 ARDS 发生顽固性低氧血症的主要机制。间质肺水肿压迫小气道、小气道痉挛收缩和表面活性物质减少均会导致肺泡部分萎陷,使相应肺单位通气不足,从而使得通气/血流比例降低,产生病理学分流。广泛肺不张和肺泡水肿,引起局部肺单位只有血流而无通气,即真性分流或解剖性分流。

四、肺循环改变

ARDS 肺循环的主要改变是使肺毛细血管通透性明显增加。通透性增高性肺水肿是 ARDS 病理生理改变的基础。肺动脉高压伴肺动脉嵌顿压正常是 ARDS 肺循环的另一个特点。ARDS 也可出现肺动脉高压,肺泡塌陷参与了肺动脉高压的发生。功能残气量水平直接影响肺循环阻力。保持正常功能残气量时,肺循环阻力最低;但发生 ARDS 时,肺泡大量塌陷导致功能残气量明显降低,导致肺循环阻力明显增加,而参与肺动脉高压的发生。另外,肺泡塌陷导致局部肺单位处于低氧状态,诱发低氧性缩血管反应,加重肺动脉高压。当然,导致肺动脉高压的主要原因可能是大量缩血管炎症介质的释放。

(林锡芳,戴震宇)

第四节　急性呼吸窘迫综合征临床特征

一、症状和体征

呼吸困难进行性加重是 ARDS 的临床特点。通常在 ARDS 起病 1～2d 内,发生呼吸频速(呼吸频率大于 20 次/min)并进行性加快,危重者的呼吸频率可达 60 次/min 以上。随着呼吸频率的增快,呼吸困难也逐渐明显,呈现呼吸窘迫症状。随着呼吸困难的发展,缺氧症状也更加明显,患者表现为烦躁不安、心率增速、唇及指甲发绀。在疾病后期，多伴有肺部感染，表现为发热、咳嗽和咳痰等症状。

疾病初期呼吸急促，可无明显的呼吸系统体征；随着病情进展，出现唇及指甲发绀，有的患者两肺听诊可闻及干湿性啰音、哮鸣音；后期可出现肺实变体征，如呼吸音减低或水泡音等。

二、辅助检查

1. 影像学检查

早期胸片常为阴性，进而出现肺纹理增加和斑片状阴影；后期为大片实变阴影，并可见支气管充气征。ARDS 的 X 线改变常较临床症状延迟，而且受治疗干预的影响很大。为纠正休克而行大量液体复苏时，常使肺水肿加重、X 线胸片上的斑片状阴影增加，而加强利尿使肺水肿减轻，阴影减少；机械通气，特别是呼气末正压（PEEP）和其他提高平均气道压力的手段，也增加肺充气程度，使胸片上阴影减少，但气体交换异常并不一定得到缓解。

与正位胸片相比，CT 扫描能更准确地反映病变肺区域的大小。通过病变范围可较准确地判定气体交换和肺顺应性病变的程度。另外，CT 扫描可发现气压伤及小灶性的肺部感染。

2. 肺气体交换障碍的监测

动脉血气分析是评价肺气体交换的主要临床手段。ARDS 早期至急性呼吸衰竭期，常表现为呼吸性碱中毒和不同程度的低氧血症，肺泡-动脉血氧分压差[(A-a)DO$_2$]升高，高于 35mmHg。对于肺损伤恶化、低氧血症进行性加重而实施机械通气的患者，PaO$_2$/FiO$_2$ 呈进行性下降，可反映 ARDS 低氧血症程度，与 ARDS 患者的预后直接相关。另外，除表现为低氧血症外，ARDS 后期患者出现的换气功能障碍、无效腔通气增加，往往表现为 PaCO$_2$ 升高。

3. 肺力学和功能监测

肺力学监测是反映肺机械特征改变的重要手段，可通过床边呼吸功能监测仪监测。主要改变包括顺应性降低和气道阻力增加等。

肺容量和肺活量、FRC 和残气量均减少；呼吸无效腔增加，无效腔量/潮气量＞0.5；动-静脉分流量增加。

4. 支气管肺泡灌洗液

支气管肺泡灌洗及保护性支气管刷片是诊断肺部感染及细菌学调查的重要手段。ARDS 患者肺泡灌洗液的检查常可发现中性粒细胞明显增高（非特异性改变），可高达 80%（正常小于 5%）。肺泡灌洗液发现大量嗜酸性粒细胞，对诊断和治疗有指导价值。

5. 肺泡毛细血管屏障功能和血管外肺水

肺泡毛细血管屏障功能受损是 ARDS 的重要特征。测定屏障受损情况，对评价肺损伤程度具有重要意义。测定肺泡灌洗液中蛋白浓度或肺泡灌洗液中蛋白浓度与血浆蛋白浓度的比值，可反映从肺泡毛细血管漏入肺泡的蛋白量，是评价肺泡毛细血管屏障损伤的常用方法。肺泡灌洗液中蛋白含量与血浆蛋白含量之比＞0.7，应考虑 ARDS；而心源性肺水肿的比值＜0.5。血管外肺水增加也是肺泡毛细血管屏障受损的表现。肺血管外含水量测定可用来判断肺水肿的程度。

（林锡芳，戴震宇）

第五节　急性呼吸窘迫综合征传统治疗

一、保护性通气策略

小潮气量通气是 ARDS 肺保护性通气策略的重要内容。2000 年，ARDSnet 的研究证实，小潮气量通气可降低 ARDS 患者的病死率,此后 ARDS 患者接受小潮气量通气的比例逐渐增加。但对于已使用 6mL/kg 小潮气量的患者,若平台压在 30cmH₂O 以上,则仍有可能导致呼吸机相关肺损伤,需要进一步降低潮气量。Terragni 等将部分重症 ARDS 患者的潮气量进一步降低至 4mL/kg 左右,平台压控制在 28cmH₂O 以下,肺部炎症反应进一步减轻,肺损伤明显减轻。可见,对于重症患者,即使已设定6mL/kg, 仍需结合平台压调整潮气量。

跨肺压导向的小潮气量设置可能更为合理。跨肺压考虑了胸腔和腹腔内压力的影响,是真正使肺组织扩张的压力。胸壁力学的变化对于部分 ARDS 患者的呼吸系统力学改变有着显著影响。将呼气末跨肺压控制在大于零也有助于 ARDS 患者个体化的设置。研究显示,跨肺压导向的小潮气量和 PEEP 设置的患者无效腔样通气降低,呼吸系统顺应性改善,机体氧合情况显著改善。

肺复张是给予较高的气道压,以促使塌陷肺泡复张、增加肺容积、改善氧合情况,是 ARDS 肺保护性通气策略的重要手段。恰当的 PEEP 既能维持复张肺泡的开放,又能防止肺泡过度膨胀,并且与 ARDS 病程、肺的可复张性、肺损伤类型及严重程度等因素密切相关。患者的病情越重,塌陷肺泡越多,则需要的 PEEP 水平越高,以维持塌陷肺泡复张、改善氧合、减轻肺损伤。尽管大量研究证实,肺复张和合适的 PEEP 可以改善 ARDS 氧合,但对 ARDS 预后的影响仍不明确。这可能与导致 ARDS 的病因、肺损伤的严重程度、ARDS 病程、实施肺复张的压力和时间、患者的体位及肺的可复张性等因素有关。

二、俯卧位通气

俯卧位通气是指,在俯卧位时,通过体位改变改善肺组织压力梯度,明显减少背侧肺泡的过度膨胀和肺泡反复塌陷复张,改善局部肺顺应性和肺均一性,从而改善氧合,并可能减少肺复张的压力和 PEEP 水平,降低应力和应变,避免或减轻呼吸机相关性肺损伤。俯卧位持续时间的长短与患者病情的严重程度及导致 ARDS 的原因有关,临床研究也证实了肺内原因所致的 ARDS 改善氧合所需的时间长,维持时间也长。Guerin 等发表在 NEJM 的多中心随机对照临床研究具有里程碑意义,结果显示,对于严重低氧血症(PaO₂/FiO₂<150mmHg,FiO₂≥0.6,PEEP≥5cmH₂O)的 ARDS 患者,早期长时间俯卧位治疗能显著降低病死率。俯卧位通气虽然技术简单,但操作繁杂,有经验的团队可采取长时间俯卧位通气,这能改善早期重症 ARDS 患者的预后。

三、体外膜肺氧合(Extracorporeal membrane oxygenation,ECMO)

对于部分重症 ARDS 患者,即使已经采用最优化的机械通气策略,仍然难以改善氧合情况,继而出现继发性多器官功能障碍。ECMO 可保证重症低氧血症患者氧合和二氧化碳清除,是重症 ARDS 患者的救援措施。2009 年,英国的常规机械通气与 ECMO 治疗成人重型呼吸衰竭 CESAR 研究显示,病因可逆的早期重症 ARDS 患者可通过 ECMO 治疗获益。一项针对 ECMO 在 H1N1 导致的重症 ARDS 治疗中作用的 Meta 分析显示,在纳入 8 个研究的 266 例患者中,94% 为静脉-静脉体外氧合(VV-ECMO), ECMO 治疗中位时间为 10d,随机效应模型评估总院内患者病死率为 28%。

四、药物治疗

对于重症 ARDS 患者,早期使用神经肌肉阻滞剂可改善经校正的 90d 生存率,延长呼吸机脱机时间, 并且不加重肌无力。神经肌肉阻滞剂可通过改善重症 ARDS 患者人机同步性,进而降低跨肺压,改善患者预后。

免疫营养制剂对 ARDS 患者的预后没有积极意义。一项 OMEGA 的研究被迫提前终止,另一项关于鱼油治疗 ARDS 的多中心随机对照临床研究显示,鱼油对炎症反应、器官损伤评分、无机械通气时间和病死率均没有改善作用。

最近关于β受体激动剂治疗 ARDS 的临床研究均显示未能改善患者预后情况,反而会增加并发症的发生率,因此,不推荐对行机械通气的 ARDS 患者常规使用β受体激动剂。

利用他汀类药物治疗 ARDS 的单中心前瞻性随机对照研究(HARP 研究)显示,他汀类药物治疗未见明显副作用,可以减少血管外肺水,减轻肺外器官功能损害,降低肺泡灌洗液中 IL-8 的水平,但机械通气时间和患者预后均未见差异。目前,还需要大样本的多中心随机对照临床研究探讨他汀类对 ARDS 患者预后的影响。

(林锡芳,戴震宇)

第六节　急性呼吸窘迫综合征血液净化治疗

一、血液净化技术在 ARDS 治疗中的原理

1. 改善肺循环及摄氧

超滤使血管外肺水减少,肺微循环和实质性细胞的摄氧能力改善。当发生 ARDS 时,肺水肿是由肺毛细血管内皮细胞和肺泡上皮细胞损伤引起的通透性增加而导致的渗透性肺水肿。减轻肺间质水肿,改善微循环和实质细胞的摄氧能力可以有效地改善组织氧利用,降低 ARDS 的病死率。国外学者以内毒素诱导肺损伤的猪为动物模型,在机械通气的同时,实验组每日进行血液滤过治疗 4h,与对照组比较,发现实验组心排血量增加,肺动脉压降低,PaO_2 得到显著改善。

2. 减少耗氧量

在严重感染基础上出现 ARDS 时,患者可出现体温升高,机体代谢加快。血液净化给予大量低温置换液清除炎症介质的机会,可以在短时间内有效缓解患者的高热状态,降低基础代谢率,使患者耗氧量减少,从而减少 CO_2 的产生,有利于 ARDS 患者肺功能的保护。在接受 ECMO 治疗的 ARDS 患儿中,对给予 CVVH 治疗的患儿可减少利尿剂的应用,达到预期热量摄取的时间比没有接受 CVVH 治疗的来得快,但对改善生存预后无显著差异。

3. 清除炎症介质

炎症反应在 ARDS 的病理生理过程中起着重要的作用。研究证明,血液净化能有效地清除应激状态时产生的细胞因子和炎症介质,如 TNF-α、IL-6、IL-8 以及前列腺素、白三烯、活性氧自由基、血小板活化因子和 NO 等。有研究报道,对于移植术后合并急性肺损伤的肺部感染患者行血液净化治疗 72h 后,CRP 水平下降;IL-6 在治疗 12h 即开始显著下降,此后维持在相对稳定的水平;IL-10 的水平在整个治疗过程中变化不明显,提示血液净化治疗对于阻断炎症反应有效。

二、血液净化技术在 ARDS 治疗中的地位

血液净化主要通过以下三个方面的作用来治疗 ARDS:①清除炎症介质,清除肺间质水肿,从而明显改善肺氧合情况;②血液净化中的低温可使 ARDS 患者氧耗减少,使 CO_2 产生减少;③通过在血液净化置换液中补充碳酸氢盐,可使 CO_2 产生减少,有助于减轻高碳酸血症。此外,血液净化肝素抗凝也可抑制微血栓形成,改善了肺的微循环,并能提高肺组织表面活性蛋白的含量。在应用血液净化治疗 ARDS 方面,在国内外研究中均已取得了较好的疗效。Ullrich 等观察 CVVH 治疗对内毒素诱导的 ALI 猪模型的动脉氧合情况的影响,结果发现 CVVH 并不能改善 ALI 猪模型的肺循环和全身血流动力学参数,但

能显著降低抗炎因子 IL-1Ra 水平,并能改善肺的顺应性和氧合状态。这也说明 CVVH 可通过非特异性去除抗炎介质和增加 NO 产物来改善动脉氧合和肺功能,与其改善血流动力学、维持容量平衡和体温等作用无关。Yang 等调查了高流量 CVVH 治疗对牛磺胆酸盐诱导胰腺炎合并 ALI 猪模型的疗效,结果显示高流量 CRRT 组[100mL/(kg·h)]在减轻胰腺炎合并肺损伤严重程度和肺水肿方面的疗效优于低流量组[20mL/(kg·h)],高流量 CVVH 治疗对动脉氧合和肺功能的改善可能与系统血流动力学改善、血浆细胞因子水平降低以及外周血单核细胞 NF-κB 有关。张英谦等对 60 例 ARDS 患者应用血液净化治疗的结果显示,血液净化可迅速、有效地改善患者肺氧合功能,清除肺间质水肿,减少其对呼吸机的依赖。连续高流量血液滤过联合细胞因子吸附装置能有效减少炎症介质,降低 ARDS 患者的病死率。

三、血液净化技术在 ARDS 中治疗方式的选择

应用在重症救治的血液净化技术至少有 8 种,包括连续性血液滤过、连续性血液透析滤过、高流量血液滤过、血浆置换、双重血浆置换、血浆吸附、直接血液灌流和血浆灌流等。至于采取何种血液净化技术模式,需根据被清除的靶物质相对分子质量大小、蛋白结合率、分布容积、溶解性、半衰期、清除率以及血液净化膜的吸附及清除功能等来选择。

CRRT 在非肾脏性重症患者治疗中的应用指征尚无统一的标准,但主要是为了清除炎症介质。大量研究已经证实,CRRT 对炎症介质确有非特异性的清除作用,作用机制有 3 种,即弥散、对流和吸附。弥散是指溶质从高浓度处向低浓度处移动;而对流是溶质顺水的移动方向移动,不受溶质相对分子质量和浓度梯度的影响。除了内毒素和有生物活性的肿瘤坏死因子以外,大多数炎症介质的相对分子质量符合膜的对流性清除。吸附是利用过滤器膜的生物特性与一些炎症介质相亲和,使其黏附于膜上,从而达到清除的目的。最初的一些体外研究只集中在对流和弥散上,结果显示,人工合成膜对细胞因子的清除作用主要依赖对流,而不是弥散,但同时也发现这些膜有高度吸附性。而 Kellum 等在脓毒症患者中比较了持续性血液透析和持续性血液滤过,发现只有血液滤过才能降低血浆肿瘤坏死因子的浓度,但滤过液中肿瘤坏死因子的数量并不重要,提示肿瘤坏死因子的清除是吸附性的,并认为对流性移动增加了膜与滤过液的接触面积,因而吸附增强。DeVriese 等则首次在人体试验中定量地比较了聚丙烯腈膜 AN69 的吸附与对流作用对炎症介质 TNF-α、IL-6、IL-1 及抗炎介质 IL-10、IL-1Ra、sTNFR-Ⅰ、sTNFR-Ⅱ清除的影响,发现每次更换新膜后 1 h 内,清除能力最强,当膜被浸润饱和后,清除能力则逐渐降低,说明吸附是主要的清除机制,而对流是次要作用。总之,在应用 CRRT 清除炎症介质时,明确吸附与对流谁起主要作用是十分必要的,因为这将决定是频繁更换膜还是增加对流压力的方法。目前,倾向认为吸附是主要的治疗选择。

(林锡芳,戴震宇)

参考文献

[1] Lu GP, Gong JY, Lu ZJ, et al. Effect of continuous veno-venous hemodiafiltration on endotoxin-induced acute lung injury of the piglets[J]. Pediatr Crit Care Med, 2011, 12(4): 73-78.

[2] Ranieri VM, Rubenfeld GD, Thompson BT, et al. Acute respiratory distress syndrome: The Berlin Definition[J]. JAMA, 2012, 307(9): 2526-2533.

[3] Short KR, Kroeze EJ, Fouchier RA, et al. Pathogenesis of influenza-induced acute respiratory distress syndrome[J]. Lancet Infect Dis, 2014, 14(2): 57-69.

[4] Vlaar AP, Juffermans NP. Transfusion-related acute lung injury: A clinical review[J]. Lancet, 2013, 382: 984-994.

第十四章

血液净化在急慢性心力衰竭中的应用

第一节　急慢性心力衰竭定义及流行病学特征

心力衰竭(Heart failure，AF，简称心力衰竭)是由于任何心脏结构或功能异常导致心室充盈或射血能力受损的一组复杂临床综合征,其主要临床表现为呼吸困难、乏力(活动耐量受限)以及液体潴留(肺瘀血和外周水肿)。心力衰竭为各种心脏疾病的严重和终末阶段,发病率高,是当今最重要的心血管疾病之一。

依据左心室射血分数(LVEF),心力衰竭可分为 LVEF 降低的心力衰竭(Heart failure with reduced left ventricular ejection fraction，HF-REF)和 LVEF 保留的心力衰竭(Heart failure with preserved left ventricular ejection fraction，HF-PEF)。一般来说,HF-REF 是指传统概念上的收缩性心力衰竭,而 HF-PEF 是指舒张性心力衰竭。LVEF 在保留或正常的情况下,心脏收缩功能仍可能是异常的,部分心力衰竭患者收缩功能异常和舒张功能异常的两种情况可以共存。LVEF 是心力衰竭患者分类的重要指标,也与预后及治疗反应相关。根据心力衰竭发生的时间、速度、严重程度可分为慢性心力衰竭和急性心力衰竭。在原有慢性心脏疾病基础上逐渐出现心力衰竭症状、体征的为慢性心力衰竭;慢性心力衰竭症状、体征稳定 1 个月以上的称为慢性稳定性心力衰竭;慢性稳定性心力衰竭恶化称为失代偿性心力衰竭;如失代偿突然发生则称为急性心力衰竭。急性心力衰竭的另一种形式为心脏急性病变导致的新发心力衰竭。

临床上急性心力衰竭以急性左心衰最为常见,急性右心衰则较少见。急性左心衰是指急性发作或加重的左心功能异常所致的心肌收缩力明显降低、心脏负荷加重,造成急性心排血量骤降、肺循环压力突然升高、周围循环阻力增加,引起肺循环充血而出现急性肺瘀血、肺水肿并可伴组织器官灌注不足和心源性休克的一种临床综合征。急性右心衰是指某些原因使右心室心肌收缩力急剧下降或右心室的前后负荷突然加重,从而引起右心排血量急剧减低的临床综合征。

急性心力衰竭可以突然起病或在原有慢性心力衰竭基础上急性加重,大多数表现为收缩性心力衰竭,也可以表现为舒张性心力衰竭;发病前,患者多数合并有器质性心血管疾病。急性心力衰竭已成为年龄>65 岁患者住院的主要原因,其中 15%～20% 为新发心力衰竭,大部分则为原有慢性心力衰竭的急性加重,即急性失代偿性心力衰竭。急性心力衰竭预后很差,住院病死率为 3%,6 个月的再住院率约为 50%,5 年病死率高达 60%。据我国部分地区 42 家医院对 10714 例心力衰竭住院病例的回顾性调查发现,其病因以冠心病居首,其次为高血压,而风湿性心脏瓣膜病比例则下降;各年龄段心力衰竭病死率均高于同期其他心血管病,其主要死亡原因依次为左心功能衰竭(59%)、心律失常(13%)和猝死(13%)。而美国最新流行病学调查研究表明,高血压已超越心肌梗死,成为心力衰竭发病的首位病因,其他主要病因还包括心律失常、糖尿病、先天性心脏病、心肌疾病等;其心力衰竭病死率高,5 年病死率高达 50%。

(李建国,甘　泉)

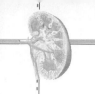
第二节　急慢性心力衰竭病因和发病机制

一、急性心力衰竭的常见病因和诱因

1. 急性心力衰竭的常见病因

急性心力衰竭的常见病因包括以下几个方面：①慢性心力衰竭急性加重；②急性心肌坏死和（或）损伤，如急性心肌梗死（Acute myocardial infarction，AMI）、重症心肌炎；③急性血流动力学障碍。急性右心衰多见于右心室心肌梗死、急性大块肺栓塞和右侧心瓣膜病。

2. 急性心力衰竭的常见诱因

（1）可能导致心力衰竭迅速恶化的诱因：快速心律失常或严重心动过缓（如各种类型的房室传导阻滞）；急性冠状动脉综合征及其机械并发症，如室间隔穿孔、二尖瓣腱索断裂、右心室心肌梗死等；急性肺栓塞；高血压危象；心脏压塞；主动脉夹层；手术的围术期；感染；围生期心肌病。

（2）可能导致慢性心力衰竭急性失代偿的诱因：感染，包括感染性心内膜炎；慢性阻塞性肺疾病（Chronic obstructive pulmonary disease，COPD）或支气管哮喘急性加重；贫血；肾功能不全（心肾综合征）；药物治疗和生活管理缺乏依从性；医源性因素，如应用非甾体类抗炎剂、皮质激素、抗肿瘤治疗（化疗或放疗）以及药物相互作用等；心律失常；未控制的高血压；甲状腺功能亢进或减退症；酒精或药物滥用。

二、慢性心力衰竭的常见病因和诱因

1. 慢性心力衰竭的常见病因

慢性心力衰竭的常见病因包括以下几个方面：高血压或既往有长期高血压史，部分患者可伴糖尿病、肥胖、心房颤动（简称房颤）等。

2. 慢性心力衰竭的常见诱因

慢性心力衰竭的常见诱因包括以下几个方面：各种感染（尤其是上呼吸道和肺部感染）、肺梗死、心律失常（尤其是伴快速心室率的心房颤动）、电解质紊乱和酸碱失衡、贫血、肾功能损害、过量摄盐、过度静脉补液以及应用损害心肌或心功能的药物等。

三、发病机制

近期，新英格兰医学杂志一篇描述收缩期心力衰竭机制的文章指出，心肌损伤后存活的心室肌细胞和细胞外基质发生不适应改变引起左室病理性重构，发展为心室扩张且心肌收缩功能受损。如果这些变化还没有得到及时处理，随着时间推移，心肌损伤会加重。如果出现心肌梗死，那么会使心力衰竭越发加重。心肌收缩功能受损后会出现全身系统性反应，如交感系统和肾素-血管紧张素-醛固酮系统所介导的相关性反应，还会加重心肌损伤，导致心功能不全。所有这些变化会引起一系列心力衰竭临床表现，主要表现为心功能低下、泵衰竭、心功能失代偿、心律失常，甚至死亡。收缩性心力衰竭能否保留心功能取决于心房收缩后左心室能否同步收缩，所有影响这个同步收缩过程的事件都会引起心力衰竭的失代偿，如房颤、左束支传导阻滞、容量过多、贫血等。所以，阻止左室病理性重构和全身系统性反应是有效治疗心力衰竭的基础。

对于舒张性心力衰竭，其病理生理机制尚不明确。目前认为本病是由于左心室舒张期主动松弛能力受损和心肌顺应性降低，即僵硬度增加（心肌细胞肥大伴间质纤维化），导致左心室在舒张期充盈受损，心排血量减少,左心室舒张末期压增高而发生的心力衰竭。本病可与收缩功能障碍同时出现,也可单独存在。

2014 年中国心力衰竭防治指南中指出,心力衰竭的主要发病机制之一为心肌病理性重构,导致心力衰竭进展的两个关键过程:一是心肌死亡(坏死、凋亡、自噬等)的发生,如急性心肌梗死、重症心肌炎等;二是神经内分泌系统过度激活所致的系统反应。其中,肾素-血管紧张素-醛固酮系统和交感神经系统过度兴奋起着主要作用。切断这两个关键过程是有效预防和治疗心力衰竭的基础。

(李建国,甘　泉)

第三节　急慢性心力衰竭病理生理特点

心肌舒缩功能发生障碍时,为维持心脏功能,机体须在一定程度上得以代偿,但每一个代偿机制的代偿能力有限,长期维持最终会发生失代偿,导致心力衰竭发生。

一、Frank-Starling 机制

在无神经、体液因素参与下,心脏随心室充盈量(或心肌细胞初长度)改变而自动调节心排血量(或心肌收缩力)的机制,也称心肌的异长自身调节。前负荷主要受静脉回心血量和室壁顺应性的影响,它是影响和调节心脏功能的第一个重要因素,一般用左心室舒张末期压作为前负荷的指标。前负荷增加表示舒张末期容量增多,心室充盈,肌节伸长,心肌的初长度增加使粗肌丝与细肌丝重叠部分增加,即肌球蛋白和肌动蛋白交联数量增加,从而使心肌收缩力量增加。

心脏收缩功能不全或心脏后负荷增加时,心排血量减少;心舒张期末期容量增加,即心脏前负荷增加。通过 Frank-Starling 机制调节,心排血量增加以满足机体需要而起到代偿作用,但同时左室舒张压增高,可导致肺毛细血管压异常增高,此时患者可发生呼吸困难甚至肺水肿。右室舒张压增高则导致腔静脉压升高、体循环瘀血,进而出现全身性水肿。

二、心室重塑

心室重塑是由于一系列复杂的分子和细胞机制导致的心肌结构、功能和表型的变化,临床表现为心肌重量、容量的增加和心室形态的改变,是心力衰竭发生发展的基本机制。心室重塑为心肌对心肌损伤和心脏超负荷的一种反应,反映生长促进因子(如细胞因子、血管紧张素、去甲肾上腺素等)及内源性生长抑制因子(如心钠素、缓激肽、NO 等)之间效应的失衡。目前,确切机制还不甚明了,一般来说,当心肌发生损伤后,激活各种神经-内分泌细胞因子,包括去甲肾上腺素、血管紧张素Ⅱ、醛固酮、内皮素、血管加压素和炎症介质(如 TNF-α、IL-6)等,再加上机体的机械和氧化应激,不仅直接作用于心肌细胞,刺激心肌纤维化,还通过水钠潴留和收缩周围血管增加后负荷,使得心肌细胞发生肥大、凋亡,胚胎基因和蛋白的再表达,心肌细胞外基质变化等一系列结构上的改变,从而导致心室重塑,引起心功能恶化。而恶化的心功能又进一步激活神经-内分泌细胞因子,形成恶性循环,促使疾病进展,诱导心力衰竭发生。

三、神经-内分泌激活

交感-肾上腺素能系统(Sympathetic adrenergic system,SAS)和肾素-血管紧张素系统(renin-angiotensin-aldosterone system,RAAS)的过度兴奋原是机体在急性心力衰竭时的一种保护性代偿机制,但长期的过度兴奋就会产生不良影响,使多种内源性神经内分泌与细胞因子激活,加重心肌损伤、心功能下降和血流动力学紊乱,这又反倒刺激 SAS 和 RAAS 的兴奋,形成恶性循环。

四、舒张性心力衰竭

舒张性心力衰竭的病理生理机制尚不明确,目前认为本病是由于左心室舒张期主动松弛能力受损和心肌顺应性降低,即僵硬度增加(心肌细胞肥大伴间质纤维化),导致左心室在舒张期充盈受损,心排血量减少,左心室舒张末期压增高而发生的。本病可与收缩功能障碍同时出现,也可单独存在。

五、心肾综合征(Cardiorenal Syndrome,CRS)

心肾综合征是指在病理状态下,心脏或肾脏中任何之一发生急性或慢性功能损害,而导致另一器官发生急性或慢性功能损害或全身性疾病,从而导致两者同时受累。2008 年,在世界肾脏学会议上,意大利著名肾脏病学家 Ronco 等人将 CRS 分为 5 个亚型:①1 型 CRS(急性心肾综合征):指急性心功能不全导致的急性肾损伤。HF-REF 较 HF-PEF 更易导致急性肾损伤的发生,前者急性肾损伤的发生率大于 70%。②2 型 CRS(慢性心肾综合征):指慢性心功能不全(如慢性充血性心力衰竭)导致慢性肾脏疾病的进展,在慢性心力衰竭基础上出现肾功能不全的发病率大于 25%。③3 型 CRS(急性肾心综合征):指急性肾功能不全(如急性肾脏缺血、肾小球疾病、间质性疾病等)导致急性心功能不全。④4 型 CRS(慢性肾心综合征):指慢性肾脏疾病(如慢性肾小球疾病)导致心功能不全、心肌肥大和(或)不良心血管事件增加。⑤5 型 CRS(继发型心肾综合征):指全身疾病(如系统性疾病、糖尿病、淀粉样变、血管炎、感染)导致同时发生心肾功能不全。

CRS 的发病机制是一个复杂的多因素影响的病理生理过程。目前认为交感神经及 RAAS 的激活、氧化应激增强和炎症反应是心肾综合征的病理生理学基础。详见图 14-1 至图 14-5。

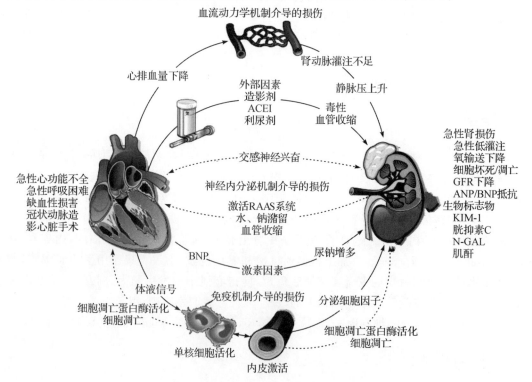

图 14-1　1 型 CRS(急性心肾综合征)发病机制

ACEI=Angiotensin converting enzyme inhibitors,血管紧张素转化酶抑制剂;RAAS=Renin-angiotensin-aldo-sterone system,肾素-血管紧张素-醛固酮系统;ANP=Atrial natriuretic peptide,心房钠尿肽;BNP=Brain natri-uretic peptide,脑钠肽;GFR=Glomerular filtration rate,GFR,肾小球滤过率;KIM=Kidney injury molecule,肾损伤分子;N-GAL=Neutrophil gelatinase-associated lipocalin,中性粒细胞明胶酶相关脂质运载蛋白

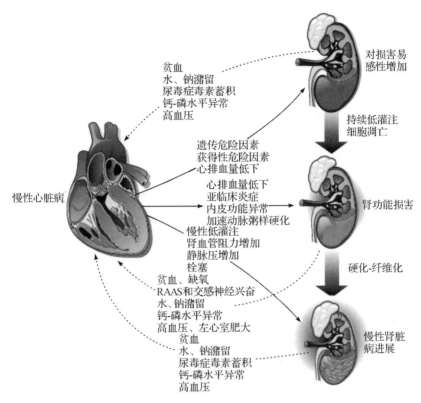

图 14-2　2 型 CRS(慢性心肾综合征)发病机制

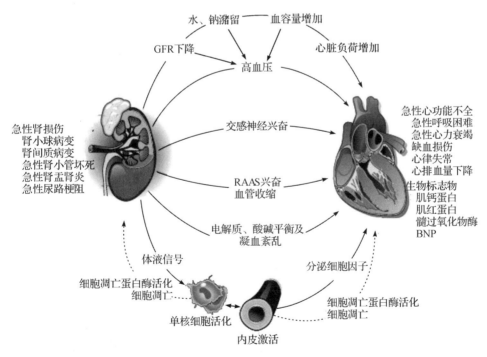

图 14-3　3 型 CRS(急性肾心综合征)发病机制

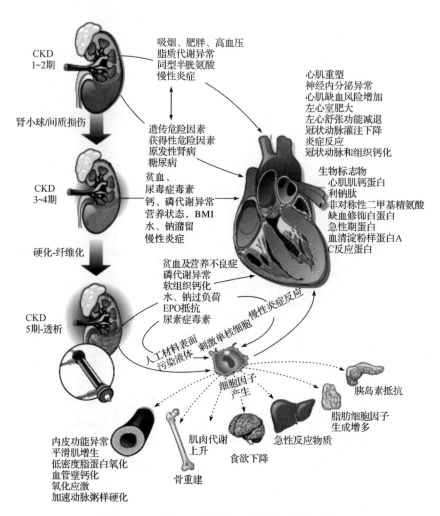

图 14-4　4 型 CRS(慢性肾心综合征)发病机制

CKD＝Chronic kidney disease,慢性肾脏病;BMI＝Body mass index,身体质量指数;EPO＝Erythropoietin,促红细胞生成素

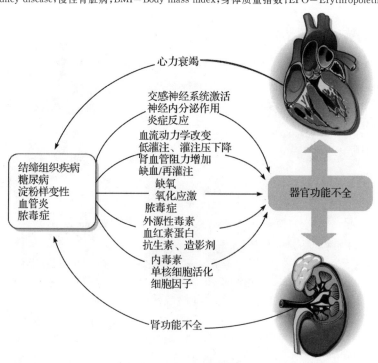

图 14-5　5 型 CRS(继发型心肾综合征)发病机制

六、慢性心力衰竭的急性失代偿

稳定的慢性心力衰竭可以在短时间内急剧恶化,导致心功能失代偿,表现为急性心力衰竭。其促发因素中较多见的是药物治疗缺乏依从性、严重心肌缺血、重症感染、严重影响血流动力学的各种心律失常、肺栓塞以及肾功能损伤等。

七、右心室心肌梗死

右心室心肌梗死很少单独出现,常合并左心室下壁梗死,患者往往有不同程度的右心室功能障碍,其中 $10\%\sim15\%$ 可出现明显的血流动力学障碍。此类患者血管闭塞部位多在右冠状动脉开口或近段右心室侧支发出之前。右心室心肌梗死所致的右心室舒缩活动障碍使右心室充盈压和右心房压升高;右心室排出量减少导致左心室舒张末期容量下降,肺毛细血管楔压(Pulmonary capillary wedge pressure,PCWP)降低。急性大块肺栓塞使肺血流受阻,出现持续性严重肺动脉高压,使右心室后负荷增加和扩张,导致右心衰;右心排血量降低导致体循环和心功能改变,出现血压下降、心动过速、冠状动脉灌注不足;对呼吸系统的影响主要是气体交换障碍;各种血管活性物质的释出,使广泛的肺小动脉收缩,增加了缺氧程度,又反射性促进肺动脉压升高,形成恶性循环。

(李建国,甘　泉)

第四节　急慢性心力衰竭临床特征

一、急性心力衰竭患者的临床特征

急性心力衰竭发作迅速,可以在几分钟到几小时(如急性心肌梗死引起的急性心力衰竭),或数天至数周内恶化。患者的症状也可有所不同,从呼吸困难、外周水肿加重到威胁生命的肺水肿或心源性休克,均可出现。急性心力衰竭症状也可因病因不同和所伴随临床情况的不同而不同。

(1)基础心血管疾病的病史和表现:大多数患者有各种心脏疾病史,存在引起急性心力衰竭的各种病因。老年人的主要病因为冠心病、高血压和老年性退行性心瓣膜病,而年轻人多由风湿性心瓣膜病、扩张型心肌病、急性重症心肌炎等所致。

(2)早期表现:原来心功能正常的患者出现原因不明的疲乏或运动耐力明显减低,以及心率增加 $15\sim20$ 次/min,可能是左心功能降低的最早期征兆;继续发展可出现劳力性呼吸困难、夜间阵发性呼吸困难、不能平卧等。检查可发现左心室增大,舒张早期或中期奔马律,P_2 亢进,两肺尤其肺底部有湿性啰音,还可有干啰音和哮鸣音,提示已有左心功能障碍。

(3)急性肺水肿:起病急骤,病情可迅速发展至危重状态。突发严重呼吸困难、端坐呼吸、喘息不止、烦躁不安,并有恐惧感,呼吸频率可达 $30\sim50$ 次/min;频繁咳嗽并咳出大量粉红色泡沫样血痰;听诊发现心率增快,心尖部常可闻及奔马律,两肺满布湿啰音和哮鸣音。

(4)心源性休克主要表现:①持续性低血压,收缩压降至 90mmHg 以下,且持续 30min 以上,需要循环支持。②血流动力学障碍:PCWP$\geqslant$18mmHg,心脏指数$\leqslant$2.2L/(min·m²)(有循环支持时)或1.8L/(min·m²)(无循环支持时)。③低组织灌注状态:可有皮肤湿冷、苍白和发绀;尿量显著减少(<30mL/h),甚至出现无尿、意识障碍、代谢性酸中毒。

· 323 ·

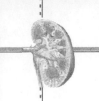

二、慢性心力衰竭患者的临床特征

慢性心力衰竭的临床表现取决于多个因素,包括患者的年龄、心功能受损程度、心室受累状况及病情进展情况等因素。根据发生发展的过程,心力衰竭分为四个阶段:第一阶段为前心力衰竭阶段,即患者有发展为心力衰竭的高危因素,但尚无心脏结构或功能的异常,也无心力衰竭的症状或体征;第二阶段为前临床心力衰竭阶段,即有心脏结构异常,但无心力衰竭的症状或体征;第三阶段为临床心力衰竭阶段,既有心脏结构异常,又有心力衰竭的症状或体征;第四阶段为难治性终末期心力衰竭阶段,患者有进行性结构性心脏疾病、顽固性心力衰竭,需开展特殊干预(反复住院,需长期静脉用药,等待心脏移植,应用心脏机械辅助装置等)。

1. 左心衰

左心衰表现为肺循环瘀血和心排血量降低所致的临床综合征。临床症状包括呼吸困难,咳嗽、咳痰和咯血,体力下降、乏力和虚弱等,严重者可累及肾脏而出现少尿、血尿素氮、肌酐上升等肾功能不全表现。体格检查除原有心脏疾病体征外,还可发现左心室增大,听诊闻及舒张早期奔马律、P_2亢进、心尖部收缩期杂音、交替脉、肺底湿啰音等。

2. 右心衰

右心衰表现为以体循环瘀血为主的临床综合征。临床症状包括胃肠道瘀血所致的消化道症状,肾脏瘀血引起的肾功能减退,肝区疼痛等。体格检查除原有心脏疾病体征外,可有右心室和(或)右心房肥大、相对性三尖瓣关闭不全或狭窄的体征,肝颈静脉回流征阳性,瘀血性肝大和压痛,水肿由足向上延至全身,多浆膜腔积液,发绀等。

3. 全心衰

全心衰多见于心脏病晚期,病情危重,兼具左、右心力衰竭的临床表现。

(李建国,甘 泉)

第五节 急慢性心力衰竭传统治疗

自20世纪90年代以来,慢性心力衰竭的治疗已有重大的转变:从旨在改善短期血流动力学状态转变为长期的修复性策略,以改变衰竭心脏的生物学性质;从调整生活方式到采用强心、利尿、扩血管药物转变为神经内分泌抑制剂的药物治疗,并积极去除诱发因素和应用非药物治疗。心力衰竭的治疗目标不仅是改善症状、提高生活质量,更重要的是针对心肌重构的机制,防止和延缓心肌重构的发展,从而降低心力衰竭的病死率和住院率。

一、慢性 HF-REF 的治疗

1. 去除基本病因

如高血压患者须严格控制血压;冠心病患者须通过介入或冠状动脉旁路手术改善心肌血供;心脏瓣膜病变患者应行瓣膜置换术等。

2. 去除诱因

最常见的诱因包括感染、心律失常、肺梗死及水、电解质紊乱等。

3. 调整生活方式

(1)限钠:对控制纽约心脏协会(New York Heart Association,NYHA)Ⅲ～Ⅳ级心力衰竭患者的充血症状和体征有帮助。对心力衰竭急性发作伴有容量负荷过重的患者,要限制钠摄入量(<2g/d)。关于每日摄钠量及钠的摄入是否应随心力衰竭的严重程度等因素做适当调整,尚不确定。

(2)限水:严重低钠血症(血钠<130mmol/L)患者的液体摄入量应低于 2L/d;严重心力衰竭患者的液体摄入量应限制在 1.5~2.0L/d,有助于减轻症状和心脏充血。而对轻中度症状患者,常规限制液体摄入的做法并无益处。

(3)营养和饮食:宜低脂饮食、戒烟,肥胖患者应减轻体重,糖尿病患者应控制血糖。对于严重心力衰竭伴明显消瘦(心脏恶病质)者,应给予营养支持。

(4)休息和适度运动:失代偿期需卧床休息,多做被动运动,以预防深部静脉血栓形成。临床情况改善后,在不引起症状的情况下,鼓励患者开展体力活动,以防止肌肉“去适应状态”(先用性萎缩)。NYHA Ⅱ~Ⅲ级患者可在专业康复人员指导下进行运动训练,改善症状,提高生活质量。

(5)心理和精神治疗:抑郁、焦虑和孤独在心力衰竭恶化过程中发挥重要作用,也是心力衰竭患者死亡的重要相关因素。综合性情感干预包括心理疏导,可改善心功能,必要时应酌情给予抗焦虑或抗抑郁药物。

4.药物治疗

(1)正性肌力药:

①洋地黄类药物:通过抑制衰竭心肌细胞膜 Na^+/K^+-ATP 酶,细胞内 Na^+ 水平升高,促进 Na^+-Ca^{2+} 交换,提高细胞内 Ca^{2+} 水平,发挥正性肌力作用。目前,认为其可能通过降低神经内分泌系统活性,发挥治疗心力衰竭的作用。

②环腺苷酸(cAMP)依赖性正性肌力药物:包括 β 肾上腺素能受体激动剂(如多巴胺、多巴酚丁胺)和磷酸二酯酶抑制剂(如米力农)。此类药物通过提高细胞内 cAMP 水平而增强心肌收缩力,同时具有扩张外周血管的作用,短期应用均有较好的血流动力学作用,但考虑此类药物的毒性反应,不主张对慢性心力衰竭患者长期、间歇静脉滴注此类正性肌力药物。

③左西孟旦:是一种钙增敏剂,通过结合于心肌细胞上的 TnC 促进心肌收缩,还通过介导 ATP 敏感的钾通道而发挥血管舒张作用和轻度抑制磷酸二酯酶的效应。其正性肌力作用独立于 β 肾上腺素能受体刺激,可用于正接受 β 受体阻滞剂治疗的患者。该药在缓解临床症状、改善预后等方面不劣于多巴酚丁胺,且使患者的 BNP 水平明显下降。冠心病患者应用该药不增加病死率。对于收缩压<100mmHg 的患者,不需负荷剂量,可直接用维持剂量,可防止发生低血压。

(2)利尿剂:通过抑制肾小管特定部位钠或氯的重吸收作用,可消除心力衰竭时的水钠潴留。在利尿剂开始治疗后数天内就可降低颈静脉压,减轻肺瘀血、腹水、外周水肿和体质量,并改善心功能和运动耐量。对于有液体潴留的心力衰竭患者,利尿剂是唯一能充分控制和有效消除液体潴留的药物,是心力衰竭标准治疗中必不可少的组成部分,但单用利尿剂治疗并不能维持长期的临床稳定。不恰当地使用大剂量的利尿剂则会导致血容量不足,增加发生低血压、肾功能不全和电解质紊乱的风险。

(3)血管扩张剂:在慢性心力衰竭的治疗中无证据支持应用直接作用的血管扩张剂或 α 受体阻滞剂。常合用硝酸酯类以缓解心绞痛或呼吸困难的症状,对治疗心力衰竭则缺乏证据。硝酸酯类和肼屈嗪合用可能对非洲裔美国人有益;但对这两种药物在中国心力衰竭患者中应用是否同样获益,尚无研究证据。

(4)血管紧张素转化酶抑制剂(Angiotensin converting enzyme inhibitors, ACEI):是被证实能降低心力衰竭患者病死率的第一类药物,也是循证医学证据积累最多的药物,是公认的治疗心力衰竭的基石和首选药物。ACEI 能同时抑制 RAAS 和 SAS,兼有扩张小动脉和小静脉的作用,可抑制醛固酮的生成,促进水钠排出和利尿,减轻心脏前后负荷;抑制心脏的 RAAS,逆转心室肥厚,防止和延缓心室重构。因此,无论在美国、欧洲还是国内指南中均提出,所有心力衰竭患者(包括无症状心力衰竭患者)必须且终身使用 ACEI,除非患者存在禁忌证或不耐受现象。

(5)血管紧张素受体阻断剂(Angiotensin Ⅱ receptor blocker, ARB):可阻断 AngⅡ 与 AngⅡ 的 1 型受体(AT1R)结合,从而阻断或改善因 AT1R 过度兴奋导致的不良反应,如血管收缩、水钠潴留、组织增生、胶原沉积、促进细胞坏死和凋亡等,这些都在心力衰竭的发生发展中起作用。ARB还可能通过加强 AngⅡ与AngⅡ的2型受体结合而发挥有益效应。ARB适应证与ACEI相同,但ARB治疗心力衰竭的效应是否相当于或强于ACEI尚未定论。因此,当前仍以ACEI作为首选药物,ARB推荐用于不能耐受 ACEI的患者。

(6)β受体阻滞剂:由于存在长期持续性交感神经系统的过度激活和刺激,因此慢性心力衰竭患者的心肌β_1受体下调和功能受损,而用β受体阻滞剂治疗可恢复β_1受体的正常功能,使之上调。研究表明,β受体阻滞剂长期应用(>3个月时)可改善心功能,提高LVEF;治疗$4\sim12$个月,还能降低心室肌重量和容量,改善心室形状,提示心肌重构延缓或逆转。这是由于β受体阻滞剂发挥了改善内源性心肌功能的"生物学效应"。

(7)醛固酮受体拮抗剂:醛固酮对心肌重构,特别是对心肌细胞外基质促进纤维增生的不良影响,独立和叠加于AngⅡ的作用。衰竭心脏心室醛固酮生成及活化增加,且与心力衰竭严重程度成正比。长期应用ACEI或ARB时,醛固酮起初降低,随后即出现"逃逸现象"。因此,加用醛固酮受体拮抗剂,可抑制醛固酮的有害作用,对心力衰竭患者有益。

(8)伊伐布雷定:是心脏窦房结起搏电流(If)的一种选择性特异性抑制剂,以剂量依赖性方式抑制If电流,降低窦房结发放冲动的频率,从而减慢心率。由于心率减缓,舒张期延长,冠状动脉血流量增加,可产生抗心绞痛和改善心肌缺血的作用。当应用ACEI或ARB、β受体阻滞剂、醛固酮受体拮抗剂且已达到推荐剂量或最大耐受剂量,心率仍≥70次/min,并持续有症状时,可加用伊伐布雷定。不能耐受β受体阻滞剂、心率≥70次/min者,也可使用伊伐布雷定。

(9)神经内分泌抑制剂的联合应用:

①ACEI和β受体阻滞剂联用:两药合用称之为"黄金搭档",可产生相加或协同的有益效应,使死亡风险进一步下降。两药合用后可交替和逐步递加剂量,分别达到各自的目标剂量或最大耐受剂量。为避免低血压,β受体阻滞剂与ACEI可在一天中不同时间段服用。

②ACEI与醛固酮受体拮抗剂联用:在上述ACEI和β受体阻滞剂黄金搭档基础上加用醛固酮受体拮抗剂,三药合用可称之为"金三角",应成为慢性HF-REF的基本治疗方案。临床研究证实,两者联合使用可进一步降低慢性心力衰竭患者的病死率,又较为安全,但要严密监测血钾水平,通常与排钾利尿剂合用可避免发生高钾血症。

③ACEI与ARB联用:现有临床试验的结论不一致,两者能否合用治疗心力衰竭,仍有争论。两者联合使用时,可出现不良反应(如低血压、高钾血症、SCr水平升高),甚至使肾功能损害发生率增高,应慎用。AMI后并发心力衰竭的患者亦不宜合用。根据最新的临床试验结果,醛固酮受体拮抗剂的应用可获得积极推荐,在ACEI和β受体阻滞剂黄金搭档之后优先考虑加用,故一般情况下不再考虑加用ARB,尤其禁忌将ACEI、ARB和醛固酮受体拮抗剂三者合用。

④ARB与β受体阻滞剂或醛固酮受体拮抗剂联用:对于不能耐受ACEI的患者,ARB可代替应用。此时,ARB与β受体阻滞剂的合用,以及在此基础上加用醛固酮受体拮抗剂,类似于"黄金搭档"和"金三角"的组成。

(10)其他药物:

①他汀类药物:目前不推荐将此类药用于治疗心力衰竭,但如基础疾病为冠心病,或伴其他状况而需要应用他汀类药物,仍是可以的。

②钙通道阻滞剂(Calcium channel blockers,CCB):慢性HF-REF患者应避免使用大多数CCB,尤其是短效的二氢吡啶类以及具有负性肌力作用的非二氢吡啶类(如维拉帕米和地尔硫䓬),因为其不能改善患者的症状或提高运动耐量,短期治疗可导致肺水肿和心源性休克,长期应用会使心功能恶化,导致死亡风险增加。但心力衰竭患者如伴有严重的高血压或心绞痛,其他药物不能控制而须应用CCB时,则可选择氨氯地平或非洛地平。

5. 非药物治疗

(1)心脏再同步化治疗(Cardiac-resynchronization therapy,CRT):心力衰竭患者心电图上有QRS

波时限延长＞120ms,提示可能存在心室收缩不同步。对于左右心室显著不同步的心力衰竭患者,CRT治疗可恢复正常的左右心室及心室内的同步激动,从而减轻二尖瓣反流,增加心排血量,改善心功能。研究表明,CRT治疗降低住院率达30%,降低全因病死率达24%～36%。对于大部分窦性心律的心力衰竭患者,CRT治疗有望改善峰值氧耗达1～2mL/(kg·min),增加6min步行距离50～70m。虽然无法准确识别哪些患者肯定能在CRT治疗中获益,但一些研究对部分指标已有了明确的认定,包括QRS时限≥150ms和完全性左束支阻滞。CRT对窦性心律患者的疗效明确,而慢性房颤患者获益较小。由于CRT有赖于左心室起搏,而房颤患者的房室结消融后起搏可望保证这一效果。有新证据支持CRT治疗可扩展至症状轻微的心力衰竭患者。这些研究结果显示,对心力衰竭患者行CRT治疗后,左心室重构持续改善或停止加重,心力衰竭的住院率会下降,其对随访2年内的病死率下降的益处也是非常明显的。

（2）植入式心律转复除颤器(Implantable cardioverter defibrillator,ICD):中度心力衰竭患者逾半数以上死于严重室性心律失常所致的心脏性猝死,ICD能降低猝死率,可用于心力衰竭患者猝死的一级预防;也可降低心搏骤停存活者和有症状的持续性室性心律失常患者的病死率,即用作心力衰竭患者猝死的二级预防。研究表明,对于心肌梗死后左心室射血分数低下(LVEF≤30%)的患者,与常规药物治疗相比,ICD可降低31%的死亡风险。虽然ICD用于猝死预防非常有效,但是频繁放电可以降低患者生活质量,甚至造成所谓"创伤后综合征"。临床上需要寻找放电的原因,尤其了解是否属于所谓不恰当放电所致。ICD需要与CRT结合使用才能改善患者的心脏功能。

（3）导管瓣膜置换术:对于严重主动脉瓣膜狭窄和心力衰竭患者,如果患者不适合外科手术治疗(通常是严重的肺部疾病),可考虑行导管主动脉瓣膜置换。对于继发性二尖瓣关闭不全的患者,如不能行外科手术,也可考虑经皮二尖瓣修补术以改善症状。

（4）冠状动脉血运重建:包括溶栓治疗、经皮冠状动脉介入治疗(Percutaneous coronary intervention,PCI)和外科冠状动脉旁路移植术(Coronary artery bypass grafting,CABG)。冠心病是心力衰竭的重要原因之一。冠状动脉血运重建,可恢复顿抑和冬眠心肌的功能,减少心肌细胞凋亡,阻止甚至逆转心肌梗死后的心室重构,从而改善心肌收缩和舒张功能。目前,最新的欧洲心脏病学会(ESC)以更积极的态度推荐采用冠状动脉血运重建治疗,强调血运重建治疗不仅能缓解患者症状,也可改善患者预后。

（5）呼吸支持:氧疗可用于急性心力衰竭,对慢性心力衰竭并无指征。无肺水肿的心力衰竭患者,给氧可导致血流动力学恶化;但对心力衰竭伴睡眠呼吸障碍者,无创通气加低流量给氧可改善睡眠时的低氧血症。

（6）心脏移植:可作为终末期心力衰竭的一种治疗方式,主要适用于严重心功能损害,或依赖静脉正性肌力药物而无其他可选择治疗方法的重度心力衰竭患者。对于有适应证的患者,心脏移植可显著提高患者的生存率,改善其运动耐量和生活质量。除供体心脏短缺外,心脏移植的主要问题是移植排斥,是术后一年死亡的主要原因,长期预后主要受免疫抑制剂并发症的影响。

二、慢性 HF-PEF 的治疗

HF-PEF的多项临床研究均未能证实对HF-REF有效的药物(如ACEI、ARB、β受体阻滞剂等)可改善HF-PEF患者的预后和降低病死率。VALIDD(The Valsartan in diastolic dysfunction trial)试验提示,对伴有高血压的心力衰竭患者降压治疗是有益的。针对HF-PEF的症状、基础疾病及并发症,可采用综合性治疗。

（1）积极控制血压:目标血压宜低于单纯高血压患者的标准,即血压＜130/80mmHg。五大类降压药均可应用,优选β受体阻滞剂、ACEI或ARB。

（2）应用利尿剂:有利于消除液体潴留和水肿,可缓解肺瘀血,改善心功能。但不宜过度利尿,以免前负荷过度降低而致低血压。

（3）控制和治疗其他基础疾病及并发症:糖尿病患者要控制血糖,肥胖者要减轻体重。控制慢性房颤患者的心室率,可使用β受体阻滞剂或非二氢吡啶类CCB(如地尔硫䓬或维拉帕米)、选择性电复律。对伴左心室肥厚者,为逆转左心室肥厚和改善左心室舒张功能,可用ACEI、ARB、β受体阻滞剂等。冠心病患者如有症状或证实存在心肌缺血,应做冠状动脉血运重建术。地高辛不能增加心肌的松弛性,不推荐使用。

(4)如同时有HF-REF,以治疗后者为主。

三、急性心力衰竭的治疗

1. 一般处理

(1)体位:对于静息时有明显呼吸困难者应采取半卧位或端坐位,双腿下垂以减少回心血量,降低心脏前负荷。

(2)呼吸支持:适用于低氧血症和呼吸困难明显,尤其是指端血氧饱和度(SpO$_2$)<90%的患者。无低氧血症的患者不应常规应用呼吸支持,因为可能导致血管收缩和心排血量下降。如需吸氧,应尽早采用,使患者SpO$_2$≥95%(伴COPD者的SpO$_2$>90%)。根据动脉血气分析结果可采用不同氧疗方式,必要时行无创性或有创呼吸机辅助通气。但据最新研究结果显示,无创辅助通气不能改善心力衰竭患者的预后。

(3)出入量管理:对肺瘀血、体循环瘀血及水肿明显者,应严格限制饮水量和静脉输液速度。无明显低血容量因素(大出血、严重脱水、大汗淋漓等)者,每天摄入液体量一般宜在1500mL以内,不要超过2000mL。根据患者症状轻重及血容量情况,调整每天出入量负平衡的程度和速度。在负平衡下应注意防止发生低血容量、低钾血症和低钠血症等。

2. 药物治疗

(1)镇静:阿片类药物(如吗啡)可减少急性肺水肿患者因焦虑和呼吸困难所引起的痛苦。此类药物也被认为是血管扩张剂,可降低前负荷,也可减少交感神经兴奋。应密切观察疗效和呼吸抑制的不良反应。伴明显和持续低血压、休克、意识障碍、COPD等患者禁忌使用。

(2)正性肌力药物:

①应用指征和作用机制:适用于低心排血量综合征患者,如对伴症状性低血压(收缩压≤85mmHg)或心排血量降低伴循环瘀血的患者,可缓解组织低灌注所致的症状,保证重要脏器的血液供应。

②药物的种类:主要包括洋地黄类、β肾上腺素能受体激动剂(如多巴胺、多巴酚丁胺)、磷酸二酯酶抑制剂(如米力农)和左西孟旦等。

多巴胺:小剂量[<3μg/(kg·min)]应用时有选择性扩张肾动脉、促进利尿的作用,但无肾脏保护作用;大剂量[>5μg/(kg·min)]应用时有正性肌力作用和血管收缩作用。个体差异较大,一般从小剂量起始,逐渐增大剂量,短期应用。

多巴酚丁胺:短期应用可增加心排血量,改善外周组织灌注,缓解症状,连续应用会增加死亡风险。剂量为2~20μg/(kg·min)。使用时应监测血压。常见不良反应有心律失常、心动过速,偶尔可因加重心肌缺血而出现胸痛。对于正在应用β受体阻滞剂的患者,不推荐应用多巴酚丁胺和多巴胺。

米力农:首剂为25~75μg/kg,静脉注射(>10min),继以0.375~0.750μg/(kg·min)的滴速维持输注,常见不良反应有低血压和心律失常。

左西孟旦:首剂为12μg/kg,静脉注射(>10min),继以0.1μg/(kg·min)的滴速开展静脉滴注,可酌情减半或加倍。

(3)利尿剂:

①袢利尿剂:适用于急性心力衰竭伴肺循环和(或)体循环明显瘀血以及容量负荷过重的患者。袢利尿剂(如呋塞米、托拉塞米、布美他尼)静脉应用可在短时间里迅速降低容量负荷。常用呋塞米,宜首先行静脉注射20~40mg,继以5~40mg/h的速率静脉滴注,总剂量起初6h内不超过80mg,24h内不超过

160mg。如果平时使用袢利尿剂治疗,最初静脉剂量应等于或超过长期每日所用的剂量。

②托伐普坦:推荐用于充血性心力衰竭、常规利尿剂治疗效果不佳、有低钠血症或有肾功能损害倾向的患者,可显著改善充血相关症状,且无明显短期和长期不良反应。EVEREST 研究结果显示,该药可快速有效降低体重,并在整个研究过程中可维持肾功能正常,对长期病死率和心力衰竭相关患病率无不良影响。对心力衰竭伴低钠的患者能降低心血管病所致病死率。建议起始剂量为 7.5~15.0mg/d,之后可逐渐加量至 30.0mg/d。

(4)血管扩张药物:

①应用指征:此类药可用于急性心力衰竭早期阶段。收缩压水平是评估此类药是否适宜的重要指标。收缩压>110mmHg 的患者通常可安全使用;收缩压在 90~110mmHg 的患者应谨慎使用;收缩压<90mmHg 的患者应禁忌使用,因其可能增加急性心力衰竭患者的病死率。此外,HF-PEF 患者因对容量更加敏感,使用血管扩张药物应尤为小心。

②主要作用机制:可降低左、右心室充盈压和全身血管阻力,并降低收缩压,从而减轻心脏负荷,但没有证据表明血管扩张剂可改善预后。

③药物种类和用法:主要的血管扩张剂有硝酸酯类、硝普钠及重组人脑利钠肽(Recombinant human brain natriuretic peptide,rhBNP)等,不推荐应用 CCB。血管扩张剂应用要从小剂量开始,可酌情逐渐增大剂量,并密切监测血压,根据血压调整合适的维持剂量。硝酸酯类药物:如硝酸甘油,在不减少每搏排出量和不增加心肌耗氧量情况下能减轻肺瘀血,特别适用于急性冠状动脉综合征伴心力衰竭的患者。硝普钠:适用于严重心力衰竭、原有后负荷增加以及伴肺瘀血或肺水肿患者。rhBNP:实际上该药并非是单纯的血管扩张剂,而是一种兼具多重作用的药物,有一定的促进钠排泄和利尿作用,还可抑制 RAAS 和交感神经系统。

(5)血管收缩药物:如去甲肾上腺素,多用于尽管已应用正性肌力药物但仍出现心源性休克,或合并显著低血压状态时的患者。这类药物可以使血液重新分配至重要脏器,收缩外周血管并提高血压。肾上腺素具有正性肌力活性,也有类似于正性肌力药物的作用。

3.非药物治疗

(1)主动脉内球囊反搏(Intra-aortic balloon pump,IABP):可有效改善心肌灌注,并降低心肌耗氧量和增加心排血量。适应证:①AMI 或严重心肌缺血并发心源性休克,且不能由药物纠正;②伴血流动力学障碍的严重冠心病(如 AMI 伴机械并发症);③心肌缺血或急性重症心肌炎伴顽固性肺水肿;④作为左心室辅助装置(Left ventricular assist device,LVAD)或心脏移植前的过渡治疗。但尚无证据证明对其他原因的心源性休克是否有益。

(2)机械通气:针对呼吸衰竭的原因、类型和严重程度的不同,根据科室和临床具体情况选择无创机械通气或有创机械通气。①无创机械通气:分为持续气道正压通气和双相间歇气道正压通气两种模式,适用于经常规吸氧和药物治疗无效的肺水肿合并呼吸衰竭、能配合呼吸机、呼吸频率>20 次/min 的患者,但不建议用于收缩压<85mmHg 的患者。近期一项研究表明,无论哪种模式都不能降低患者的死亡风险和气管插管的概率。②有创机械通气:适用于心肺复苏时严重呼吸衰竭经常规治疗无效,尤其是出现明显的呼吸性和代谢性酸中毒并影响到意识状态的患者。

(3)血液净化治疗:超滤对急性心力衰竭有益,但并非是常规手段(详见本章第六节)。

(4)心室机械辅助装置:急性心力衰竭经常规药物治疗无明显改善时,有条件者可应用该技术。此类装置有体外膜肺氧合(Extracorporeal membrane oxygenation,ECMO)、心室辅助泵(LVAD、全人工心脏)。根据急性心力衰竭类型的不同,可选择应用心室辅助装置,在积极纠治基础心脏疾病的前提下,短期辅助心脏功能,也可作为心脏移植或心肺移植的过渡。ECMO 可以部分或全部代替心肺功能。

(李建国,甘　泉)

第六节　急慢性心力衰竭血液净化治疗

一、血液净化技术在急慢性心力衰竭治疗中的原理

液体超负荷是急慢性心力衰竭发病的重要病理生理机制,与心力衰竭患者再次住院率、肾功能恶化、住院病死率相关。血液净化治疗时,主要选择以下三种方式来清除液体:血液透析(Hemodialysis,HD)、血液滤过(Hemofiltration,HF)和单纯超滤(Isolated ultrafiltration,IU)。三种方式对溶剂的清除原理相同,都是通过超滤作用。液体调整是超滤的主要目的,也是快速缓解肺水肿和全身水肿的主要目的。在溶质清除方面,HF通过对流达到治疗目的,而HD通过弥散达到治疗目的。只有HF需要置换液,其他两种不需要置换液。HD和HF对溶质清除效果好;IU只能清除溶剂,无法影响溶质。但是,对于细胞因子和心肌坏死因子等大分子物质,三种模式均无证据表明有效。HD、HF和IU的单次治疗时间分别为4h,4~24h和4~8h。治疗间期,HD和HF的治疗方案都是急性患者每天一次或者隔天一次,长期患者每周3次;IU则根据患者需要,每天一次或者隔天一次。而连续性血液净化技术具体采用哪种模式治疗心力衰竭,应根据临床具体情况和各种模式的特点来决定,前提都需要设置超滤来清除液体。超滤的原理是通过半透膜两侧的跨膜压在体外从血液中清除水分,对于顽固性水肿特别有效。超滤时,每小时液体的清除量等于超滤系数和跨膜压的乘积。血管再充盈速度(Vascular refilling rate,VRR)是指血管外组织间的液体向血管内移动的速度。VRR由以下因素决定:每小时超滤速度、累积体重减少、基础血流动力学状态、心血管对体重减小的反应、有无急性或者慢性并发症等。超滤时,血管内液体被清除,白蛋白却无法被清除,血管内胶体渗透压增加,使得血管外液体向血管内移动。如果超滤的速度和VRR平衡,血管内容量状态不会发生太大变化。如果超滤速度大于VRR,就会出现低血容量、低血压,最后导致肾脏低灌注,加重肾功能不全。有研究表明,VRR在7~10mL/(kg·h)时,体重减小速度应控制在0.5~1.0kg/h,这是心力衰竭患者能够耐受的状态。只要液体负平衡的速度在VRR允许范围内,那么可以增大超滤速度;若有更多的负平衡,则可以延长超滤间隔时间和减少超滤次数。很少有证据表明超滤能够恢复肾脏对利尿剂的敏感性;有限资料证明超滤能降低神经激素的激活,可以缩短住院时间,减少再次住院率。

二、血液净化技术在急慢性心力衰竭治疗中的地位

(一)何时开始超滤治疗

目前,心力衰竭的临床实践指南未将超滤推荐为一线选择。不应该对所有患者入院就开始使用超滤,常规情况下建议利尿剂作为首选。当出现以下情况之一时,可考虑采用超滤治疗:①高容量负荷,如肺水肿或严重的外周组织水肿,且对利尿剂抵抗;②低钠血症(血钠<110mmol/L)且有相应的临床症状,如神志障碍、肌张力减退、腱反射减弱或消失、呕吐及肺水肿等。而当患者肾功能出现进行性减退,SCr>500μmol/L或符合急性血液透析指征的其他情况时,可行血液透析治疗。

(二)利尿剂耐药的机制及对策

心力衰竭患者对呋塞米的剂量反应呈曲线改变,提示需要更大的剂量才能达到未发生心力衰竭时的效果,临床上很难区别是利尿剂耐药还是利尿剂剂量不足。轻度心力衰竭患者对小剂量利尿剂的反应良好,随着心力衰竭的进展,对利尿剂的反应逐渐不佳;长时间使用利尿剂的患者,尿钠排出效果下降,如同刹车现象一样;当利尿剂剂量低于治疗剂量,特别是饮食未限制钠时,会出现血钠超过尿钠,仍有水、钠潴留;心力衰竭进展和恶化时常需加大利尿剂剂量,最终大剂量也无反应,即出现利尿剂抵抗。

出现上述情况可尝试用以下方法处置:①增大利尿剂总剂量,多次或者持续泵入利尿剂;②短期联合

使用 2 种及 2 种以上利尿剂,在袢利尿剂使用前 1h 口服一次噻嗪类利尿剂,联合使用利尿剂需要监测容量、电解质及预防心律失常的发生;③使用醛固酮受体拮抗剂(如螺内酯),可以拮抗这项作用,增加尿钠,促进利尿效果,因为袢利尿剂会引起 RAAS 激活,继发性引起醛固酮增多;④应用适当剂量的升压药物可提高肾脏灌注压,如去甲肾上腺素或者多巴胺,但后者已经被证实无肾脏保护作用;⑤纠正低血容量、低氧、酸中毒、低钾等影响肾功能的因素。

(三)早期超滤的安全有效性

有一项包含 40 名充血性心力衰竭住院患者的研究,将 40 名患者随机分为两组,除常规治疗外,对 20 名患者给予 8h 超滤治疗,对另外 20 名患者给予利尿药物治疗。其中,18 名患者超滤治疗成功。入院 24h 体重减轻,超滤组减轻的体重为 2.5kg,利尿组减轻的体重为 1.86kg($P=0.240$)。入院 24h 液体清除,超滤组为 4650mL,常规治疗组为 2838mL($P=0.001$);48h 液体清除,超滤组为 8415mL,常规治疗组为 5375mL($P=0.012$)。对充血性心力衰竭住院患者早期给予超滤治疗安全有效。这说明超滤有助于液体清除,减轻体重,缓解症状,改善血流动力学,增加利尿剂序贯治疗的反应,维持电解质稳定。

但 CARRESS-HF 研究表明,在急性失代偿性心力衰竭合并持续瘀血和肾功能恶化的患者中,在保护 96h 肾功能方面,阶梯式药物治疗方案优于超滤治疗,两种治疗方案在体重减轻方面类似,但超滤治疗引起的不良反应较高。其不良反应主要包括生物不相容、出血、凝血、血管通路相关并发症、感染、机器相关并发症等。连续血液净化治疗时应重视上述不良反应的发生,避免出现新的内环境紊乱,注意热量及蛋白的丢失。

(四)超滤相较于利尿剂的优势

相比于利尿剂,超滤能更快地缓解肺部和全身的水肿。但是超滤对电解质、氮质血症、酸碱平衡、大分子物质(如细胞因子)没有影响。超滤能缓解心源性水,改善心脏舒张功能,减少血管外肺水,改善气体交换和氧合状态,减少呼吸功,对心肺功能产生有益的影响。而袢利尿剂有神经激素激活、低血容量、肾功能恶化的风险,对体重减轻、钠和液体清除的效果不如超滤。

一项包含 200 名急性失代偿心力衰竭住院患者应用超滤与静脉利尿剂的研究发现,超滤组在 48h 体重减小($P=0.001$)、液体清除($P=0.001$)方面的效果更佳,且 90d 再次住院率中更低($P=0.022$),非计划随访率更低($P=0.009$);而在肌酐水平上,两组患者之间无显著差异。UNLOAD 研究证实,对于心力衰竭患者,超滤治疗与静脉连续应用利尿剂相比,排水量无明显差异,但超滤治疗能更有效地清除体内过剩的钠,并可降低心力衰竭再住院率。

1. 液体清除速度

每小时清除多少液体需要开展个体化设计,利尿剂的剂量不易掌握,过大容易造成低血容量,导致循环不稳定,肾脏灌注不足,肾功能不全。超滤可以设置恰当的超滤速度,能缓慢清除血管内的液体,同时使过多的细胞外液转移到血管内补充,可维持稳定的血管内容量,不仅能精确清除液体,还能保持血流动力学稳定。此外,可在液体不超负荷前提下补充血液制品,给予肠外营养支持。

2. 电解质水平

袢利尿剂清除的是低渗透压液体,大量利尿会出现电解质紊乱,容易导致低钾血症。超滤清除的是等渗透压液体。因此,在对血钠的清除效率方面,超滤比利尿剂更高,同时对血钾影响小。

3. 神经激素激活

袢利尿剂会影响神经激素激活,反而会增加水钠聚集,导致利尿剂缓解循环水肿的效果减退。而超滤不会刺激致密斑介导的神经激素激活。有实验比较了超滤和利尿剂治疗 90d 后体内肾素、去甲肾上腺素及醛固酮水平,结果发现超滤组的更低。

4. 费用

超滤的治疗费用比利尿剂高,但是考虑到特定的患者使用超滤起效更快、住院时间更短、出院后再次住院率低,总体评价还是超滤性价比高。

(五)心力衰竭终末期还需要血液净化治疗吗

在心力衰竭终末期即使使用心脏再同步治疗、除颤、血液净化等,在改善生活质量、延长生命的效果上也远不如早期，所以这个时候是否需要继续积极治疗，值得进一步商榷。在短期内使用超滤治疗顽固性心力衰竭并发肾功能不全是可行的，但是远期结局不容乐观。对于对利尿剂耐药和心肾综合征不太严重的心力衰竭患者，接受血液净化治疗可能获益，有助于改善预后。而部分顽固性心源性休克患者即使接受血液净化、机械通气支持甚至 LVAD，也无法改变结局。

一项包括 63 名顽固性心力衰竭且肾功能恶化患者的单中心研究使用了肺动脉导管进行血流动力学监测，结果显示左室射血分数为 26%±5%，血钠为(133±6)mmol/L，基线肌酐为(1.9±0.8)mg/dL，平均中心静脉压(CVP)为 20mmHg，平均肺毛细血管楔压(PAWP)为 30mmHg，心指数(Cardiac index,CI)为 1.8L/(min·m²)。其中有 18% 的患者基础使用正性肌力药。超滤 48h 后，心脏充盈压下降，CI 增加，尿素氮和 SCr 显著改善。59% 的患者住院期间需要持续行血液透析，14% 的患者出院后不需要继续行血液透析。63 名患者中，有 30% 的患者在出院前死亡，10% 出院后在救济所接受临终关怀。可见，对于顽固性心力衰竭且肾功能恶化患者，血液净化治疗清除液体后可以改善血流动力学参数，但是对临床结局无改善作用。

总之，任何治疗都不是万能的，在疾病的有限终末期，医务人员有责任帮助患者拒绝那些高风险而对预后和生活质量无改善的治疗措施。

(六)心肾综合征与血液净化技术

血液净化技术是治疗 CRS 的有力手段，特别是对于利尿剂抵抗的急性 CRS 患者。但并非所有的 CRS 患者都需要行血液净化治疗，慢性 CRS 一般无须血液净化治疗，仅在患者出现药物不能控制的水肿和容量负荷过度时可以采用血液净化治疗，原则同急性心肾综合征。

血液净化原则同急性肾损伤和慢性肾脏病的治疗。对于脓毒症导致的继发性 CRS，推荐行连续性血液净化治疗；对于以液体超载为主的患者，可选用单纯超滤或缓慢连续超滤；而对于存在显著 SCr、尿素水平升高及酸碱平衡和水电解质紊乱的患者，根据病情选用血液透析、血液透析滤过及连续性血液净化治疗。

在 CRS 血液净化治疗中，特别是急性 CRS，应注意因血液净化治疗不当带来的再次肾脏损伤。Ronco 等提出在超滤过程中应遵循"5B"方法，即综合评价患者的液体平衡状态(以体重反映)、血压、生物标志物、生物电阻抗及血容量，以避免超滤不当带来的不良反应。

三、血液净化技术在急慢性心力衰竭中的治疗方式选择

临床上常用的血液净化技术包括间歇性血液净化治疗或连续性血液净化治疗。其中，间歇性血液净化技术主要包括血液透析、血液滤过和单纯超滤等；连续性血液净化技术主要包括缓慢连续超滤(Slow continuous ultrafiltration, SCUF)、连续性静脉静脉血液滤过(Continuous veno-venous hemofiltration, CVVH)和连续性静脉静脉血液透析滤过(Continuous veno-venous hemodiafiltration, CVVHDF)等。

持续缓慢低效透析(Sustained low efficiency dialysis, SLED)是一种综合了连续性肾脏替代治疗(CRRT)和传统间歇式血液透析(IHD)优点的延长性间歇性肾脏替代治疗(PIRRT)模式，自 20 世纪 90 年代出现后，受到了广泛的关注，大有取代传统 CRRT 之势。SLED 采用低超滤率、低血流量、低透析液流量的治疗方式，在血流动力学稳定性上接近 CRRT，且同样可以使用枸橼酸抗凝而适用于有严重出血风险的患者，但费用低廉。

在各种原因导致的急慢性心力

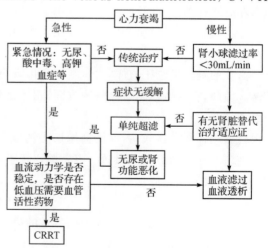

图 14-6 血液净化技术在急慢性心力衰竭患者中治疗方式的选择

注：心力衰竭既包括传统意义上的心力衰竭，也包括各型心肾综合征相关的心力衰竭。

衰竭的治疗中,核心是解决液体超负荷。患者初始治疗时,应该选择传统的利尿剂治疗还是血液净化治疗,具体选择哪种血液净化的模式,对患者治疗是否及时有效都很重要。首先要区别急性还是慢性,再评估有无紧急情况(如无尿、酸中毒、高钾血症等),血流动力学是否稳定,是否存在低血压,是否需要血管活性药物,利尿剂治疗是否有效,基础肾功能情况(如肾小球滤过率),及药物治疗后肾功能情况来进行综合判断(详见图 14-6)。

(李建国,甘　泉)

参考文献

[1]Bart AB, A Boyle, Bank AJ, et al. Ultrafiltration versus usual care for hospitalized patients with heart failure[J]. Journal of the American College of Cardiology,2005,46(11):2043-2046.

[2]Bart BA,Goldsmith SR, Lee KL, et al. Ultrafiltration in decompensated heart failure with cardiorenal syndrome[J]. N Engl J Med,2012,367(24):2296-2304.

[3]Costanzo MR, Guglin ME, Saltzberg MT, et al. Ultrafiltration versus intravenous diuretics for patients hospitalized for acute decompensated heart failure[J]. Journal of the American College of Cardiology,2007,49(6):675-683.

[4]Costanzo MR. Ultrafiltration in the management of heart failure[J]. Current Opinion in Critical Care,2008(8),14:524-530.

[5]Felker GM, Lee KL, Bull DA, et al. Diuretic strategies in patients with acute decompensated heart failure[J]. N Engl J Med,2011,364(9):797-805.

[6]Felker GM, Mentz RJ. Diuretics and ultrafiltration in acute decompensated heart failure[J]. Journal of the American College of Cardiology,2012,59(24):2145-2153.

[7]Fiaccadori E, Regolisti G, Maggiore U, et al. Ultrafiltration in heart failure[J]. American Heart Journal,2011,161(3):439-449.

[8]Freda BJ, Mallidi J, Braden GL. Diuretics or ultrafiltration for acute decompensated heart failure and cardiorenal syndrome[J]. Am J Kidney Dis,2013,62(3):453-456.

[9]Liu L, Eisen HJ. Epidemiology of heart failure and scope of the problem[J]. Cardiology Clinics,2014,32(1):1-8.

[10]McMurray J JV. Systolic heart failure[J]. N Engl J Med,2010,362(3):228-238.

[11]Patarroyo M, Wehbe E, Hanna M, et al. Cardiorenal outcomes after slow continuous ultrafiltration therapy in refractory patients with advanced decompensated heart failure[J]. Journal of the American College of Cardiology,2012,60(19):1906-1912.

[12]Ronco C,Haapio M, House AA, et al. Cardiorenal syndrome[J]. Journal of the American College of Cardiology,2008,52(19):1527-1539.

[13]Weinrauch LA, Desai AS, Lewis EF, et al. Ultrafiltration in end-stage heart failure[J]. Journal of the American College of Cardiology,2012,60(19):1913-1915.

[14]中华医学会心血管病学分会. 中国心力衰竭诊断和治疗指南 2014[J]. 中华心血管病杂志,2014,42(2):98-122.

第十五章

血液净化在急性肝功能衰竭中的应用

第一节　急性肝功能衰竭定义和流行病学特征

一、疾病定义

　　肝脏是人体的重要器官之一,具有合成、解毒、代谢、分泌、生物转化以及自身免疫防御等多种复杂的功能。当肝脏受到多种因素(如病毒、肝毒性物质、药物等)影响而引起严重损害时,会造成肝细胞的大量坏死,导致上述功能发生严重障碍或失代偿,进而会出现以凝血功能障碍、黄疸、肝性脑病、腹水等为主要表现的一组临床综合征,称为肝功能衰竭。

　　急性肝功能衰竭(Acute liver failure,ALF)指既往无肝硬化病史,病程短于 26 周,出现凝血功能障碍(INR≥1.5)及任何程度的肝性脑病。肝豆状核变性患者、垂直传播的 HBV 感染者或自身免疫性肝炎患者可能已存在肝硬化,如发病短于 26 周,同时出现上述 ALF 表现,也可以考虑此诊断。ALF 是肝脏合成及代谢功能急性损伤后发生肝性脑病、凝血功能障碍等肝功能衰竭表现的一种严重的临床综合征,其病死率极高。

二、流行病学特征

　　我国肝功能衰竭的首要病因是病毒感染(主要是 HBV 感染)。HBV 相关的肝功能衰竭病情严重、并发症多、治疗困难、病死率高。据《2010 年度全国法定传染病报告发病、死亡统计表》显示,2010 年我国病毒性肝炎报告发病 1317982 例,死亡 884 例,位居全国甲、乙类传染病发病率之首,占 41.4%。病毒性肝炎患者中,约 80.0% 为乙肝患者。统计显示,一般人群乙型肝炎表面抗原(HBsAg)流行率为 7.18%。病毒性肝炎所致 ALF 以男性居多;职业以农民、工人所占比例为最多;在多个民族中,以汉族最多,少数民族较少。随着 HBV 相关肝功能衰竭的分型发展及其演变,在我国,急性肝功能衰竭和亚急性肝功能衰竭呈减少趋势;慢加急性肝功能衰竭和慢性肝功能衰竭呈增加趋势。对于一些特殊人群,如妊娠晚期妇女感染戊型肝炎病毒发生 ALF 的风险高达 20%～50%。

　　药物性肝损伤的发生率占所有药物不良反应病例的 10%～15%,仅次于皮肤黏膜损害和药物热。

在欧美国家,药物及肝毒性物质(如乙醇、化学制剂等)是引起急性和亚急性肝功能衰竭的主要原因。在美国,约50%的ALF由乙酰氨基酚中毒所致,英国每年约有500名患者死于对乙酰氨基酚所致的肝功能衰竭。在我国,虞健敏等对浙江省8所医院3年间发生药物性肝损伤的患者进行调查,得出药源性肝损伤占同期内科住院患者的7.11%,导致药源性肝损伤发生的药物依次为抗生素、抗结核药、中药、激素类、抗真菌类药及抗甲状腺功能亢进药。其中值得注意的是,由于人们片面地相信中草药的有效性和安全性,而忽视其潜在的毒性,因此,我国中草药应用较10年前增加了5倍多,由中草药所致的ALF呈明显上升趋势。

(朱建华,叶继辉,吴相伟,孔　红)

第二节　急性肝功能衰竭病因与发病机制

一、病　因

ALF的病因有病毒性肝炎,药物(如对乙酰氨基酚)中毒,缺氧所致肝坏死(如急性布-加氏综合征),肝移植后急性排斥,急性肝脂肪变性(如妊娠期急性脂肪肝)及代谢障碍(如肝豆状核变性)等(见表15-1)。

表 15-1　肝功能衰竭的病因

病　因	类　型
肝炎病毒	甲型、乙型、丙型、丁型、戊型肝炎病毒
其他病毒	巨细胞病毒、EB病毒、肠道病毒、疱疹病毒等
药物及肝毒性物质	解热镇痛类(对乙酰氨基酚)、抗结核病药物(异烟肼、利福平、吡嗪酰胺等)、抗甲状腺功能亢进药物、降血糖类药物、抗肿瘤化疗药、心血管药(胺碘酮)、部分中草药、乙醇、毒蕈等
缺血、缺氧	休克、充血性心力衰竭、下腔静脉阻塞、急性布-加氏综合征等
感染	严重或持续感染(如败血症、血吸虫病等)
妊娠相关	妊娠期急性脂肪肝、HELLP综合征
免疫紊乱	自身免疫性肝病
代谢异常	肝豆状核变性、遗传性糖代谢障碍等
肝脏疾病或损伤	肝移植、部分肝切除、肝脏肿瘤、胆汁淤积性肝病、先天性胆管闭锁

二、发病机制

ALF的发生机制非常复杂,并且多种因素相互作用、相互影响。根据肝功能衰竭发生发展过程中的临床、病理、分子生物学变化,目前一致认为肝功能衰竭患者先后经历了直接损伤、免疫反应和内毒素血症损伤的"三重打击学说"。第一重打击:由病毒、药物、肝毒性物质等原发病因直接导致肝细胞死亡;第二重打击:原发病因可诱发机体免疫反应,造成免疫损伤、大量肝细胞坏死;第三重打击:经历上述两重打击后的肝脏解毒能力下降、肠道屏障功能破坏、机体免疫功能抑制等,最终导致肠源性内毒素血症的发生,而内毒素血症进一步加速了肝细胞的破坏过程。此过程中值得重视的病理生理学变化是肝细胞微环境的缺血、缺氧性改变,这一改变主要由免疫损伤引起且进一步加重免疫损伤,并在内毒素血症的发生发展中起关键性作用。

1. 病毒感染

在我国,病毒对肝脏的直接损伤作用以乙型肝炎病毒居多。有研究表明,细胞内过度表达的HBsAg可导致肝细胞损伤及功能衰竭。HBV的X蛋白也可引起肝脏细胞损伤。在感染早期,X蛋白使肝细

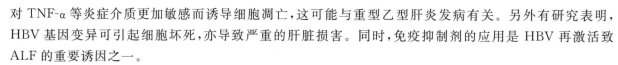

对 TNF-α 等炎症介质更加敏感而诱导细胞凋亡,这可能与重型乙型肝炎发病有关。另外有研究表明,HBV 基因变异可引起细胞坏死,亦导致严重的肝脏损害。同时,免疫抑制剂的应用是 HBV 再激活致 ALF 的重要诱因之一。

在宿主方面,有众多证据显示,宿主遗传背景在乙型肝炎重症化过程中发挥了重要作用。研究多采用候选基因-疾病关联策略,证实重型乙型肝炎具有遗传易感性。这主要针对涉及乙型肝炎免疫反应通路的几个基因,如 TNF(包括 TNF-α 和 TNF-β)、IL-10 和人白细胞抗原(HLA)等。

2. 药物性肝损伤

药物性肝损伤的发生机制主要包括非免疫机制和免疫机制两个途径。非免疫机制是指某些药物经过肝脏 P450 酶系代谢产生自由基等毒性产物,与蛋白质和核酸等大分子共价结合或造成脂质过氧化,直接引起肝细胞膜、细胞器膜损伤,导致肝细胞坏死和凋亡,如异烟肼、对乙酰氨基酚、溴苯、四氯化碳、氟烷等。免疫机制是指药物或其活性代谢产物作为半抗原造成的变态反应,形成抗原复合体,作用于 T 淋巴细胞,引起免疫反应,造成肝细胞损伤,如磺胺类、氟烷类麻醉剂、替尼酸和双肼屈嗪等。

3. 免疫损伤

免疫损伤主要包括以下几方面。①体液免疫:研究表明,在非对乙酰氨基酚所致药物性肝炎、HBV 所致肝炎、原因不明的急性肝炎等数种不同原因所致的急性肝功能衰竭的患者体内,均可发现普遍存在的自身抗体,这说明在肝功能衰竭发生发展过程中自身抗体相关的体液免疫性损伤是明确存在的。②细胞免疫:以细胞毒性 T 淋巴细胞为核心的细胞免疫在清除细胞内病毒方面起关键作用,同时也是造成细胞凋亡或坏死的主要因素。③细胞因子变化:细胞因子不仅是肝细胞坏死过程的主要因素,而且与肝功能衰竭时肝细胞再生抑制有关。目前,证实与肝功能衰竭发生发展有重要关系的细胞因子包括 TNF-α、TNF-β、IL-1、IL-6 等。

4. 肠源性内毒素血症

肠源性内毒素血症在急性肝功能衰竭中的作用正引起人们的高度重视,并得到了深入研究。目前,人们认为其发生机制有以下几方面。①肠道内毒素生成和摄取增多。其主要由肠道细菌过度生长、肠道黏膜通透性增高所致;尤其在伴有肝硬化时,常伴有小肠细菌过度生长和门脉高压性肠病存在,更易形成肠源性内毒素血症。②肝脏对内毒素清除功能减退。③自发或术后门体分流,肠源性内毒素未经灭活即进入体循环。④外周血内毒素灭活功能降低,包括白细胞数量减少、低补体血症、低脂多糖结合蛋白等。

肠源性内毒素血症包括多方面的作用。①直接毒性作用。降低细胞色素 P450 水平,引起氧自由基产生,造成肝细胞跨膜信息紊乱等。②单核巨噬细胞系统介导的细胞毒性作用。内毒素能激活巨噬细胞使之表达、分泌各种细胞因子和炎症介质,如 TNF、IL-1、IL-6、LTs、PAF、PGs 等,导致肝损伤和多器官功能衰竭。③损伤血管内皮,促进血液凝固。④内毒素血症还可诱发、加重肝性脑病,增加肝内血管阻力,通过 NO、PGI_2 等介导高动力循环,形成门脉高压症状群,诱发 DIC 和肝肾综合征。

5. 缺血、缺氧

肝功能衰竭时,肝组织出现大片、亚大片坏死,肝内广泛出现炎症反应,造成微血管栓塞、肝血窦的结构破坏等,引起了明显的肝组织灌流障碍。同时,由于肝脏代谢旺盛,为高需氧组织器官,因此对缺血、缺氧敏感。在临床研究中,改善微循环的治疗可在一定程度上缓解患者的病情,也从侧面证实了此观点。缺血、缺氧以及再灌注损伤可通过以下环节导致肝细胞损伤:①缺血、缺氧以及再灌注诱导大量的线粒体破坏,导致细胞凋亡;②局部代谢废物、门脉内毒素堆积可直接造成细胞损伤与坏死;③氧自由基、炎症介质等造成细胞损伤与坏死。

6. 肝肾综合征

肝肾综合征(Hepatorenal syndrome,HRS),又称为功能性肾衰竭,是指由于严重肝脏疾病患者体内代谢产物对机体的损害、血流动力学的改变等,导致肾脏血流量的减少和滤过率降低,而其肾脏并无解剖和组织学方面的病变。HRS 是发生于肝硬化腹水患者的一种有潜在可逆性的并发症,同时也可发生于急性肝功能衰竭患者。目前,HRS 的发病机制尚未完全阐明,"动脉扩张"学说被广泛接受,即门脉高压导致内脏血管扩张,引起有效血容量不足,进而导致 RAAS 和交感神经系统(Sympathetic nervous system,SNS)被激活,抗利尿激素分泌增加,最终肾内的血管扩张物质(如前列腺素、NO 等)不能抵消其作用,导致肾脏血管收缩、GFR 下降和出现 HRS;同时,尽管 HRS 患者 SNS 出现强烈兴奋,但心排血量并无明显升高,甚至低于正常值。研究发现,HRS 患者常伴有心肌病变,表现为心肌肥大,复极化异常,反应能力下降,引起心肌收缩和舒张能力下降,这种病变被称为肝硬化心肌病。加之有效回心血容量不足,共同导致心排血量降低,加重肾脏血流低灌注;此外,肝功能衰竭时肝脏的解毒能力降低,导致内毒素以及细胞因子大量进入体循环,引起全身性炎症反应综合征和脓毒症,最终可导致多脏器功能衰竭,包括 HRS 的发生。

(朱建华,叶继辉,吴相伟,孔 红)

第三节 急性肝功能衰竭病理生理特点

急性肝功能衰竭的发病过程可以归纳为以下两种情况:①病原体与有毒物质直接损伤细胞器或触发细胞信号转导通路影响肝细胞代谢,如肝炎病毒、对乙酰氨基酚、四氯化碳,以及肝脏的缺血再灌注损伤等;②为了控制肝损伤进展,免疫系统必须区分损伤的组织和未损伤的组织,炎性免疫应答可能是一把"双刃剑",如病毒引起的肝功能衰竭中,免疫细胞介导产生的 TNF-α 等细胞因子与病毒抗原发生的免疫反应均可导致肝细胞坏死。直接引起肝功能衰竭和肝细胞坏死的机制已基本明确,而免疫反应引起的肝功能衰竭机制尚不十分清楚。目前,所有的机制都汇集于肝细胞死亡途径,包括细胞凋亡、细胞自噬、细胞坏死等,结合一些生理或病理生理因素共同决定了急性肝功能衰竭的预后。其中,三个因素主要决定了肝功能衰竭的预后即肝功能衰竭后的代谢状态,有毒物质的产生和炎症介质的释放,残存肝细胞的再生能力。急性肝功能衰竭的病理生理特点主要有以下几个方面。

一、能量代谢障碍

肝细胞损伤影响肝脏的能量代谢,包括糖代谢、脂肪代谢以及氨基酸代谢。其中,糖代谢障碍对肝功能衰竭的影响最为突出。体内葡萄糖水平的稳定依赖于肝脏,急性肝功能衰竭的突出表现是容易发生低血糖,原因主要有以下几个方面:①肝细胞大量死亡导致肝糖原储备减少;②肝细胞损伤后葡萄糖-6-磷酸酶活性降低,肝糖原转化成葡萄糖过程出现障碍;③肝细胞灭活胰岛素功能降低。

二、水、电解质代谢紊乱及酸碱失衡

常见低钾、低氯性碱中毒,肝性脑病时可出现呼吸性碱中毒,并发肾衰竭时可出现代谢性酸中毒。

三、胆红素排泄障碍

急性肝功能衰竭时,肝细胞对非结合胆红素的摄取能力降低,肝内葡萄糖醛酸减少,葡萄糖醛酸转移酶受抑制,造成血中非结合胆红素升高。急性肝功能衰竭也可引起结合胆红素升高,主要原因有以下几个方面:①肝细胞肿胀可导致肝内胆管受压或毛细胆管被胆栓炎性细胞阻塞,胆汁排泄受阻,引起结合胆红素反流入血;②肝细胞分泌障碍导致结合胆红素在肝细胞内潴留并反流入血;③肝细胞坏死、毛细胆管破裂后结合胆红素反流入血;④肝实质损伤和炎性反应使毛细胆管通透性升高,结合胆红素反流入血。

四、凝血功能障碍

血浆内主要的蛋白质大部分由肝脏合成,如白蛋白、球蛋白、凝血因子等。其中,肝脏合成的凝血因子主要有因子Ⅰ、Ⅱ、Ⅴ、Ⅶ、Ⅷ、Ⅸ、Ⅹ。肝功能衰竭时,上述凝血因子合成减少,导致凝血功能障碍。另外,急性肝功能衰竭时,排入肠道的胆汁量减少或缺如,引起脂溶性维生素K吸收障碍,导致维生素K缺乏,从而引起维生素K依赖凝血因子Ⅱ、Ⅶ、Ⅷ、Ⅸ、Ⅹ合成障碍及凝血功能减退。

五、生物转化功能障碍

肝脏的生物转化是指内、外源性非营养性物质在肝脏通过各种反应转变为亲水性强、易于排泄的物质的过程。内源性物质一般是指激素、神经递质、氨、胺、胆红素等,外源性物质常指药物、食品添加剂、毒物、污染物等。肝脏是生物转化的主要器官,肝功能衰竭时参与生物转化的肝微粒体单加酶系和UDP-葡萄糖醛酸转移酶活性降低,导致肝脏生物转化功能障碍。如氨、锰、芳香族氨基酸、硫醇、酚、短链脂肪酸等有毒物质不能被肝脏有效转化解毒,从而引起全身和大脑星形胶质细胞肿胀,形成脑疝,使脑干受压,导致死亡。

（朱建华,叶继辉,吴相伟,孔　红）

第四节　急性肝功能衰竭临床特征

急性肝功能衰竭起病急,进展迅速,病情危重,多于发病2周内出现肝性脑病、神经精神症状及明显出血倾向等一系列临床特征。

根据神经状态、扑翼样震颤、脑电图等表现,肝性脑病被分为四级(见表15-2)。肝性脑病是一种可逆的代谢紊乱,并不像脑水肿那样会经常危及生命。然而脑水肿可以与严重的肝性脑病相混淆甚至重叠,肝性脑病Ⅲ级发生脑水肿的风险增加至25%～35%,肝性脑病Ⅳ级发生脑水肿的风险增加至65%～75%,两者有时难以鉴别。

表 15-2　肝性脑病分级

分　级	神经状态	扑翼样震颤	脑电图
Ⅰ	欣快感,偶尔抑郁,轻微性格改变和情绪变化,邋遢,言语不清,睡眠节奏紊乱	轻微	多数正常
Ⅱ	嗜睡,易被唤醒,行为失常	阳性	异常,频率变缓慢,可见特征性θ波
Ⅲ	大部分时间呈昏睡状态,可被唤醒,讲话不连贯,精神错乱	如果患者能配合仍可引出	多数异常,可见θ波
Ⅳ	不能被唤醒,浅昏迷时对疼痛刺激和不适体位尚有反应;深昏迷时,各种反射消失,肌张力降低	多数无法引出	多数异常,深昏迷可见极慢的δ波

急性肝功能衰竭常有以下表现。①厌食、腹胀、腹痛、恶心、呕吐等消化道症状表现明显。②绝大多数患者黄疸进行性加重,极少数患者黄疸较轻甚至无黄疸。③出血倾向明显,常见出血部位为消化道、皮下、鼻腔等。引起出血的原因主要有:肝脏凝血因子合成减少,血小板减少及功能障碍,纤维蛋白溶解(简称"纤溶")亢进,DIC,消化道黏膜糜烂导致凝血因子、血小板消耗等。④肝细胞广泛坏死导致肝脏进行性缩小,呈现胆酶分离现象,乳酸清除降低引起乳酸性酸中毒;氨清除降低导致血氨升高,容易发生低血糖等。

急性肝功能衰竭患者由于免疫功能下降、肠道屏障功能下降,容易并发各种感染。这些感染引起全身炎症反应,造成能量消耗和分解代谢增加。患者乏力明显,体质虚弱,常伴发热等。

此外,急性肝功能衰竭还可引起其他脏器继发损害或衰竭,出现相应症状和体征。①肺:急性肺损伤或急性呼吸窘迫综合征。②肾上腺:急性肝功能衰竭引起肾上腺功能减退,原因可能是急性肝功能衰竭的急性应激刺激肾上腺激素出现最大限度分泌,导致肾上腺对促肾上腺皮质激素的反应性降低。③骨髓抑制:肝炎病毒对造血干细胞有直接抑制作用,还可引起染色体畸变、破坏骨髓微循环等,病毒性肝炎与再生障碍性贫血(称"再障")的关系已比较肯定,但引起再障的肝炎类型至今尚不确定,推测这是一种尚未发现的病毒感染,目前已知的血清学指标检测结果均为阴性。④心脏:高心排血量、频繁的亚临床心肌损伤,导致胸闷、气促,甚至低血压或休克。⑤胰腺炎:特别是对乙酰氨基酚引起的急性肝功能衰竭。⑥肾脏:肾功能损害或肾衰竭。晚期肝硬化患者内脏血管舒张、肾内血管收缩导致一种独特的肾损伤,称为肝肾综合征。据报道,晚期肝硬化诊断 1 年后的肝肾综合征发生率为 18%,5 年发生率上升至 39%。近一半的肝肾综合征患者具有一个以上诱发因素,包括细菌感染(57%)、消化道出血(36%)、腹水引流(7%)等。目前,肝肾综合征的诊断是一种排除性诊断,尚缺乏可以明确诊断肝肾综合征的特异性指标。主要诊断要点:GFR 下降(肌酐清除率)<40mL/min 或血清肌酐上升>135μmol/L,并且排除引起肾衰竭的其他原因。国际腹水俱乐部在 1996 年制定了肝肾综合征的诊断标准,并在 2005 年进行了修订(见表 15-3)。新诊断标准的主要变化是删除了次要标准和感染是肝肾综合征排除性诊断;另外一个重要变化是扩充血容量不再用盐水,而是使用白蛋白,诊断不再考虑肌酐清除率。休克包括感染性休克,以及非甾体消炎药、血管扩张剂(如硝酸盐、哌唑嗪、RAAS 抑制剂等)及其他肾毒性药物(如氨基糖苷类等)的使用等仍然是肝肾综合征的排除性诊断标准。根据临床病情严重程度的进展情况,肝肾综合征通常被分为两种类型:1 型,病情快速进展,肾功能快速恶化,SCr 较基础值增加幅度超过 100%,2 周内上升超过 350μmol/L(2.5mg/dL);2 型,病情缓慢进展,具有难治性腹水和相对稳定的肝功能,血清肌酐升高缓慢或根本不升高,通常不超过 180μmol/L(1.3mg/dL),肾功能恶化程度达不到 1 型肝肾综合征的诊断标准。两种类型的预后不同,1 型肝肾综合征的生存期中位数是 2 周,2 型肝肾综合征的生存期中位数是 4~6 个月。1 型肝肾综合征的促进因素通常为感染因素(尿路感染、胆管感染或肠道感染),但最严重的因素是自发性细菌性腹膜炎。接近1/3的自发性细菌性腹膜炎患者发展至肾衰竭,大部分符合 1 型肝肾综合征的诊断。

表 15-3　国际腹水俱乐部制定的肝肾综合征的诊断标准

诊断标准		内　容
1996 年诊断标准	主要标准	1.伴有进行性肝功能衰竭和门脉高压的慢性或急性肝病
		2.GFR 下降,血清肌酐>1.5mg/dL 或 24h 肌酐清除率<40mL/min
		3.除休克、细菌感染、正在或最近应用肾毒性药物外,除胃肠液丢失(反复呕吐或严重腹泻)或经肾体液丧失外
		4.经撤停利尿剂或 1.5L 等张盐溶液扩容治疗后,无持续肾功能恢复(血清肌酐下降到 1.5mg/dL 或以下;或 24h 肌酐清除率上升到 40mL/min 或以上)
		5.蛋白尿<500mg/d,无尿路梗阻的超声影像学证据,无器质性肾脏病
	次要标准	1.尿量<500mL/d
		2.尿钠<10mmol/L
		3.尿渗透压>血浆渗透压
		4.尿红细胞<50 个/HP
2005 年诊断标准		1.肝硬化伴腹水
		2.血清肌酐>133μmol/L(1.5mg/dL)
		3.停用利尿剂和使用白蛋白扩容至少 2d 后[白蛋白推荐剂量为 1g/(kg·d),最大剂量为 100g/d,血清肌酐没有持续改善(下降幅度≤133μmol/L)]
		4.无休克状态
		5.最近或当前没有使用肾毒性药物
		6.无肾脏实质性疾病表现(蛋白尿>500mg/d,尿红细胞>50 个/HP,或肾脏超声检查提示存在异常)

(朱建华,叶继辉,吴相伟,孔　红)

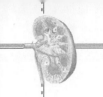

第五节　急性肝功能衰竭传统治疗

传统治疗的一般原则包括：ICU采取措施识别并去除肝损伤因素，提供脏器功能支持，促使肝细胞再生及肝功能恢复，防治急性肝功能衰竭并发症，如肝细胞不能有效再生需尽早行肝移植手术。

一、病因治疗

如肝损伤的病因明确，在某些情况下行病因治疗可限制肝损伤进一步发展，避免急性肝功能衰竭的发生。如采取糖皮质激素治疗自身免疫性肝炎导致的急性肝功能衰竭、拉米夫定抗病毒治疗乙型肝炎的相关肝病、阿昔洛韦治疗单纯疱疹病毒相关肝病、对乙酰氨基酚摄入24h内使用N-乙酰半胱氨酸、妊娠导致急性肝功能衰竭后尽快终止妊娠等措施，均可能改善疾病预后。急性肝功能衰竭病因及临床表现多样，且疾病较为凶险。目前，认为肝移植可能在很大程度上可提高生存率。因此，我们需要尽早治疗，认真动态评估疾病的严重程度及治疗反应，避免不必要的紧急肝移植手术或手术的延误。

二、肝性脑病及脑水肿的治疗

目前，肝性脑病的发病机制仅得到部分阐明。实验研究显示，血氨影响了神经递质的合成和释放、神经元的氧化应激、线粒体功能以及渗透压紊乱，最终导致脑功能变化及星形细胞肿胀。临床研究发现，肝性脑病的严重程度与血氨浓度呈正相关，肝性脑病的严重表现是颅内压升高。鉴于血氨与肝性脑病的密切相关性，降低血氨可能阻碍肝性脑病及颅内高压的进展。门冬氨酸鸟氨酸是降血氨的一个代表性药物，有助于将血氨转化成谷氨酰胺，在治疗慢性肝病的肝性脑病时似乎有效。然而，印度的一项大型随机临床试验研究发现，与安慰剂比较，门冬氨酸鸟氨酸在改善急性肝功能衰竭的血氨、肝性脑病、存活率等方面无优势，原因可能是谷氨酰胺会被肠道、肾脏、肝脏以及大脑中的谷氨酰胺酶转化为谷氨酸和氨。目前，还有通过控制体温来降低血氨的做法。低体温治疗可以减缓机体代谢，可能减少氨的生成及脑细胞氨的摄取。急性肝功能衰竭动物模型及某些临床研究证实，低体温治疗在降低脑细胞水肿和颅内高压方面是有利的。对于肝性脑病患者，还有一些防止严重脑水肿和颅内高压发生的策略，如避免感染、充分镇静、保证脑组织灌注、纠正低渗透压。低渗透压发生的主要原因是低钠血症。有随机对照临床试验研究显示，高渗盐水可以减缓颅内高压的发生。急性肝功能衰竭患者静脉使用甘露醇对改善脑水肿有短期效果并能提高生存率，但对于肾功能损害的患者，使用甘露醇可能产生高渗透压，故而加重肾功能损害。癫痫发作可能加重晚期肝性脑病，且预后会出现进一步恶化。然而一项研究显示，采取苯妥英钠预防癫痫无任何优势。

三、肝肾综合征的治疗

肝肾综合征的治疗包括以下几个方面。①药物治疗。HRS时，内脏血管舒张、有效血容量显著不足，因此无论是1型HRS还是2型HRS，血管收缩药物都是优先选择的治疗方式，这些药物可很好地改善循环功能及动脉血管充盈不足的症状，提高肾脏血流灌注及GFR。血管收缩药物与白蛋白联合应用治疗HRS的效果明显优于单用血管收缩药物，故国际腹水俱乐部将血管收缩药物（尤其特利加压素）与白蛋白联合应用推荐为1型HRS的一线治疗方法。特利加压素作用于内脏血管 V_1 受体，肠系膜血管的收缩程度超过肾脏及其他部位血管的收缩程度。欧洲肝病学会指南中也将特利加压素联合白蛋白治疗方案推荐为 1 型 HRS 患者的一线药物治疗方法。特利加压素的推荐使用方法：特利加压素的初始剂量为每 4～6 小时静脉注射 0.5～1.0mg 或每天 2.0mg 连续静脉滴注。除非 SCr 水平在第三天下降超过25%，否则剂量提高到每 4 小时 2mg 或每天 12mg，采取静脉滴注给药。静脉注射白蛋白使中心静脉压维持在 10～15cmH_2O，白蛋白初始剂量为每千克体重 1g，治疗 2d，随后每天 20～40g，最大剂量为每天100g。治疗持续到实验室数值改善为止，但不长于 2 周。完全逆转定义为最终 SCr 值＜133μmol/L；部分逆转定义为最终 SCr 值＞133μmol/L，但血清肌酐值下降幅度＞50%。据观察，特利加压素联合白蛋白治疗可使近 59% 的 1 型 HRS 完全逆转或部分逆转。2 型 HRS 在临床上更为常见，特利加压素联合白蛋白治疗的有效率可达到 80%，但停药后复发率达到近 20%。尽管特利加压素疗效显著，但其价格昂贵，这在很大程度上限制了其应用。而去甲肾上腺素价格便宜，但一些小样本的临床试验显示其效果似乎差于特利加压素，有待进一步的研究证实。多巴胺针可降低肾脏血管阻力，增加肾脏血流量，因此被认为可能是未来治疗 HRS 的有效药物，但在一个小到中等剂量的临床试验中，其临床效果尚未得到证实。米多君是 α 激动剂，优势是口服，比去甲肾上腺素针使用更方便。米多君联合奥曲肽和白蛋白的治疗方案，可有效改善全身及肾脏的血流动力学，美国肝病协会的指南只推荐使用米多君联合奥曲肽及白蛋白治疗 1 型HRS。②经颈静脉肝内门体分流。经颈静脉肝内门体分流（Transjugular intrahepatic portosystemic stent shunt，TIPS）可以直接降低门脉压力。目前研究结果显示，TIPS 可以改善 HRS 患者的肾功能、腹水状况。然而，多数 HRS 患者存在 TIPS 禁忌证，如肝功能差、凝血功能障碍、肝性脑病等，限制了 TIPS 在 HRS 治疗中的应用。因此，目前 TIPS 仅作为二线治疗方法。③肝移植及肝-肾移植。无论对于 1 型 HRS 还是 2 型HRS，肝移植都是最终解决问题的途径。单独的肝移植仍是当前治疗的首选；但对于已使用肾脏替代治疗达到 6～8 周的患者，指南推荐可采用肝、肾同时移植。

四、肝移植手术

目前，在很多国家，对预后不良的急性肝功能衰竭患者采取紧急肝移植手术已经是日常临床工作的一部分，其能明显提高生存率。然而，与肝移植择期手术相比，紧急肝移植手术的术后早期病死率高，主要原因是感染和多器官功能衰竭。尽管如此，紧急肝移植手术还是可以使急性肝功能衰竭预后得到明显改善，1 年生存率超过 80%。目前，对于如何确定和选择什么样的患者行紧急肝移植手术的问题还存在争议。不恰当的选择会带来严重后果：承受没有必要的外科手术，终生接受免疫抑制治疗，相关的医疗资源消耗，死亡风险增加，同时造成不必要的肝供体浪费。世界各地采用各种不同的标准选择患者进行紧急肝移植手术，虽然细节不尽相同，但都围绕着影响预后的主要因素，如根据肝性脑病的严重程度、患者年龄、凝血功能障碍或黄疸严重程度来评估肝功能不全的严重程度。其中英国伦敦的 King's College 标准中包含了疾病原因及疾病表现。该标准应用最广，以此为基础成立的数据库，已经成为英国和其他地区紧急肝移植的注册数据库。北欧针对严重肝性脑病广泛应用的 Clichy-Villejuif 标准，采用凝血因子 V浓度和患者年龄来评估预后。

King's College 标准

对乙酰氨基酚所致：足够的液体复苏后动脉血 pH 值低于 7.3，或合并肝性脑病 Ⅲ 级以上，SCr≥300μmol/L，INR（国际化比值）大于 6.5。

非对乙酰氨基酚所致：任何等级的肝性脑病和 INR 大于 6.5，或有下列中的三项：INR 大于 3.5，总胆红素≥300μmol/L，年龄小于 10 岁或大于 40 岁，不良病因（药物、血清学阴性）。

Clichy-Villejuif 标准

肝性脑病 Ⅲ 级以上，V 因子浓度小于 20%，年龄小于 30 岁。

病例分析和荟萃分析发现，这些标准在临床上的特异性是可以接受的，达到标准而未行肝移植的生存率小于 15%，但敏感性低，不能较好地识别那些不进行肝移植就会死亡的患者。认识到这些标准的不足，业内的专家们提出了很多改良的建议，如终末期肝病模型或胆红素乳酸和病因学分数模型，或者加入标志物(如乳酸、磷酸和 α-甲胎蛋白)。然而到目前为止,没有任何一项标准的一致性和可重复性以及应用的广泛程度能优于 King's College 标准。

　　以下三个因素相互作用会影响最终的紧急肝移植手术结果:肝移植前疾病的严重程度、接受肝移植手术患者的年龄、移植物。疾病的严重程度与肝功能衰竭原因有关,其中与对乙酰氨基酚相关的急性肝功能衰竭移植手术的病死率是其他原因的 2 倍。接受肝移植手术患者的年龄对紧急肝移植手术的最终结局有很大影响,年龄超过 50 岁的手术患者的病死率是对照组的 2 倍多,可能的原因是:与年龄相关的生理储备减少。这提醒我们,急性肝功能衰竭导致的生理应激接近极限时应行紧急肝移植手术。第三个因素就是移植物的性质和质量。使用质量不好的肝移植物,如尺寸小、ABO 血型不合、有脂肪肝等,可造成手术效果显著不佳。肝移植后早期的肝功能存在障碍,容易发生败血症,这也是患者术后死亡的主要原因。

　　在过去 30 年中,肝移植使急性肝功能衰竭的生存率明显上升,已达到 67%,然而只有 25%～30% 的急性肝功能衰竭患者进行了肝移植,原因是供体器官获得困难和病因变化(以前以乙肝病毒为主,现在是对乙酰氨基酚占优势,而对乙酰氨基酚导致的急性肝功能衰竭比其他原因所致的肝功能衰竭预后要好),近 30% 的急性肝功能衰竭患者由于供体器官缺乏、病情快速恶化、药物滥用、自杀、其他脏器受累导致无法进行肝移植而死亡。

(朱建华,叶继辉,吴相伟,孔　红)

第六节　急性肝功能衰竭的血液净化治疗

一、血液净化技术在急性肝功能衰竭中的治疗原理

　　急性肝功能衰竭是以凝血功能障碍、黄疸、肝性脑病和腹水等为主要表现的一组临床症候群,其主要的病理生理是严重的合成功能障碍、代谢紊乱以及有害物质的积聚。应用于急性肝功能衰竭治疗的血液净化技术,包括血液透析、血液滤过、血浆置换、血浆吸附等多种方法,根据病情选择不同的血液净化方法,达到去除毒性物质,补充缺乏的凝血因子和白蛋白,纠正水、电解质紊乱,改善肝功能等效果,最终提高急性肝功能衰竭的救治成功率。上述方法不含生物成分,实质上都属于非生物型人工肝技术。

　　血液透析是依据弥散的原理,以半透膜两侧的物质浓度差作为驱动力,驱使膜两侧物质达到相同浓度的一种血液净化方法。这种方法的清除率与分子大小、膜孔通透性及透析膜两侧物质浓度差有关。因此,对血液中的小分子溶质(如 SCr、尿素氮、钠及血氨等)清除效果好,而对大分子溶质(如细胞因子)清除效果差(见表15-4)。在治疗急性肝功能衰竭的过程中,对于合并肝肾综合征者,可以较好地清除小分子毒性物质,纠正水、电解质和酸碱代谢紊乱,从而稳定内环境。肝性脑病与颅内压升高、血氨相关。通过血液透析清除血氨可减轻肝性脑病的症状,是治疗肝性脑病的有效措施。

表 15-4　急性肝功能衰竭时血液净化可清除的毒素

血液净化技术	可清除的毒素
血液透析	小分子毒素:氨、假性神经递质[如对羟苯乙醇胺、γ-氨基丁酸(GABA)]
血液滤过	细胞因子(IL-1、IL-6、TNF)、中分子物质
血液灌流	胆酸、胆红素、细胞因子(IL-1、IL-6、TNF)、硫醇、酚类
血浆置换	芳香族氨基酸、胆酸、胆红素、内毒素、内毒素相关物质(NO、细胞因子)、吲哚类、硫醇、酚类、短链氨基酸

血液滤过是一种以对流方式清除血液中的过量水分和有毒物质的血液净化方法。它是模仿肾小球的滤过功能,通过一个高通透性膜制成的滤过器连接负压泵,造成一定的跨膜压,再以对流方式滤血液中的水分和溶质,同时补充等量的与血液电解质浓度相同的替代液。血液滤过的主要优点是对中分子毒物清除率较高。血液滤过对中等相对分子质量(1000～5000)物质的清除率是血液透析的2倍,而对低相对分子质量物质(如K^+、BUN、Cr等)的清除率还不到血液透析的1/2。有报道认为,促炎细胞因子与急性肝功能衰竭的病理生理相关,包括肝细胞坏死、肝外并发症、肝细胞再生。细胞因子致组织损伤的机制与肝细胞增殖和再生功能相关,同时也是脓毒症和暴发性肝功能衰竭时肾功能不全的常见病因,可作为急性肝功能衰竭的治疗靶点和方向,所以血液滤过通过清除促炎细胞因子等中分子物质,对急性肝功能衰竭产生很好的治疗作用。肝肾综合征的患者多存在血流动力学不稳定的情况,对此类患者可应用连续性血液滤过,这样的优势更大。当等待行肝移植手术的患者出现肝肾综合征时,应考虑行血液净化治疗。有报道指出,此类经血液净化治疗桥接至行肝移植手术后的患者可与术前肾功能正常的肝功能衰竭患者一样长时间维持肾功能正常,连续性血液净化治疗可应用于肝肾综合征患者桥接至肝移植手术的过渡期。但对于不能行肝移植手术的肝肾综合征患者,可考虑以药物治疗为主(血管收缩剂、白蛋白等),不推荐常规使用血液净化治疗。

血浆置换的基本原理是通过有效的分离置换方法,选择性地从循环血液中除去病理血浆或血浆中的某些致病物质,同时补充肝功能不全患者缺乏的凝血因子、白蛋白等。通常,血液透析或血液滤过不能清除的自身抗体、致病抗原、免疫复合物、血浆蛋白结合某些毒素和药物、高胆红素等物质可通过血浆置换被有效和迅速地去除。血浆置换包括两个部分:血浆分离和补充置换液。血浆分离主要通过膜式血浆分离法,可分为非选择性血浆分离法和血浆成分分离法(Plasma fractionation)。前者是无选择性地除去所有血浆成分,需补充大量的置换液,经济性差,也不利于患者生理状态的维持。血浆成分分离的方法常用的有二次滤过法(Double filtration plasmapheresis, DFPP)、选择性血浆置换等。DFPP时,第一次滤过应用非选择性模式血浆分离器(膜孔径为0.2～0.6μm)分离血浆和血细胞,然后将血浆通过第二次滤过器(血浆成分分离器)分离。血浆成分分离器膜孔径比非选择性血浆分离器的小,一般为0.08～0.20μm,使高分子免疫球蛋白被选择性除去,将以白蛋白为主体的健康成分与细胞一同输回体内。选择性血浆置换是应用小孔径的血浆分离器,减少大分子蛋白的丢失,减少了置换的血浆量,一次治疗节约1000mL的血浆,同时也减少了肝细胞生长因子的损耗,有利于肝细胞的再生。血浆置换所用的置换液可以是新鲜冰冻血浆、人血白蛋白溶液、血浆代用品、晶体液等。对于急性肝功能衰竭患者,最好给予新鲜血浆或新鲜冰冻血浆,这种替换液含有各种凝血因子、免疫球蛋白。另外,血浆置换后可使患者血支链氨基酸/芳香族氨基酸的分子比值增加,并使血氨浓度下降,快速降低血胆红素浓度,使肝细胞有机会在新的条件下得以再生,从而有利于肝脏功能改善。

血液灌流是指血液经体外一内含特制活性炭或树脂颗粒的筒形灌流器,溶解在血中的物质被吸附到具有丰富比表面积的固形物质上,靠吸附作用清除血液中的毒素或药物,灌流后的血液再经导管返回体内,达到清除血中毒物的目的。血液灌流吸附剂的种类有活性炭和合成树脂。目前,经微囊化后的活性炭具有较好的生物相容性,精制天然活性炭不能去除血氨,但可吸附相对分子质量为500～5000的中分子物质及与蛋白质结合的大分子物质(见表15-4),包括芳香族氨基酸、硫醇、中短链脂肪酸、酚类等与肝性脑病有关的物质。合成树脂包括中性树脂、阴离子交换树脂和阳离子交换树脂。树脂吸附容量较大,机械性能强,对脂溶性物质及与蛋白质紧密结合的物质有很强的吸附效果,能清除一般活性炭难以吸附的血氨。阳离子交换树脂对氨的清除效果好,阴离子交换树脂能有效吸附胆红素及有机阴离子,中性树脂对胆红素、胆汁酸、游离脂肪酸及酰胺等起吸附作用。树脂的主要缺点是血液生物相容性差,开发血液相容性良好的树脂材料或树脂颗粒外加半透性包膜,可减少树脂副作用。

单一血液净化技术在急性肝功能衰竭治疗中应用甚少,国内李兰娟院士领导的人工肝团队系统地将血浆置换、血浆灌流、血液滤过、血液透析等技术应用于肝功能衰竭患者的治疗,创新地提出在临床实践中要根据患者的具体病情选择不同人工肝方法单独或联合使用,如血浆置换联合血液透析或血液滤过、血浆置换联合血浆灌流、血浆胆红素吸附等,其核心内容是多种人工肝技术的联合应用和人工肝的个体化治疗。此外,国外有印第安纳 Hemoclease 公司设计的一种与血液不直接接触的血液透析吸附装置进行生物学透析治疗(Biologic DT);血浆置换联合持续血液透析滤过(Plasma diafiltration,PDF);德国罗斯托克(Rostock)大学根据蛋白质分子配位结合原理专门设计的分子吸附再循环系统(Molecular adsorbent recirculating system,MARS);Fresenius 公司在 4008H 血透机加上成分血浆分离吸附(Fractionated plasma separation and adsorption system,FPSA)扩展组件开发了 Prometheus 系统,这些新的人工肝技术均在临床上得到了推广应用,并取得了一定效果。

中华医学会肝病学分会重型肝病与人工肝学组在 2012 年肝功能衰竭诊治指南中提出人工肝治疗的临床适应证有以下几个方面。①各种原因引起的肝功能衰竭早、中期,以 INR 在 1.5～2.5 和血小板＞50×10^9/L 的患者为宜;对晚期肝功能衰竭患者亦可进行治疗,但并发症多见,治疗风险大,临床医生应评估风险及利益后做出是否行人工肝治疗的决定;对未达到肝功能衰竭诊断标准,但有肝功能衰竭倾向者,亦可考虑行早期干预。②晚期肝功能衰竭、肝移植术前等待供体、肝移植术后排异反应、移植肝无功能期的患者。人工肝治疗的相对禁忌证是:①严重活动性出血或并发 DIC 者。②对治疗过程中所用血制品或药品(如血浆、肝素和鱼精蛋白等)高度过敏者。③循环功能衰竭者。④心脑梗死非稳定期者。⑤妊娠晚期。

二、各种血液净化系统在临床上的应用

(一)分子吸附再循环系统(Molecular absorbent recirculating system,MARS)

肝功能衰竭时,MARS 主要由膜分离、白蛋白再生循环和低流量透析三部分构成。MARS 的关键技术是 MARS FLUX 透析器,其根据蛋白质分子配位结合原理专门设计。该透析器与普通透析器形态相似,中空纤维膜由聚砜制成,膜上微孔镶嵌有能与毒素结合的许多亲水性及疏水性基因,微孔径截留相对分子量为 50000 的物质,所以白蛋白、与载体蛋白结合的激素、生长因子、凝血因子等相对分子质量大于 50000 的大分子蛋白不能透过透析膜,可随血液流回体内,但蛋白结合毒素(如胆红素等)及水溶性毒素能透过膜进入白蛋白透析液;白蛋白透析液先经一个低流量透析器,按照普通透析原理清除水溶性毒素,然后再经一个活性炭吸附柱和一个阴离子树脂吸附柱,吸附清除白蛋白结合毒素,将白蛋白上的毒素结合位点腾空;吸附后,白蛋白透析液又重复下一个循环。其中,低流量透析中的透析液组成与血液透析液相同,水溶性毒素自白蛋白再生循环至低流量透析液移动的过程,是依赖浓度差的弥散和渗透过程,通过人为增加白蛋白再生循环的回路压力,可以像血液透析一样超滤出体内多余的水分、中小分子物质,调节内环境。通过膜分离、白蛋白再生循环、低流量透析部分的协同作用,有效清除蛋白结合毒素和水溶性毒素,纠正水、电解质及酸碱平衡紊乱。

MARS 的肝脏支持治疗目的是使患者度过危险期,创造条件让患者肝功能可以自体恢复或桥接到肝脏移植。早期应用 MARS 进行加强治疗可以防止病情进一步恶化,并且减少治疗次数和降低治疗总费用。MARS 肝脏支持治疗的适应证主要有:急性、亚急性或慢性重型肝炎,高胆红素血症,肝脏移植术前的"待肝期",肝脏手术后的无功能或低功能状态,肝功能衰竭的严重并发症(如肝肾综合征、脓毒症、心力衰竭)等。

MARS 的临床应用研究报道主要是小样本病例报道。2012 年,Vaid Arjun 等在一篇系统性综述中荟萃分析了 MARS 作为人工肝支持系统对肝功能衰竭治疗的效果,文献纳入了近 10 年来的 10 个临床研究,其中 9 个为随机对照研究,各研究病例样本量有 13～189 例。结论提示,MARS 在降低总胆红素水平(−7.0mg/dL,$P<0.001$)、减轻肝性脑病严重程度(West-Haven 分级)方面具有有效性(OR:3.0,95%CI:1.9～5.0,$P<0.001$),但对病死率却没有明显改善($P=0.88$)。由于荟萃分析中临床研究的样本量少,且无双盲,各研究中的肝功能衰竭的诊断标准不一致,故对分析结论产生了一定的影响。最近一篇较大样本的 MARS 欧洲多中心对照研究(The RELIEF Trial)中入组了 189 例慢加急性肝功能衰竭患者,病例入选标准是先前被诊断为肝硬化患者的急性失代偿,具有明确诱因,血胆红素升高 5mg/dL 以

上，并且至少合并以下几种情况之一：肝肾综合征、肝性脑病、快速进展的高胆红素血症(高于50%入院基础水平)。该研究将纳入对象随机分成两组，即MARS+标准治疗组(95例)和标准治疗组(94例)，最终纳入分析数据179例，其中完全按方案完成治疗的有156例，结果发现，无论是按照意向性治疗原则(Intention-to-treatment，ITT)数据分析，还是按照符合方案(Per-protocol，PP)数据分析，两组之间28d和90d无肝移植下生存率比较均无显著性差异($P>0.05$)，但MARS+标准治疗组第4天的SCr、胆红素值、肝性脑病均有明显改善。由于研究中MARS治疗组病例中具有更高的MELD分值(大于20分)比例和更多以自发性腹膜炎作为诱因的肝功能衰竭的病例，可能对结果产生一定的影响。笔者认为，研究显示MARS治疗慢加急性肝功能衰竭患者未能改善其生存率。

(二)成分血浆吸附

成分血浆吸附(Fractionated plasma separation and adsorption system，FPSA)于1999年由奥地利学者Falkenhagen等建立。该系统首先由聚砜膜滤器将血浆分离，血浆再经1~2个吸附器进行血浆吸附，最后通过高通量透析器进行全血透析，以达到同时清除大分子蛋白结合毒素和中小分子水溶性毒素的目的。费森尤斯公司在4008H血透机上加上FPSA扩展组件，组成普罗米修斯(Prometheus)系统，治疗组件由蛋白分离器(Albuflow)、中性树脂吸附器(Prometh 01)、阴离子树脂吸附器(Prometh 02)和高通量透析(FX50)构成。该系统包括三个循环：血液循环、白蛋白滤过液循环和透析循环。血液首先通过Albuflow滤器分离出白蛋白液及携带的毒素，然后由中性树脂和阴离子树吸附器脂灌注吸附毒素，净化白蛋白液回血后，全血经过高通量透析清除中小分子水溶性毒素，并纠正水、电解质及酸碱失衡。其治疗过程与MARS系统比较，无须外源性的白蛋白使用。

2003年开始陆续有关于普罗米修斯系统在临床中的使用报道，多为小样本且没有最终存活率的对照性研究。最近在欧洲7个国家进行的多中心前瞻性随机研究(HELIOS study)中分析了将FPSA应用于慢加急性肝功能衰竭患者的治疗并对其生存率的影响，研究共纳入了145个慢性肝病严重恶化(Child-Pugh评分>10分，胆红素>5mg/dL)患者，其中FPSA组有77例，标准治疗组(SMT组)有68例。FPSA组3周内普罗米修斯系统治疗8~11次，每次最短持续时间有4h。结果显示，FPSA组与SMT组之间28d(66% vs 63%，$P=0.70$)和90d(47% vs 38%，$P=0.35$)存活率比较均无显著差异；但亚组分析中发现，在MELD>30分和1型肝肾综合征亚组中，FPSA组28d和90d的存活率均显著高于SMT组，这一结果提示，MELD>30分或1型肝肾综合征患者可能受益于普罗米修斯系统的治疗。

(三)血浆透析滤过

血浆透析滤过(Plasma diafiltration，PDF)是指用血浆分离器同时进行血浆置换、血液透析和血液滤过的一种技术方法。由于滤器的孔径较血滤器大，在透析滤过过程中会有血浆丢失，丢失的那部分血浆可用新鲜冰冻血浆(Fresh frozen plasma，FFP)从后稀释液中补充，可连续进行6~8h或更长时间的治疗。PDF使用的Evacure EC-2A血浆分离器的蛋白筛滤系数介于普通血浆分离器和血滤器之间：对白蛋白的筛滤系数为0.3，可以选择性除去小分子物质和中分子的白蛋白结合物质；对纤维蛋白原和免疫球蛋白的筛滤系数为0，可以最大限度地保留凝血因子。

PDF于2002年由日本最初报道将其应用于一例药物致急性肝功能衰竭患者的救治，患者经11次PDF治疗并接受了肝移植，尽管最终死于呼吸衰竭，但报道认为PDF可作为肝功能衰竭桥接至肝移植的过渡期的治疗手段。目前，PDF主要是在我国和日本临床上应用。Nakae等在2010年报道了一个多中心PDF治疗急性肝功能衰竭的研究，包括10例急性重型肝炎患者(28次PDF治疗)和11例急性肝功能衰竭患者(96次PDF治疗)，结果发现，PDF治疗后患者胆红素、IL-18、胱蛋白酶抑制剂C显著下降；住院28d与90d的总生存率分别为42.9%和38.1%，与此前MARS系统(46.9%)和普罗米修斯系统(20.0%)报道中的生存率比较，如将患者疾病严重程度按照MELD评分分级后，在MELD评分为20~29分时，MARS系统、普罗米修斯系统和PDF系统治疗的生存率分别为64.3%、28.6%和70%，这似乎提示PDF治疗效果可能优于其他两个系统，且PDF治疗费用远远低于MARS系统。

(四)连续性血浆滤过吸附

连续性血浆滤过吸附(Continuous plasma filtration adsorption，CPFA)，也称为配对血浆滤过吸附

(Couple plasma filtration adsorption，CPFA)，是指全血先由血浆分离器分离出血浆，血浆被吸附剂吸附以清除炎症介质和细胞因子等大中分子物质后与血细胞混合，再经过第二个滤器的作用清除多余的水分和小分子毒素。目前，使用该方法的研究报道主要是将该方法应用于脓毒症和多脏器功能不全等患者清除炎症介质等方面，甚少有报道将其应用在急性肝功能衰竭的疗效评价中。浙江大学医学院附属第一医院李兰娟院士等开发配对血浆置换吸附滤过(Coupled plasma exchange filtration adsorption，CPEFA)，将血浆置换、胆红素吸附、血液滤过等三种方法串联和并联使用，先行低容量血浆置换，继之血浆胆红素吸附并联合血浆滤过，可补充一定的凝血因子，纠正凝血功能紊乱，血浆胆红素吸附与血浆滤过可清除各种中小分子毒物，也可清除循环中过多的炎症介质，以恢复机体正常的免疫功能，同时纠正水、电解质及酸碱失衡等重症，且可应用于严重脓毒症、脓毒症休克、挤压综合征、急性胰腺炎等疾病治疗。

(五)组合式非生物人工肝

血浆置换、血液灌流、血液滤过、血液透析等各种血液净化技术均有各自的特点。血液透析对分布容积大、弥散性强的小分子(如氨)清除能力最强；对相对分子质量在 $5000\sim50000$ 的物质，血液滤过的效果好；对于内毒素及白蛋白结合物质，只有血浆置换能清除，且能补充白蛋白、凝血因子以及其他生物活性物质。血液灌流是利用活性炭或树脂等吸附剂的特殊孔隙结构将血液中的有害物质吸附清除。急性肝功能衰竭的有害物质涉及白蛋白结合毒素、水溶性中小分子毒素。因此，根据患者的具体病因、病情，将不同的血液净化技术有机组合，以便最大限度地清除与肝功能衰竭相关的有害物质，提高治疗效果。李兰娟院士人工肝团队提出的李氏非生物人工肝，首次创新性地提出在临床实践中要根据患者的具体病情选择不同人工肝方法单独或联合使用：肝功能衰竭伴有肝肾综合征时，可选用血浆置换联合血液透析或血液滤过；肝功能衰竭伴有肝性脑病时，可选用血浆置换联合血液灌流；以高胆红素血症为主的肝功能衰竭倾向患者，可选用血浆胆红素吸附或血浆置换，以减轻胆红素的毒性，改善瘙痒症状等。李氏非生物人工肝的核心内容是多种人工肝技术的联合应用和人工肝的个体化治疗，根据患者的病因及具体病情，选择相应血液净化技术的组合。血液净化技术的联合应用有选择性的血浆置换联合血液滤过、血浆滤过透析以及血浆置换联合血浆吸附和血液滤过等。浙江大学医学院附属第一医院临床应用人工肝对 400 例重型肝炎患者的治疗统计显示，急性、亚急性重型肝炎治愈好转率由 12.5% 提高至 78.9%，慢性重型肝炎治愈好转率由 15.4% 升至 43.4%，早、中、晚期重型肝炎的治愈好转率分别为 76.5%、61.8%、13.7%，说明人工肝治疗宜早不宜迟，尽早开展李氏人工肝治疗能提高生存率。

(六)生物透析吸附治疗系统

生物透析吸附治疗系统(Biologic DT system)是印第安纳 Hemoclease 公司设计的一种与血液不直接接触的血液透析吸附装置，其能避免树脂及活性炭等吸附剂直接接触血液，否则可能导致肝功能衰竭患者严重的凝血机制障碍，其基本原理是将预先载荷定量的支链氨基酸和葡萄糖的粉状活性炭和阳离子交换树脂加入平板透析机的透析液中，吸附从血液中透出的毒性物质，并纠正氨基酸和葡萄糖代谢失衡，血液与吸附剂不发生接触，也不使用抗凝剂。Ash 等使用生物透析吸附治疗系统对 15 例急性肝功能不全患者进行治疗，其中治疗前有 7 例患者接受机械通气，11 例患者合并急性肾功能衰竭，每日接受生物透析吸附治疗系统治疗 $8\sim12h$，经治疗后，患者的意识状态较前明显改善，最终有 4 例患者肝功能恢复，4 例患者过渡到肝移植治疗阶段；治疗前后无白细胞、血小板减少。研究者认为，用该系统治疗肝功能不全和肝性昏迷是安全的，患者意识状态改善提示肝功能衰竭的毒素可被透析和吸附清除。然而在另外一个随机对照研究中，10 例暴发性肝功能衰竭合并肝昏迷 4 级患者中，5 例患者应用生物透析吸附治疗系统治疗 18 次，治疗前后出现明显血小板和血浆纤维蛋白原下降，活化凝血时间延长，而在对照组中无类似表现，这可能与无肝素抗凝相关，且治疗后血氨下降不明显。针对这些不一致的结果，目前无更多的研究能为生物透析吸附治疗系统提供有力的证据。

(七)生物型人工肝

生物型人工肝的基本原理是将培养的外源性肝细胞放置或继续培养于体外生物反应器中，当患者血液或血浆流经反应器时，通过半透膜或直接接触的方式与培养的肝细胞进行物质交换，其中的肝细胞发挥清除毒素和中间代谢产物、参与生物合成和生物转化以及分泌促肝细胞生长的活性物质等功能,从而达到暂时的支持作用。生物型人工肝的关键是细胞源和生物反应器,与非生物型人工肝治疗系统比较,具有肝脏的合成、代谢和生物转化的功能。目前,正在研究的生物型人工肝有休斯敦 Baylor 医学中心的体外肝辅助装置系统(Extracorporeal liver assist device,ELAD)、美国匹兹堡大学与 McGowan 研究所设计的 BLSS 系统(Bioartificial liver support system,BLSS)、意大利费拉拉研制的辐射流型生物反应器(Radial flow bioreator,RFB)和我国李兰娟院士团队研究的 Li-BAL 系统。

生物型人工肝系统尚未在临床上广泛使用,国外已有Ⅰ期临床试验的应用报道,仅 ELAD 系统进行了临床对照试验。24 例急性肝功能衰竭患者预先分为两组,1 组(17 例)包括具有存活希望(约 50%)的患者,2 组(7 例)适用于肝移植的标准。两组中随机分为 ELAD 治疗组和对照组。ELAD 血液灌流时间中位数是 72h(3～168h),结果显示 ELAD 治疗的生物相容性较好,无明显血小板的消耗,可保持稳定血流动力学。其中,ELAD 治疗组肝性脑病恶化发生率显著低于对照组(25% vs 58%)。进一步的亚组分析显示:1 组患者中两种治疗方法存活率无明显差异(78% vs 75%);2 组患者中,ELAD 治疗存活率显著高于对照组(33% vs 25%)。目前,尚无任何一种生物型人工肝系统被美国食品药品监督管理局批准应用,仍缺乏更多的循证依据支持明确其对急性肝功能衰竭患者存活率的影响。

(朱建华,叶继辉,吴相伟,孔　红)

参考文献

[1]Ash SR, Blake DE, Carr DJ, et al. Clinical effects of a sorbent suspension dialysis system in treatment of hepatic coma (the bioLogic-DT)[J]. Int J Artif Organs,1992,15(3):151-161.

[2]Belcher JM. Is there a role for dialysis in patients with hepatorenal syndrome who are not liver transplant candidates? [J]. Seminars in Dialysis,2014,27(3):288-291.

[3]Bernal W, Auzinger G, Dhawan A, et al. Acute liver failure[J]. Lancet,2010,376(9736):190-201.

[4]Ellis AJ, Hughes RD, Wendon JA, et al. Pilot-controlled trial of the extracorporeal liver assist device in acute liver failure[J]. Hepatology,1996, 24(6):1446-1451.

[5]Hughes RD, Pucknell A, Routley D, et al. Evaluation of the BioLogic-DT sorbent-suspension dialyser in patients with fulminant hepatic failure[J]. Int J Artif Organs,1994,17(12):657-662.

[6]Kribben A, Gerken G, Haag A, et al. Effects of fractionated plasma separation and adsorption on survival in patients with acute-on-chronic liver failure [J]. Gastroenterology, 2012, 142 (10): 782-789.

[7]Lata J. Hepatorenal syndrome[J]. World J Gastroenterol, 2012,18(36):4978-4984.

[8]Lee WM, Stravitz RT, Larsin AM, et al. Introduction to the revised American Association for the study of liver diseases position paper on acute liver failure 2011[J]. Hepatology, 2012,55(7): 965-967.

[9]Lee WM. Acute liver failure[C]//Seminars in respiratory and critical care medicine. Thieme Medical Publishers,2012,33(1):36-45.

[10]Li LJ, Yang Q, Huang JR, et al. Effect of artificial liver support system on patients with severe viral hepatitis: A study of four hundred cases[J]. World J Gastroenterol,2004,10(8):2984-2988.

[11]Liu Q. Role of cytokines in the pathophysiology of acute-on-chronic liver failure[J]. Blood Purif, 2009,28(Supple):331-341.

[12]Mori T, Eguchi Y, Shimizu T, et al. A case of acute hepatic insufficiency treated with novel plas-

mapheresie plasma diafiltration for bridge use until liver transplantation[J]. Ther Apher,2002,6 (2):463-466.

[13]Nadim MK, Genyk YS, Tokin C, et al. Impact of etiology of acute kidney injury on outcomes following liver transplantation: Acute tubular necrosis versus hepatorenal syndrome[J]. Liver Transpl,2012,18(5):539-548.

[14]Nadim MK, Kellum JA, Davenport A, et al. Hepatorenal syndrome: The 8th international consensus conference of the acute dialysis quality initiative (ADQI)group[J]. Crit Care, 2012,16(1):23.

[15]Nakae H, Eguchi Y, Saotome T, et al. Multicenter study of plasma diafiltration in patients with acute liver failure[J]. Therapeutic Apheresis and Dialysis,2010,5(1):444-450.

[16]Pathikonda M, Munoz SJ. Acute liver failure[J]. Ann Hepatol,2010,9(1):7-14.

[17]Peng L, Xie DY, Lin BI, et al. Autologous bone marrow mesenchymal stem cell transplantation in liver failure patients caused by hepatitis B: Short-term and long-term outcomes[J]. Hepatology, 2011,54(9):820-828.

[18]Polson J, Lee WM. American association for the study of liver disease. AASLD position paper: the management of acute liver failure[J]. Hepatology,2005,41(5):1179-1197.

[19]Rasfael B, Frederik N, Fin SL, et al. Extracorporeal albumin dialysis with the molecular adsorbent recirculating system in acute-on-chronic liver failure: The RELIEF trial[J]. Hepatology, 2013,57(6):1153-1162.

[20]Ruizdel-Arbol L, Monescillo A, Arocena C, et al. Circulatory function and hepatorenal syndrome in cirrhosis[J]. Hepatology,2005,42(2):439-447.

[21]Sarin SK, Kumar A, Almeida JA, et al. Acute-on-chronicliver failure: Consensus recommendations of the Asian Pacific Association for the study of the liver(APASL)[J]. Hepatol Int,2009,3 (1):269-282.

[22]Vaid A, Chweich HM, Balk E, et al. Molecular adsorbent recirculating system as artificial support therapy for liver failure: A meta-analysis[J]. ASAIO Journal,2012,58(7):51-59.

[23]李兰娟. 人工肝脏[M]. 2 版. 杭州:浙江大学出版社,2012.

[24]中华医学会感染病学分会肝功能衰竭与人工肝学组,中华医学会肝病学分会重型肝病与人工肝学组.肝功能衰竭诊疗指南[J].中华传染病杂志,2013,31(9):129-137.

第十六章

血液净化在重症急性胰腺炎中的应用

第一节　急性胰腺炎定义及分型

急性胰腺炎(Acute pancreatitis，AP)，尤其是重症急性胰腺炎(Severe acute pancreatitis，SAP)被认为是一种全身性的疾病。在 SAP 的发展过程中，机体的多个器官和系统受到不同程度的损伤，这约占所有急性胰腺炎的 20%。

2013 年，国际胰腺疾病协会(The International Association of Pancreatology，IAP)及美国胰腺协会(The American Pancreatic Association，APA)公布了急性胰腺炎的诊治指南，这是对 2002 年亚特兰大指南的更新。中华医学会消化病学分会也在 2013 年颁布了中国急性胰腺炎诊治指南。根据上述指南，目前急性胰腺炎的严重程度可分为 3 度。

(1)轻度急性胰腺炎：无脏器功能衰竭，也没有局部或全身并发症。病情通常在 1～2 周内恢复，病死率极低。

(2)中度急性胰腺炎：有一过性的脏器功能衰竭(48h 内可恢复)，或者有局部或全身并发症但没有持续性的脏器功能衰竭(＞48h)。

(3)重度急性胰腺炎：具有持续的脏器功能衰竭(＞48h，累及 1 个或多个脏器，不能自行恢复)。

过去 30 年，急性胰腺炎的发病率呈逐渐上升趋势。新近的文献表明，在欧洲国家、日本、美国等地，急性胰腺炎的发病率为 13/10 万～45/10 万。我国尚无急性胰腺炎全面的流行病学资料，但局部地区相关报道的发病率与国外报道类似。男女的发病率基本相似，急性胰腺炎的严重程度与年龄也有一定的正相关性。

(毛恩强，吴璟奕)

第二节　重症急性胰腺炎的病因及病理生理特点

一、病　因

在我国，胆石症仍是急性胰腺炎的主要病因；尤其在重症急性胰腺炎的发病原因中，胆石症约占

59％。而在发达国家,胆石症与酗酒是重症急性胰腺炎的主要病因,两者占 70％～80％。常见急性胰腺炎的病因见表 16-1。

表 16-1　急性胰腺炎的病因

病　因	内　容
1.胆石症	—
2.酗酒	—
3.代谢异常	高甘油三酯血症(>11.3mmol/L 时极易发生);高钙血症(甲状旁腺功能亢进症)
4.解剖异常	胰腺分裂症、环状胰腺、胰腺导管狭窄、十二指肠乳头旁憩室、奥迪括约肌功能障碍
5.医疗操作相关	外科手术(胆总管探查、腹腔手术);内镜逆行胰胆管造影(Endoscopic retrograde cholangiopancreatography, ERCP)
6.外伤性	腹部外伤
7.肿瘤性	壶腹周围癌、胰腺癌
8.感染性	腮腺炎病毒、柯萨奇病毒、蛔虫症
9.药物性	解热镇痛药、降糖药、降脂药、避孕药
10.自身免疫性	乳糜泻、炎症性肠病、系统性红斑狼疮、自身免疫性胰腺炎
11.其他	特发性或遗传性胰腺炎

二、病理生理学

重症急性胰腺炎以胰腺损伤及炎症开始,迅速累及胰周并引起全身炎症反应,造成其他脏器功能损伤。其起病急骤,病情危重,发病机制非常复杂。

(一)胰酶消化学说

在正常情况下,胰酶以无活性的酶原形式储存于胰腺腺泡细胞中,当被分泌入小肠内时,胰蛋白酶原被肠激酶及小肠刷状酶激活成胰蛋白酶。胰蛋白酶既可以自我激活胰蛋白酶原,又可以激活其他消化酶原。在正常生理情况下,胰腺腺泡细胞内酶蛋白的形成和分泌过程与细胞质隔绝,与在腺泡细胞粗面内质网合成的消化酶原和溶酶体水解酶是分开的,最终到不同的分泌泡中,形成了消化酶原颗粒和溶酶体。当酶原在腺泡中被意外激活变为胰蛋白酶时,腺泡细胞可通过自我保护机制免受胰酶伤害。腺泡细胞内有内生胰酶抑制剂 SPINK1,它可以与意外激活的胰蛋白酶结合,抑制其活性;腺泡内还有一些蛋白酶,如胰凝乳蛋白 C 等能降解激活的胰酶。

在重症急性胰腺炎时,受病理因素刺激,胰酶原在腺泡细胞内大量被激活。目前,研究认为其激活机制为胰蛋白酶原与溶酶体内的酶共同存在于腺泡形成的吞噬囊泡中,其中溶酶体中的组织蛋白酶 B 发挥了重要作用,它能使胰蛋白酶原分解成胰蛋白酶,继而引起一系列酶原的激活。这个病理过程需要一个低 pH 值的环境,而且与内质网及细胞膜上钙离子通道的激活和造成钙离子释放有关。活化的胰蛋白酶造成细胞骨架破坏,细胞间连接解体,造成胰腺的广泛炎症及损害。

(二)NF-κB 炎症通路

近年来有学者研究发现,在转基因鼠模型与体外实验中,在胰蛋白酶原表达缺陷或受到抑制的情况下,胰腺炎仍能发生,并且仍可造成全身炎症反应。这些提示,在胰腺炎的病理生理过程中,有不依赖于胰酶激活的独立途径。在胰腺腺泡细胞中,NF-κB 激活可诱导产生胰腺炎,并且产生强烈的全身反应。在体内胰腺炎病程中,NF-κB 的激活早于胰蛋白酶原的激活。实际上,NF-κB 与其他炎症信号通路(如 MAPK/ERK、JNK 等)存在交叉网状连接,共同参与炎症反应,但是 NF-κB 的活化在放大炎症反应中处于关键地位。在病理因素下,异常钙通道的激活可造成钙释放与蛋白激酶 C 的异常激活,上述因素可导致 NF-κB 的活化,后续引起炎症反应,造成细胞损伤或凋亡。

(三)全身病情演变

除引起胰腺局部炎症外,重症急性胰腺炎还引起全身炎症反应综合征(Systemic inflammatory

response syndrome，SIRS)和多脏器功能衰竭,这是提示患者预后不良的重要因素。胰酶激活在胰腺炎始动时具有重要作用,但在进一步引起全身炎症反应时,炎症细胞及炎症介质的过度激活和释放往往起到了关键作用。单核巨噬细胞、中性粒细胞、NK细胞等被过多激活,肿瘤坏死因子、血小板活化因子、白细胞介素、黏附分子等形成了一个巨大的信号网络,炎症细胞产生炎症介质,而炎症介质可进一步增强炎症细胞作用,并产生更多炎症介质。这些形成了一个瀑布级联反应,加重炎症进展及损伤。

在全身炎症反应时,血管内皮细胞除了释放大量细胞因子外,其本身也受到损伤,造成血管通透性增加,严重者可产生毛细血管渗漏综合征。受伤的内皮细胞可引起微血栓形成、血管舒张因子下降,造成缺血、缺氧加重,引起脏器损伤;同时引起氧自由基的释放,扩大氧化应激反应,可引起细胞类脂膜破坏和溶酶体膜破坏。

重症急性胰腺炎可破坏肠壁屏障功能,其机制可能包括以下几个方面。①血容量丢失及微循环障碍造成肠壁细胞缺血;②炎症及细菌内毒素造成肠道运动功能障碍,包括禁食等亦可加重消化道的运动抑制;③缺血再灌注引起黄嘌呤氧化酶及超氧阴离子的积聚释放,造成肠壁细胞损伤。肠道屏障功能损伤可促使肠内细菌及内毒素通过血液循环、淋巴循环、逆行感染等发生移位,加重炎症反应。

在重症胰腺炎的发生发展中,除上述机制外,还有线粒体功能障碍、氧化应激反应、细胞自噬等。对于重症胰腺炎引起细胞凋亡还是坏死,目前尚不明确。但大多学者认为细胞坏死应占主导地位,且细胞坏死可进一步诱导加重炎症反应,在病情进展中有推波助澜的作用。因此,重症急性胰腺炎的病理生理特点为早期胰腺局部炎症病变,随后引起全身性的病理反应,包括炎症介质释放、氧自由基释放、肠细菌移位等,最终引起多脏器功能衰竭。在2013亚特兰大指南中,SIRS表现被认为是判断患者胰腺炎病情及预后的关键指标。因而在临床实践中,通过综合治疗能有效控制炎症反应及感染,这是重症胰腺炎区别于非重症胰腺炎的治疗关键。

(毛恩强,吴璟奕)

第三节　重症急性胰腺炎的临床特征

一、临床表现

(1)急性腹痛:90%以上的患者有上腹痛且会突然发作,疼痛常向背部放射,呈持续性,可伴有恶心、呕吐。在疼痛发生前,大多数患者有食用油腻食品、酗酒和暴饮暴食等诱因,少数无明显诱因。

(2)腹胀:通常,腹胀与腹痛是同时存在的,腹胀一般很严重。极少数老年患者只有腹胀而无腹痛。

(3)恶心、呕吐:多数患者有恶心、呕吐。酒精性胰腺炎患者的呕吐常于腹痛时出现,胆源性胰腺炎患者的呕吐常于腹痛发生后出现。呕吐物多为胃内容物,部分患者呕吐胆汁或血液。

(4)黄疸:在胆管感染、胆石症引起胆总管梗阻,肿大胰头压迫胆总管或者合并肝损害等情况下,可出现黄疸。

(5)脏器功能障碍:这是重症急性胰腺炎的常见并发症,多为炎症反应损伤所致。持续的SIRS及多脏器功能衰竭是患者预后不良的指征。

二、体格检查

体格检查:可有不同程度的休克症状,如心动过速、血压下降;出现肌紧张、压痛、反跳痛等腹膜刺激三联征;可伴有肠胀气、肠鸣音减弱或消失等假性肠梗阻情况。出现在脐周的皮下瘀斑,被称为 Cullen

征;出现在肋腰部的皮下瘀斑,被称为 Grey-Tuner 征。这种皮肤改变多为血性液体渗出到皮下,或胰液致皮下脂肪溶解、毛细血管破裂所致。

三、实验室检查

(1)血清酶学检查:血清淀粉酶在发病 2h 后开始升高,24h 达到高峰,可持续 4~5d;尿淀粉酶在发病24h 后开始上升,下降缓慢,可持续 1~2 周;血清脂肪酶升高与血清淀粉酶呈平行状态,也具有较好的敏感性。无论是血清淀粉酶还是血清脂肪酶,均与疾病的严重程度不相关,亦不能作为开放饮食的标准。

(2)血清标志物:C 反应蛋白(C-reactive protein,CRP)在发病后多半升高;发病 72h 后,CRP＞150mg/L,提示胰腺组织坏死。IL-6 等炎性因子往往明显升高。

(3)血象:白细胞总数和中性粒细胞分类均增高,血细胞比容可升高也可降低。

(4)血钙:血钙降低多发生在第 2~3 天,与脂肪坏死和组织内钙皂形成有关。

四、辅助检查

在发病初期 24~48h 行超声检查可初步判断胰腺组织的形态学变化,但易受胃肠道积气的影响。CT 因其可操作性及准确性往往作为标准的影像学方法;且在发病 1 周左右,增强 CT 的诊断价值更高,可区分液体积聚和坏死范围。按照改良的 CT 严重指数(Modified CT severity index,MCTSI),可对胰腺炎的病情进行初步评估,见表 16-2。

表 16-2　急性胰腺炎 CT 评分

积　分	胰腺炎症反应	胰腺坏死	胰腺外并发症
0	胰腺形态正常	无坏死	无
2	胰腺或胰周炎性改变	坏死＜30％	胸腹腔积液、脾、门静脉血栓,胃流出道梗阻等
4	单发或多个积液区或胰周脂肪坏死	坏死＞30％	无

注:评分≥4 分为中度或重度急性胰腺炎。

五、诊　断

目前,对急性胰腺炎的诊断多趋于共识,临床上符合以下 3 项特征中的 2 项即可诊断为急性胰腺炎。①与急性胰腺炎相符的腹痛,多为突发、持续、剧烈的上腹部疼痛,多向背部放射;②血清淀粉酶至少高于正常上限值的 3 倍;③增强 CT/MRI 或腹部超声检查提示胰腺炎的表现。

(毛恩强,吴璟奕)

第四节　重症急性胰腺炎的综合治疗

经过近半个世纪的努力,我国重症急性胰腺炎的治疗从外科治疗的"个体化"方案和定期清创引流逐渐过渡到目前的"综合治疗方案":早期以重症监护技术为主要治疗方法,后期则根据实际情况决定是否需要外科干预。该方案已得到大量临床资料的印证,是行之有效的一种方法。

一、非手术治疗

非手术治疗,尤其发病 72h 内的强化治疗措施极其重要,主要包括以下七个方面。

(一)病因诊断

一旦确诊为 SAP,必须迅速对病因做出判断,以保证及时处理病因。

(1)急性胆源性胰腺炎(Acute biliary pancreatitis,ABP):同时满足以下 2 项或 2 项以上指标。①发病 72h 内任何时间出现胆红素升高和(或)转氨酶升高;②影像学证据,胆囊泥沙样结石、微小结石、胆总管梗阻、十二指肠憩室、胆总管囊肿等;③排除其他病因。但肝功能正常并不能完全排除急性胆源性胰腺炎。

确定病因后,还必须对 ABP 进行分型,以确定是否对病因进行干预。①非梗阻型 ABP:机体自行解除了胆总管的梗阻,仅仅是因为胆总管短暂的梗阻而导致胰腺炎。其特点是血清总胆红素可轻度升高,胃管内也可见胆汁流出,但无胆总管扩张,无残留的胆囊、胆总管结石,属于单次胆管结石事件。②梗阻型 ABP:胆总管完全梗阻并伴有胆管梗阻一系列表现。③非完全梗阻型 ABP:胆总管通而不畅或反复间断性梗阻。胆管泥沙样结石、十二指肠憩室、胆总管囊肿、壶腹癌等可出现血总胆红素反复升高,胆总管可见轻度扩张或不扩张。

(2)高脂血症性胰腺炎:有高脂血症病史,同时伴有空腹血甘油三酯＞5.65mmol/L,若超过 11.3mmol/L,发生胰腺炎的可能性显著升高。

(3)酒精性胰腺炎:长期(＞1 年)饮酒,酒精大于 48g/d 含量,并排除其他病因。

(4)妊娠性胰腺炎:发生在妊娠期和产褥期内的急性胰腺炎均为妊娠性胰腺炎,常见因素有胆管梗阻、高血脂和雌激素、胆囊排空减慢、Oddi 氏括约肌收缩等。

(5)高血钙性胰腺炎:有高钙血症的病史和(或)血钙升高或正常。最为多见的是甲状旁腺腺瘤,可通过 B 超检查发现。

(二)病因处理

(1)急性胆源性胰腺炎:非梗阻型,采取非手术治疗,可经胃管注入 25% $MgSO_4$;非完全梗阻型,建议急诊行 ERCP;梗阻型,均建议急诊行内镜下逆行胰胆管造影术(Endoscopic Retrograde Cholangiopancreatography,ERCP)/内镜下括约肌切开术(Endoscopic sphincterotomy,EST)/内镜下鼻胆管引流术(Endoscopic nasobiliary drainage,ENBD)(＜48h);如果内镜治疗失败或无条件行内镜治疗,则应当行急诊手术处理胆管。SAP 早期非手术治疗针对的是胰腺坏死或胰外侵犯,所以为解决胆管问题而进行的早期手术对胰腺应当采取"No Touch"方案,原则上不打开胰包膜,仅在相应的渗液部位留置单腔引流管,同时行空肠造瘘。

(2)高脂血症性胰腺炎:一旦确定病因,紧急行血脂吸附,采用聚砜膜血滤器进行血液滤过,每 4 小时更换 1 次血滤器。如果有条件,可以采取血浆分离技术清除血脂。同时采取静脉持续推注肝素、胰岛素和腹部芒硝外敷、口服降脂药物的"四联疗法"。

(3)高血钙性胰腺炎:降钙素、双磷酸盐和血液滤过均可迅速降低血钙;度过急性期且无腹腔感染状态时,宜尽早手术切除甲状旁腺腺瘤或去除其他病因。

(4)妊娠性急性胰腺炎:轻度急性胰腺炎患者可采取继续妊娠;但是重症急性胰腺炎患者原则上迅速终止妊娠,同时对伴有的其他病因进行处理。

(三)控制性液体复苏

控制性液体复苏分为三步进行。第一步,血容量扩充。MAP＜60mmHg,采用升压药和快速输液,30min 内将 MAP 升至 60mmHg,然后以 5～10mL/(kg・h)的输液速率输注,晶体和胶体比值为 2∶1,两条血管通路同时输注。每 4h 评估一次,满足以下其中 2 项或 2 项以上为扩容达标:MAP 为 65～85mmHg,尿量≥1mL/(kg・h),HR≤120 次/min,HCT 为 30%～35%,入院 24h 内达到。第二步,体液分布调整。一旦扩容达标,即刻转为体液分布调控,目的在于将扩容阶段输注的过多液体排出体外,以防止长时间体液潴留。胶体和晶体比值为 3∶1,加用利尿剂和连续性肾脏替代治疗(Continuous renal replacement therapy,CRRT)。第三步,液体复苏终点。将 SIRS 消失视为 SAP 液体复苏终点,因为只有 SIRS 消失后,氧债才有可能消失。

液体复苏的目标分为早、中、后期目标。①早期目标:入院 0.5～6.0h 内缓解血流动力学紊乱,改善组织

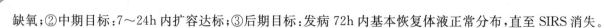

缺氧;②中期目标:7～24h内扩容达标;③后期目标:发病72h内基本恢复体液正常分布,直至SIRS消失。

对于发病时间超过72h的SAP患者(已存在严重毛细血管渗漏),其液体复苏的策略基本同上。但由于此时的重要脏器功能已有障碍(ARDS、AKI、IAH),因此在进行液体复苏前应给予机械通气(无论SaO₂是否正常)以及使血液滤过机器处于备用状态。一旦发生腹腔内高压,则紧急启动血液滤过,同时给予经皮穿刺引流置管。

(四)腹腔间隔室综合征

腹腔间隔室综合征(Abdominal compartment syndrome,ACS)主要发生在快速大容量扩容的患者,少部分源于严重腹部胀气。

(1)一旦出现腹腔高压,即应开始干预,并且希望在24h内将腹腔内压力控制在20mmHg以下。

(2)处理有血液滤过、疏通肠道、负水平衡、外科干预4项措施。其中,对胀气型ACS一般主要采取前3项措施,当不能有效降低腹腔压力时,也可开腹减压并且延迟关腹或应用肌松药物;对液体型ACS,则需同时采取4项措施。对于外科干预这一项,首先采取经皮穿刺单腔引流置管,若仍无效,则行开腹手术减压。

(五)缓解SIRS和脏器功能支持

(1)呼吸功能:对休克患者应尽早接受机械通气,采取"早上(呼吸机)早下(呼吸机)"的策略,并且可以采取60%～100%吸入氧浓度,在6h内达到PaO₂>80mmHg和AaDO₂<250mmHg。

(2)肾脏功能:在接诊患者后30min内,通过补液试验完成肾前性和肾性少尿的鉴别诊断,以避免过度输液。同时积极处理ACS,防止其对肾脏的损伤。另外,对急性肾衰竭患者,尽早预防感染期的腹腔内出血,这是该期的重点之一。预防性给予维生素C 5～10g/d和乌司他丁>90万U/d,至少持续2周,在围手术期内也应当继续应用;若停用这两者后再次发生出血,则继续应用。同时必须将AKI患者的SCr控制在300μmol/L以下,急性反应期采取连续性静脉静脉血液透析滤过(Continuous veno-venous hemodiafiltration,CVVHDF)模式,当无SIRS时,则改为间歇性血液透析(Intermittent hemodialysis,IHD)。

(3)肠道功能:入院24h内必须保证有粪便排出,首先采取生理盐水灌肠,然后可采取新斯的明增加肠道动力,最后经上消化道注入泻药。2009年至今的文献均不支持在SAP早期给予益生菌,以防止肠道缺血加剧。

(4)内分泌功能:患者可发生严重的高血糖,甚至非酮症性昏迷,必须在6～12h内将血糖严格控制在150～200mg/dL;对于低T₃综合征(Euthyroid sick syndrome,ESS)患者,原则上不采取替代治疗,但是在暴发性胰腺炎时,甲状腺素可出现极度低下,此时建议给予甲状腺素片进行适当替代,但对此仍存争议。

(5)缓解SIRS:除上述措施外,还可以加用广谱蛋白酶抑制剂、糖皮质激素,或给予血液滤过。早期应用血液滤过的目的是控制SIRS和阻断胰腺坏死。因此,一旦HR≤90/min和RR≤20/min,必须尽早停止血液滤过。自1997年,上海瑞金医院率先应用血液滤过治疗SAP以来,该方法已在国内广泛开展,但也有一些负性问题。

(六)营养支持

不建议在发病72h内应用静脉营养。如果初期复苏达标、IAP<20mmHg、肠道已经疏通,那么在发病48h内启动肠道营养可显著改善预后;但如果无启动肠道营养的基础条件而强行给予肠道营养,则可引起严重并发症。另外,早期启动肠道营养的目的主要在于保护肠道黏膜,并不强求通过肠道营养达到完全热量的供给,在度过72h后,可以同时联合静脉营养达到所需的热量,但对高脂血症性胰腺炎不建议应用脂肪乳剂。具备应用肠道营养的条件后,则应逐渐达到完全肠道营养喂养。

(七)抗生素

关于抗生素问题的争论可能有两个方面:①是否需要应用预防性抗生素;②急性反应期内应用抗生素是预防还是治疗。目前,国际指南,尤其消化内科制定的指南,不建议预防性应用抗生素;而外科制定的指南则建议预防性应用抗生素。

就这一问题的讨论,其实应当分不同层次的疾病和严重度进行。根据动物实验,SAP 发病后 15min 即可见到细菌移位到胰腺组织。所以有学者提出,所谓的预防性应用抗生素实际上是治疗性应用抗生素,之所以荟萃分析得出用抗生素和不用抗生素无区别是因为抗生素应用太晚了! 基于上述分析和临床实践,抗生素应用的基本原则包括:对轻度胰腺炎,不应用抗生素;对中度胰腺炎,一般应用喹诺酮类联合甲硝唑;对重症急性胰腺炎,可应用三代头孢+甲硝唑或碳青霉烯类;对暴发性胰腺炎,则应用碳青霉烯类和万古霉素或利奈唑胺。关于停止应用抗生素的指征,一般来说在感染指标(体温、白细胞、PCT、CRP、LPS 等)正常后 1 周以及坏死组织和胰外侵犯包裹完整时,可以尝试停止应用抗生素。从时间上讲,一般在发病后 3 周可以尝试停止应用抗生素。

二、微创治疗

重症急性胰腺炎病情较重,传统开腹手术创伤大,并发症多。近几年来,在重症急性胰腺炎领域开展了很多微创治疗,如 ERCP、经皮穿刺引流、后腹膜镜等,这些技术已成熟,使重症急性胰腺炎患者的并发症发生率及病死率大大降低。

(一)内镜治疗

在我国,胆石症是重症急性胰腺炎的主要病因。因此,针对胆石症开展了很多内镜治疗技术,主要有 ERCP、EST、ENBD、内镜下胰管支架植入术等。通过取出结石,去除狭窄,解除胆胰管梗阻,引流胆胰液,使胆胰管压力缓解,达到缓解胰腺炎的目的。内镜治疗主要用于梗阻因素引起的胰腺炎;对非梗阻因素引起的胰腺炎,内镜治疗效果不佳。在新版亚特兰大指南中,急性胰腺炎伴急性胆管炎是急诊 ERCP 的指征(24h 内);但是对无胆管炎的患者,急诊 ERCP 是否获益目前尚无明确证据。ERCP 等内镜治疗对低位胆管梗阻效果较好,但对胆管多发结石效果不理想。

内镜治疗虽然有创伤小、恢复快、可多次操作等优点,但其也有出血、穿孔、胆管炎、加重胰腺炎等多种并发症。因此,内镜治疗要求术者能掌握合适的适应证,操作熟练,减少反复插管次数,避免胰管显影。

(二)经皮穿刺置管引流

经皮穿刺置管引流术(Percutaneous catheter drainage, PCD)是指在超声或 X 线引导下对重症胰腺炎患者行经皮穿刺置管引流术。在发生重症急性胰腺炎时,往往伴有胰腺周围或腹腔的大量渗出或坏死。而 PCD 可以促进坏死液吸收引流,降低腹腔压力,促进胃肠道恢复,缓解 SIRS 的发展。在超声或 X 线引导下,可以做到精确定位,避开血管和脏器,避免穿刺造成的误伤。通过置入不同管径的引流管,后接负压吸引,做到较为充分的冲洗引流,并且对引流液的细菌培养可以指导临床对抗生素的选择。

针对胰腺本身,PCD 也可以起到良好的治疗作用。当重症急性胰腺炎发生感染时,针对坏死胰腺组织的 PCD 可控制炎症的进展。而当无法明确是否有感染时,如果存在持续的脏器功能衰竭、腹痛,或者胃肠道、胆管梗阻,坏死性胰腺炎也有 PCD 的指征。而 PCD 的最佳时机是坏死的胰腺组织形成包裹时,这个过程通常在发生胰腺炎 4 周以后。长期的置管可能增加腹腔感染的风险,但 PCD 在重症急性胰腺炎患者中仍有较好的应用前景。一部分患者经过合理的置管引流可以达到治愈胰腺炎的目的,从而避免创伤较大的外科手术。

(三)腹腔镜治疗

对于坏死病灶或者多个分隔的积液,腹腔镜微创治疗可起到很好的作用。常用的腹腔镜技术包括腹腔镜下坏死组织清除术、腹腔镜置管灌洗引流术、胰腺脓肿引流术等。与传统外科手术相比,腹腔镜手术具有操作容易、损伤小的优点;与 PCD 相比,腹腔镜手术具有探查范围广、放置引流管准确等优点。引流腹腔渗液及清除坏死组织是腹腔镜技术的理论依据。

除传统腹腔镜外,肾镜、后腹膜镜、电视腹腔镜后腹膜坏死组织清除术(Video-assisted retroperitoneal debridement,VARD)等也在重症急性胰腺炎的治疗中获得了应用。重症急性胰腺炎患者易出现腹膜后坏死或脓肿,上述技术可切除或引流肾旁间隙及后腹膜的坏死组织及炎性渗出,避免常规外科手术清除坏死组织开放引流所造成的过大创伤或病情加重等情况。

(四)阶梯性微创治疗

伴随着胰腺炎的进展,胰腺胰周的坏死组织及积液需要积极的有创性干预。现在的学者提出,与传统外科手术相比,阶梯性微创治疗可使患者获益更多。对早期的腹腔积液或包裹性囊肿,可行超声或 CT 下的 PCD 引流。如果第一种穿刺方法效果不理想,那么可尝试多种定位穿刺,如内镜下胃穿刺引流术或腹腔镜下穿刺灌洗。对于引流后的坏死组织,可采取 VARD 或腹腔镜下的坏死组织切除术。当然,反复的微创引流及坏死组织清除可能增加出血和发生消化道瘘的风险。上述微创措施效果不佳时,开腹行坏死组织切除是十分必要的。

三、手术治疗

对重症急性胰腺炎的手术治疗尚无统一策略,手术目的和时机选择对胰腺炎患者的预后非常重要。常见的手术适应证有以下几个方面。

(1)急性胆源性胰腺炎并发化脓性胆管炎:早期存在胆管梗阻或化脓性胆管炎时,需及时手术解除梗阻,去除病因,防止病情进一步恶化。

(2)暴发性胰腺炎和腹腔间隔室综合征:保守治疗 24h 后无明显好转,迅速恶化,出现腹腔高压及 MODS。为挽救生命,应早期手术,主要是引流腹腔渗液,减轻腹腔压力和毒素吸收,手术应采用控制损伤策略(Damage control surgery, DCS)。原则上,不打开胰包膜,仅开放小网膜囊,置入三腔冲洗负吸管即可。

(3)胰腺包裹坏死感染:加强抗感染治疗 48h,出现无法控制的脓毒症。

(4)腹腔内出现无法控制的大出血。

(5)空腔脏器流出道梗阻,距发病时间 6 周以上,可以手术。

(毛恩强,吴璟奕)

第五节　重症急性胰腺炎的血液净化治疗

一、血液净化治疗重症急性胰腺炎的指征与时机

1. 阻断胰腺坏死和缓解 SIRS

大量研究结果表明,胰腺组织的坏死与促炎细胞因子(如 TNF-α、IL-8 等)密切相关,而抗炎细胞因子 IL-10 可显著阻断胰腺坏死而改善预后。促炎和抗炎细胞因子失衡也可导致多器官功能障碍综合征(Multiple organ dysfunction syndrome, MODS)等并发症。因此,尽早应用血液滤过对改善预后具有积极意义。我们的临床研究显示,短时血液滤过(Short time veno-venous hemofiltration, SVVH)可以缓解严重的腹痛症状和腹部胀气,同时可以清除促炎细胞因子(如 TNF-α、IL-8 等)而升高抗炎细胞因子(如IL-10),从而达到既阻断胰腺坏死,又可降低疾病严重度而改善预后的目的。这一结论在我们的动物实验中获得了进一步证实。也就是说,SVVH 不单单有物理清除细胞因子的作用,还有调控细胞因子释放的作用,这对阻断局部病变和防治 SIRS 具有积极的意义。

基于阻断胰腺坏死和缓解 SIRS 的血液滤过,必须在发病(腹痛开始至接受血液滤过治疗)72h 内启动,因为此时的细胞因子级联反应尚未完全形成,易于阻断全身炎症反应。大量的临床实践显示,超过 72h 的血液滤过难以阻断胰腺坏死和控制 SIRS。在禁忌证方面,后腹膜腔内出血是血液滤过的

绝对禁忌证,此时应用肝素有加重出血的风险。

2.血脂吸附

高脂血症性胰腺炎的发病率有增加趋势,因此能否及时降低血脂水平就非常重要。血液滤过无法滤过甘油三酯;而用聚砜膜血滤器吸附血脂时,血滤器的微孔很快被堵塞而无法清除细胞因子;实验研究也显示,在高脂血症患者的超滤液内无法检测到细胞因子(TNF、IL-6、IL-8、PAF等)。因此,在临床上,我们采取每隔4小时更换一次滤器的方法,大约每更换一次滤器可以降低2~4mmol/L的血脂,这在实际临床工作中已获得了显著效果。

随着血液净化技术的发展,血脂分离技术已被应用于临床。其中,单膜血脂分离技术的效果较好,适合急性胰腺炎患者,只是需要2000mL的血浆或白蛋白;双膜血脂分离技术相对来说效果较低,但是不需要大量的血浆。

血脂分离的时机不受发病时间的限制,但并非所有高脂血症患者均需要接受血脂分离。一般来说,5~10mmol/L的血甘油三酯经过进食后会迅速降至正常范围,只有血甘油三酯>10mmol/L的患者才需要接受血脂分离。无论距发病时间多长,只要空腹血甘油三酯超过10mmol/L,均建议急诊行血脂分离,从而达到血甘油三酯<5mmol/L的安全水平。

3.严重毛细血管渗漏状态下的液体复苏

发病72h后的重症急性胰腺炎和发病72h内的暴发性胰腺炎患者体内的细胞因子级联反应已经形成,机体已出现持续的SIRS(Persitent SIRS)或超SIRS(Ultra-SIRS)。此时,液体复苏所带来的后果必然是迅速发生严重的体液潴留,输注的晶体越多、越快,发生腹腔高压和急性肺水肿的速率就越快。液体复苏开始后不久,即可见迅速发生呼吸衰竭、腹腔间隔室综合征、心力衰竭等。因此,这类患者的液体复苏非常困难,既要解决有效容量缺乏问题,又要避免体液潴留。除尽早行机械通气外,应同时加用血液滤过,以防止第三间隙的迅速扩大而加重组织缺氧。

在液体复苏开始前,应当成功留置股静脉导管,并备好血液滤过机器。一般来说,两者同时进行比较合适,这样可以防止长时间的体液潴留。

4.急性腹腔高压处理

急性腹腔高压是急性反应期的常见并发症,导致腹腔高压的原因有炎症介质(尤其是IL-6)以及毛细血管渗漏导致的第三间隙的体液潴留。采用血液滤过来降低腹腔高压的机制在于清除炎症介质和机体内过多的体液,这在临床实践中已经获得了显著疗效。而对于感染期发生的腹腔高压一般不采取血液净化的方式,关键在于外科引流。

对急性腹腔高压的处理一般包括疏通肠道、负水平衡、血液滤过和外科干预四个方面。一旦出现腹腔高压导致的腹腔间隔室综合征(Abdominal compartment syndrome,ACS),即应当及时加用血液滤过(见图16-1)。

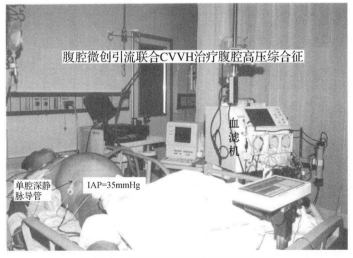

图16-1 用血液滤过治疗腹腔高压患者

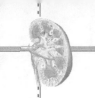

5.电解质紊乱的处理

重症急性胰腺炎可出现多种电解质紊乱而引起中枢神经系统的异常。低磷血症、低镁血症等通过补充外源性的磷、镁即可纠正。严重高钠血症(>160mmol/L)时有发生,其表现有思维混乱、意识障碍等,原因在于严重高血糖导致高渗性利尿,引起高钠血症,致脑细胞严重脱水;严重低钠血症(血钠<120mmol/L)可引起昏迷和严重低血压。通过调整置换液成分可将血钠水平缓慢地调整至正常范围内而改善临床症状。一般来说,出现精神症状、低血压等严重并发症时,即可以启动血液滤过,置换液仍采取等渗液体。

6.对失控的高热的处理

尽管在急性反应期内失控的高热(肛温>40℃,物理和药物降温无效)较少见,但是其危害严重。机体持续释放大量的炎症介质(主要与 TNF-α、IL-6 等细胞因子相关)导致体温调节中枢异常上调。暴发性胰腺炎患者可伴超高热。血液滤过通过清除炎症介质及血液滤过过程中的热量散发,从而发挥降低体温的作用。这主要用于降温毯无法控制的高热。

7.对暴发性胰腺炎的处理

2009 年,中华医学会外科分会制定的重症急性胰腺炎诊治指南中对暴发性胰腺炎(Fulminant acute pancreatitis, FAP)做出如下定义:重症急性胰腺炎患者凡是在发病 72h 内经过正规的非手术治疗(包括液体复苏等)仍出现脏器功能障碍的,可诊断为暴发性胰腺炎。但在国际指南中并未明确提及该胰腺炎。临床实践表明,确实有这类患者几乎对所有治疗措施的反应性均欠佳,多伴有腹腔间隔室综合征。临床上需早期识别,必要时行手术引流。

一旦确诊为 FAP,应即刻启动 CVVH,且持续的时间可能在 1~2 周。

8.急性肾损伤(AKI)

AKI 是 SAP 常并发的脏器功能衰竭之一,一旦发生即应启动血液净化,常用模式包括血液滤过、血液透析和血液透析滤过。对重症急性胰腺炎患者来说,除了其他启动血滤的指征以外,必须强调的是,SCr≥300μmol/L 时即应启动血液净化,只有 SCr 低于该数值时,方可暂时停止血液净化的治疗。这是接受血液净化的绝对指征,因为 SCr 长期超过该水平会导致微血管和大血管的脆性升高,一旦接受手术,容易引起致命性的手术创面渗血和血管出血。出血是重症急性胰腺炎并发 AKI 患者死亡的主要原因。

二、血液净化治疗重症急性胰腺炎的模式选择

经过近半个世纪的努力,我国重症急性胰腺炎(SAP)的治愈率达到90%左右,这是非常巨大的进步。其余10%患者主要死于急性反应期以及后期的严重出血和感染的失控。无论是早期死亡还是后期死亡,问题的关键在于,发病早期没有及时有效地控制局部炎症,从而发展为 SIRS,导致毛细血管渗漏、脓毒症和 MODS。

目前,尚无特效方法阻断胰腺的局部病变。但是,及时合理的液体复苏和早期合理应用血液滤过可以达到积极的疗效。1998 年开始至今,上海瑞金医院 ICU 采用短时或间歇短时血液滤过的方法治疗重症急性胰腺炎,并取得了显著的疗效,但由于指征选择不当或操作技术引起的严重并发症并不少见,因此,合理、恰当地选择血液净化模式是保证疗效的重要前提。

1.重症急性胰腺炎常采用的模式

重症急性胰腺炎常采用的模式包括以下几种。①血液滤过:主要针对中小分子物质,尤其对细胞因子的清除率较高。最常用的血液滤过模式,根据持续应用的时间可分为短时血液滤过(SVVH<24h)、间歇短时血液滤过(ISVVH)、连续静脉静脉血液滤过(CVVH,>24h);根据治疗剂量分为低流量血液滤过[LVHF,<45mL/(kg·h)]和高流量血液滤过[HVHF,>45mL/(kg·h)]。②血液透析:主要针对小分子物质,如水、肌酐、尿素氮等,常用模式为间歇血液透析(IHD)。③血液透析滤过(HDF):血滤和血液透析结合在一起,但是对其疗效仍存争议。④血脂分离:常用于高脂血症性胰腺炎患者的病因治疗,效果显

著。⑤其他：如免疫吸附或内毒素吸附，但应用甚少。

2.短时血液滤过（SVVH）/间歇短时血液滤过（ISVVH）

1999年，上海瑞金医院ICU首次采用SVVH治疗重症急性胰腺炎，目的在于阻断胰腺坏死和控制SIRS获得显著疗效。自此之后，国内多家医疗单位相继开展了此项治疗，但由于应用指征不统一而出现疗效差异。针对该治疗目的，必须在发病72h内接受SVVH，且只能用于重症急性胰腺炎（SAP），血滤持续时间控制在24h以内。上海瑞金医院的资料显示，SAP患者接受血滤治疗的持续时间为4～12h，当腹痛症状、体征消失或心率<90次/min、呼吸频率<20次/min，即停止血液滤过，并且不再接受血液滤过治疗。如果经过12h的血液滤过仍然达不到上述指标，则可以暂时停止血液滤过；如果SIRS再次加重，则再次接受SVVH治疗。这就是间歇短时血液滤过模式。

急性反应期并发急性肾衰竭患者也可以接受这两种模式，因为在该期内既有SIRS又有急性肾衰竭。在该疾病状态下，血液滤过的主要目的是清除过多的体液、调整酸碱平衡和控制SCr的水平，但是由于其可以引起IL-10的大量释放，容易并发免疫抑制或瘫痪，故有计划地每日行6～12h的短时血液滤过是良好的选择，切不可持续时间太长。

因此，在选择血液净化模式时，应首先确定每次血液净化的治疗目的，根据治疗目的确定模式。至于不同医疗机构间出现疗效差异甚至引起病情恶化的原因有以下几个方面：①血液滤过开始的时间超过发病后的72h；②血液滤过持续的时间太长，未能及时停止血液滤过；③超滤速率太快。

3.连续静脉静脉血液滤过（CVVH）

CVVH主要用于暴发性胰腺炎（FAP）急性反应期的治疗，以及重症胰腺炎发病后72h尚未接受正规液体复苏的患者。CVVH持续的时间在24h以上，甚至长达1周。该模式的疗效尚未确定，原因在于长时间的血液滤过导致免疫瘫痪以及抗生素等重要物质被清除体外。因此，建议对该模式的应用需严格掌握指征。当CVVH用于治疗感染期感染性休克时，其选择的标准与其他原因导致的感染性休克一致。

4.间歇血液透析（IHD）

IHD主要用于急性反应期发生急性肾衰竭的患者，一般用于SIRS消失后但肾功能仍然没有恢复的患者。每天的治疗时间一般控制在6～12h，但SCr水平必须达到<300μmol/L，以控制SCr和清除过多的体液。

5.血液透析滤过（HDF）

HDF主要用于急性反应期并发急性肾衰竭同时伴有SIRS的患者。该模式既可以清除小分子物质，又可以保证中分子物质的清除率，但是文献对此模式的疗效尚存争议。

6.血脂分离

空腹血脂超过6.8mmol/L即可给予血脂分离。

三、重症急性胰腺炎患者接受血液净化的抗凝相关问题

重症急性胰腺炎患者在接受血液净化时，必然需要抗凝，但由于该疾病容易发生凝血障碍而引起腹腔和后腹膜的致命性出血，因此，该类患者在接受血液净化时的抗凝问题与其他重症患者不完全一致。

1.抗凝剂的选择与剂量

（1）一般建议采用普通肝素[5～15U/(kg·h)]，APTT控制在60～80s，INR在1.5～2.0。部分患者属于出血坏死性胰腺炎，这非常容易引起后腹膜的大出血而危及生命。如果在抗凝过程中发生严重的出血，则可以用鱼精蛋白拮抗。另外，肝素主要经过肝脏代谢而不容易发生体内潴留引发延迟性的大出血。

（2）低分子肝素常用于单次血液净化的患者。对接受单次血液滤过的患者，建议应用低分子肝素，方便操作，每注射1次可保证3～4h的抗凝效果。低分子肝素主要经肾脏排泄，因此，AKI的患者容易发生低分子肝素的体内潴留，引起延迟性大出血，故不建议将低分子肝素用于该类患者的抗凝。抗Ⅹa效价

控制在 0.3～0.6U/mL，一般不超过 1U/mL。

（3）枸橼酸钠常用于局部抗凝，应当十分注意血钙的变化。急性胰腺炎患者常伴有低钙血症，如果枸橼酸钠过多地进入机体，那么可引起严重的低钙而致心脏毒性。因此，在应用枸橼酸钠时，需要密切监测血钙水平。抗凝目标为控制滤器后血钙在 0.25～0.40mmol/L。

（4）无拮抗剂。如果出现显性 DIC，可以不采取抗凝措施，但是随着 DIC 的好转，应尽快开始抗凝。

2.抗凝策略

抗凝策略分为局部抗凝、全身抗凝和无抗凝。

（1）局部抗凝：主要用于后腹膜出血、消化道出血的 SAP 患者，这两种状况的出血较为常见。一般来说，在选用抗凝策略时，应充分估计是否存在上述出血状态以及在全身抗凝过程中应随时监测是否发生新的出血，一旦有这些情况必须转为局部抗凝策略。这既可以采用枸橼酸钠，也可以采用普通肝素，在动脉端输注肝素的速率(U/h)＝9×血流速率(mL/min)，然后静脉端给予鱼精蛋白，肝素与鱼精蛋白按照100(U)∶1(mg)的比率进行拮抗，但是肝素和鱼精蛋白的比值波动为±20%，1mg 鱼精蛋白大约可拮抗 85～110U 的肝素。

（2）全身抗凝：全身肝素化，一般建议采用普通肝素，剂量范围在 5～15U/(kg·h)。首先给予负荷剂量 25U/kg，然后以 5U/(kg·h)的速率开始持续静脉推注。抗凝目标，APTT 在 60～80s，INR 在 1.5～2.0。如果肝素达到最大剂量或者增加肝素剂量后出现出血的加重，则应停止应用肝素，因为这可能发生肝素诱导的血小板减少症(HIT)。

（3）无抗凝：这本身就是一种抗凝策略。在以下条件下，不建议抗凝：显性 DIC，PLT<60×10^9/L，活动性出血，24h 内接受手术。

3.抗凝的监测与剂量调整

抗凝的动态监测是保证血液净化正常进行的前提。局部抗凝监测主要是保证患者的凝血指标保持在治疗前的水平或轻度延长；全身抗凝治疗启动后 2h，应测定凝血指标，若达不到抗凝目标，则需增加肝素剂量，一般以 1～2U/(kg·h)的速率增加。但应注意，肝素剂量在一定范围内与抗凝指标呈正相关，但是超出线性范围，可以突然导致 APTT 显著延长而引起大出血。尤其对重症急性胰腺炎的患者，肝素容易引起后腹膜或腹腔内大出血。除定期测定抗凝指标外，每天测定一次血常规是必需的。如果出现血红蛋白的迅速降低，则应检查有无出血。上消化道大出血容易观察；而下消化道出血往往难以早期发现，尤其是黏膜糜烂引起的亚急性出血，往往在血红蛋白降低后 2～3d 才会出现便血。当然，如果是血管性出血，那么会迅速出现血便。后腹膜或腹腔内出血主要通过腹部 CT 检查进行诊断，一旦发现血红蛋白降低应行腹部 CT 检查。

4.抗凝相关并发症的处理

大出血是最严重的并发症，最常见的有消化道和腹腔内或后腹膜出血。这类并发症主要是发生在 1 周以上的血液净化患者中。因为患者存在毛细血管渗漏而导致组织液内肝素潴留，随着体液潴留的消退，容易发生肝素过量。腹腔或后腹膜出血的主要处理方法是停止全身抗凝，改为局部抗凝或无抗凝；一般不静脉应用止血药物，以防止血栓形成；如果凝血酶时间(Thrombin time，TT)显著延长，可给予鱼精蛋白拮抗。正在接受 IHD 治疗的患者容易发生下消化道出血，具体机制不清，可能与股静脉导管作为血管通路有关，一旦发生，则应停用血液透析模式，改为血液滤过模式，同时消化道内应用凝血酶原、云南白药或生长抑素，一般不应用垂体后叶素，另外采取局部抗凝方案。肝素诱导的血小板减少症是较为少见的并发症，一旦发生，必须停止肝素、低分子肝素的一切应用，可改用枸橼酸钠、水蛭素等。

四、置换液或透析液的选择

商业化置换液主要是乳酸钠配方，不适用于重症胰腺炎急性反应期，因此，建议采取以下配方之一。如下置换液配方的主要特点是葡萄糖浓度较低，最高的只有 23.6mmol/L，显著低于其他文献报道的

46mmol/L。因为 SAP 患者的血糖往往很高，如果置换液的葡萄糖浓度太高，那么会对血糖的严格控制带来困难。

（1）首选碳酸氢钠配方：Na^+ 139.8mmol/L，Cl^- 106.6mmol/L，K^+ 4.1mmol/L，Mg^+ 1.1mmol/L，GS 23.6mmol/L，HCO_3^- 37.8mmol/L，渗透压为 312mOsm/(kg·H_2O)（此为上海瑞金医院 ICU 配置的配方）。葡萄糖酸钙经另外通路持续输注，由于重症急性胰腺炎本身即可导致低钙血症，因此除补充经血滤器丢失的钙离子外，还必须补充机体自身的消耗，故输注速率为 10～20mL/h。

（2）低钠配方：Na^+ 135.2mmol/L，Cl^- 109.5mmol/L，K^+ 4.0mmol/L，Mg^+ 1.02mmol/L，GS 22.7mmol/L，HCO_3^- 12mmol/L，Lac^- 18mmol/L，Ca^+ 1.6mmol/L，渗透压为 310mOsm/(kg·H_2O)。

（3）低糖配方：Na^+ 137.5mmol/L，Cl^- 106.2mmol/L，K^+ 4.0mmol/L，Mg^+ 1.06mmol/L，GS 7.1mmol/L，HCO_3^- 37.9mmol/L，Lac^- 4.7mmol/L，Ca^+ 1.3mmol/L，渗透压为 300mOsm/(kg·H_2O)。

五、合理及时应用血液滤过治疗 SAP

急性反应期内应用血液滤过治疗 SAP，往往需要紧急启动，不能等待，以防止丢失治疗的时间窗口。但必须明确每次肾脏替代治疗（RRT）的目标，防止漫无目的地启动血液滤过，或误认为肾脏替代治疗是万能措施。如若应用不当，则会引起严重并发症，如大出血、严重的血流感染等。由于机体内环境变化较快，其治疗参数需及时调整，这包括血滤机的血流速率、超滤速率、置换液成分、治疗剂量以及抗凝药物剂量的调整。

近年来，随着血液滤过机在 ICU 内的普及，接受血液滤过的患者越来越多，但目前有些已经达到了泛滥的程度，从而引起医源性的并发症，甚至导致病死率升高，所以只有合理、慎重地使用肾脏替代治疗才能达到良好的治疗目的。

总之，血液净化治疗发展至今日，它在重症急性胰腺炎中的应用越来越广泛，远远超出了原有肾脏替代治疗的范畴，逐渐向肾脏支持治疗的理念前进。它不仅仅应用于存在急性肾损伤的 SAP 患者，从早期免疫调节技术，即调节抗炎和促炎因子平衡、重塑免疫稳态、减轻器官功能损害，到针对病因的血脂吸附都是血液净化治疗的适应证。早期高容量血液滤过已成为重症急性胰腺炎集束化治疗的一部分。最新的杂交技术连续血液滤过透析（Continuous veno-venous hemodiafiltration，CVVHDF）联合配对血浆滤过吸附（Coupled plasma filtration absorption，CPFA）提倡清除更多的炎症介质，包括大分子的细胞因子。同时，将净化后的血浆输回体内，从而避免重要物质的丢失，这提示我们血液净化治疗有着很好的前景，但仍然需要更多的临床随机对照试验研究。最后提醒读者，开展血液净化治疗，必须明确血液净化的目标是去除炎症介质、调节免疫稳态，还是清除肌酐和电解质、防止液体过负荷，避免漫无目的地治疗。血液净化技术若应用不当，可能引起更为严重的并发症，如血流感染、大出血等。另外，由于机体内环境变化较快，需及时根据情况调整治疗剂量和参数，保障医疗安全。

（毛恩强，吴璟奕）

参考文献

[1]Cerda J，Sheinfeld G，Ronco C，et al. Fluid overload in critically ill patients with acute kidney injury[J]. Blood Purif，2010，29：331-338.

[2]Chu LP，Zhou JJ，Yu YF，et al. Clinical effects of pulse high-volume hemofiltration on severe acute pancreatitis complicated with multiple organ dysfunction syndrome[J]. Ther Apher Dial，2013，17(1)：78-83.

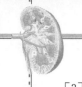

[3]Chu LP, Zhou JJ, Yu YF, et al. Clinical effects of pulse high-volume hemofiltration on severe acute pancreatitis complicated with multiple organ dysfunction syndrome[J]. Ther Apher Dial,2013,17(1):78-83.

[4]He C, Zhang L, Shi W, et al. Coupled plasma filtration adsorption combined with continuous veno-venous hemofiltration treatment in patients with severe acute pancreatitis[J]. J Clin Gastroenterol, 2013,47(1):62-68.

[5]Jiang HL, Xue WJ, Li DQ, et al. Influence of continuous veno-venous hemofiltration on the course of acute pancreatitis[J]. World J Gastroenterol,2005,11(31):4815-4821.

[6]Mao EQ, Tang YQ, Fei J, et al. Fluid therapy for severe acute pancreatitis in acute response stage[J]. Chin Med J, 2009,122(2):169-173.

[7]Mao EQ, Tang YQ, Zhang S. Formalized therapeutic guideline for hyperlipidemic severe acute pancreatitis[J]. World Journal Gastroenterology,2003,9(11):2622-2626.

[8]Mao EQ, Tang YQ, Zhang SD. Effects of time interval for hemofiltration on the prognosis of severe acute pancreatitis[J]. World Journal Gastroenterology,2003,9(2):373-376.

[9]Pupelis G, plaudis H, Zeiza K, et al. Early continuous veno-venous hemofiltration in the management of severe acute pancreatitis complicated with intra-abdominal hypertension: Retrospective review of 10 years' experience[J]. Annals of Intensive Care,2012,2(Suppl 1):S21.

[10]陈曦,雷若庆,胡伟国,等.以急性胰腺炎为主要表现的原发性甲状旁腺功能亢进症二例报告[J].中华普通外科杂志,2007,22(7):546-547.

[11]陈晓辉.血液净化在ICU中的作用[M].北京:科学技术文献出版社,2012.

[12]黎磊石,季大玺.连续血液净化[M].南京:东南大学出版社,2004.

[13]李磊,汤耀卿,毛恩强,等.急性重症胰腺炎血液滤过治疗的机制[J].世界华人消化杂志,2004,12(12):2822-2855.

[14]李维勤,季大玺,全竹富,等.持续高流量血液滤过对重症胰腺炎伴多器官功能障碍的治疗作用[J].中国实用外科杂志,2003,23(9):549-551.

[15]毛恩强,李磊,武钧,等.血液滤过治疗重症急性胰腺炎和暴发性胰腺炎的策略与疗效[J].中华外科杂志,2009,(19):1468-1471.

[16]毛恩强,汤耀卿,张圣道,等.短时血液滤过对重症胰腺炎的影响[J].中华外科杂志,1999,37(3):141-143.

[17]毛恩强,汤耀卿,张圣道.高脂血症性重症急性胰腺炎规范化治疗方案的探讨[J].中国实用外科杂志,2003,23(9):542-545.

[18]毛恩强,汤耀卿.血液滤过持续时间对重症急性胰腺炎治疗的作用[J].肝胆胰外科杂志,2007,19(6):385-386.

[19]毛恩强,许志伟.重症急性胰腺炎(Ⅱ型)发病72小时内液体复苏的若干问题[J].中国实用外科杂志,2012,32(7):545-548.

[20]毛恩强.血液滤过在重症胰腺炎急性反应期治疗中的作用与地位[J].肝胆外科杂志,2008,16(4):244-246.

[21]吴璟奕,毛恩强,汤耀卿.危重病血液净化中的抗凝研究进展[J].国际移植与血液净化杂志,2011,9(2):17-21.

[22]许志伟,毛恩强.重症急性胰腺炎非手术治疗后期的手术指征与技巧[J].国际外科学杂志,2013,40(6):422-424.[23]张圣道,汤耀卿,韩天权.重症急性胰腺炎的新技术[M].北京:人民军医出版社,2002.

[24]赵玉沛.胰腺病学[M].北京:人民卫生出版社,2007.

第十七章

血液净化与腹腔间隔室综合征

第一节　腹腔间隔室综合征的概念及流行病学

早在 1863 年,有学者就已观察到腹腔内高压症对呼吸功能的影响。后来,越来越多的模型研究及临床观察证实,腹腔内压力升高可导致尿量减少及呼吸衰竭。20 世纪 80 年代,腹腔高压(Intra-abdominal hypertension,IAH)及腹腔间隔室综合征(Abdominal compartment syndrome,ACS)已经引起了医学界的广泛关注。2006 年,世界腹腔间隔室综合征联合会对上述两种疾病达成了专家共识。在 2013 年更新的专家共识中,基本延续了 2006 年的相关定义。

腹内压是指腹腔内的稳态压力。在重症患者中,腹内压大约在 $5\sim7mmHg$。IAH 为腹内压持续或反复地病理性升高 $\geqslant 12mmHg$;而 ACS 为持续性的腹内压 $>20mmHg$(伴或不伴腹腔灌注压 $<60mmHg$)并有新发的器官功能不全或衰竭。其中,IAH 根据压力高低分为 4 级,$12\sim15mmHg$ 为 I 级,$16\sim20mmHg$ 为 II 级,$21\sim25mmHg$ 为 III 级,$>25mmHg$ 为 IV 级。

ACS 的流行病学统计资料较少,在外科患者中,其发病率为 $0.5\%\sim8.0\%$;在创伤患者中,其发病率为 $6\%\sim14\%$。在烧伤患者中,ACS 的发病率与患者的烧伤面积及疾病严重程度有关,约为 $1\%\sim20\%$。一项纳入 83 名 ICU 患者的研究发现,IAH 的患病率为 35%,发病率为 10%。而一项涉及 6 个国家的 13 个ICU 的多中心调查研究纳入了 97 个患者,发现 IAH 的患病率为 50.5%,ACS 的患病率为 8.2%。

(潘景业,公方晓,潘晓俊)

第二节　腹腔间隔室综合征的病因

腹腔与外界相对隔绝,因而任何引起腹腔内容物体积增加的情况都可以增加腹内压。许多原因可以引起腹内压急性增高,而 ACS 则是腹内压急性升高的结局。腹腔内容积增加是腹内压升高的最常见原因,包括腹腔严重的闭合伤、腹腔或腹膜后出血、水肿、肠梗阻、肠系膜静脉梗阻、腹腔填塞、大量腹水、腹膜炎、腹腔手术(如腹主动脉瘤破裂术)后、张力性关腹、肝移植术后及肿瘤等情况。腹腔镜检查时的 CO_2 气腹也能对心、肺及肾功能造成不利影响。腹部的外来挤压也可导致腹内压增高,包括由烧伤结痂、气囊抗休克服的挤压、加压关闭腹腔或腹壁缺损、巨大切口疝修复所造成的腹外挤压。一些全身性疾病,如长时间休克、肠腔缺血再灌注损伤、重症急性胰腺炎、过度肥胖、产科出血、羊水栓塞等也可造成腹内压增高。

ACS可分为原发性、继发性和复发性。①原发性:由盆腹部的病变或创伤引起,通常需早期外科或放射介入治疗,如重症急性胰腺炎、脾破裂、骨盆出血等。②继发性:原发疾病不是来源于盆腹腔,如肺炎引起败血症和毛细血管渗漏、白细胞缺乏、大面积烧伤或大量液体复苏等。③复发性:原发或继发的ACS经过手术或药物治疗后再次发生。

(潘景业,公方晓,潘晓俊)

第三节 腹腔间隔室综合征的病理生理特点

ACS的发病机制尚未完全阐明,目前研究认为其与直接压迫、缺血再灌注损伤、血管活性物质释放、血管通透性增加及氧自由基等综合作用引起受损脏器水肿、细胞外液大量增加有关。ACS最易累及心血管系统、泌尿系统和呼吸系统。ACS的主要病理生理改变为心排血量减小,周围循环阻力增加,少尿、无尿,呼吸道阻力增加、肺顺应性下降,甚至有可能发生缺氧。如果不予以治疗,ACS可以引起致死性的器官功能衰竭;反之,给予腹腔减压后可以逆转以上的病理生理变化。

一、胃肠道

腹内压升高的最直接作用是在腹腔内脏器表面,而对压力反应最早、最敏感及受影响最大的是胃肠道系统。随着腹内压的升高,小肠黏膜的血流灌注及肠系膜上动脉、腹腔动脉的血流量降低,肠壁血管受压,肠道壁缺血,进而也使腹腔及腹膜后器官血流量下降。腹内压≥$1.47kPa(15cmH_2O)$时,肠道血供及黏膜的血供就有明显的下降,造成肠道壁缺血、肠道麻痹及水肿、黏膜屏障受损、肠蠕动减弱或消失、肠腔内细菌过度繁殖、细菌易位,严重者可产生黏膜坏死或肠段坏死。而肠麻痹及水肿又导致腹内压进一步升高,造成了恶性循环。据报道,腹内压达20mmHg时,肠系膜血流量减少到70%;当腹内压为40mmHg时,肠系膜血液量仅为正常值的30%。国内的研究表明,单纯的IAH即可导致肠黏膜通透性显著增加,这可能是导致内毒素吸收与细菌易位的重要病理基础。

二、肝 脏

在IAH时,由于心排血量下降,流经肝动脉的血流减少,肝静脉穿过膈肌处的解剖性狭窄加上IAH致肝脏外在性压迫,皆使肝动脉、肝静脉及门静脉血流量降低。通过肝脏的血流减少导致肝线粒体及细胞色素P-450还原酶功能障碍,能量生成减少,乳酸清除降低,造成乳酸堆积。因而,血清乳酸浓度可作为反映IAH/ACS病情及液体复苏疗效的有效指标。肝静脉系统压力升高使奇静脉血流增加,导致胃、食管侧支血管流量增加。Varela等采用近红外分光镜法测定血流,发现在IAH情况下肝血管和门脉血管的阻力增加,这导致肝动脉、门静脉和肝静脉的血流量均下降。研究还发现,腹腔高压会影响行肝部分切除术后大鼠的肝细胞再生。

三、肾 脏

动物和人体的研究证明,当腹内压升高到15～20mmHg时,即出现少尿;达30mmHg时,即出现无尿。IAH 影响肾功能的机制有多种解释,包括输尿管直接受压迫、肾实质受压迫及肾血管受压迫等多种原因。IAH 使肾动脉血流明显减少、肾静脉压及肾血管阻抗明显增加,结果导致肾皮质、肾小球血流减少,肾小球、肾小管功能障碍,GFR 下降。同时,肾血管阻力的增加,可使肾素-血管紧张素水平升高,使血浆抗利尿激素和醛固酮分泌增加,血管收缩,进一步发生肾衰竭。尽管肾实质受压和肾静脉压升高被认为是 IAH/ACS 时肾损伤的可能机制,但它们各自对肾损伤的作用究竟有多大,尚不清楚。

四、肺　脏

腹内压升高而引起肺功能减弱的机制是纯机械性的,因为腹内压升高,膈肌抬高压迫肺,在气道压的阻力下,肺顺应性下降,足够的机械通气尚可维持呼吸功能正常进行。在诸多方面,ACS 引起的肺的病理生理变化类似于限制性肺疾病。IAH 造成的呼吸功能障碍的三大特征为高通气阻力、低氧血症及高碳酸血症。IAH 通过膈肌直接将压力传导给胸腔或通过膈肌升高传导给胸部。结果是胸腔内压力升高,肺实质被压缩,肺容积减小,肺泡膨胀不全,肺毛细血管膜氧运输减少,肺内分流指数增加,通气/血流失常,CO_2 呼出减少,肺泡无效腔增加,呼吸道压力峰值及平均气道压明显增加,肺部感染的概率升高。

五、心血管系统

IAH 导致的直接死因是心力衰竭,而不是呼吸障碍。腹内压升高造成膈肌上抬,胸膜腔内压升高,压迫上、下腔静脉,造成回心血流量减少。同时,胸腔压力升高,心室舒张末期容积减小,进一步减少了回心血量。另外,胸膜腔内压升高可直接压迫心脏,使心脏顺应性下降,收缩力减弱。而腹内压升高,压迫小动脉及毛细血管床,使心脏后负荷增加。结果是心排血量减少,心率增快,外周阻力升高,肺毛细血管楔压和中心静脉压升高。研究发现,在腹内压达 10mmHg 时,即可发生心排血量及回心血量减少;当腹内压达到 20mmHg 时,可直接压迫下腔静脉和门静脉;当达到 30mmHg 时,可使心排血量下降 27%。

六、中枢神经系统

IAH 对中枢神经系统的影响是增高颅内压(Intra-cranial pressure,ICP)。大量动物实验证实,腹内压与 ICP 之间呈正相关,IAH 造成膈肌上抬,胸腔内压力及中心静脉压(Central venous pressure,CVP)上升,阻碍颅内静脉回流,使脑组织充血,ICP 升高。在 CVP 及 ICP 增高的共同作用下,脑灌注压(Cerebral perfusion pressure,CPP)显著下降,临床上可出现精神症状,特别是对于低血压、低循环容量的患者。ICP 和 CPP 的变化与心肺功能变化无关,而与胸腔内压力升高、CVP 升高导致的脑静脉流出障碍有关。此外,还与腰静脉丛血流降低致脑脊液压力升高和脑血流量增加有关。

七、腹　壁

腹壁血流同样受腹内压升高的影响,腹壁血流因腹内压升高而降低。其机制多是由于心排血量减少及 IAH 的直接压迫所致的。当腹内压为 10mmHg 时,腹直肌鞘血流量只有基础值的 58%;当腹内压增高到 40mmHg 时,其血流量降至正常值的 20%。腹腔内脏水肿、腹腔填塞、腹壁水肿使腹壁肌肉及筋膜血流受阻,顺应性下降,进而发生伤口裂开、疝形成、坏死性筋膜炎等并发症。

(潘景业,公方晓,潘晓俊)

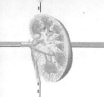

第四节 腹腔间隔室综合征的临床特征

ACS 的诊断主要依据病史,腹内压的测量和并发肺、心血管、肾、肝脏、腹壁及中枢神经系统等器官功能障碍的一系列临床表现。其中,腹内压的监测是至关重要的一个因素。腹内压的测量包括直接测量法(腹腔镜检查)和间接测量法(压力传导至股静脉、胃、直肠、膀胱)。其中,最常用且比较精确的是膀胱内的压力,被公认为是测量腹内压的"金标准"。通常在膀胱内注入最多 25mL 无菌生理盐水进行测量。测量条件:仰卧位,呼气末,传感器零点水平置于腋中线处,腹部肌肉无收缩。

腹腔高压的诊断不能单单只依靠腹内压的测量,患者的病史及体征也可提供较大的帮助。常见引起 ACS 的高危因素有以下几个方面。

(1)腹壁顺应性降低:腹部手术,严重创伤。

(2)脏器内容物增加:胃扩张,肠梗阻,肠扭转。

(3)腹腔内容物增加:急性胰腺炎,腹腔积血积液,腹膜后肿瘤。

(4)毛细血管渗漏/液体复苏:高 APACHE Ⅱ/SOFA 评分,酸中毒,大量液体复苏。

(5)其他因素:脓毒症,休克,机械通气,腹膜炎。

ACS 患者的临床表现有腹胀、腹部膨隆、腹壁张力明显增高、气道阻力增加、高碳酸血症、肺顺应性下降、心排血量下降、少尿或无尿。当发生少尿时,往往对液体复苏、多巴胺、利尿剂无效。在腹腔高压的诊断中,X 线检查的作用是很有限的。但是对于 ACS 患者,CT 检查可以发现腹膜后空间比例缩小、下腔静脉因腹膜后血肿等原因移位而受压、腹膜腔的前后径和横径的比率增加到 0.8(即腹膜腔变圆)等表现。因此,在临床诊疗中,对有高位因素的患者应警惕 ACS 的发生,防止误诊、漏诊。

(潘景业,公方晓,潘晓俊)

第五节 腹腔间隔室综合征的综合治疗

ACS 的治疗原则为在积极治疗原发疾病的基础上,以简捷、快速、有效的方法减轻或缓解腹腔高压,以有效保护和恢复重要的脏器功能。在治疗过程中,要密切监测腹内压,建议每 4～6 小时监测或持续监测,争取将腹内压控制在≤15mmHg。

1. 液体复苏

充分的液体复苏对器官功能的维护是十分重要的。在 ACS 情况下,循环血容量通常是减小的,要求给予液体输入。大量输液的同时应注意酸碱平衡和电解质监测。如果液体补充不足,那么在腹腔高压处于很低的水平时就会出现器官功能异常。前瞻性研究表明,使用血浆/胶体液或高渗盐溶液复苏时(相对于等渗/低渗盐溶液复苏),腹内压相对较低。同时,强力的液体复苏是继发性 ACS 发生的独立预警指征,因此在临床中应避免过度复苏。腹腔灌注压(Abdominal perfusion pressure,APP)是一个预示终止复苏和患者存活的指标。因此,在液体复苏的同时,注意观测腹腔灌注压,以腹腔灌注压(通常需＞60mmHg)作为补液的一个参考指标,可能对临床治疗有一定的帮助。

2. 气道开放、正压通气

ACS 常并发呼吸衰竭,需要及时给予强有力的呼吸支持。由于患者受腹腔高压、膈肌上抬等影响,导致有效通气不足。此时,给予压力支持通气将有助于改善机体氧合,推荐使用一定的呼气末正压,但应避免机械通气带来的气压伤和胸腔压力过高带来的不利影响。

3.抗感染

ACS患者的肠道屏障功能通常降低,其容易发生肠道菌群易位,需要及时采用针对性的广谱抗生素。当同时实施气道开放、血液滤过以及腹腔开放手术形成较大创面时,抗感染尤为重要,抗感染治疗的效果直接影响患者整个治疗的成败。

4.早期清空胃肠道

当发现腹内压增高、腹腔肠管麻痹胀气时,可采用胃管减压或直肠减压,减少胃肠道内容物;也可使用胃肠道动力药促进排空。

5.改善腹壁顺应性

避免过于抬高床头而导致腹内压上升,推荐床头抬高小于30°。适当使用镇静剂及肌松剂,提高腹壁顺应性,降低腹内压。

6.穿刺引流

如患者存在较多腹腔积液,建议在超声或X线引导下行经皮穿刺引流术。

7.营养支持

如果患者能够耐受,那么强调肠道营养支持。过幽门的鼻饲管及胃肠动力药、泻剂的合理应用,可改善患者的肠道功能,提高患者对肠内营养的耐受性。对肠内营养耐受性差的患者,早期可经胃肠外给予营养支持,同时给予生长抑素减少消化液的分泌,减轻肠壁水肿,促进肠功能恢复。

8.中医药治疗

通过中药通便处理肠麻痹及肠胀气,减轻腹腔内脏器水肿及积液,从而降低腹内压,缓解、消除ACS的临床症状。

9.手术治疗

对于腹内压>20mmHg且伴有新发的脏器功能障碍或衰竭,非手术治疗无效的患者,需考虑外科开腹减压。腹部减压手术以及后期的腹部开放能对心功能、肺功能、肾功能的功能异常逆转有一定的作用,但并不是对所有患者都推荐手术治疗。对ACS患者行外科减压时,可能出现以下情况:全身血管阻力骤然下降,循环衰竭;胸膜腔内压骤降,在行辅助或控制呼吸时,由于潮气量和呼气末正压(Positive end-expiratory pressure,PEEP)未能及时下调,可致肺气压伤和容量伤;毒性产物大量进入体循环,致心律失常、心肌抑制、血管扩张,甚至心跳停止。

腹部减压手术是一种危险的操作,因为手术后需要立即补充充足的液体,并且关于减压术后的恶性心律失常也有报道。这可能是由于减压手术后,腹腔内突然释放大量无氧代谢产物导致的。同时,对开放性腹部的管理也是十分具有挑战性的。早期的挑战主要来自感染和持续性的液体丢失。瘘管和腹部的疝气也会导致长期的并发症。因此,临床普遍认为,对ACS应以保守治疗为主,开腹手术是不得已而为之的。尽量秉持"早期不做手术治疗"和"无菌坏死尽量不做手术治疗"两大原则,而不是一味根据腹内压的高低来决定是否施行手术。

(潘景业,公方晓,潘晓俊)

第六节　腹腔间隔室综合征的血液净化治疗

一、原　理

腹腔间隔室综合征往往合并其他重症疾病,包括腹腔内的疾病及全身性的重症疾病。血液净化除针对ACS外,还能兼顾原发疾病的治疗。血液净化在ACS中的应用原理主要有以下几点。

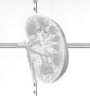
1.清除炎症介质

ACS本身存在一个炎症反应过程,尤其当ACS作为全身炎症反应的一个并发症时,血液净化能清除过多的炎症介质,可以起到很好的治疗意义。引起ACS的很多疾病(如重症胰腺炎,腹腔脓肿等)存在过度的炎症反应或炎症风暴。当患者血液在一定的压力下通过滤器膜时,可以通过对流作用清除血液中的炎症介质,如白介素、TNF-α、趋化因子等。增大膜的孔径、提高膜的超滤分数,可对这些中分子的炎症介质起到很好的滤过作用。

2.纠正水、电解质紊乱,维持酸碱平衡

处于ACS时,患者的心排血量下降,心肌收缩力降低,CVP及肺动脉楔压(Pulmonary artery wedge pressure, PAWP)升高,此时往往不能快速利尿,而需要液体复苏。但是患者的腹腔压力高、肠道壁水肿,过多的补液会加重这一过程。此时,连续性肾脏替代治疗(Continuous renal replacement therapy, CRRT)提供了一个治疗的平台,缓慢性的持续血液滤过可以精细地调整患者每小时的液体出量,既可以避免液体过快地丢失而造成休克,又可以防止液体输注而加重肠道水肿。同时,对置换液或透析液中电解质及HCO_3^-浓度的调整可以对患者的内环境起到很好的调节作用。

3.清除内毒素,稳定胃肠屏障

有文献报道,当腹内压>20mmHg时,可使肠道通透性增加,肠道细菌易位,导致感染加重。血液净化或内毒素吸附可减轻肠道水肿,清除内毒素,改善肠道的供血、供氧,维持肠道屏障稳定。

4.肾脏替代作用

ACS引起肾衰竭时,血液净化是其绝对适应证。

二、治疗模式

目前,只聚焦于血液净化在ACS中应用的研究非常有限。李延青等发现,经血液滤过(Continuous veno-venous heamofiltration, CVVH)治疗24h后,ACS患者的腹内压及TNF-α水平可获得下降。Oda等也发现,CVVH可降低ACS患者腹内压及IL-6水平。目前,根据血液净化的原理,针对ACS的治疗多采用CVVH模式。因为其能更好地清除水分、炎症介质,以及更好地稳定患者的血流动力学。然而,在CVVH基础上联合其他模式的治疗是否能使患者获益更多,仍值得探讨。

连续性血浆滤过吸附(Continuous plasma filtration adsorption, CPFA)是指血液先由血浆分离器分离出血浆,血浆经吸附剂吸附后再与血细胞混合,此时可再行血液滤过或血液透析,最后血液返回体内。何朝生等发现,与CVVH相比,CPFA联合CVVH能更好地清除血中TNF-α、IL-6及IL-1。Ronco等把10例脓毒血症休克患者分为CPFA+血液透析组与单纯CVVH组,结果发现CPFA+血液透析组的患者血压升高更明显,去甲肾上腺素用量减少。

分子吸附再循环系统(Molecular adsorbent recycling system, MARS)通过含白蛋白的透析液吸附血液中的毒素,如胆红素、游离脂肪酸等;含毒素的透析液再经过活性炭、阴离子交换树脂吸附和碳酸氢盐透析再生,重新恢复清除能力。MARS治疗,一次持续6~8h,以免白蛋白滋生细菌。MARS主要用于急性肝功能衰竭或慢性肝功能衰竭急性加重、肝肾综合征的患者。其对胆红素清除及稳定患者的血流动力学具有较好的作用。因此,对于ACS的血液净化需考虑其并发症及其他脏器功能,选择合适的血液净化方式。

三、减轻液体负荷

ACS患者有肠壁水肿和腹腔积液,这些情况经常在大量液体复苏后产生。Dabrowski等人对严重脓毒血症或脓毒血症休克患者的研究发现,腹内压与患者的细胞外液含量及过多的液体负荷密切相关,当后两者增多时,患者的腹内压同时升高。但在临床中,ACS患者往往合并有效循环容量不足、低灌注、低血压、酸中毒。因此,要做到既能清除肠壁及腹腔内的水肿积液,又不加重上述病理过程,是一项很难的任务。此时,CRRT通过缓慢、持续、精确的超滤,来稳定地清除多余水分,同时为机体的调节适应提供一定的时间,避免对患者的血流动力学产生严重影响。Dabrowski等人对脓毒血症休克合并急性肾损伤的30位患者进行CVVH治疗,在96h后,这些患者的腹内压下降,腹腔灌注压获得了稳定提升。Bonfim等人对5位ICU患者进行血液透析,这些患者的腹内压都有不同程度的下降,全身水负荷得到改善。

在临床实践中,对ACS合并组织灌注不足的患者的液体管理是精确复杂的。这些患者在大量液体复苏后,行低灌注仍无改善,同时合并心、肾等脏器功能障碍。将第三间隙中的过多水分清除,血液净化是重要的武器。但清除多少水分,需对患者的容量有一个精确的认知及动态监测,此时需要其他技术的帮助和支持,如Swan-Ganz导管、脉搏指示持续心排血量(PiCCO)技术及重症超声等。通过这些技术的应用,对患者的容量、心功能、血管阻力等进行动态监测,然后通过调节每小时的液体净超滤量,来达到清除多余水分的目的,同时又很好地稳定了患者的血流动力学。当然,在这个过程中,恰当地使用血管活性药物(去甲肾上腺素、肾上腺素等)是十分必要的。

四、治疗剂量

关于高流量血液滤过(High-volume hemofiltration,HVHF)的治疗剂量并没有明确的定义。2002年,按ADQI工作组(Acute Dialysis Quality Initiative)定义,高流量为大于35mL/(kg·h)的治疗剂量,但这个剂量数值并没有被广泛接受,现在大于35mL/(kg·h)的治疗剂量已经成为重症患者合并急性肾损伤的常规治疗剂量。目前,国外学者认为大于50mL/(kg·h)的治疗剂量可以称为高流量,大于100mL/(kg·h)的治疗剂量可称为超高流量。李维勤等在重症胰腺炎猪模型中发现,高流量血液滤过可以更好地纠正重症胰腺炎的低灌注,更好地稳定血流动力学;而且与常规剂量组相比,其可以更多地降低TNF-α、IL-6、IL-10的血清浓度。Rogiers等在狗的脓毒症模型中发现,HVHF可以造成更稳定的血流动力学参数,改善心脏的收缩力。在临床研究方面,陈江华等研究认为,HVHF可以改善重症胰腺炎患者的28d生存率,并且改善患者的APACHEⅡ评分及尿量。但是欧洲的一项前瞻性多中心对照研究发现,在137例感染性休克患者中,与标准剂量组[35mL/(kg·h)]相比,HVHF[70mL/(kg·h)]组并没有改善28d生存率、血流动力学及脏器功能。可见,对于高流量血液滤过是否能使患者获益,还需要进一步研究。

五、治疗时机

目前,对ACS何时开始使用肾脏替代治疗尚无统一标准,这往往需要根据患者的原发疾病及脏器功能来决定。按照急性肾损伤网络组织(Acute kidney Injury Network,AKIN)提出的急性肾损伤改良RIFLE标准,在3期时往往就可以考虑肾脏替代治疗。笔者认为,在腹腔高压出现脏器功能障碍或衰竭即发展为ACS时,宜早期采取肾脏替代治疗,而不应该单纯依赖尿素氮及肌酐水平。当然,CRRT治疗的应用还与当地的经济水平、设备的应用情况、技术水平、认识标准等因素相关。

(潘景业,公方晓,潘晓俊)

参考文献

[1]Bonfim RF, Goulart AG, Fu C, et al. Effect of hemodialysis on intra-abdominal pressure[J]. Clinics,2007,62:145-150.

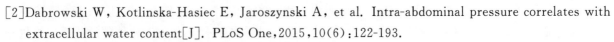

[2]Dabrowski W, Kotlinska-Hasiec E, Jaroszynski A, et al. Intra-abdominal pressure correlates with extracellular water content[J]. PLoS One,2015,10(6):122-193.

[3]Dabrowski W, Kotlinska-Hasiec E, Schneditz D, et al. Continuous veno-venous hemofiltration to adjust fluid volume excess in septic shock patients reduces intra-abdominal pressure[J]. Clin Nephrol,2014,82:41-50.

[4]He CS, Zhang L, Shi W, et al. Coupled plasma filtration adsorption combined with continuous veno-venous hemofiltration treatment in patients with severe acute pancreatitis[J]. J Clin Gastroenterol,2013,47(8):62-68.

[5]Joannes-Boyau O, Honoré PM, Perez P, et al. High-volume versus standard-volume haemofiltration for septic shock patients with acute kidney injury (IVOIRE study): A multicentre randomized controlled trial[J]. Intensive Care Med,2013,39(7):1535-1546.

[6]Kirkpatrick AW, Roberts DJ, Waele DJ, et al. Intra-abdominal hypertension and the abdominal compartment syndrome: Updated consensus definitions and clinical practice guidelines from the World Society of the Abdominal Compartment Syndrome[J]. Intensive Care Med, 2013, 39 (8): 1190-1206.

[7]Li WQ, Yan XW, Wang H, et al. Effects of continuous high-volume hemofiltration on experimental severe acute pancreatitis in pigs[J]. Pancreas,2007,34:112-119.

[8]Malbrain MLNG, Chiumello D, Pelosi P, et al. Prevalence of intra-abdominal hypertension in critically ill patients: A multicentre epidemiological study[J]. Intensive Care Med, 2004, 30 (6): 822-829.

[9]Murtaza G, Pal K, Jajja M, et al. Intra abdominal hypertension: I incidence, prevalence and outcomes in a mixed intensive care unit: Prospective cohort study[J]. Int J Surg,2015,19(7):67-71.

[10]Oda S, Hirasawa H, Shiga H, et al. Management of intra-abdominal hypertension in patients with severe acute pancreatitis with continuous hemodiafiltration using a polymethyl methacrylate membrane hemofilter[J]. Ther Apher Dial,2005,9(2):355-361.

[11]Rogiers P, Zhang H, Pauwels D, et al. Comparison of polyacrylonitrile (AN69)and polysulphone membrane during hemofiltration in canine endotoxic shock[J]. Crit Care Med, 2003, 31 (9): 1219-1225.

[12]Ronco C, Brendolan A, Lonnemann G, et al. A pilot study of coupled plasma filtration with adsorption in septic shock[J]. Crit Care Med,2002,30(10):1250-1255.

[13]Xu JM, Tian XP, Zhang CY, et al. Management of abdominal compartment syndrome in severe acute pancreatitis patients with early continuous veno-venous hemofiltration[J]. Hepato-Gastroenterol,2013,60(10):1749-1752.

[14]Zhu YL, Yuan J, Zhang P, et al. Adjunctive continuous high-volume hemofiltration in patients with acute severe pancreatitis: A prospective nonrandomized study[J]. Pancreas,2011,40(10): 109-113.

重
症
血
液
净
化
学

第十八章

血液净化与严重创伤

第一节 概 述

一、严重创伤定义及流行病学特征

创伤(Trauma)系指人类在生存的环境中遭受生物、自然、物理或化学等致病因素的伤害,造成机体表面、骨骼及内脏的损伤,以致引起生理、病理以及精神上的障碍。严重创伤是指会引起全身反应和导致严重功能障碍的创伤,严重创伤多数为多发伤和复合伤。多发伤是指在同一致伤的打击下,人体同时或相继有两个或两个以上解剖部位的组织或器官受到严重创伤,其中之一即使单独存在创伤,也可能危及生命或者至少有一处的创伤是致命的。一般来说,对生命不构成严重威胁的损伤不属于多发伤范畴,如单纯的四肢骨折不伴休克或单纯的椎体压缩性骨折等。有下列情况的两项或两项以上者可确定为多发伤。①头颅伤:颅骨骨折合并颅脑损伤(如颅内血肿、脑干挫裂伤等);②颈部伤:如颈椎损伤、颈椎部大血管损伤等;③胸部伤:可危及生命的损伤,如多发性多段肋骨骨折、心包损伤、血气胸、肺挫裂伤、大血管损伤、气管损伤、膈肌破裂等;④腹部伤:腹腔大出血或内脏器官破裂,如肝破裂、脾破裂、肾破裂等;⑤骨盆等多处骨折:骨折可能导致大出血而危及生命,如骨盆骨折伴休克、四肢骨折伴休克、椎体骨折伴神经系统损伤;⑥软组织伤:四肢或全身广泛撕裂伤。复合伤是指两个或两个以上的致伤因素引起的创伤。

严重创伤后死亡有三个高峰。第一个高峰:创伤后的数秒至数分钟之内,多数在到达医院前死亡,约占死亡总数的50%。伤员主要死于大脑、脑干、脊髓外伤,心脏或大血管破裂以及气道堵塞。第二个高峰:创伤后数分钟至数小时,约占死亡总数的30%。多为颅内、胸部或腹部大出血,或者多发伤引起的肢体大出血。如果在创伤后1h内,能够按照高级创伤生命支持方案迅速得到复苏并获得确定性治疗,则大多数患者可成功获得救治。因此,创伤后1h也被称为"黄金1小时"。而在这1h内,大部分死亡事件又发生在前10min,因此,创伤后10min也被称为"白金十分钟"。第三个高峰:主要发生于创伤后数天至数周之内,约占死亡总数的20%。死亡原因多为感染、脓毒症和多器官功能障碍综合征。

二、创伤后病理生理特点

(一)神经-体液反应

机体受到严重创伤后,创伤刺激传入中枢。传入神经和体液因子是最重要的两种引起应激反应的途

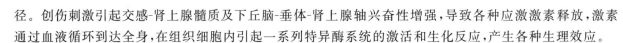
径。创伤刺激引起交感-肾上腺髓质及下丘脑-垂体-肾上腺轴兴奋性增强,导致各种应激激素释放,激素通过血液循环到达全身,在组织细胞内引起一系列特异酶系统的激活和生化反应,产生各种生理效应。

交感-肾上腺髓质系统通过外周神经节释放的去甲肾上腺素和肾上腺髓质释放的肾上腺素与去甲肾上腺素作用于中枢和外周系统。外周血中儿茶酚胺又作用于 α 和 β 肾上腺素能受体。肝糖原分解、糖异生和脂肪分解都是创伤刺激兴奋交感-肾上腺髓质系统后引起的主要代谢变化。

创伤性刺激下丘脑-垂体-肾上腺轴释放的激素产生了三方面的作用:①增加底物动员,为分解代谢提供能量;②启动水钠潴留机制,有助于保持体液平衡;③调控引起局部和全身炎症反应的细胞因子。下丘脑中有调节作用的激素含量增加,作用于垂体前叶,引起促肾上腺皮质激素、生长激素、促甲状腺激素、促黄体生成素和催乳素释放入血。创伤后,促肾上腺皮质激素(Adrenocor ticotropic hormore,ACTH)的分泌生成迅速增加,催乳素和抗利尿激素分泌也增加,但其余垂体激素分泌大多受抑制。

分泌增加可加强肾上腺皮质功能,皮质醇的分泌可高达正常值的 $5\sim8$ 倍,从而加强心肌收缩,增加心搏次数和升高血压,同时促使糖异生和脂肪分解。某些重症创伤患者的糖皮质激素水平极度低下,可能与肾上腺髓质灌注不足有关。醛固酮分泌增加,其保钠排钾作用有助于保证血容量。由于外伤刺激、血容量减少等因素使抗利尿激素释放增加,从而减少尿量,增加体液容量。创伤后生长激素分泌增加,除了本身调节生长发育外,还参与代谢反应的调节。创伤后早期患者的游离甲状腺素降低,随病情好转,其分泌恢复正常。

(二)创伤后机体代谢变化

创伤后代谢反应一般可分为低落相和高涨相。低落相一般发生于创伤初期(数小时以内),主要表现为血流动力学不稳定和有效血容量减少,此时代谢变化少,以神经内分泌激素(儿茶酚胺、皮质醇等)增加为特征。而高潮相以再灌注和再氧化为标志,可出现代谢分解或代谢合成。

1. 能量平衡

任何创伤过程都会出现能量消耗和耗氧量增加,并随创伤严重程度而改变,患者体细胞的重量以及静息能量与消耗呈线性关系。这是由于创伤后交感神经兴奋与血中儿茶酚胺浓度升高有关,而并非由于糖皮质激素分泌过量引起能量消耗。

2. 脂肪代谢

创伤后,由于 ACTH、皮质醇、儿茶酚胺、胰高血糖素和生长激素等水平升高,加上交感神经兴奋,均可促进脂肪分解。在低落相,由于脂肪分解,可导致血浆脂肪酸和甘油水平升高。而在高涨相仍呈现脂肪分解状态,主要表现为血浆游离脂肪酸浓度升高,且血浆游离脂肪酸成为创伤后能量的主要来源,以供应心肌和骨骼肌的氧化所需。

在低落相和高潮相中,由于细胞内脂肪酸和胰高血糖素浓度升高,故可抑制脂肪酸合成。在肝内,还可促使酮体形成,而酮体的生成与创伤的严重程度呈反比。

3. 糖代谢

创伤时,机体的血糖水平增高 $50\%\sim100\%$,其增高水平与创伤的严重程度呈正比。创伤后,机体摄取和利用葡萄糖氧化供能的能力下降,肝糖原和肌糖原分解转化的葡萄糖大量释放入血。此外,在交感-肾上腺轴和下丘脑-垂体-肾上腺轴刺激作用下,糖原异生作用加强,包括肝糖原以及来自肌肉和其他组织蛋白质分解所释放出的乳酸盐、甘油、氨基酸等物质转化为葡萄糖的过程增强。创伤后高血糖的重要原因是葡萄糖利用下降和产量增加、胰岛素抵抗,但其机制目前仍未完全明确。

4. 蛋白质及氨基酸代谢

创伤后蛋白质分解与合成的代谢变化的结果取决于创伤严重程度。正常成年人每日需摄入 $13\sim20g$ 氮(需摄取 $80\sim120g$ 蛋白质),同时每日从尿和粪便中排出的氮分别为 $13\sim20g$ 和 $2\sim3g$。创伤后每日尿氮排泄增加至 $30\sim50g$。在严重创伤、败血症和烧伤中,全身蛋白质转换和分解加速,机体呈负氮平衡状态。

据报告,感染时能量消耗是基础能量消耗的 $120\%\sim130\%$,而烧伤时能量消耗是基础能量消耗的 120% 以上。在严重创伤后败血症期间,蛋白质分解和糖原合成加速并持续存在,因此,尿氮以及负氮平衡在创伤后短期即存在。尿氮丢失量与患者的年龄、性别以及生理状态有关,一般男性青年患者最多。创伤后,骨骼肌、肝脏和创口都有物质循环存在:氨基酸主要来源于骨骼肌。骨骼肌分解加速原因可能与胰岛素拮抗、皮质醇过量和前炎性细胞因子激活等有关。另外,还与细胞内氧化剂活性加强、抗氧化剂活性减弱有关,例如谷胱甘肽可使蛋白质分解加强。

(三)创伤后炎症反应

严重创伤除创伤本身对人体造成直接损伤外,由创伤引发的全身炎症反应和免疫功能紊乱,以及进一步发生的多器官功能障碍综合征(Multiple organ dysfunction syndrome,MODS),也是严重创伤患者死亡的主要原因。当机体遭受急性创伤或失血性休克后,会激活单核-巨噬细胞系统,释放大量 TNF-α、IL-1、IL-6、血小板活化因子及磷脂酶 A_2(Phospholipase A_2,PLA_2)等促炎因子,其中 TNF-α、IL-1 可进一步激活多形核白细胞和内皮细胞等效应细胞,刺激释放氧自由基、蛋白酶等,加速花生四烯酸代谢,并释放血栓素 A_2(Thromboxane A_2,TXA_2)、前列腺素 I_2(Prostaglandin I_2,PGI_2)等炎症介质,形成"炎症级联瀑布效应",从而引起全身炎症反应综合征(Systemic inflammatory response syndrome,SIRS)。

三、创伤后的临床特征

(一)循环系统的改变

创伤后常伴有失血、失液,可导致血容量不足,发生休克。创伤后早期主要为低容量性休克,也可伴有直接的心脏损伤(包括心肌挫伤、瓣膜损伤和心脏压塞)、颅脑损伤和高位脊髓损伤所致的中枢性及周围性循环功能障碍。后期则主要为心脏损伤所致的泵功能衰竭、心律失常以及感染性休克等。为保证重要生命器官的血供、维持血流动力学的稳定,心血管、内分泌和神经系统之间相互调节,代偿性适应有效循环量不足,以维持内环境平衡。机体可通过外周血管收缩及心搏加速,通过神经-体液调节减少水分的排出、细胞外液经毛细血管进入血液循环等变化,保证循环的稳定。这些生理性调节也会带来一些不良影响,如果微循环障碍不能快速被纠正,则组织缺氧不能改善,肾缺血加重,肺循环血流减少,机体代谢性酸中毒进一步加重,外周血管强烈收缩。故上述紊乱如未被及时纠正,则可发生代偿失调,影响患者预后。

(二)肾脏的改变

急性肾损伤(Acute kidney injury,AKI)是创伤常见的严重并发症之一。创伤后由于血容量降低,体内抗利尿激素和醛固酮过度分泌,尿量明显减少,交感神经系统兴奋使血儿茶酚胺升高,肾素和血管紧张素水平增高,肾小球入球小动脉收缩,肾血流量减少,肾小球滤过率降低。肾小管及集合小管的管腔被坏死细胞等堵塞,肾小管坏死后,小管壁出现缺损区,小管管腔与肾间质直接相通,致使原尿液反流扩散至肾间质,引起肾间质水肿,进一步影响肾循环功能,加重肾缺血,导致急性肾功能衰竭。严重创伤导致组织破坏引起的以高钾血症、肌红蛋白血症及肾功能损伤为特点的"挤压综合征"是创伤患者早期病死率增高的临床综合征,早期实施 CRRT 能改善其临床预后。

(三)呼吸系统的改变

创伤性湿肺主要原因在于,各种损伤因素通过多种途径引起肺泡上皮和血管内皮细胞损害,导致肺毛细血管通透性增加,肺水增多;肺泡表面活性物质减少,肺顺应性降低,发生肺不张,导致急性肺损伤,严重者可引起急性呼吸窘迫综合征(Acute repiratory distress syndrome,ARDS)。一旦发生 ARDS,其病死率可高达 50% 以上,且常作为 MODS 的先导,需高度重视,应予以早期预防及治疗。治疗上,应尽力维持血流动力学的稳定,保证组织和器官灌注,及时采用正确的机械通气方式以改善通气和换气功能,尽快纠正低氧血症。

(四)胃肠道的改变

在创伤应激状态下,交感-肾上腺髓质系统强烈兴奋,全身血流重新分布。胃、肠血管收缩,血流量减少,胃肠黏膜缺血导致黏膜上皮细胞损伤,胃肠黏膜屏障遭到严重破坏。临床上表现为胃肠道蠕动和吸收功能受到抑制,可出现应激性溃疡等。应激性溃疡是创伤患者消化系统最主要的并发症,胃肠黏膜缺血、低氧是导致胃肠功能障碍的主要病理基础。创伤时的胃肠黏膜的损伤、肠道细菌和内毒素移位是促发 MODS 的重要因素。早期循环维持、黏膜保护及肠内营养支持有助于保护胃肠功能。

(五)肝功能的改变

严重创伤可直接对肝细胞、胆管和血管造成损伤,也可以因为创伤使机体处于严重应激状态,机体的内环境受到严重破坏,大量炎症介质释放,导致全身炎症反应综合征,肝细胞在此过程中受到损伤。同时,创伤引起的全身及肝脏局部灌注不良所导致的缺血与再灌注损伤也是导致肝细胞损伤的重要因素。创伤中后期并发的感染不仅可以引起肝细胞的直接损伤,也可因为感染性休克、ARDS 等系统或器官功能的改变,导致肝细胞的损伤。此外,创伤救治中所使用的药物、输血以及肝脏原有基础疾病的恶化等均可影响肝脏功能。

(六)血液系统的改变

严重创伤患者常伴有凝血功能障碍,凝血因子和凝血酶原减少,同时由于补液进一步稀释正常凝血因子,大失血后血小板和凝血因子补充也不足,创伤和休克造成组织破坏和细胞缺氧,使位于细胞内膜的具有强烈促凝活性的物质暴露和释放,均造成凝血功能减退。创伤后 DIC 引起的出血,加速了凝血因子和血小板的消耗、生理性抗凝途径的抑制和纤溶系统的损害。纤溶系统和凝血系统被过度激活,可导致纤维蛋白的生成和沉积,在不同脏器引起微血管血栓,从而易造成 MODS。

(七)中枢系统的改变

创伤后脑血管灌注减少或氧供不足可引起定向力障碍、幻觉、烦躁或昏迷。中枢神经系统是应激反应的调控中心,与应激密切相关的部位包括边缘系统的皮层、杏仁体、海马、下丘脑、脑桥的蓝斑等。创伤后,大约 10% 的患者可产生创伤后应激障碍(Post-traumatic stress disorder, PTSD),它是一种少见的有明确心理社会应激原病因的精神状态。其以三组症状为特征,即对创伤的反复性体验、对创伤性提示物的持久性回避和长期的觉醒度增高。PTSD 的发生可能与交感-肾上腺髓质系统和下丘脑-垂体-肾上腺轴的兴奋激活、中枢神经系统结构及功能的变化和突轴传递的长时程增强有关。

(八)免疫系统的改变

(1)非特异性改变:创伤后,机体中性粒细胞的黏附作用明显升高,但趋化作用明显被抑制,其吞噬功能变化不明显。单核巨噬细胞的吞噬杀菌功能受到其数量、形态和功能变化的影响。由于调理素的缺乏及活性下降可导致网状内皮系统吞噬细菌能力降低。

(2)特异性改变:创伤后,血清免疫球蛋白和补体水平的降低增加了严重创伤后患者感染的可能,创伤后期细胞免疫亦受到抑制。创伤后免疫功能抑制的发生机制尚不清楚,多种学说均不能全面阐明免疫系统受抑过程。

(九)毛细血管渗漏综合征

近年来研究发现,严重创伤后易发生毛细血管渗漏综合征(Trauma-induced capillary leak syndrome, TICS)。当机体受到严重创伤时,补体 C3a、C5a 会被中性粒细胞识别,释放大量氧自由基或通过一氧化氮(NO)通路介导,使内皮细胞受到一些刺激因子(如脂多糖)作用引起内皮细胞凋亡,增加毛细血管渗透性。同时,组织受损部位的肥大细胞也会通过旁分泌方式释放组胺和缓激肽,改变组织血管通透性,放大全身炎症反应。这种继发性毛细血管内皮损伤所致的血管通透性增加,一方面,可引起血管内血浆蛋白等大分子物质渗漏到组织间隙,出现低蛋白血症、有效循环血量不足,导致低血容量休克、肾脏灌注不足等临床综合征;另一方面,创伤后的大量补液可进一步降低血浆胶体渗透压,加重组织水肿,特别是腹腔脏器和腹膜后水肿,导致腹腔内压力显著升高。若未及时纠正形成恶性循环,其极易引起腹腔间隔室综合征而危及生命。

四、严重创伤与血液净化

有研究报道称,创伤后 AKI 的发生率为 0.1%～6.0%;但不同报道中,病死率差异较大(7%～

83%)。严重烧伤患者合并 AKI 的发生率达 30%，病死率高达 80% 左右。创伤后 AKI 的原因主要包括休克、缺血再灌注损伤、低氧血症、毒性物质(肌肉组织坏死)、腹腔间隔室综合征、脓毒症以及直接损伤等因素。

近年来，随着对 CRRT 认识的深入，它的临床应用已扩展到其他一些非肾脏疾病，如重症急性胰腺炎、ARDS、横纹肌溶解综合征等，并取得了显著的临床疗效。其可能机制是通过清除过度释放的炎症介质、重建免疫功能、稳定内环境、维持血流动力学稳定等来改善预后。同样，CRRT 在严重创伤中，如重度颅脑损伤、烧伤、挤压综合征以及创伤后合并脓毒血症等疾病，也得到了广泛应用。最早是美军在朝鲜战场上大规模使用血液净化技术来治疗创伤后急性肾功能衰竭。在随后的多次战争中，血液净化技术都发挥了极其重要的作用。在和平时期的严重创伤患者中，最亟须进行血液净化治疗的是挤压综合征。"5·12"汶川大地震中，有大批挤压综合征的患者通过血液净化得到了救治，这充分表明了血液净化治疗的效果。血液净化还常用于严重烧伤和创伤后感染导致的脓毒血症的治疗。据报道，16.2% 的脓毒症患者会发生 AKI，其中 70% 患者需要接受肾脏替代治疗。

鉴于严重创伤的病因、损伤部位以及严重程度的不同，CRRT 的治疗目的、开始时机、治疗剂量以及治疗模式选择也不尽相同。如既往认为，CRRT 治疗挤压综合征是针对 AKI，主要治疗高钾血症并避免因少尿导致的水负荷过重。目前研究显示，CRRT 可清除肌红蛋白，一旦出现明显酱油色尿即可早期行血液净化治疗避免肾脏损伤。通过血液滤过联合血液灌流治疗模式，不仅能有效清除肌红蛋白，还可有效清除患者体内的内毒素和炎症介质，从而有效控制疾病的进展。研究发现，对严重烧伤患者早期应用 CRRT，能有效控制 SIRS、维持血流动力学稳定、预防 MODS 发生，并能及早开始削痂手术。对于重度颅脑损伤合并 AKI 患者，如果颅内压升高且血流动力学不稳定，则首选 CRRT，可避免透析失衡综合征、脑内反常性酸中毒和脑水肿，以及间歇性透析对平均动脉压和颅内压的影响。若患者合并高钠血症，可通过血液净化方法降低血钠水平。由于严重创伤患者多数合并内皮功能受损、继发毛细血管渗漏综合征，且创伤早期大量液体复苏后造成全身组织水肿，特别是腹腔脏器水肿可造成腹腔间隔室综合征，因此，通过 CRRT 可直接清除机体多余水分和代谢产物，并可促进组织间隙液体向血管内转移，维持机体液体平衡，调节机体免疫功能。关于严重创伤抗凝问题，由于绝大部分严重创伤患者可能合并不同部位、不同程度的出血，故血液净化抗凝方式以局部抗凝为主，最好选择枸橼酸抗凝，如不具备局部抗凝条件，则可行无肝素抗凝方式。尽管血液净化治疗在不同创伤患者中已得到了广泛开展，但因严重创伤患者病情的复杂性和多样性，可能涉及多器官、多系统损伤，故血液净化治疗需要依据患者具体病情以及特定的病理生理状态确定治疗方案。

(林荣海，蒋永波)

第二节 血液净化在重症颅脑外伤中的应用

一、重症颅脑外伤定义及流行病学特征

(一)重症颅脑外伤定义

重症颅脑外伤是指直接或间接暴力作用于头颅引起的损伤，临床上可表现为意识障碍、生命体征不稳，甚至心跳呼吸骤停，GCS 评分(Glasgow coma score)<8 分。

(二)流行病学特征

无论在日常还是在战时，颅脑外伤都是一种常见的多发病。据世界各国不同时期的统计显示，其发病率多居于创伤的首位，或仅次于四肢骨折，占全身各部位创伤的 9%～21%；战时发病率更高。在美

国，颅脑外伤发生率为 12/10 万人口。美国每年新发生颅脑外伤患者有 50 万人，其中 10％为重型颅脑外伤。在中国，每年大约有 60 万人发生颅脑外伤，其中死亡人数为 10 万左右，造成的直接和间接经济损失高达 100 亿元以上。颅脑损伤发病年龄呈现 3 个高峰，即 5 岁左右的儿童、15～45 岁的青壮年和 70 岁以上的老年人。从职业角度来看，城市中以机械化工人和普通工人居多，约占 46.3％；学生和学龄前儿童占 24.6％；其余为职员和知识分子，占 12.1％。就受伤原因而言，农村与城市有较大差别。在城市中，交通事故占首位（31.7％），其次为外力打击（23.8％），坠落伤占第三位（21.3％）；而在农村中，高空坠落伤占首位（40.7％），其次为跌伤（16.6％），交通事故占第三位（15.7％）。随着现代化交通的发展，交通事故所占的比例将有增无减。因此，加强安全教育、减少创伤发生是医学界乃至全社会的共同责任。

二、病因和发病机制

（一）病　因

目前，颅脑外伤的主要原因为交通事故以及建筑、工矿的工伤事故，还有运动损伤及自然灾害等一些不可预料的因素。因难产或产钳引起的婴儿颅脑损伤亦偶见。在世界范围内，各种类型的交通事故伤是导致颅脑外伤发生的第一因素。在发达国家，交通事故造成的颅脑外伤高达 70％以上。随着社会现代化程度的不断提高，交通工具的应用、建筑事业的发展再加上各种运动损伤，使当今社会颅脑损伤的发病率呈继续增高趋势。

（二）发病机制

颅脑外伤始于致伤外力作用于头部所导致的颅骨、脑膜、脑血管和脑组织的机械形变。损伤类型则取决于机械形变发生的部位和严重程度。原发性颅脑损伤主要是神经组织和脑血管的损伤，表现为神经纤维的断裂和传导功能障碍、不同类型的神经细胞功能障碍甚至细胞的死亡。继发性颅脑损伤包括脑缺血、脑血肿、脑肿胀、脑水肿、颅内压升高等，这些病理生理学变化是由原发性损伤所导致的，反过来又可以加重原发性脑损伤的病理改变。

三、病理生理特点

颅脑受到外界暴力打击后，脑组织及其神经轴突因压迫、牵拉或扭转而致伤，形成一系列原发性及继发性颅脑损伤，而在受伤后即刻或数小时内，可出现脑内代谢和离子平衡改变、脑水肿、颅内高压、神经递质的释放改变及氧自由基的产生等一系列病理生理变化，造成神经细胞变性坏死、脑移位和脑疝等严重后果。

（一）血脑屏障破坏

血脑屏障是指血液-脑组织进行物质交换时存在的一种屏障现象。例如，脑脊液中的白蛋白含量仅为血浆的 0.4％，静脉注入活性染料台盼蓝，不能使正常脑组织染色。血脑屏障有其组织学基础，体内其他组织毛细血管内皮细胞链接的空隙平均为 6.5nm；而脑内毛细血管床的内皮细胞彼此紧密结合，间隙仅有 0.7nm，特称为紧密链接。正常情况下，不仅蛋白质等大分子量的物质不能通过，连钠离子也不能自由通过进入脑内。内皮细胞的紧密链接和包绕在外的星形细胞突起构成血脑屏障的基本解剖结构，血液和脑组织间的物质交换通过细胞膜上的离子通道、各种载体和胞饮作用有选择地进行，从而保持脑的内环境相对稳定。在脑损伤后，多种因素（如缺血、缺氧、炎症、外伤等）可破坏血脑屏障，脑血管内皮细胞的通透性增加，大分子蛋白质、钠离子和水进入脑内，导致脑水肿，高渗性液体（如甘露醇、高张盐水等）也可以使脑血管内皮细胞皱缩，血脑屏障一过性开放。

（二）脑细胞代谢

正常细胞代谢需要的能量是以 ATP 形式供应的。细胞内的 ATP 是由 ADP 接受一个高能磷酸键而生成的，所以细胞呼吸通常受到 ADP 供给的限制。在正常细胞内，ATP 水平可高达 3mmol，而 ADP 水平却低于1mmol。磷酸肌酸是细胞能量代谢过程中的一个重要物质,因为它易水解成游离磷酸根和肌酐,前者是ADP生成ATP过程中的必需分子。当ATP生成增加时,细胞内的游离磷酸根减少,而肌酐增多;反之,当ATP耗尽时,游离磷酸根增多,而肌酐减少。因此,通常将细胞内的肌酐与游离磷酸根比值(PCr/Pi)作为细胞能量代谢的指标,它随着ATP的消耗而降低。在原发性脑外伤的动物模型中,其PCr/Pi比值并无明显下降。当原发性脑外伤合并缺血或缺氧等继发性损伤时,细胞内的PCr/Pi比值有明显的变化。ATP的能量是以可以水解的高能磷酸键形式储存的。它在细胞内的生成有两条途径:一是糖的无氧分解,生成两分子丙酮酸和两分子的ATP,在胞质中完成;二是在有氧条件下的三羧酸循环在线粒体内完成,可产生36个ATP,这是细胞能量生成的主要途径。葡萄糖经三羧酸循环后的还原当量(即H和E),经电子传递链与氧结合生成水,释放出大量能量,以高能磷酸键的形式储存于ATP中。线粒体中的电子传递链是由一系列的氧化还原体系组成的,其最后也是最重要的一步是在细胞色素氧化酶的催化下,还原当量与氧结合。细胞色素氧化酶与氧分子有极高的亲和力。脑外伤后,缺血、缺氧的发生,使氧供应不足,细胞的氧化磷酸化过程受阻,ATP生成减少,影响细胞的能量代谢。

细胞能量的不足,可引起细胞内外离子梯度的改变及细胞内酸中毒。细胞内酸中毒也是脑外伤后细胞缺血、缺氧的重要表现之一。由于缺血,细胞内储存的糖原无氧分解,产生大量乳酸,引起酸中毒。细胞内缺氧造成的情况比缺血更严重。酸中毒可通过抑制磷酸果糖激酶的活性而使ATP供应降低,它还可改变氨基酸的离子状态而改变蛋白质功能。如通过改变钙离子在细胞膜上的结合位点,线粒体不能摄取钙离子,胞质内的钙离子浓度升高,使钙依赖的蛋白激酶或磷酸酯酶活化,造成细胞内蛋白水解和膜脂质降解,引起脂质自由基的释放,膜受体、膜蛋白和离子通道的脂质微环境发生改变,导致细胞的变性坏死。

(三)脑水肿

脑外伤后无法控制的颅内高压可引起脑疝,甚至死亡。而脑水肿则是颅内压增高的重要原因。外伤后引起的脑水肿可分为以下四类。

1. 血管源性脑水肿

外伤后血脑屏障的破坏,导致毛细血管的通透性增高,使无机盐和水分渗出而积聚于血管外及细胞间隙。同时,血浆内的一些蛋白大分子亦随着水分经血管壁渗出到血管外及细胞间隙,聚集于白质中,使细胞外液的渗透压进一步升高,水分从血管壁渗出且持续增多,脑水肿继续发展。颅脑损伤早期主要表现为血管源性脑水肿。

2. 细胞性脑水肿(细胞毒性脑水肿)

过去将细胞性脑水肿定义为细胞毒性脑水肿,认为其是由细胞中毒引起的。但近年来的研究表明,外伤后细胞内外环境的变化、细胞缺氧和能量代谢障碍是引起这类脑水肿的主要原因,所以将之定义为细胞性脑水肿。细胞性脑水肿是指细胞外水分子进入细胞内,在细胞内聚集,细胞外间隙水分减少,引起细胞肿胀。其主要机制如下。①颅脑外伤后激发缺血、缺氧,细胞内ATP生成减少,神经细胞膜的钠-钾ATP酶活性降低,细胞内外的钠-钾交换发生障碍,造成细胞内钠和细胞外钾的积聚。细胞外高钾,致使钾大量内流,伴随有氯离子和水分子进入细胞内而引起脑细胞水肿。②细胞内缺氧,引起二氧化碳聚集,二氧化碳水解生成的氢离子和碳酸氢根可与细胞外的钠离子和氯离子交换,导致水分进入细胞内。同时交换至细胞外的氢离子和碳酸氢根又能重新化合成二氧化碳,可弥散进入细胞内,开始又一次的交换过程。③细胞膜脂质的破坏和氧自由基的产生造成细胞膜通透性增高,可引起水分子随着钠离子的进入而进入细胞内。随着细胞代谢障碍的进一步加重,细胞内钾离子大量丢失,使细胞膜去极化。细胞膜上钙离子通道的开放,引起细胞内钙超载,而且大量的兴奋性氨基酸的释放进一步加重了细胞内水肿,造成颅内高压而危及生命。发生此类脑水肿时,血脑屏障不受影响,血管周围空隙和细胞外空隙无明显扩大,细胞内水肿液不含蛋白,钠、氯离子水平增高。

3. 渗透压性脑水肿

由于外伤后下丘脑或垂体功能障碍,出现抗利尿激素异常分泌综合征,导致ACTH分泌减少,抗利

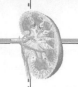

尿激素释放增多,水钠潴留,血液渗透压降低,导致渗透压性脑水肿。

4. 脑积水性脑水肿

严重颅脑外伤激发脑积水时,脑室扩大,脑室内压力显著高于脑组织压力,产生脑室-脑组织内压力梯度,使脑脊液透过脑室室管膜渗入脑室周围脑实质内,引起脑室周围白质脑水肿。

(四)颅内高压

严重脑外伤后,颅内压通常会增高,使脑血液循环发生障碍,静脉回流受阻,产生脑受压、移位,严重者发生脑疝,导致继发性脑干损伤,引起死亡。

颅内压由三部分组成,即脑组织、脑血流量和脑脊液。任何一种内容物的含量增多都会引起颅内压的增高。正常情况下,颅内容物总的体积维持稳定。若三者中有一种的体积增大,则其他两种内容物的量相应减少。颅内压的调节通常以容积-压力曲线来表示。颅内容物体积的增加与颅内压力的升高有一个临界点,超过该临界点,颅内容物体积微小的增加也可使颅内压剧增。颅腔的容积-压力关系可从颅腔的顺应性,即颅腔能承受颅内容物增加的潜在能力来预测。通常以压力容积指数(PVI)来计算颅腔的顺应性。PVI 的大小与颅内压的高低无关。PVI 降低,则表示颅腔代偿能力下降,颅内容物的微小增加可引起颅内压显著上升。

颅脑外伤后,颅内的代偿机制可使颅内压维持在正常范围。其作用机制为:颅内高压时,脑脊液回吸收速度增快,而脑脊液的生成基本不变,这样可使脑脊液回吸收量增多;脑脊液重新分布,从颅内转移至脊髓内;颅内血液的减少和脑组织受挤压向压力低处移位,达到机体可以承受的平衡状态。正是由于存在这种代偿机制,所以外伤早期的颅内压可在正常范围内。随着病情的进一步加重,代偿机制逐渐失效,此时的颅内压可能正常或稍高,但颅腔的顺应性显著下降。颅内容物体积微小的增加即可引起颅内压的显著上升。早期失代偿期,这里可通过过度通气、降低动脉血 $PaCO_2$ 或引起相应血管的收缩,以减少颅内动脉血容量的方法来降低颅内高压。如果不能去除颅内压升高的因素,颅内压继续增高,颅腔的顺应性进一步下降,颅内已无任何代偿空间,这时过度通气无效,颅内压恶性增高,导致脑疝形成。

四、临床特征

颅脑外伤患者不仅表现为头痛、恶心、意识障碍及局灶性神经功能缺损等中枢神经系统损伤的症状和体征,还会出现全身各器官系统的功能异常。因此,重症颅脑外伤患者除出现脑部损伤表现外,还可以出现全身脏器功能紊乱,危及生命。

(一)脑 疝

脑疝是指颅内压增高后,由于颅内各腔室间压力不均衡,以致推压某些部分的生物脑组织向邻近的解剖间隙移位,并引起危及患者生命的综合征群。这也是颅脑损伤后颅内压增高的严重后果。最常见的脑疝有裂孔疝和枕骨大孔疝。①小脑幕裂孔疝:幕上一侧的血肿常使颞叶内侧的海马沟回向下移位,挤入小脑幕裂孔,压迫中脑,形成小脑幕裂孔疝。可出现意识障碍、同侧瞳孔散大、对侧偏瘫及生命体征改变。晚期可因脑干功能衰竭,导致呼吸心跳停止。②枕骨大孔疝:颅后窝血肿将小脑扁桃体挤入枕骨大孔,压迫延髓,形成枕骨大孔疝,又称小脑扁桃体疝。可产生枕部和上颈部剧烈头痛、颈项强直、意识障碍和小脑体征。同时,由于呼吸中枢受压,呼吸功能衰竭的表现更为突出。早期可致呼吸骤停,继而发生循环衰竭,引起死亡。

(二)水、电解质代谢紊乱

重症颅脑外伤患者的中枢神经系统受损,影响了神经内分泌调节功能,致肾脏排泄功能及代谢功能紊乱,常致明显的水、电解质代谢紊乱,如尿崩、高钠血症或低钠血症。由于重症颅脑外伤患者常采用强力脱水、激素、气管切开等治疗措施,这也在一定程度上加重了水、电解质代谢的失衡。①低钠血症:严重颅脑外伤后,直接或间接影响下丘脑功能,导致有关水钠代谢激素的分泌异常。目前,关于发生低钠血症的病因有两种理论,即抗利尿激素异常分泌综合征(Syndrome of inappropriate antidiuretic hormone,

SIADH)和脑性耗盐综合征(Cerebral salt wasting，CSW)。SIADH 理论是由 Bartter 等于 1957 年提出的。该理论认为，产生低钠血症的原因是各种创伤性刺激作用于下丘脑，引起抗利尿激素分泌过多，肾远曲小管和集合管重吸收水分的作用增强，体液潴留，血钠被稀释所致。但是许多学者发现，发生低钠血症时，患者多伴有尿量增多和尿钠排泄增多，而血中抗利尿激素无明显增加。CSW 认为，手术或创伤刺激影响了神经和体液调节，通过某种激素或神经传导作用于肾脏，导致水钠排泄增多。因为该理论可以解释上述临床现象，所以其被越来越多人所接受。②高钠血症：可以分为高血容量性高钠血症和低血容量性高钠血症两类。高血容量性高钠血液一般因补液时输入较多高渗液体(如甘露醇)，而患者又处于昏迷状态，不能对血液的高渗做出反应或主动饮水所致。低血容量性高钠血症较为多见，主要见于严重颅脑损伤患者，因患者常处于昏迷状态，无法主动饮水，同时，伤后因高热、大量出汗、呼吸急促等因素，机体丧失水分较多，导致患者脱水、血钠升高、血浆渗透压升高，继而引发神经细胞内脱水，还可伴有广泛的脑血管损伤。

(三)脑性肺水肿

脑性肺水肿(Cerebral pneumonedema，CPE)可见于重型颅脑损伤患者，主要是由于创伤的直接作用，或颅内高压、脑水肿、脑缺血等因素的影响，导致下丘脑自主神经功能中枢功能障碍，主要为交感神经兴奋，大量儿茶酚胺类物质释放入血。肺血管对儿茶酚胺的反应较敏感，发生血管痉挛。同时，周围血管收缩，肺血流量增加。在上述两方面因素的作用下，发生急性肺水肿。患者临床上表现为急性起病，早期出现呼吸困难，伴有大量血性泡沫痰，肺部听诊可闻及双肺广泛的湿啰音，及时行胸片检查可以确诊。治疗原则同支气管哮喘，但应以支气管解痉治疗为主，不宜过分降低血压，以免加重脑缺氧。为观察神志改变，也不宜应用镇静剂。一旦出现本症，患者预后不良，病死率很高。

(四)应激性溃疡

应激性溃疡(Stress ulcer，SU)在重型颅脑损伤后的发生率很高，其发病原因与脑损伤后下丘脑释放过多儿茶酚胺和交感神经兴奋有关。在上述因素的作用下，胃十二指肠黏膜血管强烈收缩，抗酸能力减弱，黏膜缺血坏死，病理检查见到类似浅表性胃炎表现。临床上表现为呕吐咖啡色胃内容物，如出血较迅猛，也可呕吐鲜血，同时伴有失血性休克。病理检查发现，重型颅脑损伤患者胃黏膜存在不同程度的病变。因此，应常规对重型颅脑损伤患者给予抑酸药。一旦发生黏膜出血，应静脉输入强力抑酸药，并使用凝血酶和冰盐水进行胃内灌洗，同时纠正低血容量。

(五)凝血机制障碍

根据文献报告，重型颅脑损伤后约半数患者可发生出现凝血机制障碍，但多为亚临床型。这是由于脑组织富含组织凝血活酶(Tissue thromboplation，TT)，伤后释放入全身血液循环中，通过外源性途径激活凝血机制并致级联反应。严重者表现为弥散性血管内凝血(DIC)。检查可见凝血时间和凝血酶原时间延长，以及血清纤维蛋白降解产物(Fibrin degradation product，FDP)水平增高。如能及时发现，并积极输注新鲜血浆及其他血液成分，可有望获得较好的疗效。

五、传统治疗

重型颅脑损伤属多因素影响的重症，目前尚缺乏单一有效的治疗手段，临床治疗中多采用程序化救治策略，也可称之为集束化治疗。这种治疗策略有两个特点：首先是设定治疗目标，现在多以颅内压或灌注压为治疗目标，部分研究整合了脑氧监测目标；其次是将治疗手段由简单到复杂分成不同级别，对照治疗目标判断是否达到分级实施。颅脑创伤的治疗措施分级如下。①一线治疗：保护气道，维持氧合和通气，维持正常血容量，控制发热，控制血糖，镇静，镇痛，维持颈静脉回流，必要时行腰穿脑脊液引流。②二线治疗：对颅内压升高患者，可予甘露醇 0.25～0.5g/kg 或 7.5％氯化钠溶液 2mL/kg 脱水降颅压；对接受机械通气的患者，紧急情况下可采用过度通气，将 $PaCO_2$ 维持在 30～35mmHg。③三线治疗：去骨瓣减压手术，低温治疗，行巴比妥麻醉。可以发现，一线治疗包括针对所有重症患者均需实施的处理措施，当这些措施不能达到治疗目的时，启动下一级治疗。

六、血液净化治疗

(一)血液净化技术在疾病中的治疗原理

严重颅脑外伤患者常合并多发伤,创伤使得器官功能受损,导致炎症介质的释放,白细胞和单核细胞趋化于肾脏,在血管内容量减少、交感神经兴奋致血管过度收缩、横纹肌溶解、腹内压升高、脓毒症等因素的共同作用下,导致 AKI 的发生。此外,药物因素,如甘露醇、氨基糖肽类的使用导致部分 AKI 的发生。由于 AKI 的诊断标准不同,关于颅脑外伤患者 AKI 发生率的报道也不尽相同。总体来说,随着医疗水平的提高,颅脑外伤合并 AKI 的发生率有下降趋势,文献报道其从 8.4% 下降至 1.5% 或者更少。最近一项两中心的观察性研究认为,以 RIFLE 作为肾损伤的标准,将 GCS<13 分的颅脑外伤患者作为研究对象,颅脑外伤合并 AKI 的发生率为 9.2%,年龄、创伤严重程度、GCS 评分与 AKI 的发生相关。用血液净化技术治疗颅脑损伤患者可能主要通过清除过多水分、炎症介质,改善氧合,降低尿素氮,纠正酸中毒,维持电解质平衡来发挥作用。但不同的血液净化过程可能不同程度地加重脑水肿的发生。主要原因如下:尿素和水通过血脑屏障的速率不同,后者快,这导致脑脊液、脑细胞(星形胶质细胞)渗透压梯度的形成,加上脑细胞内不明原因渗透物(Idiogenic osmoles)增加,最终导致脑水肿的发生(见图 18-1)。

血液净化过程中,HCO_3^- 与 H^+ 中和形成 CO_2,后者导致脑细胞内 CO_2 升高,pH 改变,导致细胞内酸中毒,脑水肿加重(见图 18-2)。因此,血液净化治疗颅脑损伤患者的主要策略是维持脑灌注和脑组织氧合(PtO_2),同时控制颅内高压,避免出现低血压。一般认为,需将脑灌注压(Cerebral perfusion pressure,CPP)维持在 60~70mmHg,控制颅内压(Intracranial pressure,ICP)<20mmHg,PtO_2>20mmHg。

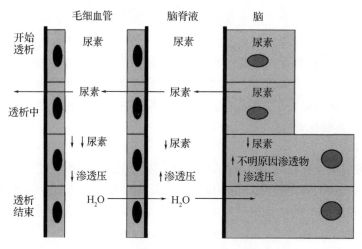

图 18-1　尿素和水通过血脑屏障的过程

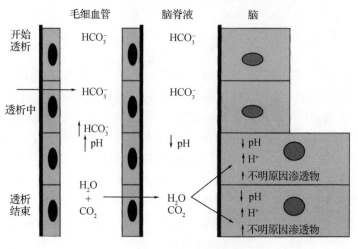

图 18-2　CO_2 通过血脑屏障的过程

此外,严重颅脑损伤,尤其是中线结构受损时,抗利尿激素分泌减少和促肾上腺皮质激素增高;脱水利尿剂的应用,重度颅脑损伤患者常伴高热、过度通气,不显失水增多,经常导致高钠血症的发生。高钠血症导致脑细胞脱水,收缩的神经元会受到牵拉,导致膜电位改变而致神经功能失常。如果细胞收缩严重,细胞间的桥接静脉会受到牵拉和破坏,引起蛛网膜下腔出血。因此,也有研究通过血液净化缓慢降低血钠水平,其安全性好,疗效确切。

(二)血液净化技术在疾病中的治疗地位

重型颅脑损伤属于多因素影响的重症,临床治疗中多采用综合救治策略,包括及时有效的手术治疗,改善脑血流,避免脑缺血、缺氧,用过度通气、渗透疗法等降低颅内压,如亚低温、催醒、激素、钙离子拮抗剂等,但有些措施尚存在争议。年龄、GCS评分、瞳孔反应、头颅CT分级、低血压等被认为是影响颅脑损伤患者预后的主要因素。关于AKI是否为影响预后的因素尚有争议。国外Zacharia等单中心研究表明,以RIFLE标准作为肾功能损害的诊断依据,符合Risk和Injury/Failure标准的患者的远期不良后果的发生比率分别是肾功能正常患者的1.11倍和3.96倍。但也有研究认为,AKI作为严重颅脑损伤患者的少见并发症,并未影响病死率。因此,目前尚不明确血液净化能否改善颅脑外伤合并AKI患者预后,特别是生存率。

(三)血液净化技术在疾病中治疗方式的选择

众所周知,相对于IHD,CRRT具有血流动力学稳定,水和溶质清除相对缓慢、平稳以及能够清除炎症介质等的优点。研究发现,20%~30%患者在透析过程中出现低血压,由于IHD快速清除尿素氮、降低血浆渗透压,容易导致发生脑水肿、失衡综合征。国外研究发现,对颅脑损伤患者行IHD导致颅内压(ICP)的升高;而行CVVHDF时,ICP相对平稳且有所降低。因此,对于颅内压升高且血流动力学不稳定的患者,首选CRRT作为清除尿素氮、维持电解质平衡、清除炎症介质的方法。尽管HF对血流动力影响小,但是仍需将起始CVVH置换液速度设置为1L/h,降低血泵速度(50mL/min)、超滤速度以尽量减少对患者的影响。如果只有血液透析(HD)可供选择,则需通过降低血泵速度、降低超滤速度、选用膜滤过面积小的滤器、降低碳酸氢盐浓度、提高置换液钠浓度以及降低透析液温度(35℃)等方法来减少对血流动力学、渗透压的影响。不管采用何种血液净化方法,减少血液净化过程中颅内压(Intracranial pressure,ICP)的波动,监测CPP是必要的。若出现高CPP,可使用丙泊酚;若CPP过低或正常,可输注高渗盐水(3%~10%),使得血钠浓度维持在145~155mol/L。对于是否使用白蛋白等胶体液,尚有争议。颅脑外伤者由于手术、放置ICP监测仪器等而存在高出血风险。一般采用无抗凝剂方法抗凝,或者采用生物相容性好的滤器(AN69ST),局部行枸橼酸抗凝,在日本以及欧洲使用较广泛的治疗方法包括丝氨酸蛋白酶抑制剂、前列腺素、甲磺酸萘莫司他抗凝。值得注意的是,前列腺素具有舒张血管作用,可能导致CPP降低,因此,必须保证充足血管内容量。除上述方法以外,也有研究将腹膜透析作为肾脏替代治疗的方法。但是有报道称,大剂量高渗葡萄糖(3.86%)可降低右心房的充盈,减少CCP和脑血流灌注,但也可能增加呼吸机相关性肺炎、腹腔内感染的风险。

(林荣海,蒋永波)

第三节　血液净化在挤压综合征中的应用

一、定义和病因

广义上,人体任何部位受到挤压,使机体的组织结构受到破坏均可被认为是"挤压伤",如胸腔受到挤压导致肋骨骨折、肺挫伤。但临床上我们提到的"挤压伤"(Crush injury)是具有特定的含义的,主要是指

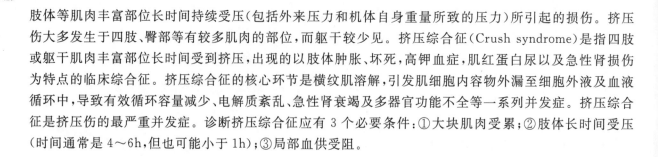

肢体等肌肉丰富部位长时间持续受压(包括外来压力和机体自身重量所致的压力)所引起的损伤。挤压伤大多发生于四肢、臀部等有较多肌肉的部位,而躯干较少见。挤压综合征(Crush syndrome)是指四肢或躯干肌肉丰富部位长时间受到挤压,出现的以肢体肿胀、坏死,高钾血症,肌红蛋白尿以及急性肾损伤为特点的临床综合征。挤压综合征的核心环节是横纹肌溶解,引发肌细胞内容物外漏至细胞外液及血液循环中,导致有效循环容量减少、电解质紊乱、急性肾衰竭及多器官功能不全等一系列并发症。挤压综合征是挤压伤的最严重并发症。诊断挤压综合征应有 3 个必要条件:①大块肌肉受累;②肢体长时间受压(时间通常是 4～6h,但也可能小于 1h);③局部血供受阻。

二、流行病学情况

人类对于挤压综合征的认识最早可追溯到 1812 年,拿破仑军队的一个外科医生第一次描述了挤压综合征的临床现象:一个士兵因昏迷、长时间受压而并发肌肉和皮肤坏死。在后来的第一次世界大战期间,相关医学文献也描述了战壕中被埋及解救后的德国士兵出现了相似的症状和体征。第二次世界大战时,Bywaters 和 Beall 详细描述了 1940 年英国伦敦闪电战大轰炸时,抢救出被掩埋在废墟下的 4 个幸存者因挤压综合征导致急性肾衰竭而最终全部死亡的过程。在战争时期,挤压综合征具有很高的病死率:第二次世界大战时挤压综合征的病死率高达 91%;朝鲜战争时,透析前病死率为 84%,而透析后病死率为 53%;越战期间由于后送及时及补液治疗,病死率降为 50%。在和平时期,挤压综合征的病死率在地震灾害中仅次于直接损伤,高居第二位。据近年来几次国内外大地震不完全的统计资料推测,地震可造成 3%～20% 的挤压伤,地震挤压综合征导致的急性肾衰竭的病死率约为 20%。挤压综合征患者的早期现场救治是降低早期病死率的最关键措施,而后方医院的综合治疗是减少伤残和降低病死率的关键环节。

三、发病机制及病理生理特点

人体骨骼肌约占体重的 40%。肌肉是体内丰富的肌红蛋白、尿酸、磷酸盐及约 75% 的钾等物质的来源。挤压综合征是肢体长期持续受压、缺血的结果。肌肉缺血长达 4h 仍能存活,但外力挤压可即刻损毁肌肉。即使外力不足以损毁肌肉组织,但外力挤压和缺血两者的联合作用可在 1h 内导致肌肉坏死。其损伤的机制包括直接的肌肉损伤、钝伤、穿透性伤或长期的肌肉受压。

外力直接压迫血管,最终导致肌肉细胞缺血、缺氧;另外,肌肉血管撕裂出血也可使组织的血流量和氧供减少;各种原因所致的骨筋膜室综合征进一步使组织灌注减少并使局部神经血管功能发生障碍。上述原因一起作用可导致肌肉组织发生严重的缺氧和缺血。

组织灌注减少及随后的缺氧导致可用的三磷腺苷(Adenosine triphosphate,ATP)减少,最终发生代谢异常。ATP 减少导致钠-钾 ATP 酶泵衰竭,细胞膜通透性增加,允许钠和钙流入细胞内,同时使水分子随渗透压的变化而涌入细胞内;代谢异常最终导致了肌肉不可逆的坏死,裂解的肌肉细胞释放炎症介质可引起血小板聚集、血管收缩和通透性增加,进一步导致组织的灌注减少;当患者被解救出来后,缺血肢体血流重新恢复,使灌流液截留在受损组织内,全部的细胞外液(体重为 75kg 的人约有 12L 的细胞外液)可能在解救后的几小时到几天时间内渗入到受损的肌肉中。上述种种原因均可引起肢体水肿、血液浓缩、血管内容量快速消耗,从而发生低血容量性休克甚至心搏骤停。

肢体再灌注时,一些灌注坏死肌肉的液体被静脉引流,与其他蛋白成分包括大量的肌红蛋白、钾、磷等物质进入血液循环。释放到血浆中的肌红蛋白容易在肾小球中滤过,所以短时间尿中可出现色素管型。随着缺血、缺氧所致的代谢酸中毒及细胞坏死释放的大量酸性成分的增加和容量的减小,使尿 pH 值下降,尿 pH 值降低引起肌红蛋白形成凝胶,从而阻塞远端肾单位,导致少尿。磷酸盐和钙发生相互作用,产生转移性钙化作用,可损伤肾实质。另外,肌红蛋白容易形成可对肾脏产生直接氧化损伤的羟自由基。尸检显示肾脏超重、梗死和水肿,远端肾小管含有堵塞的肌红蛋白管型,更多的近端肾小管有不同程度的肾小管损伤或坏死。

大量细胞被破坏、酸中毒、尿量减少以及钙在受伤的肌肉内大量沉积,可造成潜在的致命的高钾血症和低钙血症。少尿、无尿、高钾血症及最终的尿毒症导致患者在 $3\sim7d$ 内死亡。

挤压伤患者易发生原发性和继发性低体温。因等待救援而长时间暴露可能导致过多的热量损失(原发性低体温)。休克的创伤患者因其本身产热减少,故即使在没有低温的环境下也容易发生继发性低温。低体温可以像严重的凝血因子缺乏一样,造成严重的凝血时间延长。因为实验室检测血样品时通常在测试之前将血样加热到 $37℃$,故低温造成的凝血功能障碍的情况往往被严重低估。加热到 $37℃$,就纠正了低温对凝血级联反应酶促反应的抑制作用。低温对血小板功能也有抑制作用。酸中毒、弥散性血管内凝血(Disseminated intravascular coagulation,DIC)及血管破裂等所致的凝血因子缺乏进一步阻碍了凝血级联反应,导致出血快速且不止。酸血症、凝血功能障碍和低温已被认为是创伤患者的"死亡三联征"。它们的相互联系的病理生理学机制构成了一个恶性循环,三联征一起严重地威胁创伤患者的预后。

1. 挤压综合征对心血管功能的影响

心血管功能不稳定通常被视为挤压综合征的结果,但其原因是多方面的。如前所述,大量液体从细胞外转移到受损的肌肉细胞内,结果导致血管内容量耗竭并发展成低血容量性休克。另外,外伤性失血也可导致低血容量性休克。高钾血症所致的心脏毒性,如心律失常和心搏骤停是挤压综合征第二位早期死亡的最常见原因。同时,存在的电解质异常也可能包括低钙血症和高磷血症。如前所述,细胞膜的破坏导致钙流入细胞内,导致血管内钙水平明显下降,再灌注后,钙离子继续流入细胞内。低钙血症通常是无症状的,且人体也可以自我纠正。因为低钙血症也可致心律失常,所以需要及时补充。而高磷水平($>6mg/dL$)在挤压综合征患者也如影相随且可加重低钙血症。给高磷血症患者静脉注射钙剂治疗高钾血症可能是无效的,应考虑早期透析。一些实验模型提示,从坏死肌肉细胞中释放的其他因子也可能直接抑制心血管系统。

2. 挤压综合征所致的肾功能衰竭

肾功能衰竭是挤压综合征最严重的并发症之一。挤压综合征所致的肾功能衰竭的发病机制涉及多种因素,既有血管性因素,也有肾毒性因素。循环性休克和血管内容量不足的结果有肾入球小动脉收缩、肾皮质缺血。肾缺血可进一步导致血管收缩素如血管紧张素Ⅱ、儿茶酚胺、血管加压素和血栓素的激活。肌红蛋白与其他物质(如磷酸盐和尿酸盐等)在远曲小管中沉积,形成肾小管管型,引起肾小管阻塞,这种情况可因低血容量和代谢性酸中毒的尿液酸性增加和尿浓缩而进一步恶化;巨噬细胞释放的一氧化氮沉积于损伤的肌肉组织,其细胞毒性效应作用于肾小管系统可促进 AKI 的发展;磷酸和钙反应还可以引起转移性钙化,这也可损害肾实质。肌红蛋白易形成羟基自由基,对肾脏可产生直接的氧化损伤。

3. 挤压综合征对肺的影响

急性呼吸窘迫综合征(Acute respiratory distress syndrome,ARDS)是挤压综合征在肺部最严重的一个并发症。这是由受损伤细胞释放炎症介质或直接外伤引起的。在这些情况下,往往需要呼气末正压的呼吸机辅助以维持足够的氧合。另外,挤压综合征也可导致脂肪栓塞综合征。其典型的表现是在挤压伤和长骨骨折的基础上发生缺氧、心动过速及胸颈瘀点等。脂肪栓塞综合征通常发生在伤后的 $2\sim3d$,脂肪栓子堵塞肺微血管并引起通气/灌注失调。如果早期有低氧,临床医师应考虑替代措施纠正通气/灌注失调。血小板排出的凝血活酶及挤压综合征引起的较多出血可产生消耗性凝血病,可以引起 DIC,随后引起呼吸衰竭。对老年患者或有充血性心力衰竭患者行积极地补液,可能会使其发生肺水肿。

4. 挤压综合征对其他器官的影响

低血容量性休克引起内脏血管收缩可表现为应激性胃炎、肠缺血、胰腺炎、胆囊炎和缺血性肝炎。肝脏滤过解毒功能降低导致革兰阴性肠道菌群释放较高水平的内毒素进入血液循环。单核-巨噬细胞系统释放的肿瘤坏死因子和其他细胞因子,引发全身炎症反应和最终的多器官功能衰竭。挤压伤患者易发生

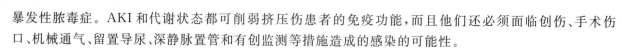

暴发性脓毒症。AKI和代谢状态都可削弱挤压伤患者的免疫功能，而且他们还必须面临创伤、手术伤口、机械通气、留置导尿、深静脉置管和有创监测等措施造成的感染的可能性。

5. 骨筋膜室综合征

骨筋膜室综合征(Osteofascial compartment syndrome)也是挤压伤患者常见的并发症和死亡原因。骨筋膜室是由骨、骨间膜、肌间隔和深筋膜等形成的腔隙，其内有肌肉、神经和血管，其壁坚韧，几乎闭合而无弹性。当因大血管的断裂、出血、血管栓塞、严重骨折等引起骨筋膜室内压增高时，其周围组织不能相应扩大，而使间隙内压力增高，淋巴和静脉回流受阻，导致静脉压增高，进而使毛细血管内压力增高，渗出增加，更增加了间隙内容物的体积，使间隙内压力进一步升高，形成恶性循环。其进一步发展，可使间隙内组织毛细血管闭塞，循环受阻，组织灌流量减少，造成组织缺血、缺氧、坏死。当骨筋膜室压力与舒张压之差低于30mmHg时，极易发生这种情况。

四、临床主要表现及特征

挤压综合征的临床主要表现及特征分述如下。

1. 休　克

部分伤员早期可不出现休克，或休克期短而未发现；有些伤员因挤压伤产生强烈的神经刺激，造成广泛的组织破坏、大量的血容量丢失，可迅速产生休克，而且不断加重。

2. 肌红蛋白尿

肌红蛋白尿是诊断挤压综合征的一个重要条件。伤员在伤肢压力解除后，24h内出现褐色尿或自述血尿，应该考虑肌红蛋白尿。在伤肢减压后3～12h，肌红蛋白在血中和尿中的浓度达高峰；以后逐渐下降，1～2d后可自行转清。

3. 高钾血症

因为肌肉坏死，大量的细胞内钾进入血液循环，加之肾功能衰竭排钾困难，血钾在少尿期可以每日上升2mmoi/L，甚至在24h内上升到致命水平，高钾血症同时伴有高磷血症、高镁血症及低钙血症，可以加重血钾对心肌的抑制和毒性作用。

4. 酸中毒及氮质血症

肌肉缺血坏死以后，大量磷酸根、硫酸根等酸性物质释出，使体液pH值降低，导致代谢性酸中毒。严重创伤后，组织分解代谢旺盛，大量中间代谢产物积聚体内，非蛋白氮迅速升高。临床上可出现神志不清、呼吸深大、烦躁烦渴、恶心等酸中毒、尿毒症的一系列表现，应每日记出入量，经常测尿比重。尿比重<1.018是诊断的主要指标。

5. 骨筋膜室综合征

无论何种原因造成的挤压综合征，患者通常表现为极度的恐惧和苦恼。神志清醒的患者并不常主诉有疼痛，生命体征也常正常或接近正常。受挤压的肢体几乎都有较好的动脉搏动，没有肿胀。挤压伤肢的动脉直接损伤并不常见，但常有片状麻木。皮肤可瘀紫、变色，但通常是完整的。所有这些初步的临床症状常被人误认为肢体无虞。

挤压伤患者的解救可能需要几个小时。当挤压物被移除后，由于再灌注综合征的各种机制，患者可能出现血流动力学崩溃和心搏骤停。但如果在患者被困时就开始复苏治疗和监测，通常患者可免于死亡。患肢常在解救后的几个小时就开始肿胀并持续进展数天，这可导致患肢剧烈疼痛，并存在骨筋膜室综合征的高风险。在患者无法提供准确病史时，患肢可能被误诊为血栓性静脉炎和需行截瘫，但是应排除合并脊髓损伤。临床情况详见表18-1。

表 18-1　挤压综合征的临床特点（改编自 Jason Smith，2003）

器官、系统	临床表现
肌肉	肌纤维膜高通透性
	肿胀
	间室综合征
循环系统	休克
	心律失常或负性收缩力
	继发性高钾血症和低钙血症
	凝血功能障碍
电解质及内环境紊乱	高钾血症
	低钙血症
	高磷血症
	高尿酸血症
	代谢性酸中毒
肾脏	休克导致的肾血管收缩
	肌红蛋白尿引起的色素肾毒性
	急性肾小管损伤
	肾小管堵塞
	急性肾功能衰竭

　　挤压伤患者并发 AKI 时提示生存率降低。发生 AKI 的可能性与受压骨骼肌的质量、挤压力的大小及挤压时间呈正相关。若患者被非常重的物体短时间挤压，如行人被汽车碾压常并不发生挤压综合征。从损伤到细胞死亡的时间与挤压外力有关，骨骼肌可以耐受缺血长达 2h 而无永久性损伤，缺血 2～4h 常发生可逆的细胞损伤，而缺血 6h 则通常发生不可逆的组织坏死。日本阪神地震的 372 例挤压综合征患者中，一个、两个和三个肢体受挤压发生 ARF 的概率分别为 50.5%、74.7% 和 100%。文献报道各种原因的横纹肌溶解综合征所致的 AKI 发生率为 0～67%。在大规模灾害时，AKI 的发生率会急剧增加，因为此时救援不可避免地会被延迟。如果挤压综合征并发的 ARF 患者再合并脓毒症，则提示其生存率非常低。

　　研究也发现，临床一些实验室指标也能提示 AKI 发生。Muckart 等发现，在肌红蛋白尿存在的情况下，如血 HCO_3^- <17mmol/L 时，可发生 AKI。Brown 等回顾性分析了 2083 例创伤患者肌酸激酶（Creatine kinase，CK）水平，确定了 CK 峰值水平超过 5000U/L 为预测挤压伤患者发生 AKI 的最佳标记物；但 Fernandez 认为就诊时的 CK 并不是 ARF 发生的有效预测因子。另外，在就诊时血细胞比容超过 50% 是预测 AKI 发生的另一个重要指标。

五、传统治疗

1. 狭窄空间营救概念

　　传统的营救观点是将患者从灾难现场中解救出来，然后转移到医疗中心进行治疗。从救援的角度来看，从现场救出活的受害者就认为是救援成功。狭窄空间的受害者营救涉及"狭窄空间"概念，美国职业安全与保健管理总署（the Occupational Safety and Health Administration，OSHA）将其定义为出入受限的地方。这些地方包括地下金库、粮仓、化粪池、储罐和管道等。狭窄空间内在的原因可造成各种各样的危险，如存在有毒气体（如一氧化碳）危险、空间狭小不能脱身（如沟槽坍塌）和潜在的窒息（如低氧的环境）等。

2. 液体管理

　　积极的液体复苏是挤压伤患者（即使其最初生命体征是正常的）治疗的基石。如果丢失的液体不能在 6h 内予以补充，则可能发生低血容量性休克和急性肾小管坏死。液体复苏的目的是恢复组织器官灌

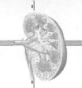

注和氧输送。应在挤压肢体被解救出和再灌注综合征开始之前,尽快建立复苏使用的静脉或骨髓腔内通路。狭窄空间营救需要特殊考虑的是低血容量的程度、挤压伤的范围(看得见或潜在的)、是否存在挤压综合征、骨筋膜室综合征和 AKI。挤压综合征患者液体管理原则:①尽早实施补液,发现伤员后如不能进行静脉补液,则应进行口服补液;②只要能建立静脉通路,立即给予 $10\sim15\text{mL}/(\text{kg}\cdot\text{h})$ 生理盐水静脉输注;③若条件许可,则应补充胶体,液体晶体和胶体的比例为 1∶2,胶体最好选用新鲜血浆,血浆供应不足时再选用血浆代用品;④对于合并高钠血症、高氯性代谢性酸中毒、低钙血症患者,依据实际情况补充 5%葡萄糖和 5%碳酸钠,适当补充 10%葡萄糖酸钙。

液体选择是以早期的血流动力学和临床状态为基础的。血容量的增加有助于增加心排血量和器官终末灌注压,但创伤患者快速和积极的液体复苏有可能打破原有的血流动力学稳态,增加出血倾向,使原有的止血性血栓移位。

在解救及转移到医院途中均应继续积极行液体复苏。正如前面提到的,受挤压的肌肉可迅速吸收水分,从而降低渗透梯度。在再灌注的最初 12h 内,身体的整个 12L 细胞外液被迫向细胞内转移。在理想的情况下,静脉输液的速度应通过临床反应或中心静脉压测定来指导,但机体内巨大的容量亏欠经常被低估。Reis 和 Better 等在 2005 年提供的治疗方案被证明是有效的(见图 18-3)。此外,容量超负荷是积极液体治疗的潜在风险,特别是对于老年患者或严重少尿的患者。

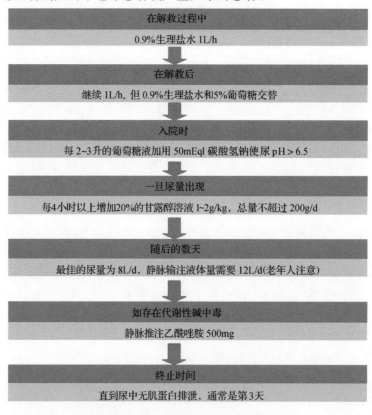

图 18-3　患者液体治疗推荐流程(改编自 Reis 和 Better,2005)

由于条件的限制,如何维持狭窄空间患者液体输入和出血等液体丢失之间的平衡是个难题。替代选择是控制性补液,允许器官缺血但避免死亡。允许性低血压的概念主张使血压保持在低于正常的水平。最终的目标是维持关键器官灌注而未加重出血(或再出血的情况)。为减少过量液体输入带来的风险,每次可给予 250mL 的液体。不同情况的患者对低血压的容忍情况是不同的,因此,液体管理必须个体化。例如头部外伤患者需要较高的血压以维持脑灌注压,减少继发性脑损伤;而躯干贯透伤患者可能需要较低的血压。另外,老年人不能较好地耐受低血压。

对狭窄空间内的患者要特殊考虑的是迅速逆转或稳定低血容量状态,因此,应尽快建立静脉通路,并使用普通的生理盐水扩容,同时,监测肺水肿和肾功能衰竭的早期证据;其次,对潜在肾损伤的预防和处理也是必要的,此时需要静脉输液和用碳酸氢钠碱化尿液。在解救期间,公认的"挤压伤鸡尾酒"治疗方案是 1.5L/h 生理盐水,可每升添加 1 安瓿的碳酸氢钠和 10g 甘露醇。患者被解救后,医生应给予患者晶体液 500mL/h 交替 5% 葡萄糖,每升加 1 安瓿碳酸氢盐,使尿液 pH 值达到 6.5 以上,如果尿量为 200～300mL/h,则可给予甘露醇。如果发展为少尿,可考虑早期透析。

3. 碱化尿液:碳酸氢盐和乙酰唑胺

AKI 是挤压综合征进展的一个关键环节。研究表明,肌红蛋白是肾毒性物质,使用碳酸氢钠碱化尿液将消除其对肾脏的毒性,故碱化尿液仍然是当今挤压综合征临床实践的主张(见图 18-3)。既往研究普遍认为,尿液的 pH 值保持在 6.5 以上将有助于防止 AKI 的发生,尽管知道酸中毒是肾脏对缺血性 AKI 的一种保护性反应,但碱化尿液可以防止挤压综合征相关的色素性肾病。液体复苏开始得越早,就越有可能防止肾脏损伤。但即使治疗延迟,积极的碱化尿液仍可以使患者避免透析治疗。同时,碳酸氢钠还可中和肌肉挤压后所致的高钾血症。但碳酸氢钠治疗的不良反应包括医源性代谢性碱中毒和转移性钙化。乙酰唑胺是碳酸酐酶抑制剂,则可以碱化尿液,纠正过度使用碳酸氢钠引起的代谢性碱中毒。如果尿 pH<6.5 和血 pH 值呈碱性,可以静脉给予乙酰唑胺 250mg 滴注,但应考虑到乙酰唑胺可能导致代谢性酸中毒恶化。碳酸氢钠或乙酰唑胺应该根据尿量、尿 pH 值和血清 pH 值进行综合评估,滴定式给予。

4. 甘露醇

甘露醇除了是渗透性利尿剂外,也是一种自由基清除剂。甘露醇可通过降低血液黏稠度、扩张肾小球毛细血管,从而增加 GFR,防止近端小管梗阻。甘露醇相对分子质量小,可以自由滤过并有抵抗再吸收的特性,在肾小管腔中建立的高渗透压足以延缓肾小管对液体和溶质的重吸收,促使尿量增加;可以抑制钠的重吸收,同时还可以减少肾小管的氧需求,减少代谢障碍时的肾小管坏死。肾小管内液体流速的增加可以预防肌红蛋白阻塞肾小管,并将有肾毒性的管型向下推移甚至将其冲出肾小管。甘露醇也能有效清除氧自由基,防止再灌注时引起的肾实质、心脏和骨骼肌的损伤。

2004 年,Brown 进行了迄今为止规模最大的针对创伤后横纹肌溶解综合征患者的研究,发现甘露醇和碳酸氢钠液治疗不能降低 CK<30000U/L 的 AKI 患者的透析需要,也不能降低患者的病死率,但似乎有利于 CK>30000U/L 的患者,然而该研究并没有对不同病因的横纹肌溶解综合征加以区别。甘露醇也可降低受压肢体骨筋膜室内的压力,所以也可用于预防和治疗骨筋膜室综合征。

5. 其他治疗措施

(1)别嘌呤醇:是黄嘌呤氧化酶抑制剂,可减少氧自由基的产生,临床上已证明其可防止心肌坏死。自由基清除剂包括别嘌呤醇和甘露醇,理想情况下应在受挤压肌肉减压前给予,此时给予可防止缺血再灌注综合征和缺血性细胞不可逆损伤。别嘌呤醇也可减轻尿酸的产生,从而减轻其对肾脏的进一步损害。

(2)钙剂:挤压综合征患者常见低钙血症,但罕见手足搐搦症。在治疗横纹肌溶解综合征时给予的钙剂补充可迅速被受伤的肌肉摄取,所以无法纠正患者的低钙血症,因此此时并不需要积极补钙,除非有威胁生命的高钾血症性心律失常发生。沉淀析出的转移性钙化可能造成肌肉的进一步损伤。同时,当挤压综合征患者的病情恶化和细胞死亡时,钙被释放入血可引起反弹性高钙血症。

(3)复温:挤压综合征患者常伴有低体温发生的风险。如前所述,低体温是"死亡三联征"的一个组成部分,因此,体温也是创伤复苏的重要组成部分。尽管低体温在延缓细胞功能变化方面有保护作用,但极低的中心体温能引起患者的高钾血症与心律失常。有研究比较了创伤患者缓慢和快速复温方法(其中包括一项为前瞻性随机试验)对病死率的影响,结果表明复苏过程中复温不积极的患者病死率较复温积极的患者增加了 7 倍。积极主动的复温方法包括静脉输注温液体、暖气毯、烤灯、气体加热、膀胱灌洗、温液灌肠。如果存在重度低温,甚至可应用腹腔灌洗及体外循环升温。

(4)止血带的使用:既往认为挤压综合征患者应用止血带具有一定的好处。在挤压肢体释放前应用止血带可防止或延迟再灌注综合征的发生。已有许多研究表明,在受压肢体压力释放之前就开始积极的液体复苏和给予某些药物,可以防止再灌注综合征的影响。如果被困患者不能建立静脉或骨髓腔通路,且现场缺乏受过专业训练的医疗人员,那么止血带可能为解救患者赢得宝贵的时间。止血带使用可以达到纠正出血不止以及防止再灌注时毒素释放入血的双重效益。但近年来研究提示,对挤压综合征患者使用止血带存在明显危害,因为挤压肢体肌肉损伤的程度与受压力的大小及时间的长度成比例。目前,认为挤压时肌肉的损伤机制并不完全是由于缺血和再灌注损伤造成的,也包括直接力学能量和压力伸展机制。当止血带使用时间超过 2h,可进一步加重横纹肌溶解,造成患者神经血管永久性损伤和皮肤坏死。因此,目前的共识是,在营救肢体受压患者时,尽量避免使用止血带。相反,应尽快解救患者并将其转移到最权威的医疗机构,同时不要中断必要的复苏措施。

(5)高压氧疗及其他:研究表明,挤压综合征患者机体释放大量的一氧化氮合酶和一氧化氮会导致血管扩张,这可能进一步恶化患者的血流动力学,应用一氧化氮合酶抑制剂和高压氧治疗,可收缩全身血管并促进氧向外周组织供应,这种方法能有效治疗挤压综合征。安纳托利亚北部地震中 51 位骨筋膜切开的患者接受了高压氧治疗,无人发生任何后遗症。

(6)骨筋膜室综合征的治疗:典型的骨筋膜室综合征有"5P"表现。①疼痛(Pain):手指或脚趾被动运动时产生疼痛(患者通常把受伤的肢体固定在某种弯曲位置,最大限度地放松筋膜以减少疼痛),疼痛和损伤不成比例;②指(趾)端苍白(Pallor);③患肢麻痹(Paralysis);④感觉异常(早期振动感觉缺失,Paresthesias);⑤无脉(Pulsesless)。

如怀疑有骨筋膜室综合征时,有必要对骨筋膜室进行压力监测。当测量压力≥30mmHg 时,通常需要外科评估。舒张压与骨筋膜室压力之间的差值是组织血流灌注的一个相对指标。如果有骨折,应尽可能在接近骨折的地方(因为此处的数值最高)和多个位置监测骨筋膜室压力。骨筋膜室压力测量值>30mmHg 是筋膜切开术的指征。当怀疑有挤压综合征时,必须要考虑骨筋膜室综合征的可能。

六、血液净化治疗

肌红蛋白在挤压综合征的发病机制中起着关键作用,其相对分子质量为 17800,蛋白结合力低。众所周知,肌红蛋白及其衍生物对肾脏有巨大毒性。研究证明,肌红蛋白中的亚铁血红素本身对肾脏是无毒的,当存在低血容量和(或)全身性酸中毒时,它们对肾脏就具有很大的毒性。如前所述,肌红蛋白与氧自由基可能对肾小球有直接的毒性影响,这种损伤是由亚铁血红素中的铁分子(高铁血红素、肌红蛋白衍生物)与自由基形成的组合引起的。由于肾为肌红蛋白代谢的主要器官,因此,AKI 患者无法充分的排泄肌红蛋白,肌红蛋白的累积进一步加重了肌红蛋白肾毒性的恶性循环。

(一)治疗模式选择

对于受到长时间挤压的患者,如出现少尿、无尿、氮质血症以及高钾血症、酸中毒等电解质和酸碱平衡紊乱,经补液治疗后无明显好转;或者补液 3L 以上仍无尿,对于合并容量超负荷的伤员,均应尽早进行血液净化治疗,以迅速清除体内代谢产物,减少并发症,避免肾功能发生不可逆性的改变。目前,倾向于认为不同的肾脏替代模式对挤压综合征的治疗都是有效的,但具体选择哪种模式应依据当时所具有的医疗条件决定。现在对于挤压伤造成的 AKI,血液净化方式主要有连续性肾脏替代(Continuous renal replacement therapy,CRRT)、血液透析(Hemodialysis,HD)、血液灌流(Hemoperfusion,HP)、腹膜透析(Peritoneal dialysis,PD)等。HD 是利用小分子能够经过半透膜弥散的原理,将小分子与生物大分子分开的一种分离技术,只能清除相对分子质量在 1000～2000 的小分子物质,但无法消除相对分子质量为 17800 的肌红蛋白分子,也不能够消除一些大分子炎性物质,如 IL-1、TNF-α 及 IL-6。但 HD 也有其独特的优点,如某些有高出血风险的创伤患者可能需要无抗凝剂透析,短期治疗可减少滤器凝血;同一设备同一天可同时供数名患者使用。研究表明,如果早期进行充分的血液透析,那么能够有效防止肾脏病转为慢性化。挤压伤者出现 AKI 时多处于高分解状态,每天采用高频次的血液净化治疗,能够将机体潴留毒素与水分波动控制在较小范围,稳定内环境。PD 的优点包括不需要血管通路、技术相对简单、血流动力学影响小、容易实施等,但是 PD 的疗效可靠性稍差,所以 PD 仅用于其他透析设备紧张时的临时救急。

此外,腹部创伤、心肺并发症及其清除率低下限制了 PD 的应用。应用 PD 方式治疗挤压综合征的患者必须严密监测血钾的变化并积极采取内科处理高钾。HP 是具有独特优势的一种血液净化手段,由于中性大孔树脂的吸附容量大、速率快、性能高、生物相容性好,在国内外已经被广泛使用。大量研究表明,大孔树脂灌流器治疗 2~3h,可有效吸附 IL、TNF 等炎症介质,改善血液循环,促进代谢的恢复,降低器官的损害。将 HP 滤器的中空纤维丝涂上多黏菌素 B,更能有效地在体内和体外结合内毒素。2009 年开展的一项随机对照研究表明,多黏菌素 B 滤膜的 HP 能改善腹腔内革兰阴性菌感染的脓毒症患者的器官功能障碍,显著降低患者 28d 病死率。但 HP 不能维持机体水、电解质和酸碱的平衡。将 HP 和 HD 联合应用,能弥补单一使用 HP 或 HD 的不足,最大限度地清除体内毒性物质,维持机体内环境的稳定,加快肾功能恢复,降低病死率。

CRRT 克服了传统透析的缺陷,在抢救挤压综合征中具有独特的优势,与 HD 应用弥散的工作原理不同,CRRT 以对流的方式清除溶质,滤膜通透性高,相对分子质量低于 50000 的溶质均可被滤除,所以 CRRT 能有效清除血液中的大、中、小分子物质。其对患者循环系统的影响较小,因而更适用于血流动力学不稳定的重症患者。CRRT 治疗挤压综合征的优点有以下几个方面。①连续性静脉-静脉血液滤过(Continuous veno-venous hemofiltration, CVVH)使用高效能滤器时能过滤出相对分子质量为 65000 的分子物质,而肌红蛋白的相对分子质量为 17000,所以它能清除肌红蛋白,HD 则不能清除肌红蛋白。②对严重血流动力学不稳定(如低血压和心动过速)的患者可以实施 CRRT。③对容量的控制较 HD 和 PD 精确。④CRRT 能保证机体内环境稳态,而 HD 不能保证。⑤CRRT 能清除肌酸激酶和细胞因子(如 IL-1、IL-6、TNF-α),当挤压综合征患者并发严重危及预后的脓毒症时,释放大量的细胞因子,CVVH 模式能有效而显著地清除它们,并改善患者肾功能和降低病死率,从而改善患者的预后。⑥CRRT 能改善 ARDS 患者肺的气体交换,提高动脉血氧分压,可能有助于 ARDS 的治疗。⑦因为 CRRT 逐渐、缓慢地清除溶质,所以 CRRT 可以避免失衡综合征及患者可以自由地进行肠外营养支持。当然 CRRT 也有自身的不足。①多种原因诱导血小板减少:使用抗凝剂、置换液的碳酸氢钠可增加血小板的黏附、血小板在滤器膜中的沉积及血透时高速血流使血小板破坏加速。②清除率低下,需要持续的肝素输注和治疗持续时间较长。③氨基酸、维生素、一些药物的丢失等。

目前,挤压综合征诊治共识推荐,对于无多脏器损伤、呼吸和循环状态稳定的伤员,可以采用 HD 或 PD(应除外腹部脏器的损伤)。而出现下列情况应尽早进行 CRRT:①合并多脏器损伤或出现多脏器功能不全(MODS);②血流动力学不稳定;③HD 或 PD 难以控制的容量超负荷;④严重感染或脓毒症;⑤高分解代谢状态:每日血清肌酐递增＞44.2μmol/L,尿素氮递增＞3.57mmol/L,血钾递增＞1mmol/L;⑥难以纠正的电解质和酸碱平衡紊乱。

(二)治疗强度

CRRT 的强度取决于挤压综合征患者的临床和实验室检查结果。挤压综合征患者由于存在严重的高钾血症、代谢性酸中毒和尿毒症,需要高剂量的 CRRT。有研究表明,CRRT 并不仅应从高钾血症存在时开始,如果血钾上升较快也应开始尽快实施。研究发现,挤压综合征患者的高钾血症是顽固的,CRRT 后的几小时到 1 天内它仍可能复发。在入院的前 3 天,应该严密监测患者血清钾。针对此类现象,目前有人提出了"预防肾脏替代治疗"的概念,可以减轻肌肉坏死和 AKI 所引起的全身组织器官损伤,减少并发症并降低病死率;对于高分解状态的患者,只要 AKI 诊断明确,尿量短期内不能迅速增加,无明显禁忌证即可进行 CRRT。当然,如在严重低血压休克、出血倾向、心功能不全或极度衰弱等情况下,则应暂缓此治疗。诊治共识推荐 CRRT 模式与剂量:①在挤压综合征的急性期推荐采用高超滤系数、高通透性、高生物相容性滤器,进行高容量血液滤过模式(HVHF)治疗,每小时置换液剂量＞3L;②依据病情辅以血浆置换、内毒素吸附等技术;③病情稳定后可逐渐减少 CRRT 剂量或更换为 HD 治疗。

(三)抗凝方案

挤压综合征患者因大量的毒素入血、应激或合并感染,常常伴有内皮细胞损伤。一方面,因内皮细胞收缩功能障碍,引发止血功能障碍,导致创面出血;另一方面,内皮细胞损伤引发凝血功能障碍,导致血液高凝状态,加之伤员长期卧床而易发肠系膜血管血栓等各种血栓栓塞并发症。因此,挤压综合征伤员进行 CRRT 时的抗凝方案应推荐应用枸橼酸局部抗凝,但合并严重肝功能障碍、低氧血症(动脉氧分压<60mmHg)和(或)组织灌注不足、代谢性碱中毒及高钠血症的患者不宜选择枸橼酸局部抗凝。同时,也可推荐将一些新型凝血酶原抑制剂(如阿加曲班和比伐卢定)作为 CRRT 抗凝剂。阿加曲班用法为首剂量 $250\mu g/kg$,追加剂量为 $2\mu g/(kg \cdot min)$,持续滤器前输注;血液净化治疗结束前 $20\sim30min$ 停止追加,并依据动脉端活化凝血时间(ACT)的监测来调整剂量,控制管路动脉端采血的 PT、ACT 和 APTT>基础值的 1.5 倍,INR>1.5,但合并明显肝功能障碍的患者不宜选择阿加曲班。

挤压综合征患者在行 CRRT 期间应密切关注容量问题。发病早期,患者常常因低蛋白血症和贫血而存在有效循环血量不足和全身水负荷过重的状况,单纯超滤经常引起有效循环血量下降导致血流动力学不稳定,从而难以达到减少全身水负荷的治疗目的。因此,早期治疗原则是"以胶体置换晶体",即血液净化治疗时应依据净超滤率,补充等量的血浆、白蛋白或羧甲淀粉制剂;当低蛋白血症、失血性贫血明显改善后再超滤出多余的水负荷。而在治疗的后期,由于低蛋白血症、贫血的改善,尽管患者全身水负荷明显减少,但其有效循环容量却增加,反而有发生或加重肺水肿的危险。因此,后期治疗原则是"宁干勿湿",尽可能地减轻患者的水负荷。

停止 CRRT 的指征:对于挤压综合征患者应依据临床状态综合判断,达到以下标准时可以考虑停止 CRRT。①病情稳定,心肺功能正常,炎症反应得以控制。②血清肌红蛋白、CK 水平基本恢复正常。③水、电解质和酸碱平衡紊乱得以纠正。④尿量>1500mL/d。达到①~③标准可以停用 CRRT,改用间断性 HD;有条件者也推荐继续行 CRRT 直至患者肾功能恢复。对于达到①~④标准但肾功能不能恢复正常的患者,可改用 HD 或 PD 长期治疗。

连续性血液净化(Continuous blood purification)是目前治疗挤压综合征最有效的措施之一,但在具体实施过程中仍有诸多争议,包括连续性血液净化开始治疗的时机、治疗剂量和治疗模式的选择,以及治疗中评估指标等。由于大批量的挤压综合征患者往往出现在大灾难(如地震)后,很多挤压综合征患者运送至后方医院开始连续性血液净化治疗时,肾功能已严重受损,错过了连续性血液净化治疗的最佳时机。目前,临床应用的连续性血液净化机体积大、操作复杂,尤其是连续性血液净化机内设的平衡系统(重量控制平衡系统),不适用于灾害现场救援所面对的复杂而不稳定的环境。因此,研制一种体积小、操作简单、治疗过程不受震动等恶劣环境影响、适应现场救援需要的便携式连续性血液净化机,可以大大提高灾害医疗救援队在"肾灾难"救援中的救治效力。

(应斌宇)

第四节 血液净化在严重烧伤中的应用

由热力所引起的组织损伤统称为烧伤,比如火焰、化学品、摩擦、电流、辐射和高温等。烧伤伤情判断最基本的要求是根据烧伤面积和深度,还应兼顾呼吸道损伤的程度。

一、烧伤的发病机制

烧伤和化学烧伤创面可分为中央的凝固性坏死区和周围的淤滞区。重度烧伤后,全身性的炎症反应启动,炎症细胞活化、聚集,大量炎症介质和血管活性物质释放,从而导致毛细血管通透性增高,血管内液外渗至组织间隙。这些炎症介质包括 IL、血管内皮细胞生长因子、氧自由基、一氧化氮、内皮缩血管肽、前列腺素、TNF、蛋白酶、激肽、组胺等。中性粒细胞作为急性炎症细胞,在伤后数小时内即可从血管内渗出到烧伤皮肤中。浅度烧伤时,中性粒细胞聚集的高峰在烧伤后的第 24 小时左右至 72h 内逐渐消失。深度烧伤时,因为真皮浅层血管丛完全闭塞,而深层血管丛亦受到损伤,所以中性粒细胞的聚集速率明显减慢,但持续时间延长。故深度烧伤时,真皮微血管往往会发生累积损害,但在早期却没有中性粒细胞的浸润。局部创面产生并释放的介质(如花生四烯酸、氧化物)和细胞因子能引起动脉、静脉的扩张和血小板的集聚,造成血管淤滞,这是造成淤滞区向Ⅱ°或Ⅲ°创面发展的主要原因。局部应用血栓素 A_2(TXA$_2$)抑制剂能改善缺血区的血流。中性粒细胞的活化和聚集不仅在烧伤部位,也在远隔脏器(例如肺部)。关于烧伤,已发现的主要细胞因子有 TNF-γ、IL-1、IL-2、IL-4、IL-6、IL-8、IL-12 和干扰素(Interferon,IFN)。细胞因子不仅直接作用,而且也激活其他类型的炎症介质并加强其作用。在严重烧伤患者中,细胞因子是促进器官功能衰竭的潜在原因。烧伤创面释放的细胞因子能引起许多局部和全身的病理生理改变,包括血流动力学改变、组织炎症、创面愈合、免疫防御和超高代谢。

二、烧伤的病理生理及临床分期

烧伤所致典型的临床特征是皮肤水肿、水泡形成、失去表皮的创面渗出。由于液体从循环中丢失和转移,患者易发生低血容量血症。若未补液,大面积烧伤将引起患者低血容量休克。根据烧伤的病理生理特点,病程大致分为三期,但这是人为的分期,各期之间往往互相重叠,分期的目的是为了突出各阶段临床处理的重点。

(一)急性体液渗出期(休克期)

组织烧伤后的即时反应就是体液渗出,一般要持续 36~48h。小面积浅度烧伤,体液的渗出量有限,通过人体的代偿,不致影响全身的有效循环血量。烧伤面积大而深者,由于体液的大量渗出和其他血流动力学的变化,可迅速进展至休克。烧伤早期的休克基本属于低血容量休克,但与一般急性失血不同之处在于体液的渗出是逐步的,伤后 2~3h 最为急剧,8h 达高峰,随后逐渐减缓,至 48h 渐趋恢复,渗出于组织间的水肿液开始回收,临床表现为血压趋向稳定,尿液开始增多。正是根据上述规律,烧伤早期的补液速度应掌握先快后慢的原则。

(二)感染期

烧伤患者水肿回收期一旦开始,感染就会上升。浅度烧伤如早期创面处理不当,可出现创周炎症(如蜂窝织炎)。严重烧伤由于经历休克的打击,全身免疫功能处于低迷状态,对病原菌的易感性很高,早期暴发全身性感染的概率也高,且预后也最差。我国救治烧伤的一条重要经验,即及时纠正休克,同时也有抗感染的含义。

感染的威胁将持续到创面愈合。烧伤的特点是广泛的生理屏障损害,又有广泛的坏死组织和渗出,坏死组织和渗出液都是微生物良好的培养基。热力损伤组织,先是凝固性坏死,随之为组织溶解,伤后 2~3 周进入组织广泛溶解阶段,这是全身性感染的又一高峰期。与此同时,于健康组织交界处的肉芽组织也逐渐形成,坏死组织如能及时清除或引流,肉芽组织屏障多数在 2 周左右形成,可限制病原菌的侵入。如处理不当,病原菌可侵入邻近的非烧伤组织。大面积的侵入性感染,使得痂下组织的菌量常超过 10^5/g,菌量继续增多,可形成烧伤创面脓毒症。创面表现为晦暗、糟烂、凹陷,出现坏死斑,即使细菌未侵入血液,也可致死。为此,近年多采用早期切痂或削痂手术,及时进行皮肤移植以消灭创面。当创面基本修复后,并发症都会明显减少。

(三)修复期

组织烧伤后,炎症发生反应的同时,组织修复也已开始。浅度烧伤多能自行修复,深Ⅱ°烧伤靠残存的上皮岛融合修复,Ⅲ°烧伤创面靠皮肤移植修复。目前,切除烧伤坏死组织和皮肤移植的工作多数已在感染期进行,修复期实际只对一些残余、零星小创面进行补遗性修复,并对一些关节、功能部位采取防挛缩、畸形的措施及进行锻炼。大面积深度烧伤的康复过程需要较长的时间,有的还需要做整形手术。

三、烧伤的诊断及病情评估

(一)面积评估

烧伤可以通过总体表面积占比（Total body surface area，TBSA）来进行区分，然后再根据深度进行划分。Ⅰ°烧伤（只有红斑，无水泡）并不包含在内。通常使用的方法称为九分法，可以帮助医生迅速地判断患者受损伤的体表面积。更精确的方法是通过伦德-布劳德表来区分成人和儿童身体的不同比例。一个人手（手掌和手指）的大小差不多占体表总面积的1%。实际的平均表面积应该是0.8%，所以使用1%可能略微高估烧伤面积。

九分法（成人）：头颈9%（1个9%），双上肢18%（2个9%），躯干（含会阴1%）27%（3个9%），双下肢（含臀部）为46%（5个9%＋1%），共为11×9%＋1%＝100%。

九分法（小儿）：小儿头大、四肢小，随年龄而不同，计算方法如下。头颈部体表面积（%）＝9%＋（12－年龄）%，双下肢体表面积（%）＝46%－（12－年龄）%。

(二)烧伤严重性分度

1.美国烧伤协会严重程度分类

为了对烧伤严重程度有一基本估计，国内外一些指南对烧伤程度进行了具体量化（见表18-2），可作为设计治疗方案的参考。

表18-2　美国烧伤协会严重程度分类

轻度烧伤	中度烧伤	重度烧伤
成人<10% TBSA	成人10%～20% TBSA	成人>20% TBSA
年轻或年老者<5% TBSA	年轻或年老者5%～10% TBSA	年轻或年老者>10% TBSA
<2%全层烧伤	2%～5%全层烧伤	>5%全层烧伤
	高电压烧伤	高电压损伤
	可能的吸入性损伤	明确的吸入性损伤
	环形烧伤	面部、关节、手或脚部重度烧伤
	其他健康问题	复合伤

2.我国常用下列分度法

轻度烧伤：Ⅱ°烧伤面积<10%。

中度烧伤：Ⅱ°烧伤面积为11%～30%；或Ⅲ°烧伤面积<10%。

重度烧伤：烧伤总面积为31%～50%；或Ⅲ°烧伤面积为11%～20%；或烧伤总面积、Ⅲ°烧伤面积虽不到上述百分比，但已发生休克等并发症，呼吸道烧伤或有较重的复合伤。

特重烧伤：烧伤总面积>50%；或Ⅲ°烧伤面积>20%；或存在较重的吸入性损伤、复合伤等。

(三)吸入性损伤

吸入性损伤习惯被称为"呼吸道烧伤"，是较危重的部位烧伤。之所以改称为"吸入性损伤"是因其致伤因素不单纯由于热力，而且包括在燃烧时烟雾中所含的大量化学物质被吸入至下呼吸道导致局部腐蚀和全身中毒，如CO中毒、氰化物、砷化物、醛、酮类有机酸等。因此，在相对封闭的火灾现场，死于吸入性窒息者多于烧伤。合并严重吸入性损伤仍为烧伤救治中的突出难题。曾有学者将呼吸道烧伤者按6%体表面积烧伤计算烧伤程度，实际上该算法不足以反映其严重程度。

四、对于严重烧伤的治疗

(一)液体复苏

大面积烧伤后，由于体液丢失和心血管功能障碍等病理生理改变，患者血容量减少和组织灌注不良，进而诱发休克。烧伤休克的防治是整个烧伤治疗的基础,休克的严重程度与处理质量直接关系到感染并发症和内脏损害的发生发展。因此,及时有效地进行休克复苏对严重烧伤患者的救治意义重大。一般而言,烧伤面积超过 20% 的 TBSA 者多伴发毛细血管通透性增加和血容量不足,其改变以伤后第 1 个 24h 尤为明显。恰当的液体复苏的目的是用最少的液体量和最小的生理代价支持器官灌注。液体复苏不足会导致血流灌注减少,出现 ARF,甚至死亡。多个中心报道的补液量远远超过 4mL/(kg・%TBSA)。液体复苏过度与液体复苏不足类似,也会伴随不良后果,如水肿加重、组织间隙压力升高、急性呼吸窘迫综合征、多器官功能障碍等。目前,还没有液体复苏的最佳标准。2007 年美国烧伤学会制定的《美国烧伤学会烧伤休克复苏指南》推荐了相关治疗建议,其目的在于通过规范烧伤复苏原则,包括补液类型、补液速度和辅助治疗措施,为烧伤初始治疗提供合理的方案。指南建议根据常用补液公式计算,伤后第 1 个 24h 晶体液需要量为 2～4mL/(kg・%TBSA)。无论液体类型和需要量如何,都将尿量滴定至成人量 0.5～1.0mL/(kg・h)或儿童量 1.0～1.5mL/(kg・h)。补液公式对于液体复苏开始具有指导性作用,但并非容量复苏的严格目标值。同时需要注意的是,对于烧伤患儿,除根据伤情计算补液量外,还应给予液体维持量。另外,延迟复苏会增加 30% 的液体需要量,而伴有吸入性损伤的患者的补液需要量要比具有相同烧伤面积的烧伤患者增加 1/3(见表 18-3)。

表 18-3　烧伤休克液体复苏时第 1 个 24h 补液量的估算方法

患　者	公式名称	液体种类	第 1 个 24h 液体量	补液速度
成人	Parkland	LR	4mL/(kg・%TBSA)	前 8h 和后 16h 分别给予 1/2 量
	改良 Brooke	LR	2mL/(kg・%TBSA)	前 8h 和后 16h 分别给予 1/2 量
儿童	Shriners-Cincinnati	LR	4mL/(kg・%TBSA)+1500mL/m²	前 8h 和后 16h 分别给予 1/2 量
	Shriners-Cincinnati	LR+50mmol/L NaHCO₃	4mL/(kg・%TBSA)+1500mL/m²	第 1 个 8h
	无	LR	4mL/(kg・%TBSA)+1500mL/m²	第 2 个 8h
幼儿	无	LR(含 5% 白蛋白)	4mL/(kg・%TBSA)+1500mL/m²	第 3 个 8h
	Galveston	LR	5000mL/m²+2000mL/m²	前 8h 和后 16h 分别给予 1/2 量

注:LR 为乳酸林格氏液(Lactated Ringer's solution)

(二)营养代谢

一项随机对照研究表明,严重烧伤患者的胃肠外营养治疗与肠道营养治疗相比,前者的患者病死率上升而免疫功能下降。在烧伤后第 1 个 24h 内,早期肠道营养治疗能够减少分解激素的产生,改善氮平衡,维持消化道黏膜的完整性,降低腹泻的发生率并缩短住院天数。而胃肠外营养治疗则与代谢和免疫功能的并发症有关。对于有严重胃肠道功能不全的烧伤患者,其使用也有限。在静脉营养治疗中,葡萄糖是烧伤患者重要的能量来源。有研究表明,当葡萄糖的输注速度>4mL/(kg・min)时,烧伤患者便难以代谢。烧伤患者与正常人不同,提高血中氨基酸的浓度并不能防止伤后蛋白质分解速度的增大,或超过蛋白质的合成代谢,其部分原因是伤后患者生长激素和胰岛素样生长因子-1(IGF-1)水平下降。而氨基酸和蛋白质再循环的增加使胶原合成以利于创面愈合以及抗体合成以抵御感染。有研究报道,与安慰剂对照组相比,大面积烧伤患者每天应用 0.2μg/kg 的生长激素,皮肤的重要组成成分如板层素、Ⅳ 型和Ⅶ 型胶原以及细胞角蛋白 14 增加 3～8 倍。虽然给予外源性的生长激素也能使体内的分解代谢激素水平提高,但对其蛋白质合成仍起到上调作用。在治疗严重烧伤患者时,应用生长激素不仅能促进肌肉蛋白质的合成,同时也有利于创面愈合。另有研究证实 IGF-1 亦可改善超高代谢反应。生长激素和 IGF-1 联合应用比两者单独应用更有利于激发较多的蛋白质合成和降低血浆氨基酸水平,同时又可降低临床低血糖和高血糖的发生率。

(三)抗感染治疗

重症脓毒症目前仍是烧伤患者的主要死亡原因之一。据我国多所军医大学对 9329 例烧伤病例分析显示,在烧伤患者死亡原因中,感染居首位(占 51.8%)。国外烧伤中心的分析结果显示:在大面积烧伤死亡病例中,死于感染者占 75%。感染如未能控制,患者终因脓毒性休克、多器官功能衰竭而死亡。链球菌和假单胞菌引起的烧伤创面感染曾是导致脓毒症患者死亡的主要原因。但随着创面早期切痂、抗生素局部应用和创面敷料的改进,这种感染的发生率已显著降低。我国烧伤工作者早在20世纪60年代初即观察到并提出"肠源性感染"的概念。肠道细菌及其毒性物质可穿越因缺血而破溃的肠道黏膜屏障。动物研究结果支持局部释放血栓素和血管加压素等所形成的缩血管物质,与伤后肠系膜血管阻力的增高相平行。通过使用血管扩张剂如硝普钠和作用于关键酶(如合成类似血栓素等缩血管物质所必需的血栓素合成酶)的阻滞剂,来维持胃肠道的灌注,则能减少细菌移位。如给予早期肠道进食,也能够改善肠道黏膜血流,减轻黏膜萎缩及随之而来的细菌移位。外用抗生素制剂有磺胺嘧啶银、磺胺米隆和硝酸银等。术前全身使用抗生素及应用创面监测技术,如创面活检和血液培养等,可使患者因创面脓毒症而死亡的发生率下降。而伴随广谱抗生素的大量应用出现的多重耐药的菌株如耐甲氧西林金黄色葡萄球菌(Methicillin-resistant Staphylococcus aureus,MRSA)、耐万古霉素肠球菌(Vancomycin-resistance enterococi,VRE)、泛耐药铜绿假单胞菌(Pan-drug resistant Pseudomonas aeruginosa,PDRPA)等,目前仍是无法解决的难题。对严重烧伤伴有严重休克、未能及时进行液体复苏的患者,尤应注意脓毒症的发生。吸入性损伤后,继发肺部感染的概率亦高。对于长时间静脉输液,静脉导管感染也是最常见的医源性感染。

(四)外科创面处理

烧伤组织由开始的凝固性坏死经液化到与健康组织分离,需要2~3周,在这一过程中,随时都有侵入性感染的威胁。为此,近年的治疗多采用积极的手术治疗,包括早期切痂(切除深度烧伤组织达深筋膜平面)或削痂(削除坏死组织至健康平面),并立即行皮肤移植。TBSA>50%的烧伤,切痂后创面可联合应用自体皮和异体皮或合成创面覆盖物封闭创面。我国学者首创使用大张异体皮开洞嵌植小块自体皮,如仍遇自体皮供应不足,大面积Ⅲ°烧伤的创面可分期分批进行手术。发现各种类型适合创面生长的异体皮移植仍是目前的研究热点。创面一旦愈合,治疗重点就应从创面处理转移到康复治疗。对于愈合后的移植皮肤和深Ⅱ°烧伤创面,压力套(衣)是控制烧伤后瘢痕形成的较好方法。使用压力套的塑料模垫可以减少面部和颈部的瘢痕收缩,而早期联合应用夹板和压力套能减轻关节挛缩。在瘢痕处理方面的进展仅在对促进成纤维细胞之间过度增生和增生性瘢痕形成的细胞与细胞之间信号传递的进一步了解后才有可能实现。

五、血液净化与严重烧伤治疗

近年来,血液净化技术的应用领域早已不局限于肾脏支持,其在严重感染、重症胰腺炎、创伤等非肾脏重症患者的治疗中也发挥着越来越重要的作用。血液净化技术用于严重烧伤合并脓毒症患者的治疗,是近年来严重烧伤治疗领域的研究热点。国内外研究血液净化技术在烧伤合并严重脓毒症以及MODS患者中积累了一定的临床经验。血液净化技术除能清除与肾衰竭有关的水钠潴留、高钾以及尿素氮、肌酐外,还能清除内毒素和下调循环中的炎性细胞因子,消除肺间质水肿,改善氧合、组织供氧,修复血管损伤;维持血流动力学稳定,保障肠内外营养供给等。血液净化的方法有很多,常用于重症烧伤的有CRRT,包括CVVH、CVVHD、CVVHDF等模式,其他如血浆置换法(PE)或多黏菌素B固化纤维柱直接血液灌流(PMX-DHP)的内毒素吸附疗法。相比较而言,对严重烧伤合并脓毒症患者来说,CRRT较IHD更有利于维持患者血流动力学的稳定,也更符合患者病理生理为特征的改变,而且低血压、脑水肿的发生率更低,体液控制更方便,且便于维持营养支持。国内学者对严重烧伤合并脓毒症患者应用RRT经过多年的研究、探索与实践,积累了丰富的治疗经验,为烧伤脓毒症的治疗策略开辟了新途径。在行RRT的同时,配合手术切、削痂植皮,抗感染,保护脏器功能等常规治疗,取到了较好的临床效果。目前认为大面积严重烧伤患者并发脓毒症时,应在患者体内炎症瀑布级联反应尚未开始或未进入瀑布效应前,及时行RRT,才能有效减轻全身性炎症反应综合征或MODS的发生,或者减轻炎症反应程度和器官功能损害的程度,缓解患者病情,为下一步治疗赢得宝贵的时间。

大面积烧伤患者由于皮肤受损面积大,血液净化置管常面临困难,一方面静脉穿刺条件差,另一方面可选择的穿刺静脉少,甚至有时无静脉可穿。原则上对烧伤患者应尽量避免在烧伤部位的静脉穿刺,如有可能可选择颈内静脉置管。为避免反复穿刺,常规在 B 超定位下行静脉穿刺,置管处每日消毒换药。静脉置管 72h 是导管感染的危险时限,临床出现不明原因的寒战、高热时,应考虑是由留置静脉导管引起的,此时须果断拔管。国内也有一些烧伤治疗中心要求定期更换留置导管,以预防静脉导管相关性感染。

(一)RRT 在重症烧伤中的作用机制

1.清除炎症细胞因子

烧伤脓毒症和以之为始动因素的 MODS 是造成烧伤患者死亡的主要原因之一。严重烧伤后,血浆 TNF-α、IL-1、IL-6、IL-8、内毒素等细胞因子水平大幅度上升,可影响心肌收缩力,使组织摄氧能力下降并出现耗氧障碍。这些炎症介质形成一个复杂的网络式调控体系,一旦启动,便会产生级联反应,导致脏器受损和功能障碍,严重者可致感染性休克和 MODS。在与烧伤休克有关的炎症介质中,IL-1、IL-6 和 TNF-α 被认为是介导急性期反应的主要细胞因子。上述物质经研究证实与烧伤脓毒症的发生密切相关,是烧伤后发生 MODS 的主要原因。遏制单一介质难以阻断炎症介质的级联反应,因而不能有效地改善脓毒症患者的预后。虽然目前阻断或减轻严重创伤后脓毒症和 MODS 的干预措施越来越多,抗 TNF-α 抗体、IL-1 受体拮抗剂(IL-1Ra)等免疫制剂已进入临床研究,但尚无一种能够通过Ⅲ期临床试验。于是,采用体外治疗方法清除炎症介质成为当前研究的热点。近年来大量的研究表明,CRRT 具有很强的滤过、对流、吸附等作用,能有效地清除循环中炎性细胞因子,将可能有效控制 SIRS,预防 MODS 的发生。Upelis 等通过对大面积烧伤所致 MODS 患者的研究发现,CVVH 持续 24h 可使循环中 TNF-α、IL-1 和 IL-6 水平显著下降。国内学者应用 AN69 型滤器行血液滤过治疗烧伤脓毒症患者,观察到通过 CVVH 治疗后患者外周血 IL-1β、IL-6、IL-8 和 TNF-α 水平显著下降,因而认为血液滤过能通过对流和膜的吸附作用有效地清除炎症介质,对烧伤脓毒症有积极的治疗作用。另有一些研究显示,RRT 并不能清除循环中的上述细胞因子和炎症介质,或者说至少不能有效地降低炎症介质的血浆浓度以产生人们所期待的对 SIRS 和 MODS 的治疗作用。这种结果的差异可能与以下几个因素有关:①不同的滤器由于其膜的通透性、孔径、表面电荷等不同,决定了其对细胞因子清除和筛选系数有一定差异。②细胞因子自身特性,如相对分子质量、分子构型、电荷、亲水性及蛋白结合率等因素的影响。③患者原发疾病的严重程度,病情不同阶段,治疗措施不一等因素。尽管目前对 RRT 清除炎症介质的作用认识不一,但在应用于重症烧伤患者的病例报道中,RRT 均有一定程度下调炎症介质浓度或阻止其进一步升高的作用,并据观察可改善临床症状。这可能与烧伤的病理变化特征有关,同时,RRT 清除细胞因子的作用依赖反复的超滤和吸附作用实现。因此,大多数学者特别推崇高容量血液滤过,增大治疗剂量,增加血容量,选择合适的滤器并及时更换,或把吸附系统加入血浆滤过系统中等方法来提高疗效。

2.增强细胞免疫功能

已证明,严重烧伤脓毒症患者在发生 SIRS/MODS 时,机体免疫系统的反应不仅仅是一个过度活化状态,它经历了免疫激活、免疫抑制和免疫类型转化等多个环节,其中免疫活性细胞的功能状态直接决定着上述过程的发生和发展。单核细胞作为机体的重要免疫细胞之一,参与免疫系统的每一个过程,有着不可或缺的作用,它的功能变化在一定程度上反映了整个机体的免疫功能状态。研究发现,CRRT 可改善脓毒症患者单核细胞的分泌功能,通过清除过度释放的细胞因子,减轻对单核细胞的再刺激,使单核细胞分泌减少,避免了炎症介质的级联效应,进而重建机体免疫内稳态。Morgera 等研究发现,高通透性血液滤过(High permeability hemofiltration, HPHF)可以恢复并调节脓毒症患者外周血单核细胞的增殖功能,可能是因为 HPHF 清除了过多的免疫调节介质。总之,CRRT 能明显改善单核细胞的分泌功能,调节其过度活跃或过度抑制的状态,从而增强机体免疫功能。此外,CRRT 可改善单核细胞的抗原呈递功能,抗原呈递也是单核巨噬细胞的重要作用之一。单核细胞所分泌的人白细胞抗原-DR(HLA-DR)是发挥呈递作用的关键性效应分子,单核巨噬细胞表面 HLA-DR 的表达率是衡量免疫功能的重要指标。当 HLA-DR 表达率<30% 时,可认为单核细胞免疫麻痹。特重度烧伤后,无论是 SIRS 还是脓毒症,患者的 HLA-DR 表达率都明显下降,免疫麻痹会持续较长时间;而经 CRRT 后,HLA-DR 表达率可明显上

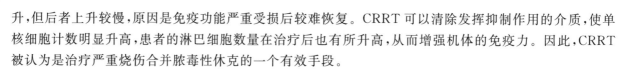

升,但后者上升较慢,原因是免疫功能严重受损后较难恢复。CRRT 可以清除发挥抑制作用的介质,使单核细胞计数明显升高,患者的淋巴细胞数量在治疗后也有所升高,从而增强机体的免疫力。因此,CRRT 被认为是治疗严重烧伤合并脓毒性休克的一个有效手段。

3. 降低超高代谢

虽然对于烧伤后发生超高代谢的机制尚不清楚,但普遍认为与下列 3 种物质有关:①分解代谢激素;②脂类介质,如细胞活化因子(PAF)、前列腺素 E_2、血栓素 B_2、白三烯;③细胞因子,如 IL-1、IL-6 和 TNF-α 等。此外,内毒素、活化的补体、自由基均可参与到引发代谢反应的过程中。上述这些物质被 CRRT 清除后,可降低患者的超高代谢状态。同时,应用 CRRT 时会丢失大量热量,常使患者体温下降,氧耗减少,代谢率降低;低温又可减少细胞因子的产生,这些均有利于控制超高代谢。

4. 营养支持的有效途径

特重度烧伤患者进入感染期后,由于酸中毒和营养不良等导致机体超高代谢,因此需要充分的营养支持,否则将影响创面修复和机体免疫功能重建。烧伤患者的蛋白质分解代谢率平均约为 2.2g/(d·kg),传统血液透析很难满足烧伤患者对蛋白质的大量需求。而 CRRT 通过连续缓慢超滤,不必限制液体入量,为营养支持准备了"空间",克服了静脉输注大量营养液与维持体液平衡的矛盾,既完成了大量液体的输入,又未导致循环超负荷,从而达到正氮平衡,促进创面修复,增强机体抵抗力,所以更适合于特重度烧伤合并 AKI 患者治疗。

5. 稳定血流动力学及内环境

重症烧伤早期由于毛细血管通透性增加,各种炎症介质、细胞因子的作用引起烧伤休克,严重影响患者的血流动力学及心脏功能,进入感染期后血流动力学变化更为明显,尽可能保持血流动力学稳定是治疗的基本原则之一。而特重度烧伤患者往往合并水、电解质紊乱和酸碱失衡,传统血液透析因治疗时间短,必须加大超滤率才能清除体内多余的液体,因此血流动力学指标的稳定性必然受到影响,脱水也会受到限制。目前认为 CRRT 对血流动力学的改善可能与下列因素有关:①RRT 可缓慢、等渗地清除水和溶质,容量波动小,胶体渗透压变化程度小,因此对血流动力学影响较小。②RRT 可以有效清除循环中心肌抑制因子,使 Starling 曲线恢复正常,从而改善心肌功能。③RRT 可以清除某些影响血管舒缩及损伤血管内皮细胞的毒素和炎症介质(如 NO、TNF-α 等)。④RRT 可以迅速纠正酸碱失衡,恢复血管对血管活性药物作用的反应。而在对内环境的影响方面,可以调控液体平衡,并通过以下途径维持机体内环境的稳定:①迅速纠正重症烧伤经常出现的高钠血症、高钾血症等水、电解质失衡。②平稳下降血氮水平,控制氮质血症。血浆氮质的清除率是由置换液流量和超滤率所决定的。③纠正高碳酸血症及乳酸性酸中毒等酸碱失衡。

(二)RRT 的时机

目前,对 RRT 开始的时机、治疗强度及持续时间等问题仍有争议。国内经验提倡行 RRT 应早期、短时,在治疗时机上强调早,要求 RRT 开始时间尽量在患者并发脓毒症的 72h 以内,更多研究也支持早期开始 RRT 有助于改善患者的预后。早期应用 RRT 能有效控制 SIRS,预防 MODS,对血流动力学的积极作用也提示早期应用 RRT 可能有利于休克的纠正。在治疗持续时间方面,全身炎症反应的临床症状缓解,具体指标是指在调控液体容量平衡的基础上,当患者心率<90 次/min、呼吸频率<20 次/min 时,可考虑及时终止 RRT。

特重度烧伤后,患者毛细血管通透性增加,大量体液丢失,致使有效循环血容量不足,并有心功能和血管舒缩功能的改变,导致血流动力学指标极不稳定。在传统治疗中,切、削痂手术常不在休克期进行。但在化学烧伤中,需尽早行切、削痂术,尤其是大面积化学烧伤,应尽早手术清除坏死组织和残留化学物质。国内已有学者提出在休克期进行切、削痂植皮手术,但是单靠快速静脉输液很难满足抗休克和手术两方面的液体需要,因此,可通过 CRRT 连续、缓慢、等渗地清除机体内过量的水分和溶质,对输血、输液进行精确调控,避免各项指标剧烈波动,保证休克期和手术中患者的血流动力学指标稳定,这提示 CRRT 是特重度烧伤患者休克期以及需在休克期手术时较好的辅助治疗措施。另外,重症烧伤后,炎症介质和细胞因子瀑布效应在早期即开始,在血流动力学相对稳定的情况下及时阻断炎症级联反应,即在进入瀑布效应阶段前应用 CRRT 能有效控制 SIRS,预防 MODS。国内学者研究发现,在严重创伤患者伤后 12h 内连续进行 CVVH,可有效清除血中应激激素,降低应激反应,其中 IL-6 变化更灵敏。不同患者开始应用 RRT 的时间会因病情不同而存在差异。烧伤患者进入体液回吸收期后,常表现为组织水肿明显而回吸收障碍。应用 RRT 掌握适当的超滤速度可能会促进组织中的水分回吸收。重症烧伤患者的创面很难在短时间内全部封闭,难以避免创面感染持续存在的情况,使体内炎症介质循环释放。在这个过程中,应用 RRT 可以清除体内存在的部分炎症介质,减轻其介导的反应。RRT 能满足大量液体的摄入,有利于营养支持治疗的进行,以保证每日的能量及各种营养物质的供给,纠正负氮平衡。可见,RRT 在烧伤休克期和感染期中都有一定治疗作用。

(三)RRT 滤器的选择

选择一个生物相容性好、高流量以及有较高吸附特性的滤器非常重要。Lonneman 等在比较不同滤器对细胞因子的清除能力时发现,聚丙烯腈膜滤器和聚砜膜滤器能清除细胞因子,这是两种高通透性合成膜制成的滤器,目前临床上常用的也是这两种滤器。一些研究显示,膜的吸附和对流可能是这两种滤器清除炎症介质和细胞因子的主要机制。目前,也有使用聚酰胺膜滤器,它清除细胞因子的主要机制是吸附作用。最佳的细胞因子清除可能需要高血流量、高超滤率和及时更换滤器相结合来完成。内毒素吸附柱可通过无选择性的(如活性炭)、选择性的(如多黏菌素 B、固定的聚苯乙烯衍生物纤维)、特异性的(如抗体等)方法与毒素结合,用于重度烧伤合并脓毒症的治疗。

(四)RRT 模式的选择

目前国内外应用较多的模式是 CVVH 和 CVVHDF。由于 HVHF 采用大量置换液,能降低循环中炎症介质的水平,提高动脉压和心排血量,降低病死率,因而倍受关注,且临床应用日益广泛。缓慢连续性超滤(SCUF)可以使血流动力学变化向更稳定的方向发展。采用 24h 持续的血液滤过治疗可清除不断产生的炎症介质和超高代谢的产物,这似乎更符合烧伤的病程进展,而间断治疗可能降低疗效。血浆置换是采用新鲜冰冻血浆(FFP)和白蛋白替换患者部分体积的血浆,以达到恢复烧伤后内环境的目的。20 多年前,国外有学者就主张在液体复苏无效时采取血浆置换,通过用健康志愿者的血清孵育烧伤患者的白细胞,发现白细胞的趋化性得以恢复。然而,其后进行的一项小规模前瞻性随机对照试验发现,血浆置换并不能降低烧伤患者液体复苏的需要量。采用连续性血浆分离吸附(CPFA)治疗烧伤脓毒症患者,也显示出较好的效果,但目前缺乏大样本的临床验证。部分研究者开始尝试联合应用多种血液净化模式以更有效地清除炎症介质,并取得了一些进展。血液滤过与血浆置换联合,可以协同作用清除过多水分和炎症介质,同时及时快速清除循环中致病因子如抗体免疫复合物、同种异体抗原及循环毒素等,并能补充蛋白质和调理素等免疫物质。血液滤过与血液灌流吸附柱也已联合开展临床研究应用。

(五)RRT 存在的问题

虽然 RRT 在重症烧伤患者的治疗中取得了一些进展,但仍有许多问题需要进一步研究。①RRT 对炎性细胞因子清除作用与血浆细胞因子水平变化的关系,以及其与产生临床治疗作用的关系。②RRT 对抗炎细胞因子作用的认识仍有分歧,如何维持 SIRS 和代偿性抗炎症反应综合征(Compensatory anti-inflammatory response syndrome,CARS)的平衡。③RRT 对重症烧伤的生理、病理变化影响及对患者预后有无改善。④重症烧伤患者有大面积体表创面,通常采用无肝素血液净化治疗,以避免加重创面出血。为保证 CRRT 顺利进行,目前常规推荐枸橼酸局部抗凝,以减轻创面出血风险,但其抗凝的安全有效性仍需探讨。⑤RRT 能清除相对分子质量小或蛋白结合率低的药物,故不同药物的剂量和给药时间的调整需进一步研究。对于重症烧伤患者,RRT 只是一种辅助治疗的手段,它必须及时有效地与创面修复、抗感染治疗、适当的营养支持以及重要脏器功能的保护和支持相结合,才能发挥治疗作用,为原发疾病的治疗创造条件并赢得时间。

(应斌宇)

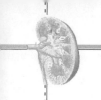

参考文献

［1］Bo H，Zhang L，Huang SM，et al. Continuous venovenous hemofiltration and hemoperfusion in successful treatment of a Patient with crush syndrome and acute pancreatitis［J］. Renal Failure, 2012,34：383-386.

［2］Chen LW，Hwang YC，Wang JS，et al. Inhibition of nitric oxide synthase reverscs the effect of albumin on lung damage in burn［J］. J Am Coil Surg,2005,200:574-583.

［3］Chen X，Soejima K，Nozaki M，et al. Effect of early wound excision on changes in plasma nitric oxide and endothelin-1 level after burn injury：All experimental study in rats［J］. J Bums,2004,30：793-797.

［4］Chowdhury T，Cappellani RB，Schaller B，et al. Role of colloids in traumatic brain injury：Use or not to be used［J］. J Anaesthesiol Clin Pharmacol,2013,29(3):299-302.

［5］Corral L，Javierre CF，Ventura JL，et al. Impact of non-neurological complications in severe traumatic brain injury outcome［J］. Crit Care,2012,16(2):R44.

［6］Davenport A. Renal replacement therapy for the patient with acute traumatic brain injury and severe acute kidney injury［J］. Contrib Nephrol,2007,156:333-339.

［7］Davenport A. Renal replacement therapy in the patient with acute brain injury［J］. Am J Kidney Dis,2001,37(3):457-466.

［8］Dente CJ，Shaz BH，Nicholas JM，et al. Improvements in early mortality and coagulopathy are sustained better in patients with blunt trauma after institution of a massive transfusion protocol in a civilian level 1 trauma center［J］. J Trauma,2009,66:1616-1624.

［9］Fletcher JJ，Bergman K，Feucht EC，et al. Continuous renal replacement therapy for refractory intracranial hypertension［J］. Neurocrit Care,2009,11(1):101-105.

［10］Haldik M，Tymonova J，Zaoral T，et al. Treatment by continuous renal replacement therapy in patients with burn injuries［J］. Acta ChirPlast,2001,43:21-25.

［11］Huang Q，Shao L，He M，et al. Inhibitory effects of sasanquasaponin on over-expression of ICAM-1 and on enhancement of capillary permeability induced by bums in rats［J］. J Bums,2005, 31:637-642.

［12］Jagodzinski NA，Weerasinghe C，et al. Crush injuries and crush syndrome-a review. Part 1：the systemic injury［J］. Trauma,2010,12:69-88.

［13］Kidney disease：Improving Global Outcomes(KDIGO) Acute Kidney Injury Work Group. KDIGO clinical practice guideline for acute kidney injury［J］. Kidney Int,2012(Suppl 2):1-138.

［14］Klein MB，Edwards JA，Kramer CB，et al. The beneficial effects of plasma exchange after severe bum injury［J］. J Bum CareRes,2009,30(2):243-248.

［15］Krost WS，Mistovich JJ，Limmer DD，et al. Beyond the basics：Crush injuries and compartment syndrome［J］. Emerg Med Services,2008,37:67-73.

［16］Lv RL，Wu BY，Chen XD. et al. The effects of aloe extract on nitric oxide and endothclin levels in deep partial thickness burn wound tissue in rat［J］. J Zhong Hua Shao Shang Za Zhi,2006,2: 362-365.

［17］Mehta RL，Pascual MT，Sharon S，et al. Spectrum of acute renal failure in the intensive care unit：

The PICARD experience[J]. Kidney Int,2004,66(4):1613-1621.

[18]Moore EM, Bellomo R, Nichol A, et al. The incidence of acute kidney injury in patients with traumatic brain injury[J]. Ren Fail,2010,32(9):1060-1065.

[19]Morgera S, Haase M, Rocktaschel J, et al. High permeability haemofiltration improves peripheral blood mononuclear cell proliferation in septic patients with acute renal failure[J]. Nephrol Dial Transplant,2003,18:2570-2576.

[20]Morimastu H, Uchino S, Bellomo R, et al. Continuous renal replacement therapy: Does technique influence electrolyte and bicarbonate control[J]. Int J Artif Organs,2003,26:289-296.

[21]Murray GD, Isabella B, McHugh GS, et al. Multivariable prognostic analysis in traumatic brain injury: Results from the IMPACT study[J]. J Neurotrauma,2007,24(2):329-337.

[22]Pham TN, Cancio LC, Gibran NS. American burn association practice guidelines burn shock resuscitation[J]. J Burn Care Res,2008,29(1):257-266.

[23]Probst C. 30 years of polytrauma care: An analysis of the change in strategies and results of 4849 cases treated at a single institution[J]. Injury,2009,40(1):77-83.

[24]Pupelis G, Plaudis H, Grigane A, et al. Continuous venovenous haemofihration in the treatment of severe acute pancreatiti: 6-yearexperience [J]. HPB(Oxford),2007,9(4):295-301.

[25]Qin W, Su BH, Fu P, et al. Successful treatment of crush syndrome complicated with multiple organ dysfunction syndrome using hybrid continuous renal replacement therapy[J]. Blood Purif 2009,28:175-180.

[26]Schirmer-Mikalsen K, Vik A, Gisvold SE, et al. Severe head injury: Control of physiological variables, organ failure and complications in the intensive care unit[J]. Acta Anaesthesiol Scand, 2007,51(9):1194-1201.

[27]Sever MS, Vanholder R. Recommendation for the management of crush victims in mass disasters [J]. Nephrol Dial Transplant,2012(Suppl 1):1-67.

[28]Sio SW, Puthia MK, Lu J, et al. The neuropeptide substance P is a critical mediator of buminduced acute lung injury[J]. J Immunol,2008,180:8333-8341.

[29]Spahn DR, Bouillon B, Cerny V, et al. Management of bleeding and coagulopathy following major trauma: An updated European guideline[J]. Crit Care,2013,17(2):R76.

[30]Stein DM, Scalea TM. Capillary leak syndrome in trauma: What is it and what are the consequences? [J]. Adv Surg, 2012,46:237-253.

[31]Ullrich R, Rocder G, Lorber C, et al. Continuous venovenous hemofiltration improves arterial oxygenation in endotoxin-induced lung injury in pigs[J]. Anesthesiology,2001,95(2):428-436.

[32]Vanholder R, van der Tol A, De Smet M, et al. Earthquakes and crush syndrome casualties: Lessons learned from the Kashmir disaster[J]. Kidney Int,2007,71:17-23.

[33]Zacharia BE, Ducruet AF, Hickman ZL, et al. Renal dysfunction as an independent predictor of outcome after aneurysmal subarachnoid hemorrhage a single-center cohort study[J]. Stroke,2009, 40(7):2375-2381.

[34]何鹏. 创伤临床分类及救治[M]. 北京:清华大学出版社,2005.

[35]姜保国. 我国严重创伤救治的现状和救治规范的建立[J]. 中华外科杂志,2012,50(7):577-578.

[36]黎磊石,刘志红. 连续性血液净化:一种协助重建机体免疫内稳状态的技术[J]. 肾脏病与透析肾移植杂志,2003,12:1-2.

[37]王新德. 神经病学神经系统外伤[M]. 北京:人民军医出版社,2001.

[38]王忠诚. 神经外科学[M]. 武汉:武汉科学技术出版社,2004.

[39]吴再德,吴肇汉.外科学[M].北京:人民卫生出版社,2013.

[40]余晨,刘志红,郭啸华,等.连续性血液净化治疗全身炎症反应综合征及脓毒症对机体免疫功能的影响[J].肾脏病与透析移植杂志,2003,12:2-9.

[41]中华医学会创伤学分会交通伤与创伤数据库学组创伤急救与多发伤学组.严重创伤规范化救治[J].中华创伤杂志,2013,29(6):485-488.

[42]周良辅.现代神经外科学[M].上海:复旦大学出版社,2001.

第十九章

血液净化在横纹肌溶解综合征中的临床应用

第一节 横纹肌溶解综合征的定义及流行病学特征

横纹肌溶解综合征(Rhabdomyolysis，RM)指一系列影响横纹肌细胞膜、膜通道及其能量供应的多种遗传性或获得性疾病导致的横纹肌损伤。由于细胞膜完整性的改变导致细胞内容物漏出，包括肌红蛋白(Myoglobin，Mb)、肌酸激酶(Creatine kinases，CK)等酶类以及离子和小分子毒性物质，横纹肌溶解综合征常常伴有威胁生命的代谢紊乱和急性肾功能衰竭(Acute renal failure，ARF)，其主要表现为肌肉疼痛、肢体无力、茶色尿，常并发电解质紊乱、ARF，严重时可危及生命。据报道，横纹肌溶解综合征患者中有 $10\%\sim50\%$ 会发生 ARF，而其中病死率达 $7\%\sim80\%$。自 1881 年 Fleche 首次报道了由于肌肉压迫所致的横纹肌溶解综合征，20 世纪 70 年代以后相继报道了脑卒中、中毒及感染等非创伤病因所致的 RM。2008 年 5 月 12 日，在汶川大地震中至少有 77 例患者因发生挤压综合征(Crush syndrome)而致横纹肌溶解，2010 年 8 月，在江苏省南京市共有 23 人因食用小龙虾导致患横纹肌溶解。

（何先弟，赵士兵）

第二节 横纹肌溶解综合征的病因和发病机制

一、病因

横纹肌溶解是由于骨骼肌破坏导致细胞内容物释放入血和从尿中排出的综合征。其发病因素分为创伤性和非创伤性两大类。非创伤因素包括遗传性病因、过量运动、肌肉挤压、缺血-代谢异常、极端体温、药物毒物、感染等因素，均可导致横纹肌溶解。

创伤性横纹肌溶解综合征，多由地震、车祸、建筑物倒塌等外力所致，有人统计在地震等自然灾害中，从倒塌的建筑物内（自然或人为原因）被救出的患者中大约有 40% 为创伤性横纹肌溶解综合征病例。大多数创伤性横纹肌溶解综合征发生在肌肉丰富的部位，如四肢、臀部，其中以下肢创伤性横纹肌溶解综合征的发病率最高。肢体因创伤或受挤压后会引起骨筋膜间隙压力增高，进而出现神经肌肉缺血的局部表现，以及缺血-再灌流所造成的肌肉损伤的全身系统表现，故又称为挤压综合征。其病理生理改变的基础是肌肉缺血、细胞膜功能发生障碍或细胞死亡。这一系列的改变会导致肌肉和神经缺血、缺氧,水肿渗出,组织坏死及功能障碍。而伴随着疾病进一步发展,将会引起全身水、电解质失衡及肾脏、心脏功能损害等一系列病理生理改变。

尽管横纹肌溶解最早是在创伤患者中发现,但是目前非创伤因素造成的横纹肌溶解至少是创伤性横纹肌溶解的5倍。非创伤性横纹肌溶解综合征发病多为以下原因所致:

(1)过度劳累:由于能量代谢的底物利用障碍或缺乏,机体出现劳累型横纹肌溶解,多发生于剧烈运动(如军事训练、举重及马拉松长跑)之后。

(2)肌肉缺血:包括由于休克、碳氧血红蛋白血症、哮喘、溺水等造成的全身广泛性肌肉缺血,局部包扎过紧、长时间使用抗休克衣及空气夹板等造成的局部肌肉缺血,外科手术时间过长及脊髓损伤造成的机体制动时间过长,以及肝素诱导的血栓、跳水导致的气体栓塞、脉管炎造成的动脉和静脉的阻塞。

(3)过度的高温和低温:冻伤或者过热可造成横纹肌溶解。

(4)电解质和渗透压的改变及代谢性疾病:电解质紊乱(低钾、低磷)、严重水肿、糖尿病酮症酸中毒、糖尿病高渗性昏迷、甲状腺功能减退等代谢性疾病均可导致横纹肌溶解,虽报道不多,但可致命。

(5)遗传和自身免疫性疾病:遗传因素引起的糖原和脂类代谢紊乱可造成横纹肌溶解。这类疾病主要表现为具有家庭遗传史、儿童发病率高、易复发、与运动无关的肌肉坏死,可以不伴有肌红蛋白尿,其临床症状还包括肌肉萎缩、多肌炎、皮肌炎、McArdle病、棕榈酰肉毒碱转移酶缺乏及呼吸链酶缺乏造成的横纹肌溶解。

(6)药物和酒精:据文献报道,引起横纹肌溶解的药物达150余种,部分他汀类降脂药物(洛伐他汀、辛伐他汀、普伐他汀)引起的横纹肌溶解已经明确;如果他汀类药物与其他药物(红霉素、克拉霉素、阿奇霉素、伊曲康唑、华法令、双香豆素、地高辛、吉非贝齐、环孢素、氯唑沙宗等)合用,则横纹肌溶解发生的概率增加;酗酒也是导致横纹肌溶解的原因之一。

(7)感染:感染是造成横纹肌溶解的原因之一。流感病毒是引起横纹肌溶解的最常见病毒,单纯疱疹病毒、EB病毒、柯萨奇病毒及艾滋病病毒感染所引起的横纹肌溶解综合征在临床上也有报道,但其发病机制尚不十分明确;军团杆菌是引起横纹肌溶解的最常见细菌,链球菌属、沙门氏菌属等也有相关报道。

(8)与南京小龙虾有关的HAFF病:2010年7—9月,南京鼓楼医院、江苏省人民医院等医疗机构陆续收治了疑似食用小龙虾出现不良反应的患者。截至2010年9月7日,南京共收治与食用小龙虾相关的横纹肌溶解综合征患者23人。患者发病前4～13h内均有食用较多(10只以上)的小龙虾,均有全身肌肉酸痛症状,但无发热和关节疼痛,无神经麻痹,仅个别出现恶心症状,临床检验发现患者肌酸磷酸激酶出现进行性、一过性升高,临床诊断为横纹肌溶解综合征。截至2010年9月7日,有22例患者痊愈出院,另1例患者病情稳定。9月7日下午,南京市政府召开专题新闻发布会,宣布了"关于对南京发生小龙虾疑致横纹肌溶解综合征的初步意见":该病是与食用小龙虾相关的极少数个体出现的一过性横纹肌溶解综合征。经综合分析,认为其与国际上所报道的HAFF病基本一致。

二、发病机制

1. 细胞内钙稳态失衡

细胞外Ca^{2+}浓度通常高于细胞内的10000倍以上,因此,细胞膜对Ca^{2+}渗透率的微小变化,即会对细胞内Ca^{2+}浓度产生很大影响,进而影响细胞功能的完整性。在正常肌细胞中,Ca^{2+}浓度维持在动态平衡的正常范围内,由一些调控蛋白来维持这一功能:①非膜蛋白溶于细胞质中;②跨膜蛋白在Ca^{2+}调节中起主要作用。跨膜蛋白包括一系列转运蛋白,分别存在于肌细胞质膜(如肌纤维膜)和细胞内一些细胞器的膜内,特别是肌质网和线粒体内。质膜转运蛋白包括Ca^{2+}通道、$2Na^+/Ca^{2+}$交换器和Ca^{2+}-ATP酶。肌纤维膜溶解是由于与生物化学因素相关的代谢失衡或遗传异常而引起的,不管最初的产生机制如何,发生横纹肌溶解综合征的主要原因是细胞内游离Ca^{2+}水平的升高,而导致细胞内Ca^{2+}增加的原因是能量产生的减少和质膜的破裂。由于 ATP 合成的减少,肌纤维膜和肌细胞内膜构造中的 Na^+/K^+-ATP 酶和 Ca^{2+}-ATP 酶出现功能性减退。Na^+/K^+-ATP 酶障碍将会导致细胞内 Na^+ 水平提高,$2Na^+/Ca^{2+}$ 交换增强,从而使细胞质中的 Ca^{2+} 水平升高。而 $2Na^+/Ca^{2+}$ 交换也需消耗一定能量,这使细胞能量缺乏的程度进一步恶化。在正常情形下能把细胞内多余 Ca^{2+} 泵回细胞外液的 Ca^{2+}-ATP 酶,因为能量耗竭不能正常运作,将会进一步导致细胞内 Ca^{2+} 水平升高。肌质网和线粒体是细胞内游离 Ca^{2+} 重要的储存场所,它们的主要作用是储存细胞质中过量的 Ca^{2+},使细胞质中的 Ca^{2+} 维持在较低水平,而一些特殊的 Ca^{2+} 跨膜转运蛋白(如 Ca^{2+}-ATP 酶、Ca^{2+} 单向传递体等)在决定 Ca^{2+} 能否透过这些细胞器的膜中起重要作用。当 ATP 合成减少时,将会影响这些酶的正常工作,从而使肌质网和线粒体内的 Ca^{2+} 持续维持在高水平。

某些生物化学因素可直接影响肌细胞膜,破坏其完整性,继而在化学梯度的作用下,大量细胞外 Ca^{2+} 涌入细胞内,并且在细胞死亡过程中对肌质网和线粒体造成持续损害,会促进细胞器中储存的 Ca^{2+} 进入细胞质,导致肌细胞 Ca^{2+} 超负荷,当超过某一临界限时,细胞死亡机制就被激活。

2. 磷脂酶 A_2 的激活

细胞质中 Ca^{2+} 浓度的增加,能激活磷脂酶 A_2 和其他中性蛋白酶(如钙蛋白酶)活性,影响细胞的磷脂膜(如质膜、线粒体膜)和其他各种细胞器的构成。随着磷脂膜的酶解,可产生脱脂酸磷脂和游离脂肪酸,这对肌纤维膜等细胞内的膜构造可造成直接的毒性损害,或可影响细胞膜载体蛋白的功能,导致细胞外 Ca^{2+} 进入细胞质。

3. 肌细胞的持续收缩

细胞质中 Ca^{2+} 浓度的增加,使肌细胞处于一种持续收缩的状态,造成 ATP 的大量消耗,使肌细胞内能量储备呈现为进行性耗竭。

4. 线粒体功能障碍

由于细胞质和线粒体间存在强大的化学梯度,细胞质中 Ca^{2+} 浓度的突然增加,促使线粒体内 Ca^{2+} 浓度也随之增加。当细胞质中 Ca^{2+} 超量时,线粒体能成功储存大量的 Ca^{2+},因此,它也被称作"安全的储存库"。通过这种方式,可为肌细胞提供宝贵的时间来应对 Ca^{2+} 浓度的升高,但是如果引起 Ca^{2+} 浓度升高的因素还在持续,则线粒体内超负荷的 Ca^{2+} 反过来会破坏其结构和功能的完整性,如可引起氧化磷酸化反应障碍,最终可使 ATP 的合成受损。而伴随着 ATP 合成的减少,又会使肌纤维膜和细胞内细胞器膜上的 Ca^{2+} 转运蛋白功能更加恶化,从而形成肌细胞自身不可逆的恶性循环。

5. 自由基引起的氧化应激反应

线粒体内 Ca^{2+} 浓度的升高,能增加活性氧分子(Reactive oxygen species,ROS)的产生。ROS 主要指超氧阴离子自由基(O_2^-)、过氧化氢(H_2O_2)和羟自由基(OH^-)。人体自身有强大的内源性抗氧化系统,如超氧化物歧化酶、过氧化氢酶和谷胱甘肽等,但当内源性系统的抗氧化能力减弱时,机体细胞将遭受 ROS 的袭击,产生氧化应激反应。ROS 能氧化蛋白质、类脂和核酸等细胞的生物大分子,破坏细胞的结构和功能。因为蛋白质和类脂是构成生物膜和细胞器的基本成分,因此,ROS 可影响肌纤维膜和细胞内膜构造的完整性,使胞内细胞器(如线粒体、肌质网)的功能减退,最终使细胞质中 Ca^{2+} 浓度升高。此外,ROS 能引起核酸和线粒体 DNA 的突变。核酸 DNA 的突变可导致肌细胞功能紊乱,而线粒体 DNA 的编码序列改变,会影响线粒体呼吸链蛋白的正常合成,导致细胞电子转运系统结构和功能的异常,最终使 ATP 合成下降。另据报道显示,Mb 可引起机体出现氧化应激反应,使 ROS 和 RNS 增高,导致肾线粒体损害而致急性肾功能衰竭。

6. 细胞死亡

以上种种复杂的过程,将导致肌细胞的溶解和有毒成分的胞外释放,造成邻近毛细血管损伤及局部水肿,进而引起局部缺血。缺血使能量的耗竭程度更加严重,使更多的毛细血管受到损伤。另外,损伤部位血循环中的白细胞可被活化,释放出 ROS 和蛋白水解酶,进而加重肌细胞的损害程度,最后可导致肌细胞死亡。

(何先弟,赵士兵)

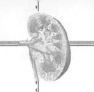

第三节　横纹肌溶解综合征的病理生理特点

大多数横纹肌溶解综合征发生在身体肌肉丰富的部位,如四肢、臀部,其病理生理改变的基础是肌肉缺血、细胞膜功能发生障碍或细胞死亡。

1. 肌酶谱改变

肌酸激酶(CK)包括 CK-MM、CK-MB 及 CK-BB,其中 96％ 的 CK-MM 存在于横纹肌中。发生横纹肌溶解综合征时,横纹肌溶解,大量的 CK-MM 释放入血,血中 CK-MM 浓度急剧升高,可以达到100000U/mL,甚至更高水平。由于 CK 在体内代谢慢,且不被血液透析清除,在体内浓度维持时间较肌红蛋白长,故将它作为 RM 的观测指标是优于肌红蛋白尿的,可将其用于评估 RM 的风险及严重程度。也有人认为,一旦 CK 水平达到正常值 5 倍以上时可以诊断为横纹肌溶解综合征。CK 在 24h 左右时可达高峰,以后每天大约下降 40％,如果持续保持在高水平状态,则应考虑横纹肌溶解综合征诱因未去除。此外,其他激酶(如乳酸脱氢酶、碳酸酐酶Ⅲ、氨基转移酶等)水平也会有一定程度的增高。

肌红蛋白:肌红蛋白通常与球蛋白相结合,由于其很快被肾脏清除,故在血浆中浓度较低,为0～0.003mg/dL。横纹肌损伤后大量肌红蛋白进入血液,超出血浆球蛋白的结合能力,最终经尿液排出。当尿液中肌红蛋白超过 100mg/dL 时,其尿液的颜色会发生改变。在伴发肌红蛋白尿时,经尿试纸条检查隐血呈阳性,而尿沉渣中无红细胞,其方法简单迅速。放射免疫分析法较尿试纸条检查更敏感,但需时较长,一般在 24h 左右。

2. 病理改变

①50％的横纹肌溶解患者无肌肉损伤症状,因此,肌肉活检并非作为诊断非创伤性横纹肌溶解综合征的必要手段,但可用于确诊横纹肌溶解综合征,经肌活检病理可见,横纹肌组织部分的肌纤维消失,间质炎细胞出现浸润。

②当合并有急性肾功能衰竭时,远端肾单位有肌红蛋白管型形成,近端肾单位有肾小管坏死,上皮细胞脱落;经单克隆抗体 En Vision 法检查呈阳性。

3. 水电解质紊乱

横纹肌溶解产生的第一个病理改变是细胞膜功能障碍及细胞坏死。损害的细胞残骸及其内容物进入血液循环,包括肌红蛋白、钾、磷及各种酶类。肌红蛋白及其分解产物在酸性尿液环境中对肾小管有毒性作用,与 Tamm-Horsfall 蛋白发生反应并在肾小管中形成管型,堵塞肾小管,导致其坏死。肾功能破坏会进一步加重水、电解质的失衡,可造成高钾血症、低钙血症、高磷血症、高尿酸血症、代谢性酸中毒等,且出现血肌酐、尿素氮水平升高等。高钾血症可引起心脏损害,导致异位性室性期前收缩、心搏骤停等,甚至引起死亡。

4. 低血容量休克

受损组织会释放组胺,导致血管扩张、毛细血管通透性增加、体液流向第三间隙,从而导致组织水肿,并引发有效血容量不足及代谢问题。研究显示,48h 内可能有 12L 以上的液体丢失在受挤压的肌间隙中,大量的体液丢失会导致休克、肾功能衰竭和心功能障碍。

5. 脏器损害

如前所述,肌红蛋白及其分解产物在酸性尿液环境中对肾小管有毒性作用,与 Tamm-Horsfall 蛋白发生反应并在肾小管形成管型,堵塞肾小管,导致其坏死,而循环中的磷酸盐亦会对肾小管及肾皮质造成损害。横纹肌溶解综合征对于心肌损害的研究已经成为当前研究的热点。除了高钾血症产生的心脏毒性外,还有研究显示,挤压后早期血浆内皮素 1(Endothelin 1, ET1)显著低于对照组,而血浆心钠素(Atrial natriuretic peptide, ANP)、血清心肌肌钙蛋白Ⅰ(Cardiac troponin, cTnⅠ)及血清心肌酶水平显著高于对照组,这提示横纹肌溶解综合征早期存在心肌细胞的损伤。在体外培养心肌细胞的研究中发现,通过抑制横纹肌溶解综合征大鼠血清细胞搏动,增加胞内 Ca^{2+} 浓度以诱导 Fas 蛋白的表达,可引起心肌细胞肥大,介导横纹肌溶解综合征早期的心脏损伤。

(何先弟,赵士兵)

第四节　横纹肌溶解综合征的临床特征

1. 临床表现

横纹肌溶解综合征的主要表现有全身症状(发热、恶心、呕吐、心悸、茶色尿等)、明显的肌肉症状(肌痛、乏力、肢体肿胀),甚至发生 ARF、肝损伤、弥散性血管内凝血等并发症。

2. 诊断标准

依据临床及实验室特征进行诊断:

(1)不同程度的肌肉肿胀和肢体无力;

(2)黑"茶色"小便提示肌红蛋白尿;

(3)CK 及其他肌酶(转氨酶、醛缩酶、乳酸脱氢酶等)水平均升高;

(4)肌酐、尿素、尿酸水平升高;高钾血症、低或高钙血症、高磷血症及代谢性(乳酸)酸中毒;

(5)血小板减少或脂中链酰基辅酶 A 脱氢酶缺乏;

(6)部分患者可出现发热,白细胞水平升高;

(7)30%患者合并 ARF;

(8)组织创伤性常伴有低血容量性休克、代谢紊乱及心脏受损。

3. 实验室检测方法及评估

(1)肌酸激酶(CK)及其同工酶作为一种主要的肌酶,当肌细胞损伤或死亡时,CK 释放入血,血浆 CK>1000U/L 时,提示肌肉损伤;当 CK>20000U/L 时,机体会出现肌红蛋白尿,排除其他原因造成的损伤可以诊断为肌肉损伤。心肌、骨骼肌和脑组织中均存在 CK,为进一步鉴别 CK 的来源,常做同工酶分析,正常人 CK-MB/CK<1%,当其比值介于 1%～3% 时,可以提示为骨骼肌受损。

(2)血、尿肌红蛋白检测为阳性。

(3)酰基肉毒碱作为筛选脂肪酸氧化疾病相关的横纹肌溶解确切病因的指标。

(4)尿二羧基酸排泄作为确定相应的酶缺陷的代谢性肌病或横纹肌溶解的判断指标。

(5)分子点突变分析用以诊断与中链脂酰基辅酶 A 脱氢酶(Medium-chain acyl-CoA dehydrogenase,MCAD-DIC)缺乏相关的代谢性肌病及横纹肌溶解。

(6)通过长链甘油三酯负荷实验或禁食试验,以了解酮体衰竭情况,从而协助诊断脂肪酸代谢障碍性肌病及横纹肌溶解。

(7)99Te-Pyrophoshate Scintigraphy 用以评估横纹肌溶解程度。

(8)MRI 也被认为是评估受累骨骼肌范围的一种有效方法,尤其是对需要行手术治疗的患者。虽然MRI 的特异性不强,但是其敏感性优于 CT 和超声。

(何先弟,赵士兵)

第五节　横纹肌溶解综合征的传统治疗

横纹肌溶解是肌肉受到损伤后大量肌细胞释放到血液循环中的一组综合征,创伤和非创伤的多种原

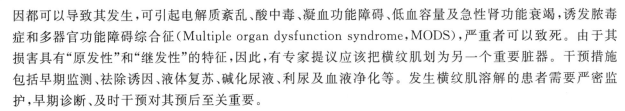

因都可以导致其发生,可引起电解质紊乱、酸中毒、凝血功能障碍、低血容量及急性肾功能衰竭,诱发脓毒症和多器官功能障碍综合征(Multiple organ dysfunction syndrome,MODS),严重者可以致死。由于其损害具有"原发性"和"继发性"的特征,因此,有专家提议应该把横纹肌划为另一个重要脏器。干预措施包括早期监测、祛除诱因、液体复苏、碱化尿液、利尿及血液净化等。发生横纹肌溶解的患者需要严密监护,早期诊断、及时干预对其预后至关重要。

1. 非手术治疗

治疗的关键是阻断引起 ARF 的环节,如血容量不足、肾小管阻塞、尿酸沉积及自由基的释放等,主要治疗目的是恢复血容量,纠正水、电解质失衡及代谢紊乱,防止 ARF 及保护心、脑等重要脏器功能。许多国际及国内医学专科协会提出了一系列救治指南和建议。国际肾脏病学会(International Society of Nephrology,ISN)下属肾脏救灾行动组及无疆界医生组织提出了"重大灾害后挤压伤者处理指南",主要包括救援现场的处理、二级医疗处理、挤压综合征及 ARF 的处理。通常认为,现场救治的首要任务是快速建立静脉通道以扩充血容量,用等渗盐水或林格氏液以 1~1.5L/h 的速度进行静脉滴注,保持尿量在 300~400mL/h。为防止凝血功能障碍及组织缺氧,输注新鲜的冰冻血浆及浓缩红细胞也是必要的。一旦尿量足够,即进行甘露醇利尿,用量可达 5g/h,每天不超过 25g,甘露醇利尿可以减轻组织水肿及筋膜间室压力,从而降低氧化产物对肾脏的损伤;袢利尿剂如呋塞米因可酸化尿液,故应避免使用。对于尿量低于 400mL/d 的患者,需要尽早进行血液透析以防止肾功能衰竭的恶化。高钾血症的处理与一般临床处理相同,但需要注意在葡萄糖酸钙的使用过程中,应避免造成高钙血症。早期低钙血症若无症状,可以暂不处理,因为后期细胞内过量的钙会重新进入血液循环,不恰当的补钙会造成后期的高钙血症。横纹肌溶解时会引起机体内环境 pH 值减低,进而促进肌红蛋白、尿酸沉积,通过静脉使用碳酸氢钠可以达到碱化尿液的目的,利于肌红蛋白排出,还可缓解高钾血症。患者在补充容量及肾灌注恢复正常后,肾脏需要清除大量尿酸,若肾脏碱化尿液能力不足,将有可能发展为管型,从而加重肾损伤。也有报告称碳酸氢钠和甘露醇对于创伤性横纹肌溶解综合征和 CK 水平在 5000U/L 以上的患者没有效果,不能改变患者肾功能衰竭发生率及病死率。

2. 手术治疗

(1)一般外科处理:创伤性横纹肌溶解综合征的外科处理包括早期的清创、筋膜切开及截肢等,以及后期的确定性手术和功能恢复。通常认为早期筋膜切开有助于减轻肌肉裂解产物对肾功能的损害,减少有害的细胞因子及氧自由基产物的产生。但 Marmara 地震后有报道称在进行筋膜切开治疗的 40 例患者中有 38 例出现伤口感染,9 例死于脓毒症。为防止切开引起的感染并发症,应严格掌握切开指征。止血带可以阻止受损肌细胞内的有害物质进入血液循环,且能减轻再灌注损伤,但是必须注意使用时间。没有证据支持截肢能预防挤压综合征的发生,有文献报道显示,严重被挤压的肢体也可能恢复功能。因此认为,除非危及患者生命,否则截肢应作为最后选择。

(2)负压封闭引流技术(Vacuum sealing drainage,VSD):该技术是由德国乌尔姆大学(Universität Ulm)附属创伤外科医院的 Wim Fleischmann 博士于 1993 年研发的,1994 年被引入我国,并在此基础上进一步改良、发展而来的一种新型引流技术。VSD 明显改善了引流效果,不仅减轻了患者的痛苦,缩短了病程,而且减少了医护人员的工作强度。VSD 是用聚乙烯酒精水化海藻盐泡沫覆盖以填塞创面,再用全密封的生物半透膜材料覆盖以封闭整个创面和腔隙,并给予持续的负压吸引,使整个与 VSD 材料相接触的创面处于一个全封闭负压引流的状态,使外伤后感染坏死形成的创面得以全方位地引流,它取代了传统的点状引流。持续的负压状态可改变细菌生长的环境,刺激组织新生良好的肉芽创面,减少毒素的吸收,使传统引流管的引流面积增大,大块的坏死组织被过滤,不易堵塞引流管,促进创面和腔隙间的渗液、液化的坏死组织及时排出体外,减少感染机会,并能减轻组织间水肿,改善组织微循环,促进毛细血管再生,加快创面的肉芽组织生长,促进创面愈合。由于创伤性横纹肌溶解综合征患者多是开放性损伤,较多的创面外露导致的出血及感染是救治失败的重要原因之一,VSD 极大地提高了开放性、创伤性横纹肌溶解综合征患者的救治成功率,降低了并发症的发生率,在多发伤创面治疗中已取得了良好效果。

(3)损伤控制手术(Damage control operation，DCO)：该术式开始于20世纪90年代，强调早期减少生理紊乱的进一步发展，其宗旨为早期行初始、快速、暂时的简明手术操作，待全身情况好转后行Ⅱ期确定性治疗。危重伤员的评估应按病情的轻重缓急有序进行。损害控制是严重创伤救治的基本、重要原则，旨在避免患者进入"死亡三角"，创伤性横纹肌溶解综合征的外科救治亦可以借用这一原则。有研究发现以下参数可用于确定患者是否应该遵循损害控制原则：平均pH值低于7.15，手术中监测的平均体温低于34.3℃，手术中输入晶体、血液或血液制品的量大于16145mL。除此之外，伤情分类也很重要。对于创伤性横纹肌溶解综合征而言，那些存在严重骨关节损伤、腹部钝性伤、胸腹联合伤、复合伤及入院时血流动力学不稳定、体温低或有凝血功能异常的患者均应考虑运用损害控制手术原则。在"5·12"汶川大地震中，运用损害控制手术原则，在救治伤员的过程中取得了较理想的效果。

(何先弟，赵士兵)

第六节　横纹肌溶解综合征的血液净化治疗

一、血液净化技术在疾病中的治疗原理

1.血液透析(Hemodialysis，HD)

血液透析能有效地清除血液中小分子毒性物质，是最常用的血液净化方式之一。但由于肌红蛋白的相对分子质量较高，为17800，理论上如果仅靠单纯HD很难将其清除，但联合血浆置换(Plasma exchange，PE)、血液滤过(Hemofiltration，HF)、免疫吸附(Immune adsorption，IA)和腹膜透析(Peritoneal dialysis，PD)能将其有效地清除，且有可能缩短病程，提高治愈率。

2.血浆置换(PE)

血浆置换可以去除血液中除有形成分外的所有物质，肌红蛋白酸性代谢物、钾、磷、镁都在其列，短期内可降低血浆成分的65%，使血液中肌红蛋白及其他致病因子迅速降低，在治疗过程中应及时补充血浆，可大大改善内环境，减轻肾脏负担，有利于肾脏功能恢复。这是其他血液净化方法不能比拟的，体循环中的大部分肌红蛋白在PE中都有可能会被迅速清除。

3.血液灌流(Hemoperfusion，HP)

血液灌流是以活性炭、大孔中性吸附树脂为材料制作的血液滤器，这是一种较强效的吸附剂，其特点有吸附容量大、吸附率高、血浆相容性好、具有相对吸附特异性的优点，特别对与蛋白质结合紧密的毒物或脂溶性高的毒物有较强的吸附力，可以有效清除TNF、IL-1、IL-2和IL-6等细胞因子和各种炎症介质，从而改善机体内环境。

4.血液滤过(HF)

血液滤过技术是通过机器(泵)使血液流经体外回路中的一个滤器，在滤过压的作用下滤出大量液体和溶质，即超滤液(Ultrafiltrate)，同时，补充与血浆液体成分相似的电解质溶液，即置换液(Substitute)，以达到血液净化的目的。在整个过程中，一方面可模拟肾小球的滤过功能，另一方面，通过补充置换液来完成肾小管的重吸收和分泌功能。通过对流作用及跨膜压(Transmembrane pressure，TMP)清除溶液及体内多余的中、大分子，其清除效率较高。

5.连续性肾脏替代治疗(Continuous renal replacement therapy，CRRT)

CRRT使用的血液滤过器与HD的普通透析器相比，通透性强，能有效清除肌红蛋白，并可吸附体内异常增高的中、大分子炎症介质和细胞因子，而常规血液透析不能有效地清除上述物质。

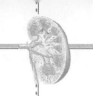

二、血液净化技术在疾病中的治疗地位

多脏器功能衰竭综合征（MODS）是指 2 个及以上脏器同时或序贯性发生功能衰竭，病死率可高达 80％。因此，经验告诉我们对横纹肌溶解综合征所致的 MODS 要进行早期诊断，及时开始 CRRT 治疗，这对预后至关重要。临床治疗时最大的误区是患者肾功能尚未出现衰竭时，往往想不到血液净化治疗。CRRT 对横纹肌溶解综合征的治疗不仅仅在于对肌红蛋白的清除，更多的是其对横纹肌溶解综合征所致 MODS 的替代治疗。治疗横纹肌溶解综合征时，应用 CRRT 时机的早晚将会直接影响患者的生存。原则上时机越早越好，早期充分采用联合血液净化技术开展治疗，各脏器功能多可恢复，且预后较好。

三、血液净化技术治疗方式的选择

1. 血液透析

横纹肌溶解综合征患者常见的并发症是急性肾功能损伤（Acute kidney injury，AKI），主要是由于血容量减少、高尿酸血症、肌红蛋白管型等因素所导致。对于合并 AKI 患者，开展早期、及时的透析治疗可避免肾功能进一步恶化。一旦发现尿量减少、肾功能变化，就应及时给予血液透析治疗。此外，高钾血症患者也应适时给予血液透析治疗，防止猝死。对于横纹肌溶解综合征患者，若尿中发现管型时，则血液透析应从早期开始，最好是每天一次。如有血流动力学不稳或 MODS 发生，应尽早行 CRRT。

2. 连续血液净化治疗

在常规血液透析过程中，血容量和血浆含量的变化较为急剧，从而导致血流动力学不稳定，肾脏灌注压下降，不利于原有坏死肾小管细胞的修复。而在行 CRRT 治疗时，血液滤过器的生物相容性好，并在溶质运转方面模拟了肾小球的滤过作用和肾小管的重吸收功能，有利于维持重要脏器的修复功能。CRRT 可提供 AKI 伴 MODS 少尿期所需的全静脉营养支持治疗，纠正体力耗竭性横纹肌溶解综合征发生的高代谢高分解状态，改善细胞生存的微环境和摄氧能力，为肾小管上皮细胞的修复创造条件，并可阻止横纹肌溶解综合征向 MODS 进一步发展。出现以下情况的患者适于行 CRRT：①合并 MODS；②血流动力学不稳定或普通血液净化治疗无法良好地控制循环容量；③严重感染、脓毒症；④顽固高代谢综合征、难以纠正的电解质紊乱和酸碱失衡。"尽早介入"是 CRRT 时机选择的关键。介入越早，患者器官支持成功率越高，MODS 发生率和危重程度越低，病死率也越低。在 MODS 的晚期进行 CRRT 治疗通常难以改善患者的整体预后。地震伤患者常合并严重的横纹肌溶解综合征和脓毒症，尽快清除肌红蛋白和炎症介质是治疗的关键。推荐用高超滤系数、高通透性、高生物相容性滤器，按照持续高容量血液滤过（High volume hemofiltration，HVHF）模式进行治疗。在急性期推荐置换量≥3L/h 的持续治疗，并根据病情辅以血浆置换和（或）血液灌流等技术。待病情好转后可逐渐减少 CRRT 治疗剂量或更换为普通血液净化治疗。有研究认为，发生横纹肌溶解综合征时，连续性静脉静脉血液滤过（Continuous veno-venous hemofiltration，CVVH）和血浆置换可作为治疗的首选。超高通量血液滤过对肌红蛋白的清除率优于传统的血液滤过，它可能为肌红蛋白尿、AKI 提供一个潜在的治疗方式。

3. 抗凝剂的选择

普通肝素价格低廉，监测方法简便，对于无肝素禁忌证的患者而言，可选择普通肝素抗凝；对于由创伤所致的横纹肌溶解综合征患者，均会合并不同程度的肢体或器官损伤，故推荐采用局部枸橼酸抗凝治疗，该法仅在体外循环管路中抗凝，对患者整体凝血机制无明显影响，不会加重出血，也不会引起肝素相关血小板减少等并发症，但需注意对合并严重肝功能障碍和低氧血症的患者不适于采用枸橼酸抗凝，对这些患者可采用无抗凝剂方式进行 CRRT 治疗。在 CRRT 治疗过程中，应定期监测电解质和酸碱平衡状态，及时调整置换液配方以维持内环境的稳态。建议对所有行 CRRT 治疗患者均开展血流动力学监测，根据其结果判断容量平衡和液体负荷状态，及时调整超滤速率。总之，在治疗过程中应根据患者的病情及时对治疗模式、剂量、超滤速度、抗凝方式等加以调整,以获得最佳疗效。

(何先弟,赵士兵)

参考文献

[1]Bosch X, Poch E, Grau JM, et al. Rhabdomyolysis and Acute Kidney Injury[J]. N Engl J Med, 2009,361(1):62-72.

[2]El-Abdellati E, Eyselbergs M, Sirimsi H, et al. An observational study on rhabdomyolysis in the intensive care unit. Exploring its risk factors and main complication:acute kidney injury[J]. Ann Intensive Care,2013,3(1):8.

[3]Fang S, Xu H, Zhu Y, et al. Continuous veno-venous hemofiltration for massive rhabdomyolysis after malignant hyperthermia:Report of 2 cases[J]. Anesth Prog, 2013,60(1):21-24.

[4]Peltonen S, Ahlström A, Kylävainio V, et al. The effect of combining intermittent hemodiafiltration with forced alkaline diuresis on plasma myoglobin in rhabdomyolysis[J]. Acta Anaesthesiol Scand,2007,51(5):553-558. [5]Stollwerck PL, Namdar T, Stang FH, et al. Rhabdomyolysis and acute renal failure in severely burned patients[J]. Burns,2011,37(2):240-248.

[6]付平,秦伟,黄颂敏.挤压综合征导致急性肾损伤选择连续性肾脏替代治疗的时机与处方设置[J].中华肾脏病杂志,2008,24(8):534.

[7]苏磊,孟繁苏.横纹肌溶解的病理生理及诊治[J].中华急诊医学杂志,2007,16(11):1231-1232.

[8]孙桂菊.哈夫病与食品安全[J].东南大学学报(医学版),2010,29(6):699-701.

[9]姚元章,张连阳,程晓斌,等.汶川地震伤员伤情特点及救治分析[J].中华创伤杂志,2008,24(9):852-854.

[10]张琴,王杰赞,黄卫东.横纹肌溶解综合征的诊治进展[J].中华急诊医学杂志,2011,20(4):445-446.

[11]章梅华,卢晓阳,杨志海.横纹肌溶解综合征及其发病机制研究进展[J].中华急诊医学杂志,2010,19(11):1226-1228.

第二十章

血液净化在严重内环境紊乱中的应用

第一节 概 述

体液指人体内所含的液体,是人体内含量最多的物质,约 2/3 在细胞内,1/3 在细胞外,分别称之为细胞内液和细胞外液,细胞外液又包括血管内液和组织间液,其中血管内液即循环血量,由血浆加有形成分所组成,约占细胞外液总量的 1/3。体液不仅是各组织器官的重要成分,还参与转运维持生命所必需的物质、转移代谢产物、维持细胞渗透压以及调节体温等。体液中的溶质包括电解质和非电解质两类,以电解质为主。细胞外液的主要电解质有 Na^+、Cl^-、HCO_3^-;细胞内液的主要电解质有 K^+ 和 HPO_4^{2-}。渗透浓度为各溶质分子个数总量的浓度总和,渗透压是为阻止水分子通过半透膜进入水溶液中所加的外压,临床上常以渗透浓度来评估其渗透压。其中血浆渗透压分为胶体渗透压和晶体渗透压。血浆胶体渗透压的正常值约为 1.3mOsm/kg H_2O(25mmHg 或 3.3kPa),主要由血浆蛋白所构成,其中白蛋白含量多、相对分子质量相对较小,是构成血浆胶体渗透压的主要成分。因为血浆与组织液中晶体物质的浓度几乎相等,而组织液中蛋白质含量很少,且血浆蛋白一般不能透过毛细血管壁,所以血浆胶体渗透压虽小,但对于调节血管内外水分的交换、维持血容量的稳定具有重要的作用。血浆晶体渗透压由血浆中的电解质、葡萄糖、尿素等小分子晶体物质组成,正常值为 280~310 mOsm/kg H_2O,可由以下公式进行粗略计算:血浆晶体渗透压=2[Na^++K^+]+葡萄糖+尿素氮(单位均为 mmol/L)。由于血浆和组织液的晶体物质中绝大部分不易透过细胞膜,晶体渗透压可以改变细胞内外液体平衡,但当细胞内外渗透压不平衡时,主要靠水的移动来调节。

正常情况下,人体能通过自身一系列神经-内分泌调节作用,不断更新并保持细胞内、外液化学成分以及理化特性和容量方面的相对恒定,内环境稳定是维持各组织脏器正常生理功能的基本前提。但临床上却极易发生电解质和酸碱平衡紊乱,两者既可单独存在,也可继发于其他疾病;既可为单一紊乱,也可为多种紊乱合并存在,相互影响。如果不能及时对其进行纠正,可使全身各器官系统特别是心血管系统、神经系统的生理功能和机体的物质代谢发生相应的障碍,严重时可致死亡。重症患者必然伴随着内环境稳定的破坏,维持内环境稳定是重症患者成功救治的基础和前提。

当在临床上我们遇到严重内环境紊乱时,传统的治疗方式具有疗效不确定性,且无法做到精确治疗,易出现矫枉失衡等缺点,尤其是面对多重紊乱的患者。而血液净化治疗既能有效地纠正代谢紊乱,又可避免内环境急剧改变导致的不良反应,是治疗严重内环境紊乱的重要手段。

(陈敏华)

第二节　血液净化在严重电解质失衡中的应用

一、血钠失衡

正常血钠(Na^+)浓度为 $135\sim145mmol/L$,成人每天摄入钠含量约为 $2mmol/kg$,主要通过尿液进行排泄,而尿钠的排泄主要受醛固酮(Aldosterone)的调节。醛固酮是肾上腺皮质球状带分泌的盐皮质激素,主要作用是促进肾远曲小管和集合管对 Na^+ 的主动重吸收,同时通过 Na^+-K^+ 和 Na^+-H^+ 交换而促进 K^+ 和 H^+ 的排出,随着 Na^+ 主动重吸收的增加,Cl^- 和水的重吸收也会增多,因此,醛固酮具有排钾、排氢、保钠、保水的作用。醛固酮的分泌主要受血 Na^+、K^+ 浓度和肾素-血管紧张素系统的调节。除上述激素外,还有一些其他激素也参与水、电解质平衡的调节,如心房利钠多肽(Atrial natriuretic peptide, ANP)。ANP 是强烈的血管扩张剂,可使肾血流量大为增加,具有强大的利钠、利尿作用,还能拮抗肾素-血管紧张素-醛固酮系统的作用,显著减轻失水或失血后血浆中抗利尿激素(Antidiuretic hormone, ADH)水平增高的程度,对于调节水、电解质平衡起着重要的负反馈调节作用。

(一)低钠血症

低钠血症(Hyponatremia)指血 Na^+ 浓度$<135mmol/L$,是临床上最常见的体液和电解质失衡疾病,其发生率约占住院患者的 30%。根据血钠水平,可分为轻度低钠血症(血清 Na^+ 浓度为 $130\sim135mmol/L$)、中度低钠血症(血清 Na^+ 浓度为 $125\sim129mmol/L$)和重度低钠血症(血清 Na^+ 浓度$<125mmol/L$)。根据起病时间,可分为急性低钠血症($<48h$)和慢性低钠血症($\geqslant48h$),如果起病时间不明,除非存在与急性低钠血症相关的临床情况,如前列腺术后、近期服用噻嗪类利尿剂史、运动后等,否则均应归为慢性低钠血症范畴。当发生低钠血症时,大脑通过减少其细胞内渗透活性物质(如钾和有机溶质)以维持细胞内外渗透压的平衡,防止脑水肿的发生,此过程需时 $24\sim48h$,因此,以 $48h$ 作为急性和慢性低钠血症的界限。

1.病因及发病机制

以往,临床医生习惯根据患者有效循环血量的不同,将低钠血症分为低容量性、等容量性或高容量性低钠血症,并以此探讨其相应的病因和发生机制。因低钠的损害主要是细胞外液渗透压的下降,导致水往细胞内转移,引起细胞水肿,尤其是脑细胞水肿,因此,在 2014 年欧洲低钠血症诊疗指南中,应根据患者血浆渗透压的改变来探讨低钠血症的病因。

(1)假性低钠血症:实验室的人为现象,血液中高浓度脂肪和蛋白可干扰血钠测定,如妊娠期间,血钠水平可能降低 $4\sim5mmol/L$,但假性低钠血症的血浆渗透压却是正常的,故在未经稀释的标本中测量可避免假性低钠血症的出现。

(2)非低渗性低钠血症:包括等渗性和高渗性低钠血症,由于血浆中其他渗透性物质浓度增加,使得有效渗透压增加,水由细胞内转移至细胞外而导致低钠血症,此为"移位"性低钠血症。这些渗透性物质主要包括高血糖、甘露醇和甘氨酸等。

(3)低渗性低钠血症:根据有效循环血量,可分为低容量性、等容量性或高容量性低渗性低钠血症。而容量的判断,根据大量循证医学资料,推荐将尿钠浓度$\leqslant30mmol/L$ 作为动脉有效循环血量过低的指标,此标准亦可用于应用利尿剂的患者。此外,检测尿液渗透压是一项证实水摄入过量的简便易行方法,尿渗透压$\leqslant100mOsm/kgH_2O$ 几乎能表明这是因水摄入过多所致。①低容量性低渗性低钠血症:体液丢失时,溶质丢失超过水分丢失,见于肾外和肾性失钠。引起肾性失钠的原因包括利尿药的过度使用、盐皮质激素缺乏使肾小管重吸收钠减少,脑耗盐综合征,肾脏疾病等;而引起肾外失钠的原因有胃肠道丢失(呕吐、腹泻等)、皮肤丢失(大量出汗等)、第三腔隙丢失(胰腺炎、肠梗阻、脓毒症等)。②等容量性低渗性低钠血症:系水排泄明显减少,可引起水潴留,体液容量正常或轻度增加,而总钠含量可不减少。多由于水或低渗液体摄入过多或血管加压素分泌不当所致。③高容量性低渗性低钠血症:体液容量和钠含量均增多,但以水增多为主,如水中毒。多在充血性心力衰竭、肝硬化、肾病综合征等情况下,有效循环血量的减少刺激血管加压素分泌增多和肾小球滤过率(Glomerular filtration rate,GFR)下降,引起水钠潴留;或伴发急慢性肾功能异常时,水或低渗液摄入过多,导致尿量减少等。

2. 临床表现

低渗性低钠血症由于细胞外液渗透液下降,为平衡细胞内外渗透压差,水由细胞外转移至细胞内引起细胞水肿,尤其是脑细胞水肿,因此,为降低颅内压,脑内发生了一系列的调节反应:①容量调节反应。通过降低脑血流量,减少脑脊液以降低颅内压力。②渗透压调节反应。通过减少其细胞内渗透活性物质,从而降低细胞内的渗透浓度。此调节反应需24~48h,当患者出现急性失钠,又或者出现严重低钠血症,超出了脑细胞的调节范围,则导致严重脑水肿的发生。因此,其临床表现出的严重程度首先取决于血钠下降的速度,其次为程度。根据临床表现,可分为中重度低钠血症和严重低钠血症,其分类的标准仅根据患者的临床表现而定,与血钠水平无关。其中中重度低钠血症的临床症状包括恶心不伴呕吐、意识模糊、头痛等,严重低钠血症的临床症状包括呕吐、心脏呼吸窘迫、异常或深度嗜睡、癫痫、昏迷(Glasgow 评分≤8 分)甚至死亡。

3. 传统治疗

假性低钠血症无须治疗,非低渗性低钠血症也无须补钠治疗,临床上需要我们积极去处理的通常是低渗性低钠血症。除对原发病开展治疗外,主要治疗原则为补钠、限水和利尿。对急性或严重低渗性低钠血症患者,治疗的目的包括迅速有效地纠正低钠血症所致的损害,同时避免过快纠正导致的渗透性脱髓鞘病变及严重永久性神经缺损,因此,钠补充原则为:①立即静脉输注 3% 高渗盐水 150mL(或 2mL/kg),速度应控制在 20min 以上,20min 后检查血钠浓度并在第二个 20min 重复静脉输注 3% 高渗盐水 150mL,重复以上治疗两次或直至血钠浓度增加 5mmol/L。②如 1h 后血钠上升 5mmol/L 且临床症状有所改善,则应停止输注 3% 高渗盐水,改输注 0.9% 盐水,第 1 个 24h 血钠上升≤10mmol/L,随后每 24 小时血钠浓度升高 <8mmol/L,直至血钠升至 130mmol/L,停止补钠。③如 1h 后血钠上升 5mmol/L,但症状无改善,继续静脉输注 3% 高渗盐水,使血钠浓度每小时增加 1mmol/L,直至症状改善或血钠上升幅度达 10mmol/L 或血钠水平达到 130mmol/L。④对低血容量患者,如伴血流动力学不稳定时,快速行液体复苏比快速纠正低钠血症更重要。对正常或高血容量患者,必须限制液体,同时给予利尿治疗,禁止应用血管加压素受体拮抗剂,同时注意纠正低钾血症可使血钠增加。⑤考虑到脑功能的恢复需待时日,对严重患者或使用镇静剂、气管插管等均会影响判断,此时可参考②的处理措施。⑥钠需要量的计算可参考以下公式:钠需要量(mmol)=(目标血清钠浓度−实际钠浓度)×体液总含量,其中体液总含量为体重×体液占体重的比例,男性为0.6,女性为 0.5。如男性患者体重为 60kg,血钠每上升 1mmol/L,其钠需要量为 36mmol,约为 2.1g 氯化钠。低渗性低钠的简要处理流程如图 20-1 所示。

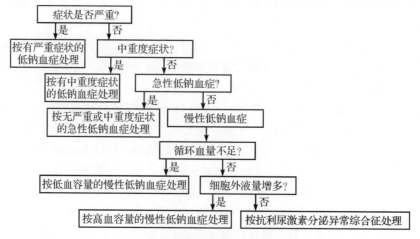

图 20-1　低渗性低钠血症的简要处理流程图

4.血液净化治疗

高渗盐水溶液是治疗低钠血症的主要手段,然而在某些高容量状态下,如发生充血性心力衰竭、肾功能不全、利尿效果差等情况时,传统方法可能会加重患者高血容量状态,进而加重病情。此外,传统治疗还存在效果不确切,难以按预期速度纠正血钠水平(过快或过慢)等缺点,如同时使用利尿剂,则在利尿的同时易发生其他电解质失衡。而血液净化治疗具有能迅速且精确地纠正低钠血症、可减轻患者容量负荷、不易引起其他电解质紊乱、通过降低体温来减轻脑损伤等优点,是传统疗法的重要补充。

(1)指征:对于严重低钠血症患者,尤其是伴有容量过多、心功能不全、不能耐受大量液体输入、合并肾功能不全、利尿效果差的患者,文献中指出,血清 Na^+ <115mmol/L 是紧急连续性肾脏替代治疗(CRRT)的指征。

(2)治疗模式:①间歇性血液透析(Intermittent hemodialysis,IHD):血液与透析液之间通过弥散和对流作用对患者血清钠水平进行调节,因此,理论上可通过透析机配制不同钠浓度的透析液来实现,目前新型透析机都具有可变钠调节功能。但在治疗过程中可能会降低患者平均动脉压(透析相关低血压)或增加脑水肿和颅内压(透析失衡),从而加重急性脑损伤患者的神经系统状态,因此,在 2012KDIGO 急性肾损伤临床实践指南中,对脑水肿或颅内压升高的患者建议使用 CRRT 而非 IHD。另有研究表明,对严重低钠血症合并肾功能不全的患者,血液透析因血流速较大且透析液中的钠浓度通常在 130mmol/L 以上,会迅速升高患者血钠浓度,增加发生渗透性脱髓鞘病变的可能。②延长的间歇肾脏替代治疗(Prolonged intermittent renal replace treatment,PIRRT):系一种介于 CRRT、IHD 之间的治疗模式,被认为综合了 CRRT 和 IHD 的优势,但其在血液净化领域的有效性还有待研究以进一步证实。虽然 PIRRT 的血流速较 IHD 小,8～12h 的治疗时间也比 IHD 明显延长,但仍有研究表明,8h 的持续缓慢低效血液透析(SLED)治疗仍会使血钠水平上升 24mmol/L,因此不予推荐。③CRRT:是对经传统治疗无效的严重低钠血症患者最为有效、安全的治疗模式。CRRT 能持续、缓慢地消除体内的水分和溶质,能最大限度地模拟肾脏对水和溶质的清除模式。对低钠血症患者而言,可通过配置不同浓度的置换液来逐步调整血钠的浓度,同时清除多余水分,改善机体的内环境。CRRT 具有血流动力学稳定性,对颅内压影响小,可调控患者体温以减少脑细胞损伤等优点。常用的 CRRT 治疗模式有连续性静脉静脉血液透析(Continuous veno-venous hemodialysis,CVVHD)、连续性静脉静脉血液滤过(Continuous veno-venous hemofiltration,CVVH)连续性静脉静脉血液透析滤过(Continous veno-venous hemodiafiltration,CVVHDF)等。一项回顾性对照研究发现,CVVH 和 CVVHDF 均可以调整血钠异常,CVVHDF 较 CVVH 更容易将血钠离子浓度调整到正常范围。考虑到 CVVHDF 调整血钠速率较快,使用时须密切注意。目前在临床上应用最广、研究最充分的治疗模式为 CVVH 模式。

(3)治疗参数:在行 CRRT 治疗时,如参数设置不当,仍有可能造成血钠上升速度过快或过慢,造成不利影响,因此,合理地设置治疗参数对改善患者的病情至关重要。而无论采用何种 CRRT 模式以及置换液速率或超滤速率如何设置,治疗后血钠水平应接近置换液中的 Na^+ 浓度。因此,对严重低钠血症患者,CRRT 治疗的关键在于置换液中 Na^+ 浓度的配置。理论上,可通过 Na^+ 动力模型来精确计算 CRRT 治疗结束后血钠水平,从而设定置换液 Na^+ 浓度,但计算较复杂,临床运用受限。临床上,我们可根据尿素清除率的计算原则,推算钠动力方程,以此确定在既定时间内目标血钠水平置换液钠浓度应如何配置,且相对简便可行,其计算步骤为:

①首先制订既定时间(t)内目标血钠上升水平(ΔNa^+),如果第一个 24h 内血钠上升水平为 10mmol/L,那么 t=24h,ΔNa^+=10mmol/L。

②Na^+ 和尿素氮都属于非蛋白结合的小分子溶质,经过滤器时其溶质转移特性是相似的,因此假定 Na^+ 透析率(Na^+ dialysance,D)≈K(尿素清除率),而 $K(L/h)=Q_b/(Q_b+Q_{rf})\times(Q_{rf}+Q_{uf})$,其中 Q_b 为血流速度,Q_{rf} 为置换液速率,Q_{uf} 为超滤速率,如 Q_b=300mL/min,Q_{rf}=1.2L/h,Q_{uf}=167mL/h,则 K=1.3L/h;

③计算总体液容积(V)。V=体液系数(男为 0.6,女为 0.5)×估计干重+估计细胞外液潴留量。

④为在既定时间内达到目标血钠水平,置换液 Na^+ 浓度=血钠基础水平+$\Delta Na^+/(1-e^{-dt/V})$。对

24h $Kt/V=1.2$ 的患者，置换液 Na^+ 浓度若比血钠水平高 $10\sim12mmol/L$，则 24h 血钠水平可上升$6\sim8mmol/L$。

虽然可以通过钠动力方程式进行精确计算，但考虑到 CRRT 在实际操作中可能受其他因素的影响，如血 K^+ 浓度的改变，管路凝血、外出检查等原因使得 CRRT 每日治疗时间远小于 24h 等，因此，在 CRRT 纠正低钠血症的过程中，应密切监测血钠水平，并根据实际监测结果酌情调整。

(二)高钠血症

高钠血症(Hypernatremia)指血 Na^+ 浓度＞145mmol/L，且伴有血浆渗透压增高。

1.病因及发病机制

高钠血症主要由失水所引起，有时也伴有失钠，但失水大于失钠，极少部分是由于钠补充过多所致。正常情况下，渗透压感受器对血浆渗透压升高的反应十分敏感，血浆渗透压上升 2mmol/L 时即可刺激垂体分泌 ADH，促使水分被肾脏重吸收；同时，高渗透压又能兴奋口渴中枢，通过饮水而稀释血液。当水源缺乏或无法饮水，ADH 释放或作用障碍，低渗性体液从肾或肾外其他途径丢失时，都可能导致高钠血症的发生，如大量使用利尿剂、中枢性或肾性尿崩、腹泻、大量出汗等引起的水丢失过多，肾功能不全、库欣综合征、原发性醛固酮增多症等引起肾排钠减少。

当发生高钠血症时，细胞外液渗透压增高，细胞内水往细胞外转移，引起细胞脱水，尤以脑细胞脱水为主，从而引起中枢神经系统功能障碍。

2.临床表现

临床表现主要取决于血钠水平升高的速度和程度，慢性起病者表现通常较轻，主要临床表现为神经精神症状，早期为口渴、烦躁、乏力，以后逐渐出现神志改变、抽搐、昏迷，体征有肌张力增高和反射亢进等，严重者可出现蛛网膜下腔出血和颅内出血，甚至死亡。

3.传统治疗

首先应尽可能祛除病因或根据病因进行治疗。

(1)对于钠补充过多导致的高钠血症，主要是停止钠的补充，并应用利尿剂或同时给予 5％葡萄糖溶液，以促进钠的排泄。

(2)对于水钠摄入过少的患者，嘱其多饮水或静脉输注 5％葡萄糖溶液、0.45％～0.60％氯化钠溶液。

(3)对于失水过多的高钠血症患者，除治疗原发病以阻止水的进一步丢失外，还要补充足够的液体，以恢复内环境平衡。

①液体的选择：对血流动力学不稳定的患者，首选 0.9％氯化钠溶液，待血流动力学稳定后，改用 0.45％～0.60％氯化钠溶液以进一步降低高钠血症；对血流动力学稳定的患者，可直接静脉输注 0.45％～0.60％氯化钠溶液或 5％葡萄糖溶液以降低高钠血症。

②补液量的计算：包括累积丢失的液体量和继续丢失的液体量。对于急性高钠血症，水的累积丢失量与体重下降值基本相等，而慢性高钠血症的水的累积丢失量可参考以下公式：水丢失量(L)＝(实际血 Na^+ 水平/140－1)×实际体重×系数(男性为 0.5，女性为 0.4)。

③补液速度：补液速度取决于血 Na^+ 浓度的下降速度。无论何种原因导致的高钠血症，均应严格控制血 Na^+ 浓度的下降速度，因为在高钠血症发生时，脑细胞内渗透压升高以避免脑组织脱水，这是细胞的渗透适应作用所致。如果治疗时血钠水平下降速度过快，超过脑细胞的适应性反应，可引起脑水肿，加重神经系统损害。一般来说，每小时血钠下降的速度应控制在 0.5mmol/L，不超过 1mmol/L，每 24 小时血钠下降幅度应≤12mmol/L 或＜10％基础血钠水平。

(4)对于钠排泄障碍的患者，治疗原则主要为排除体内过多的钠，可输入 5％葡萄糖液，同时用排钠利尿药以增加排钠效果。如果患者存在肾功能不全时，则可采用血液净化治疗，同样应监测血钠下降速度，以免下降过快而引起脑水肿。

4.血液净化治疗

对于严重高钠血症患者，传统疗法通常难以达到理想的效果，且纠正速度无法控制，从而影响重症患者的预后。如颅脑外伤患者常继发急性高钠血症,若采取大量补充低渗盐水的纠钠措施,一方面其疗效不理想,另一方面与控制颅内压相矛盾,易加重颅脑损伤。而血液净化治疗恰能弥补传统疗法的不足,是治疗严重高钠血症患者的重要方法。

(1)指征:①血钠水平高于多少应行血液净化治疗,目前尚无统一定论,但大多学者认为,血 Na^+ 浓度 $>160mmol/L$ 是 CRRT 的指征。②严重高钠血症经传统治疗无效,或伴有明显容量负荷,或合并肾功能不全的患者。

(2)治疗模式:①间歇性血液透析(IHD):与低钠血症类似,高钠血症的危害主要在于神经系统损害,其血钠降低速度过快会加重神经系统损伤,且采用低钠透析液纠正高钠血症同样会加大透析相关低血压和透析失衡综合征的发生风险,因此,不宜采用 IHD 以单纯地纠正高钠血症。②延长的间歇肾脏替代治疗(PIRRT):其疗效不确定,目前还缺少相关研究结果支持。③CRRT:对严重高钠血症患者,尤其是颅脑疾病患者,其治疗效果确切,且安全可靠。

(3)治疗参数:同低钠血症,在行 CRRT 治疗时关键要合理配置置换液血钠浓度,避免血钠下降速度过快或过慢造成的不利影响。通常我们将置换液的钠浓度设定为基础血钠水平的 90%,治疗 24h 后血钠水平下降幅度 $<10\%$。治疗过程中,应密切监测血钠水平的变化,根据监测结果及时调整置换液的钠浓度。

二、高钾血症

高钾血症(Hyperkalemia)是指血钾(K^+)浓度 $>5.5mmol/L$ 的一种病理生理状态,此时的体内钾总量可增多、正常或缺乏。高钾血症通常按血钾水平分为轻度(5.5~6.0mmol/L)、中度(6.1~6.9mmol/L)和重度(≥7.0mmol/L)。如患者血 K^+ 浓度在 7.0mmol/L 以下,但出现心电图异常,或出现肌无力、心悸、瘫痪等症状时也属重度高钾血症。

1.病因及发病机制

(1)钾摄入过多:常因饮食中钾摄入过多,服用含钾丰富的药物,静脉补钾过多、过快或输入较大量库存血等引起,但钾在体内代谢属“多补多排”,只要肾功能正常,尿量 $>500mL/d$,很少会引起高钾血症,只有当钾摄入过多同时伴肾脏排钾障碍时,才会出现高钾血症。

(2)钾排泄减少:钾主要经肾脏排泄,主要见于 GFR 下降(少尿型急性肾功能衰竭、慢性肾功能衰竭)和肾小管排钾减少(肾上腺皮质功能减退症、低肾素性低醛固酮症、肾小管性酸中毒、氮质血症或长期使用保钾利尿剂、血管紧张素转换酶抑制剂等)。

(3)转移性高钾血症:①当发生严重挤压伤、烧伤、横纹肌溶解、溶血等致大量细胞坏死时,会释放出细胞内钾,导致内源性钾明显增多,产生高钾血症。②细胞内钾转移至细胞外,见于代谢性酸中毒、组织缺氧、剧烈运动、癫痫持续状态、破伤风、周期性瘫痪或使用琥珀胆碱、精氨酸等药物。

2.临床表现

高钾血症对机体的损害主要在于心肌和骨骼肌部位。心肌细胞兴奋性随血钾上升先升高后下降,表现为心肌收缩功能降低、心音低钝、心率减慢、室性期前收缩、房室传导阻滞、心室颤动甚至心搏骤停;骨骼肌细胞兴奋性也随血钾上升先升高后下降,表现为肌肉刺痛、感觉异常,严重时出现肌无力和麻痹,甚至发生呼吸肌麻痹。

心电图可因高钾血症程度不同而有所不同,当血 K^+ 浓度 $>6mmol/L$ 时,出现基底窄而高尖的 T 波;血 K^+ 浓度为 7~9mmol/L 时,PR 间期延长,P 波消失,QRS 波群变宽,R 波渐低,S 波渐深,ST 段与 T 波融合;血 K^+ 浓度 $>9~10mmol/L$ 时,出现正弦波,QRS 波群延长,T 波高尖,进而出现心室颤动、心搏骤停。心电图改变除与血 K^+ 水平相关外,还与机体反应性、基础心脏病、血钾升高速度、合并其他电解质或酸碱平衡等因素相关。

3.传统治疗

对于轻度高钾血症,主要以治疗原发病、去除引起血钾升高的因素为主,而对于重症患者,除此之外,还需进行降钾治疗。根据作用机制可将降钾治疗分为四类:

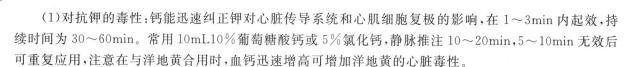

（1）对抗钾的毒性：钙能迅速纠正钾对心脏传导系统和心肌细胞复极的影响，在 1～3min 内起效，持续时间为 30～60min。常用 10mL10％葡萄糖酸钙或 5％氯化钙，静脉推注 10～20min，5～10min 无效后可重复应用，注意在与洋地黄合用时，血钙迅速增高可增加洋地黄的心脏毒性。

（2）促进钾转移到细胞内：可用葡萄糖和胰岛素、选择性 β_2 受体激动剂（沙丁胺醇等）、碱剂（碳酸氢钠、乳酸钠等）。

（3）促进排钾：使钾通过尿道或肠道排出体外，可用利尿剂，将 10～30g 阳离子交换树脂加入 250mL25％山梨醇液中，口服 3 次/d，或将 25～50g 阳离子交换树脂加入温水或 25％山梨醇液 100～200mL 中行保留灌肠 30min～1h，2～3 次/d。严重者需行血液透析、腹膜透析等血液净化治疗。

（4）新型药物：目前，新型的口服药物 patiromer 和锆硅酸钠已被临床研究证明其能够有效降低高钾血症患者的血钾水平，且无明显严重不良反应。这两个药物具有不同的作用机制，patiromer 能够与钾离子结合，特别是结肠中的钾离子。而锆硅酸钠是一个高选择性的阳离子交换剂，可吸附肠道中的钾离子。但目前这两个药物尚未获得美国 FDA 批准。

4. 血液净化治疗

通常我们应用钙剂拮抗高钾对人体的毒性作用，或使用葡萄糖和胰岛素促进 K^+ 向细胞内转移。这些都为临时性措施，因为体内总钾并不减少，而使多余的 K^+ 从体内排出才是解决问题的根本方法。如患者存在肾功能不全，或给予利尿剂治疗无效，或患者病情危重、利尿剂起效过慢等情形时，需在迅速采取以上降钾措施的同时，及时开展血液净化治疗。

（1）指征：血 K^+ 浓度＞6.5mmol/L；而血 K^+ 浓度＞7.2mmol/L 或伴有严重心律失常是急诊血液透析的指征。

（2）治疗模式：通过血液净化治疗高钾血症时，无论是 IHD 还是 CRRT，血钾都可用弥散（浓度差）或者超滤（压力差）两种方式予以清除，但因血钾浓度低，即使超滤 2L 水，也仅排出 10mmol 左右的钾，因此主要靠弥散作用予以清除，所以透析是最快和最有效的方法。①IHD：是目前治疗高钾血症最常用的血液净化方式，体内高浓度的钾通过弥散作用扩散到透析液中，其清除速度与透析液流速相关，透析液流速越大，K^+ 清除得越快、越多。②腹膜透析：利用腹膜作为透析膜，重复向腹腔内灌入新鲜腹透液，通过弥散和渗透原理清除机体代谢废物和过多的水分，以达到清除毒素、脱水、纠正酸中毒及电解质紊乱的治疗目的。通常应用普通标准透析液在每小时交换 2L 的情况下，大约可交换出 5mmol K^+，因此也能有效治疗高钾血症。与 IHD 相比，其疗效较差、效果较慢，但腹膜透析不需要特殊技术设备，操作简便，对没有条件进行 IHD 的医疗单位，腹膜透析是一个良好的选择。③CRRT：当高钾血症患者合并多脏器功能障碍，尤其是血流动力学不稳定或脑水肿，IHD 或腹膜透析无法满足患者治疗需要时，需行 CRRT 治疗。可根据病情需要采用 CVVHD、CVVH、CVVHDF 等治疗模式，但 CVVH 主要通过对流的方式清除溶质，对血钾等小分子物质的清除效果相对较差，而 CVVHD 主要通过弥散的方式，虽能有效清除血钾等小分子物质，但无法兼顾中分子物质的清除。④PIRRT：理论上可以有效治疗高钾血症，但其呈现出的有效性、安全性还有待研究以进一步证实。

（3）治疗参数：①IHD：通常透析液中的 K^+ 浓度为 0～4mmol/L。当发生严重高钾血症时，部分学者认为应将透析液中的 K^+ 浓度降为 0～1mmol/L，当血钾开始降低时，再适当提高透析液中 K^+ 浓度至 2mmol/L；但部分学者反对首先采用无钾透析液，认为血钾水平若下降过快，使得细胞膜电位差变化过快，会引起严重心律失常，建议可先采用 K^+ 浓度为 2mmol/L 的透析液，待血钾水平逐步下降后，再改为无钾透析液；此外，对接受洋地黄治疗的患者，应将透析液中的 K^+ 浓度提高至 2.5～3.0mmol/L。对接受 IHD 治疗的患者，应每小时密切监测血钾水平的变化，及时调整置换液中 K^+ 浓度。②腹膜透析：目前市面上常用的腹膜透析液均为无钾配方，治疗中应严密监测血钾水平。③CRRT：透析液中的 K^+ 浓度配置同 IHD。置换液是替换 CRRT 过程中产生的超滤液，是回输至患者体内的液体，因此，对高钾血症患者，需采用无钾配方置换液，当血钾水平降至正常后，根据不同的血钾水平配置不同 K^+ 浓度的置换液，要求置换液配置尽量接近细胞外液的电解质浓度，如在 4L 置换液中，每加入 1g 钾，其 K^+ 浓度上升约 3.3mmol/L。

三、高钙血症

人体内钙在血浆中以 3 种形式存在:与蛋白结合的钙、钙结合物和离子钙。只有离子钙具有重要的生理作用,参与体内正常的凝血反应,并影响体内神经肌肉的兴奋性传导。正常血钙浓度为 $2.25\sim 2.75$mmol/L,当血钙浓度高于 2.75mmol/L 时,即为高钙血症(Hypercalcemia)。按血钙升高的水平分为 3 类:轻度高钙血症($2.75\sim 3.00$mmol/L)、中度高钙血症($3.00\sim 3.50$mmol/L)和重度高钙血症(3.50mmol/L)。当血钙浓度≥3.75mmol/L 时,即可诊断为高钙血症危象,可出现严重脱水、高热、意识不清、坏死性胰腺炎、肾功能衰竭、心律失常,甚至心搏骤停、死亡等症状。

1. 病因及发病机制

在生理情况下,体内钙稳态主要由甲状旁腺激素(Parathyroid hormone,PTH)、降钙素、$1,25\text{-}(OH)_2\text{-}D$这三种激素共同调节,参与调节的器官包括骨骼、肠道和肾脏,期间任何一个环节发生异常均可导致高钙血症。如骨质破坏、释放钙磷,肾脏重吸收钙增加,肠道吸收钙、磷增加,而血浆蛋白异常导致的总钙增高而游离钙正常被称为假性高钙血症。虽然引起高钙血症的原因很多,但临床上最常见的原因为原发性甲状旁腺功能亢进和恶性肿瘤,占总致病因素的 90% 以上。

2. 临床表现

高钙血症的临床表现与血钙升高速度、程度及患者对高钙血症的耐受性等因素有关,轻度患者大多无症状或症状较轻,中度及以上者出现相应症状,最常见的是中枢神经系统、胃肠道、心血管和泌尿系统症状。

(1)中枢神经系统:患者出现情绪低落、乏力、记忆力减退、失眠、淡漠;重者有嗜睡、幻觉、肌无力、听力、视力和定向力障碍或丧失、木僵、行为异常等精神神经症状;高钙危象时可出现谵妄、惊厥、昏迷。

(2)消化系统:食欲减退、恶心、呕吐是最常见的症状,重者可发生麻痹性肠梗阻。钙可刺激胃泌素和胃酸分泌,导致消化性溃疡的发生,或异位沉积于胰腺管,刺激胰酶大量分泌,引起急性胰腺炎。

(3)泌尿系统:其临床症状为烦渴、多饮、多尿,长期高钙血症可致肾钙质沉积而发生肾脏钙化、间质性肾炎或泌尿系结石等,甚至最终可进展至肾功能衰竭。

(4)心血管系统:其临床症状为血压升高、心动过速或心动过缓、传导阻滞,甚至引起心搏骤停,心电图可见 Q-T 间期缩短、ST-T 改变。

(5)钙异位沉着:钙可沉着于血管壁、角膜、鼓膜、肾、肺、心肌、关节周围和软骨、皮肤软组织等部位,引起角膜病、红眼综合征、听力减退、肌肉萎缩、骨痛、骨骼变形、病理性骨折、关节功能障碍等。

3. 传统治疗

祛除病因是治疗高钙血症最根本的措施。但在血钙浓度>3.5mmol/L 或出现严重症状时,应立即采取有效措施纠正高钙血症,主要措施如下:

(1)扩容、利尿、促进尿钙排泄:高钙血症患者因厌食、恶心、呕吐常伴有脱水,故迅速扩充血容量显得至关重要,在开始治疗的前 $24\sim 48$h 补液量常常达 $3000\sim 4000$mL/d,这可使血钙降低 $10\sim 30$mg/L。待血容量补足后予以利尿,促进尿钙排泄。禁止使用噻嗪类利尿药,因为其可减少肾脏钙的排泄,加重高钙血症。

(2)抑制骨吸收:破骨细胞骨吸收的增加是绝大多数高钙血症患者最常见和最重要的发病机理,因此常用抑制破骨细胞骨吸收的药物降低血钙。①双膦酸盐:与钙有高度亲和力,形成磷酸钙,使血浆钙下降,通常起效时间为 $2\sim 4$d,但可持续 $1\sim 3$ 周,其不良反应主要为肾脏损害及抑制矿化。②降钙素:减少肾小管对钙的重吸收,促进尿钙排泄,起效快,但由于作用缓和及逸脱,降钙效果及持续时间有限。③糖皮质激素:可以抑制小肠对钙的吸收,并可增强降钙素的作用,但对实性肿瘤或原发性甲状旁腺功能亢进引发的高钙血症无效。

4. 血液净化治疗

虽然病因治疗是治疗高钙血症最根本的方法,但对于严重高钙血症尤其是存在高钙血症危象的患者,应采取紧急措施以迅速降低血钙水平。传统药物疗法(如给予大量静脉输液、利尿、抑制骨吸收等措施)通常起效较慢、持续时间短、无法精确降钙,又或者患者因存在肾功能不全、年龄偏大,无法耐受上述

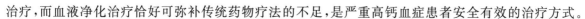

治疗,而血液净化治疗恰好可弥补传统药物疗法的不足,是严重高钙血症患者安全有效的治疗方式。

(1)指征:高钙血症危象患者经药物治疗无效,或合并肾功能不全、心功能不全等因素无法接受药物治疗,或出现危及生命的症状时。

(2)治疗模式:①IHD:曾被认为是治疗严重高钙血症患者安全、有效的血液净化方式。但近年来有研究表明,虽然 IHD 能迅速降低血钙水平,但部分患者在治疗中会伴发严重低血压,且治疗结束后 24h 内会出现明显的钙反跳现象,因此,IHD 在高钙血症治疗中的应用也会受到一些质疑。②腹膜透析:能有效地降低血钙水平,是无法行 IHD 或其他血液净化治疗的医疗单位的良好选择。③CRRT:血流动力学不稳定、无法耐受 IHD 的患者可采用 CRRT。有研究认为 CRRT 较 IHD 在降血钙方面来得更安全、更有效;而在 CRRT 模式的选择中,也有研究发现采用低钙透析液(1.25mmol/L)加低钙置换液(0.55mmol/L)进行 CVVHDF 治疗,与采用标准钙浓度置换液(1.6mmol/L)的 CVVH 相比,CVVHDF 组高血钙的发生概率更高,其中原因不明,这是否提示我们 CVVH 在纠正高钙血症方面较 CVVHDF 更有优势呢?

(3)治疗参数:①IHD:临床上常规使用的透析液的钙浓度为 1.50～1.75mmol/L,采用低钙(1.25mmol/L)或无钙透析液,其钙清除速度最大可达 17mmol/h,而当患者的血钙降至正常时,如需继续行 IHD 治疗,则不应继续使用低钙透析液,否则可致低钙血症、继发性甲状旁腺功能亢进,或导致心室功能受损、心律失常等不良后果。②腹膜透析:同 IHD,采用低钙或无钙透析液行急性腹膜透析治疗。③CRRT:透析液同 IHD,而置换液通常选用无钙配方,以防止钙剂进一步输注,当血钙降至正常时,及时调整透析液和置换液钙浓度,避免低钙血症的发生。在行 CRRT 时,给予枸橼酸行体外局部抗凝是目前临床应用和研究的热点之一,其抗凝原理主要在于枸橼酸在体外和血液中与钙螯合,从而中断凝血级联反应以达到抗凝的目的。因此,有学者提出针对高钙患者,采用枸橼酸抗凝方式,一方面可达到抗凝目的,另一方面又可起到降血钙的目的,但该治疗思路具体到临床应用还需大样本研究以做进一步证实。

(陈敏华)

第三节　血液净化在严重酸中毒中的应用

在正常情况下,人体血液酸碱度 pH 值波动幅度在 7.35～7.45。虽然组织细胞在代谢过程中不断产生酸性和碱性物质,同时还有一部分酸性或碱性物质随食物进入体内,但机体可通过一系列调节作用,将多余的酸性或碱性物质排出体外,使得正常人血液的酸碱度始终保持在上述恒定的水平,这是机体进行正常生理活动的基本条件之一。当各种原因引起体内酸碱负荷过度或调节机制障碍时,酸碱平衡会受到破坏,发生酸中毒或碱中毒。

人体的酸碱平衡调节机制,一方面依靠于血液中各种缓冲系统,包括 HCO_3^-/H_2CO_3、血红蛋白、血浆蛋白和 $HPO_4^{2-}/H_2PO_4^-$,其中以 HCO_3^-/H_2CO_3 缓冲系统最为重要;另一方面又依靠于肺和肾等脏器的调节作用,使体内酸碱度保持在相对平衡的状态。其中 CO_2 属挥发性酸,通过肺的通气作用排出体外,其余酸性物质如蛋白质、氨基酸分解产生的硫酸、磷酸和尿酸属非挥发性酸,通过肾脏排泄并重吸收作用,再生成 HCO_3^-。缓冲系统的作用是暂时的,不伴有酸性物质的排出,其功能的维持有赖于肺和肾的作用,肺起效最快,仅需 10～30min,肾脏起效慢,通常需在数小时后,但作用最强。

酸碱平衡紊乱是临床常见的一种症状,各种疾患均有可能出现。根据病因的不同,主要分为代谢性酸中毒、呼吸性酸中毒、代谢性碱中毒、呼吸性碱中毒和混合型酸碱平衡紊乱 5 种类型,考虑到其与血液净化治疗的关系,因此,本章节着重探讨了严重代谢性酸中毒,其中包括乳酸酸中毒。

一、代谢性酸中毒

正常动脉血中的 HCO_3^- 浓度为 22～26mmol/L。细胞外液 H^+ 增加或 HCO_3^- 丢失引起原发性 HCO_3^-

降低,pH值<7.35,称为代谢性酸中毒(Metabolic acidosis)。阴离子间隙(Anion gap,AG)在代谢性酸中毒的判断中具有重要的临床价值,根据AG值不同可分为AG正常和AG升高的代谢性酸中毒。

1. 病因及发病机制

(1)AG正常的代谢性酸中毒:由于酸性物质摄入过度,HCO_3^-重吸收或再生成减少,导致HCO_3^-净丢失增多。主要包括:①肾性HCO_3^-重吸收或再生成减少,如肾小管酸中毒、醛固酮减少症、原发性甲状旁腺功能亢进。②肠液、胆汁或胰液等碱性消化液大量丢失,如严重腹泻、肠瘘、胰瘘等。③酸性物质摄入过多,如氯化铵、盐酸精氨酸等。

(2)AG升高的代谢性酸中毒:①各种原因导致葡萄糖、脂肪不完全氧化,使乳酸、酮酸等内源性有机酸生成过多,导致乳酸酸中毒、酮症酸中毒。②药物或毒物所致的代谢性酸中毒,主要为水杨酸类及醇类有机化合物引起的代谢性酸中毒。水杨酸可抑制细胞的对氧,从而利用导致乳酸生成过多,同时可通过兴奋呼吸中枢引起呼吸性碱中毒。甲醇进入体内后在肝脏经乙醇脱氢酶转化成甲醛,再转变为甲酸,一方面可以直接引起代谢性酸中毒,另一方面也可以通过抑制线粒体呼吸链引起乳酸酸中毒。③肾排出无机酸减少,如发生急、慢性肾功能衰竭时会导致磷酸、硫酸等排泄量减少。

2. 临床表现

除原发病表现外,代谢性酸中毒本身对机体的影响主要体现在对呼吸、心血管和神经系统的影响。

(1)呼吸系统:表现为呼吸加快加深,典型的称为Kussmaul呼吸,因为酸中毒可刺激中枢及周围化学感受器,兴奋呼吸中枢,从而使CO_2呼出增多,$PaCO_2$下降,故酸中毒可获得一定程度的代偿。

(2)心血管系统:在发生酸中毒时,心肌对儿茶酚胺的反应性降低,但由于肾上腺素分泌增多,因此,仅当出现严重酸中毒时(pH值<7.20)才出现心肌抑制。酸中毒对小动脉及静脉均有影响,但以静脉的影响更为明显,主要表现为持续性静脉收缩;而对小动脉来说,一方面,儿茶酚胺分泌增加可使其收缩,另一方面,H^+本身可引起小动脉舒张,不过仅在严重酸中毒时,舒张作用大于收缩作用。另外,在发生酸中毒时,患者可出现各种心律失常,可能与酸中毒本身或合并高钾血症相关。

(3)神经系统:主要为抑制作用,可出现头痛、嗜睡,甚至昏迷。

(4)其他:可以出现轻微腹痛、腹泻、恶心、呕吐、纳差等胃肠道症状;当出现血pH值下降时,K^+容易从细胞内逸出到细胞外,可使血K^+水平轻度上升,并可引起钙离子从蛋白中的解离程度增强,使得血钙水平升高等。

3. 代谢性酸中毒的诊断和鉴别

代谢性酸中毒的诊断可依据图20-2进行。其中呼吸系统代偿是否恰当可参考下列公式:①$PaCO_2 = 1.5 \times [HCO_3^-] + 8$。②$\Delta PaCO_2 = 1.2 \times \Delta [HCO_3^-]$。如超出该范围,则表示有混合性酸碱平衡紊乱。AG与HCO_3^-的变化比例可通过计算ΔAG看出,$\Delta AG = (AG-10)/(24-HCO_3^-)$,正常值为1.0~1.6。$\Delta AG<1$,提示非阴离子间隙代谢性酸中毒的存在;$\Delta AG>1.6$,提示同时存在代谢性碱中毒。

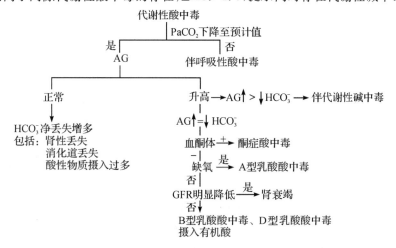

图20-2 代谢性酸中毒的诊断和鉴别诊断流程图

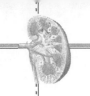

4.传统治疗

其治疗原则为:在积极治疗原发病的同时,应及时处理危及生命的紧急情况、纠正酸中毒和防治并发症。

(1)原发病的治疗:对酮症酸中毒者,应及时输液、给予胰岛素、纠正电解质紊乱、控制诱因等;对缺血、缺氧导致的乳酸酸中毒,应积极纠正循环障碍、改善组织灌注;对甲醇造成的代谢性酸中毒,应尽早进行血液透析或腹膜透析。

(2)危及生命紧急情况的处理:如患者出现呼吸、循环衰竭或中枢神经系统抑制时,应及时予以呼吸、循环支持;如患者出现室速、室颤等恶性心律失常时,应及时予以抗心律失常治疗。

(3)使用碱性药物纠正酸中毒:临床上应用的碱性药物包括碳酸氢钠、乳酸钠、枸橼酸等,其中以碳酸氢钠应用最为广泛。由于乳酸钠、枸橼酸需经肝脏代谢为 HCO_3^-,因此,肝功能损害患者应禁用,而乳酸钠在患者乳酸酸中毒时也须禁用。

①治疗指征:轻度代谢性酸中毒通常不必使用碱性药物行纠酸治疗,通过补液治疗多可缓解;但当 pH 值<7.20,心脏受抑制时,需积极进行纠酸治疗,部分患者可能需在 pH 值更低时才需补碱治疗,如糖尿病酮症酸中毒患者 pH 值<7.10,甚至有文献指出糖尿病酮症酸中毒患者 pH 值<6.90 时才需补碱。

②纠酸速度:为尽快解除心脏抑制,起始纠酸速度宜快,使 pH 值上升至 7.20,之后纠酸速度不宜过快,因为过快纠正酸中毒会抑制肺代偿性通气过度,使 $PaCO_2$ 上升,进而加重中枢神经系统症状,同时可使血红蛋白解离曲线左移,使血红蛋白和氧气的亲和力增加,加剧组织缺氧。

③纠酸剂量:如使用碳酸氢钠纠酸,可按以下公式计算:所需碳酸氢钠量(mmol)=(目标[HCO_3^-]-实际[HCO_3^-])×0.4×体重。可先注射 1/2 计算量,根据实际检测所得的酸碱平衡结果再加以调整。

④碳酸氢钠在使用过程中的注意事项:碳酸氢钠可导致血浆渗透压明显增高,从而对脑细胞等造成不良后果;高浓度的碳酸氢钠针可致心律失常;纠正酸中毒过快可导致低钙血症,可使钾离子由细胞外转移至细胞内,引起低钾血症;糖尿病酮症酸中毒、乳酸酸中毒等治疗后期,体内原先积聚的乙酰乙酸、β-羟丁氨酸、乳酸可生成 HCO_3^-,加上肾脏代偿作用和外源性碱性药物应用,可致代谢性碱中毒;碳酸氢钠不易透过血脑屏障,因此,脑脊液中的 pH 值仍较低,可刺激人体呼吸,进而排出 CO_2,造成严重的混合性呼吸及代谢性酸碱失衡。

(4)并发症防治:积极处理患者其他水、电解质失衡等情况,如高钾血症、低钾血症等。需注意的是代谢性酸中毒合并高钾血症时,其体内总钾含量不一定增高,可能与酸中毒时所致的细胞内 K^+ 外移有关,因此,在纠正酸中毒和高钾血症时,需严密监测血钾水平,以防低血钾的发生。

5.血液净化治疗

血液净化治疗代谢性酸中毒的原理或作用机制主要在于:辅助治疗原发病;补充机体的碱缺失,如血液透析时增加透析液中的碱基浓度,使得血液经过透析器/透析膜时,透析液碱基通过弥散作用进入血流;在血液滤过时,虽体内部分 HCO_3^- 通过超滤时可被清除,但能通过补充含碱基置换液得以补偿;同时有助于维持水、电解质及其他酸碱平衡。

(1)指征:①严重肾功能不全引起的酸中毒:肾脏通过肾小管分泌 H^+ 和重吸收 HCO_3^- 来维持酸碱平衡,当肾功能出现损害时,肾小管的泌酸和保碱功能受损,易出现代谢性酸中毒。研究表明,当 GFR 降至正常的 20%~25%时,80%的患者将出现代谢性酸中毒,代谢性酸中毒可通过多种途径加速肾脏疾病的进展,是尿毒症患者死亡的重要因素。因此,纠正代谢性酸中毒是肾功能不全患者的重要治疗目标之一,而严重肾功能不全患者发生酸中毒时,无法通过常规药物治疗的方式纠正,须借助血液净化治疗。②甲醇造成的代谢性酸中毒应尽早进行血液净化治疗,以清除血液中的甲醇及其毒性代谢产物,并纠正酸碱、电解质失衡。③血清 pH 值<7.10 或出现严重症状。

(2)治疗模式:①CRRT 和 IHD 的比较:CRRT 和 IHD 是目前在治疗代谢性酸中毒时,最常用的血液净化方式。Uchino 等人的研究表明,对重症患者行 CRRT 比 IHD 在纠正酸中毒方面来得更快速、有效,且在酸中毒纠正后继续行血液净化治疗的 2 周时间内,接受 IHD 治疗的患者反复发生酸中毒的概率比 CRRT 来得高。通常接受血液净化治疗的 24h 内,代谢性酸中毒能被有效纠正。因此,推荐对重症患者尤其是合并血流动力学不稳定或者颅内压增高的患者,优先选用 CRRT 治疗。②CRRT 与腹膜透析:腹膜透析同样可有效纠正代谢性酸中毒,但同样也被研究证明在重症患者发生代谢性酸中毒的治疗中,其疗效亦显著低于 CRRT。在 Phu 等人的研究中,接受血液净化治疗 50h 后,CRRT 组患者的酸中毒可全部纠正,而在腹膜透析组中仅 15% 的患者得以纠正。③CRRT 与 PIRRT:理论上 PIRRT 也可有效纠正代谢性酸中毒,Baldwin 等人的研究表明,CVVH 比延长每日透析滤过(Extended daily dialysis with filtration,EDD-f)具有更好地纠正酸中毒的作用,但还缺少支持它的高质量研究。

(3)治疗参数:代谢性酸中毒能否被 RRT 有效纠正,取决于酸中毒的类型(AG 正常或 AG 升高)、治疗剂量、缓冲碱基的选择、机体代谢缓冲碱基的能力、置换液或透析液中的 HCO_3^- 浓度、体重等因素。因此,在行血液净化治疗时,除选择合适的血液净化模式外,还要注意选择合适的缓冲碱基、合理的置换液或透析液 HCO_3^- 浓度,并给予充分的治疗剂量。

①缓冲碱基的选择:通常有乳酸盐和碳酸氢盐两种,目前尚无可靠的研究资料证实哪一种效果更佳,有研究证明碳酸氢盐配方具有较低的心血管事件发生率,但 HCO_3^- 易分解,需临时配置。但当患者乳酸水平≥5mmol/L 伴 pH 值降低(提示乳酸不耐受)、存在严重乳酸酸中毒伴乳酸水平≥8mmol/L 或合并重度肝功能障碍时,应采用含碳酸氢盐的置换液或透析液。对行血液净化治疗的重症患者,目前也推荐使用碳酸氢盐。另外,枸橼酸盐溶液可经肝脏代谢产生 HCO_3^-,间接补充在行血液净化过程中丢失的 HCO_3^-,同时在体外循环中可与钙离子螯合,阻断凝血级联反应,其体外抗凝疗效确切、出血风险小,可作为置换液用于高出血风险患者的血液净化治疗。

②置换液或透析液 HCO_3^- 浓度:在行 CRRT 治疗时,对急性、严重的代谢性酸中毒者,若过快纠正酸中毒会出现严重不良反应,所以初期治疗的目标与药物治疗的目标一致,只要部分纠正 HCO_3^- 水平,尽快使 pH 值上升至 7.20,其目标 HCO_3^- 浓度值约为 15~20mmol/L。行 CRRT 治疗后体内 HCO_3^- 水平应接近置换液,因此,在行 CRRT 治疗之初,置换液 HCO_3^- 浓度应设置在低浓度水平,如 20mmol/L,待 pH 值上升后,再逐步上调置换液中的 HCO_3^- 浓度,逐步纠正酸中毒。有研究表明,在维持性血液透析患者中,相对于使用 30~35mmol/L HCO_3^- 的透析液而言,使用 39~40mmol/L HCO_3^- 的透析液可使更多的患者达到正常的血 HCO_3^- 水平。另外,对于行持续不卧床腹膜透析治疗的患者,传统的 35mmol/L 的乳酸盐透析液可使大部分患者维持正常的酸碱平衡,然而也有研究显示,使用含 25mmol/L 碳酸氢盐、15mmol/L 乳酸盐的透析液可更好地纠正酸中毒。

③治疗剂量:来自 RENAL 研究的数据表明,对 AKI 合并代谢性酸中毒的患者,高剂量[40mL/(kg·h)]与低剂量[25mL/(kg·h)]的 CRRT 相比,在纠正酸中毒疗效上,两者无显著差异,但高剂量组能显著提高平均动脉压并减少血管活性药物用量。

④在血液净化治疗过程中,仍应严密监测血液的酸碱平衡变化,既要避免纠正过快,又要防止纠正过度,以防代谢性碱中毒的发生。

二、乳酸酸中毒

乳酸酸中毒属于代谢性酸中毒。乳酸是葡萄糖代谢的中间产物,由丙酮酸还原而成,当缺氧时或丙酮酸未及时被氧化时即还原为乳酸,并主要通过肝脏、肾脏代谢。在正常状态下,机体对乳酸生成和代谢的能力处于一种平衡状态,因此,其在体内含量很低,动脉血乳酸浓度为 $(1.0±0.5)$mmol/L,重症患者血乳酸浓度<2.0mmol/L,当血乳酸浓度≥2.0mmol/L 时,即为高乳酸血症;血乳酸浓度≥5.0mmol/L 并伴有代谢性酸中毒者,即为乳酸酸中毒。

1. 病因及发病机制

乳酸的生成和代谢是一个连续的过程,任何原因所导致的乳酸生成过多和(或)乳酸代谢障碍,都会引起乳酸蓄积,严重时可致乳酸酸中毒。

（1）乳酸生成过多：①氧供不足：全身或局部组织灌注不良，导致氧供不足，乳酸生成增多。常见于各种类型休克、局部低灌注（肢体和肠系膜缺血坏死）、严重低氧血症、CO 中毒、严重心肺功能不全等，这些情况都可使丙酮酸脱氢酶无法及时将丙酮酸转换为乙酰辅酶 A，导致丙酮酸堆积，再在乳酸脱氢酶的催化下与 NADH 反应，生成乳酸和 NAD$^+$，产生乳酸酸中毒。根据流行病学统计表明，ICU 中发生乳酸酸中毒的最常见原因为休克，尤其是脓毒症休克。②隐匿性组织灌注不足：在某些疾病状态下，虽无明显的组织低灌注现象，但存在隐匿性组织灌注不足，如高血压伴发的心脏损伤，心肌细胞对乳酸的利用率降低，释放率增加；在行心脏手术体外循环时，心脏处于空跳状态，导致心肌耗氧增大，葡萄糖代谢增加，使血乳酸明显升高；剧烈运动或癫痫发作时，肌肉组织强烈收缩，导致机体的氧供不能满足氧耗的增加所需，出现相对缺氧，也会导致乳酸产生过多。③在重症应激状态下，会使血中儿茶酚胺浓度升高，与肌细胞膜上的受体结合。一方面，这会激活糖原磷酸化酶，使糖原分解为 6-磷酸葡萄糖；另一方面，激活细胞膜上 Na$^+$-K$^+$-ATP 酶，使 ATP 水解为 ADP，而伴随着 NADH/NAD$^+$ 的增高，可促进糖酵解过程，导致高乳酸血症。④组织利用氧障碍：由于某些药物、毒物（如硝普钠过量）抑制了氧化还原酶，使组织不能充分利用氧，从而出现用氧障碍性缺氧。

（2）乳酸代谢障碍致乳酸清除不足：机体清除乳酸的脏器主要是肝脏，其次是肾脏，当肝功能严重受损时，肝脏对乳酸的代谢能力有所不足，可出现乳酸蓄积。

2. 分型

根据机体有无组织灌注不足的情况，乳酸酸中毒在临床上一般可分为 A、B 两型。A 型发生于各种原因导致的组织灌注不足或急性缺氧；B 型发生于无组织灌注不足和氧合不足的临床证据时有乳酸中毒存在，为一些常见病（肝硬化、恶性肿瘤、糖尿病）、药物（双胍类降糖药物、果糖、水杨酸、异烟肼等）或毒物（甲醇等）及某些遗传性疾病（葡萄糖-6-磷酸酶缺乏症、1,6-二磷酸果糖酶缺乏症等）所致。临床上较为常见的是 A、B 混合型，其症状和体征通常无特异性。

3. 传统治疗的争议

乳酸酸中毒的病死率很高，治疗难度大，因此以预防为主。对于乳酸酸中毒患者，传统治疗原则同前述代谢性酸中毒，在积极治疗原发病的同时应及时处理危及生命的紧急情况和防治并发症。但在是否需积极纠正酸中毒、清除体内过多乳酸等问题上，目前仍存在争议。

（1）专门针对清除乳酸的治疗措施是否能使患者获益：乳酸水平升高与患者预后显著相关。多项关于严重脓毒症患者的研究表明，与对照组相比，早期乳酸清除率高的研究组患者的生存率显著提高，但治疗措施以稳定血流动力学、改善组织缺氧为主，而非采用专门清除乳酸的治疗措施，因此，患者能否从清除乳酸的治疗措施中获益不得而知。另一项以心脏术后患者为研究对象的随机对照研究表明，采用清除乳酸的治疗措施能提高患者生存率。在 2010 年 Jansen 等人的研究中，根据有无采取积极干预措施，将血乳酸水平≥3mmol/L 的重症患者分为治疗组和对照组。治疗组以血乳酸水平在 2h 内降低 20% 为目标，其结果与对照组相比，病死率下降了 40%，且机械通气时间和 ICU 住院时间来得更长。但研究人员亦同时发现，尽管治疗组采用了积极的治疗措施，但两组患者的血乳酸水平无明显差异。因此，研究结果仅提示，血乳酸水平升高是病情危重可靠的预测因子，是患者需积极开展临床干预的重要信号。同样，2012 年严重脓毒症和脓毒症休克治疗指南（拯救脓毒症运动）也提出，当严重脓毒症患者的血乳酸水平≥4mmol/L，须启动液体复苏使乳酸水平尽快恢复正常。

（2）碳酸氢钠应用时机：乳酸酸中毒是否需使用碳酸氢钠，何时使用碳酸氢钠，目前仍有争议。一些研究表明，对乳酸酸中毒患者使用碳酸氢钠纠酸反而会使乳酸生成增多，门静脉血流降低，细胞内 pH 值下降，并能减少心排血量。因为碳酸氢钠会提高限速酶——磷酸果糖激酶活性，刺激机体进行糖无氧酵解，使乳酸生成增多；静脉注射碳酸氢钠可使 CO$_2$ 产生增多，如增多的 CO$_2$ 不能通过呼吸作用排出体外，反而会加重酸中毒；另外，碳酸氢钠会使细胞内 pH 值下降，严重时会发生细胞内酸中毒，影响细胞（如心肌细胞）正常的生理功能；且在碳酸氢钠纠酸过程中，如细胞外 pH 值上升速度超过细胞内，可使氧离曲线左移，加重组织缺氧。但仍有研究表明，当患者通气及氧供良好时，碳酸氢钠能有效纠酸，且能改善患者休克状态。考虑到碳酸氢钠潜在的不良作用，2012年严重脓毒症和脓毒症休克治疗指南（拯救脓毒症运动），建议当乳酸酸中毒患者的pH值＜7.15时，可补充碳酸氢盐。此外，部分研究建议将补碱阈值更加严格地规定在pH值＜7.0。

（3）新型药物：Carbicarb是将碳酸氢钠和碳酸钠以等摩尔比例配制的溶液，与碳酸氢钠相比，其优点是不会分解成CO_2和水，能更稳定地升高细胞内pH值水平，但仍有导致高钾血症和液体过负荷的风险，且其有效性、安全性目前仍缺乏相关研究支持。二氯醋酸（Dichloroacetate，DCA）是丙酮酸脱氢激酶的活性药物，能迅速增强乳酸代谢，并在一定程度上抑制乳酸的生成。同时，DCA还能增强心肌细胞对糖的利用。因此，理论上DCA能有效治疗乳酸酸中毒。在动物实验和一项安慰剂对照的随机双盲研究中，发现DCA能改善动物或患者酸碱平衡状态，但效果不显著，且对血流动力学状态或生存率无显著影响。

4.血液净化治疗

血液净化是抢救乳酸酸中毒的重要治疗方法。其治疗作用主要体现在两个方面，一方面能有效治疗患者乳酸酸中毒的病因，如纠正休克、改善血液循环状态，清除二甲双胍、甲醇等药物及毒物；另一方面能直接清除体内过多的乳酸，并纠正酸中毒，同时可避免大剂量碳酸氢盐的输入，减少液体过负荷的风险，从而有效维持内环境的稳定。

（1）指征：同代谢性酸中毒。乳酸酸中毒患者的病情通常较为危重，常合并MODS，多需积极地采取血液净化治疗。

（2）治疗模式：与IHD相比，因CRRT具有稳定的血流动力学状态和缓慢持续的溶质清除等优点，在重症患者的救治中具有一定优势。同时有研究表明，对乳酸酸中毒患者，CRRT比IHD更能维持患者血钙水平的稳定，可防止低钙血症的发生。在纠酸过程中，低钙血症的发生可影响心肌的收缩功能，使心排血量显著下降。多项小样本观察性研究表明，CRRT能有效治疗A型乳酸酸中毒合并血流动力学不稳定患者。此外，还有研究发现，在行CVVH治疗时，废液中乳酸浓度几乎与血浆乳酸浓度等同，提示乳酸能被CRRT有效清除。为评估CRRT对乳酸的清除能力，Levraut等人以10例急性肾功能衰竭接受CVVHDF治疗但血乳酸水平基本稳定的患者作为研究对象，计算经滤器乳酸清除率和总血浆乳酸清除率，结果显示，平均总血浆乳酸清除率为1379mL/min，而平均经滤器乳酸清除率仅为24.2mL/min，占总血浆乳酸清除率3%不到。虽然这项研究旨在告诉我们CRRT治疗不会影响机体的乳酸水平，且能有效地反映组织灌注情况，但同时也提示我们对乳酸酸中毒患者应给予血液净化治疗，更多的作用可能是改善患者病因，纠正并发症，而不是清除乳酸。但鉴于上述研究样本量小，多为非多中心、前瞻、随机及对照研究的情况，CRRT与IHD在乳酸酸中毒的应用及疗效还有待做进一步研究。

（3）治疗参数：对乳酸酸中毒患者行CRRT时，置换液或透析液宜选用碳酸氢盐或枸橼酸盐配方，以防止血乳酸水平进一步升高。其置换液或透析液浓度和速度的选择可参照《代谢性酸中毒》，防止pH值上升过快或出现高钠血症、动脉血$PaCO_2$上升等不良反应。

（陈敏华）

参考文献

[1]Au S, Dunham M, Godinez T. Treatment of medically refractory hypercalcemic crisis[J]. Int J Artif Organs,2012,35(7):538-541.

[2]Baldwin I, Naka T, Koch B, et al. A pilot randomised controlled comparison of continuous venovenous haemofiltration and extended daily dialysis with filtration: Effect on small solutes and acid-base balance[J]. Intensive Care Med,2007,33(12):830-835. [3]Bellomo R, Lipcsey M, Calzavacca

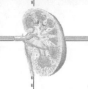

P，et al. Early acid-base and blood pressure effects of continuous renal replacement therapy intensi-ty in patients with metabolic acidosis[J]. Intensive Care Med,2013,39(3):429-436.

[4]Boyd JH，Walley KR. Is there a role for sodium bicarbonate in treating lactic acidosis from shock? [J] Curr Opin Crit Care,2008,14(7):379-383.

[5]Camus C，Charasse C，Jouannic-Montier I，et al. Calcium free hemodialysis：Experience in the treatment of 33 patients with severe hypercalcemia[J]. Intensive Care Med,1996,22(2):116-121.

[6]Cerdá J，Tolwani AJ，Warnock DG. Critical care nephrology：Management of acid-base disorders with CRRT[J]. Kidney Int,2012,82(1):9-18.

[7]Cerdá J，Tolwani AJ，Warnock DG. Critical care nephrology：Management of acid-base disorders with CRRT[J]. Kidney Int,2012,82(1):9-18.

[8]Cooper DJ，Walley KR，Wiggs BR，et al. Bicarbonate does not improve hemodynamics in critically ill patients who have lactic acidosis. A prospective，controlled clinical study[J]. Ann Intern Med,1990,112(9):492-498.

[9]Hamilton JW，Lasrich M，Hirszel P. Peritoneal dialysis in the treatment of severe hypercalcemia [J]. J Dial,1980,4(9):129-138.

[10]Huang WY，Weng WC，Peng TI，et al. Central pontine and extrapontine myelinolysis after rapid correctionof hyponatremia by hemodialysis in a uremic patient[J]. Ren Fail,2007,29(4):635-638.

[11]Kahn A，Brachet E，Blum D. Controlled fall in natremia and risk of seizures in hypertonic dehy-dration[J]. Intensive Care Med,1979,5(7):27-31.

[12]Kellum JA，Lameire N，KDIGO AKI Guideline Work Group. Diagnosis，evaluation，and manage-ment of acute kidney injury：A KDIGO summary (Part 1)[J]. Crit Care,2013,17(1):204-219.

[13]Levraut J，Ciebiera JP，Jambou P，et al. Effect of continuous venovenous hemofiltration with dial-ysis on lactate clearance in critically ill patients[J]. Crit Care Med,1997,25(1):58-62.

[14]McBryde KD，Bunchman TE，Kudelka TL，et al. Hyperosmolar solutions in continuous renal re-placement therapy for hyperosmolar acute renal failure：A preliminary report[J]. Pediatr Crit Care Med,2005,6(8):220-225.

[15]Morimatsu H，Uchino S，Bellomo R，et al. Continuous veno-venous hemodiafiltration or hemofil-tration：Impact on calcium，phosphate and magnesium concentrations[J]. Int J Artif Organs,2002,25(6):512-519.

[16]Naka T，Bellomo R. Bench-to-bedside review：Treating acid-base abnormalities in the intensive care unit—the role of renal replacement therapy[J]. Crit Care,2004,8(2):108-114.

[17]Naka T，Bellomo R. Bench-to-bedside review：Treating acid-base abnormalities in the intensive care unit-the role of renal replacement therapy[J]. Crit Care,2004,8(2):108-114.

[18]Phu NH，Hien TT，Mai NT，et al. Hemofitlration and peritoneal dialysis in infection-associated acute renal failure in Vietnam[J]. Engl J Med,2002,347(10):895-902.

[19]Rocktäschel J，Morimatsu H，Uchino S，et al. Impact of continuous veno-venous hemofiltration on acid-base balance[J]. Int J Artif Organs,2003,26(1):19-25.

[20]Spasovski G，Vanholder R，Allolio B，et al. Clinical practice guideline on diagnosis and treatment of hyponatraemia[J]. Nephrol Dial Transplant,2014,29(2):1-39.

[21]Tan HK，Bellomo R，M'Pisi DA，et al. Ionized serum calcium levels during acute renal failure：Intermittent hemodialysis vs. Continuous hemodiafiltration[J]. Ren Fail,2002,24(1):19-27.

[22]Toussaint N，Cooney P，Kerr PG. Review of dialysate calcium concentration in hemodialysis[J]. Hemodial Int,2006,10(4):326-337.

［23］Uchino S，Bellomo R，Ronco C. Intermittent versus continous renal replacement therapy in the ICU：Impact on electrolyte and acid-base balance［J］. Intensive Care Med，2001，27(9)：1037-1043.

［24］Yang YF，Wu VC，Huang CC. Successful management of extreme hypernatraemia by haemofiltration in a patient with severe metabolic acidosis and renal failure［J］. Nephrol Dial Transplant，2005，20(9)：2013-2014.

［25］Yessayan L，Yee J，Frinak S，et al. Treatment of severe hyponatremia in patients with kidney failure：Role of continuous venovenous hemofiltration with low-sodium replacement fluid［J］. Am J Kidney Dis，2014，64(2)：305-310.

［26］胡伟新，章海涛. 低钠血症与连续性肾脏替代治疗［J］. 肾脏病与透析肾移植杂志，2000，9(3)：291-295.

［27］王吉耀. 内科学［M］. 北京：人民卫生出版社，2001：641-656.

第二十一章

血液净化在急性中毒中的应用

第一节 概 述

一、定 义

毒物是指在一定条件下进入人体,与人体组织发生化学或物理化学作用,扰乱或破坏机体的正常生理功能,引起机体出现短暂性或永久性病理状态的物质,包括化学品药物、植物和气体等。因摄入毒物而产生的一系列危及生命的病理生理改变和相应症状称为中毒。摄入毒物后数小时至数天内会出现中毒表现者称为急性中毒。

二、分 类

毒物品种繁多,根据摄入毒物的不同可简单进行分类。根据毒物的来源,可大致分为急性药物中毒和急性毒物中毒;在本书中我们将重点阐述血液净化技术在急性中毒中的作用,所以有必要根据毒物的理化性质,大致将毒物分为水溶性毒物和脂溶性毒物。临床上常见的脂溶性毒物包括有机磷化合物、苯衍生物、毒鼠强、乙醚等,水溶性毒物包括乙醇、甲醇、乙二醇、阿司匹林等。毒物性质的不同将影响急性中毒抢救过程的成功率以及血液净化技术的有效性。

三、中毒机制

毒物的致毒作用机制往往十分复杂,到目前为止,仍有大量的毒物作用机制尚未得到阐明。毒物的致毒过程常是一系列生理、生化过程的连锁反应。其中包括:①毒物对组织的直接化学刺激;②毒物对酶系统的干扰;③对血红蛋白运输氧功能的阻断;④对细胞一般功能的干扰;⑤干扰 DNA 以及 RNA 的合成;⑥变态反应;⑦机体平衡紊乱;⑧光感作用。

四、传统治疗

急性中毒是临床上非常常见的急症,每年均有大量的药物或毒物中毒的患者需要进行抢救治疗。传统的急性中毒治疗原则包括：①立即脱离中毒现场；②清除进入人体内且已被吸收或尚未被吸收的毒物；③特效解毒药的使用；④对症支持治疗。其中清除毒物在治疗过程中至关重要。目前,急性中毒的传统治疗在多数情况下均是经验治疗,各地各级医院的诊疗方案差异较大。急性中毒,尤其是常见急性中毒（如百草枯、毒鼠强、镇静安眠药等）,诊疗标准或共识、指南仍是空白。

1. 影响清除毒物的因素

(1)分布容积（The volume of distribution,Vd）：是一个数字概念,也为毒物的可清除性提供了指标,分布容积（Vd）＝毒物分布的近似容积＝体内毒物量（mg/kg）/血中浓度（mg/L）,毒物的分布容积越大,其血中浓度越低。分布容积小的毒物容易通过体外操作被清除。水溶性毒物的分布容积小,而脂溶性毒物分布容积大,所以脂溶性毒物通过体外清除的效果往往不如水溶性毒物。

(2)蛋白结合：毒物进入机体后以两种方式存在,一种是游离的方式,另一种是与蛋白结合的方式。高蛋白结合的毒物不易通过体外清除的方式被清除。

(3)清除率（Clearance,CL）：指物质从一定体积的液体中被清除的速率。

(4)半衰期（$T_{1/2}$）：其大小取决于分布容积和清除率,$T_{1/2}＝0.693×Vd/CL$。

2. 目前较为常见的清除毒物的方式

(1)经消化道中毒的毒物清除方法包括洗胃、催吐、导泻、灌肠、全肠灌洗等。

(2)经皮肤中毒的毒物清除方法包括脱离中毒环境、清除衣物、用清水或者中和剂彻底清洗等。

(3)经呼吸道中毒的毒物清除方法包括保持呼吸道通畅、呼吸新鲜空气,必要时给予氧气吸入或者建立人工气道。

(4)加强清除。增强药物和毒物的清除措施在过去都被过分强调,当我们考虑到是否需要进行加强毒物清除时,应注意以下几个问题：患者是否需要采取该措施、这些毒物是否易被采取的措施所清除、该清除方法是否有用。加强清除包括利尿、络合剂和血液净化治疗。

3. 解毒剂的使用

临床上对某种或某类毒物具有特异性的对抗解毒作用的药物,称为特异性解毒剂,其解毒效能较高。例如：有机磷中毒可选用抗胆碱药物、胆碱酶复活剂或者复方解毒剂；氰化物中毒可选用亚硝酸盐-硫代硫酸钠疗法或者亚甲蓝-硫代硫酸钠疗法等。但临床上遇到的大多数毒物无特效的解毒剂,仅少数毒物能利用相应的药物达到解毒的目的。

4. 非特异拮抗剂

很多化学物中毒的机制是化学物引起机体产生自由基,导致脂质过氧化,并可与生物大分子共价结合,耗竭还原型谷胱甘肽,破坏细胞内的自稳机制等,使机体受损。非特异拮抗剂通过阻断这些非特异性发病机制及病理生理变化,从而进一步减轻毒物对机体的损害作用。常用的非特异拮抗剂包括肾上腺皮质激素、自由基清除剂及钙通道阻滞剂等。

5. 高压氧治疗

高压氧治疗急性中毒的机制主要包括：①能使机体增加血氧含量、氧分压及氧弥散能力,从而改善机体缺氧程度。②使脑血管收缩,减少11%～18%脑血流量,改善脑缺氧程度。③增加椎动脉血流,激活酶系统和增加脑干供血情况,有利于昏迷患者的促醒及维持生命功能。④增加红细胞的可变性,降低血液黏度,抑制血液系统凝固,从而改善微循环状况。⑤改善心肌缺氧,增强肝细胞的代谢及解毒能力,对肾缺血也有一定的保护作用。临床上常用高压氧治疗急性一氧化碳、硫化氢或氰化物中毒等,但急性百草枯中毒患者应禁用。

五、血液净化在急性中毒中的作用

血液净化技术在急性中毒中的作用一直以来备受关注。血液净化技术被认为能清除人体内毒物及其代谢产物,但因国内外仍缺乏相关高质量的临床研究支持,患者是否能从中获益仍不十分肯定。目前临床上使用血液净化技术的目的包括：快速清除血液中的毒物；去除有毒的代谢产物和其他由于器官功能障碍所产生的代谢产物；维持水、电解质平衡；补充有用的物质。

临床上可采用的血液净化方式包括血液透析、血液灌流、血浆置换、血液吸附、连续性血液净化等。每种血液净化方式都各有其自身的特点，我们在选择不同的血液净化方式之前必须考虑到毒物的理化性质，其中包括相对分子质量的大小、分布容积（Vd）、蛋白结合率、反跳现象等因素。理论上水溶性的物质相对分子质量小（相对分子质量＜500），其蛋白结合率低，容易通过透析膜；脂溶性的物质分子质量大（相对分子质量＞1000），其蛋白结合率高，就难以通过透析膜孔径，清除效果就差，这个时候需要一些特殊材质的透析膜。

在我们考虑需要使用血液净化技术的时候，也需要考虑到血液净化技术所带来的不良反应与并发症。目前，关于血液净化技术在急性中毒患者的应用中出现并发症或不良反应的文献报道甚少，也缺乏相关的数据。但在我们需要制订血液净化治疗方案时需要予以综合考虑。

（张伟文，王丹琼）

第二节　血液净化模式的选择

一、脂溶性毒物

脂溶性是指物质在非极性溶剂（如苯、乙醚、四氯化碳、石油醚等）中溶解的性能。脂溶性物质的分子中通常带有较长的碳链，例如烷烃、脂肪酸、油脂、脂肪等。脂溶性毒物指不溶于水而能溶于脂肪及脂类溶剂的化学毒物，如苯、甲苯、二甲苯、二硫化碳等有机溶剂即为脂溶性毒物。临床上常见的脂溶性毒物包括有机磷化合物、苯衍生物、毒鼠强、乙醚等。脂溶性毒物可经呼吸道和皮肤吸收，进入人体后将与人体的脂肪组织与脑组织等脂类含量高的组织结合，或与蛋白结合，广泛分布在人体组织中，并可通过血脑屏障到达脑组织，引起中枢神经系统的损害。脂溶性毒物常具有分子量大、蛋白结合率高及分布容积大等特点，因此，血液净化在脂溶性毒物中的应用受到一定程度的影响。在脂溶性毒物中毒的患者抢救过程中，不同的血液净化方式对治疗效果也有差别。

1. 血液透析

血液透析因其半透膜的性质及工作原理，对于许多脂溶性毒物的透析清除率低，难以有效清除血液中的毒物。但是，毒物与蛋白结合存在饱和现象，如在过饱和的状态下，解离后的物质相对分子质量足够小，仍有可能被血液透析清除，比如丙戊酸钠中毒。

2. 血液灌流

血液灌流是借助体外循环，将血液引入装有固态吸附剂的容器中，以吸附作用清除某些外源性或内源性毒物，进而达到血液净化的一种方法。吸附剂包括活性炭、中性大孔树脂和离子交换树脂。近年来，由于吸附材料和吸附技术的迅速发展，吸附疗法在临床上的应用领域也在不断扩大。树脂灌流器对蛋白结合和脂溶性分子清除较好。活性炭吸附常不可逆，而树脂是可逆吸附的。研究证实，对于脂溶性毒物中毒，血液灌流清除效果要明显优于血液透析。例如，短效巴比妥类药物的脂溶性高，进入人体后分布较广，主要分布在脂肪和脑组织中，经血液灌流治疗后可使患者神志快速恢复，对于此类药物中毒的患者首选血液灌流治疗。目前临床上也证实，早期、反复、长时间的灌流也有临床效果。三环类抗抑郁药也是脂溶性毒物，其在人体的分布容积大，若发生大剂量中毒后，经内科一般治疗的效果较差，及时迅速的血液灌流也是抢救成功的关键。对有机磷中毒的患者，如果中毒严重导致胆碱酯酶难以恢复，在此情况下应用血液灌流有助于提高抢救成功率。有机磷中毒后继发的中间综合征也越来越受到重视，临床研究表明早期应用血液灌流可以减少中间综合征的出现,有学者主张血液灌流最好在患者呼吸肌麻痹之前开展,多次开展有助于症状的改善。也有报道显示,血浆灌流吸附治疗重度有机磷中毒可取得良好的临床效果。但是需要注意的是,在血液灌流时,吸附剂不但能够吸附有机磷,同时也能吸附解毒剂,所以需要加大解毒剂的使用。乌头碱中毒在我国也是十分常见的,血液灌流有一定的作用。对于苯二氮䓬类抗焦虑药物中毒者,采取一般的对症治疗措施,往往已经足够,而开展血液透析或者血液灌流,其清除效果往往不佳。对吩噻嗪类抗精神病类药物中毒者使用血液透析或者血液灌流治疗,效果也不理想。

3. 血浆置换

血浆置换主要用于蛋白结合率高(>80%),其他血液净化方法效果不佳的毒物清除。血浆置换能够清除大分子毒物(其相对分子质量可达 3000000)。国外报道,应用血浆置换治疗出现中间综合征的有机磷中毒患者,能够减少血液中有机磷的浓度,有效促进胆碱酯酶的恢复。因此,血浆置换是一种有效的治疗方法。

4. 连续性肾脏替代治疗(Continuous renal replacement therapy,CRRT)

CRRT 在急性中毒患者中的应用也存在争议,仍有部分学者认为,CRRT 在急性中毒中的作用仍不十分明确。CRRT 治疗重症中毒患者的机制主要是通过稳定地清除致病因子和炎症介质,重建和维持机体内环境稳定,恢复细胞功能,从而保护重要器官功能。在脂溶性毒物中毒患者的治疗过程中,CRRT 往往联合血液灌流或者血浆置换等模式来达到持续清除毒物、稳定机体内环境的目的。

5. 分子吸附再循环系统(Molecular adsorbent recirculating system,MRAS)和普罗米修斯(Prometheus)系统

这两个系统适用于高蛋白结合率的大分子毒物中毒合并肝功能损伤的患者。MRAS 由白蛋白透析器(人工智能膜结构)、血液透析器、活性炭吸附罐和阴离子树脂吸附罐组成。通过特殊纤维膜的滤过作用,有选择性地清除血液中多种与白蛋白以配体方式结合的毒性物质及水溶性毒素。Prometheus 系统与 MRAS 系统均可以同时清除蛋白结合毒素和水溶性毒素,但对蛋白结合毒素的清除,Prometheus 系统优于 MRAS 系统。其原因在于 Prometheus 系统清除蛋白结合物质的机制是先将这些物质以对流形式随白蛋白跨膜转运,再通过吸附器吸附清除;而 MRAS 需要先将毒素从蛋白分子上解离下来,然后再进行跨膜转运,靠浓度梯度进行弥散清除。另外,在开展 Prometheus 系统治疗时,不需要补充大量外源性白蛋白。

6. 联合式的血液净化技术

在脂溶性毒物中毒患者的抢救过程中,毒物的清除只是治疗的一部分。在患者出现因中毒引起的脏器功能损伤时,血液净化不仅有清除毒素的作用,还具有清除炎症介质、稳定内环境、改善血流动力学、改善肝肾功能等诸多方面的作用。目前,国内外报道,运用联合式的血液净化技术,如血液灌流联合血液透析、血液灌流联合连续性肾脏替代治疗方式,在各类脂溶性毒物中毒中的应用也得到了良好的临床效果。综合性的血液净化治疗方式将成为脂溶性毒物中毒患者重要的抢救手段。

二、水溶性毒物

水溶性毒物是指能够溶于水的毒物。水溶性毒物进入人体后常表现为游离形式,与蛋白结合的概率较低。临床上常见的水溶性毒物包括扑热息痛(对乙酰氨基酚)、甲醇、乙二醇、乙酰水杨酸类、锂盐、各类金属、毒蕈等。

对于水溶性毒物中毒的患者而言,血液透析治疗效果非常好,且相对分子质量越小的毒物,其清除效果越好。血液透析在甲醇、乙二醇、乙酰水杨酸类、含锂、金属类中毒患者中能够取得良好的效果。目前认为透析的时机、强度与持续时间都将影响毒物清除的效果。对于严重的急性甲醇中毒患者,应尽早应用血液透析;而对乙醇中毒患者,因其有较好的拮抗剂,一般不需采用血液透析或其他血液净化技术,但在特殊情况下应考虑予以开展。曾有个案报道高流量血液透析成功治疗茶碱中毒的孕妇。对于对乙酰氨基酚中毒者,血液透析治疗效果也得到了肯定。

对于百草枯中毒患者采取血液净化治疗仍存在争议,有学者认为百草枯中毒是不可逆的,使用血液灌流是没有效果的,即使是在早期应用,其效果也不十分理想。也有学者提出不同的看法,认为百草枯中毒的患者应用血液灌流治疗后仍能得到一定的临床效果,关键在于灌流是否及时以及剂量是否足够。有文献报道,在服用百草枯15min内予以血液灌流的治疗效果最好,服后12h仍有效,但服后24h已不能避免肺纤维化,故应早期予以应用。对于阿片类药物中毒者,血液净化技术治疗效果尚未得到肯定,除了传统的替代治疗,国内一些文献报道血液灌流也有一定的辅助治疗效果,能够有效控制症状。

腹膜透析的适应证主要包括:①蛋白结合力低的水溶性毒物,其在体内分布相对均匀,不固定于某部位;②估计中毒剂量大,预后严重者;③中毒后伴发肾功能衰竭者;④中毒后因心血管系统不稳定而不能耐受体外循环者。与血液透析相比,其优势包括:①能清除相对分子质量较大的中等分子毒物,虽然在单位时间内清除体内的毒物或代谢产物不如血液透析迅速,但腹膜透析能实现24h持续清除毒物的予以,且不易出现血液毒物浓度和症状"反跳";②无须建立体外循环;③不应用肝素;④无须特殊设备,适用于基层医疗单位。

总体而言,在水溶性毒物急性中毒的抢救中,血液净化技术效果值得肯定,早期、及时的血液净化干预对于急性中毒的预后有积极的效果。

(张伟文,王丹琼)

第三节　血液净化治疗的时机及并发症

一、急性中毒患者血液净化的时机

临床中医生应灵活掌握指征,实现以最小成本、最低风险、最快的速度控制中毒患者的病情演变,以确保患者的生命安全。当出现下列情况之一时,可考虑行血液净化治疗:①临床状况出现进行性恶化时;②出现脑干功能抑制、呼吸抑制、低血压及低体温;③出现严重并发症如感染,甚至血流感染;④累及脏器功能,致机体对药物清除功能障碍,如肝、肾功能异常;⑤毒物(如甲醇、乙二醇)对体内环境有严重影响或具有明显延迟效应;⑥血液净化清除率高于内源性清除;⑦证实或预计中毒程度严重,威胁生命安全时。但当出现以下情形之一时,不建议使用血液净化技术:①作用迅速的毒物(如氰化物);②毒物的代谢清除率超过血液净化清除率;③毒物损害不可逆;④毒性低的毒物或毒性高但无严重器官损伤时;⑤有特效解毒剂的毒物。

二、血液灌流的并发症

血液净化技术如CRRT、血浆置换、血液透析等的并发症已在其他章节内详细叙述,这里主要提及血液灌流的并发症。其治疗过程中的并发症包括:①血小板降低,这主要是由于活性炭可吸附小于30%的血小板,但血小板通常在停止血液灌流后24~48h内可恢复正常;②一过性白细胞减少,约减少小于10%白细胞总数,同时激活补体和促使白细胞附集于血管壁;③降低纤维蛋白原和纤维连接蛋白;④低体温;⑤低钙血症;⑥低血糖。

综上所述,急性中毒患者的治疗强调综合治疗方案。早期诊断、及时脱离中毒环境、尽可能清除毒物、解毒剂的有效使用及综合的对症支持治疗是急性中毒患者抢救成功的关键。在治疗过程中,不同理化性质的毒物,其治疗方式也有所区别,在运用血液净化技术治疗急性中毒的过程中更要根据毒物的种类差异选择不同的血液净化模式。近年来,随着血液净化技术的不断发展,其在应用领域方面亦得到了不断拓展,该技术在急性中毒中的应用也得到发展。一方面,随着不同模式的运用组合、不同吸附材料的进步,血液净化技术清除体内毒物的能力将不断得到提高;另一方面,血液净化技术在脏器功能的支持方面、在综合治疗这个重要环节中起到更为重要的作用。

(张伟文,王丹琼)

第四节　血液净化在有机磷杀虫药中毒中的应用

一、定义及流行病学特征

有机磷酸酯类农药(Organophosphorus pesticide)仍是当今生产和使用最多的农药,是用于防治植物病、虫、害的含有机磷的有机化合物。品种达百余种,大多属剧毒或高毒类。在生产和使用过程中均可引起急慢性中毒,目前以误服和自服农药中毒为主,且最为严重,病死率达 15%～30%。有机磷农药中毒在大多数亚洲国家是一个重要的临床和公共健康问题。每年有 200000 人死于有机磷农药中毒,以农村人口为主。

二、病因和中毒机制

1. 分类

有机磷酸酯类农药(简称"有机磷"农药)为油状液体,工业品呈淡黄色至棕色,具有大蒜臭味。一般不溶于水,而溶于有机溶剂及动植物油,对光、热、氧均较稳定,遇碱易分解破坏。而敌百虫却是例外,敌百虫为白色结晶,能溶于水,遇碱可转变为毒性较大的敌敌畏。目前,国内生产的有机磷酸酯类农药有几十种,按其毒性分为 3 大类:①剧毒类包括对硫磷(Parathion1605)、内吸磷(1059)、甲拌磷(Thimet)等。②高毒类包括甲基对硫磷、敌敌畏(Dichlorphos)、乐果(Rogor)(中度毒性)、敌百虫(Dipterex)(中度毒性)等。③低毒类包括马拉硫磷(Karbofos)、敌百虫及乐果。

2. 进入人体途径

有机磷农药可经皮肤、呼吸道和消化道吸收,口服中毒者自口服后 6h,可达到血药浓度高峰,迅速随血液分布到全身各组织器官,在脂肪组织中储存,脂肪中的浓度可达血液浓度的 20～50 倍,并可自脂肪组织释放分布到血液引起再次中毒。有机磷农药在体内部分与胆碱酯酶结合形成磷酰化胆碱酯酶,其余部分在体内多种酶参与下进行代谢转化,如水解磷酸键的酯酶、羧酯水解酶和谷胱甘肽转移酶等。其代谢产物因与许多基团(如羧酸、巯基、葡萄糖醛酸和谷胱甘肽等)相结合,而失去抑制胆碱酯酶的能力,由尿排出体外。

3. 发病机制

乙酰胆碱是生物神经传导的主要物质之一,在脊椎动物的神经系统中,乙酰胆碱作为传递介质,作用于胆碱能突触,包括中枢神经系统突触、运动神经的神经肌肉接头、感觉神经末梢突触、交感神经及副交感神经各神经节突触,以及所有神经节和交感神经末梢的汗腺、血管、肾上腺髓质等处的交感神经末梢。乙酰胆碱酯酶是一个水解酶,以乙酰胆碱为底物,因此,当乙酰胆碱酯酶受到抑制时,乙酰胆碱的正常代谢就会出问题,导致神经传导的异常,表现为中毒。有机磷杀虫药不仅可以抑制乙酰胆碱酯酶的活性,而且在其磷酰化作用下,使乙酰胆碱酯酶与有机磷酸酯发生亲电反应,更加促进了其对乙酰胆碱酯酶的抑制作用。所幸,有机磷杀虫药对乙酰胆碱酯酶的这种抑制作用是可逆的,酶经磷酰化后,虽然水解作用极为缓慢,但仍能自发地放出磷酸使酶复活。所以,有机磷中毒者经救治后,可以逐步缓慢恢复,但恢复速度比较缓慢。临床上常用的有机磷农药解毒剂,如阿托品、解磷定等都是亲核性试剂,通过攻击磷酰化的乙酰胆碱酯酶中的磷原子并取代它们,从而使乙酰胆碱酯酶复活。然而,由于这种反应是可逆的,如果摄人体内的有机磷物质没有及时经代谢反应而排出体外，那么虽然在解毒剂的作用下，酶活性得以恢复，但是在反应中产生的大量有机磷酸酯还会再次与乙酰胆碱酯酶结合。因此，在救治有机磷农药中毒患者时，除积极应用解毒剂外，还应及时将摄入体内的有机磷物质排出体外。

某些有机磷可与脑和脊髓中的特异蛋白质"神经毒酯酶"（Neurotoxic esterase，NTE）结合，使 NTE 老化，即有机磷会抑制轴索内 NTE 的活性，使轴索内轴浆运输中的能量代谢发生障碍，轴索发生退行性变化，继发脱髓鞘病变，引起迟发性神经毒性作用。有机磷可干扰神经轴索内的钙离子/钙调节蛋白激酶Ⅱ，使神经轴索内钙稳态失衡，导致轴索变性和迟发性神经病的发生。

4. 实验室检查

胆碱酯酶活力测定是诊断有机磷农药中毒的标志酶。但胆碱酯酶活性下降并不与病情严重程度平行，故作为中毒严重程度的分级依据。在血、尿和胃液等体液中检出农药及其代谢产物，对中毒的诊断和鉴别有指导意义。

三、病理生理特点

有机磷杀虫药进入人体后，可通过抑制乙酰胆碱酯酶的活性，干扰乙酰胆碱的正常代谢，从而兴奋胆碱能神经的全部节后纤维，使平滑肌收缩增加、腺体分泌、瞳孔缩小、心率减慢、血压下降；兴奋运动神经可引起肌震颤、痉挛，严重时可发生肌力减弱以至麻痹；兴奋交感神经节和节前纤维可使血压升高、心率加快，晚期可致循环衰竭；对中枢神经系统作用则表现为先兴奋后抑制，晚期可出现呼吸中枢麻痹。

四、临床特征

1. 胆碱能危象

胆碱能危象表现主要包括以下几种。

（1）毒蕈碱样表现：患者多汗、缩瞳、流涎、恶心、呕吐、腹痛、腹泻、支气管平滑肌痉挛、支气管分泌物增多及心跳减慢。

（2）烟碱样表现：肌张力增强、肌纤维震颤、肌束颤动及心率加快，甚至出现全身抽搐，可因呼吸肌麻痹而死亡。

（3）中枢神经系统表现：神志模糊、烦躁、头昏、头痛，严重者可出现昏迷和呼吸功能衰竭。急性有机磷农药中毒的诊断分级以临床表现为主。①轻度中毒：出现轻度中枢神经系统和毒蕈碱样症状。②中度中毒：除上述临床表现外，伴有肌束颤动、大汗。③重度中毒：出现肺水肿、呼吸麻痹、昏迷和抽搐等表现。

2. 中间综合征

多发生在急性中毒后 24～96h，持续时间为 2～3d，个别长达 1 个月。其发病机制尚未明确，可能与脂肪亲和力高的有机磷农药再次分布有关；也有报道称，极可能与肟类复能剂疗效差有关。主要表现为脑神经 3～7 和 9～12 支配的肌肉、曲颈肌、四肢近端肌肉以及呼吸肌的乏力和麻痹，如不能抬头、不能睁眼和张口、吞咽困难、声音嘶哑、耸肩无力等。呼吸肌麻痹时会出现胸闷、气闷、发绀、呼吸浅快及呼吸幅度减弱。

3. 迟发性、多发性周围神经病变

少数急性中毒患者在急性症状恢复后 2～4 周出现周围神经病变，可能由于有机磷农药抑制神经病靶酯酶并使其老化所致。在临床上可表现为进行性肢体麻木，刺痛，呈对称性手套、袜套型感觉异常，伴四肢无力，双手不能持物，下肢行走困难，严重者可出现全瘫，四肢远端肌肉萎缩。

4. 非神经系统损害的表现

心肌损伤，出现期前收缩、传导阻滞、QT 间期延长，甚至出现尖端扭转型室性心律失常；肝脏血清转氨酶升高，黄疸；蛋白尿、血尿，个别患者出现急性肾功能衰竭；急性胰腺炎。

5.横纹肌溶解综合征

以四肢骨骼肌为主,表现为四肢肌肉酸痛、肿胀及茶色尿。

五、传统治疗

1.清除毒物

迅速清除毒物,阻止未吸收毒物的继续吸收。洗胃,可用生理盐水或2‰～5‰碳酸氢钠洗胃(敌百虫忌用),继而采取甘露醇或硫酸镁导泻处理。清洗有污染的皮肤、毛发等。

2.特效解毒剂应用

(1)抗胆碱能药物

①阿托品和莨菪碱类:是一类能有效阻断毒蕈碱样症状和解除呼吸中枢抑制的药物。阿托品用量:轻度中毒为2mg;中度中毒为2～4mg;重度中毒为3～10mg,肌肉注射或静脉注射。必要时每隔15min给药1次。根据有无异常分泌、体温及脉搏情况调整阿托品用量。山莨菪碱在解除平滑肌痉挛,减少分泌物,改善微循环、调节体温等方面的效果优于阿托品,且无大脑兴奋作用,可以持续应用。

②长托宁(盐酸戊乙奎醚):是新型抗胆碱能药物。对毒蕈碱(Muscarine,M)受体亚型具有选择性:对 M_1、M_3 受体具有较强的选择性,对 M_2 受体选择性较弱。肌注后10～15s起效,$T_{1/2}$ 为10.4h。与阿托品比较,长托宁用药量有所减少且给药间隔时间有所延长,并可显著减少中间综合征的发生。剂量:轻度中毒为2mg;中度中毒为4mg;重度中毒为6mg。肌肉注射给药,1h后给予首剂的1/2,以尽快达到"长托宁"化。在给药后,若出现口干、皮肤干燥、肺部啰音减少或消失、精神好转,则维持用量为1～2mg,每6～12小时给药1次。

(2)肟类复能剂:国内现有的肟类复能剂有氯解磷定、碘解磷定,它们可使抑制的胆碱酯酶复能,并能减轻或消除烟碱样作用,应及早、足量、重复地应用。氯解磷定行首剂15～30mg/kg静脉注射,首剂后2～4h以500mg/h维持治疗,直至症状消失,血胆碱酯酶活力稳定在正常值的50‰以上。

3.对症支持治疗

一旦出现呼吸肌麻痹,应及早行气管插管或切开,保持气道通畅,并予以辅助呼吸,直至自主呼吸稳定。对严重中毒者,应积极防治肺水肿、脑水肿,做好心电图监护,加用糖皮质激素,及时纠正电解质和酸碱失调。

六、血液净化治疗

1.血液净化技术在有机磷农药中毒中的治疗原理

有机磷农药多是亲脂性及带有疏水基团的物质,相对分子质量大,易与血浆蛋白结合,且分布容积大。血液灌流治疗可利用活性炭或树脂的高比表面积,能吸附血液中游离的有机磷农药,还能竞争与有机磷农药结合的血浆蛋白,以达到清除毒物、减轻中毒的目的。血浆置换可清除血浆中的有机磷农药,同时输注新鲜血浆可加快乙酰胆碱酯酶活性的恢复速度。重度有机磷农药中毒常伴随着循环衰竭、内环境紊乱、炎症介质过度激活、血管通透性的改变、内毒素血症发生、急性肝肾功能衰竭等,虽然连续性血液透析治疗几乎不能清除有机磷农药,但通过高流量连续性血液透析可稳定内环境,清除过多炎症介质,改善血管通透性,保护脏器功能,避免多脏器功能衰竭的发生,提高机体对中毒过程的耐受性并改善其预后。

2.血液净化技术在有机磷农药中毒中的治疗地位

(1)有机磷农药的清除:①大量口服有机磷农药患者洗胃不彻底,还有使用阿托品会抑制肠道的排泄作用,这些均会延迟肠道对有机磷农药的吸收。②有机磷农药在脂肪组织中的浓度是血浆浓度的20～50倍,大部分有机磷农药储存在脂肪组织中,故会导致机体对毒物的清除率下降,同时当血浆浓度下降时,脂肪组织中的毒物可再次缓慢释放入血引起胆碱酯酶出现持续抑制。因此,早期开展血液灌流和多次血液灌流能有效清除毒物,减少抗胆碱能药物和肟类复能剂的使用剂量,以减少并发症并提高抢救成功率。

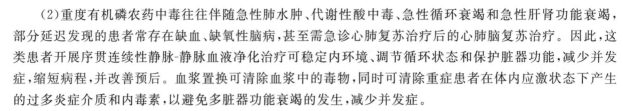

（2）重度有机磷农药中毒往往伴随急性肺水肿、代谢性酸中毒、急性循环衰竭和急性肝肾功能衰竭，部分延迟发现的患者常存在缺血、缺氧性脑病，甚至需急诊心肺复苏治疗后的心肺脑复苏治疗。因此，这类患者开展序贯连续性静脉-静脉血液净化治疗可稳定内环境、调节循环状态和保护脏器功能，减少并发症，缩短病程，并改善预后。血浆置换可清除血浆中的毒物，同时可清除重症患者在体内应激状态下产生的过多炎症介质和内毒素，以避免多脏器功能衰竭的发生，减少并发症。

3.血液净化技术在有机磷农药中毒中的治疗方式选择

轻、中度有机磷农药中毒患者一般不用开展血液净化治疗，因为常规传统疗法就可获得显著的疗效。对于重度有机磷农药中毒患者，目前大多数研究均表明在常规疗法的基础上加用血液净化治疗能提高救治成功率。但因血液净化会清除阿托品和解磷定，故治疗期间须根据病情调整药物剂量。

（1）血液灌流：口服有机磷农药中毒者应尽早（2h 内）行血液灌流治疗，中毒 6～7h 为最佳时间，病情严重者可在 12h 内行血液灌流治疗；病情严重、有反复倾向或者出现中间综合征患者，可每间隔 12～24h 行多次灌流治疗，直至症状缓解，每次灌流持续时间为 2.5～3h。

（2）血液透析联合血液灌流：理论上采用两者联合的方式，既可通过血液灌流起到清除毒物的目的，又可以通过血液透析达到清除水分和小分子毒素、纠正电解质和酸碱平衡紊乱的效果。目前亦有研究结果表明采用血液透析联合血液灌流的方式，能提高重度有机磷农药中毒患者的抢救成功率。但因缺乏大样本、高质量研究结果支持，且有机磷农药为脂溶性毒物，难以通过血液透析清除，目前推荐当中毒后合并有肾功能衰竭、酸碱失衡、电解质紊乱及水钠潴留等情形时可联合使用。

（3）血浆置换：国内一项 Meta 分析发现，血浆置换能明显提高重症有机磷农药中毒患者体内胆碱酯酶的活性，以降低病死率。另有研究发现，血浆置换与血液灌流对重症有机磷农药中毒患者的疗效相似，但血浆置换成本高，血浆或白蛋白不易获得，不如血液灌流来得简单易行，不适宜在基层医院进行广泛推广。对个别重症患者，可考虑开展血浆置换治疗。

（4）连续性肾替代治疗（CRRT）：研究认为，血液灌流联合 CRRT 可起到取长补短的相互作用，进而提高患者抢救成功率。因此，对重症有机磷中毒合并严重并发症者，如肺水肿、心肺复苏、急性肝肾功能衰竭及酸碱失衡等，可考虑联合血液灌流或序贯行 CRRT 治疗，也可考虑血浆置换联合 CRRT 治疗。

（5）腹膜透析：考虑行腹膜透析主要是通过弥散的原理清除小分子物质，单用腹膜透析对重症有机磷中毒患者的抢救价值有限。对是否可采用血液灌流和腹膜透析联合的方式，目前尚缺乏有效的证据支持。目前仅有少量关于腹膜透析成功抢救重症有机磷中毒患者的报道。

（张伟文，罗　建）

第五节　血液净化在急性百草枯中毒中的应用

一、定义及流行病学特征

百草枯（Paraquat，PQ），又名克芜踪、对草快，俗名为"一扫光"，分子式为 1,1′-二甲基-4,4′-二氯二吡啶（1,1′-dimethyl-4,4′-dichloropyridine），它是一种高效能的非选择性接触型除草剂。百草枯对人畜具有很强的毒性，因误服或自服引起急性中毒的事件屡有发生，近年来其发生率呈上升趋势，尤其是在发展中国家较为突出，已成为农药中毒致死事件的常见病因。虽然我国无百草枯中毒的正式统计资料，但根据诸多文献报道，目前百草枯中毒已是最常见的农药中毒之一，在有些医院急诊科已成为死亡绝对数第一位的农药中毒类型。百草枯毒性累及全身多个脏器，严重时可导致多器官障碍综合征，其中肺是主要靶器官，可导致"百草枯肺"，早期表现为急性呼吸窘迫综合征（Acute respiratory distress syndrome，

ARDS),后期则出现肺泡内和肺间质纤维化,是百草枯中毒患者死亡的主要原因,病死率高达50%~70%。

二、病因和中毒机制

1. 病因

百草枯可以经消化道、皮肤和呼吸道吸收,目前其致死病例主要为自服或误服,成人致死量约为其20%的水溶液5~15mL(20~40mg/kg)。

2. 中毒机制

百草枯在人体的毒代动力学机制尚不清楚,多根据动物实验得知。百草枯经口摄入后在胃肠道中的吸收率为5%~15%,主要吸收部位在小肠,大部分经粪便排泄,在其吸收后的0.5~4.0h内,其血浆浓度达峰值,在体内分布广泛,几乎可分布到各个器官,分布容积为1.2~1.6L/kg。百草枯与血浆蛋白结合很少,在肾小管中不被重吸收,以原形从肾脏排出。肾脏是中毒开始时百草枯浓度最高的器官,也是百草枯排泄的主要器官,当肾功能受损时,百草枯清除率可以下降10~20倍。随着肺组织不断主动地摄取和富集百草枯,口服后约15h肺中百草枯浓度达峰值,肺组织百草枯浓度为血浆百草枯浓度的10~90倍。富含血液的肌肉组织中的百草枯浓度也较高。肺和肌肉成为毒物储存库,达峰值后可缓慢释放百草枯,使其进入血液。

百草枯中毒的毒理机制尚不明确,目前认为主要是脂质过氧化损伤所致。百草枯作为一种电子受体,待细胞摄入后,作用于细胞内的氧化-还原过程,会产生超氧阴离子自由基 O_2^-、H_2O_2、OH^-等,导致细胞膜脂质过氧化,使血清中丙二醛浓度升高、超氧化物歧化酶活性降低,引起以肺部病变(类似氧中毒)为主的多脏器损害。

其中,对于肺损伤的主要机制多认为是氧化-还原反应。百草枯通过肺泡上皮细胞和气管 Clara 细胞进入肺内,由还原型辅酶Ⅱ(NADPH)辅助的单电子还原为自由基,然后再与分子氧形成超氧阴离子,经超氧化物歧化酶(Superoxide dismutase,SOD)形成过氧化氢,进一步形成毒性更高的羟自由基(OH^-),OH^-通过与生物分子(如蛋白质或膜脂肪酸)互相作用产生更多的自由基,破坏细胞功能,导致细胞死亡。同时,百草枯中毒导致大量 NADPH 消耗,使肺内许多需要 NADPH 参与的生化反应中断,从而导致细胞损伤。有研究表明,百草枯可通过血脑屏障,使神经元 Caspase-3 酶活性增高,诱导大脑皮层神经元凋亡,并使多巴胺受体出现磷酸化抑制,产生帕金森症状。其中对于百草枯而言,神经元比星型胶质细胞更敏感,且损伤亦更严重。

三、病理生理特点

第一阶段:口服百草枯初期,因除草剂的腐蚀性,人体在口服后会立即损伤口唇、咽喉、食管和上消化道等部位。其中,舌头损伤后出现肿胀,成为“百草枯舌”。因喉咽部损伤后不能发音和不能吞咽,患者需行肠全外营养支持。口服百草枯4~8h后,在胃镜下可见食管及胃黏膜损伤。严重者甚至会出现胃、十二指肠溃疡、出血和穿孔情况,偶有可能发生腹痛和腹泻。

第二阶段:百草枯口服后第2~5天,会导致急性肾功能衰竭和肝细胞坏死。除百草枯自身具有肾毒性外,还可因大量消化液丢失导致血容量不足,肾灌注下降,显著加重肾功能衰竭。百草枯可被肾小球滤过和近端肾小管分泌。近端肾小管上皮细胞摄取百草枯后会坏死,导致百草枯分泌下降。虽然百草枯引起轻度肾功能损伤,但会使肾脏对百草枯的排泄能力明显下降,进而增加百草枯中毒患者的病死率。肾脏衰竭后迅速出现血清肌酐(Serum creatine,SCr)和尿素氮升高。肝毒性表现为肝酶学升高、黄疸,通过尸体解剖可发现组织学改变:肝脏小叶中央细胞坏死和胆汁淤积。大量口服者可于24h内出现肺水肿、肺出血。

第三阶段:口服百草枯数天至1周后,慢性迁延的肺纤维化是导致急性百草枯中毒后期预后差的主要因素。在早期,对肺纤维化的诊断可通过肺功能测定,表现为肺弥散功能下降,并且出现在动脉氧分压下降和影像学改变之前。胸部 X 线表现可滞后于临床表现,随病程进展而改变。肺部 CT 的改变则视中毒程度不同而表现各异,极重度中毒以渗出液为主,数天内即可侵犯全肺野;轻度中毒者仅表现为肺纹理增多、散发局灶性肺纤维化、少量胸腔积液等,随时间迁移,病灶可完全吸收;中重度中毒呈渐进性改变,中毒早期(1 周内)可表现为肺纹理增粗、叶间裂增宽,其中渗出性改变或实变以肺底及外带为主,可有胸腔积液,中毒后 1~2 周为快速进展期,呈向心性进展,肺渗出样改变或毛玻璃样改变的范围迅速扩大,如不能终止,可侵犯全肺,最终使患者死于严重缺氧。存活者往往在中毒 10d 左右其肺部病灶进展自动终止,以后肺部病变逐渐被机体所吸收,数月后可完全吸收,不留任何后遗症。少数患者可发生气胸、纵隔气肿等并发症。

四、临床特征

1. 轻度中毒

当百草枯摄入量<20~30mg/kg 时,患者出现轻度中毒,可无明显症状,或有轻微的恶心、咽喉部刺激症状或腹泻。肾脏和肝脏无损伤或损伤程度为极轻微。肺纤维化也较为罕见,一般不留后遗症。

2. 中重度中毒

当百草枯摄入量>20~30mg/kg,但<40~50mg/kg(相当于 70kg 成人口服 7.5~15mL 含 20％浓度的百草枯溶剂)时,患者为中重度中毒,出现咽喉部和消化道的刺激性和腐蚀性坏死,同时会出现急性肾小管坏死(12~48h)、肺出血(24~48h),1~2 周出现肺纤维化。多于 2~3 周后死于呼吸衰竭。

3. 暴发性中毒

当百草枯摄入量>40mg/kg(相当于 70kg 成人口服 15mL 含 20％浓度的百草枯溶剂)时,患者常常在数小时或数日内死亡,多表现为多脏器功能衰竭,包括 ARDS、脑水肿、心肌损伤,伴有心脏、中枢神经系统、肾上腺、胰腺、肝脏和肾功能衰竭,其中急性化学性肺炎、休克、代谢性酸中毒和抽搐已有报道。另外,恶心、呕吐和腹部疼痛也常出现,甚至会出现血性腹泻。全身骨骼肌也可出现广泛变性或纤维化。病情进展迅速,常于 1~4d 内死亡,极少患者会存活。

五、传统治疗

目前,急性百草枯中毒尚无特效解毒药物,治疗以减少毒物吸收、促进体内毒物清除和对症支持治疗为主。

1. 阻断毒物吸收

彻底清洗被污染的皮肤、黏膜和眼睛。经口中毒者应立即催吐,用清水或 2％碳酸氢钠彻底洗胃。然后,用 30％漂白土、皂土或 60g 活性炭灌胃,以吸附在胃肠道黏膜上的百草枯,再予以硫酸镁、硫酸钠或 20％甘露醇导泻,以清除毒物。

2. 促进毒物排除,补液利尿

急性百草枯中毒患者都存在一定程度的脱水,适当补液联合静脉注射利尿剂有利于维持适当的循环血量与尿量[1~2mL/(kg·h)],对于患者肾脏功能的维护及百草枯的排泄可能有益,但补液利尿治疗须关注患者的心肺功能及尿量情况。

3. 药物治疗

(1)糖皮质激素及免疫抑制剂:早期联合应用糖皮质激素及环磷酰胺冲击治疗对中重度急性百草枯中毒患者可能有益,建议对非暴发性中重度百草枯中毒患者进行早期治疗,可给予甲泼尼龙15mg/(kg·d)或等效剂量的氢化可的松,环磷酰胺 10~15mg/(kg·d)。

(2)抗氧化剂:超氧化物歧化酶(SOD)、谷胱甘肽、N-乙酰半胱氨酸(N-acetylcysteine,NAC)、金属硫蛋白(Metallothionein,MT)、维生素 C、维生素 E、褪黑素等可以清除氧自由基,减轻肺损伤。

4.支持治疗

（1）氧疗及机械通气：急性百草枯中毒患者应避免常规给氧。基于目前对百草枯中毒毒理机制的认识，建议将 $PaO_2<40mmHg$（5.3kPa）或 ARDS 作为氧疗指征。目前尚无机械通气增加存活率的证据，若有条件准备行肺移植者，机械通气可延长患者存活时间。

（2）营养支持：消化道无明显损伤患者可早期进食流质或软食。对于消化道损伤严重而禁食的患者，应注意实施肠外营养支持，必要时应给予深静脉高营养支持治疗。

（3）对症处理：对频繁呕吐的患者，可用5-羟色胺受体拮抗剂或吩噻嗪类止吐剂控制临床症状，避免使用胃复安等多巴胺拮抗剂，因为这类药物可减弱多巴胺对肾功能的恢复作用。对腐蚀样疼痛症状明显的患者，可用强镇痛剂（如吗啡等），同时使用胃黏膜保护剂及抑酸剂等。针对器官损伤可给予相应的保护剂，并维持其生理功能。

六、血液净化治疗

1.血液净化技术在百草枯中毒中的治疗原理

（1）血液透析：百草枯属水溶性、小分子物质（相对分子质量为257.16），其内源性清除率为 $24mL/(min \cdot kg)$，理论上可被血液透析所清除。血液透析对百草枯的清除率约为150mL/h，但当百草枯血浆浓度大于0.5mg/L时，其清除率明显下降。

（2）血液灌流：百草枯分布容积为 $1.2\sim1.6L/kg$，可被血液灌流清除，但正常肾脏对百草枯的清除率是血液灌流的 $3\sim10$ 倍。

（3）血浆置换：百草枯蛋白结合率为6%，在血浆中几乎呈游离状态，与组织结合后不易解离。因此，不建议将血浆置换应用于清除血中百草枯。

（4）CRRT：急性百草枯中毒时可产生大量炎症介质，且急性呼吸窘迫综合征或多器官障碍综合征是百草枯中毒的常见和严重并发症，因而在行 CRRT 治疗百草枯中毒时，除清除毒物和炎症介质外，可能对上述并发症有一定的防治作用。

（5）体外膜肺氧合（Extracorporeal membrane oxygenation，ECMO）：虽然 ECMO 无法阻断或抑制肺组织纤维化的进程，但是 ECMO 可纠正患者急性缺氧状况，减轻由呼吸衰竭引起的一系列相应并发症，改善体内主要器官的功能，使患者度过急性肺损伤的渗出期。因大多数极重度百草枯中毒患者死于早期急性肺泡炎，故 ECMO 最终能否成为抢救百草枯中毒患者的主要治疗措施值得期待。目前，ECMO 应用于百草枯中毒的抢救均为个案报告，但多未能改善最终结局。考虑到 ECMO 无法阻断或抑制肺纤维化的进程，国内有学者认为 ECMO 支持方法徒劳无益，只会徒增患者后期痛苦且给患者家属带来不必要的经济负担。

（6）MARS 和 Prometheus 系统：目前尚无 MARS 和 Prometheus 系统在百草枯中毒中的应用报道。百草枯致肝损伤是百草枯中毒患者死亡的重要原因之一，MARS 和 Prometheus 系统因有卓越的吸附脂溶性、水溶性及与白蛋白结合力高的毒素分子的能力，在百草枯中毒伴严重肝损伤的应用中有广阔的前景。

2.血液净化技术在急性百草枯中毒中的治疗地位

百草枯中毒无特效解毒剂、病死率高，通过血液净化减轻体内毒物负荷是一种重要的治疗措施。目前，在抢救百草枯急性中毒患者时常常选用血液净化措施，但目前已有的研究在血液净化方式的选择、开始治疗时间、生存时间、病死率等方面均存在极大差异，疗效尚不明确。

首先，肾脏是百草枯排泄的主要器官，中度程度以上的中毒患者均可出现急性肾功能损伤，引起肾脏对百草枯清除率下降 $10\sim20$ 倍。其次，肺和肌肉是毒物储存库，达峰值后可缓慢释放百草枯，使其进入血液。据研究表明，血液透析和血液灌流对体内百草枯有明确的清除作用。因此，根据百草枯在体内的毒代动力学，应用血液净化技术可替代和协同肾脏清除百草枯，以降低体内百草枯浓度，避免脏器摄取和储存百草枯,减低脏器损伤程度,以达到改善预后的目标。

百草枯中毒机制主要是脂质过氧化损伤,产生超氧阴离子自由基 O_2^-、H_2O_2、OH^- 等,导致细胞膜脂质过氧化,使血清中丙二醛浓度升高,超氧化物歧化酶活性降低,引起以肺部病变(类似氧中毒)为主的多脏器损害,同时产生大量炎症介质,导致多脏器功能衰竭。因此,应用血液净化技术在清除毒物的同时需清除氧自由基、炎症介质,以改善内环境,减轻脏器的中毒反应,提高脏器对中毒的耐受性。

3. 血液净化技术在急性百草枯中毒中的治疗方式选择

(1)轻度中毒:在中毒早期(4h 以内)可行血液灌流治疗。

(2)中重度中毒:口服百草枯 4h 以内应尽早行血液灌流,序贯联合连续性静脉静脉血液滤过(CVVH)治疗。血液灌流次数可根据血浆百草枯浓度的监测结果作出决定,目的是使血浆百草枯浓度低于 0.2mg/L。CVVH 通过对流、吸附和弥散作用清除毒物,推荐治疗剂量为 35mL/(kg·h)以上。同时在行 CVVH 治疗期间,应避免脱水过多导致的尿量下降,以维持肾小球对百草枯的滤过作用。百草枯属小分子物质,理论上更适合行血液透析,但由于百草枯的自身肾脏清除率远大于血液透析对毒物的清除作用,因此,血液透析仅推荐用于合并急性肾损伤的百草枯中毒患者,并与血液灌流联用。目前,多数研究表明,无论单行血液灌流,还是联用血液透析或 CVVH,均不能改善百草枯中毒患者的生存率,仅能延长其存活时间。

(3)急性暴发性中毒:此类中毒较为严重,进展迅速,病死率接近 100%。在联合开展血液灌流和 CVVH 的前提下,有条件的患者可试行血浆置换治疗。

(张伟文,罗　建)

第六节　血液净化在甲醇中毒中的应用

一、定义及流行病学特征

甲醇(Methanol)亦称木醇、木精,是无色透明、略有酒精气味的液体,易挥发,其相对分子质量为 32,体内分布容积为 0.6L/kg,几乎不与血浆蛋白结合,易溶于水及有机溶剂。甲醇中毒常导致严重的视力障碍,其致失明率为 4.1%~86.0%,严重者可以致命。在过去的几十年里,国内外均有多起集体甲醇中毒事件发生,如 2003 年 12 月云南省元江县、2004 年 5 月广东省广州市、2009 年 3 月湖北省五峰土家族自治县等地相继发生的群体性假酒中毒案;2011 年 12 月发生在印度西孟加拉邦的假酒事件,造成 167 人死亡;据荷兰毒物信息中心(Dutch Poisons Information Centre, DPIC)数据显示,在 2005—2012 年期间,仅荷兰有近 800 例甲醇中毒事件发生;而美国的毒物监测系统显示,仅在 2000 年,约 2418 例存在甲醇暴露。

二、病因和中毒机制

1. 病因

甲醇可经人体的呼吸道、消化道或皮肤吸收导致机体中毒,主要以消化道为主。多因饮用掺有甲醇的假酒或误服含有甲醇的制品(如防冻剂、清洁剂)等情况引起中毒。

2. 中毒机制

摄入的甲醇在胃肠道被迅速吸收,血清甲醇浓度在 30~60min 后即达高峰。甲醇吸收后随血液迅速分布于机体各组织中,含量与该组织的含水量成正比。在肝脏内甲醇在醇脱氢酶(Alcohol dehydrogenase，ADH)的作用下可转变为甲醛,甲醛在醛脱氢酶的作用下可迅速代谢为甲酸,甲酸与人体内的四氢叶酸在10-甲酰四氢叶酸合成酶催化下生成 10-甲酰四氢叶酸,之后经 10-甲酰四氢叶酸脱氢酶代谢为二氧化碳和水。

据相关研究证实,甲醇中毒时的毒性作用主要是其代谢产物甲酸所引起的,中毒患者血中存在大量甲酸累积,从而导致早期代谢性酸中毒的发生,中毒后期的代谢性酸中毒是由于甲酸抑制线粒体细胞色素氧化酶的活性使得组织缺氧、乳酸堆积所致,同时中枢神经系统的细胞和髓鞘等也因组织缺氧、钠钾泵衰竭而受到损害。此外,血中累积的甲酸会通过血液循环特异性损害视神经、视网膜和视乳头等。

三、临床特征

急性甲醇中毒通常表现为中枢神经系统损害、代谢性酸中毒、眼睛和消化系统损害,初期症状出现在摄食后 12～24h 内。

1. 中枢神经系统损害

可以出现头痛、眩晕、嗜睡及意识紊乱,常见于轻、中度甲醇中毒。若严重甲醇中毒者突然出现昏迷和抽搐,常提示脑水肿。

2. 代谢性酸中毒

表现为阴离子间隙增加的代谢性酸中毒。轻度代谢性酸中毒患者可无明显临床表现,仅出现二氧化碳结合力降低等,重者则可能出现呼吸困难甚至死于呼吸肌麻痹。

3. 视神经损害

甲醇中毒的眼部症状和体征包括视力模糊、视野缩小乃至完全失明。甲醇中毒的早期迹象是视盘充血和瞳孔对光反应迟钝,患者诉视力模糊、视力下降、畏光和"眼前下雪的感觉"。客观检查见视野缩小、瞳孔扩大并固定及视网膜水肿,部分患者会遗留永久性视觉障碍。

4. 消化系统损害

甲醇急性中毒常出现恶心、呕吐、腹痛、腹泻等症状,部分患者会出现血清转氨酶活性增高和胆红素含量增高。急性胰腺炎是严重甲醇中毒的常见并发症。

四、传统治疗

急性甲醇中毒的传统治疗措施包括终止毒物吸收、对症支持治疗、纠正代谢性酸中毒、应用特效解毒剂等。

1. 消化道处理,终止毒物吸收

甲醇口服后被人体吸收的速度较为迅速,平均吸收半衰期仅为 5min。考虑到胃肠道内是否有食物残留等因素,吸收高峰通常发生在饮后 30～60min,因此,很少有机会阻止其吸收。有文献报道主张给口服甲醇中毒者洗胃,但没有相应的临床证据支持,也不推荐口服活性炭治疗,因为甲醇不能被活性炭所吸附。

2. 纠正代谢性酸中毒

急性甲醇中毒患者的代谢性酸中毒程度和临床预后最具关联性。动脉血 pH 值低于 7.3,应当输注静脉注射碳酸氢钠溶液,将其纠正到正常范围(pH 7.35～7.45)。昏迷、癫痫发作与视神经损伤等都和酸中毒的严重程度有联系,因此,纠正酸中毒不仅可改善一般的酸碱平衡,还可能影响特定的病理生理学结果。

3. 特效解毒剂

乙醇和甲吡唑作为 ADH 的竞争性抑制剂,都可以延缓甲醇在体内的代谢过程,通过竞争性结合ADH,可抑制甲醇经 ADH 代谢为甲酸,从而发挥其解毒作用。摄取中毒剂量的甲醇后应尽快使用乙醇或甲吡唑,以防止甲酸的生成。

(1)乙醇:乙醇是过去常用的急性甲醇中毒解毒药,但因缺少前瞻性研究,并未获得美国食品和药物管理局(FDA)的正式批准,在临床应用时也存在着诸多缺点。首先,要达到解毒目的,常需要使用大剂量乙醇液体以使血清乙醇浓度维持在 22mmol/L(100mg/dL)以上或其摩尔浓度为血清甲醇浓度的 25%,这在临床救治中极为不便。其次,临床治疗需使血清乙醇至少维持约为 22~33mmol/L 的有效浓度,若血清乙醇浓度低于 22mmol/L 时,将达不到理想治疗效果,而乙醇的药代动力学特性不稳定,因此,在治疗过程中要频繁地监测血清乙醇浓度,并根据血清浓度及时调整乙醇剂量和滴注速度。再次,有效剂量的乙醇会使中枢神经系统受到不同程度的抑制并会引起肝损害、胃炎、胰腺炎、低血糖症等一系列不良反应。因此,目前国内外学者均越来越倾向使用甲吡唑。

(2)甲吡唑:2000 年,美国 FDA 批准甲吡唑作为急性甲醇中毒的治疗药物。目前,在欧美许多国家,甲吡唑已作为治疗急性甲醇中毒的一线药物。临床上常规使用的剂量均能使血浆甲吡唑达到约 10μmol/L 的有效治疗浓度,不需要大剂量给药,且不良反应少。因此,甲吡唑治疗急性甲醇中毒比乙醇更方便、更有效、更安全,但价格昂贵。其在治疗急性甲醇中毒的临床应用指征包括血清甲醇浓度≥6.2mmol/L(20mg/dL)或最近有中毒量的甲醇摄入史并且渗透间隙>10mOsm/L,或强烈怀疑为甲醇中毒,并且至少需具备以下 2 个条件:①动脉血 pH 值<7.3;②血清碳酸氢盐浓度<20mmol/L;③渗透间隙>10mOsm/L。推荐使用甲吡唑治疗的首次负荷剂量至 15mg/kg,之后每 12 小时给药 10mg/kg 一次,共 4 次,其后将剂量增加为 15mg/kg,同样每 12 小时给药一次,直至血清甲醇浓度降到致毒浓度以下为止。但因甲吡唑能通过血液透析得到清除,因此,对接受血液透析的患者,需调整甲吡唑的剂量,可通过以下两种方式:①每次给药剂量维持不变,但缩短给药间隔,在给予首剂负荷量后 6h 给予第二次用药,之后每 4 小时给药一次。②在给予甲吡唑首剂负荷量后,以 1~1.5mg/(kg·h)的剂量进行维持治疗。

4. 对症支持治疗

对于视神经、视网膜损伤者,用眼罩避免光线对眼睛的直接刺激,并给予改善微循环药物、维生素及神经生长因子促进损伤神经的恢复;对呼吸困难患者,及早行气管插管或气管切开,保证呼吸通畅;其他治疗措施包括保护肝脏、营养心脏、抗感染、补充电解质、防治脑水肿等。

五、血液净化治疗

1. 血液净化技术在甲醇中毒中的治疗原理

甲醇的代谢产物甲酸是急性甲醇中毒病理变化的主要参与者,甲醇相对分子质量为 32,几乎不与血浆蛋白结合,甲酸的相对分子质量为 46,两者均为小分子物质,能通过血液透析得以有效清除。另外,血液净化还能纠正患者代谢性酸中毒和电解质紊乱,稳定机体内环境,并对肝、肾等多脏器功能起到支持作用。

2. 血液净化技术在甲醇中毒中的治疗地位

虽然乙醇及甲吡唑等都是急性甲醇中毒的有效解毒药,但这些药物只能通过抑制甲醇在体内的代谢过程,减少甲酸等代谢产物的产生,而对于已经产生的甲酸以及由此引起的代谢性酸中毒则无效。及时清除甲醇和甲酸,纠正代谢性酸中毒是治疗关键。大量研究证实,早期行血液净化(主要是指血液透析)是抢救急性甲醇中毒最有效、最安全的方法,能明显改善患者的预后,降低病死率。

3. 血液净化技术在甲醇中毒中的治疗方式选择

(1)血液透析:甲醇及甲酸易溶于水且相对分子质量小、易透过半透膜的特性,决定了血液透析是清除甲醇及甲酸最好的血液净化方式。研究认为,当血液透析血流速度为 100~400mL/min 时,甲醇的清除率为 200mL/min,而甲酸的清除率为 223mL/min,均明显高于其体内自身清除率。血液透析还能纠正中毒患者的代谢性酸中毒,而严重的代谢性酸中毒与急性甲醇中毒病死率直接相关。

目前推荐的血液透析指征:①严重代谢性酸中毒(动脉血气 pH 值<7.25~7.30);②出现视力、眼底、精神异常;③经积极支持治疗,病情仍然继续恶化;④肾功能衰竭;⑤常规治疗不能纠正的电解质紊

乱;⑥血清中甲醇浓度>500mg/L。也有学者认为,只要在临床上出现严重代谢性酸中毒或视乳头、视网膜水肿,或者神经系统症状较重,即便患者的血清甲醇浓度不高,也应早期进行血液透析,否则将会使大部分患者失去最佳的救治机会。

血液透析传统的终点标准是血清中检测不到甲醇,或浓度低于 250mg/L,且酸碱失衡得到纠正;在未检测甲醇浓度的情况下,推荐 8h 血液透析相对合适。通常在血液透析停止后 36h,甲醇再分布可能会导致甲醇浓度增高至 200mg/L 以上,此时,重复血液透析是必要的。

(2)血液滤过:血液滤过与血液透析相似,均对水溶性且蛋白结合率低的物质有较好的清除效果,因此,血液滤过对于甲醇及其代谢产物同样有清除效果。不同的是血液滤过对大、中分子的清除效果优于血液透析,但对小分子溶质的清除效果则逊于血液透析。理论上血液滤过对于甲醇及其代谢产物的清除效果较血液透析差。Kan G 等研究并证实了连续性血液滤过与血液透析均能有效降低血液中的甲醇浓度,但血液透析对甲醇的清除率比连续性血液滤过要强 5 倍。

(3)其他血液净化方式:从甲醇及其代谢产物的化学性质而言,目前尚无研究推荐除血液透析及连续性血液滤过以外的血液净化方式用于急性甲醇中毒的治疗。

毋庸置疑,血液透析是抢救急性甲醇中毒的最有效、最安全的治疗措施,是其他任何治疗措施都无法取代的。连续性血液滤过治疗虽然能用于治疗急性甲醇中毒,但并不是首选措施,对于不能行血液透析的单位或者血流动力学不稳定的患者推荐使用连续性血液净化治疗。

(张伟文,方红龙)

第七节　血液净化在毒鼠强中毒中的应用

一、定义及流行病学特征

毒鼠强(Tetramine,TEM)化学名称为四亚甲基二砜四胺,其商品名包括三步倒、闻到死、四二四、没命鼠等,是一种剧毒的神经毒性杀鼠剂。毒鼠强分子为环状结构,分子式为 $C_4H_9N_4O_4S_2$,相对分子质量为 240.27,与血浆蛋白结合率低,脂溶性高,微溶于水。化学性质稳定,无论在鼠类体内还是在自然界,都难分解失效,毒力多年不减,其毒性相当于氰化钾的 100 倍,砒霜的 400 倍,对人的致死剂量为0.1mg/kg。人口服后可经消化道迅速吸收,服后数分钟即可发病,临床上以抽搐为主,反复发作,并可伴有精神症状及心、肝等脏器损害。

根据流行病学调查显示,虽然全球范围内均有人发生毒鼠强中毒的报道,但主要以我国为主。因此,为保护人民群众生命安全和维护社会稳定,我国早已明令禁止生产毒鼠强,并于 2003 年颁布《关于深入开展毒鼠强专项整治工作的通知》。自国家政策颁布以来,我国居民发生毒鼠强中毒事件迅速减少,年发患者人次从 2002 年的 1238 人次,迅速下降至 2006 年的 2 人次,近年来年发患者人次基本处于 8～35 人次。

二、病因和中毒机制

1.病因
毒鼠强中毒常因投毒、自服及误服毒物而发病。

2.中毒机制
毒鼠强经消化道、呼吸道吸收后迅速以原形分布至各器官,通过非竞争性拮抗 γ-氨基丁酸(γ-ami-

nobutyric acid，GABA)，使中枢神经呈现出过度兴奋而导致强烈的惊厥。毒性作用主要表现为兴奋中枢神经系统，对周围神经、神经肌肉接点及骨骼肌无明显影响。另有研究指出，毒鼠强可直接作用于交感神经，导致肾上腺能神经兴奋症状及抑制体内某些酶的活性，如单胺氧化酶和儿茶酚胺氧位甲基移位酶，使其失去灭活肾上腺素和去甲肾上腺素的作用，导致兴奋增强，同时其本身有类似酪氨酸衍生物的胺类作用，可使肾上腺素作用增强。毒鼠强对诸多脏器(如心脏、肝脏)亦存在毒性损害，其机理可能是毒物的直接作用所致，也可能是惊厥、缺氧等引起的继发损害。毒鼠强的主要排泄方式是通过肾脏以原形从尿中排出，但其对于肾脏损害作用甚微，确切机制尚不清楚。

动物实验证实，毒鼠强经胃肠道进入机体后，约 8 h 即可均匀地分布于全身各组织、器官，对多个脏器均有不同程度的损害，可致多脏器功能不全。尸检发现毒鼠强中毒后，患者脑、胃肠黏膜、心、肝、肺、脾、肾等脏器均有充血、水肿和广泛出血点，严重者可见到蛛网膜下腔出血、肺水肿及肺间质瘀血。尸检组织在光镜检查下可见：脑组织瘀血、水肿显著，延脑散在多处点灶状出血，小脑白质小血管周围偶见漏出性出血；肝细胞出现轻度水肿变性，灶性脂肪变性，以肝小叶中央区较为明显；心肌细胞水肿，乳头肌见多发性肌溶坏死灶及心肌收缩带坏死；部分肾小管内有钙盐沉着及存在透明管型。

三、病理生理学特点

关于毒鼠强中毒的病理生理学特点暂不明确。GABA 为脑内主要的抑制性神经递质，在中枢神经系统中分布广泛，对中枢神经系统具有广泛而强力的抑制作用。毒鼠强中毒后，GABA 的作用被非竞争性抑制，中枢神经系统呈过度兴奋状态，导致四肢抽搐、惊厥，但这种作用是可逆的，因此，患者常在中毒后数天内反复出现抽搐、癫痫样发作。

四、临床特征

毒鼠强中毒的潜伏期短，一般无前驱症状，临床主要表现为反复发作的四肢抽搐、惊厥及昏迷。中毒症状的轻重与接触量密切相关。

1. 神经系统

首发症状有头痛、头昏、乏力，有的患者会出现口唇麻木、醉酒感。严重者会迅速出现神志模糊、躁动不安及四肢抽搐等症状，继而阵发强直性抽搐，每次持续时间为 1～6min，多自行停止，间隔数分钟后再次发作，可伴有口吐白沫、小便失禁等症状，发作后意识可恢复正常。

2. 消化系统

中毒者均有恶心呕吐，伴有上腹部烧灼感、腹痛和腹泻，严重者可有呕血，中毒 3～7d 后约 1/4 病例有肝肿大及触痛。

3. 循环系统

一般有心悸、胸闷等症状，心电图出现窦性心动过缓或窦性心动过速，个别可出现期前收缩，部分心电图可有心肌损伤或缺血表现。

五、传统治疗

目前尚缺乏明确的特效解毒剂，有不少文献报道采用二巯丙磺钠联合大剂量维生素 B₆ 治疗毒鼠强中毒，能有效控制患者抽搐症状，但其是否能作为毒鼠强中毒的解毒剂有待进一步研究证实。目前，还没有一种拮抗或降低毒鼠强毒性的内科治疗方法，传统治疗主要以对症支持治疗为主。

1. 清除体内毒物

(1)催吐：对于意识清晰、经口中毒时间＜24h 的患者应立即催吐。

（2）洗胃：对经口中毒时间＜24h 的患者要进行洗胃，洗胃时使用清水即可，每次洗胃液量为300～500mL，直至洗出液为澄清状态为止，中、重度中毒患者洗胃后要保留胃管，以备反复洗胃和灌入活性炭。

（3）活性炭：轻度中毒患者洗胃后立即给予活性炭1次；中、重度中毒患者在洗胃后的最初24h 内，每6～8小时使用活性炭1次，24h 后仍可使用。剂量为成人每次50g，儿童每次1g/kg，配成8％～10％混悬液经洗胃管灌入。目前，尚无证据表明更大剂量的活性炭治疗能提高临床效果。

（4）补液利尿：有研究认为大量补液后给予利尿剂治疗能加速毒物的排泄，但毒鼠强化学性质稳定，肾脏排泄十分缓慢，故效果不佳。

2. 镇静止痉

（1）苯巴比妥：为抽搐患者的基础用药，可与其他镇静止痉药物合用。轻度中毒者的剂量为每次0.1g，每8小时肌肉注射1次；中、重度中毒者的剂量为每次0.1～0.2g，每6～8小时肌肉注射1次，儿童每次剂量为2mg/kg。抽搐停止后视具体情况减量并使用3～7d。

（2）地西泮：是癫痫大发作和癫痫持续状态的首选药物。成人每次剂量为10～20mg，儿童每次剂量为0.3～0.5mg/kg，缓慢静脉注射，成人的注射速度不超过5mg/min，儿童的注射速度不超过2mg/min。必要时可重复静脉注射，间隔时间在15min 以上，不宜加入液体行静脉滴注给药。

（3）其他：癫痫持续状态超过30min，连续两次使用地西泮仍不能有效控制抽搐者，应及时使用静脉麻醉剂（如硫喷妥钠）或骨骼肌松弛剂（如维库溴铵）进行治疗。

3. 对症支持治疗

密切监护心、脑、肝、肾等重要脏器功能，及时给予相应的治疗措施。

六、血液净化治疗

1. 血液净化技术在毒鼠强中毒中的治疗原理

毒鼠强是小分子有机氮化合物，性质稳定，微溶于水、氯仿和丙酮，难溶于乙醇。化学结构式为环状，化学性质稳定。经消化道或呼吸道黏膜吸收入血，以原形存在于体内，并很快均匀地分布于各组织、器官中。毒鼠强排泄缓慢，每天以小于25％ LD50 浓度排泄，文献报道发现，毒鼠强排泄时间最长者要在6个月后，尿中才测不到毒鼠强浓度。而血液净化技术具有迅速清除血中药物或毒物的优点。一方面，毒鼠强为环状结构的小分子物质，可通过血液灌流的吸附作用得以清除；另一方面，虽然连续性静脉静脉血液滤过（CVVH）在治疗毒鼠强中毒时的筛选系数为（0.839±0.409）～（0.686±0.253），低于患者尿液/血浆毒鼠强浓度比为（1.238±0.388）：1，但由于尿量的增加有限，最多不超过10L/d，因此，通过尿液排泄毒物是有限的，而CVVH置换液量可达90～96L/d，远大于尿量，由此清除的毒物也远多于尿液的排泄。CVVH治疗作用不仅在于对毒鼠强的持续大量清除，还包括其对内环境的稳定作用及有效的容量调节作用，并在防止毒素反跳方面的作用除肾脏外尚无其他方式可以比拟。

2. 血液净化技术在毒鼠强中毒中的治疗地位

毒鼠强中毒患者的预后与血液毒鼠强浓度密切相关，血液净化是目前唯一被证实能有效清除体内毒鼠强、提高重症毒鼠强中毒患者预后的最佳方法。

3. 血液净化技术在毒鼠强中毒中的治疗方式选择

必须强调血液净化治疗应及早进行，才能达到较好的治疗效果，一旦毒鼠强中毒后发生不可逆损害，任何治疗措施都将无济于事。

（1）血液灌流：目前已有大量的研究证实血液灌流能迅速降低血液毒鼠强浓度，明显缩短中毒患者昏迷时间，改善临床预后（包括 APACHE Ⅱ评分、GCS 评分及病死率）。临床上最常用的灌流吸附剂主要是活性炭和树脂，研究发现树脂灌流能更大程度地清除毒物，治疗效果优于活性炭的血液灌流，因此，临床上救治急性毒鼠强中毒患者宜以树脂血液灌流为首选。串联1副灌流器或2个灌流器对毒物的清除并没有显著差异。建议间隔8小时再进行血液灌流1次，因为这段时间组织中的毒物会重新释放入血。

该方式的缺点是治疗时间短,不能持续清除体内毒物,且无法纠正毒鼠强中毒所引起的内环境紊乱。

(2)血液滤过:临床上以 CVVH 最为常用。自南京"9·14投毒案"后,黎磊石研究团队首次提出 CVVH 在治疗毒鼠强中毒中的重要性,其治疗作用不仅在于对毒鼠强的持续大量清除,还包括其对内环境的稳定作用及有效的容量调节作用。

(3)血液透析:主要是基于扩散原理,通过一层半透膜,将小分子量和高水溶性的物质去除掉,毒鼠强虽然分子量小,但水溶性极差,这决定其不能通过血液透析被有效清除,目前研究也证实血液透析并不能有效降低中毒患者血液中的毒鼠强浓度。

(4)血浆置换:理论上,血浆置换不仅能有效降低血液中毒鼠强的浓度,还可以清除炎症介质、补充血液中有益成分,不失为一种理想的血液净化方式,但目前关于血浆置换用于毒鼠强中毒治疗方面的研究甚少,且在美国,血浆置换对于中毒患者而言,仅做Ⅲ级推荐(有益,但无证据证明其疗效,无法评价风险与优点)。血浆置换存在的缺点是血浆来源受限、价格昂贵、容易感染经血液传播的疾病,不能纠正水、电解质及酸碱平衡紊乱。

(5)血液灌流联合 CVVH 治疗:任何一种血液净化方式都存在局限性,目前认为血液灌流联合 CVVH 对于毒鼠强中毒的治疗效果最佳。血液灌流能迅速降低血浆毒鼠强浓度,而 CVVH 则能持续有效清除毒物,避免血液灌流后毒鼠强浓度反跳,使靶器官和组织细胞中的毒物浓度减少,减轻毒物对脏器的损害。同时,CVVH 能有效纠正毒鼠强中毒并发的低钾血症、低磷血症、低/高钠血症及代谢性酸中毒等电解质及酸碱平衡紊乱。另有研究表明,毒鼠强中毒患者血液中的单核细胞在分泌炎症介质(TNF-α、IL-6、IL-10)的功能方面受到抑制,导致机体免疫功能下降,而通过血液灌流联合 CVVH 治疗后,患者单核细胞分泌功能得到了极大改善。

(张伟文,方红龙)

第八节　血液净化在毒蕈中毒中的应用

一、定义及流行病学特征

毒蕈又称毒蘑菇、毒菌、毒茸等,全世界已知的毒蕈有百余种,目前在我国已发现 80 余种,能威胁人类生命的有 20 余种。毒蕈中毒是我国最常见的植物性中毒性疾病,根据我国突发公共卫生事件管理信息系统统计显示,2004～2011 年全国共报告毒蕈中毒事件 444 起,累计报告中毒病例为 2856 例,死亡病例为 606 例。其中毒蕈中毒事件的发生有明显的季节性和地域性,6～9 月为高发期,云南、广西、四川、贵州为高发省份。通过监测报告发现的毒蕈种类有 22 种,其中导致毒蕈中毒事件数、中毒人数和死亡人数最多的为伞菌目鹅膏菌科鹅膏菌属的致命白毒伞、毒鹅膏菌、角鳞灰鹅膏菌等 6 种毒蕈。鹅膏菌毒素对人的致死剂量为 0.1mg/kg,摄入 5～7mg 鹅膏菌毒素足以引起严重后果,病死率高。

二、病因和中毒机制

1. 病因

误将野生毒蕈当作可食用蕈是中毒的主要原因,其他引起中毒的原因还包括餐馆或商家出售的野生食用菌混杂了不适宜食用的蕈类,食用者一次食用过多的蕈类而引起肠胃不适应,以及加工方式不当(如没有完全煮透)等。家庭是毒蕈中毒的主要发生场所。

2. 中毒机制

毒蕈中所含的毒素种类繁多,每种毒素的毒理学机制存在差异,且至今仍未能全部明确。研究表明,毒蕈中毒素的毒理学机制常涉及如下几方面：①抑制 RNA 聚合酶的作用：毒素可通过抑制机体的 RNA 聚合酶活性，使 DNA 转录成 RNA 的过程受限，影响机体正常蛋白质的合成，最终引起细胞合成停止及凋亡，这是引起肝脏受损的主要机制。②氧自由基：毒蕈中毒早期出现血浆及肾脏过氧化脂质增高，但肾脏呈现为 Na^+-K^+-ATP 酶活性、超氧化物歧化酶活性、过氧化氢酶活性降低，表明氧自由基可能参与致肾脏损伤的过程。③某些毒素可对谷氨酸脱羧酶、γ-氨基丁酸转氨酶产生抑制作用，还有的毒素可抑制乙醛脱氢酶导致乙醛积聚中毒，甚至有的毒素可在体内刺激 γ-氨基丁酸受体，从而作用于相应的靶器官发挥毒理学作用。

以鹅膏菌毒素为例，按其氨基酸的组成和结构分为鹅膏毒肽、鬼笔毒肽和毒伞素 3 类，其中起主要作用的是鹅膏毒肽。鹅膏毒肽能溶于水，相对分子质量约为 880，化学性质稳定，耐高温和酸碱，可导致以肝脏、肾脏为主的多器官功能衰竭。鹅膏毒肽经胃肠道吸收后通过血液循环很快进入肝细胞，选择性抑制 mRNA 聚合酶Ⅱ，阻断 mRNA 合成，又可对 RNA 聚合酶产生抑制作用，致使 rRNA、tRNA 形成受阻，最终造成肝细胞凋亡、坏死。鹅膏毒肽与聚合酶解离后，被排进胆汁中，随胆汁流入小肠中，在小肠处再次被吸收，从而形成肠肝循环，如此反复对肝脏造成损害。鹅膏毒肽对肾脏的毒理学机制主要包括氧自由基的损伤；破坏肾小管；通过与肾脏近曲小管上皮细胞 RNA 多聚酶相结合，使 mRNA、tRNA、rRNA 合成受阻，导致细胞变性、坏死，临床中出现急性肾损伤。鬼笔毒肽为双环七肽，毒性比鹅膏毒肽弱，毒素作用较快，也以肝脏毒性作用最为显著。毒素侵入肝细胞后特异性地与肝细胞内的 F-action 微丝蛋白紧密结合，使 G-action 与 F-action 之间的平衡被破坏，F-action-毒肽复合体被大量合成，从而破坏细胞的骨架结构，引起细胞膜通透性的改变，使得细胞出现水肿、渗漏。毒伞素是一类由 7 个氨基酸脱水缩合后组成的具有独特空间结构的单环七肽，其发病机理与鬼笔毒肽类似。

三、临床特征

因毒蕈毒素种类繁多、毒理学机制及毒素作用的靶器官各异，中毒患者的临床表现也多种多样。常以某一系统损伤症状为主，同时可伴有其他系统损害的症状。根据其主要特点，常分为以下几类：

1. 胃肠炎型

以胃肠道症状为主，一般潜伏期为 0.5～6h，轻者可有剧烈恶心、呕吐、腹痛、腹泻，较重者常因剧烈的呕吐和腹泻引起脱水及电解质紊乱，致血容量不足、血压下降，甚至休克，单纯胃肠炎型患者一般预后较好。多由含胃肠道刺激毒素的毒菌所致，如毒粉褐菌、毛头乳菇、白乳菇等。

2. 神经精神型

以副交感神经兴奋为主要症状，潜伏期短，除呕吐、腹泻等消化道症状外，还可出现流涎、大汗、面色苍白、流泪、瞳孔缩小、对光反射消失、心率减慢、血压下降，严重时可见呼吸困难、急性肺水肿等毒蕈碱中毒症状，有时可出现谵妄、幻觉等症状，可因呼吸衰竭或循环衰竭而死亡。有些患者以精神症状为主，可出现幻视、幻听、幻觉、忧虑、焦躁或狂笑、行动不稳、精神错乱、意识障碍、昏迷，亦可伴有瞳孔散大、心动过速、血压升高、体温上升等交感神经兴奋症状，此时临床判断较为困难。毒蝇鹅膏菌、毒光盖伞、毒蝇口蘑等中毒属于此型。

3. 中毒性溶血型

该型潜伏期较长，多为 6～12h，黄疸发生在胃肠炎症状之后，同时可见横纹肌溶解、血红蛋白尿、急性贫血、肝脾肿大等，并可引起急性肾脏损害和（或）继发性肝脏损害，严重时可引起死亡。鹿花菌、褐鹿花菌等可引起此型中毒。

4. 中毒性肝炎型

在各种毒蕈中毒中最为严重，该型患者病程长，病情重，易发生多器官功能衰竭，病死率为 50％～90％。常见于白鹅膏菌、褐鳞小伞、肉褐鳞小伞等中毒。大多数患者可见以下典型表现：①潜伏期：15～30h，一般无任何症状。②胃肠炎期：可有呕吐、腹泻，但多不严重，常在 1d 内自愈。③假愈期：患者多无

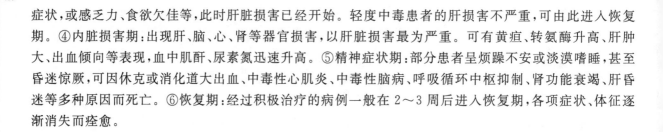

症状,或感乏力、食欲欠佳等,此时肝脏损害已经开始。轻度中毒患者的肝损害不严重,可由此进入恢复期。④内脏损害期:出现肝、脑、心、肾等器官损害,以肝脏损害最为严重。可有黄疸、转氨酶升高、肝肿大、出血倾向等表现,血中肌酐、尿素氮迅速升高。⑤精神症状期:部分患者呈烦躁不安或淡漠嗜睡,甚至昏迷惊厥,可因休克或消化道大出血、中毒性心肌炎、中毒性脑病、呼吸循环中枢抑制、肾功能衰竭、肝昏迷等多种原因而死亡。⑥恢复期:经过积极治疗的病例一般在 2～3 周后进入恢复期,各项症状、体征逐渐消失而痊愈。

四、传统治疗

1. 阻止毒物吸收

对于意识清楚的患者,可用手指刺激咽部引起呕吐和(或)行彻底洗胃处理,但对昏迷患者进行洗胃时应注意气道保护及生命体征监测。吐泻剧烈者可不必洗胃,建议应用活性炭以吸附毒素,大剂量活性炭(1～2g/kg)有助于打破肠肝循环。

2. 支持治疗

支持治疗是毒蕈中毒治疗的主要内容。昏迷患者应注意保持气道通畅,必要时建立人工气道。维持患者生命体征平稳是进一步治疗的前提。治疗各型毒蕈中毒的胃肠炎期应积极输液,纠正脱水、酸中毒及电解质紊乱。有精神症状或惊厥者应予以镇静或抗惊厥治疗,并可试用脱水剂。

3. 药物治疗

(1)含毒蕈碱的毒蕈中毒有副交感神经兴奋症状,可给予阿托品皮下或静脉注射,每次剂量为 0.5～1.0mg,15min/次,直至瞳孔扩大、对光反射迟钝、心率增加到 90 次/min 以上,即出现轻度阿托品化时,方可停药,严重者可反复给药。阿托品尚可用于缓解腹痛、吐泻等胃肠道症状,对中毒性心肌炎所致的房室传导阻滞亦有作用。但如伴有交感神经症状者,阿托品则应慎用。

(2)考虑为潜伏期比较长的肝毒型毒蕈中毒时,应在早期应用含巯基的解毒药,常用的药物如下:①二巯基丁二酸-钠(Na-DMS):将 0.5～1g 药品稀释后行静脉注射,每 6 小时一次,首次剂量加倍,症状缓解后改为每日注射 2 次,5～7d 为 1 个疗程。②二巯基丙磺酸钠:抽取 5% 溶液 5mL 行肌肉注射,每 6 小时注射一次,症状缓解后改为每日注射 2 次,5～7d 为 1 个疗程。③大剂量益肝灵(水飞蓟宾)和青霉素可保护肝脏。乙酰半胱氨酸和西咪替丁可尝试应用,但没有临床依据。肝功能衰竭的治疗主要应用保肝药物,可输注新鲜冰冻血浆等。经上述治疗无好转则应进行人工肝甚至肝移植的治疗。血液灌流或血液滤过效果尚不确定。

(3)溶血性毒蕈中毒及其他重症中毒病例,特别是有中毒性心肌炎、中毒性脑炎、严重的肝损害及有出血倾向的病例皆可应用肾上腺皮质激素,有溶血表现者除给予肾上腺皮质激素外,还应碱化尿液,注意保护肾脏功能。

五、血液净化治疗

1. 血液净化技术在毒蕈中毒中的治疗原理

血液净化在治疗毒蕈中毒中的作用主要包括:①清除进入人体内的毒素,从而减轻对组织、器官的进一步损害。②毒蕈中毒常导致肝脏、肾脏等多脏器功能不全,血液净化治疗可起到对衰竭脏器的替代、支持作用。③纠正电解质、酸碱平衡紊乱,清除代谢产物,稳定机体内环境。④重症毒蕈中毒,如中毒性肝炎患者,肝细胞凋亡坏死后机体会分泌 TNF-α、IL-1、IL-6、IL-8 等炎症介质,引起全身炎症反应综合征,而血液净化具有清除炎症介质的作用,可减轻重症毒蕈中毒所导致的全身炎症反应。

2. 血液净化技术在毒蕈中毒中的治疗地位

毒蕈中所包含的毒素多种多样、毒性强弱各异,加之毒素对肝肾等机体重要新陈代谢器官的损伤,恶化自身对毒素的清除能力,因此,想要研制出针对多种毒素有效的解毒剂非常困难。考虑毒蕈中毒无特效的解毒剂,而血液净化治疗具有清除体内毒物、清扫炎症介质、纠正内环境紊乱等重要作用,是毒蕈中毒尤其是重症患者的主要治疗手段。目前,关于血液净化在毒蕈中毒患者中的应用研究较多,但对于各种血液净化方式治疗效果,学者报道不一。普遍认为在毒蕈中毒早期,血液净化重在清除血液毒素水平、防治器官功能损害;而在中毒的中后期,血液净化则重在针对并发症的治疗。

3. 血液净化技术在毒蕈中毒中的治疗方式选择

(1)血液透析:毒素常为中分子物质,如鹅膏菌毒素的相对分子质量约为880,而血液透析一般只对相对分子质量小于500的溶质具有清除效果,因此,血液透析对于消除鹅膏菌毒素几乎无效,但对毒蕈中毒后肾功能衰竭所产生的小分子物质可通过弥散作用快速、有效地清除,且可纠正水、电解质及酸碱失衡。目前研究认为单纯血液透析治疗对于改善患者预后无明显效果,包括血液透析在内的序贯性血液净化方式对于毒蕈中毒患者才是有益的。

(2)CRRT:CRRT可以缓慢、持久地清除机体毒素、炎症介质,维持内环境平衡,同时有助于维持血流动力学稳定,在毒蕈中毒患者的救治中越来越受到重视。虽然目前大多研究认为CRRT对于毒蕈中毒的毒物清除效果不明显,但CRRT在中毒性肝炎型患者中具有优势,可清除肝细胞凋亡坏死后分泌的炎症介质,减轻全身炎症反应综合征,终止疾病进一步恶化导致的多器官功能衰竭。关于CRRT持续时间方向的研究各学者报道不一。多数研究为序贯应用CVVH联合HP或PE治疗毒蕈中毒,很少单独应用。CRRT对中毒较重、合并多器官衰竭、SIRS、存在严重内环境紊乱的患者的治疗仍有着不可替代的地位。

(3)血液灌流(HP):HP在治疗重症毒蕈中毒中有着重要作用。大部分毒素入血后易与体内的蛋白质结合形成中、大分子量的复合物,而HP可以吸附并清除相对分子质量在113~40000的水溶性及脂溶性毒物。目前主张对毒蕈中毒患者应尽早行HP治疗,但灌流器易出现饱和现象,且HP对MODS治疗效果不佳,因此,国内学者普遍认为HP联合其他血液净化方式的治疗效果更佳。一方面,血液灌流能有效清除毒物;另一方面,通过血液透析或CRRT等其他血液净化方式能排出机体代谢产物,纠正水电解质紊乱,两组起到优势互补作用。但国外学者研究认为,血液灌流联合血液透析对毒蕈中毒24h内有一定效果,超过24h后则意义不大。

(4)血浆置换(PE):考虑PE能有效清除血液中与血浆蛋白结合的毒物、炎症介质及内源性毒素,是治疗毒蕈中毒的重要血液净化方法之一。目前,研究普遍认为PE能有效清除毒蕈毒素,吴邦富等人甚至认为除血浆置换外的其他血液净化方式可能无法有效清除毒素。此外,PE还能暂时替代肝脏部分功能,有利于肝细胞再生及肝功能恢复。有研究认为,用保守联合血浆置换治疗的毒蕈中毒患者的病死率较单纯保守治疗患者明显下降。虽然血浆置换在病程的任一阶段的使用中均有效,但在中毒36h内应用血浆置换效果最好,一般而言,两次血浆置换基本能彻底清除血中毒素。

(5)分子吸附再循环系统(MARS):MARS是一种新的人工肝脏支持系统,它能通过特殊的膜和血清白蛋白有效地选择性清除患者血液中的水溶性、与白蛋白结合的毒素和物质。它不但能有效清除毒素,还能通过结合自由铜(在自由基的产生过程中起重要作用)减少自由基产生,阻止病情向多器官功能衰竭转变。MARS系统既具备血浆置换清除毒素的特点,又具备透析和连续滤过的特点,对水、电解质及酸碱平衡有一定的调节作用,对血流动力学的影响较小,而且无血浆使用的不良反应。目前研究认为,MARS是治疗毒蕈中毒致肝功能衰竭的最佳血液净化方式,能使部分肝功能衰竭患者得到恢复,以帮助需要行肝移植的患者度过肝移植等待期,但MARS费用较高。一般认为每次行MARS的治疗时间需持续6~8h比较合适。

对于轻、中度毒蕈中毒,如单纯胃肠炎型患者,血液净化可能并不是必需的治疗手段,对症支持治疗同样能使患者获得痊愈。对于重度毒蕈中毒患者,建议早期实施血液净化治疗,但究竟采取何种血液净化方式尚存在争议,通常认为采取可以优势互补的序贯性血液净化方式对改善患者的预后有重要意义。目前,运用较多的方式有血液灌流联合血液透析或连续性血液滤过、血浆置换联合血液透析或连续性血液滤过。近年来，研究认为单纯 MARS 运用于毒蕈中毒致肝功能衰竭患者能起到良好的效果。考虑到不同的血液净化方式各有优点、缺点，在临床应用时，更应该结合患者病情、毒素特性，合理选择，做到"个体化"原则，使血液净化在治疗毒蕈中毒中发挥最大的作用。

（张伟文，方红龙）

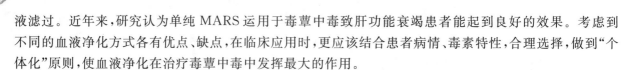

参考文献

[1]Barceloux DG，Bond GR，Krenzelok EP，et al. American Academy of Clinical Toxicology practice guidelines on the treatment of methanol poisoning[J]. J Toxicol Clin Toxicol，2002，40(4)：415-46.

[2]Bayliss，G. Dialysis in the poisoned patient[J]. Hemodial Int，2010，14(2)：158-167.

[3]Chen JG，Eldridge DL，Lodeserto FJ，et al. Paraquat ingestion：A challenging diagnosis[J]. Pediatrics，2010，125(6)：1505-1509.

[4]Dehua G，Daxi J，Honglang X，et al. Sequential hemoperfusion and continuous venovenous hemofiltration in treatment of severe tetramine poisoning[J]. Blood Purif，2006，24(5-6)：524-530.

[5]Dinis-Oliveira RJ，Duarte JA，Sanchez-Navarro A，et al. Paraquat poisonings：Mechanisms of lung toxicity，clinical features，and treatment[J]. Crit Rev Toxicol，2008，38(1)：13-71.

[6]Djnis-Oliveira RJ，de Pinho PG，Santos L，et al. Postmortem analyses unveil the poor efficacy of decontamination，anti-inflammtory and immunosuppressive therapies in paraquat human intoxications[J]. PLoS One，2009，4(9)：7149.

[7]Gawarammana IB，Buckley NA. Medical management of paraquat ingestion[J]. Br J Clin Pharmacol，2011，72(5)：745-757.

[8]Gil HW，Kim SJ，Yang JO，et al. Clinical outcome of hemoperfusion in poisoned patients[J]. Blood Purif，2010，30(2)：84-88.

[9]Guven M，Sungur M，Eser B. The effect of plasmapheresis on plasmacholinesterase in a patient with organophosphate poisoning[J]. Hum Exp Toxicol，2004，23(7)：365-368.

[10]Hong SY，Yang JO，Lee EY，et al. Effect of haemoperfusion on plasma paraquat concentration in vitro and in vivo[J]. Toxicol Ind Health，2003，19(1)：17-23.

[11]Jander S，Bischoff，Woodcock BG. Plasmapheresis in the treatment of Amanita phalloides poisoning：Ⅱ. A review and recommendations[J]. Ther Apher，2000，4(4)：308-312.

[12]Kan G，Jenkins I，Rangan G，et al. Continuous haemodiafiltration compared with intermittent haemodialysis in the treatment of methanol[J]. Nephrol Dial Transplant，2003，18(12)：2665-2667.

[13]Kang MS，Gil HW，Yang JO，et al. Comparison between kidney and hemoperfusion for paraquat elimination[J]. J Korean Med Sci，2009，24(1)：156-160.

[14]Kantola T，Kantola T，Koivusalo AM，et al. Early molecular adsorbents recirculating system treatment of amanita mushroom poisoning[J]. Ther Apher Dial，2009，13(5)：399-403. [15]Kim Z，Goldfarb DS. Continuous renal replacement therapy does not have a clear role in the treatment of poisoning [J]. Nephron Clin Pract，2010，115(1)：1-6.

[16]Kneser J. Successful treatment of life threatening theophylline intoxication in a pregnant patient by hemodialysis [J]. Clin Nephrol，2013，80(1)：72-74.

[17]Kute VB，Godara SM，Shah PR. et al. Hemodialysis for Methyl Alcohol Poisoning：A single-center experience[J]. Saudi J Kidney Dis Transpl，2012，23(1)：37-43.

［18］Kwong TC. Organophosphate pesticides: biochemistry and clinical toxicology［J］. Ther Drug Monit 2002,24(7):144-149.

［19］Lu YQ, Jiang JK, Huang WD. Clinical features and treatment in patients with acute 2, 4-dinitrophenol poisoning［J］. J Zhejiang Univ Sci B,2011,12(3):189-192.

［20］Meertens JH. Haemodialysis followed by continuous veno-venous haemodiafiltration in lithium intoxication:A model and a case ［J］. Eur J Intern Med,2009,20(3):70-73.

［21］Mendonca S, Gupta S, Gupta A. Extracorporeal management of poisonings. Saudi J Kidney Dis Transpl,2012,23(1):1-7.

［22］Michael E, Nick AB, Peter E, et al. Management of acute organophosphorus pesticide poisoning ［J］. The Lancet,2008,371(8):597-607.

［23］Monaghall KN, Aciemo MJ. Extracorporeal removal of drugs and toxins［J］. Vet Clin North Am Small Anita Pract,2011,41(1):227-238.

［24］Monaghall KN, Aciemo MJ. Extracorporeal removal of drugs and toxins［J］. Vet Clin North Am Small Anita Pract,2011,41(1):227-238.

［25］Muller, D and Desel H. Common causes of poisoning: Etiology, diagnosis and treatment［J］. Dtsch Arztebl Int,2013,110(41):690-699.

［26］Mustafa Y, Ahmet S, Mehmet OA, et al. Effectiveness of therapeutic plasma exchange in patients with intermediate syndrome due to organophosphate intoxication［J］. American Journal of Emergency Medicine,2013,31(6):953-957.

［27］Nakae H. Blood purification for intoxication［J］. Contrib Nephrol, 2010,166(7):93-99.

［28］Nakae H. Blood Purification for Intoxication［J］. Contrib Nephrol,2010,166(7):93-99.

［29］Pichamuthu K, Jerobin J, Nair A, et al. Bioscavenger therapy for organophosphate poisoning-an open-labeled pilot randomized trial comparing fresh frozen plasma or albumin with saline in acute organophosphate poisoning in humans［J］. Clin Toxicol, 2010,48(9):813-819.

［30］Pichon. Extracorporeal albumin dialysis in three cases of acute calcium channel blocker poisoning with life-threatening refractory cardiogenic shock ［J］. Ann Emerg Med,2012,59(6):540-54.

［31］Rietjens SJ, de Lange DW, Meulenbelt J. Ethylene glycol or methanol intoxication: Which antidote should be used, fomepizole or ethanol［J］. Neth J Med,2014,72(2):73-79.

［32］Sabzghabaee AM, Eizadi-Mood N, Montazeri K, et al. Fatality in paraquat poisoning［J］. Singapore Med J,2010,51(6):496-500.

［33］Schutt, RC, Ronco,C. Rosner H. The role of therapeutic plasma exchange in poisonings and intoxications ［J］. Semin Dial,2012,25(2):201-206.

［34］Shi Y, He J, Chen S, et al. MARS: Optimistic therapy method in fulminant hepatic failure secondary to cytotoxic mushroom poisoning—a case report［J］. Liver,2002,22(2):78-80.

［35］Sorodoc L. Is MARS system enough for A. phalloides-induced liver failure treatment? ［J］. Hum Exp Toxicol,2010,29(10):823-832.

［36］Splendiani G, Zazzaro D, Di Pietrantonio P, et al. Continuous renal replacement therapy and charcoal plasmaperfusion in treatment of amanita mushroom poisoning［J］. Artif Organs,2000,24(4):305-308.

［37］Wilks MF, Tomenson JA, Fernando R, et al. Formulation changes and time trends in outcome following paraquat ingestion in SriLanka［J］. Clin Toxicol(Phila),2011,49(1):21-28.

［38］Yi L, Yanxia G, Xuezhong Y, et al. Tetramine poisoning in China: Changes over a decade viewed through the media's eye［J］. BMC Public Health,2014,14(1):842.

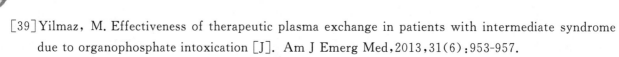

［39］Yilmaz，M. Effectiveness of therapeutic plasma exchange in patients with intermediate syndrome due to organophosphate intoxication ［J］. Am J Emerg Med，2013，31(6)：953-957.

［40］Yu C，Liu Z，Gong D，et al. The monocyte dysfunction induced by acute tetramine poisoning and corrected by continuous blood purification［J］. Arch Toxicol，2005，79(1)：47-53.

［41］Zhang Q. Successful treatment of patients with paraquat intoxication：Three case reports and review of the literature ［J］. J Zhejiang Univ Sci B，2012，13(5)：413-8.

［42］陈芝，王汉斌，邱泽武，等. 血液净化在中毒救治中的临床应用［J］. 中华急诊医学杂志，2003，12(12)：863-864.

［43］胡家昌，李艳辉. 血液净化疗法在急性中毒中的应用［J］. 中华急诊医学杂志，2005，14(6)：525-526.

［44］李斌，文亮，朗中兵，等. 活性炭和树脂血液灌流救治急性毒鼠强中毒的对比研究［J］. 中华急诊医学杂志，2003，12(9)：610-612.

［45］孟昭泉. 实用急性中毒急救 ［M］. 济南：山东科学技术出版社，2009：7-8.

［46］王质刚. 血液净化学 ［M］. 3 版. 北京：北京科学技术出版社，2010：524-527.

［47］许崇恩，郭玲，张涛，等. 体外膜肺氧合技术抢救百草枯中毒的经验和教训［J］. 中国体外循环杂志，2012，10(3)：148-150.

［48］中国医师协会急诊医师分会. 急性百草枯中毒诊治专家共识(2013)［J］. 中国急救医学，2013，33(6)：484-489.

第二十二章

血液净化在自身免疫性疾病中的应用

第一节 概 述

自身免疫性疾病（Autoimmune disease，AID）多与自身抗体相关，包括器官特异性与器官非特异性自身抗体两大类，另一特征是有主要组织相容性复合体Ⅱ（Major histocompatibitiry complexⅡ，MHC-Ⅱ）分子参与发病。由于各种原因导致机体免疫调节功能紊乱，免疫系统无法区别自身特定细胞和组织，即识别自身/非己的免疫耐受机制被破坏而引起一系列病变，如 1 型糖尿病（Type 1 diabetes mellitus，T_1DM）、类风湿性关节炎（Rheumatoid arthritis，RA，部分幼年特发性关节炎不在其中）、部分类型炎症性肠病（Inflammatory bowel disease，IBD）、多发性硬化（Multiple sclerosis，MS）、抗中性粒细胞胞质抗体（Anti-neutrophil cytoplasmic antibodies，ANCA）相关性小血管炎以及系统性红斑狼疮（Systemic lupus erythematosus，SLE）等多种疾病均属于自身免疫性疾病范畴。

一、AID 的发病机制

AID 发病机制尚未完全明确，目前研究认为在遗传和环境因素影响下，固有免疫和适应性免疫功能紊乱参与其发病。固有免疫反应涉及多种免疫细胞和免疫分子，如树突状细胞（Dentritic cell，DC）、单核-巨噬细胞（Monocyte macrophage，MC）、中性粒细胞、天然杀伤细胞（Natural killer，NK）、补体、溶菌酶及细胞因子等。适应性免疫是指 T、B 细胞针对抗原所产生的特异性免疫反应。MC、中性粒细胞及 NK 具有清除病原微生物及介导炎症反应的功能。DC 是处于固有免疫反应和适应性免疫反应间的界面细胞，是免疫反应的启动者及调节者。AID 免疫发病机制十分复杂，涉及固有免疫及天然免疫，导致其发病的最基本因素是自身免疫耐受机制被破坏。在正常生理状态下，高亲和力的自身反应性 T、B 细胞在中枢（胸腺）选择中被去掉。在中枢选择未被清除的低亲和力的自身反应性 T、B 细胞，被释放到外周血，在外周循环中遭遇缺乏细胞表面共刺激分子的并指树突状细胞（Interdigitating cell，IDC），经凋亡机制或调节性 T 淋巴细胞（Regulatory T cells，Treg）机制导致自身反应性 T 细胞无能或被抑制，产生外周免疫耐受。因此，导致自身免疫耐受被破坏的关键机制是 DC 异常活化、成熟，而 Toll 样受体（Toll-like receptors，TLRs）等模拟识别受体（Pattern recognition receptor，PRR）异常表达则是连接抗原（外源性/内源性配体）和 DC（或 MC）成熟的桥梁。

二、血液净化疗法在 AID 中的治疗

近年来，血液净化在一些重症、难治性 AID 的治疗中发挥了重要作用。血浆置换（Plasma exchange，

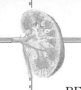

PE)和免疫吸附(Immunoadsorption，IA)是目前临床应用于 AID 的主要血液净化技术。

1. 血浆置换

PE 是指将患者血液引入血液置换装置后去除血浆或血浆中有害成分，并补充等量的置换液，达到治疗疾病的目的。目前，临床上常用的 PE 技术主要有以下两种。

(1)单重血浆置换法：将患者的血液引入血浆交换装置，通过离心或单层膜滤过将血液分成有形血细胞和血浆两部分，去除全部血浆后，代以置换同等量的新鲜冰冻血浆或白蛋白溶液。

(2)双重血浆置换过法(Double filtration plasmapheresis，DFPP)：使分离出的血浆再通过膜孔更小的血浆成分分离器，将相对分子质量大的蛋白除去，留下相对分子质量小的蛋白，再加上补充液输回人体。

PE 治疗 AID 的作用机制主要包括以下 4 个方面。

(1)清除作用：PE 可及时、快速地减少或清除血循环中的致病因子，如自身循环抗体和免疫复合物等，使强烈的免疫损伤迅速得到遏制。

(2)补充作用：在行 PE 治疗过程中可用正常人血浆置换患者已滤除的血浆成分，因而可补充多种患者缺乏的物质，如凝血因子、白蛋白和电解质等。

(3)免疫调节作用：PE 治疗可降低血浆中炎症介质的浓度，同时置换液中含有大量的免疫球蛋白，可直接改善患者的体液免疫功能；PE 还可以除去影响细胞免疫功能的细胞因子，改善细胞免疫功能，促进 T 细胞亚群恢复至正常比例。

(4)协同作用：PE 可去除循环中特异抗体，使合成抗体的 B 细胞克隆进入增殖周期，为免疫抑制剂应用创造有利条件，同时亦可防止发生"反跳"现象。

2. 免疫吸附

IA 是近十几年来在血浆置换基础上发展起来的特异性强、短期疗效好的一种新型血液净化技术，是治疗自身免疫性疾病的重要方法与前沿技术，它能使患者平稳地度过危重期，最大限度地提供"治疗窗口期"。IA 是将抗原、抗体或某些具有特定物理化学亲和力的物质作为配基与载体结合，制成吸附柱，使分离出的血浆经过免疫吸附柱，利用其特异性吸附性能，选择性或特异性地清除患者血液中内源性致病因子，从而达到净化血液、缓解病情的目的。免疫吸附治疗分为血浆灌流和全血灌流两种方式。因吸附剂或多或少对血细胞有损伤或激活作用，所以临床上一般使用血浆灌流法，全血灌流很少应用。在进行血浆灌流时，先用膜分离器或离心机将血液的有形成分和血浆分开，然后血浆以一定的速度通过吸附柱进行免疫吸附，最后与有形成分汇合并回输至体内。一般使用双柱进行交替使用，利用抗体被免疫吸附剂吸附后，在酸性环境下脱落的原理。吸附柱吸附达到饱和后两柱的工作状态进行切换，一个柱进行免疫吸附，同时另一个柱进行再生处理，再生处理为先用洗脱液冲洗免疫吸附柱，结合在吸附柱上的抗体脱落，随即被冲入废液袋中，完全冲净后，结合柱抗体的位点又全部暴露，活性恢复，然后用平衡液平衡，再生过程结束。血浆分离装置是血浆灌流法进行免疫吸附的必备条件。目前临床上常用蛋白 A 免疫吸附柱，其配基为葡萄球菌蛋白 A。

IA 与 PE 均通过清除体内致病因子而达到病情缓解的目的，因此，两者的临床适应证基本相同。但在 IA 治疗中，患者的自身血浆被回输，无须补充外源性血浆，可防止传染性疾病的传播。此外，免疫吸附剂具有高度选择性和特异性，对正常血浆成分包括凝血因子的影响轻微，且不影响同时进行的药物治疗，已成为血液净化的发展方向。

（应利君，吕　铁）

第二节 血液净化在重症肌无力中的应用

一、疾病定义及流行病学特征

重症肌无力(Myasthenia gravis,MG)是一种由抗体介导、细胞免疫依赖、补体参与的自身免疫性疾病,其发病与整个神经肌肉接头处信息传递障碍有关。其中 65%~85% 的患者体内存在抗乙酰胆碱受体(AChR),对抗胆碱酯酶药的治疗敏感。但尚有部分患者抗 AChR 抗体为阴性,对单一抗胆碱酯酶药治疗不敏感。任何年龄均可患病,女性略多于男性,在我国患者中年龄为 14 岁以下的儿童占全部患者的 15%~25%。成年人重症肌无力有两个发病高峰,第一个高峰为 20~30 岁,以女性多见,常伴胸腺增生;第二个高峰为 40~50 岁,以男性多见,常伴胸腺瘤和其他自身免疫性疾病。

二、病因和发病机制

环境因素与免疫遗传因素相互作用可能是导致重症肌无力发病的始动机制。其中,环境因素主要包括微生物如某些病毒的感染、某些药物如氨基糖苷类抗生素或 D-青霉胺等的使用;而免疫遗传因素则取决于不同的人类白细胞抗原(Human leukocyte antigen,HLA)等位基因、T 细胞受体、免疫球蛋白、细胞因子等化学物质的基因变异等,它们可能决定了罹患重症肌无力患者的易感性,并与种族、性别、发病年龄、伴随胸腺肿瘤、AChR 抗体检出率、临床症状和治疗效果等密切相关。

通过家族遗传性分析,目前已经明确 MG 是一种多基因参与的神经系统复杂疾病。研究显示,MG 患者的多种亚型分类和复杂的临床表现体现出较强的遗传异质性和基因多效性特点。已有研究显示蛋白酪氨酸磷酸酶非受体型 22(Protein-tyrosine-phosphatase non-receptor type 22,PTPN22)、细胞毒性 T 淋巴细胞相关抗原 4(Cytotoxic T lymphocyte associated antigen 4,CTLA4)、IL-4、IL-4 受体(IL-4R)、转化生长因子(Transforming growth factor-β_1,TGF-β_1)、烟碱型胆碱能受体 δ_1(Cholinergic receptor,nicotinic alpha 1,CHRNA1)、烟碱型胆碱能受体 8(Cholinergic receptor,nicotinic delta,CHRND)及人类白细胞抗原等位区域等 76 个基因上的多态性与 MG 易患性之间存在显著相关。

通过 MG 候选基因遗传学研究也进一步促进了 MG 分子生物学机制的阐明。在神经突触功能异常层面上,CHRNA1 编码的乙酰胆碱受体 α 亚单位是与致病性自身抗体相结合的区域,在 MG 发病中起重要作用。研究发现该基因 rsl6862847 多态位点与 MG 发病显著相关,推测该位点可能参与自身免疫调节因子(Autoimmune regulator,AIRE)转录调控,降低 AIRE 活性,通过改变自身耐受阈值触发 MG。TGF-β_1 参与细胞的增殖、分化、黏附、迁移等功能,有研究报道非洲眼肌型 MG 与 TGF-β_1 基因启动子区多态性相关,可能该病是由于增高的 TGF-β_1 诱导补体损伤导致肌纤维变性所引起的。另有研究发现,可溶性半乳糖苷结合的植物血凝素(Lectin,galaetoside-binding,soluble,LGALS)基因编码半乳凝素家族成员,该蛋白涉及细胞间黏附、基质相互作用、细胞凋亡及 RNA 剪接等过程。Pal 等先后发现,LGALS1 启动子区 rs4820293(G/A)多态位点和 LGALS8 编码区非同义多态位点 rs23713 与 MG 发病呈显著相关。此外,肾上腺素能 β_2 受体(β_2-adrenergic receptor,β_2-AR)基因编码区第 16 位密码子变异与 MG 存在关联,MG 患者 Arg16 纯合子携带者显著增加,提示该多态位点是 MG 发病的独立危险因素。

重症肌无力的发生与发展有赖于抗 AChR CD4$^+$T 细胞的活化,及其与 B 细胞相互作用产生高亲和力的特异性 AChR 抗体。根据分泌细胞因子的不同将 CD4$^+$T 细胞分为不同的亚型,其中 Th1 主要分泌 IL-2、IFN-γ 和 TNF-α,促进细胞免疫反应;Th2 细胞主要分泌 IL-4、IL-6 和 IL-10,促进体液免疫反应;而 Th3 细胞则主要分泌 TGF-β,参与免疫抑制机制。此外,NK 细胞可通过直接或间接活化 Th1 细胞、

NKT 细胞和 Treg 细胞,可通过抑制自身免疫反应等机制参与重症肌无力的病理生理过程。特异性 AChR 抗体主要通过激活补体系统、促进 AChR 降解,以及阻滞 AChR 功能等机制损害神经-肌肉接头的结构与功能。除了特异性 AChR 抗体外,部分重症肌无力患者的体内还存在抗骨骼肌特异性受体酪氨酸激酶(抗-MuSK)抗体,通过破坏 AChR 在肌小管的聚集、减少其数目而诱发机体产生重症肌无力临床症状。

三、病理生理特点

MG 的主要病理特征为突触后膜皱折减少、短缩、简单化、乙酰胆碱受体(AChR)减少。其病理学改变主要包括 3 个方面,即肌肉、神经-肌肉接头处及胸腺。肌肉的病理是非特异性的,且病理改变可以从基本正常直到出现局灶性坏死。MG 患者的肌纤维间及肌纤维内常见局灶性、多少不等的淋巴细胞浸润,称为"淋巴溢"(Lymphorrhagia),曾被认为是 MG 患者的特征性病理形态学改变。实际上该现象只能说明是自身免疫病的反应,并非只见于 MG 患者。MG 本质性的病理改变在神经-肌肉接头处,MG 是一种在神经-肌肉兴奋传递过程中发生障碍而导致的疾病。MG 患者血液中存在作用于乙酰胆碱受体的抗体,导致神经-肌肉接头突触后膜有效乙酰胆碱受体的数目减少和乙酰胆碱传递功能障碍,引起肌肉无力症状。多数患者伴发胸腺不同程度异常,横纹肌血管周围常有淋巴细胞集结。

四、临床特征

MG 患者某些特定的横纹肌群表现出波动性和易疲劳性的肌无力症状,晨轻暮重,持续活动后加重、休息后可缓解。眼外肌无力所引起的非对称性上睑下垂和双眼复视,是重症肌无力最为常见的首发症状(可见于>50%的重症肌无力患者),还可出现交替性或双侧上睑下垂、眼球活动障碍,通常瞳孔大小正常;面肌无力可导致鼓腮漏气、眼睑闭合不全、鼻唇沟变浅、苦笑或面具样面容;咀嚼肌无力可引起咀嚼困难;咽喉肌无力可致构音障碍、吞咽困难、鼻音、饮水呛咳及声音嘶哑;颈部肌肉无力可致抬头困难。肢体各组肌群均可出现肌无力症状,以近端显著;呼吸肌无力可导致呼吸困难、发绀。

目前,重症肌无力的临床分类主要采用改良 Osserman 分型。I 型(眼肌型):病变仅局限于眼外肌,无其他肌群受累和电生理学检查证据。II 型(全身型):有一组以上肌群受累,其中 II a 型为轻度全身型,四肢肌群轻度受累,伴或不伴眼外肌受累,通常无咀嚼、吞咽和构音障碍,生活能自理,II b 型为中度全身型,四肢肌群中度受累,伴或不伴眼外肌受累,通常表现有咀嚼、吞咽和构音障碍,自理生活困难。III 型(重度激进型):起病急、病情进展迅速,发病数周或数月内即可累及咽喉肌,6 个月内累及呼吸肌,伴或不伴眼外肌受累,生活不能自理。IV 型(迟发重度型):隐袭起病,缓慢进展,2 年内逐渐由 I、II a、II b 型累及呼吸肌。V 型(肌萎缩型):起病 6 个月内即可出现骨骼肌萎缩。

五、传统治疗

1. 抗胆碱酯酶药物

是本病最主要的治疗手段,抑制胆碱酯酶活性可使胆碱酯酶降解减慢,并使胆碱酯酶与受体结合的时间延长,从而代偿结合点的不足以缓解肌无力症状。临床上最常用溴吡斯的明,剂量为 180～540mg/d,分 3～4 次服用。剂量因人而异,原则上以副反应最小、改善肌力效果最好作为使用剂量的标准。

2. 免疫抑制治疗

选择应用一些免疫抑制剂如肾上腺皮质类固醇、硫唑嘌呤、环磷酰胺、环孢素等,可作为单一用胆碱酯酶药物无效的重症肌无力的治疗方案。特别是肾上腺皮质类固醇,适用于病程在 1 年内的各型肌无力及病程在 5 年以上的单纯眼肌型和眼球已经固定的慢性重症肌无力患者。另一项研究证实,用环孢素对重症肌无力患者进行长期治疗,症状改善的最高峰一般在治疗中期约 7 个月的时候(有延髓累及者的时间需相应延长)。通常在治疗的第 1～12 周,其临床发作症状逐步改善。对传统治疗无效的大多数患者而言,大约有 96％的患者可耐受这种治疗方法,能显著改善其临床症状。

3. 胸腺切除

成年人发现胸腺异常者均应考虑切除,但 60 岁以上的患者不建议手术,除非是恶性胸腺瘤。起病 1 年内接受手术者,约 1/3 患者可获得缓解,1/2 患者可有不同程度的症状减轻,以年轻女性并发胸腺增生者效果最佳,但病程 10 年以上的慢性病者,原则上不推荐手术治疗。

4. 免疫球蛋白

对重症患者可选用静脉用免疫球蛋白(Intravenous immunoglobulin, IVIg),剂量为400mg/(kg・d),隔日 1 次,5 次为 1 个疗程。

六、血液净化治疗

1. 血液净化技术在疾病中的治疗原理

65％～85％的重症肌无力患者血清中的 AChR 抗体为阳性,IA 是利用与 AChR 抗体有特殊亲和力的配体制备过滤柱,当重症肌无力患者血浆以一定速度通过过滤柱时,因 AChR 抗体与配体亲和力高,而血浆中其他蛋白质与该配体的亲和力低或无,从而选择性地除去 AChR 抗体,可迅速改善患者的临床症状,缩短病程,加速缓解。免疫吸附治疗重症肌无力需要高亲和性配体制备的吸附柱。目前,国内外临床上免疫吸附治疗重症肌无力常用的过滤柱有色氨酸树脂凝胶过滤柱(TR-350)、色氨酸聚乙酰乙醇树脂凝胶过滤柱(IMTR,Try-PVA)、蛋白 A 琼脂糖凝胶过滤柱(Immunosorba)、苯丙氨酸聚乙醇过滤柱(IMPH)、蛋白 A 硅土凝胶过滤柱(Prosorb)、Medisorba MG-50 过滤柱、聚丙烯酸-磺胺噻唑(ES-CT)过滤柱等。

2. 血液净化技术在疾病中的治疗地位

自 1976 年首例报道血浆置换治疗使重症肌无力患者症状缓解之后,以血浆置换为基础的直接清除重症肌无力患者血液中的致病性抗体的治疗方法得到不断改进。1989 年有文献报道利用琼脂糖偶联蛋白 A 和用聚乙烯醇偶联色氨酸的两种吸附剂对重症肌无力患者进行血浆分离免疫吸附治疗有很好的效果之后,近年各种吸附剂的研发和临床应用都使免疫吸附治疗这项新技术得以发展,并且在临床应用中也取得了很多经验。多数重症肌无力患者在经过吸附治疗后,其病情都有不同程度的改善,特别是重症肌无力的症状缓解更加显著。Haas 等报道用免疫吸附治疗 13 例重症肌无力患者,这些患者均为对药物治疗反应不佳或出现严重药物副反应,或两种情况兼具,而给予长期的免疫吸附治疗(平均为 38 个月,每 2d 吸附 1 次,改良 Osserman 评分<2 分就停止吸附治疗,吸附次数随病情轻重而定),待治疗 1 个月后,患者平均 Osserman 评分从(3.23±0.12)分下降到(1.23±0.08)分,硫唑嘌呤剂量从(89.4±9.4)mg/d 降到(56±11)mg/d(P<0.05),激素用量从(41.4±7.6)mg/d 降到(22±8.5)mg/d(P<0.05)。另有报道用蛋白 A 免疫吸附治疗 2 例重症肌无力患者,吸附治疗前患者已使用免疫抑制药(包括甲泼尼松冲击、静脉点滴丙种球蛋白、大剂量环磷酰胺冲击、干扰素-α)、光分离置换法和血浆置换治疗 21～24 周,仍不能阻止肌无力症状的进行性恶化。于是采用免疫吸附治疗,治疗开始为每周 4 次,以后减少到每周 3 次(吸附次数取决于病情严重程度)。每次吸附 2.5～3.0L 血浆量,吸附治疗 235 次后重症肌无力患者病情稳定,对周围环境反应功能明显好转。2010 年 6 月,美国血液净化协会对可获得的最新依据进行了评估,发布了治疗性血浆置换临床应用指南,其中重症肌无力是血浆置换治疗的 Ⅰ 类适应证。在胸腺切除术前、术后早期或应用免疫抑制剂早期进行血浆置换可减少危象的发生率。免疫吸附治疗指征:经泼尼松、免疫抑制剂治疗无效的难治性病例,药物副作用及并发症难以继续用药者,胸腺摘除前或术后 1 年内肌无力症状明显的重症患者。对于重症肌无力患者,利用对烟碱型乙酰胆碱受体抗体的特殊亲和性配体的吸附药物制备吸附柱,使重症肌无力患者的血浆或全血以一定速度通过吸附柱,能够选择性地清除

烟碱型乙酰胆碱受体抗体,是抢救也是治疗重症肌无力患者术后肌无力危象的有效手段。

3.血液净化技术在疾病中的治疗方式选择

免疫吸附是近十几年来在血浆置换基础上发展起来的特异性强、近期疗效好的一种新的血液净化法。免疫吸附与传统的血浆置换疗法相比,具有如下优点:①患者自身的血浆被回输,无须替代液;②可防止传染性疾病;③吸附具有选择性或特异性,正常血浆因子如凝血因子仅见轻微下降;④不影响同时进行的药物治疗,并可减少免疫抑制剂的用量;⑤价格相对便宜,具有推广价值。无论是血浆置换,还是免疫吸附治疗,都仅仅是重症患者疾病早期或极期的一种抢救措施,是一种对症治疗,停止血液净化治疗后极易出现抗体水平的反跳现象,故应该积极给予药物治疗,抑制自身抗体的不断生成。所以,长期的激素及免疫抑制剂治疗才能巩固疗效。

(应利君,吕　铁)

第三节　血液净化在吉兰-巴雷综合征中的应用

一、疾病定义及流行病学特征

吉兰-巴雷综合征(Guillain-Barré syndrome,GBS)是在细胞/体液免疫介导下的周围神经病,主要损害多数脊神经根和周围神经,也常常累及脑神经;病理改变为周围神经淋巴细胞和巨噬细胞浸润与广泛的节段性神经纤维的脱髓鞘,严重病例可继发轴突变性。病情发生、发展迅速,病死率高,是神经内科常见的危重病之一。年发病率为(0.6~1.9)/10万,任何年龄均可发病,但以儿童、青年及中年为多;男性发病率略高于女性。在世界各地区或全年各季节均可发生,但以夏季为多。

二、病因和发病机制

GBS是一组由脱髓鞘和急性轴索病变为主的自身免疫性疾病,它是导致弛缓性瘫痪最常见的病因,常继发于胃肠道和呼吸道感染后。目前根据病理特征和临床表现可将其分为急性炎症性脱髓鞘性多发性神经病(Acute inflammatory demyelinating polyradiculopathy,AIDP)、急性运动性轴索神经病(Acute motor axonal neuropathy,AMAN)、急性运动感觉性轴索神经病(Acute motor sensory axonal neuropathy,AMSAN)、Miller Fisher综合征(MFS)、急性泛自主神经病(Acute generalized autonomic neuropathy,APN)和急性感觉神经病(Acute sensory neuropathy,ASN)等亚型。

GBS的发病机制目前尚不完全明确,目前全球范围内有许多研究均提示空肠弯曲菌C. jejuni,Cj)中的脂多糖(Lipopolysaccharide,LPS)在分子结构上与人类周围神经的神经节苷脂表位之间具有分子模拟现象,从而导致机体对两者发生交叉反应,并产生抗神经节苷脂自身抗体,这是GBS发病最常见的原因,并且不同的Cj菌株感染会导致多种不同的抗神经节苷脂抗体产生,这些抗体包括抗GM1、GM2、GM3、GD1a、GD1b、GD2、GD3、GQ1b、GT1a抗体等,从而导致了各种亚型GBS的产生。

目前普遍认为细胞和体液免疫都会不同程度地参与各种类型AIDP的发病,并以细胞免疫介导为主。T细胞被前驱感染病原抗原激活后,穿透血脑屏障,释放TNF-α,IFN-γ,IL-2等细胞因子,一方面可激活巨噬细胞,后者释放NO基质金属蛋白酶等毒性分子直接损伤髓鞘;另一方面,可促使B细胞分泌抗体,激活补体导致脱髓鞘改变及少量轴索变性。AMAN和AMSAN的发病以体液免疫为主,该型患者血清中被激发的抗GM、GM1a、GM1b、GalNac-GD1a等抗神经节苷脂抗体激活补体,趋化巨噬细胞进入原纤维髓鞘与轴索间隙,导致轴索损伤变性。而80%~90%的MFS患者血清中抗GQ1b

抗体的滴度明显增高。

三、病理生理特点

GBS典型的病理改变为血管周围的炎性细胞浸润,合并有节段性脱髓鞘,以及不同程度的沃勒变性。GBS有两种病理学理论,一种理论认为脱髓鞘主要是由于神经水肿所致,而另一种理论则认为是由于神经内膜炎性细胞浸润所致。AIDP病变在镜下可见周围神经节段性脱髓鞘和血管周围淋巴细胞、巨噬细胞浸润及形成血管鞘,严重病例可见多形核细胞浸润,病变见于脑神经、脊神经前后根,后根神经节及周围神经等,运动及感觉神经同样受损,交感神经节也可受累,受损神经不同可能是GBS症状及电生理类型多样性的原因。前角细胞或脑神经运动核可见不同程度的肿胀、染色质溶解,程度取决于轴索损伤部位和程度,如轴索变性靠近神经细胞可引起细胞死亡,后角细胞病变较前角细胞轻,严重轴索变性患者的肌肉病理呈神经源性肌萎缩。免疫组化在光镜检查下偶可发现周围神经IgM、IgG及补体C3沉积,已证实GBS与自身免疫性神经炎(Experimental autoimmune neuritis,EAN)在急性期存在巨噬细胞及胶质细胞HLA和黏附分子表达。电镜可见血管周围的巨噬细胞"撕开"髓鞘和吞饮髓鞘的过程,AIDP轴索保持完整,髓鞘与轴索间无免疫细胞。

四、临床特征

(一)AIDP

AIDP是GBS中最常见的类型,也称经典型GBS,主要病变为多发神经根和周围神经节段性脱髓鞘。

1. 临床特点

AIDP的临床特点包括以下几点:①任何年龄、任何季节均可发病。②前驱症状:常见有腹泻和上呼吸道感染,包括空肠弯曲菌、巨细胞病毒、肺炎支原体或其他病原菌感染,疫苗接种,手术或器官移植等。③急性起病,症状多在2周左右达到高峰。④弛缓性肢体肌肉无力是AIDP的核心症状,多数患者肌无力从双下肢向双上肢发展,数日内逐渐加重,少数患者病初呈非对称性;肌张力可正常或降低,腱反射减低或消失,而且经常在肌力仍保留较好的情况下,腱反射已明显减低或消失,无病理反射。部分患者可有不同程度的脑神经运动功能障碍,以面部或延髓部肌肉无力较为常见,且可能作为首发症状就诊;极少数患者有张口困难,伸舌不充分和力弱以及眼外肌麻痹等症状。严重者可出现颈肌和呼吸肌无力,导致呼吸困难。部分患者有四肢远端感觉障碍,下肢疼痛或酸痛,神经干压痛和牵拉痛。另外,部分患者有自主神经功能障碍。

2. 辅助检查

(1)脑脊液检查:①脑脊液蛋白细胞分离是GBS的特征之一,多数患者在发病几天内蛋白含量正常,2~4周内脑脊液蛋白有不同程度的升高,但较少超过1.0g/L;糖和氯化物水平正常;白细胞计数一般低于10×10^9/L。②部分患者脑脊液出现寡克隆区带。③部分患者脑脊液抗神经节苷脂抗体为阳性。

(2)血清学检查:①少数患者出现肌酸激酶轻度升高,肝功能轻度异常。②部分患者血清抗神经节苷脂抗体为阳性。③部分患者血清可检测到抗空肠弯曲菌抗体及抗巨细胞病毒抗体等。

(3)粪便检查:部分患者粪便中可分离和培养出空肠弯曲菌。

(4)神经电生理:主要根据运动神经的传导情况进行测定,提示周围神经存在脱髓鞘性病变,在非嵌压部位出现传导阻滞或异常波形离散,这对脱髓鞘病变诊断更有价值。神经电生理检测结果解释必须与临床相结合,电生理改变的程度与疾病严重程度相关,在病程的不同阶段,其电生理改变特点也会有所不同。

(5)神经活体组织检查:腓肠神经活体组织检查可见髓纤维脱髓鞘现象,部分出现吞噬细胞浸润,小血管周围可有炎性细胞浸润。剥离单纤维可见节段性脱髓鞘,临床上一般不需要神经活体组织检查来明确诊断。

3.诊断标准

AIDP诊断标准包括以下几点:①常有前驱感染史,呈急性起病,进行性加重,多在2周左右达高峰。②对称性肢体和延髓支配肌肉或面部肌肉无力,重症患者可累及呼吸肌,四肢腱反射减低或消失。③可伴轻度感觉异常和自主神经功能障碍。④脑脊液出现蛋白-细胞分离现象。⑤电生理检查提示远端运动神经传导潜伏期延长、传导速度减慢、F波异常、传导阻滞、异常波形离散等特征。⑥病程有自限性。

(二)AMAN

AMAN以广泛的运动脑神经纤维、脊神经前根及运动纤维轴索病变为主。

1.临床特点

AMAN临床特点包括以下几点:①可发生在任何年龄,儿童更为常见,男女患病率相似,国内患者在夏秋季节发病。②前驱症状:多有腹泻和上呼吸道感染等病史,以空肠弯曲菌感染多见。③急性起病,平均在6～12d达到高峰,少数患者在24～48h内即可达到高峰。④对称性肢体无力,部分患者有脑神经运动功能受损,重症者可出现呼吸肌无力;腱反射减低或消失,且与肌力减退程度较一致;一般无明显感觉异常,无或仅有轻微自主神经功能障碍。

2.实验室检查

(1)脑脊液检查:同AIDP。

(2)血清免疫学检查:部分患者血清中可检测到GM1、GD1a抗体,也有患者的血清空肠弯曲菌抗体呈阳性。

(3)电生理检查:电生理检查内容与AIDP相同。

3.诊断标准

参考AIDP诊断标准,突出特点是神经电生理检查提示近乎纯运动神经受累,并以运动神经轴索损害最为明显。

(三)AMSAN

AMSAN以广泛神经根和周围神经的运动与感觉纤维的轴索变性为主。

1.临床特点

AMSAN的临床特点包括以下两点:①急性起病,平均在6～12d达到高峰,少数患者在24～48h内达到高峰。②对称性肢体无力,多有脑神经运动功能受累,重症者可有呼吸肌无力合并呼吸衰竭;患者可同时有感觉障碍,甚至部分出现感觉性共济失调,也常有自主神经功能障碍。

2.实验室检查

(1)脑脊液检查:同AIDP。

(2)血清免疫学检查:部分患者血清中可检测到抗神经节苷脂抗体。

(3)电生理检查:除感觉神经传导测定可见感觉神经动作电位波幅下降或无法引出波形外,其他检查方案同AMAN。

(4)腓肠神经活体组织检查:腓肠神经活体组织病理检查不作为确诊的必要条件,检查可见轴索变性和神经纤维丢失。

3.诊断标准

参照AIDP诊断标准,突出特点是神经电生理检查提示感觉和运动神经轴索损害明显。

(四)MFS

与经典GBS不同,以眼肌麻痹、共济失调和腱反射消失为主要临床特点。

1.临床特点

MFS的临床特点包括以下几点:①任何年龄和季节均可发病。②前驱症状:可有腹泻和呼吸道感染等表现,以空肠弯曲菌感染常见。③急性起病,病情在数天至数周内达到高峰。④多以复视起病为主,也可以出现肌痛、四肢麻木、眩晕和共济失调起病。相继出现对称或不对称性眼外肌麻痹,部分患者有眼睑下垂,少数患者可出现瞳孔散大,但瞳孔对光反应多数为正常。可有躯干或肢体共济失调,腱反射减低或消失,肌力正常或轻度减退,部分有延髓部肌肉和面部肌肉无力,四肢远端和面部出现麻木和感觉减退,可伴有膀胱功能障碍。

2. 实验室检查

(1)脑脊液检查:同 AIDP。

(2)血清免疫学检查:大多数 MFS 患者血清 CQlb 抗体为阳性,部分患者血清中可检测到空肠弯曲菌抗体。

(3)神经电生理检查:感觉神经传导测定可见动作电位波幅下降,传导速度减慢;脑神经受累者可出现面神经复合肌肉动作电位(Compound muscle action potential,CMAP)波幅下降;瞬目反射可见 R_1、R_2 潜伏期延长或波形消失。运动神经传导和肌电图一般无异常,但电生理检查并非为诊断 MFS 的必需条件。

3. 诊断标准

MFS 的诊断标准包括以下几点。①急性起病,病情在数天内或数周内达到高峰。②临床上以眼外肌瘫痪、共济失调及腱反射减低为主要症状,四肢肌力可正常或轻度减退。③脑脊液出现蛋白-细胞分离。④病程呈自限性。

五、传统治疗

(一)对症治疗

1. 心电监护

对有明显的自主神经功能障碍者,应给予心电监护;如果出现体位性低血压或高血压、心动过速或心动过缓、严重心脏传导阻滞或窦性停搏时,须及时采取相应措施处理。

2. 营养支持

延髓支配肌肉麻痹者有吞咽困难和饮水呛咳等症状,须给予鼻饲营养,以保证患者每日摄入足够的热量、维生素,防止电解质紊乱的出现。对合并有消化道出血或胃肠麻痹者,则给予静脉营养支持。

3. 其他对症处理

患者若出现尿潴留,则留置导尿管以帮助其排尿;对有神经性疼痛的患者,可适当应用药物缓解疼痛;若患者出现肺部感染、泌尿系感染、褥疮或下肢深静脉血栓形成时,注意应给予相应的积极处理措施,以防止病情加重;患者因语言交流困难和肢体肌无力严重而出现抑郁时,应给予心理治疗,必要时给予抗抑郁药物治疗。

4. 神经营养

需长期使用 B 族维生素治疗,包括维生素 B_1、维生素 B_{12}、维生素 B_6 等。

5. 康复治疗

待病情稳定后,患者早期应进行正规的神经功能康复锻炼,以预防废用性肌萎缩和关节挛缩。

(二)抑制免疫治疗

治疗的主要目的是:抑制异常免疫反应,消除致病因子的神经损伤,促进神经再生。

1. 静脉用免疫球蛋白(IVIg)

用于急性期患者,可缩短疗程;成人按 $400mg/(kg \cdot d)$ 计算,静脉滴注,连用 5d。禁忌证:对静脉用免疫球蛋白过敏者,存在 IgA 型抗体者,心力衰竭、肾功能不全患者。

2. 血浆置换(PE)

推荐有条件者尽早应用,可清除特异的周围神经髓鞘抗体和血液中其他可溶性蛋白。一般不推荐 PE 和静脉用免疫球蛋白联合应用,联合应用并不增加疗效。对于行 1 个疗程 PE 或静脉用免疫球蛋白治疗后,病情仍然无好转或仍在进展的患者,或恢复过程中再次加重者,可以延长治疗时间或增加 1 个疗程。

各种类型的 GBS 均可采取 PE 或静脉用免疫球蛋白治疗,但 PE 对 MFS、泛自主神经功能不全和急性感觉型 GBS 患者的疗效尚缺少足够的双盲对照的循证医学证据。

3. 糖皮质激素

国外的多项临床试验结果均显示,单独应用糖皮质激素治疗 GBS 无明确疗效,糖皮质激素和静脉用免疫球蛋白联合治疗与单独应用静脉用免疫球蛋白治疗的效果也无显著差异。因此,不推荐应用糖皮质激素治疗 GBS。对于无条件进行静脉用免疫球蛋白和 PE 治疗的患者,也可用甲基泼尼松龙治疗,其剂量为 500mg/d,行静脉滴注,连用 5d 后逐步减量,或采用地塞米松治疗,其剂量为 10mg/d,行静脉滴注,7～10d 为 1 个疗程。

六、血液净化治疗

(一)血液净化技术在疾病中的治疗原理

目前研究显示,免疫吸附(IA)可去除患者特定的病理性成分抗体,保留其他有用抗体成分并回输到患者体内,以达到治疗该病的目的,并可避免传统治疗方法所带来的弊端。血浆置换(IPE)对于 GBS 是一种有效的治疗手段,分为单重血浆置换法和双重血浆置换法(DFPP)。

血浆置换是最早被发现有效的治疗方法,其主要机制是快速清除患者血浆中的自身抗体、同种抗体、补体成分、循环免疫复合物、各种细胞因子以及内源性或外源性毒物等病理性物质。虽然该项措施可获得良好的临床疗效,但是血浆置换在治疗的过程中也清除了患者体内的其他有用抗体,同时异体血浆的使用给患者带来了输血风险以及有关不良反应等并发症。DFPP 是将血浆分离器分离出的血浆,再通过膜孔径更小(13～30nm)的血浆成分分离器将大分子蛋白去除,只保留白蛋白等小分子蛋白,同时再将白蛋白输注至机体的治疗方法,因此,同样存在输血感染的危险,目前国内以 PE 治疗最为普遍。IA 则可通过选择性吸附患者血浆中某些特定成分,如 IgG、IgM、IgA 以及补体成分等,从而达到净化血液的目的,并不需添加任何替代液回输患者体内。由于其对溶质清除的选择性远远超过 PE 及 DFPP,且无需补充外源性血浆,可将血液净化的并发症降到最低程度,已成为血液净化治疗 GBS 的发展方向。

血浆置换并不能去除产生上述病理性物质的细胞成分,如致敏的 T、B 淋巴细胞及其他免疫活性细胞。随着血浆置换后血循环中抗体滴度的下降,抗体对淋巴细胞的反馈抑制作用被解除,致使淋巴细胞在短时间内产生大量病理性物质,特别是 B 细胞异常增殖活化,可迅速合成新的 IgG 抗体,出现抗体反跳现象,致使病情复发甚至加重。因此,为了防止抗体反跳,不得不反复多次开展血浆置换治疗。近年来,有学者提出淋巴血浆置换(Lymphoplasmapheresis,LPE)方法,是将血浆置换与淋巴细胞单采术结合起来的一项新的治疗技术,不仅能去患者体内的病理性物质,还可选择性地去除抗原致敏的 T、B 淋巴细胞等免疫活性细胞,有效阻止新的抗体及炎性细胞因子的生成。故 LPE 可明显增强疗效,减少血浆置换次数,防止病情复发。

(二)血液净化技术在疾病中的治疗地位

在治疗 GBS 中糖皮质激素和免疫抑制剂或许在改变疾病的进展方面能起到一定的缓解作用。但早期血浆置换的病例报告和随后的三个大样本随机研究证明:PE 在 GBS 中的治疗是有效的,并能改善预后。最具权威性的是 1997 年法国协作组的报道。在 556 例 AIDP/GBS 患者中,按疾病严重程度分为 3 组:轻度组(91 例),独自站立或者步行 5m;中度组(304 例),无法独自站立;重度组(161 例),需要辅助机械通气。不同组别按照下述方法开展随机治疗:轻度组,观察或行 2 次血浆置换;中度组,行 2 次或 4 次血浆置换;重度组,行 4 次或者 6 次血浆置换。主要观察指标:轻度组为运动功能恢复的时间;中、重度组为恢复至能够在辅助情况下行走的时间。结果发现接受 PE 治疗的所有组别患者均获改善,即:轻度组 2 次血浆置换的疗效优于对照组($P=0.0002$),而且运动功能恢复的机会是对照组的 2 倍($P=$

0.001,95%CI:1.4～3.7);在中度组中进行 4 次血浆置换者的疗效优于 2 次血浆置换者($P=0.04$),运动功能改善的机会是后者的 1.2 倍($P=0.11$,95%CI:0.95～1.6);重度组中行 6 次血浆置换患者的疗效不优于行 4 次血浆置换者,运动功能恢复至能够辅助行走的机会亦无差异($P=0.89$,95%CI:0.6～1.4)。

对于 AIDP/GBS 患者(无论是无法独立行走,还是需要行辅助机械通气),血浆置换都是有效的治疗方法(Ⅰ级证据)。对于具有行走能力的轻症患者,血浆置换仍可能有效(单个的Ⅰ级证据)。血浆置换应被用于治疗无法独立行走或者需要行辅助机械通气的 AIDP/GBS 患者(A 级推荐)。血浆置换也可考虑用于治疗轻症患者(B 级推荐)。

免疫球蛋白是 AIDP/GBS 的替代治疗方法,目前尚无足够的证据显示静脉用免疫球蛋白与血浆置换哪个方法疗效更佳。

(三)血液净化技术在疾病中的治疗方式选择

对于重症和重症患者,确诊后应尽早行 PE 或 IA 治疗,在发病 2～3 周后治疗无效。该技术适用于重症或者呼吸肌麻痹患者,能改善症状、缩短疗程及减少并发症。PE 或 IA 治疗指征:①麻痹平面累及上肢或更高的水平;②肺功能参数降至正常值的 80% 以下;③需依赖人工辅助呼吸的重症患者。PE 治疗时,每次血浆交换量为 30～50mL/kg 或按 1～1.5 倍血浆容量计算,在 1～2 周内进行 3～5 次治疗。禁忌证:严重感染、心律失常、心功能不全、凝血系统疾病等;其不良作用为血流动力学改变可能造成血压变化、心律失常。注意事项:①多次进行 PE 治疗,应注意补充新鲜冰冻血浆;②部分病例可能会复发,需要重新治疗。

(应利君,吕　铁)

参考文献

[1]Cortese I,Chaudhry V,So YT,et al. Evidence-based guideline update:Plasmapheresis in neurologic disorders:Report of the Therapeutics and Technology Assessment Subcommittee of the American Academy of Neurology[J]. Neurology,2011,76(9):294-300.

[2]French Cooperative Group on Plasma Exchangein Guillain-Barrésyndrome. Appropriate number of plasma exchanges in Guillain-Barré syndrome[J]. Ann Neurol,1997,41(3):298-306.

[3]陈明,夏琳.免疫吸附血浆净化法治疗格林-巴利综合征的研究及临床应用进展[J].临床血液学杂志,2008,6,21(6):331-333.

[4]王未飞,罗梦川,李元.淋巴血浆置换治疗吉兰-巴雷综合征的临床疗效及其机制[J].中风与神经疾病杂志,2012,29(3):221-225.

第二十三章

血浆净化在重症患者中的应用

自古以来,人类就已经认识到患病是因为有坏的物质积累在人体的血液中,若把这些物质去除,患者的感觉会更好,由此产生了放血疗法。在埃及,距今1000多年前就有放血疗法,到18世纪达到了高峰。直到今天,随着现代科学技术的发展,放血疗法也逐渐演变为血液净化技术。血液有四种主要成分,即红细胞、白细胞、血小板和血浆。随着现代医学设备的发展,人们已经能从血液中分离出这四种主要成分。因此,如果一种特定的血液成分造成机体伤害,那么可以选择性地移除它或用来自健康供体的相同血液成分进行替换。

血浆净化是指将患者的血浆和血细胞分离,去除含有致病物质的血浆,同时补充等量的置换液,或将分离出来的血浆再通过二级滤器或者吸附器去除血浆中的致病因子,以达到治疗经一般疗法治疗无效的多种疾病的目的。

目前,常用的血浆分离方法有以下几种。

(1)离心式血浆分离法:是指根据血液构成成分的比重不同,通过离心的方法,将血液各成分分开的一种方法。

(2)膜式血浆分离法:是目前血浆置换中最常用的方法,又包括单重血浆置换法和双重膜血浆滤过法。单重血浆置换法是利用离心或膜分离技术,分离并丢弃体内含有高浓度致病因子的血浆,同时补充同等体积的新鲜冰冻血浆或新鲜冰冻血浆加少量白蛋白溶液。双重膜血浆滤过法是将血浆分离器分离出来的血浆再通过膜孔径更小的血浆成分分离器,将患者血浆中相对分子质量远远大于白蛋白的致病因子,如免疫球蛋白、免疫复合物、脂蛋白等丢弃,将含有大量白蛋白的血浆成分回输至体内,它可以利用不同孔径的血浆成分分离器来控制血浆蛋白的除去范围。

(3)冷滤过血浆置换法:是指将分离的肝素抗凝血浆通过冷却分离器形成冷凝胶,再除去冷凝胶中含有的致病物质(主要包括免疫球蛋白、免疫复合物、补体、冷球蛋白、肝素与纤维蛋白形成的复合物)。

(4)吸附式血浆净化法:是指通过吸附,选择性地清除血浆中的致病物质的一种方法。吸附是吸附剂-吸附质、吸附剂-溶剂以及吸附质-溶剂之间相互作用的综合结果。吸附是血液净化清除溶质的重要原理之一,现今广泛应用于临床。根据吸附剂与吸附物之间的作用原理,可以分为生物吸附型和物理化学吸附型。生物吸附型有抗原抗体结合型、补体结合型和Fc结合型三种;物理化学吸附型分为静电结合型和疏水结合型。血浆吸附就是先分离血浆,然后流经各种具有特异性吸附作用的吸附柱,吸附特定的致病物质。吸附材料主要有以下几类。①活性炭和吸附树脂:主要依靠物理吸附作用原理,由于极性和孔径分布差异,所吸附的物质侧重点也有所不同。②离子交换树脂:主要用于吸附血液中带有正电荷或者负电荷的物质,依靠化学吸附作用。③生物亲和吸附剂:主要包括抗原抗体结合型、补体结合型和 Fc 段结合型,具有亲和特异性高、吸附容量大等特点。④物理化学亲和吸附剂:主要包括静电结合型和疏水结合型。

通过血浆净化,可以迅速清除患者血浆中的免疫复合物、抗体、抗原和炎症介质等致病因子,调节免疫系统,清除封闭性抗体,使单核巨噬细胞功能及淋巴细胞功能恢复正常,改善机体内环境,使病情得到缓解。

血浆净化在重症患者治疗中的适应证有如下几个方面。

(一)血栓性微血管病

血栓性微血管病(Thrombotic microangiopathy)是一组与弥漫性微血管血栓形成相关的综合征。在临床上,主要表现为新发的血小板减少症,如果不及时治疗,会导致多器官衰竭和死亡。血栓性血小板减少性紫癜(Thrombotic thrombocytopenic purpura,TTP)、溶血性尿毒综合征(Hemolytic uremic syndrome,HUS)、弥散性血管内凝血(Disseminated intravascular coagulation,DIC)和抗磷脂综合征(Catastrophic antiphospholipid syndrome,CAPS)是血栓性微血管病的常见表现。

1. 血栓性血小板减少性紫癜(TTP)

典型的 TTP 表现为血小板减少、微血管病性溶血性贫血、神经系统异常、肾功能衰竭和发热。TTP 的病理生理学过程是血管性血友病因子(von Willebrand,vWF)裂解蛋白酶(ADAMTS-13)缺乏,导致形成未裂解的血栓源的大型 vWF 和超大型 vWF。对死于 TTP 的患者尸检发现其体内有独特的 vWF 和富含血小板的血栓。TTP 分为遗传性 TTP 和获得性 TTP 两种。遗传性 TTP 患者存在 ADAMTS-13 遗传异常,而获得性 TTP 患者血浆中存在 ADAMTS-13 抑制剂和(或)蛋白水解酶灭活剂。现代研究发现,具有 ADAMTS-13 抑制剂和(或)蛋白水解酶灭活剂作用的因子越来越多,包括 IL-6、血浆游离血红蛋白、IgG 自身抗体、志贺毒素、血纤维蛋白溶酶、凝血酶和粒细胞弹性蛋白酶。血浆置换可消除大型 vWF 和超大型 vWF,以去除 ADAMTS-13 抑制剂和蛋白水解酶灭活剂,并补充 ADAMTS-13。大型的随机对照试验也显示,与单纯血浆输注相比,血浆置换可明显改善患者生存率。

2. 溶血性尿毒综合征(HUS)

HUS 的主要表现是血小板减少、微血管病性溶血性贫血和肾功能衰竭三联征。HUS 可分为典型 HUS 和非典型 HUS。

典型 HUS 占溶血性尿毒综合征患者的 $85\%\sim90\%$,通常与感染和腹泻有关,致病菌主要是产志贺毒素大肠杆菌 O157:H7。典型 HUS 病死率 $<5\%$。志贺毒素在体外研究中已被证实具有以下作用:①诱导内皮细胞释放超大型 vWF;②抑制 ADAMTS-13 活性,类似于 TTP 的病理生理学。然而,相关临床研究也发现,并不是所有大肠杆菌 O157:H7 引起的 HUS 患者都存在 ADAMTS-13 的严重缺乏。仅少数典型 HUS 是由某些产神经酰胺酶细菌(如肺炎链球菌)所致,但与典型 HUS 相比,其病死率较高,可达 $19\%\sim50\%$。神经酰胺酶能切割细胞表面蛋白唾液酸残基,从而暴露 Thomsen-Freidenreich(T)抗原。当内源性 IgM 抗体与内皮细胞、红细胞及血小板表面暴露的 T 抗原结合,导致在微血管内形成富含血小板的血栓时,即发生 HUS。典型 HUS 用血浆置换治疗的效果尚不确切,因此,不推荐对这类患者行血浆置换治疗。

非典型 HUS 除有典型的三联征症状和体征外,大多数儿童患者通常有"过敏"的表现,而且常有神经系统异常。非典型 HUS 存在两个不同的病理生理发病机制,即遗传异常和获得性自身抗体。60% 的非典型 HUS 患者在补体激活途径存在遗传学异常,10% 的非典型 HUS 患者存在抗 H 因子自身抗体。H 因子起着调节和抑制补体的替代途径的作用。补体替代途径的异常激活将会造成微血管的直接损害。据报道,非典型 HUS 病死率达 25%。

对存在抗 H 因子自身抗体及补体因子基因变异的患者行血浆置换治疗是有效的,通过清除抗 H 因子自身抗体,可以恢复正常的补体激活途径。在发病早期,无法鉴别非典型 HUS 是存在抗 H 因子自身抗体还是补体因子基因变异时,可以先行血浆置换治疗。

3. 弥散性血管内凝血(DIC)

DIC 的特点是凝血过程的激活导致血管内凝血蛋白和血小板的耗竭。对死于 DIC 的患者进行尸检时显示,在全身所有器官的中、小型血管内存在广泛的纤维蛋白沉积。DIC 的机制之一是全身炎症反应,如在脓毒症时,白细胞和内皮细胞激活,这些细胞合成、表达和释放组织因子。组织因子与凝血因子Ⅶ形成复合物导致凝血系统激活,于是微血管内形成弥散性富含纤维蛋白的微血栓。在临床上,这些患者表现为休克、血栓和抗纤溶状态及随后的出血状态。大量临床研究表明,血浆置换对 DIC 治疗有帮助。血浆置换通过去除组织因子和 Ⅰ 型纤溶酶原激活物抑制剂,补充抗凝血酶、蛋白 C 和凝血因子,从而使凝血过程恢复正常,稳定内环境。

4. 血小板相关的多器官功能衰竭(Thrombocytopenia-associated multiple organ failure,TAMOF)

近期有关研究表明,TAMOF 患儿表现为血栓性微血管病,血浆置换有获益可能。新发血栓性疾病定义为血小板 $<1\times10^5/mm^3$,三个以上脏器功能衰竭,病理过程类似于 TTP,表现为 ADAMTS-13 活性降低,形成超大型 vWF。TAMOF 患者凝血酶原时间延长,表明纤维蛋白信号通路激活。一些小型研究提示,血浆置换在减少患者器官衰竭积分和降低病死率方面有显著的治疗作用。但是,这些研究的受试者均为脓毒症患者,因此,对脓毒症伴有 TAMOF 者可行血浆置换治疗。由于该疾病的潜在致病机制有可能是凝血因子消耗,目前推荐将血浆或白蛋白作为置换液。

5. 抗磷脂综合征(CAPS)

抗磷脂综合征是由于抗心磷脂抗体、抗磷脂抗体和(或)抗 β_2 糖蛋白抗体的存在,从而导致机体处于高凝状态,表现为微血管动静脉血栓形成、多脏器功能衰竭。目前,该疾病定义为:①至少累及三个器官;②在不到一周内出现临床症状;③组织病理学证实一个组织中的血管出现闭塞;④存在抗磷脂抗体。血浆置换可以清除抗磷脂抗体、炎症介质、补体,并补充凝血因子。

6. 造血干细胞移植相关性血栓性微血管病(Hematopoietic stem cell transplant-associated thrombotic microangiopathy)

在造血干细胞移植过程中发生血栓性微血管病的原因尚不清楚。内皮损伤是其基本的病理生理过程,多种因素可诱发其病理过程,如大剂量化疗药物、放射治疗、移植物抗宿主病(Graft versus host disease,GVHD)、mTOR 移植剂和钙调免疫抑制剂的应用及抗感染治疗。这些患者体内 ADAMTS-13 活性较正常人群明显降低。某些患者血浆置换治疗有效,对这些患者,可采用血浆置换或免疫吸附治疗。

7. 药物相关性血栓性微血管病(Drug-associated thrombotic microangiopathy)

已知大量药物具有激活血小板导致内皮损伤的作用。抗血小板药物如噻氯匹定、氯吡格雷都是噻吩并吡啶类药物,它们能抑制血小板上的二磷酸腺苷受体 P2Y12,能够诱导 TTP 样病理生理过程,伴有低 ADAMTS-13 活性及血栓性微血管病临床表现。钙调免疫抑制剂(如环孢素、他克莫司)也能损伤内皮导致血栓性微血管病。药物性相关性血栓性微血管病的治疗方法包括停药或减少药物的摄入,在此基础上加用血浆置换及免疫吸附治疗,能明显改善这些患者的预后。

(二)风湿免疫性疾病

1. 系统性红斑狼疮

系统性红斑狼疮(Systemic lupus erythematosus,SLE)是一种免疫系统疾病,由于淋巴细胞的病理性活化、多种自身抗体的产生、循环免疫复合物的生成及补体系统的激活,导致全身多脏器受累并出现功能损害。SLE 在女性中的发病比例比男性更常见。临床症状如乏力、关节炎、皮疹、发热是非特异性的,且因人而异。重症患者可累及任何器官,可以表现为脑血管意外、肾功能衰竭、心肌炎、肺出血、溶血性贫血与肺栓塞。单纯药物治疗有时难以在短时间内控制病情,而血浆置换和免疫吸附可以快速清除血浆中的异常免疫复合物,减少补体激活产物及炎症介质,从而快速缓解病情。汤颖等用丽珠生物有限公司的 DNA280 免疫吸附柱治疗 30 例 SLE,经单次吸附治疗后,患者的抗核抗体(Antinuclear antibody,ANA)和双链 DNA(dsDNA)抗体滴度明显下降。

2. 类风湿关节炎

类风湿关节炎(Rheumatoid arthritis,RA)是一种以关节滑膜炎为特征的慢性全身性自身免疫性疾病。类风湿因子(Rheumatoid factor，RF)在病变的发生过程中起着重要的作用。RF 是一种免疫球蛋白，属于自身抗体，美国风湿病学会(American College Rheumatoid，ACR)发表的《类风湿关节炎治疗指南(2002 年版)》已将免疫吸附治疗列为 RA 的治疗方法之一。

(三)神经系统疾病

对各种主要的神经系统疾病重症患者，美国血浆分离学会(The American Society for Apheresis，ASFA)均强烈推荐行血浆净化治疗。因为这类疾病的机制主要是源于患者血液中所产生的分子(如抗体)，这些分子导致中枢神经系统和(或)外周神经系统损伤。这类患者常有局灶性神经功能病变，并可能发展为全身的不可逆的神经损伤。例如，这类患者可由全身或局部无力发展至瘫痪，由反射减弱进展到反射消失，并有感觉异常、疼痛、颅神经障碍、癫痫、脑卒中等神经精神症状及自主神经功能紊乱。临床医生在短暂试用类固醇激素、细胞毒性药物和(或)静脉滴注丙种球蛋白后症状无改善甚至有进展时，推荐使用血浆净化治疗。

血浆净化治疗可去除针对神经系统各种成分的自身抗体，如格林-巴利综合征(Guillain-Barre syndrome)、慢性炎症性脱髓鞘性多发性神经病(Chronic inflammatory demyelinating polyradiculoneuropathy，CIDP)、多发性硬化症(Multiple sclerosis)、急性播散性脑脊髓炎时，抗髓鞘的抗体；链球菌感染和与哈姆舞蹈病相关的儿童自身免疫性神经精神障碍时，抗基底神经节的神经元抗体；重症肌无力时，抗运动终板的突触后的表面乙酰胆碱受体抗体；在视神经脊髓炎时，针对存在于血-脑脊液屏障中的星形胶质细胞足突上的水通道蛋白 aquaporin-4 的抗体；拉斯姆森(Rasmussen)脑炎时，谷氨酸受体(GluR3)的抗体；兰伯特-伊顿(Lambert-Eaton)肌无力综合征时，突触前神经元钙通道调控蛋白的抗体。

既往治疗以血浆置换治疗为主，包括单重血浆置换及双重血浆置换。目前，较多报道采用免疫吸附的方法也可以取得满意的疗效。Nakaji 等，用 MG-50 对 17 例重症肌无力患者进行了 77 次免疫吸附治疗，乙酰胆碱受体抗体下降了 68.7%，且 56.2% 的患者临床症状改善明显，而血浆中有用蛋白下降不明显。Haupt 等对格林-巴利综合征患者进行免疫吸附治疗，吸附柱为 IM-TR350，并与血浆置换进行比较，结果发现，免疫吸附治疗使者体内大部分 IgG、IgM 和纤维蛋白原被清除，治疗效果与血浆置换无明显差异。

(四)肾脏疾病

由于血浆净化能清除自身抗体、循环免疫复合物、炎症介质，因此，近 40 年血浆净化逐渐用于治疗免疫性肾脏疾病。最初的治疗经验是从治疗 Goodpasture 中所获得的。早期的研究都是非对照研究，近年来随着越来越多随机对照研究的开展，使得人们对血浆净化在肾脏疾病治疗中的运用有了更深刻的理解。循环免疫分子的清除取决于其大小及位置，如对 IgM 的清除好于 IgG，因为 IgM 大部分位于血管内(见图 23-1)。血浆置换等对免疫复合物的清除也十分有效，置换一个血浆当量，70% 的 IgG 能被清除。

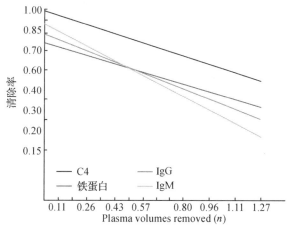

图 23-1　各种血浆蛋白通过血浆置换装置的清除率

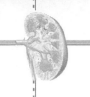

1. 抗肾小球基底膜疾病

大部分患者经过 10～14 次血浆置换后,能有效清除抗基底膜抗体,为免疫抑制药物发挥临床疗效,阻止进一步的抗体合成提供了时间。在没有开展血浆置换之前,该疾病的病死率约为 90%,极少数患者能恢复肾功能。20 世纪 70 年代中期,血浆置换的应用使该类患者预后有相当大的改善,一年生存率为 70%～90%;而肌酐小于 $500\mu mol/L$ 的患者肾脏功能恢复得较好,但仍有约 10% 的患者需依赖透析。一项随机对照试验将患者分为接受类固醇激素联合环磷酰胺治疗和相同药物联合血浆置换两组。在血浆置换组中,8 例患者有 2 例进展到了终末期肾病;而在单纯药物治疗组中,9 例患者有 6 例进展到了终末期肾病。因此,建议所有尚未透析的患者接受强化血浆置换:初定 14d 或直至检测不到抗 GBM 抗体。对已透析患者应用血浆置换是比较有争议的,一般会用是否有新发疾病,或肾活检提示肾功能衰竭有可能是因急性肾小管坏死所引起的,来评估患者是否有血浆置换的指征。肺出血则是一个单独的适应证。

2. ANCA 相关性血管炎

多数急进性肾炎患者有 ANCA 相关性小血管炎存在,越来越多的证据提示 ANCA 能够致病。20 世纪 80 年代,ANCA 还没有检测到,而血浆置换用于治疗血管炎仅仅是因为血管炎与抗基底膜肾脏病有相似的组织学改变,那些抗 GBM 抗体和免疫复合物可能参与致病。虽然一些早期试验表明,血浆置换没有获益,但近期针对一项由欧洲血管炎研究小组开展的随机对照试验显示,对于血清肌酐大于 $500\mu mol/L$ 的患者,血浆置换联合甲强龙治疗可获得明显的效果,70% 接受血浆置换的患者能够恢复肾功能,而单纯甲强龙治疗组大约只有 50% 的患者恢复肾功能。而另一项研究表明,血浆置换可能有利于血清肌酐小于 $250\mu mol/L$ 的患者的肾功能恢复。一项荟萃分析确认了血浆置换在 ANCA 相关性小血管炎治疗中的显著效益,与传统治疗相比,血浆置换能减少肾脏的急重症事件及死亡。因此,建议对肌酐大于 $500\mu mol/L$ 及肌酐迅速上升的患者使用血浆置换。同时,肺出血、系统性血管炎及其他出现危及生命的症状也是血浆置换的指征。

3. 其他新月体肾炎

新月体形成可见于原发性肾小球肾炎,包括 IgA 肾病、膜增生性肾炎,偶见于膜性肾病。它也可以发生于感染后肾小球肾炎和肾小球肾炎感染性心内膜炎。虽然其中一些病例被列入血浆置换研究,但目前仍没有令人信服的从血浆置换中获益的证据。

4. 冷球蛋白血症

虽然血浆置换用于治疗冷球蛋白血症多年,但目前尚无对照研究试验。在 I 型冷球蛋白血症(常见于基础淋巴瘤或骨髓瘤)患者中,单克隆免疫球蛋白很容易被血浆置换所清除。在 II 型冷球蛋白血症,单克隆免疫球蛋白通常被称为 IgM 抗体,有类风湿因子活性,并与抗体结合产生循环免疫复合物。这种疾病往往继发于丙型病毒性肝炎或与之相关的淋巴瘤。免疫复合物沉积会导致肾小球肾炎和广泛血管炎,而血浆置换能有效清除这些免疫复合物,并已广泛报道其能提高冷球蛋白血症的疗效。抗病毒疗法也可用于那些与丙型病毒性肝炎相关的冷球蛋白血症,以防止进一步的异常蛋白的产生。亦有报道有些患者已通过长期间歇性血浆置换控制症状并成功治愈。因此,血浆置换可以用于冷球蛋白血症患者急性期的初始治疗。

5. 多发性骨髓瘤

多发性骨髓瘤可通过多种机制导致肾功能损害,最常见的是轻链肾病。虽然血浆置换能有效地清除异常蛋白,但近期一项大型研究显示,血浆置换联合标准化疗方案与标准化疗方案相比并无显著疗效。梅奥诊所的一项回顾性研究表明,血浆置换对具有较高的轻链水平和严重肾功能损害的患者有效。因此,对于轻链水平较高并伴有急性肾功能衰竭的多发性骨髓瘤患者,可考虑开展血浆置换治疗。

6. 肾移植

自 20 世纪 80 年代以来,血浆置换术已用于治疗抗体介导的排斥反应,最近还被用于为 ABO 血型不合的一部分肾移植患者做脱敏治疗,还作为一种对抗 HLA 抗体阳性的治疗手段。虽然有越来越多的证据证明,血浆置换在这些情况下有所获益,但适应证尚不明确。多项试验表明,在急性抗体介导的排斥反应中,血浆置换是有效的,特别是联合静脉注射用免疫球蛋白治疗。急性排斥反应在55%以上的案例中得以逆转,但血浆置换对慢性排斥反应似乎是没有益处的。也有报道称,血浆置换可使抗HLA抗体阳性的肾移植患者获益。患者通常接受强化血浆置换,有时需结合移植前免疫抑制药物治疗。也有报道称,蛋白A免疫吸附对这类患者是有效的。在某些情况下,为了保持低抗体水平,血浆置换需一直持续到移植后,使用这种方法可使1年移植肾存活率超过70%。就现有证据显示,血浆置换联合静脉注射用免疫球蛋白治疗急性抗体介导性排异的方法是值得推荐的。同样,类似的方法已被应用于ABO血型不合的移植治疗,其中血浆置换用于移植前消耗抗A抗体或抗B抗体,并联合利妥昔单抗作为脱敏治疗。也有报道称,虽然早期体液性排斥反应仍是问题,并且可能需要进一步的血浆置换治疗,但经处理后1年移植肾存活率约为80%。

(五)肝功能衰竭

血浆净化技术是人工肝技术中肝脏体外支持系统的主要组成部分。通过血浆置换,可以在去除患者血液中胆红素、内毒素、细胞毒性因子等有害物质的同时,补充多种生物活性成分。血浆胆红素吸附是将血浆分离器分离出的血浆,再经一特殊的吸附柱吸附去除部分胆红素等,然后再回输到患者体内,主要用于单纯血浆胆红素升高,以及不愿或不便使用异体血浆患者的退黄治疗。肝功能衰竭时,通过人工肝支持,为重型肝炎或肝功能衰竭时的肝细胞再生创造时间,使可逆性肝损伤患者的肝功能得到恢复,从而避免肝移植;它亦是重型肝炎患者行肝移植的桥梁;在肝移植前,血浆净化为肝移植创造了条件,在肝移植后,协助治疗最初的无功能状态;同时,作为辅助措施,有助于行肝极量切除术,或作为肝脏特殊或应激情况下的辅助治疗手段。

1. 威尔逊病伴溶血性暴发性肝功能衰竭(Wilson's disease in fulminant hepatic failure with hemolysis)

威尔逊病是一种常染色体隐性遗传性疾病,可导致肝、脑、肾、角膜和心脏铜积累过多。威尔逊病是由编码的P型ATP酶(阳离子转运酶)的ATP7B基因突变所致,从而导致胆汁铜排泄障碍及铜与铜蓝蛋白(一种载铜蛋白)耦合发生障碍。铜持续累积在肝脏中,患者可出现无症状肝酶升高、肝炎、肝硬化或暴发性肝功能衰竭。由于铜可以抑制红细胞能量代谢,也可以直接损伤红细胞膜导致患者出现溶血性贫血。当威尔逊病伴溶血性暴发性肝功能衰竭时,患者体内大量铜从坏死的肝细胞中释放出来,血浆中的游离铜破坏红细胞,使血浆游离血红蛋白浓度迅速升高。高浓度的血浆游离血红蛋白可导致氧化应激,一氧化氮减少,内皮损伤,血管内血栓形成,最终导致多器官功能衰竭。对此,唯一有效的治疗方法是肝移植。因此,前期积极的支持治疗非常重要,而血浆置换能快速去除铜及血浆游离血红蛋白。

2. 急性暴发性肝功能衰竭(Acute fuluminant hepatic failure, AFHF)

引起急性暴发性肝功能衰竭的原因有很多,可以从以前健康的肝脏或从慢性肝功能衰竭发展而来。肝脏具有四大功能,即蛋白质合成、毒素清除、糖异生/糖酵解和胆汁分泌。当蛋白质合成和毒素清除功能严重受损时,严重的临床症状随之而来。肝脏合成的最主要成分是凝血因子。没有这些凝血因子,患者可能出现严重的凝血功能障碍,增加自发出血的风险,尤其是脑出血。此外,由于毒素蓄积(如氨、内源性苯二氮草类、氨基酸和芳香族氨基酸等),患者也可发展为严重的脑水肿,如果无法自发恢复肝功能,患者只能依靠肝移植。除对这些患者进行支持性对症治疗外,血浆净化治疗被认为是清除血浆中蓄积的毒素和恢复凝血功能回到稳态环境的非常有效的措施。通过血浆净化治疗,可以明显提高患者的生存率。

(六)噬血淋巴组织细胞综合征(Hemophagocytic lymphohistiocytosis, HLH)

继发性噬血淋巴组织细胞增生症患者在ICU中已经越来越多见。噬血淋巴组织细胞综合征是一种由于过度的免疫激活所致的病理性的高炎症反应综合征。

原发性HLH是基因突变所致,如一些与穿孔素相关的基因。在正常情况下,穿孔素由细胞毒性T淋巴细胞和自然杀伤细胞分泌到靶细胞膜,触发细胞死亡。当淋巴细胞介导的细胞毒性反应发生异常,细胞凋亡无法触发时,就会发生HLH。它导致异常T细胞激活及病理炎性细胞因子的产生。在临床上,这些患者容易进展为多器官功能衰竭,其诊断标准包括以下几个方面:①发热;②脾大;③全血细胞减少;④高甘油三酯血症;⑤噬血细胞出现在骨髓、脾脏、淋巴结或肝脏;⑥低或无NK细胞活性;⑦铁蛋白＞500mg/mL；⑧血清 CD25（可溶性 IL-2 受体 α 链）增高。

　　家族性/原发性 HLH 的主要治疗方法是应用免疫抑制剂和骨髓移植。继发性 HLH 是一种后天形成的病理异常高反应性炎症，多由感染诱发。爱泼斯坦-巴尔病毒感染是最常见的与继发性 HLH 相关的诱因。但是，对其他相关病因（包括病毒、细菌和真菌感染）所诱导的继发性 HLH，与其他发病机制（如免疫麻痹伴随难治性感染，以及血栓性微血管病所致脓毒症、多器官功能衰竭）之间的鉴别有时是很困难的。

　　如何确定平衡免疫调节的最佳策略仍需要开展更多的研究。对于免疫麻痹伴有难治性感染的患者，开展免疫抑制疗法可能是有害的。对未控制的病理性高反应性炎症（即继发性 HLH）进行不恰当的免疫抑制治疗也可能是有害的。在原发性 HLH 和继发性 HLH 患者中，有许多小样本研究证明血浆置换对抑制细胞因子风暴、提供脏器支持有明显效果。

（七）各种原因引起的中毒

　　各种原因引起的中毒包括毒蕈碱中毒、毒蘑菇中毒、有机磷农药中毒、急性药物中毒、毒鼠强中毒、急性重金属中毒（如砷化氢中毒）、毒蛇咬伤中毒以及食物中毒等。出现上述情况时，只要临床诊断明确，就应尽快行血浆置换，以便迅速清除患者体内的毒素。不论毒素是与蛋白质、血脂结合，还是溶解在患者的血浆中，血浆置换都可以直接清除毒素，尤其是与蛋白质、脂蛋白结合的毒素，其效果更佳。

（李一文，任　燕）

参考文献

［1］Ahboucha S，Gamrani H，Baker G．GABAergic neurosteroids：The "endogenous benzodiazepines" of acute liver failure［J］．Neurochem Int，2011，15（9）：259-263．

［2］Akdogan M，Camci C，Gurakar A，et al．The effect of total plasma exchange on fulminant hepatic failure［J］．J Clin Apher，2006，21（2）：96-99．

［3］Asfaha S，Almansori M，Qarni U，et al．Plasmapheresis for hemolytic crisis and impending acute liver failure in Wilson disease［J］．J Clin Apher，2007，22（5）：295-298．

［4］Bennett CL，Kim B，Zakarija A，et al．Two mechanistic pathways for thienopyridine-associated thrombotic thrombocytopenic purpura：A report from the SERF-TTP Research Group and the RADAR Project［J］．J Am Coll Cardiol，2007，50（12）：1138-1143．

［5］Canas C，Tobon GJ，Granados M，et al．Diffuse alveolar hemorrhage in Colombian patients with systemic lupus erythematosus［J］．Clin Rheumatol，2007，26（11）：1947-1949．

［6］Castillo L，Carcillo J．Secondary hemophagocytic lymphohistiocytosis and severe sepsis/systemic inflammatory response syndrome/multiorgan dysfunction syndrome/macrophage activation syndrome share common intermediate phenotypes on a spectrum of inflammation［J］．Pediatr Crit Care Med，2009，10（3）：387-392．

［7］Cervera R，Bucciarelli S，Plasin MA，et al．Catastrophic antiphospholipid syndrome（CAPS）：Descriptive analysis of a series of 280 patients from the "CAPS Registry"．J Autoimmun，2009，32（3-4）：240-245．

［8］Cervera R，Font J，Gomez-Puerta JA，et al．Validation of the preliminary criteria for the classification of catastrophic antiphospholipid syndrome［J］．Ann Rheum Dis，2005，64（8）：1205-1209．

［9］Crawley JT，Lam JK，Rance JB，et al．Proteolytic inactivation of ADAMTS13 by thrombin and plasmin［J］．Blood，2005，105（3）：1085-1093．

[10]Delvaeye M, Noris M, De Vriese A, et al. Thrombomodulin mutations in atypical hemolytic-uremic syndrome[J]. N Engl J Med,2009,361(4):345-357.

[11]Gupta S, Ttan N, Topolsky D, et al. Thrombotic thrombocytopenic purpura induced by cyclosporine a after allogeneic bone marrow transplantation treated by red blood cell exchange transfusion: A case report[J]. Am J Hematol,2005,80(3):246-247.

[12]Henter JI, Horne A, Arico M, et al. HLH-2004: Diagnostic and therapeutic guidelines for hemophagocytic lymphohistiocytosis[J]. Pediatr Blood Cancer,2007,48(2):124-131.

[13]Hursitoglu M, Kara O, Cikrikcioglu MA, et al. Clinical improvement of a patient with severe Wilson's disease after a single session of therapeutic plasma exchange[J]. J Clin Apher,2009,24(1):25-27.

[14]Jayne DR, Gaskin G, Rasmussen N, et al. Randomized trial of plasma exchange or high-dosage methylprednisolone as adjunctive therapy for severe renal vasculitis[J]. J Am Soc Nephrol,2007,18(3):2180-2188.

[15]Jhang JS, Schilsky ML, Lefkowitch JH, et al. Therapeutic plasmapheresis as a bridge to liver transplantation in fulminant Wilson disease[J]. J Clin Apher,2007,22(1):10-14.

[16]Jordan MB, Allen CE, Weitzman S, et al. How I treat hemophagocytic lymphohistiocytosis[J]. Blood,2011,118(15):4041-4052.

[17]Kennedy GA, Kearey N, Bleakley S, et al. Transplantation-associated thrombotic microangiopathy: Effect of concomitant GVHD on efficacy of therapeutic plasma exchange[J]. Bone Marrow Transplant,2010,45(4):699-704.

[18]Lee WM. Acute liver failure[J]. Semin Respir Crit Care Med,2012,33(1):36-45.

[19]Leung N, Gertz MA, Zeldenrust SR, et al. Improvement of cast nephropathy with plasma exchange depends on the diagnosis and on reduction of serum free light chains[J]. Kidney Int,2008,73(5):1282-1288.

[20]Levy GG, Nichols WC, Lian EC, et al. Mutations in a member of the ADAMTS gene family cause thrombotic thrombocytopenic purpura[J]. Nature,2001,413(6855):488-494.

[21]Moake JL. Thrombotic microangiopathies[J]. N Engl J Med,2002,347(8):589-600.

[22]Nakakura H, Ashida A, Matsumura H, et al. A case report of successful treatment with plasma exchange for hemophagocytic syndrome associated with severe systemic juvenile idiopathic arthritis in an infant girl[J]. Ther Apher Dial,2009,13(1):71-76.

[23]Nguyen TC, Han YY, Kiss JE, et al. Intensive plasma exchange increases a disintegrin and metalloprotease with thrombospondin motifs-13 activity and reverses organ dysfunction in children with thrombocytopenia-associated multiple organ failure[J]. Crit Care Med,2008,36(10):2878-2887.

[24]Niewold TB, Bundrick JB. Disseminated intravascular coagulation due to cytomegalovirus infection in an immunocompetent adult treated with plasma exchange[J]. Am J Hematol,2006,81(6):454-457.

[25]Noris M, Remuzzi G. Atypical hemolytic-uremic syndrome[J]. N Engl J Med,2009,361(17):1676-1687.

[26]Ono T, Mimuro J, Madoiwa S, et al. Severe secondary deficiency of von Willebrand factor-cleaving protease (ADAMTS13) in patients with sepsis-induced disseminated intravascular coagulation: Its correlation with development of renal failure[J]. Blood,2006,107(2):528-534.

[27]Oran B, Donato M, Aleman A, et al. Transplant-associated microangiopathy in patients receiving tacrolimus following allogeneic stem cell transplantation: Risk factors and response to treatment

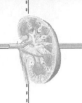

[J]. Biol Blood Marrow Transplant,2007,13(4):469-477.

[28]Raschke RA, Garcia-Orr R. Hemophagocytic lymphohistiocytosis: A potentially underrecognized association with systemic inflammatory response syndrome, severe sepsis, and septic shock in adults[J]. Chest,2011,140(4):933-938.

[29]Ruutu T, Barosi G, Benjamin RJ, et al. Diagnostic criteria for hematopoietic stem cell transplant-associated microangiopathy: Results of a consensus process by an International Working Group [J]. Haematologica,2007;92(1):95-100.

[30]Siami K, Kojouri K, Swisher KK, et al. Thrombotic microangiopathy after allogeneic hematopoietic stem cell transplantation: An autopsy study[J]. Transplantation,2008,85(1):22-28.

[31]Snanoudj R, Candon S, Legendre C. Targeting B cells in sensitized kidney transplant patients: State of the art and future perspectives[J]. Curr Opin Organ Transplant,2010,14(9):153-155.

[32]Song KS, Sung HJ. Effect of plasma exchange on the circulating IL-6 levels in a patient with fatal hemophagocytic syndrome associated with bile ductopenia[J]. Ther Apher Dial,2006,10(1):87-89.

[33]Stegall MD, Gloor J, Winters JL, et al. A comparison of plasmapheresis versus high-dose IVIG desensitization in renal allograft recipients with high levels of donor specific alloantibody[J]. Am J Transplant,2006,6(2):346-351.

[34]Szczepiorkowski ZM, Bandarenko N, Kim HC, et al. Guidelines on the use of therapeuticvapheresis in clinical practice: Evidence based approach from the Apheresis Applications Committee of the American Society for Apheresis[J]. J Clin Apher,2007,22(4):106-175.

[35]Szczepiorkowski ZM, Winters JL, Bandarenko N, et al. Guidelines on the use of therapeutic apheresis in clinical practice-evidence-based approach from the Apheresis Applications Committee of the American Society for Apheresis[J]. J Clin Apher,2010,25(3):83-177.

[36]Szpirt WM, Heaf JG, Petersen J. Plasma exchange for induction and cyclosporine A for maintenance of remission in Wegener's granulomatosis—a clinical randomized controlled trial[J]. Nephrol Dial Transplant,2011,26(6):206-213.

[37]Tobian AA, Shirey RS, Montgomery RA, et al. ABO antibody titer and risk of antibody mediated rejection in ABO-incompatible renal transplantation[J]. Am J Transplant,2010,10(8):1247-1253.

[38]Uderzo C, Bonanomi S, Busca A, et al. Risk factors and severe outcome in thrombotic microangiopathy after allogeneic hematopoietic stem cell transplantation[J]. Transplantation,2006,82(5):638-644.

[39]Walsh M, Catapano F, Szpirt W, et al. Plasma exchange for renal vasculitis and idiopathic rapidly progressive glomerulonephritis: A meta-analysis[J]. Am J Kidney Dis,2011,57(9):566-574.

[40]Zakarija A, Kwaan HC, Moake JL, et al. Ticlopidine- and clopidogrel-associated thrombotic thrombocytopenic purpura (TTP): Review of clinical, laboratory, epidemiological, and pharmacovigilance findings(1989-2008)[J]. Kidney Int Suppl,2009,112(8):20-24.

[41]Zhang XY, Ye XW, Feng DX, et al. Hemophagocytic Lymphohistiocytosis Induced by severe pandemic influenza A (H1N1) 2009 virus infection: A case report[J]. Case Report Med,2011,20 (11):901-910.

第四篇

重症血液净化与ICU特殊人群

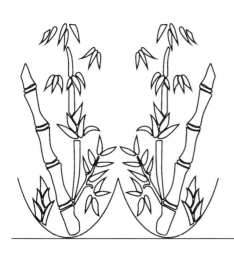

第二十四章

血液净化在儿科中的应用

第一节 概 述

一、儿科血液净化的现状

血液净化（Blood purification）是指把患者的血液引出体外，并通过净化装置除去其中某些致病物质，从而净化血液，达到治疗疾病的目的。迄今为止，血液净化技术已走过了一个多世纪的历程，但其在儿科领域的应用起步较晚。儿童血液净化技术的发展起步于第二次世界大战结束以后。我国儿科血液净化技术开始于 20 世纪 80 年代，与发达国家有较大差距。近 10 年来，随着人民生活水平的提高和医疗保障体系的健全，接受血液净化治疗的患儿逐年增加，但仍只有约 20% 的慢性肾功能衰竭患儿接受过腹膜透析或血液透析治疗。1994 年，首都医科大学附属北京儿童医院建立了第一家儿童血液透析室；2002 年，继北京市儿科血液净化中心成立后，上海、广州、沈阳、杭州等大城市也先后建立了儿科血液净化专业队伍，儿科血液净化技术得到了发展和普及。2011 年，中国医师协会儿科医师分会儿科血液净化学组成立，标志着我国儿科血液净化事业进入了新的历史发展阶段。

目前，儿童常用的血液净化方法包括以下几种：①血浆置换分子吸附再循环系统（又称人工肝系统）：主要应用于免疫相关性疾病、肝功能衰竭和各种中毒等。②血液灌流（Hemoperfusion，HP）：是指血液直接与固相吸附剂（活性炭、树脂和碳化树脂）接触来吸附外源性药物、毒物和免疫复合物等。其可清除脂溶性高、蛋白结合率高、相对分子质量大的毒物。③血液（浆）吸附：原理同血液灌流，因为吸附剂中存在配基，可以特定性地吸附免疫球蛋白，主要用于治疗免疫性疾病。④腹膜透析：儿童腹膜面积约为 $383cm^2/kg$，是成人的 2 倍多，为腹膜透析提供了极有利的条件。其方法简单，不需要高级设备，适合一般医院开展，不会像血液透析那样引起血流动力学的急剧变化。⑤血液透析：是目前救治儿童急、慢性肾功能衰竭最有效和应用最普遍的血液净化措施之一。然而，尽管国际上已建立了一些儿科终末期肾病的诊治指南，但对儿童血液透析完善的透析剂量、效果评价等仍未形成统一认识。血液透析包括间断性血液透析、每日短时透析、夜间家庭透析和持续缓慢低效血液透析。⑥连续性肾脏替代治疗：目前除肾脏替代外，在脓毒症、急性中毒、免疫相关性疾病等治疗方面也被广泛应用。

影响儿科血液净化治疗成功实施的主要因素是患儿急、慢性透析并发症的发生，以及医疗单位血液净化的技术队伍力量。儿科血液净化方式的选择应综合考虑患儿的原发病、临床状态、医院的设备条件和专业人员的培训等因素。在我国，随着国家综合实力的不断提升及科学技术水平的不断发展，血液净化治疗在儿科必将会有更加广阔的发展前景和未来。

二、儿科血液净化的生理特点

儿童处在不断的生长发育中,在解剖、生理、免疫、病理等各方面有其特点,在疾病谱、病因和临床表现等方面也均与成人有明显的差异。年龄越小,与成人的差别越大。儿童的生长发育在其连续的过程中可分为以下几个时期:新生儿期、婴儿期、幼儿期、学龄前期、学龄期和青春期。各个时期都有不同的特点,相互独立又相互衔接,而其中最能体现阶段性特点的时期是新生儿期、婴儿期和青春期。

在儿科血液净化的实施中,由于儿童的生理特点导致血液净化治疗在很多方面有别于成人,儿科血液净化对血液净化设备的要求更高,技术难点也更多。因此,了解和掌握儿童的生理特点对指导小儿血液净化治疗具有重要的意义。

(一)小儿泌尿系统的解剖及生理特点

1. 解剖学特点

(1)肾:婴儿足月出生时,肾的长轴约为 6cm,重 24g,约为体重的 1/125。成人肾长 12cm,重 150g,约为体重的 1/220。故与成年人相比,新生儿的肾相对大且重。其表面可呈分叶状,至 2～4 岁时分叶状消失。婴儿肾位置较低,上极平第 12 胸椎,下极平第 4 腰椎,甚至可低至髂嵴以下,2 岁以内始达髂嵴以上。右肾位置稍低于左肾。2 岁以内健康小儿腹部触诊时容易扪及肾。新生儿肾小管相对较短,尤其以近端肾小管为甚,且肾单位具有不均一性,即同一水平肾单位的近端肾小管长度不一。

(2)输尿管:婴幼儿输尿管长而弯曲,管壁肌肉和弹力纤维发育不良,容易受压或扭曲而导致梗阻;输尿管与膀胱连接部的结构发育不成熟,易发生尿潴留而诱发感染。

(3)膀胱:婴儿膀胱位置相对高,尿液充盈时,膀胱顶部常在耻骨联合之上,可于腹部扪及,并随年龄增长而降入盆腔。

(4)尿道:新生女婴尿道长仅为 1cm(性成熟期为 3～5cm),且外口暴露而又接近肛门,易发生上行感染。男婴尿道虽较长,但常有包茎或包皮过长。

2. 生理特点

肾脏的生理作用主要为排泄体内代谢产物,调节水、电解质和酸碱平衡,维持内环境稳定及内分泌功能。肾脏主要通过肾小球滤过及肾小管重吸收、分泌和排泄等作用,来完成其生理功能。成人肾脏通过肾小球滤过、肾小管重吸收和排泄形成尿液,从而清除代谢终末产物,调节水、电解质及酸碱平衡,维持内环境稳定。儿童的肾脏虽然具备成人肾脏的大部分功能,但其发育是由未成熟逐渐趋向成熟,1～2 岁时小儿肾脏形态及功能接近成人。

(1)胎儿肾功能:胎龄 12 周末肾小球已有滤过作用,由于近曲小管刷状缘的分化及小管上皮细胞开始运转,虽已能形成尿液,但仍主要通过胎盘完成排泄和调节功能,胎儿尿液是羊水的主要来源。胎龄 36 周时,肾单位数量已达成人水平(每肾 85 万～100 万肾单位),但此时仍主要通过胎盘来完成机体的排泄和内环境稳定的调节(故无肾的胎儿仍可存活和发育)。

(2)新生儿和婴幼儿肾功能:

①肾小球滤过功能:婴儿出生后,由于肾血管阻力下降及肾血流量增加,肾功能明显进展,但其调节能力较弱,储备能力差。新生儿肾小球滤过率(Glomerular filtration rate,GFR)平均约为 20mL/(min·1.73m²),仅为成人的 1/4,早产儿更低。出生后 1 个月时,GFR 可以增长到 48mL/(min·1.73m²);3～6 个月时,为成人的 1/2;6～12 个月时,为成人的 3/4;1～2 岁时达到成人水平。新生儿和婴幼儿肾功能发育不成熟,肾脏储备能力有限,不能有效地排出过多的水分和溶质,容易发生急性肾功能衰竭。

②肾小管重吸收及排泄功能:新生儿肾小管的重吸收及排泄功能同样也是逐步趋向成熟的。新生儿的葡萄糖肾阈较成人低,静脉输入或大量口服葡萄糖时易出现糖尿;氨基酸和磷的肾阈也较成人低。新生儿血浆中醛固酮浓度较高,但新生儿近端肾小管重吸收钠较少,远端肾小管重吸收钠相应增加。出生后数周,近端肾小管功能发育成熟,大部分钠在近端肾小管重吸收,此时醛固酮分泌也相应减少。新生儿

排钠能力较差,如输入过多钠,容易发生钠潴留和水肿。

③对尿液的浓缩和稀释功能:新生儿及婴幼儿由于髓袢短,尿素形成量少以及抗利尿激素分泌不足,肾髓质间液渗透梯度较成人低,浓缩稀释功能不成熟,因此,排出的尿液为低渗尿。在应激状态下,新生儿及婴幼儿保留水分的能力低于年长儿和成人,而稀释尿液功能接近成人水平,可使尿稀释至渗透压30mmol/L,但浓缩功能差,尿最高渗透压仅为800mmol/L,1.5岁才达成人水平(1200mmol/L),加之GFR较低,因此,大量水负荷或输液过快时容易出现水肿。

④酸碱平衡:新生儿及婴幼儿由于碳酸氢盐的肾阈低、排氢和泌氨的能力弱、排可滴定酸的能力有限,故易发生酸中毒。

⑤内分泌功能:新生儿的肾脏已具有内分泌功能,其血浆肾素、血管紧张素和醛固酮水平均高于成年人,出生后数周内逐渐降低;前列腺素合成速率低于成人;出生后,随着血氧分压的升高,促红细胞生成素合成逐渐减少;婴儿血清中的 $1,25-(OH)_2-D_3$ 水平高于儿童期的水平。

(二)小儿尿液的特点

1. 尿 量

正常小儿尿量的个体差异较大,不同时期差异也大。每日尿量从新生儿期的 30mL 到儿童期的1600mL。一般认为,新生儿每小时尿量<0.8mL/kg,儿童每日尿量<250mL/m²,即为少尿;新生儿每小时尿量<0.5mL/kg,儿童每日尿量<50mL,即为无尿。

2. 排尿次数

93%的新生儿在出生后 24h 内排尿,但最初数日内因摄入少,每日排尿仅 4～5 次。出生 1 周后,一般受进水量增加、代谢旺盛及膀胱容量小的影响,每日排尿次数可达 20～25 次;1 岁时每日排尿 11～16次;3 岁后,减至每日 6～7 次。

3. 排尿控制

婴儿期排尿由脊髓反射完成。3 岁以后,小儿建立脑干、大脑皮层控制排尿。5 岁后如夜间仍持续尿床,则称为遗尿。

4. 尿的性质

出生后数日内尿液含尿酸盐较多,放置后可析出红褐色尿酸盐结晶。尿液常呈强酸性,新生儿尿蛋白量相对较高。

(1)尿蛋白:正常小儿尿中仅含微量蛋白,通常≤100mg/(m²·d),定性为阴性,尿蛋白(mg/L)/肌酐(mg/L)≤0.2。

(2)尿细胞和管型:正常新鲜尿液离心后沉渣镜检,红细胞<3 个/HP,白细胞<5 个/HP,偶见透明管型。12h 尿细胞计数,红细胞<50 万,白细胞<100 万,管型<5000 个。

(3)尿比重:新生儿尿比重为 1.006～1.008;随年龄增长,尿比重逐渐增高,1 岁后接近成人水平,为1.003～1.030。

(三)小儿水与电解质平衡的生理特点

体液是人体组成的重要部分,是维持生命的重要保证。体液的分布可分为三大区:①血浆区;②间质区;③细胞区。前两区被合称为细胞外液,后一区被称为细胞内液。小儿体液总量相对比成人的多。年龄越小,其总液量占体重比例越大,成人体液约占体重的 60%,新生儿约占 80%,婴儿约占 65%。小儿体液多于成人,且主要是细胞外液。小儿体液总量虽多,但按体重来说,绝对量则比成人的少。如丢失500mL 水,对婴儿来说就可以有脱水症状,而对成人则无任何影响(见表 24-1)。

小儿代谢旺盛,需水量比成人的多,水的交换量也相对比成人的多。儿童正处于生长发育过程中,对水和各种营养物质的需要量比成人的大,年龄越小,生长发育越快,需水量越多;水的交换量也大,婴儿水的交换量约等于细胞外液的 1/2,而在成人上的比例仅为 1/7。小儿水的交换量大,对新陈代谢有利,但在患病时则易发生水、电解质的代谢紊乱,且症状较成人的症状重。

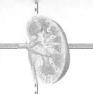

表 24-1　各年龄期体液的分布[占体重的百分比(%)]

年龄	细胞内液	细胞外液		体液总量
		间质液	血浆	
新生儿	35	40	5	80
～1 岁	40	25	5	70
2～14 岁	40	20	5	65
14 岁以上(包括成人)	40～45	10～15	5	55～60

小儿体液电解质的组成与成人的相似,但出生数日的新生儿,除血钠与成人的相似外,血钾、氯、磷及乳酸多偏高,碳酸氢盐和钙偏低。

小儿对水和电解质调节的功能较差。为了维持体液的恒定,水和电解质的摄入量和排出量必须相等,这就需要有完善的调节系统,包括肾、肺、皮肤、胃肠道和神经内分泌系统。此外,由于小儿调节系统发育未完全成熟,对水和电解质的代谢调节功能不全,因此,在病理情况下,如发生吐泻或高热时,容易发生水和电解质代谢紊乱。

(四)儿科血液净化的生理特点

血液净化主要是利用半透膜原理,将患儿的血液与透析液同时引入透析器,在透析膜两侧呈反方向流动,凭借半透膜两侧的溶质梯度、渗透梯度和水压梯度,通过弥散、对流,吸附清除毒素;通过超滤和渗透清除体内多余的水分;同时补充需要的物质,纠正电解质和酸碱平衡紊乱。在血液净化过程中,既要维持患儿血流动力学稳定,又要保证净化效果。

由于小儿体内的电解质组成与成人相近(除新生儿数日内血钾、氯偏高以外),儿童透析液或置换液的电解质配方与成人的是相似的。儿童的血容量约为体重的 8%,因此,透析器和血液管道总容量不应超过患儿总血容量的 10%,最好选用小血室容量和低顺应性透析器。如对体重 10kg、10～20kg、25～35kg 及 40kg 以上的患儿,可分别选用 0.5～0.6m²、0.7～0.8m²、0.9～1.2m² 的透析器。流入透析器内的血流量可按 3～5mL/(kg·min)计算:体重<10kg 的患儿以 75mL/min 为宜,体重>40kg 的患儿则可达 250mL/min,学龄儿童一般为 100～200mL/min。需注意:透析器和血液管道总容量若超过患儿循环血量的 10%～15%,容易出现低血压并发症。对血流动力学不稳定及 5 岁以下的患儿,最好选择腹膜透析治疗。

(叶　盛,张晨美)

第二节　儿童血管通路的建立

根据使用时间,儿童血管通路可分为临时性血管通路、长期血管通路及永久性血管通路。

一、临时性血管通路

(一)适应证

临时性血管通路的适应证有:①有透析指征的急性肾损伤(急性肾功能衰竭);②急性药物或毒物中毒需要行急诊血液净化治疗的患儿;③有可逆因素的慢性肾功能衰竭基础上的急性加重;④内瘘成熟前;⑤内瘘栓塞或感染,需临时通路过渡的患儿;⑥腹膜透析、肾移植患儿因病情需要临时血液透析;⑦其他原因需要临时血液净化治疗。

(二)禁忌证

无绝对禁忌证。相对禁忌证有:①广泛的腔静脉系统血栓形成;②穿刺部位感染;③凝血功能障碍;

④患儿不配合。

(三)临床常用的方法

直接穿刺法：选用肘正中静脉、贵要静脉、头静脉、股静脉、大隐静脉，如血流不满意可选用桡动脉、尺动脉、肱动脉或足背动脉。应用外周静脉留置针直接穿刺外周静脉或相对表浅的中心静脉。

中心静脉临时导管留置常选用股静脉、颈内静脉和锁骨下静脉。导管主要有单腔、双腔和三腔导管。目前，双腔导管最常用。根据不同的年龄、身高，选择不同型号的导管。穿刺部位首选右侧颈内静脉。根据穿刺点的不同，分前、中、后三种路径，可根据术者经验和习惯选择路径，在儿童身上以中路最为常用。

1.经皮颈内静脉穿刺置管术

经皮颈内静脉穿刺是目前临床推荐的首选中心静脉置管途径，具有血流量高、留置使用寿命长、导管相关并发症少等优势，但有明显充血性心力衰竭、呼吸困难、颈部较大肿物的患儿不宜选用。

导管留置深度取决于进针路径和患儿身高。以中路穿刺法为例，导管置入深度常根据患儿身高按照以下公式进行预测：

身高<100cm的患儿：置管深度(cm)＝身高(cm)/10－1

身高>100cm的患儿：置管深度(cm)＝身高(cm)/10－2

建议置管后即行胸部 X 线摄片，以了解导管位置。导管尖端理想位置应在上腔静脉近右心房处，X 线投影应在心包影以上，第4～6胸椎间的位置。根据检查结果，调整导管深度，并缝针固定。

注意事项：颈内静脉穿刺对体位要求较高。对心力衰竭难以平卧的患儿，建议做股静脉置管。患儿如有同侧静脉插管史，可能存在颈内静脉狭窄或移位，可行超声血管定位。当需要行左侧颈内静脉穿刺时，因该侧颈内静脉与锁骨下静脉汇合成左头臂静脉后形成一定角度，应注意扩器进入不要太深，以免损伤血管。应避免在同一部位反复穿刺，可变换不同部位，以减少对局部组织和血管的损伤。如果穿刺误入动脉或难以确定是否在静脉，则应重新穿刺。

2.经皮股静脉穿刺置管术

经皮股静脉穿刺是简单、迅速、安全的中心静脉置管途径，适合新开展中心静脉置管技术的单位或个人。股静脉局部无重要脏器，体表定位简单，血管变异少，操作简单、安全，可在无超声引导条件时直接进行穿刺，适用于紧急抢救、神志不清、卧床及不能配合的患者。但因邻近会阴、肛门部位，易污染，感染率较高，保留时间短，导管易折，不易固定；又因患者下肢活动相对受限，且易误入股动脉，故常选用单针双腔管。对低龄儿童，可选用10～15cm 的导管；对大龄儿童，可选用15～20cm 的导管，使管尖位置在下腔静脉内以保证足够血流量。

3.经皮锁骨下静脉穿刺术

并发症严重，儿科应用较少，一般不推荐作为首选应用。

二、长期性血管通路

中心静脉长期置管术所用的长期留置导管由抗血栓材料硅树脂、聚氨基甲酸酯或其他软质聚合物制造，较临时导管更柔软、光滑，导管末段周围有一个涤纶套，可使导管固定于皮下，组织长入后，形成防止感染的屏障，可保留数月，甚至数年。

1.适应证

中心静脉导管(Central venous catheter, CVC)的适应证有：①肢体血管条件差，特别是体重低于10kg、无法建立自体动静脉内瘘且不能行腹膜透析的患儿；②内瘘建立时间不长或拟行内瘘手术的尿毒症患儿，因病情需要，需立即开始维持性血液透析治疗；③有临时导管，但不能满足内瘘成熟(如低血压而不能维持瘘管血流量的患儿)或无法建立内瘘的患儿；④内瘘手术多次失败，已无法在肢体制作各种内瘘的患儿；⑤有心功能不全、严重的动脉血管疾病而不宜造瘘的患儿；⑥部分腹膜透析患儿，因各种原因需暂停腹膜透析或短期可行肾移植,需用血液透析过渡,可选择长期导管作为血管通路;⑦病情较重,或合并有其他系统的严重疾患,预期生命有限的患儿;⑧受医疗条件限制,缺少经验丰富的外科医师行内瘘手术时。

2. 禁忌证

无绝对禁忌证。相对禁忌包括:①手术置管部位的皮肤或软组织存在破损、感染、血肿或肿瘤;②患儿不能配合、不能平卧;③患儿有严重出血倾向;④患儿存在颈内静脉解剖变异或严重狭窄甚至缺如;⑤既往有血栓形成史、外伤史或血管外科手术史。

3. 置管部位

根据并发症的发生率,首选右侧颈内静脉。其他可选部位有右侧颈外静脉、左侧颈内静脉、颈外静脉、锁骨下静脉、股静脉等。只有在颈内静脉、颈外静脉均不能使用时,方选择锁骨下静脉。

三、自体动静脉内瘘成形术

自体动静脉内瘘(Arteriovenous fistula,AVF)是通过外科手术,使动脉与浅静脉在皮下吻合,促使静脉扩张、肥厚、动脉化来达到足够血流量,以便反复、长期穿刺行血液透析,被认为是成人和儿童血液透析的最理想选择。

1. 适应证

AVF 的适应证有:①适用于慢性肾功能衰竭,需要长时间(>3 个月)血液透析治疗的患儿;②对系统性红斑狼疮以及合并其他脏器功能不全的患儿,更应尽早实施自体动静脉内瘘成形术。

2. 禁忌证

(1)绝对禁忌证:①血管条件差,四肢近端大静脉或中心静脉存在严重狭窄、血栓或因邻近病变影响静脉回流;②患者前臂 Allen 试验阳性,禁止行前臂动静脉内瘘端端吻合。

(2)相对禁忌证:①预期患者存活时间短于 3 个月;②心血管状态不稳,心力衰竭未控制或低血压的患儿;③手术部位存在感染;④同侧锁骨下静脉安装心脏起搏器导管。

3. 手术部位

(1)原则:先上肢,后下肢;先非惯用侧,后惯用侧;先远心端,后近心端。

(2)可选用的血管:最常用的为前臂腕部桡动脉-头静脉内瘘;其次为腕部尺动脉-贵要静脉内瘘、前臂静脉转位内瘘(主要是贵要静脉-桡动脉)、肘部内瘘(头静脉、贵要静脉或肘正中静脉-肱动脉、其分支的桡动脉、尺动脉)、下肢内瘘(大隐静脉-足背动脉、大隐静脉-胫前或胫后动脉)、鼻咽窝内瘘等。

(3)血管的粗细:是选取手术部位时需考虑的最重要的因素,静脉管径较粗的部位更易成功。

(4)手术注意事项:AVF 属显微外科手术范畴,术者需佩戴手术放大镜或在手术显微镜下操作。熟练、正确的手术操作是内瘘长期存活的重要保障,术者最好经过显微外科或血管吻合动物实验训练。另外,精细手术器械在小儿动静脉内瘘的血管吻合手术中是必需的。端-侧吻合术术中使动脉和静脉充分游离,可以降低吻合口张力和难度。儿童血管较成人细,静脉可做斜吻合口以增加口径,吻合口直径争取为2mm 以上。操作轻柔,不宜过多牵拉、刺激血管,尽量避免钳夹内皮,防止内皮细胞受损而引发血栓形成。及时用肝素生理盐水冲洗血管管腔,防止术中血栓形成。吻合前,仔细观察血管方向,确保无扭曲、成角。用 7-0、8-0 或其他合成可吸收单丝线连续或间断缝合吻合血管,针距、边距均匀,尽量外翻缝合。约 90d 后,缝线吸收。血管吻合口可随患儿生长而扩大。缝合时,可吸收单丝线较成人常用的不吸收血管吻合线更具优势。可在血管表面滴注罂粟碱或 1%利多卡因来预防、缓解血管痉挛。吻合后,松解静脉周围组织,减少周围组织对静脉的压迫,提高通畅率。缝皮时,注意减少由于张力过大对静脉造成的压迫。术中、术后防止低血压;静脉开放后即见到血管充盈及搏动,触及震颤者方为手术成功。血管瘤、静脉瘤样扩张或假性动脉瘤多数因血管比较表浅、穿刺方法不当或内瘘血流量较大引起。在儿科,上臂动静脉内瘘吻合口径一般为 2~3mm。吻合口径大或近心部位的内瘘,在合并贫血、高血压及其他器质性心脏病或慢性心功能不全等基础疾病时,容易引发心力衰竭。前臂内瘘引发的心力衰竭比较少见,一旦发生,可采用内瘘包扎压迫,必要时采取外科手术缩小瘘口。对反复心力衰竭者,必须闭合内瘘,改用长期留置导管或腹膜透析的方式治疗。

四、移植血管内瘘

移植血管内瘘(Arteriovenous graft,AVG)包括人造及生物移植血管两种,移植物与动静脉分别做端-侧吻合(桡动脉或肱动脉-贵要静脉)。

1. 适应证

移植血管内瘘的适应证有:

①上肢血管细不能制作自体内瘘;②反复制作内瘘使上肢动静脉血管耗竭;③糖尿病、周围血管病、银屑病等使自身上肢血管被严重破坏;④原内瘘血管瘤或狭窄切除后需用移植血管搭桥。

2. 禁忌证

(1)绝对禁忌证:四肢近端大静脉或中心静脉存在严重狭窄、明显血栓或受邻近病变影响。

(2)相对禁忌证:同自体动静脉内瘘成形术。

3. 手术部位

吻合的配对动静脉多采用上肢血管。肱动脉-头静脉或贵要静脉、正中静脉、肱静脉(前臂袢式)最为常用,成功率高,并发症少,使用方便。其次为桡动脉根部-贵要静脉或正中静脉、头静脉(前臂袢式)。其他术式在临床上较少应用。

4. 手术注意事项

术前通过物理及超声检查上肢血管(必要时进行血管造影),选择拟吻合的动静脉,动静脉内径应不小于3mm,适当给予阿司匹林或双嘧达莫口服,以预防血栓形成。自体血管移植多选择大隐静脉,取材前应做血管超声等检查以了解拟取大隐静脉的情况,明确没有曲张、硬化、闭塞等病变。一般选用直径为6mm的人造血管,并根据患儿年龄与自身血管条件做适当调整。

(叶　盛,张晨美)

第三节　血浆置换在重症儿童中的应用

长期以来,人们认识到血液中有多种导致人体疾病的致病因子,清除这些致病因子可以达到治疗或缓解疾病的目的。1975年,Lookwood等首次使用离心式血浆分离器成功救治了3例肺出血-肾炎综合征患者。1981年,Martini首次报道将血浆置换用于治疗1例8岁患肺出血-肾炎综合征的儿童。1984年,Kasprisin等提出了儿童血浆置换指南,对儿童血浆置换适应证和操作中的技术问题提出参考意见。此后,关于儿童血浆置换治疗的报道日益增多,技术也日趋完善。

2010年,美国血浆置换学会制定了血浆置换适应证。血浆置换可治疗的疾病涉及神经系统疾病、自身免疫性疾病、肾脏疾病、血液病、肿瘤、肝脏疾病、代谢性疾病、结缔组织病和器官移植等多个领域。随着血浆置换新技术的发展与进步,其可治疗的疾病谱也会日益增多。

一、血浆置换常用的治疗方案

(一)急性播散性脑脊髓炎

血浆置换对急性播散性脑脊髓炎的疗效确切,置换清除了自身抗体和免疫因子,如神经节苷脂类自身抗体、TNF、IL-6、IL-10等。大部分研究显示,血浆置换治疗患者持续缓解率达50%左右,在血浆置换

2～3 次后显现好转迹象。Divia 等报道了一组 6 例大剂量激素和丙种球蛋白治疗无效的儿童,在 5 次血浆置换之后均取得不同程度的好转。通常,每次 1.0～1.5 个血浆置换量,每日或隔日 1 次,3～6 次的置换为 1 个疗程。白蛋白可作为血浆置换液。

(二)急性炎症性脱髓鞘多神经病(吉兰-巴雷综合征)

周围神经髓磷脂自身抗体是急性炎症性脱髓鞘多神经病(吉兰-巴雷综合征)发生和发展的重要因素。几项对照研究已证实,血浆置换可加快患者康复,并缩短呼吸机的使用时间。法国的一项研究结果表明,血浆置换治疗组脱离呼吸机的中位时间为 18d,而对照组为 31d。北美的研究证实,治疗组脱离辅助设备独立行走的中位时间为 53d,对照组为 85d。一组循证医学的结论建议,该病的血浆置换开始时间应在起病 7d 之内。

标准的血浆置换方案:10～14d 置换的血浆总量为 200～250mL/kg,即 5～6 次的血浆置换,每次 1.0～1.5 个置换量,置换液可用白蛋白置换液或血浆。对治疗 2～3 周复发的患者及轴突受累的患者,血浆置换的效果优于静脉输注丙种球蛋白。

(三)重症肌无力

血浆置换可清除重症肌无力患者的抗乙酰胆碱受体抗体,多用于治疗重症肌无力危象或者胸腺切除术的围手术期。推荐血浆置换剂量:2 周之内血浆置换总量为 225mL/kg。置换频次和时间依临床情况而定,有些患者可能需要长时间的血浆置换。

(四)ANCA 相关急进性肾小球肾炎

迄今为止,关于血浆置换治疗抗嗜中性胞质抗体(Anti-neutrophil cytoplasmic antibodies,ANCA)相关血管炎的研究有很多,但结果并不一致。当 ANCA 相关血管炎出现危及生命的状况(如弥散性肺出血、合并急进性肾炎)而需要紧急透析时,应在使用大剂量激素和细胞毒药物的同时积极给予血浆置换治疗。置换液可选用白蛋白或新鲜冰冻血浆,每日或隔日 1 次,每次 1.0～1.5 个置换量。对弥散性肺出血的患者可每日置换 1 次,待病情稳定后每 2～3 天置换 1 次,共 6～9 次。

(五)抗肾小球基底膜病

在血浆置换用于治疗抗肾小球基底膜病之前,Goodpasture 综合征患者的病死率很高,血浆置换治疗使该病的病死率和终末期肾病的发生率大幅度下降。该病多见于成人。据报道,儿童最小发病年龄为 12 月龄。儿童的治疗原则与成人的一致,即尽早给予血浆置换治疗。置换液可选用白蛋白或血浆,每日或隔日 1 次,每次 1.0～1.5 个置换量。血浆置换最少维持 2 周,不以血液中是否检测到抗肾小球基底膜抗体为依据,而应参照患者临床情况,特别是肾功能的恢复情况。

(六)局灶节段肾小球硬化

局灶节段肾小球硬化(Focal segmental glomerular sclerosis,FSGS)占成人和儿童原发性肾病综合征的 15%～20%,大部分患者在 3～7 年内进入终末期肾病而需要透析和肾移植治疗。不幸的是,在肾移植后,20%～30% 的患者会复发,尤其是儿童。研究表明,复发者血液中可检测到一种"渗透性因子",该因子可致肾小球滤过膜通透性增高而导致蛋白尿。血浆置换可清除该因子,降低复发率。Garcia 等治疗了 9 例 FSGS 复发的儿童,对每个患儿置换 10 次,同时联合环孢素、吗替麦考酚酯和激素治疗,结果 55% 完全缓解,12% 部分缓解,而另外 5 例没有血浆置换的儿童无好转。

血浆置换的前 3d 应每日 1 次血浆置换;随后的 2 周内,应给予不少于 6 次的置换。通常,患者的尿蛋白水平和血肌酐会逐渐下降。置换方案应根据尿蛋白情况进行个体化设置,有些患者可能需要每周至每月 1 次的血浆置换,以防尿蛋白复发。置换液可用白蛋白液或血浆,每次置换 1.0～1.5 个置换量。

(七)溶血尿毒综合征

欧洲一项文献综合分析提示,尽早进行血浆置换可降低终末期肾病的发生率。血浆置换应在患者血小板正常且溶血停止(乳酸脱氢酶正常,末梢血涂片无破碎红细胞)后再维持 2 周。血浆置换可清除自身抗体和有缺陷的补体调节因子,并补充缺乏的补体调节因子。置换液首选新鲜冰冻血浆,对 T 细胞活化相关的溶血尿毒综合征(Hemolytic uremic syndrome,HUS)可以以白蛋白为置换液,欧洲研究小组推荐

1次/d连续5次置换、后每周5次持续2周、再每周3次持续2周的治疗方案。

（八）血栓性血小板减少性紫癜

血浆置换治疗特发性血栓性血小板减少性紫癜（Thrombotic thrombocytopenic purpura，TTP），大大降低了该病的病死率。应选用新鲜冷冻血浆或去冷凝集素血浆作为转换血浆，最初每日置换1次，直到血小板$>150\times10^9$/L且乳酸脱氢酶（Lactate dehydrogenase，LDH）正常。达到上述指标的中位时间为7~8d。期间，血小板计数可能出现波动，其后逐渐减少置换频次。有关总持续时间的研究资料不多，治疗时间应根据患者个体情况而定。

（九）难治性类风湿关节炎

难治性类风湿关节炎的治疗方案：每次1200mL的血浆置换量，每周1次，共12周。多数研究表明，患者的疾病改善会在疗程完成后数周出现；对一个疗程后无好转的患者继续治疗，显示无效。

（十）系统性红斑狼疮

对系统性红斑狼疮（Systemic lupus erythematosus，SLE）引起的狼疮脑或弥散性肺出血的患者，建议每日或隔日1次置换，每次1.0~1.5个置换量，通常3~6次置换即足够，每周1~3次，置换液可用白蛋白或血浆。增加置换时间并未取得更好的疗效。

（十一）药物过量、毒液类中毒

中毒事件常发生在6岁以下儿童。除常规治疗以外，对于与大分子蛋白紧密结合的毒物，通过血液透析或血液灌流的方法很难清除，此时需要行血浆置换清除毒物。血浆置换清除效果取决于被清除物的特性，如果该物质的脂溶性大和（或）血管外分布容积大，则清除效果差。毒物的蛋白结合率高，并且代谢缓慢是血浆置换的适应证。毒蕈中毒一经确诊多使用血浆置换治疗。大量报道显示，血浆置换大大降低了儿童毒蕈中毒的病死率，血浆置换在中毒后30h内进行，效果更佳。

血浆置换液应含足够的蛋白，使用于将毒物吸附到血管内并清除。白蛋白可以作为置换液，但对于与其他蛋白结合的药物或毒物，则应用血浆作为置换液，例如双嘧达莫、奎尼丁、丙咪嗪、普萘洛尔和氯丙嗪等。一些毒液类可导致凝血病，也应以血浆作为置换液。建议血浆置换1次/d，每次1~2个置换量，直至临床症状好转并且毒物的水平降到安全线以下。

二、血浆置换的禁忌证

相对禁忌证包括严重活动性出血，对血浆、白蛋白等有严重过敏史，严重低血压或休克，未稳定的急、慢性心功能不全，重度脑水肿伴脑疝等濒危状态，临床医生认为不适合血浆置换或不耐受治疗者，患儿低体重和滤器及体外管路血容量严重不匹配者。

三、治疗处方

因儿童血容量偏小，应选择适用于儿童的滤器和血管通路，体外循环血量不应大于患者血容量的5%~8%，如超过此数值，应予白蛋白液或血浆预冲管路。

（一）血浆量的计算（Estimated plasma volume，EPV）

EPV=65×体重（kg）×（1−HCT）或40~50mL/kg（通常在儿科患者中使用）。

（二）置换液的选择

对于HUS、TTP和肝功能衰竭的患者，应使用新鲜冰冻血浆，TTP患者也可使用去冷凝集素血浆；其他患者可选用血浆或白蛋白液。

（三）置换方案制订原则

置换方案的制订应考虑患者病情、被置换物质血管内外分布和半衰期等因素。

（四）治疗前、治疗过程中给药

如患者对置换液有过敏史，可在置换前给予适量激素和抗组胺药；或患者在置换过程中出现过敏反应,也可使用上述药物。对使用新鲜冰冻血浆置换的患者,为防止低钙血症,可在治疗前和治疗中口服钙剂,严重者需静脉补钙。常规治疗药物应在治疗结束后给予,如降压药、免疫抑制剂。

四、血浆置换示例

1例9岁男孩患HUS需行血浆置换治疗,体重为30kg。

1.置换方式

采用单膜血浆置换。

2.置换液

置换液为新鲜冰冻血浆,置换量为1500mL(1个置换量)。

3.血浆置换滤器PE2000N的面积为0.35m²。

4.血管通路

HF双腔导管行右股静脉穿刺置管。

5.抗凝

患者血小板减少,凝血指标基本正常,予以肝素首剂量1500U,维持剂量750U/h。

6.治疗处方

血流量150mL/min,置换时间2h,置换率750mL/h,超滤平衡,等量置换。

7.置换过程中给药

置换开始前30min,口服钙剂500mg;开始前15min,静脉给予地塞米松5mg;开始治疗后1h,静脉输入10mL 10%葡萄糖酸钙。血浆置换应1次/d,至少5次,其后逐渐降低置换频率,并且应在患者血小板正常并溶血停止后再维持2周。

(叶　盛,杜立中)

第四节　血液灌流在重症儿童中的应用

血液灌流(Hemoperfusion,HP)是指借助体外循环,将患者血液引入装有固态吸附剂的灌流器中,以吸附的方式清除血液中内源性或外源性毒物或致病物,达到净化血液的一种治疗方法或手段。其主要用作药物、毒物中毒及尿毒症的辅助抢救治疗,可以在单泵、灌流机、血滤机、人工肝机及连续性肾脏替代治疗机上单独使用或联合使用。血液灌流主要用于急性药物或毒物中毒、尿毒症、脓毒症或系统性炎症综合征、重症肝炎、风湿性疾病及其他疾病(如甲状腺危象、重症胰腺炎、支气管哮喘、银屑病、精神分裂症、肿瘤化疗等)的辅助治疗。

一、基本原理

血液灌流的基本原理是吸附。HP治疗是将溶解在血液中的物质吸附到具有很高吸附能力的固态物体上,清除内源性或外源性毒物。目前常用的吸附材料是活性炭和吸附树脂,两者都属于多孔性吸附剂。

活性炭属无机颗粒型吸附剂,具有高比表面积,可清除肌酐、尿酸、胍类、中分子物质、胆红素等内源性物质,以及巴比妥、地西泮等外源性小分子毒物,但对尿素、钾、钠、氯、磷和水等无清除作用。

吸附树脂分极性和非极性吸附树脂。极性吸附树脂对水溶性物质具有较好的吸附性;非极性吸附树脂对亲脂性物质(如胆红素、有机磷农药、芳香族氨基酸等)吸附率大。吸附树脂的平均孔径为13～

15nm,此孔径对相对分子质量大于500的脂溶性中分子及大分子具有吸附作用。临床常见的毒物,机体病理状态下产生的内毒素、细胞因子、炎症介质及其他代谢产物大多属脂溶性中分子及大分子。

二、血液灌流的指征

血液灌流的指征包括:①血浆药物浓度已达到致死浓度者;②严重中毒经内科治疗无效者;③有心、肝、肾功能不全致药物清除率明显减低者;④药物或毒物有继续再吸收者;⑤具有代谢延迟效应的毒物中毒,如百草枯中毒等。

对于作用迅速的药物(如氰化物)及没有严重毒性的药物(如对乙酰氨基酚)等,不建议使用血液灌流。

三、禁忌证

禁忌证为对灌流器及相关材料过敏者。

四、操作流程

(一)治疗前准备

1. 血管通路的建立

紧急短期血液灌流采用临时血管通路,首选股静脉和右侧颈内静脉。

2. 灌流器的准备与预冲

一次性应用的灌流器在出厂时已经消毒,应在使用前检查包装是否损坏或过期。其他准备步骤如下:①将灌流器垂直放置固定在支架上,使动脉端向上、静脉端向下。②将动脉端血路与预冲液相连接,另一端正确连接于灌流器的动脉端口上,同时静脉端血路连接于灌流器的静脉端口上。③启动血泵,初以50mL/min速度,当冲洗液充满灌流器并从静脉管道流出时,血泵的速度调整为200～300mL/min。先用5%葡萄糖生理盐水500mL冲洗,然后用2500mL肝素生理盐水(每1000mL生理盐水加肝素20mg)冲洗。④当剩下约200mL生理盐水时,把静脉管道与预冲液相连接,以50mL/min循环约10min。如果在预冲过程中看到游离的炭粒冲出,提示膜已破损,必须更换灌流器。⑤最后将灌流器反转至动脉端向上、静脉端向下的固定方式,准备开始治疗。如果患者处于休克或低血容量状态,预冲液可采用代血浆、新鲜血浆或5%白蛋白,从而减少体外循环对患者血压的影响。

3. 体外循环体系的建立

预冲结束后,将动脉端血路与已经建立的灌流用血管通路(如深静脉插管)正确牢固连接,然后开动血泵,流速为50mL/min,当血液经过灌流器即将到达静脉端血路的末端出口时,连接上血管通路的静脉端。

(二)抗凝方法

抗凝一般选用肝素或低分子肝素。由于吸附剂表面粗糙、表面积比一般透析膜大,故灌流时抗凝剂的用量要比透析时大。有效血管通路建立后,灌流开始前15～20min,推注首剂肝素0.5～1.0mg/kg。治疗中,以0.2～0.5mg/(kg·h)持续性静脉输注肝素,预期结束前30min停止追加。肝素剂量应依据患者的凝血状态个体化调整,可监测活化部分凝血活酶时间(Activated partial thromboplastin time,APTT)和活化凝血时间(Activated clotting time,ACT),注意抗凝治疗的监测和并发症的处理,如有出血倾向,可用鱼精蛋白拮抗肝素。

(三)灌流治疗

1. 血流量

血流速度为50～130mL/min或3～5mL/(kg·min),应根据患者凝血、年龄及体循环情况调整血流速度。血流太慢,则容易产生凝血,此时应增加肝素剂量。

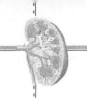
2.治疗的时间与间隔

灌流器中吸附材料的吸附能力与饱和速度决定了每次灌流治疗的时间。可每间隔 2～3h 更换一个灌流器,一次灌流治疗的时间一般不超过 3h。根据不同物质的特性,间隔一定时间再次进行灌流治疗。对于高脂溶性药物或毒物,或者洗胃不彻底、灌流后一段时间药物或毒物的血浓度又回升、导致再次昏迷者,可于 1d 后再次做灌流治疗。一般经过 2～3 次治疗,大多数的药物或毒物可被全部清除。

3.灌流结束

灌流结束时,把灌流器倒过来,即动脉端向上、静脉端向下,用生理盐水回血,不能敲打灌流器,以免被吸附的物质重新释放。为减少被吸附毒物的重新释放,急性药物中毒抢救结束后可采用空气回血。

五、血液灌流治疗的并发症

血液灌流治疗的并发症包括血压下降,白细胞及血小板减少,细胞成分破坏,穿刺部位出血、血肿,凝血因子及白蛋白丢失,致热原反应等。这些并发症发生率不高,及时发现采取相应措施,多数可以避免或控制。

(叶 盛,杜立中)

第五节 血浆吸附在重症儿童中的应用

血浆吸附(Plasma adsorption,PA)是指将患者的血液引出体外,通过膜式分离器分离出血浆,有形成分输回患者体内,血浆在体外循环中与免疫吸附柱接触,清除某些特定物质后被输回至体内的一种血液净化方法。从治疗原理上讲,血浆吸附属于血液灌流方法的一种,主要用于治疗以抗体或抗原抗体免疫复合物为主要致病因子的免疫介导性疾病,包括自身免疫性疾病和移植后排斥反应等。

血液吸附分全血吸附和血浆吸附。血液灌流是最简单的全血吸附疗法,由于细胞成分破坏、微血栓等并发症的发生率较高,临床应用受限。血浆吸附是目前免疫吸附治疗的主要方法之一。

选择合适的血浆分离器、吸附器、血浆免疫吸附柱及管路,并按照说明书进行连接。准备生理盐水、抗凝剂、葡萄糖溶液、肾上腺素、地塞米松及镇静剂等药品。

一、血浆吸附治疗流程

1.血浆吸附量:单次吸附的剂量为 2～3 倍血浆容量,治疗持续时间为 2～3h。血浆容量可按照下述公式估计:血浆容量(L)=0.065×体重(kg)×(1−HCT)。

2.治疗前给予地塞米松以防止过敏。

3.开机,机器自检,按提示连接管路。

4.预冲管路、吸附器及血浆分离器:先用 1500mL 肝素生理盐水(每 500mL 生理盐水加普通肝素 20mg)预冲,保留肝素生理盐水使其充分灌注分离器和吸附柱达 20min,再予 500mL 生理盐水冲洗。

5.将体外循环血路与中心静脉插管牢固连接。

6.抗凝剂应用:参见"血液灌流"章节。

7.血浆置换参数:血浆分离速度为 200～600mL/h,置换时间为 2～3h。

8.血泵速度:成人一般从 25～50mL/min 开始,儿童起始量要比成人慢,并逐步增加至 50～130mL/min或 3～5mL/(kg·min)。

二、血浆吸附的临床应用适应证和禁忌证

(一)适应证

随着吸附材料的不断开发,医用吸附剂在临床上的应用范围越来越广。免疫吸附具有极高的吸附特异性和选择性,在临床可用于自身抗体、循环免疫复合物、血脂成分、纤维蛋白原等的吸附治疗,主要适应证见表24-2。

表 24-2　血浆吸附适应证

疾病类别	适应证
神经系统疾病	重症肌无力、吉兰-巴雷综合征、多发性硬化等
风湿性疾病	混合型结缔组织病、类风湿关节炎、系统性红斑狼疮及狼疮性肾炎等
肾脏疾病	急进性肾小球肾炎、紫癜性肾炎等
血液系统疾病	自身免疫性溶血性贫血、血栓性血小板减少性紫癜、溶血尿毒综合征、血友病、难治性特发性血小板减少性紫癜等
代谢性疾病	高胆固醇血症、症状性脂蛋白(a)升高等
肝脏疾病	高胆红素血症、肝性脑病等
其他	原发性扩张性心肌病、突发性耳聋、糖尿病足、天疱疮等

(二)禁忌证

无绝对禁忌证。相对禁忌证包括:对血浆分离器、吸附器的膜或管道过敏;严重活动性出血或弥散性血管内凝血(Disseminated intravascular coagulation,DIC),药物难于纠正的全身循环衰竭;非稳定期的心、脑梗死,颅内出血或重度脑水肿伴有脑疝者。

(张晨美,杜立中)

第六节　腹膜透析在重症儿童中的应用

腹膜透析(Peritoneal dialysis,PD)是指以人体腹膜作为半透膜,通过弥散和对流作用,清除体内过多水分、代谢产物和毒素,达到净化血液、替代肾脏功能的治疗技术。与连续性肾脏替代治疗相比,腹膜透析具有操作简便、不需要复杂设备、费用低、安全(对血流动力学影响小)和更适于儿童等特点。儿童腹膜透析起步较晚,至20世纪50年代才在欧美一些国家开始尝试。20世纪60年代,由于Tenck-hoff管的出现,袋装透析液的应用和非卧床持续性腹膜透析方式的开展,降低了腹膜炎的发生率,腹膜透析应用才日益广泛。

腹膜是生物半透膜,腹膜透析效果与腹膜总面积、透析液接触腹膜的有效面积及腹膜毛细血管的面积有关。儿童每千克体重腹膜面积是成人的2倍,即单位有效滤过面积大,且极少因血管硬化而引起腹膜毛细血管的改变,因此较成人能更有效地清除溶质。

将透析液灌入腹腔,此时膜两侧渗透液的浓度不同。利用腹膜的半透膜性能,溶质将从浓度高的一侧向浓度低的一侧移动(弥散作用),而水分移动方向则与之相反(对流作用),从而使膜的两侧达到动态平衡,使蓄积体内的代谢产物经透析液而排除,而透析液中的某些溶质也可向体内移行,如此不断更换透析液以达到治疗目的,使患儿体内生化成分逐渐趋向于正常。

一、腹膜透析的装置

腹膜透析的装置包括腹膜透析导管、体外连接装置和腹膜透析连接系统。因体外连接装置和腹膜透

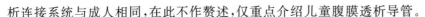

析连接系统与成人相同,在此不作赘述,仅重点介绍儿童腹膜透析导管。

腹膜透析导管由无毒的惰性材料制成,可弯曲,能够长期留置于腹腔,有良好的组织相容性。目前临床最常用的是 Tenck-hoff 管,根据袖套的数量分为单 Cuff 导管和双 Cuff 导管。儿童型腹膜透析导管通常比成人型腹膜透析导管更短、更小。儿童和婴幼儿腹膜透析导管应根据其年龄、身高和体重来选择。

1. 标准儿童腹膜透析导管:双 Cuff 导管总长为 30cm,腹内段长为 12cm;单 Cuff 导管总长为 30cm,导管末端与 Cuff 距离为 14.5cm。

2. 婴幼儿型腹膜透析导管:双 Cuff 导管总长为 31cm,腹内段长为 6.5cm;单 Cuff 导管总长为 31cm,导管末端与 Cuff 距离为 10.25cm。

3. 成人型标准腹膜透析导管:双 Cuff 导管总长为 41cm,腹内段长为 15.5cm;身高＞160cm,体重＞30kg 的儿童可选用成人型标准腹膜透析导管。

腹膜透析成功的前提是建立安全方便的腹腔通道,即成功置入腹膜透析导管。目前,腹腔置管术包括经皮穿刺、手术切开和腹腔镜下放置 3 种方式。在患儿中,以手术切开和腹腔镜下放置最为常用。

腹膜透析液是腹膜透析的重要组成部分,主要包括渗透剂、缓冲剂和电解质 3 部分。腹膜透析液配置基本要求:①电解质的成分和浓度与正常血浆相似;②渗透压不低于血浆渗透压;③允许加入适当药物,如肝素、抗生素等;④高压消毒,无致热源及细菌。目前,临床所用腹膜透析液多为市售袋装透析液。常用的腹膜透析液组成成分见表 24-3。

表 24-3　常用的腹膜透析液组成成分

透析液 组成成分	葡萄糖腹膜透析液			艾考糊精腹膜透析液	碳酸氢盐腹膜透析液
	1.5%	2.5%	4.25%		
Na(mmol/L)	132	132	132	132	132
Cl(mmol/L)	96	96	96	96	96
Ca(mmol/L)	1.75	1.75	1.75	1.75	1.75
Mg(mmol/L)	0.25	0.25	0.25	0.25	0.25
乳酸盐(mmol/L)	40	40	40	40	15
碳酸氢盐(mmol/L)	—	—	—	—	23
pH 值	5.2	5.2	5.2	5.2	7.3
渗透压(mOsm/L)	346	396	485	284	346～485
GDPs 含量	＋	＋＋	＋＋＋	＋	很低

注:GDPs 为葡萄糖降解产物。

二、腹膜透析的适应证和禁忌证

(一)腹膜透析的适应证

1. 慢性肾功能衰竭

美国国家肾脏病基金会肾脏疾病预后与生存质量指导,推荐当出现以下情况时,应及早行腹膜透析:当残余肾肌酐清除率减退至 9～14mL/(min·1.73m²) 或每周尿素清除率＜2.0 时;当患儿出现持续的难以控制的营养不良、水潴留、高钾血症、高磷血症、酸中毒和生长障碍或尿毒症所致的神经症状时。

2. 急性肾损伤

当有以下急性损伤表现时,应行腹膜透析:少尿或无尿的急性肾损伤需清除过多的水分和电解质;水潴留致充血性心力衰竭、肺水肿、脑水肿、严重高血压;严重代谢紊乱,血钾≥6.5mmol/L,难治性代谢性酸中毒,高磷血症;肌酐清除率较正常下降 50% 以上,或高分解状态(每日尿素氮上升≥14.3mmol/L,肌酐上升≥17μmol/L);明显尿毒症症状,伴有精神神经症状。

3. 其他

急性药物、毒物中毒及水电解质紊乱。

(二)腹膜透析的禁忌证

1.绝对禁忌证

巨大脐疝、腹裂、膀胱外翻、膈疝、腹膜腔缺失或腹膜无功能。

2.相对禁忌证

近期腹腔大手术;缺乏看护人,依从性差;严重心肺功能不全;严重腹部皮肤感染;严重营养不良。

二、腹膜透析方式

腹膜透析方式多种多样,包括间歇性腹膜透析(Intermittent peritoneal dialysis,IPD)、持续非卧床腹膜透析(Continuous ambulatory peritoneal dialysis,CAPD)、自动腹膜透析(Automated peritoneal dialysis,APD)、持续循环腹膜透析(Continuous cycling peritoneal dialysis,CCPD)、夜间间歇性腹膜透析(Nocturnal intermittent peritoneal dialysis,NIPD)、潮式腹膜透析(Tidal peritoneal dialysis,TPD)、日间非卧床腹膜透析、持续优化腹膜透析等,在此着重介绍以下几种。

(一)间歇性腹膜透析

标准 IPD 的方式为每次腹腔内灌入 $500\sim1100mL/m^2$($30\sim50mL/kg$)的透析液,腹腔内停留 $30\sim45min$,每个透析日透析 $8\sim10h$。在透析间歇期,患儿腹腔内一般不留置腹膜透析液。IPD 模式主要用于急性腹膜透析患儿,新入腹膜透析患儿在术后 $7\sim12d$ 的过渡期内须进行小剂量透析;并发疝、导管周围渗漏等可暂时改为 IPD;出现严重水潴留、心功能衰竭时,需要增加超滤;一般不作为长期维持治疗模式。

(二)持续非卧床腹膜透析

一般 CAPD 模式为每天交换腹膜透析液 $3\sim5$ 次,每次灌入腹膜透析液 $1100mL/m^2$,腹膜透析液白天在腹膜内留置 $4\sim6h$,夜间留置 $10\sim12h$。白天,患儿只在更换腹膜透析液的短暂时间内不能自由活动,其他时间可以自由活动。24h 内,患儿腹膜内基本都留有透析液,持续进行溶质交换。CAPD 较适用于年龄较大的腹膜透析患儿。

(三)自动腹膜透析

APD 是一项新型的腹膜透析技术,操作过程由一台全自动腹膜透析机完成。其优点是操作方便,可以由机器设定不同的腹腔灌入量,解决小年龄儿童需要低剂量灌入的技术问题。同时,APD 利用患儿夜间休息时间自动进行腹膜透析。白天,患儿及护理者可以自由安排日常生活、上学及工作,有利于改善生活质量。APD 的操作模式可分为 IPD、CCPD、NIPD 和 TPD 等。

(四)持续循环腹膜透析

CCPD 是自动化腹膜透析的主要形式,是夜间快速交换和白天留腹状态的腹膜透析模式。方法:在患儿夜间入睡前与腹膜透析机连接,先将腹腔内透析液引流干净,然后进行透析液交换,每次交换量为 $900\sim1100mL/m^2$,最大量可增至 $1400mL/m^2$,腹腔内留置 $1\sim2.5h$,每夜交换 $5\sim10$ 次,每夜透析时间为 $8\sim12h$,最末袋透析液灌入腹腔后关闭透析机,并与机器脱离。白天透析液在腹腔留置 $12\sim16h$,可用 $50\%\sim100\%$ 的夜间灌入量进行白天留腹。

(五)夜间间歇性腹膜透析

NIPD 是夜间快速交换和白天"干腹"状态的腹膜透析模式,适用于有一定残余肾功能或有腹腔压力问题的患儿(如疝、渗漏患儿)。每次灌入量为 $1100mL/m^2$,每次 $1\sim2h$,每夜透析时间为 $8\sim12h$,每周 7d。

三、腹膜透析评估

腹膜透析充分性评估是一项综合性评估,包括患儿的食欲、生长发育、营养状况、溶质清除状况、容量平衡、酸碱电解质平衡和社会适应能力等。临床上,充分透析通常定义为以最小的、不增加病死率的透析剂量进行透析。每周总尿素清除指数(Kt/V)是临床评估溶质清除充分性和透析剂量的最好量化指标。

Kt/V,即尿素容积分布相关的尿素清除率,反映腹膜对小分子毒素——尿素的清除效率,也是反映溶质清除的重要定量指标,其中 K 为尿素清除率,t 为透析时间,V 为尿素分布容积。2006 年的 KDOQI 指南建议儿童患者采用"每周总 Kt/V(肾脏+透析)"作为评价溶质清除充分性的单一指标,目标值为每周超过 1.8。

计算方法:

每周总 Kt/V=(每日腹透 Kt/V+每日残肾 Kt/V)

尿素分布容积(V):男孩 $V=0.01\times(身高\times体重)0.68-0.37\times体重$

女孩 $V=0.014\times(身高\times体重)0.68-0.35\times体重$

每日腹膜透析 Kt(L)=(24h 透出液尿素氮/血清尿素氮)×24 小时透出量

每日残肾 Kt(L)=(24h 尿尿素氮/血清尿素氮)×24h 尿量

注意:

1.计算单位:身高(cm)、体重(kg)、尿量(L)、透出液量(L),尿素氮(μmol/L 或 mg/dL 均可,但计算时要保持一致)。

2.血尿素氮:CAPD 时,可在任何时间抽取;NIPD 或 CCPD 时,应在白天的中位时间抽取。

3.尿量:每日排尿<3 次的患儿,建议收集 48h 尿量;如果肾脏 $Kt/V<0.1$,则不必检测 24h 尿量。

初次评估的时间建议为腹膜透析开始后 2~4 周;对于无残余肾功能或从其他肾替代方式转为腹膜透析的患儿,首次评估建议在 2 周内完成;稳定的患儿建议每隔 2~3 个月评估 1 次;若发生腹膜炎,则需在治愈后 4 周进行评估;若调整腹膜透析处方或出现重大临床状态改变,则建议 4 个月内复查 1 次。

应定期检测患儿的身高、体重、头围(婴儿)、血压(24h 动态血压)、每日尿量和超滤、中点臂围、皮肤褶皱厚度、血肌酐和尿素氮、电解质、血红蛋白、白蛋白、血清铁、铁蛋白、碱性磷酸酶、甲状旁腺素、神经运动发育状况及骨龄等。

在临床工作中,要积极寻找溶质清除不充分的主要原因,如患儿的残肾功能减退、腹膜转运特性改变、腹膜交换面积减少或透析处方的不合适等。因此,需要定期评估腹膜透析的充分性,依据结果调整透析处方,如增加每次交换液量、增加每次留腹时间、增加交换次数或调整腹膜透析模式等。

四、腹膜透析并发症

腹膜透析相关并发症包括非感染性和感染性两大类。

(一)非感染并发症

常见的非感染并发症包括:腹膜透析导管功能不良(如导管移位、导管堵塞);腹腔内压力增高所致的疝、渗漏;蛋白丢失、营养不良及腹膜衰竭。

1.导管功能不良

导管功能不良是腹膜透析的常见并发症。最常见的原因是导管扭曲、移位、血块或纤维蛋白阻塞及大网膜包裹等。对于导管移位的患儿,若无大网膜包裹,可在腹壁上通过按、压、振、揉等手法使导管回位;若有大网膜包裹,则需手术复位或行网膜切除术。对于纤维蛋白阻塞者,可用含肝素的透析液反复冲洗,或将尿激酶 1 万单位溶于 20mL 生理盐水后注入透析导管,30~60min 后抽吸。

2.渗漏

发生在术后 30d 内的早期渗漏,多与置管技术、腹膜荷包结扎不严密、腹膜导管损伤、腹膜透析开始时间及腹壁强度有关。因此,预防至关重要,特别是严密的腹膜荷包缝合。晚期渗漏常见原因是管周疝形成隐形隧道感染,使腹膜透析导管破损,可暂停透析。若仍有渗漏,需手术探查,局部修补或重置导管。

3.蛋白质丢失和营养不良

腹膜透析患儿营养不良可分为 Ⅰ 型(摄入不足所致)和 Ⅱ 型(感染所致)。必须给患儿补充足够的蛋白质,才能保证正氮平衡;保持足够热量的摄入,才能保证食物中蛋白质的利用。必要时需行胃肠外营养,可通过周围静脉输注高渗葡萄糖、必需氨基酸、白蛋白及血浆等。

4.腹膜衰竭

CAPD时,腹膜衰竭是一个常见的并发症,主要由于反复腹膜炎、腹膜纤维化、血管通透性改变导致清除毒素和超滤的功能异常。根据腹膜通透性分为3种类型:Ⅰ型,为高通透性腹膜,此型最常见;Ⅱ型,为低通透性腹膜;Ⅲ型,为淋巴回流过多所致。治疗措施包括:采用小剂量多次交换;增加透析液糖的浓度;夜间"干腹";使用其他类型的腹透液。

(二)感染并发症

腹膜透析相关感染并发症主要包括导管出口处感染和腹膜炎。其中,腹膜炎是腹膜透析最重要的并发症,在此重点对其进行介绍。

腹膜透析相关的腹膜炎是常见的并发症,主要分为革兰阴性菌感染、革兰阳性菌感染和真菌感染。其中,革兰阴性菌感染约占60%,革兰阳性菌感染约占40%,少数可发生真菌感染。其诊断标准:①透析引流液浑浊,患儿腹痛、发热;②透析引流液白细胞$>100\times10^6$/L,中性粒细胞比例$>50\%$,后者更有意义;③透析引流液细菌培养阳性。满足上述任意2项即可诊断。诊断成立后,需要经验性抗感染治疗,一旦明确感染存在,应立即抗感染治疗。避免使用具有耳毒性、肾毒性的氨基糖苷类抗生素作为初始治疗。需按照患儿的症状严重性、腹膜炎的病史以及患儿的危险因素选择初始治疗;抗生素选择应覆盖革兰阴性菌和革兰阳性菌,同时参考本病区既往腹膜炎致病菌谱及药敏试验结果选择合理的治疗方案。具体流程见图24-1～图24-3(注:MRSA为耐甲氧西林金黄色葡萄球菌,Methicillin-resistant staphylococcus aureus)。

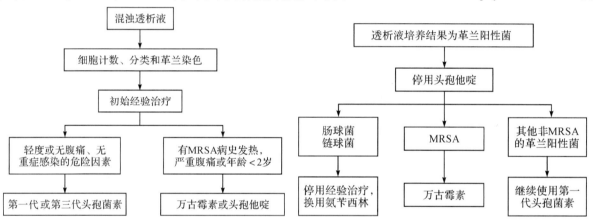

图24-1　腹膜透析相关腹膜炎初始的经验治疗　　图24-2　革兰阳性菌导致的腹膜透析相关腹膜炎的治疗

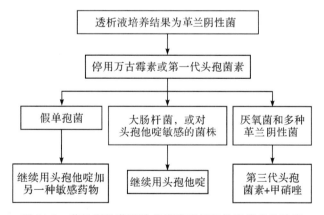

图24-3　革兰阴性菌导致的腹膜透析相关腹膜炎的治疗

真菌性腹膜炎常常较严重,病死率高,好发于腹膜炎反复发作、使用免疫抑制剂及长期或反复使用多种抗生素的患儿。临床表现为剧烈腹痛,也有仅表现轻微腹痛合并透析液轻微浑浊。一旦确诊真菌性腹膜炎应立即拔管。不提倡长疗程抗真菌治疗,目前认为抗真菌治疗需维持10～14d,而重新置管需在4～6周后。培养结果未明确时,可选用两性霉素B联合氟胞嘧啶。对于非白念菌属,初始治疗推荐两性霉

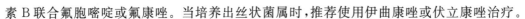

素 B 联合氟胞嘧啶或氟康唑。当培养出丝状菌属时,推荐使用伊曲康唑或伏立康唑治疗。

用药途径可选用静脉或腹腔内给药。若腹腔内给药,可采用连续给药(每次腹膜透析交换时均加药)或间歇给药(每天或间隔若干天,仅在 1 次腹膜透析液交换时加药)两种方式,具体见表 24-4。

表 24-4　腹腔内抗生素的参考剂量

抗生素	持续腹腔内给药剂量	维持剂量	间歇腹腔内给药剂量
头孢唑啉	250～500mg/L	125mg/L	15mg/kg,1 次/d
头孢呋辛	200mg/L	125mg/L	15mg/kg,1 次/d
头孢他啶	250～500mg/L	125mg/L	15mg/kg,1 次/d
头孢噻肟	500mg/L	250mg/L	30mg/kg,1 次/d
氨苄西林	—	125mg/L	—
万古霉素	500mg/L	25～30mg/L	15～30mg/kg,每 5～7 天 1 次
替考拉宁	200mg/L	20mg/L	15mg/kg,每 5～7 天 1 次
氟康唑	—	—	3～6mg/kg,每 1～2 天 1 次(最大 200mg)

儿童腹膜透析有时为居家治疗,操作者往往是患儿的家属,因此,规范的宣传教育和培训是保证腹膜透析成功实施和预防透析相关感染的重要措施,同时要做好定期随访、资料登记和疗效评估的工作。

(张晨美,叶　盛)

第七节　血液透析在重症儿童中的应用

血液透析是有效救治小儿急性肾损伤、急性中毒等的重要方法,不仅能够挽救患儿的生命,而且可以提高患儿的生活质量。血液透析有助于药物中毒、急性肾损伤患儿安全度过无尿期,可以防止心功能衰竭和肺水肿等并发症的发生;对于慢性肾功能衰竭患儿,血液透析可维持生命,为肾移植做准备。与腹膜透析相比,血液透析具有疗效迅速、安全可靠、对小分子物质清除率高的优点;缺点是血流动力学变化大,需要一套较高级的设备和专业的医务人员。

一、血液透析的临床应用

(一)急诊血液透析指征

急诊血液透析指征包括:①少尿或无尿 2d 以上;②出现尿毒症症状,尤其是神经症状;③严重水钠潴留或有充血性心力衰竭、肺水肿和脑水肿;④血尿素氮(Blood nitrogen,BUN)>35.7mmol/L 或 BUN 增加速度每天>9mmol/L,血肌酐$>620\mu$mol/L;⑤难以纠正的酸中毒;⑥高钾血症,血钾>6.5mmol/L;⑦急性中毒;⑧代谢紊乱。

(二)慢性血液透析指征

儿童慢性肾功能衰竭血液透析的指征:①肾小球滤过率(Glomerular filtration rate,GFR)<15mL/(min・1.73m²);②患儿肌酐清除率(Creatinine clearance rate,Ccr)未降至 15mL/(min・1.73m²),但出现高钾血症、代谢性酸中毒及神经系统等并发症。

二、血液透析禁忌证

儿童血液透析无绝对禁忌证,在血流动力学不稳定和出现下列情况时应为相对禁忌证:严重感染;严重出血或贫血;严重休克,心功能不全;严重高血压,脑血管病或恶性肿瘤;未控制的严重糖尿病;精神不正常或不能配合者;患儿家属不同意者。

血液透析液是含有多种离子和非离子物质的溶液,具有一定的渗透压,由水,钠、钾、钙、镁 4 种阳离子,氯、碱基 2 种阴离子及葡萄糖混合配制而成。根据透析液所含碱基的不同,可分为 4 种透析液:醋酸盐、碳酸氢盐、乳酸盐及无醋酸盐透析液。目前,多采用碳酸氢盐透析液。血液透析液应具备以下基本条件:①透析液渗透压、电解质成分和浓度与血浆的相近;②透析液应略偏碱性,pH 值为 7～8,以便于纠正酸中毒;③能充分消除体内代谢产物;④对人体无害;⑤容易配制和保存,不易沉淀。透析液具体成分及浓度见表 24-5。

表 24-5 透析液的成分及浓度

成分	浓度
钠	135～145mmol/L
钾	0～3mmol/L
钙	1.25～1.75mmol/L
镁	0.25～0.75mmol/L
氯	98～112mmol/L
醋酸盐	30～45mmol/L(仅用于醋酸盐透析液)
碳酸氢盐	20～35mmol/L(用于碳酸氢盐透析液)
pH 值	7.2～7.35

三、透析方法

(一)首次透析

急性肾功能衰竭患儿透析一般用临时性通路,在透析过程中尽可能避免低血压的发生。前两次透析,应限制通过透析减少血中有关溶质的量,尤其是透析前血尿素氮水平高于 46.4mmol/L 时,尿素氮下降不应超过 30%～40%,这主要通过调整血流量的大小和透析时间来防止血中溶质下降过快而发生失衡综合征。

对大多数患儿,首次透析时间最好为 1.5～2h,不要超过 3h,最初 2～3d 可以连续透析以预防并发症的发生,以后根据病情可改为间隔 1～3d 行血液透析治疗。如果在第 2 天或第 3 天透析前血尿素浓度仍然很高,则需要缩短透析时间,急性透析患儿血尿素氮浓度显著反弹很常见。血流量应为 3mL/(kg·min)或略低,以防止出现由于溶质快速清除所引起的透析失衡综合征。透析液流量一般为 500mL/min,婴幼儿可减少为 250mL/min。首次透析超滤量不应超过体重的 3%～5%。对于容量负荷重和肺水肿的患儿,可以先用单纯超滤来清除额外水分。

(二)维持性透析

维持性透析的目的是使小分子毒素、中分子毒素、尿素的清除率与其产生率之间达到相应的平衡。

一周 2 次透析不可能实现充分的溶质清除率和体液平衡。对残肾功能较好、刚开始透析的患儿,一周 2 次透析可能弥补残肾功能额外的滤过清除要求,然而随着残肾功能的丧失,很快需要一周行 3 次透析。增加透析时间是增加透析充分性的最好方法。目前,儿童维持性透析每次 3～4h,血流速度 3～5mL/(kg·min);对应用永久性血管通路的患儿,血流速可达 6～8mL/(kg·min)。维持性透析除水量的设定不能仅限于体重的 3%～5%而应根据干体重调整外,在血容量监测下,严重水负荷患儿超滤可达体重的 10%。

其他儿童血液透析的疗法还包括单纯超滤、序贯透析、低温透析、可调钠透析和高通量透析等,这里就不一一介绍了。

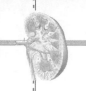

四、儿童血液透析的并发症及处理

血液透析并发症分为急性和慢性两类,现将儿童主要并发症作一简单介绍。

(一)急性并发症及处理

1.透析失衡综合征

1962年,Kennedy等描述了透析失衡综合征,认为这与全身溶质失衡继发水的异常分布有关。血液透析治疗过程中,当组织溶质浓度相对高于血浆时,形成血液和组织间渗透压力梯度,使水分进入细胞、肺和颅腔内,引起肺间质和颅内水分增多。前者表现为肺型透析失衡综合征,后者为脑型透析失衡综合征。脑型透析失衡综合征发病机制有两种学说,即尿素梯度学说和脑细胞酸中毒学说。

透析失衡综合征是可以预防的,首先要控制血流速度和透析时间,以减少溶质排出效率和避免血 pH 值迅速改变,可通过缩短透析时间、增加透析频度来预防。首次透析过程中,尿素降低应小于 30%～40%。首次透析时间一般为 2h,连续每日透析 2～3 次后,可延长至每次 3～4h。最近的研究表明应用可调钠透析,可减少透析失衡综合征的发生。

2.低血压

低血压是小儿血液透析最常见的并发症,发生率为 10%～50%。低血压发生的主要原因有:①有效血容量减少;②血浆渗透压下降;③血管反应性变化;④重度贫血、低白蛋白血症及出血等其他情况。

低血压的发生一般是多因素的。透析过程中出现的低血压可以引起恶性循环,形成高血压和容量超负荷。透析中除监测血压、心率外,还需注意:①采用小面积透析器及儿童专用血液管路,限制小儿体外循环的血容量(<8mL/kg);②控制超滤量和超滤速度:超滤脱水不超过体重的 5%,控制血流量 3～5mL/(kg·min);③透析过程中进行血容量监测;④合理使用降压药和镇静剂。

一旦发生低血压,采取患儿平卧位,给予吸氧,减少或停止超滤,减慢血流量,立即输入生理盐水、高渗葡萄糖、白蛋白或血浆等措施予以纠正,持续低血压者应使用升压药维持血压。如处理无效,应立即停止透析。

3.高血压

分为透析间期高血压和透析中高血压。透析间期高血压多与细胞外液容量增加有关。透析中高血压与下列因素有关:①肾素-血管紧张素-醛固酮系统活性增加,交感神经活性增高;②失衡综合征;③高钙透析液,低钾或无钾透析液;④透析中降压药的清除等。

防治原则:首先,要寻找原因,以预防为主,如预防渗析失衡综合征的发生,选择合适的透析液钙、钾离子浓度;其次,要限制水钠摄入,正确评价干体重;降压药的应用也很重要,如血管紧张素转换酶抑制剂、钙通道阻滞剂等;对精神过度紧张的患儿可给予镇静剂;如仍控制困难,可改变血液净化方法,如血液滤过或血液透析滤过等。

4.透析器反应

透析器反应也称首次使用综合征,但复用透析器者也可发生透析器反应。其发生原因与透析器消毒剂、透析器生物相容性差、合用药物影响、补体激活等因素有关。临床表现有胸痛、背痛、恶心、呕吐、抽搐、呼吸困难、血管神经性水肿、皮肤瘙痒及胃肠道痉挛等。主要采用对症处理,严重者停止透析,应用肾上腺皮质激素。

5.空气栓塞

空气栓塞是由于血管破裂、各管路连接不紧密或透析膜破损、肝素泵漏气等因素引起空气进入静脉所致,临床上罕见。发现可能有空气栓塞的,应立即停泵,夹住静脉管路;采取头低脚高的左侧卧位,以防止脑栓塞;予以吸氧,必要时给予高压氧舱治疗。

6.痉挛

90%以上的透析患者可能出现过痉挛,多发生在透析后期,这是提前终止透析的一个重要原因。可能与低钠血症、低血压、低血容量、低氧血症及肉碱缺乏有关。处理上,尽可能减少透析间期的体重增加以避免过量超滤,预防低血压发生,高钠透析液透析也有助于减少痉挛的发生。

(二)慢性并发症及处理

1. 营养不良、生长发育迟缓

营养不良主要表现为低白蛋白血症,是影响血液透析患儿生存的指标之一。发生原因有营养摄入不足、蛋白异化增加及透析中营养成分丢失等。小儿代谢率较成人高,尤其是<2岁的婴幼儿和青少年更易发生营养不良。为防止营养不良的发生,血液透析患儿蛋白摄入量应保证在 $1.5\sim2.0g/(kg \cdot d)$,其中70%为优质蛋白,蛋白占总热量的 $8\%\sim10\%$。对于能量摄入的供给,小儿需 $40\sim60kcal/(kg \cdot d)$,婴儿需 $100kcal/(kg \cdot d)$。

生长发育迟缓发生的原因除与营养不良状态有关外,还与尿毒症时胰岛素的拮抗状态、并发症的存在等有关。治疗可应用重组人生长激素。

2. 肾性骨病

肾性骨病又称肾性骨营养不良,儿童发生率高于成人。发生原因主要与继发性甲状旁腺功能亢进和铝中毒有关。对慢性透析患儿,应注意监测血钙、磷、碱性磷酸酶、HCO_3^-、甲状旁腺激素水平,以及时调整钙剂和维生素D的用量。治疗上控制血磷水平,限制饮食中磷的摄入,并应用碳酸钙 $20\sim50mg/kg$,使血钙维持在 $2.62\sim2.80mmol/L$。避免使用氢氧化铝,因小儿更易发生铝中毒。

3. 感染

感染是造成透析患儿死亡的主要原因。易于发生感染的相关因素有患儿机体免疫功能低下,营养不良,应用免疫抑制剂,血管通路、体外循环、透析液、供液管路污染等。临床常见细菌感染,如血管通路感染、败血症、泌尿系感染、呼吸道感染,治疗上以早期应用敏感抗生素为原则。

4. 贫血

造成贫血的原因有红细胞生成素合成障碍、血液透析过程中的失血及红细胞寿命缩短、溶血等。多数透析儿童存在营养不良,因此,贫血程度较成人的更严重。治疗上可予以重组促红细胞生成素,当血细胞比容<30%时,开始应用 $50\sim150$ U/(kg・w),每周 $1\sim3$ 次,皮下或静脉注射。维持量为 $50\sim100U/(kg \cdot w)$,血细胞比容目标值为 $33\%\sim36\%$,同时注意铁剂的补充。

(三)透析充分性评价

从理想的角度来说,透析充分意味着该患儿的生存质量和预期寿命能恢复到未患肾脏病时的状态,但这在临床实践中是很难实现的。在临床工作中尽量做到充分透析,即患儿在摄入一定量蛋白质的情况下,通过血液透析使血中尿毒症毒素适量清除,通过超滤达到干体重,透析过程安全平稳、透析后患儿感到舒适和满意,且长期透析少有并发症,经济、省时,基本达到心理健康。

以往认为有以下标准即表明达到充分透析状态:①无营养不良,体力恢复,无不适感觉;②未出现水、电解质紊乱和酸碱失衡的明显改变;③未出现严重钙磷代谢障碍;④未出现尿毒症性周围神经病变、中枢神经系统紊乱等。但这些标准缺乏量化性。20世纪80年代初,美国透析协作研究组制定出小分子和中分子溶质清除指标作为评价血液透析充分性的主要参数,如尿素动力模型、尿素下降率和标准蛋白分解代谢率等。

另外,通过干体重的评估也能反应透析的充分性。干体重的评估是临床治疗中的一个难题,目前尚无金标准,其方法包括以下几种:临床评估,超声下腔静脉直径测定法,血浆标志物测定法,生物电阻抗分析法等。

最后,值得一提的是目前国内约有20%的慢性肾功能衰竭患儿已接受肾替代治疗。随着对慢性肾功能衰竭(Chronic renal failure,CRF)患儿的重视程度、诊断及防治水平的提高,其预后已经得到很大改善,但与发达国家相比还有很大差距。营养不良是慢性维持性血液透析患儿的常见并发症,与透析儿童生存率密切相关,是预后不良的重要指标。2001年,美国发表了慢性肾脏疾病进展的监测和防治指南。2009年,《美国肾脏病》杂志增刊发表了最新的慢性肾脏病儿科营养临床实践指南。但我国儿童生存环境及饮食结构与西方国家不同,对各种营养素的需求也会有一些差别。因此,指南不能完全替代临床判断,临床上应根据患儿具体情况进行个体化处置,定期对终末期肾病患儿进行营养状态评估及制定适当营养配方非常重要。

(张晨美,杜立中)

第八节　连续性血液净化在重症儿童中的应用

自 20 世纪 80 年代中期连续性肾脏替代治疗首次应用于治疗重症患儿以来,随着连续性肾脏替代治疗技术的发展,重症儿童肾脏替代的主要模式已由腹膜透析转向持续性肾脏替代治疗(Continuous renal replacement therapy,CRRT)。近年来,CRRT 不仅仅在儿童肾脏替代方面广泛应用,而且在重症脓毒症、急性呼吸窘迫综合征(Acute respiratory distress syndrome,ARDS)、重症胰腺炎、急性中毒、体外循环心脏术后、肿瘤溶解综合征、遗传代谢缺陷病及干细胞移植术后等重症患儿中均得到广泛应用。如今,将儿童 CRRT 称为儿童连续性血液净化(Continuous blood purification, CBP)更为合适。CBP 能连续、缓慢地清除血液中水分和溶质分子,是对脏器功能起支持作用的治疗方式的总称。

一、CBP 的适应证

CBP 的适应证主要分为肾脏疾病和非肾脏疾病两个方面。

(一)肾脏疾病

对于急性/慢性肾功能衰竭的替代治疗,对于儿童主要采用腹膜透析(Peritoneal dialysis,PD),并取得了较好的疗效。但是 PD 技术的疗效受到腹膜功能、完整性和微循环的影响,并受腹膜透析并发症的局限,对重症病患儿疗效有限。其中,间歇性血液透析由于疗效、血流动力学和内环境的干扰等因素,有时无法在伴有急性肾损伤时满足治疗要求。而 CBP 由于其血流动力学稳定、溶质清除量大而被引入儿童重症合并急性肾损伤时的治疗,并已证明具有良好的疗效。

1. 急性肾损伤(Acute kidney injury,AKI)

人们对 CBP 治疗 AKI 的最佳时机的认识尚未统一。目前,公认的指征包括容量过负荷、严重酸中毒、高钾血症、严重的尿毒症或进展性的氮质血症。对重症病例进行早期预防性透析仍是推荐的治疗。刘宏宝等认为,对 AKI Ⅰ 或 Ⅱ 期,连续性静脉静脉血液滤过(Continuous veno-venous hemofiltration, CVVH)治疗可明显改善预后,但对于Ⅲ期则帮助不大。对于儿童单纯性严重 AKI,Bock 等于 2005 年提出了儿童急性肾功能不全的 CBP 指征:①非阻塞性少尿(<200 mL/12h)或无尿(<50mL/12h);②严重酸中毒(pH 值<7.1);③氮质血症(尿素氮>30mmol/L);④高钾血症(血钾>6.5mmol/L);⑤尿毒症脑病、心包炎、神经病、肌病等终末脓毒症器官受累表现;⑥无法控制的高热(>39.5℃);⑦进行性难以控制的钠失衡;⑧利尿无效的明显脏器水肿(脑水肿、肺水肿、心力衰竭等);⑨药物过量;⑩凝血功能紊乱,需要快速行大剂量血制品治疗者。

2. 慢性肾功能衰竭(Chronic renal failure, CRF)

儿童采用腹膜透析大多能够得到较充分透析,对于合并急性肺水肿、尿毒症脑病、心力衰竭、血流动力学不稳定或者感染导致的慢性肾功能衰竭急性加重,CBP 作为紧急治疗更为恰当。

(二)非肾脏疾病

1. 重症脓毒症和多脏器功能不全综合征

对于重症脓毒症患儿目前建议在早期进行 CBP 治疗,甚至在判断某一器官衰竭的早期阶段就可以进行治疗。高容量血液滤过(High volume hemofiltration, HVHF)等具有良好的治疗作用,并克服了 IHD/PD 的缺点,对血流动力学不稳定、小体重儿童(小到 1.5kg 的患儿)均能够进行,且溶质清除能力强。

2. 急性呼吸窘迫综合征

CBP 对 ARDS 的治疗可有效清除血液循环中的炎症介质、改善肺部的炎症反应、减轻肺间质水肿、改善肺换气功能；使右房压和肺毛细血管楔压下降；持续、稳定地调节水、电解质、酸碱平衡，维持机体内环境的稳定；为营养及代谢支持创造条件。张英谦等采用 CBP 治疗 15 例 ARDS 患儿，发现能明显改善患儿的呼吸力学及肺顺应性，缩短机械通气时间，且早期应用效果更好。

3. 药物或毒物中毒

CBP 技术同时还能清除药物或毒物所致机体产生的炎症介质，治疗中毒造成的肝肾功能不全。中毒用血液灌流或血浆置换疗效较好，但紧急时可采用 CVVH 或连续性静脉静脉血液透析滤过（Continuous veno-venous hemofiltration，CVVHD）模式，对氰化物、有机磷中毒疗效较差。

4. 心肺体外循环手术

术后患儿常存在大量补液后血液稀释和炎症反应激活的情况，约 25% 患者发生多器官功能障碍综合征（Multiple organ dysfunction syndrome，MODS）。单纯血液稀释可以采用腹膜透析、血液超滤等治疗，如果合并 MODS 或炎症介质激活，则应采用 CBP 治疗。肖观清等曾用 CBP 治疗一位 20 月龄的心脏体外循环术后急性肾功能衰竭的患儿，取得了很好的疗效。

5. 急性肝功能衰竭

小儿可由感染引起或诱发急性肝功能衰竭，同时伴有假性神经递质、胆红素、氨等各类分子积聚，采用 CBP 合并血浆置换或血液灌流能够取得较好的效果，主要用于急性重症肝功能衰竭的替代治疗、肝移植前的过渡治疗。

6. 先天性代谢性疾病

有机酸代谢性疾病（如丙酮酸血症），乳酸酸中毒可以通过 CBP 弥散、对流机制清除其中的大量中小分子。

CBP 在非肾脏疾病方面的适应证还有重症急性胰腺炎，严重水、电解质和酸碱代谢紊乱，严重代谢性酸中毒，挤压综合征，肿瘤溶解综合征等。

二、儿童连续性血液净化治疗的禁忌证

1. 无法建立合适的血管通路

对儿童尤其是婴幼儿、新生儿，建立深静脉置管较困难，使 CBP 无法进行。置管部位炎症、外伤等可加重置管困难。部分患儿即使置管成功，因置入深静脉的置管管径相对较小或置管贴住血管壁，导致血液流转时发生较为频繁的压力报警或"吸壁"现象，影响流转。

2. 无法获得适合于小婴儿的滤器和管路

这是开展和推广婴幼儿、新生儿 CBP 困难的最重要原因。目前，国内尤其缺少适合于新生儿的滤器。成人用管路和滤器往往容量过大，使得婴幼儿和儿童在流转时血液体外部分转流量较大，产生或加重失血性休克情况。此种情况部分可以通过血制品预充来解决。

3. 严重的凝血功能障碍及活动性出血

如弥散性血管内凝血或活动性颅内出血、肺出血，CBP 时多数需要抗凝，此类患儿除发生穿刺部位出血、血肿外，严重者可出现或加重颅内或肺出血，应慎重。

儿童连续性血液净化治疗的其他禁忌证还有恶性肿瘤等疾病的终末期等。

三、小儿 CBP 设备的特点

本质上，小儿 CBP 的原理与成人的是一致的，设备也是相似的。但由于儿童体重低、血液容量小、血流动力学不稳定等生理特点，要求 CBP 设备配备适合儿童的管路及滤器，且要求设备具有更高的精密度和安全性。目前，国内临床用于儿科 CBP 治疗的设备有瑞典金宝、德国费森尤斯、日本旭化成及美国百特等 CBP 系统，也有多种治疗模式。

血滤器和管路:除应选择高分子聚合膜、通透性高、生物相容性好、对凝血系统影响小的血滤器外,还应注意选择预充容积较小的滤器和配套管路,以减少体外循环血量,尽可能避免有效循环血量的丧失。体外循环血量一般应控制在总血容量的 10% 以下(即不应超过患儿体重的 0.8%),即新生儿<30mL,婴儿<50mL,儿童<100mL。还应注意根据患儿年龄、体重选择适合的滤器膜面积:体重<20kg 时,考虑使用 0.2~0.4m² 膜面积的滤器;体重为 20~30kg 的患儿,应选用 0.4~0.8m² 膜面积的滤器;体重为 30~40kg 的患儿,可选用 0.8~1.0m² 膜面积的滤器;体重>40kg 的患儿,即可选用成人滤器。所选滤器及配套管路的型号还应根据患儿的疾病状态、血压等生命体征情况,再酌情调整。目前,国内供应的部分儿科 CRRT 用血滤器规格见表 24-6。

表 24-6　部分儿科 CRRT 滤器规格

厂商	型号	膜材质	膜面积(m²)	预充体积(mL)
费森尤斯	AV400S	聚砜膜	0.75	52
	AVpaed	聚砜膜	0.2	18
旭化成	APF-01D	聚丙烯腈	0.1	12
	AEF-03	聚砜膜	0.3	26
	AEF-03	聚砜膜	0.7	52
金宝	HF 6s	Polyamix TM	0.6	57
	Prisma M60	AN69	0.6	84
	Prisma M100	AN69	0.9	107
	Prismaflex M60	AN69	0.6	93
	Prismaflex M100	AN69	0.9	152
百特	HF400	聚砜膜	0.3	28
	HF700	聚砜膜	0.71	53
	HF1200	聚砜膜	1.25	83

对于新生儿和婴儿,应尽可能选择颈内静脉和股静脉置管。颈内静脉较股静脉粗,且两者解剖部位相距较远,血流互不干扰,采用单腔置管较好。对较大儿童,可以选择双侧股静脉,甚至可以选用双腔置管以减少穿刺。

四、小儿 CBP 置换液的选择

CRRT 置换液的电解质浓度原则上接近人体细胞外液成分,与标准透析液成分基本相同,但应根据患儿情况采用一体化液体配方。碱基常用乳酸盐、碳酸氢盐和醋酸盐。还有报道称,应用枸橼酸盐置换液对多脏器功能衰竭合并高危出血患者是安全有效的。在 MODS 和肝功能衰竭时,机体将醋酸和乳酸代谢为碳酸盐的能力不足,故宜选用碳酸氢盐置换液。目前,国内市场上的置换液主要为乳酸盐置换液,尚无成品碳酸氢盐置换液。因为腹膜透析液容易引起高血糖和代谢性酸中毒,因此,临床不推荐将腹膜透析液作为儿科 CRRT 的置换液。而如 Baxter 等可联机生产置换液。配制置换液时,碳酸氢钠液应在临用前加入。碳酸氢盐置换液成分及浓度范围见表 24-7。

表 24-7　碳酸氢盐置换液成分及浓度

置换液成分	溶质浓度范围
钠	135~145mmol/L
钾	0~4mmol/L(根据血钾水平调整)
氯	85~120mmol/L
碳酸氢盐	30~40mmol/L
钙	1.25~1.75mmol/L
镁	0.25~0.75mmol/L(可加 MgSO₄)
糖	100~200mg/dL(5.0~11.1mmol/L)

常用的儿童置换液为改良 Ports 方案:即 5％葡萄糖 1000mL,生理盐水 3000mL,5％碳酸氢钠 250mL(或 11.2％乳酸钠 150mL),10％氯化钙 10mL,50％硫酸镁 1.6mL,10％氯化钾 1.5mL/L(酌情增加)。其离子浓度:钠 147mmol/L,钾 0～1mmol/L,钙 2.07mmol/L,氯 105mmol/L,碳酸氢盐36mmol/L,葡萄糖 0.2g/L。该配方中钠含量较高,这是因为考虑了危重病例全肠外静脉营养中钠含量较低。该配方中,钙浓度较高,可酌情调整;不含磷,可能导致低磷血症;葡萄糖浓度为 11.1mmol/L,一般不会引起高血糖。林格乳酸配方和 Kaplan 配方都已经较少应用在 CBP 中了。

五、小儿血液净化的置换液速度、超滤量、血流量

置换液流量推荐采用体重标化的超滤率作为剂量单位[mL/(kg·h)]。急性肾损伤时的儿童"肾性"剂量 CVVH 及 CVVHDF 置换液流速应不低于 35mL/(kg·h);严重脓毒症时,HVHF 置换液量为 50～100mL/(kg·h)。透析液流量(AKI 和 MODS 相同):15～20mL/(min·m²)[新生儿、婴幼儿为 8～10 mL/(min·m²),儿童为 10～15mL/(min·m²)]。血流量可按 3～5mL/(min·m²)计算,即新生儿为 10～20 mL/min;婴幼儿为 20～40mL/min;体重＜20kg 的儿童为 50～75mL/min,体重＞20kg 的儿童为 75～125mL/min。液体清除(正超量):一般可按每日尿量计算 1～2mL/(kg·h),如果肾功能正常,无水潴留依据,可采用"零超滤";如果水潴留明显,可每小时起滤 2～5mL/kg。

六、儿童 CBP 治疗的常见并发症及处理

(一)技术并发症

1. 置管失败

儿童尤其婴幼儿的血管相对较深、较细,腹股沟或颈部较短,锁骨与第 1 肋间隙较小,这些常导致置管困难,甚至最终难以置入,无法开展治疗。在紧急情况下,需要采取静脉切开的方法。

2. 血管通路血流不畅

血流不畅是常见的并发症,尤其在吸出端采用单针双腔管时,由于血液通过导管侧孔吸出,在血容量不足、导管外径与静脉壁间隙相差不大的情况下,抽吸时常发生管路吸壁而出血不畅;其次是患儿管路扭曲(比如肢体扭动),导管过于垂直于皮肤进入血管,均可能发生出血和回血不畅。解决方法:采用合适的单腔置管,穿刺不同部位分别作为吸出端和回血端;穿刺角度合适,流转时合理镇静等。

3. 空气或血栓栓塞

目前的血液净化设备装有空气报警器,可避免空气进入机体,故空气或血栓栓塞不是大概率事件,但若发生,则后果严重,故应引起重视。

(二)功能并发症

对凝血功能正常、血流动力学稳定的患儿进行 CBP 时,并发症较少;对婴幼儿尤其是新生儿、血流动力学不稳定者、严重脓毒症或全身炎症反应综合征患儿,行 CBP 时容易发生凝血功能恶化、血流动力学不稳等情况。

1. 低血压

为保证血压的稳定,一般滤器管路导致的体外循环量不能超过总循环量的 10％,超滤量不能大于血容量的 20％,否则可发生低血压或心血管异常加重。转流相关的低血压一般发生在转流开始时,呈一过性,可通过几种方法预防或减轻:①采用胶体(羟乙基淀粉、白蛋白、血浆等)或全血预充管路;②转流开始的同时通过静脉输入胶体类;③血流速度先低速,后逐步加快,如新生儿可从 10mL/min 开始。低血压的一个重要原理是转流时血管的"流空效应",随着交感神经代偿和胶体补充,大部分患儿于 4～5min 后即可以恢复。但是对于严重低血压患儿,开始转流时应慎重并密切观察生命体征变化。

2. 出血与血栓

由于体外循环需要肝素化,而控制不佳时可能发生出血。对于凝血系统不稳定的疾病,如脓毒症、中

毒、创伤、心肺复苏后就可存在严重的凝血功能异常,防止出血和凝血已成为一个重要的问题。为防止出血和血栓形成,可选用低分子肝素、体外肝素化、无肝素化、前稀释技术(后稀释易发生凝血)、转流结束后鱼精蛋白拮抗等方式预防。

3. 感染

重症患儿存在免疫功能抑制,体外循环易发生感染。一般是导管相关性感染,多来源于导管连接处、配置的透析或置换液、反复取样(血气电解质、凝血指标)、导管经皮穿刺处感染等。近年来发现,短暂使用的血液净化采用腹股沟置管并不增加感染概率,建议采用。目前,市场上金宝公司的管路与滤器不可分拆,一定程度上避免了感染的发生。

4. 低体温

血液净化时,大量血液通过体外循环管路时可发生热量丢失,超滤量大也会丢失部分热量。目前的血液净化机通过加温滤器前置换液和(或)滤器后管路回血可保障回血的温度,后者效率高,而前者更为安全。

5. 营养丢失、血糖与水电解质异常

儿童行 CBP 时的蛋白质丢失量并不清楚,重症患儿肝脏合成功能可能下降,持续 CBP 可导致低蛋白血症,应定期随访并适当补充。关于维生素和微量元素的丢失,尚缺少报道,行短期 CBP 一般不需要补充。

6. 肝素诱导性血小板减少症

7. 近年来,由于采用了生物相容性良好的合成生物膜,已经基本避免生物相容性和过敏反应这类并发症的发生。

(三)CBP 治疗时儿科常用药物的调整

CBP 通过弥散、对流和吸附机制进行溶质的清除。重症患儿几乎都使用各种抗生素、血管活性药物等,药物的药代动力学对救治十分关键。行 CBP 时,透析液和置换液不包含药物成分,且对药物具有一定的清除作用;由于 CBP 模式的不同、重症患儿体内药代动力学的改变和药物排泄途径的不同,对各类药物代谢的影响并不一致,CBP 对药物的影响程度远远超过普通血液净化治疗。这主要与较长的治疗时间、高性能的滤过膜及大量的置换液交换等因素有关。

药物剂量调整的建议包括如下几个方面。

1. 负荷剂量不需要调整。

2. 量效关系缺乏有效评价指标的药物需充分考虑可能的因素。疗效有明确评价指标的药物可根据药效指导药物剂量调整,如血管活性药物。

3. 镇静药物表观容积分布大,蛋白结合率和脂溶性高,CBP 时一般不要调整剂量。CBP 对咪达唑仑和劳拉西泮均无有意义地清除,但能清除其葡萄糖醛酸结合物。

4. 儿茶酚胺类药物不需要调整剂量。

5. 抗生素:

(1)β-内酰胺类:头孢曲松、头孢噻肟、头孢哌酮不需要调整剂量。头孢他啶蛋白结合率低,与尿清除率呈线性关系,需要调整剂量。

(2)氨基糖苷类:蛋白结合率低,CBP 清除率高,需根据血流速度、透析液流速、超滤量和药物分布容积进行调整。

(3)碳青霉烯类:亚胺培南清除率大于西司他丁,故可能发生西司他丁中毒,不建议在 CBP 时使用,建议改为美罗培南。

(4)糖肽类:万古霉素需要调整剂量,而替考拉宁清除率很低,不需调整。

(5)喹诺酮类:蛋白结合率为 60%～70%,有一定清除率,需要调整剂量。

(6)抗真菌药物:两性霉素 B 及脂质体蛋白结合率高,不需要调整剂量;氟康唑清除率高,且 CVVHD ＞CVVH,CBP 时氟康唑负荷剂量等于无肾功能衰竭患儿的,维持剂量等于无尿患儿剂量乘以系数(CVVH 为 2.2,CVVHD 为 3.8);伏立康唑和米卡芬净一般不需要调整剂量。

(7)抗病毒药:尚不明确。

(8)免疫抑制剂:蛋白结合率高,CBP时不需要调整剂量。肝功能衰竭时代谢缓慢,需要调整剂量。

(张晨美,叶 盛)

第九节 儿科血液净化的抗凝治疗

血液净化作为一种体外循环治疗方式,绝大多数情况下需要进行抗凝治疗。抗凝治疗是指在评估患者凝血状态的基础上,个体化选择合适的抗凝剂和剂量,定期监测、评估和调整,达到充分、合理的抗凝疗效,以维持血液在透析管路和透析器中的流动状态,保证血液净化的顺利安全进行。机体在不同病理状态下的凝血状态不一致。对于单纯的急性肾功能不全的患儿,其凝血机制多数接近正常,采用一般的抗凝处理即可。对于严重脓毒症、严重外伤、心肺复苏以后的儿童,患儿机体往往存在严重的凝血功能紊乱。而肝脏功能不全、尿毒症等可加重凝血状态的紊乱,很多病例处于弥散性血管内凝血(Disseminated intravascular coagulation,DIC)的不同阶段,故完全控制凝血指标在一定范围内并不容易。有效、适度的抗凝治疗既进行了DIC的治疗,同时又保证了血液净化的顺利进行,减少并发症的发生。儿科常用的抗凝法主要有小剂量肝素法、低分子肝素法和枸橼酸局部抗凝法等。

一、评估血液净化治疗前患儿的凝血状态

血液净化时,人体血液在体外与滤器接触,引起内源性凝血系统的激活,同时由于体外循环缺乏抗凝物质,血液在滤器内容易发生凝血。血液净化抗凝法必须在评估患儿凝血状态的基础上,个体化地选择合适的抗凝剂和剂量。其工作流程见图24-4。

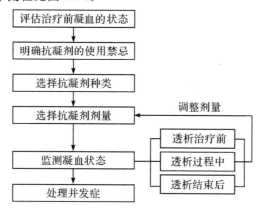

图 24-4 血液净化抗凝治疗的工作流程

(一)评估患者发生出血性疾病的风险

1.是否有血友病等遗传性出血性疾病。

2.是否长期使用华法林等抗凝血药物或抗血小板药物。

3.既往有无消化道溃疡、肝硬化、痔疮等潜在出血风险的疾病。

4.是否在严重创伤或外科手术后24h内。

(二)评估患者临床上发生血栓栓塞性疾病的风险

1.是否患有糖尿病、系统性红斑狼疮、系统性血管炎等伴有血管内皮细胞损伤的基础疾病。

2.既往有无静脉血栓、脑血栓、动脉栓塞、心肌梗死等血栓栓塞性疾病。

3.是否存在有效循环血容量不足、低血压表现。

4.是否长期卧床。

5.存在先天性抗凝血酶Ⅲ缺乏或合并大量蛋白尿导致抗凝血酶Ⅲ(Antithrombin-Ⅲ,AT-Ⅲ)从尿中丢失过多。

6.是否合并严重的创伤、外科手术或急性感染。

(三)儿科常用凝血指标的检测与评估

1.外源性凝血系统状态的评估

检测凝血酶原时间(Prothrombin time,PT)、凝血酶原活动度(Prothrombin time activity,PTA)或国际标准化比值(International normalized ratio,INR)。PT、PTA和INR延长提示外源性凝血系统的凝血因子存在数量或质量的异常,或血中存在抗凝物质;缩短提示外源性凝血系统活化,易于凝血及发生血栓栓塞性疾病。

2.内源性凝血系统状态的评估

检测活化部分凝血活酶时间(Activated partial thromboplastin time,APTT)、凝血时间(Clotting time,CT)或活化凝血时间(Activated clotting time,ACT)。APTT、CT和ACT延长提示内源性凝血系统的凝血因子存在数量或质量的异常,或血中存在抗凝物质;缩短提示内源性凝血系统活化,血液处于高凝状态。

3.凝血共同途径状态的评估

如果患者的上述各项指标均延长,则提示患者的凝血共同途径异常或血中存在抗凝物质,此时应检测纤维蛋白原(Fibrinogen,FIB)和凝血酶时间(Thrombin time,TT)。如果FIB水平正常,则提示血中存在抗凝物质或FIB功能异常。

4.血液高凝状态

外源性、内源性凝血系统和共同途径的各项凝血指标均缩短,则提示患者存在血液高凝状态,易于发生血栓栓塞性疾病。

5.血小板活性状态的评估

检测全血血小板计数和出血时间(Bleeding time,BT),初步评估血小板功能状态。如果血小板数量减少、伴出血时间延长,则提示患者止血功能异常,易于出血;如果血小板数量增多伴出血时间缩短,则提示血小板易于发生黏附、集聚和释放反应,易于产生血小板性血栓。对于单位时间内血小板数量进行性降低的患者,推荐检测血浆血小板膜糖蛋白140或血中GMP-140阳性血小板数量,以便明确是否存在血小板活化。不能检测上述两项指标时,如果患者伴有血浆D-二聚体水平升高,也提示血小板活化。

6.纤溶系统的评估

患儿血浆的D-二聚体水平升高提示处于高凝状态。

二、儿科常用抗凝剂

(一)肝 素

肝素(Heparin)是一种硫酸化的带负电荷的葡萄糖胺聚糖的混合物,相对分子质量为3000~30000,平均为15000,其在透析时不会透过透析膜。其半衰期短,仅为40~120min,起效快,注入血管内3~5min起效。其抗凝作用主要是与AT-Ⅲ结合并增强其活性;同时还可激活肝素辅助因子Ⅱ(Heparin cofactor Ⅱ,HCⅡ),促进纤溶系统激活。

(二)低分子肝素

低分子肝素(Low molecular weight heparins,LMWH)相对分子质量为2000~9000,平均为4000~5000,主要灭活Ⅹa因子,对凝血酶作用弱,半衰期长。

(三)枸橼酸钠

枸橼酸钠(Sodium citrate)主要通过络合作用,降低血清钙离子浓度,从而阻断血液凝固过程。这种作用是可逆的,只要再加入足够的钙离子,凝血功能就立即恢复正常。局部枸橼酸抗凝(Regional citrate anticoagulation,RCA)最早用于间歇性血液透析(Intermittent hemodialysis,IHD),因不影响机体凝血系统,是一种较为理想的抗凝方法。近年来,RCA被广泛应用于CRRT中。

（四）阿加曲班

阿加曲班(Argatroban)是一种凝血酶抑制剂,可与凝血酶活性位点可逆地结合,对凝血酶具有高度选择性。其对游离的及与血凝块相连的凝血酶均具有抑制作用。阿加曲班起效快,半衰期只有数分钟,停药后,APTT或者ACT在短时间内即可恢复。

三、常用抗凝剂的禁忌证

（一）肝素或低分子肝素

1.患者既往存在肝素或低分子肝素过敏史。

2.患者既往诊断过肝素诱发的血小板减少症。

3.合并明显出血性疾病。

4.有条件的单位推荐检测患者血浆AT-Ⅲ活性,对于活性＜50%的患者,不宜直接选择肝素或低分子肝素,应适当补充AT-Ⅲ制剂或新鲜血浆,使患者血浆AT-Ⅲ活性≥50%后,再使用。

（二）枸橼酸钠

1.严重肝功能障碍。

2.低氧血症(动脉氧分压＜60mmHg)和(或)组织灌注不足。

3.代谢性碱中毒、高钠血症。

（三）阿加曲班

合并明显肝功能障碍者不宜选择阿加曲班。

（四）抗血小板药物

存在血小板生成障碍或功能障碍的患者,不宜使用抗血小板药物;而血小板进行性减少、伴血小板活化或凝血功能亢进的患者,则应加强抗血小板治疗。

四、抗凝剂的用法

（一）普通肝素

1.血液透析、血液滤过或血液透析滤过时,一般首剂量为30～70U/kg,追加剂量为10～20U/(kg·h),间歇性静脉注射或持续性静脉输注;预期结束前30～60min停止追加。剂量应依据患者的凝血状态个体化调整。

2.血液灌流、血浆吸附或血浆置换时,一般首剂量为50～100U/kg,追加剂量为20～40U/(kg·h),间歇性静脉注射或持续性静脉输注;预期结束前30min停止追加。实施前给予500/dL的肝素生理盐水预冲并保留20min后,再给予生理盐水500mL冲洗,有助于增强抗凝效果。剂量应依据患者的凝血状态个体化调整。

3.对于CRRT采用前稀释的患者,一般首剂量为50～100U/kg,追加剂量为5～10U/(kg·h),静脉注射或持续性静脉输注;预期治疗结束前30～60min停止追加。剂量应根据患者的凝血状态个体化调整;治疗时间越长,给予的追加剂量应逐渐减少。

（二）低分子肝素

一般给予50～100U/kg静脉注射。对血液透析、血液灌流、血浆吸附或血浆置换的患者,无须追加剂量;对CRRT患者,可全程追加5～10U/(kg·h)静脉注射,治疗时间越长,给予的追加剂量应逐渐减少。有条件的单位应监测血浆抗凝血因子Ⅹa的活性,控制其活性在300～500U/L。

（三）枸橼酸钠

用于血液透析、血液滤过、血液透析滤过或CRRT患者的枸橼酸钠浓度有4%～46.7%。以临床常

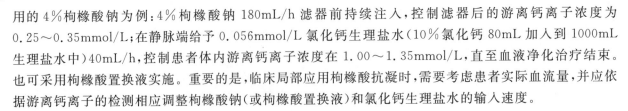

用的 4％枸橼酸钠为例：4％枸橼酸钠 180mL/h 滤器前持续注入，控制滤器后的游离钙离子浓度为 0.25～0.35mmol/L；在静脉端给予 0.056mmol/L 氯化钙生理盐水（10％氯化钙 80mL 加入到 1000mL 生理盐水中）40mL/h，控制患者体内游离钙离子浓度在 1.00～1.35mmol/L，直至血液净化治疗结束。也可采用枸橼酸置换液实施。重要的是，临床局部应用枸橼酸抗凝时，需要考虑患者实际血流量，并应依据游离钙离子的检测相应调整枸橼酸钠（或枸橼酸置换液）和氯化钙生理盐水的输入速度。

（四）阿加曲班

用于血液透析、血液滤过、血液透析滤过或 CRRT 患者时，一般首剂量为 $250\mu g/kg$，追加剂量 $2\mu g/(kg \cdot min)$ 或 $2\mu g/(kg \cdot min)$ 持续滤器前输注；CRRT 患者给予 $1\sim2\mu g/(kg \cdot min)$ 持续滤器前输注；血液净化治疗预期结束前 20～30min 停止追加。应根据患者 APTT 值来调整剂量。

（五）无抗凝剂

用于血液透析、血液滤过、血液透析滤过或 CRRT 患者时，血液净化实施前给予 4mg/dL 的肝素生理盐水预冲并保留 20min 后，再给予生理盐水 500mL 冲洗；血液净化治疗过程中，每 30～60 分钟给予 100～200mL 生理盐水冲洗管路和滤器。

五、抗凝治疗的监测

由于血液净化患者的年龄、性别、生活方式、原发疾病以及并发症的不同，机体凝血状态差异较大，因此为确定个体化的抗凝治疗方案，应实施凝血状态监测。

（一）血液净化前和结束后凝血状态的监测

血液净化前凝血状态的监测主要是为了评估患者基础凝血状态，指导血液净化过程中抗凝剂的种类和剂量选择；血液净化结束后凝血状态的监测主要是为了了解患者体内凝血状态是否恢复正常以及是否具有出血倾向。因此，血液净化前和结束后凝血状态的评估是对全身凝血状态的监测。患者凝血状态监测应从血液净化管路动脉端采集样本，由于此处血液刚刚从患者体内流出，因此，各项凝血指标的检测可反映患者的全身凝血状态。

（二）血液净化过程中凝血状态的监测

血液净化过程中凝血状态的监测主要是为了评估患者血液净化过程中体外循环是否达到充分抗凝、患者体内凝血状态受到抗凝剂影响的程度以及是否易于出血，因此，不仅要监测体外循环管路中的凝血状态，还要监测患者全身的凝血状态。此时，应从血液净化管路静脉端采集样本。由于此处血液刚刚流过体外循环管路，因此，各项凝血指标的检测可反映体外循环的凝血状态。血液净化过程中凝血状态的监测，需要同时采集血液净化管路动、静脉端的血样进行检测，两者结合才能全面地判断血液透析过程中的凝血状态。

（三）不同抗凝剂的检测指标

1. 以肝素作为抗凝剂时，推荐采用 ACT 进行监测；也可采用 APTT 进行监测。理想的状态应为：血液净化过程中，从血液净化管路静脉端采集的样本的 ACT 或 APTT 应维持在治疗前的 1.5～2.5 倍水平；治疗结束后，从血液净化管路动脉端采集的样本的 ACT 或 APTT 基本恢复治疗前水平。

2. 以低分子肝素作为抗凝剂时，可采用抗凝血因子 Xa 活性进行监测。建议无出血倾向的患者抗凝血因子 Xa 活性维持在 500～1000U/L，伴有出血倾向的血液透析患者维持在 200～400U/L。但抗凝血因子 Xa 活性不能即时检测，临床指导作用有限。

3. 以枸橼酸钠作为抗凝剂时，应监测滤器后和患者体内游离钙离子浓度；也可监测 ACT 或 APTT，从血液净化管路静脉端采集的样本的 ACT 或 APTT 应维持在治疗前的 1.5～2.5 倍水平；而治疗过程中和结束后从血液净化管路动脉端采集的样本的 ACT 或 APTT 应与治疗前无明显变化。

4. 以阿加曲班作为抗凝剂时，可采用 APTT 进行监测。从血液净化管路静脉端采集的样本的 APTT 应维持在治疗前的 1.5～2.5 倍水平，而治疗过程中和结束后从血液净化管路动脉端采集的样本的 APTT 应与治疗前无明显变化。

（四）监测时机

1. 对于第 1 次进行血液净化的患者,推荐对血液净化治疗前、治疗过程中和结束后的全面凝血状态进行监测,以确立合适的抗凝剂种类和剂量。

2. 对于某个患者来说,每次血液净化过程的凝血状态差别不大。因此,一旦确定患者的抗凝剂种类和剂量,则无须每次血液净化过程都监测凝血状态,仅需要定期(1～3 个月)评估。

六、抗凝治疗的并发症与处理

（一）抗凝不足引起的并发症

抗凝不足引起的并发症主要有透析器和管路凝血;透析过程中或结束后发生血栓栓塞性疾病。

1. 常见原因

①因患者存在出血倾向而没有应用抗凝剂;②透析过程中抗凝剂剂量不足;③患者先天性或因大量蛋白尿引起的 AT-Ⅲ不足或缺乏,而选择普通肝素或低分子肝素作为抗凝药物。

2. 预防与处理措施

①对于合并出血或有出血高风险的患者,有条件的单位应尽可能选择枸橼酸钠或阿加曲班作为抗凝剂;采用无抗凝剂时,应加强滤器和管路的监测,加强生理盐水的冲洗;②在血液净化实施前应对患者的凝血状态做充分评估,并在监测血液净化过程中的凝血状态的基础上,确立个体化的抗凝治疗方案;③有条件的单位应在血液净化治疗前检测患者血浆 AT-Ⅲ的活性,以明确是否适用肝素或低分子肝素;④发生滤器凝血后应及时更换滤器;对于出现血栓栓塞性并发症的患者,应给予适当的抗凝及促纤溶治疗。

（二）出血

1. 常见原因

引起出血的常见原因:①抗凝剂剂量使用过大;②合并出血性疾病。

2. 预防与处理措施

①血液净化实施前应评估患者的出血风险;②在对患者进行血液透析前和过程中的凝血状态检测和评估的基础上,确立个体化的抗凝治疗方案;③对于发生出血的患者,应重新评估患者的凝血状态,停用抗凝剂或减少抗凝剂剂量,或重新选择抗凝剂及其剂量;④针对不同出血的病因给予相应处理,并针对不同的抗凝剂给予相应的拮抗剂治疗。肝素或低分子肝素过量,可给予适量的鱼精蛋白;枸橼酸钠过量,可补充钙制剂;阿加曲班过量,可短暂观察,严重过量可给予凝血酶原制剂或血浆。

（三）抗凝剂本身的药物不良反应

1. 肝素诱发的血小板减少症（Heparin-induced thrombocytopenia，HIT）

(1)病因:机体产生抗肝素-血小板 4 因子复合物抗体所致。

(2)诊断:应用肝素类制剂治疗后 5～10d 内血小板下降超过 50%或降至 10 万/μL 以下,合并血栓栓塞性疾病(深静脉最常见)以及 HIT 抗体阳性可以临床诊断 HIT;停用肝素 5～7d 后,血小板计数可恢复至正常则更支持诊断。

(3)治疗:停用肝素类制剂,并给予抗血小板、抗凝或促纤溶治疗,预防血栓形成;发生 HIT 后,一般禁止再次使用肝素类制剂。在 HIT 发生后 100d 内,再次应用肝素或低分子肝素可诱发伴有全身过敏反应的急发性 HIT。

2. 高脂血症或骨质脱钙

(1)病因:长期使用肝素或低分子肝素所致。与肝素相比,低分子肝素较少发生高脂血症或骨质脱钙。

(2)预防与处理:在保障充分抗凝的基础上,尽可能减少肝素或低分子肝素的剂量;对存在明显高脂血症和骨代谢异常的患者,优先选择低分子肝素。一旦发生,应给予调脂药物、活性维生素 D 和钙剂治疗。

3. 低钙血症、高钠血症和代谢性碱中毒

(1)病因:枸橼酸钠使用剂量过大或使用时间过长,或患者存在电解质和酸碱失衡。

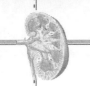

(2)预防与处理:调整置换液中钙、钠浓度及 HCO_3^- 浓度;治疗过程中密切监测游离钙离子浓度,调整枸橼酸钠输入速度和剂量。一旦发生,应改变抗凝方式,并调整透析液和置换液的成分,予以积极纠正。

(张晨美,杜立中)

第十节 儿科血液净化的护理

血液净化是在血液透析的基础上,与现代生物医学工程紧密结合而发展起来的一门新技术。目前,已由单一血液透析逐渐发展为多重血液净化治疗模式,如血液透析滤过(Hemodiafiltration,HDF)、高容量血液滤过(High volume hemofiltration,HVHF)、血液灌流联合血液透析(Hemoperfusion combined with hemodialysis,HP+HD)、血浆置换(Plasma exchange,PE)、血浆吸附(Plasma adsorption,PA)等,这些治疗模式已在临床上得到广泛应用,尤其是 CRRT 的应用已拓展到多个领域,成为血液净化护理人员的主要工作内容之一。然而,患者原发病构成比例的变化以及并发症的复杂化,血液净化技术水平的提高及其治疗范围的日趋扩大,给护理工作带来了新课题,也对护士提出了新要求。

1900 年,美国护理杂志中一篇题为"Specialties in Nursing"的论文首次提出了专科护理的概念,血液净化专科护士是在血液净化护理领域具有较高水平和专长的专家型临床护士。2005 年,我国上海率先开展了本领域专科护理培训,推动了血液净化专科护理的发展。随着医学水平的迅速发展,血液净化技术日臻成熟,从事血液净化的医护人员面临着艰巨的责任和义务,这就要求我们不仅要具备血液净化相关专科领域的医学与护理理论知识、技术与操作、观察与处理病情能力,还要有管理与应急能力、沟通与协调技巧等,因为血液净化中心专科护士理论技术水平的高低直接影响透析患者的生活质量。

相对于成人而言,儿童血液净化是发展比较晚的专业,由于儿童本身生理、心理的特殊性,其专业技术护理的侧重点与成人有所不同,对于护理人员的专业和道德层次有更高的要求和准则。儿科血液净化护士不仅要严格遵守血液净化中心工作制度、消毒隔离制度、病历管理制度、查对制度、无菌操作原则,还要熟练掌握血液净化常用仪器设备的应用及管理、患儿安全管理、血液透析护理操作技术等;还应有细致入微的观察力,分析、判断能力,熟练的技能技巧,沉着果断的救护能力。熟练的急救技术是血液净化护士技能的重要组成部分,是使患儿转危为安的重要保证。

本章节通过详细讲解儿童各种形式血液净化的护理重点,为更多的儿科血液净化护理人员提供最接近临床的实用、专业、有特色的理论实践指导。

一、血液透析的护理

(一)透析前的护理

1.透析机的准备

检查透析机电源线连接是否正常,打开透析机电源总开关。按照要求,进行透析机自检。进入透析准备,连接浓缩液。

2.物品准备

准备透析用的相关物品,检查所有无菌物品是否在有效期内。透析器的选择应根据患儿的年龄、体重及透析方案确定。

3.透析器及管路的预冲准备

正确安装透析器及管路,并检查连接是否紧密、牢固。排尽透析器及管路内气体后连接透析液,冲洗透析器膜外。

4.患儿的准备

患儿的评估:了解患儿的一般情况,如神志、生命体征、透析时间、透析次数;观察患儿有无水肿及体重增长情况;了解患儿原发病及有无其他并发症。

患儿通路的评估:检查患儿是自体内瘘还是深静脉留置导管;检查内瘘通畅情况,使用听诊器听诊内瘘杂音,判断内瘘通畅程度,有无闭塞征象,穿刺肢体或置管处皮肤有无红肿、溃烂、感染;如通路闭塞,应通知医生进行通路修复处理;对静脉置管者,检查固定是否妥善,置管口有无出血、红肿及分泌物。

5. 检查机器及透析管路是否已进入透析前准备状态,透析管路、透析器各连接处是否紧密,安装及动脉、静脉壶液面设置是否正确。

6. 根据医嘱正确设定患儿的透析参数,如超滤量、抗凝剂种类及剂量、透析方式、透析时间、透析液温度,及是否需要选择特殊透析治疗方式。

(二)上机连接的护理

按血液透析上机操作流程,严格查对制度及无菌操作原则连接血管通路与透析管路。

开始引血量为 30~50mL/min,连接好静脉回路后逐渐增加血流量至患儿常规透析治疗血流量[3~5mL/(kg·min)],同时查对已设定透析参数是否正确,整个血液外循环通路各连接处有无松动或扭曲;透析管路上各侧支夹子是否处于正常开、闭状态;静脉压力监测是否开启;机器是否进入透析治疗状态。

妥善固定好透析管路,保持通畅,避免受压、扭曲或折叠。必要时适当约束患儿体位。

(三)血液透析中的护理

严密观察患儿病情变化,随时巡视并记录在观察表上;观察机器运转、超滤状况;观察患儿穿刺部位或置管口有无出血;观察透析器、透析血管通路管内血液的颜色,有无凝血;观察跨膜压、静脉压变化,如有异常情况及早发现、及早处理。

生命体征监测:根据病情每半小时测量血压、脉搏,了解血压变化,及早发现有无高血压、低血压及电解质紊乱等并发症。

(四)透析结束时的护理

血液透析结束时严格按回血操作规程要求进行操作:首先调整血流量为 50~80mL/min,打开动脉端预冲侧管,夹闭动脉管路夹子和动脉穿刺针夹子,打开血泵,用生理盐水排净侧管内气体,关闭血泵,靠重力将动脉侧管内的血液回输入患儿体内;夹闭动脉管路夹子和动脉穿刺针夹子,然后打开血泵,回输静脉端血液;全程生理盐水回血,回血时精力集中,机器禁止进入其他状态回血,以免空气进入体内。如患儿在透析中有出血,在回血后按医嘱予鱼精蛋白对抗肝素。

(五)回血后患儿的处理

患儿内瘘穿刺点用无菌敷料覆盖后,先拔动脉内瘘针,再拔静脉内瘘针,拔针时用纸球或纱球压迫穿刺点,弹性绷带或胶布加压包扎止血,也可用手指按压穿刺点止血。按压的力量以既能止血又能保持穿刺点上下两端有搏动或震颤为宜,20~30min 后缓慢放松,2h 后取下纸球或纱球,止血贴继续覆盖在穿刺针眼处 12h 后再取下。同时指导患儿注意观察有无出血发生,如有出血发生,立即用手指按压穿刺部位止血,同时寻求帮助。指导患儿当天要保持穿刺处干燥,勿浸湿;嘱患儿回血后先休息 10min 后再起床;如回血前伴有低血压症状,应通知医生,回血后再测量血压,并观察患儿的病情,注意排除其他原因导致的血压下降。观察并测量血压至正常后,患儿才能起床随家属离开。

(六)透析机的消毒保养

透析结束后,护士应根据不同机型要求对机器进行消毒、除钙及机器外壳表面清洁维护,做到一人一巾,避免交叉感染。

二、血液灌流的护理

(一)血液灌流前的准备

1. 灌流器的准备

开启血液灌流机,检测血液灌流机各部件的工作状态,进入灌流准备。

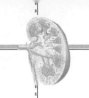

2. 物品准备

准备灌流用的相关物品,包括5%葡萄糖注射液500mL、肝素生理盐水2000mL、肝素注射液、血液灌流器、血路管路等。灌流器的选择应根据患儿的年龄、体重及灌流方案确定。

3. 灌流器及其管路的预冲准备

正确安装灌流器及管路,并检查连接是否紧密、牢固。排尽灌流器及其管路内的气体,并进行充分预冲后准备连接患儿。

4. 患儿的准备

了解患儿的一般情况,如神志、生命体征、瞳孔反射、年龄、体重等。评估中心静脉置管处皮肤有无红肿、溃烂、感染,中心静脉导管是否通畅。

(二)血液灌流中的护理

血液灌流中的护理主要涉及病情观察、管路固定和并发症的处理。

1. 病情的观察与护理

严密观察患儿的生命体征、神志变化、瞳孔反应、皮肤黏膜有无出血,保持呼吸道通畅。保证患儿血液灌流顺利进行。

严密观察治疗情况:观察灌流器内血色有无变暗,动脉和静脉壶内有无血凝块,通知医生是否调整肝素剂量,必要时更换灌流器及管路。无抗凝治疗时,定时进行灌流器的冲洗,如有异常及时调整。观察治疗后病情的改善状况,必要时调整治疗剂量与时间。

2. 妥善固定,保持体外循环通畅

血液灌流后,药物被灌流器逐渐吸附;一般在治疗开始后30min,患儿会逐渐出现躁动不安,因此,治疗过程中需专人守护,必要时用约束带约束患儿,防止坠床,同时应防止患儿咬伤舌头及舌后坠;躁动者遵医嘱予镇静剂;注意床旁监护,防止中心静脉导管打折、扭曲、脱出引起的空气栓塞。

3. 并发症的观察与处理

血液灌流时使用的活性炭也可吸附血小板、血细胞和纤维蛋白原,从而导致患儿血压下降、发热、出血等不良反应,但只要严格掌握适应证和禁忌证,治疗中严密观察患儿的生命体征及病情变化并及时处理,上述不良反应可以避免。

血液灌流在清除毒物的同时也能清除一些药物,如抗生素、升压药等,因此,在血液灌流治疗时应注意调整药物剂量。血液灌流较普通血液透析,肝素用量大,血流速度慢,因此,儿童行血液灌流时尤其应严密观察,定时监测出凝血时间,及时调整抗凝剂使用量,避免因灌流器凝血而贻误抢救时机,同时也应避免出血加重患儿的病情。观察有无碳粒脱落、空气栓塞、低体温的发生,如出现应作相应处理。若患儿在进行血液灌流时出现寒战、发热、胸闷、呼吸困难等反应,要考虑是否是灌流器生物相容性差所致,可静脉注射地塞米松,肌内注射异丙嗪等,并给予吸氧等措施,不要盲目终止灌流。

(三)血液灌流后的护理

血液灌流结束后,与病房护士详细交接班,交代患儿病房观察重点及灌流中所发生的不良反应。

三、血浆置换的护理

(一)血浆置换前的护理

1. 机器的准备

床旁血滤机。

2. 物品准备

血浆分离器及管路配套,置换液,肝素生理盐水2000mL,肝素注射液。

3. 血浆分离器及其管路的预冲准备

正确安装血浆分离器及管路,并检查连接是否紧密、牢固。排尽血浆分离器及其管路内气体后准备连接患儿。

4. 患儿的准备

了解患儿的一般情况,如神志、生命体征、年龄、体重等。评估中心静脉置管处皮肤有无红肿、溃烂、感染,中心静脉导管是否通畅。

(二)血浆置换中的护理

血浆置换治疗中的护理关键是并发症的预防。治疗相关并发症的发生主要与置换液有关。此外,抗凝方法的不同也可能导致不同的并发症。

1. 过敏反应

(1)原因及临床表现:输注的新鲜冰冻血浆中含有各种凝血因子、补体和白蛋白,导致机体发生过敏反应。严重时可出现喉头水肿、过敏性休克等。

(2)预防和护理:治疗前仔细询问家长患儿有无过敏史,严格执行"三查八对",核对血型和血浆条码。可给予地塞米松静脉注射预防;输注血浆时速度不宜过快;根据患儿情况,决定置换液的流速。在输注血浆时,密切观察患儿有无发生寒战、高热、皮疹、低血压、喉头水肿等过敏反应,严重时应及时停止治疗并通知医师作相应处理,同时做好相应记录。

2. 出血

(1)原因及临床表现:有些患儿本身有出血倾向,此外治疗过程中凝血因子、血小板消耗,血小板破坏,抗凝剂使用剂量过大等因素都有可能导致治疗后出血加重。其表现为多个部位(如皮肤、牙龈、消化道)出血,需要正确的动态评估。

(2)预防和护理:严格按照治疗及护理常规操作规程操作。治疗前常规检测患儿的凝血功能,根据医嘱决定抗凝剂种类、剂量或无肝素治疗;由熟练的护士操作,避免错误操作引起患儿恐惧而影响治疗效果;治疗过程中严密观察患儿皮肤黏膜及其他部位有无出血,若是高危出血患儿,治疗时可用鱼精蛋白中和肝素,以防出血。

3. 低血压

(1)原因:原发疾病存在低血压,建立体外循环后更明显;对冰冻血浆、白蛋白等制品过敏,透析膜生物不相容反应;患儿年龄小、体重低,外周血液循环量大。

(2)预防和护理:治疗前注意观察患儿血压、心率等生命体征变化,评估营养状态,停服降压药物、适当补液;必要时给予糖皮质激素预防。治疗过程中保持血浆交换平衡及血容量相对稳定。一般体外循环的血流量应控制在 80mL/min 左右,血浆流速控制在 300～1000mL/h。白蛋白较低时,应尽量补充胶体溶液。治疗过程中密切观察患儿血压变化。治疗前可用血浆预充管路及滤器,或外周静脉输入血浆或胶体液以稳定患儿血压,若患儿血压下降,可适当加快输液速度,减慢血浆出量,延长血浆置换时间,严重时使用血管活性药物或停止治疗。

4. 低钙血症

(1)原因及临床表现:新鲜血浆中含有枸橼酸钠,输入新鲜血浆过多、过快时容易导致低钙血症,患儿可出现口周麻木、腿麻及小腿肌肉抽搐等低钙血症表现,严重时可发生心律失常等。

(2)预防和护理:严密观察患儿有无低钙血症表现,如口周麻木、腿麻、肌肉痉挛、恶心、呕吐,甚至昏迷。治疗过程中一旦发生这些情况,可静脉注射 10% 葡萄糖酸钙 10mL(注射时间不低于 10min)。

5. 感染

(1)原因:可能与免疫球蛋白或补体的清除有关。使用白蛋白作为置换液,低免疫球蛋白血症会持续几周时间,若患儿同时联合使用免疫抑制剂治疗原发病,感染的机会可能增加。

(2)预防与处理:严格掌握血浆输入的适应证,严格无菌操作,配置置换液时须认真核对、检查、消毒,现配现用。对于有明显感染可能的患儿,可使用大量免疫球蛋白;对于需要大量新鲜血浆治疗的患儿,可以注射乙型肝炎疫苗来预防乙型肝炎病毒感染。

6. 药物清除

与常规的血液透析技术相比,血浆置换治疗能够清除与蛋白质结合率高的药物,如环磷酰胺、地高辛及泼尼松等,所以在治疗期间应注意监测血药浓度,适当调整用药剂量及用药时间。

四、CRRT 的护理

CRRT 专业护士全过程参与各类 CRRT 技术的实施、危重患儿的监护和专项护理,因此,CRRT 专业护士需要在掌握相关理论知识的基础上有效地实施护理,如早期发现并及时处理体外循环中出现的故障,定期监测治疗中患儿的血气变化和电解质结果,根据病情变化调整治疗处方等,准确记录患儿的病情变化、处方调整、通路情况与治疗结果,从而保证 CRRT 的安全性和连续性。

(一)CRRT 前的护理

1.治疗前的评估

在 CRRT 开始之前,全面了解患儿病情及各项检验指标、治疗医嘱及通路情况。评估患儿神志、生命体征、中心静脉置管处的皮肤情况及患儿心理状态等。

2.物品准备

准备 CRRT 用的相关物品,包括 CRRT 机、滤器及配套管路、肝素生理盐水 2000mL 及肝素稀释液等。

(二)CRRT 中的护理

CRRT 开始后,护理人员需要重点观察患儿生命体征,监测电解质及肾功能,保证血管通路通畅、并发症的预防及患儿的基础护理。

1.严密观察患儿的生命体征

在 CRRT 过程中,应密切监测患儿的体温、心率、血压、呼吸、血氧饱和度、中心静脉压,持续心电监护,及时发现和处理各种异常情况并观察疗效。

2.监测血电解质及肾功能

急性肾功能衰竭患儿多存在电解质及酸碱平衡严重紊乱,治疗中输入大量含生理浓度的电解质及碱基的置换液,能有效纠正这种内环境紊乱。电解质的测定可以提示患儿的电解质情况,血尿素氮及肌酐的变化可以反映患儿肾功能的好坏。配置置换液时,必须严格遵医嘱加入钾、钠、钙、镁等电解质,严格执行查对制度,无误后方可用于患儿。治疗过程中,应定期检测患儿内环境状况,根据检测结果随时调整置换液配方,现配现用,以保证患儿内环境稳定。

3.血管通路的管理

维持血管通路的通畅是保证 CRRT 有效运转的最基本要求。患儿均应建立临时血管通路,治疗期间,应保证中心静脉导管、血液管路的固定通畅,无脱落、打折、贴壁、漏血等发生。置管口局部敷料应保持清洁、干燥,一旦有潮湿、污染,要及时予以换药,以减少感染机会。注意观察局部有无渗血、渗液、红肿等。中心静脉导管使用前常规消毒铺巾,抽出上次封管的肝素弃去,确定导管内无血栓且血流畅通后方可行 CRRT。治疗结束后更换肝素帽。

4.做好基础护理

由于患儿病情危重、治疗时间长、活动受限、生活不能自理,所以应做好患儿口腔、皮肤等的基础护理,护理时动作应轻柔、仔细,防止各种管路的脱落、扭曲;注意患儿牙龈有无出血;保持床单整洁、干燥,可使用气垫床,防止皮肤压伤;病房每日定时通风,空气消毒 2 次。

5.并发症的观察及预防

(1)出血:肾功能衰竭患儿多存在出血或潜在出血,CRRT 中抗凝剂的应用使出血危险明显增加或加重出血。因此,应注意观察患儿引流液、粪便、创口、牙龈等的出血情况,并做好记录,及早发现,及时调整抗凝剂的使用或使用无肝素技术,以避免出现由此引起的严重并发症。

(2)凝血:患者在行 CRRT 时肝素用量过少甚至无肝素,治疗时间长,极易发生体外凝血。为此,在行 CRRT 之前用肝素盐水浸泡滤器及管路 30min,或者动脉-静脉端连接,肝素盐水循环 30min 后方开始

CRRT，且在 CRRT 过程中保持血流量充足、血液循环线路通畅，可有效避免体外凝血。同时应密切监测动脉压（VA）、静脉压（VP）、跨膜压（TMP）、滤器前压（PBF）、滤器压力降值（PFD）及其波动范围，并做好记录，以便及时采取处理措施。如有严重凝血时，应更换滤器及血液管路。

（3）感染：患儿病情危重，抵抗力低下，加之各种侵入性的检查、治疗，细菌极易侵入、繁殖而引起感染。护理人员在进行各项护理技术操作时须严格执行无菌操作原则。如在配液过程中须注意各环节，减少致热反应的发生，做好留置导管的护理，防止医源性感染。

6. 常见故障的处理方法

机械治疗过程中突然出现黑屏、机械运转时间过长、断电、供电波动，电压不稳时加用稳压电源。如出现动脉压过高时，需检查中心静脉导管位置是否移动，动脉端管路是否打折；静脉压过高时，用生理盐水冲洗管路及滤器，查看滤器是否凝血；废液压增高时，出现废液泵旋转突然加速，原因可能为有些夹子未打开；滤器压力过高时，可采用生理盐水冲洗滤器、提高或降低血流速度等措施处理。

（三）CRRT 后的护理

CRRT 结束后，继续观察患儿的生命体征及病情变化，并注意相关并发症的预防。做好血管通路的管理，做好患儿及家长的健康宣传教育工作。

五、腹膜透析的护理

腹膜透析置管术是腹膜透析治疗首要和关键的一步，做好患儿围手术期的护理，对保证患儿今后长期透析有重要意义。

（一）腹膜透析置管的术前护理

1. 患儿准备

术前沐浴，予酒精棉球消毒脐部及脐周，更换清洁衣物。全身麻醉患儿，术前应禁食、水 6h，并用开塞露通便，排空肠道；排空膀胱。若应用抗生素，带抗生素入手术室。

2. 用物准备

合适的腹膜透析管、腹膜透析短管、钛接头、蓝夹子、腹膜透析液及碘仿帽。

3. 环境准备

更换清洁床单，用含氯消毒液擦洗地面及桌椅，并于腹膜透析前紫外线消毒房间 30min。准备腹膜透析记录本及电子秤。

4. 心理护理

（1）为家长提供疾病相关知识，使家长有长期治疗的心理准备，以配合治疗和护理工作的开展。

（2）为患儿介绍一些年龄相仿的腹膜透析患儿和家庭，相互认识，传授护理心得，以减少患儿的恐惧心理，增加患儿与疾病斗争的信心。

（二）术后短期护理

1. 一般护理

（1）嘱术后卧床休息 24h，第 2 天可轻微活动，避免剧烈活动。

（2）保持安静，避免哭闹。

（3）保持大便通畅，避免用力过度。

（4）合理止痛，以利于伤口愈合。

（5）注意患儿个人卫生，勤换贴身衣裤，衣物要宽松、舒适。

（6）避免淋浴。

2. 导管的护理

（1）确保导管妥善固定，避免牵拉。

（2）未行腹膜透析前需每日用肝素通管 1 次，并盖上碘仿帽。

(3)每4小时评估患儿腹膜透析管长度及出口处皮肤情况。

(4)出口处和皮下隧道护理:保持敷料清洁、干燥,检查有无出血、渗液。一般于置管术5d后开始更换出口处敷料,每周1次,如果渗血、渗液严重,需报告医生及时处理。出现以下情况时需要频繁更换敷料:伤口愈合延迟、感染,敷料被粪便污染,敷料潮湿,大量出汗,敷料移位。出口处在完全愈合前必须保持干燥。一旦出口愈合,每天用安尔碘棉签清洁(由接近导管的内侧环形向外消毒,重复2次),出口处清洁后,等待干燥,用清洁纱布擦干局部。尽量避免触碰隧道。

(5)护理过程中严格执行无菌操作原则,直至伤口愈合。伤口愈合前,用生理盐水清洁出口处,伤口应避免接触刺激性液体。

(三)术后的长期护理

1.导管的护理

(1)保持导管在自然位置上,不要弯折导管和接口的连接处,以免形成裂纹引起腹膜炎。

(2)始终固定导管,避免导管接触锐器及用血管钳反复夹管。

(3)钛接头处用无菌纱布加以包扎固定,纱布每周消毒更换1次。

(4)腹膜透析短管每半年更换1次,如发生腹膜炎,待感染控制后立即更换并记录更换时间。

(5)每次腹膜透析结束后更换碘仿帽。

2.出口处的护理

(1)拆线后每日换药1次。

(2)正常出口处使用络合碘棉球消毒后,用干纱布擦拭,无菌干燥敷料覆盖。

(3)严格执行无菌操作技术,注意手的消毒。

(4)保持患儿身体皮肤清洁,无感染患儿置管术后6周可淋浴,指导患儿及家长掌握正确的淋浴方法。

(5)出口处观察:①正常出口表现为导管周围皮肤肉色或轻微发红,没有疼痛、硬结、发红、流液和肉芽肿。②可疑感染的出口表现为每日结痂或敷料上有干燥的分泌物,不要强行揭掉结痂,可用生理盐水软化后去除。③感染的出口表现为出口处脓性分泌物、疼痛、硬结或红肿。

(6)若发生出口处感染,护士应全面检查患儿或其看护者对出口处的护理技术;应用抗生素前,应对透出液做细菌培养。

3.腹膜透析液的观察及腹膜炎的护理

(1)观察记录透出液的色、质、量,注意有无混浊、血性、淘米水色的透出液,有无絮状物,如透出液有异常,立即做培养及药敏试验。

(2)准确记录超滤量及24h尿量,注意患儿有无水肿。

(3)如发生腹膜炎,应用1.5%的腹膜透析液冲洗腹腔3次,不留腹。

(4)使用敏感抗生素;在腹膜透析液中加入肝素直到流出液清亮,减少纤维蛋白形成,防止腹膜粘连。

(5)完成抗生素治疗后重新取腹膜透出液样本进行显微镜检和培养。

(6)重新评估患儿,监测生命体征,检查出口处,观察透出液性状。

六、动静脉内瘘的护理

动静脉内瘘是透析患儿的生命线,维持一个功能良好的动静脉内瘘,需要护患双方的共同努力。

(一)动静脉内瘘的术前护理

1.选择非惯用侧手臂备用作内瘘。保护该侧血管,避免动脉、静脉穿刺。保护该侧手臂皮肤勿破损,并保持皮肤清洁,防止术后感染。

2.完善术前各项检查。

3.术前的皮肤准备:用肥皂水彻底清洁造瘘肢皮肤,做好指甲卫生。

(二)动静脉内瘘的术后护理

1. 术后观察

内瘘术后将术侧肢体抬高至水平以上 30°,促进静脉回流,减轻手臂肿胀。术后 72h 密切观察内瘘通畅情况及全身状况。观察指标包括以下几个方面。

(1)患儿心率、心律、呼吸,观察患儿有无胸闷、气促,如有变化及时向医师汇报并及时处理。

(2)患儿内瘘血管是否通畅,如于静脉侧扪及震颤,闻及血管杂音,则提示内瘘通畅;如触摸不到震颤或听不到杂音,则应查明是否由于局部敷料缚扎过紧导致吻合口静脉侧受压,并及时通知医师处理。

(3)患儿吻合口有无血肿、出血,若发现渗血不止或内瘘侧手臂疼痛难忍,则应及时通知医师处理。

(4)患儿内瘘侧手指末梢血管充盈情况,如手指有无发麻、发冷、疼痛等缺血情况。

2. 定期更换敷料

内瘘术后无须每日更换敷料,一般在术后 3~7d 更换;如伤口有渗血,则应通知医师检查渗血情况,并及时更换敷料,更换时必须严格执行无菌操作技术,创口用安尔碘消毒,待干后包扎敷料,敷料包扎不宜过紧,以能触及血管震颤为准。

3. 需要禁止的操作

禁止患儿在造瘘肢进行血压测量、静脉注射、输液、输血、抽血等操作,以免出血造成血肿、药物刺激导致静脉炎等,致使内瘘闭塞。

4. 对患儿及家长进行内瘘的自我护理指导

(1)保持患儿内瘘肢体的清洁,并保持敷料干燥,防止敷料浸湿而引起伤口感染。

(2)防止患儿内瘘肢体受压,衣袖要宽松,睡眠时最好卧于健侧,造瘘肢体不可负重及佩戴过紧的饰物。

(3)教会患儿及家长自行判断内瘘是否通畅,每日检查内瘘静脉处有无震颤,如扪及震颤则表示内瘘通畅;反之,则应马上通知医师进行处理。

5. 内瘘术后锻炼

术后 24h 可做手指运动,3d 即可进行早期的功能锻炼;每日进行握拳运动,每天 3~4 次,每次 10~15min。术后 5~7d 开始进行内瘘的强化护理:用另一只手紧握内瘘肢近心端,术肢反复交替进行握拳、松拳或挤压握力球锻炼,或用止血带压住内瘘手臂的上臂,使静脉适度扩张充盈,同时进行捏握力健身球运动,1min 循环松压,每日 2~3 次,每次 10~15min,以促进内瘘的成熟。

患儿年龄较小,通常缺少自主能力,护士应每日督促和监测术后锻炼,以促进其内瘘早日成熟。

6. 内瘘成熟情况的判定

内瘘成熟是指与动脉吻合后的静脉呈动脉化,表现为血管壁增厚,显露清晰,突出于皮肤表面,有明显震颤或搏动。其成熟的早晚与患儿自身血管条件、手术情况及术后患儿的配合情况有关。内瘘成熟一般至少需要 1 个月,一般在内瘘成形术后 2 个月开始使用。

(三)内瘘的正确使用与穿刺护理

熟练正确的穿刺技术能够延长内瘘的使用寿命,减少因穿刺技术造成的内瘘并发症。新建内瘘和常规使用的内瘘在穿刺技术上有些不同,护理人员需要认真把握。

1. 穿刺前评估及准备

(1)首先检查内瘘皮肤有无皮疹、发红、瘀青、感染等,手臂是否清洁。

(2)仔细摸清血管走向,感觉震颤的强弱,发现震颤减弱或消失应及时通知医师。

(3)穿刺前造瘘手臂尽量摆放于机器一侧,以免因管道牵拉而使穿刺针脱落;选择合适的体位,同时也要让患儿感觉舒适。

(4)工作人员做好穿刺前的各项准备,如洗手、戴口罩、戴帽子、戴手套及准备穿刺用物品。

2. 选择穿刺点

(1)动脉穿刺点距吻合口的距离至少在 3cm 以上,针尖呈离心或向心方向穿刺。

（2）静脉穿刺点距动脉穿刺点间隔在 5～8cm,针尖呈向心方向穿刺。

（3）如静脉与动脉在同一血管上穿刺,则至少距离 8～15cm,以减少再循环,提高透析质量。

（4）注意穿刺部位的轮换,切忌定点穿刺。穿刺时应沿着内瘘血管走向由上而下或由下而上交替进行穿刺,每个穿刺点相距 0.5cm 左右。此方法的优点有:①由于整条动脉化的静脉血管受用均匀,血管粗细均匀,不易因固定一个点穿刺或小范围内穿刺而造成受用多的血管管壁受损、弹性减弱、硬结节或瘢痕形成及严重时形成动脉瘤,减少未受用的血管段的狭窄而延长瘘管使用寿命。②避免定点穿刺处皮肤变薄、松弛及透析时穿刺点渗血。此方法的缺点是不断更换穿刺点将增加患者每次穿刺时的疼痛,操作时需要与患儿沟通说明此穿刺方法的优点,从而取得患儿的配合。

3. 进针角度

穿刺针针尖与皮肤呈 30°～40°角,针尖斜面朝左或右侧进针,使针与皮肤及血管的切割面积较小,以减轻穿刺时患儿的疼痛、保证穿刺成功率及治疗结束后伤口的愈合速度。

4. 新内瘘穿刺技术的护理

刚成熟的内瘘管壁薄而脆,且距吻合口越近,血液的冲击力就越大,开始几次很容易引起血肿,因此,在最初几次穿刺时应由经验丰富的护士操作。操作前操作者应仔细摸清血管走向后再行穿刺,以保证一针见血,穿刺点一般暂时选择远离造瘘口的肘部或接近肘部的"动脉化"的静脉进行向心或离心方向穿刺作为动脉引血端,另择下肢静脉或其他小静脉作为静脉回路,待内瘘进一步成熟后,动脉穿刺点再往下移。这样的话,动脉发生血肿的概率就会减少。针尖进皮后即进血管,禁止针尖在皮下潜行后再进入血管。首次使用时,血流量为 80～150mL/min,禁止强行提高血流量,以免造成瘘管长时间塌陷。在血液透析过程中避免过度活动,以免穿刺针尖损伤血管内膜,引起血栓。

透析结束后,应由护士负责止血,棉球按压穿刺点的力度宜适当,不可过重,同时注意皮肤进针点与血管进针点是否在同一部位,穿刺点上缘及下缘血管也需略施力压迫。患儿手臂略微举高,以减少静脉回流阻力,加快止血。

5. 内瘘穿刺失败的处理

新内瘘穿刺失败出现血肿时应立即拔针压迫止血,同时另建血管通路进行透析,对血肿部位冷敷以加快止血,待血肿消退后再行穿刺。

作为动脉引血用的血管在穿刺时发生血肿,应首先确认内瘘针在血管内,当血肿不大时,可在穿刺处略加压保护,同时迅速将血液引入体外循环血管通路内以减轻患者血管内的压力,通常可维持继续透析。如血肿明显增大,应立即拔出,并加压止血,在该穿刺点以下再行穿刺(避开血肿)。

如重新穿刺有困难,可将血流量满意的静脉改为动脉引血,另择静脉穿刺作为回血端继续透析。如静脉回路发生血肿应立即拔针,局部加压止血。若透析未结束,应为患者迅速建立静脉回路继续透析,如选择系同一条血管再穿刺时,应在前一次穿刺点的近心端或改用其他外周静脉穿刺。

6. 内瘘拔针后的护理

内瘘拔针后的护理内容主要包括应用正确的止血方法以及维持内瘘的良好功能两方面。拔针前,用无菌止血贴覆盖针眼,拔针时用 1.5cm×2cm 大小的纸球或纱球压迫穿刺部位,弹性绷带加压包扎止血。按压的力量以既能止血又能保持穿刺点上下两端有搏动或震颤为宜,20～30min 后缓慢放松,2h 后取下纸球或纱球,止血贴继续覆盖在穿刺针眼处 12h 后再取下。同时注意观察有无出血发生,如有出血再行指压止血 10～15min,同时寻求帮助。术后按压过轻或过重都会造成皮下血肿,损伤血管,影响下次穿刺成功及血流量不足,严重血肿可致血管硬化、周围组织纤维化及血栓形成等,造成内瘘闭塞。

7. 内瘘并发症的护理

（1）出血:主要表现为创口处渗血及皮下血肿。皮下出血如处理不当可致整个手或上臂肿胀。

·原因:①术后早期出血常常发生于麻醉穿刺点及手术切口处;②内瘘未成熟,静脉壁薄;③肝素用量过大;④穿刺失败导致血肿;⑤压迫止血不当或时间过短;⑥内瘘手臂外伤引起出血;⑦透析结束后造瘘肢体负重。

· 预防和护理:①术前准备充分,操作细心,术后密切观察伤口有无渗血;②避免过早使用内瘘,新建内瘘的穿刺最好由有经验的护士完成;③根据患儿病情,合理使用抗凝剂;④提高穿刺技术,争取一次性穿刺成功;⑤止血力度适当,以不出血为准,最好指压止血;⑥避免同一部位的反复穿刺,以防发生动脉瘤破裂。

(2)感染:瘘管局部表现为红、肿、热、痛,有时伴有瘘管闭塞,全身症状可见寒战、发热,重者可引起败血症、血栓性静脉炎。

· 原因:①手术切口感染;②未正确执行无菌技术操作,穿刺部位消毒不严格或穿刺针污染;③长期使用胶布和消毒液,致动静脉穿刺处皮肤过敏,发生破溃,用手搔抓引起皮肤感染;④透析后穿刺处接触污染液体引起感染;⑤穿刺不当或压迫止血不当致血肿形成的感染。

· 预防和护理:①严格执行无菌技术操作,穿刺部位严格消毒;②避免在感染或破损的皮肤处穿刺;③内瘘有感染时应改用其他血管通路,并积极处理感染情况;④做好卫生宣传教育,让患儿保持内瘘手臂皮肤清洁、干净,透析后穿刺处勿浸湿。

(3)血栓形成及预防:

· 原因:①早期血栓多由于手术中血管内膜损伤、吻合时动静脉对位不良、静脉扭曲、吻合口狭窄等造成;②患儿自身血管条件差;③患儿的全身原因,如高凝状态、低血压、休克等;④药物影响,如促红细胞生成素的应用使血细胞比容上升,增加了血栓形成的风险;⑤反复发生低血压;⑥反复定点穿刺使血管内膜损伤;⑦压迫止血不当,内瘘血管长期受压。

· 预防和护理:①严格无菌技术操作,避免过早使用内瘘;②内瘘血管应有计划地使用,避免定点穿刺,提高内瘘穿刺技术;③指导患儿按压穿刺点,注意按压力度,弹力绷带不可包扎过紧;④避免超滤过量引起血容量不足或低血压;⑤做好宣传教育工作,内瘘手臂不能受压;⑥高凝状态的患儿可根据医嘱服用抗凝剂;⑦穿刺或止血时发生血肿,先行按压或冷敷,透析24h后进行热敷消肿,也可用喜辽妥按摩血肿处皮肤。

(4)血流量不足及处理:

· 原因:①反复定点穿刺引起血管壁纤维化、弹性减弱、硬结、瘢痕形成、管腔狭窄;②内瘘未成熟,过早使用;③患儿本身血管条件不佳,造成内瘘纤细,血流量不足;④穿刺所致血肿机化压迫血管;⑤动静脉内瘘有部分血栓形成。

· 预防及护理:①内瘘成熟后,有计划地使用内瘘血管;②采用正确的穿刺技术,切忌反复定点穿刺;③提高穿刺技术,减少血肿发生;④督促患儿定时锻炼内瘘侧手臂,使血管扩张;⑤必要时手术扩张。

(5)窃血综合征的发生及预防:

· 原因:动脉、静脉侧-侧吻合口过大,前臂血流大部分经吻合口回流,引起肢体远端缺血;血液循环障碍。

· 预防及护理:定期适量活动患肢,以促进血液循环。

(6)动脉瘤的形成及预防

· 原因:①内瘘过早使用,静脉壁太薄;②反复在同一部位进行穿刺致血管壁受损,弹性差,或动脉穿刺时离吻合口太近致血流冲力大;③穿刺损伤致血液外渗形成血肿,机化后与内瘘相通。

· 预防及护理:有计划地使用内瘘,避免反复在同一部位进行穿刺,提高穿刺技术,穿刺后压迫止血力度适当,避免发生血肿。若内瘘吻合口过大,应注意适当加以保护,减少对静脉和心脏的压力。小的动脉瘤一般无须手术,可使用弹力绷带压迫,防止其继续扩大。如果血管瘤明显增大,有破裂危险,可采用手术处理。

(7)手肿胀综合征:常发生于动脉、静脉侧-侧吻合,由于压力差的原因,动脉血大量流入吻合静脉的远端,手臂处静脉压增高,静脉回流障碍,并干扰淋巴回流,相应的毛细血管压力也升高而产生肿胀。

(8)充血性心力衰竭:当吻合口内径过大时,回心血量增加,进而增加心脏负担,引发心力衰竭。

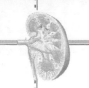

七、血浆(液)吸附的护理

(一)血浆(液)吸附前的护理

1.灌流机的准备

开启血液灌流机,检测血液灌流机各部件工作状态,进入灌流准备。

2.物资准备

准备吸附用相关物资,包括生理盐水 3000mL、肝素注射液、中心静脉导管、血浆吸附器及血路管等。

3.血浆吸附器及其管路的冲洗准备

正确安装血浆吸附器及其管路,并检查连接是否紧密、牢固。排尽血浆吸附器及其管路内气体后准备连接患儿。

4.患儿的准备

了解患儿的一般情况(如神志、生命体征、年龄、体重)及凝血功能等。评估置管处皮肤有无红肿、溃烂、感染,建立中心静脉留置导管。

(二)血浆(液)吸附中的护理

1.严格按医嘱实施治疗

(1)操作时由有临床经验的护士担任,护士应熟悉吸附治疗的操作规程、步骤,操作时动作熟练以消除患儿的紧张情绪。

(2)根据医嘱使用抗凝剂。

(3)治疗过程中严密观察患儿生命体征的变化,血管通路有无异常,机器运转是否正常,及时处理机器报警。

(4)及时做好治疗和护理记录。

(5)观察患儿有无低钙血症、低血压、过敏及其他不适,如有发生及时报告医生给予处理。

(6)进行血浆灌流吸附时,使用缓冲液冲洗后应用 pH 试纸测试排出液的 pH,以保持液体呈中性为宜。

(7)结束时留取血液标本复查抗体,观察治疗效果。

2.并发症的观察与处理

观察患儿是否出现发热、寒战、关节痛、恶心、呕吐、过敏反应等,密切观察并及时做好治疗、护理记录。

(三)血浆(液)吸附后护理

血浆(液)吸附治疗后,应严密观察 30min 后再送回病房,并与病房护士详细交接班,交代注意事项及术中所发生的不良反应。

八、血液透析滤过的护理

(一)血液透析滤过前的护理

1.透析机的准备

同血液透析。

2.物资准备

同血液透析。

3.透析器及管路的冲洗准备

同血液透析。

4.患儿的准备

(1)患儿的评估:①了解患儿的一般情况,如神志、生命体征、年龄等;②准确评估干体重,为设置适当的超滤量、置换量提供依据；③评估患儿降压药的使用情况，根据患儿血压情况调整降压药剂量，以免导致低血压，影响治疗；④了解是否有出血倾向，以便及时调整相应的抗凝处方。

（2）患儿通路的准备：①评估置管处皮肤有无红肿、溃烂、感染，了解血管通路情况，内瘘有无闭塞，中心静脉导管有无感染及阻塞等。

（3）患儿的健康教育：①向患儿及家长解释进行该治疗的目的，取得患儿及家长的配合；②请患儿家长签署治疗同意书。

（二）血液透析滤过中的护理

1. 监测与记录

治疗过程中，护士应多加巡视，密切监测机器运转是否正常、血管通路有无异常，以及严密观察患儿生命体征并记录。

2. 通路的护理

观察血管通路有无出血或血肿发生，保证通路的正确固定及治疗所需的流量。

（三）血液透析滤过后的护理

血液透析滤过在清除毒素和代谢产物的同时还会滤过大量营养物质，因此应指导患儿增加优质蛋白质、维生素、微量元素及矿物质的摄入。

（叶　盛，张晨美，杜立中）

参考文献

[1]Beddhu S，Baird BC，Zitterkoph J，et al. Physical activity and mortality in chronic kidney disease（NHANES Ⅲ）[J]. Clin J Am Soc Nephrol，2009，4(12)：1901-1906.

[2]Bock KR. Renal replacement therapy in pediatric critical care medicine[J]. Current Opinion Pediatr，2005，17(3)：368-371.

[3]Chan VH，Monagle P，Massicotte P，et al. Novel paediatric anticoagulants：A review of the current literature[J]. Blood Coagul Fibrinolysis，2010，21(2)：144-151.

[4]Fadrowski JJ，Hwang W，Neu AM，et al. Patterns of use of vascular catheters for hemodialysis in children in the United States[J]. Am J Kidney Dis，2009，53(1)：91-98.

[5]KDOQI Clinical Practice Guideline for Nutrition in Children with CKD：2008 update. Executive summary[J]. Am J Kidney Dis，2009，53(3 Suppl 2)：11-104.

[6]Kreuzer M，Bonzel KE，Büscher R，et al. [J]Regional citrate anticoagulation is safe in intermittent high-flux haemodialysis treatment of children and adolescents with an increased risk of bleeding. 2010，25(10)：3337-3342. [7]Mammen C，Goldstein SL，Milner R，et al. Standard Kt/V thresholds to accurately predict single-pool Kt/V targets for children receiving thrice-weekly maintenance haemodialysis[J]. Nephrol Dial Transplant，2010，25(9)：3044-3050.

[8]O'Shea S，Hawley CM，McDonald SP，et al. Streptococcal peritonitis in Australian peritoneal dialysis patients：Predictors，treatment and outcomes in 287 cases[J]. BMC Nephrol，2009，10：19.

[9]Paglialonga F，Edefonti A. Nutrition assessment and management in children on peritoneal dialysis[J]. Pediatr Nephrol，2009，24(4)：721-730.

[10]Ronco C，Garzotto F，Brendolan A，et al. Continuous renal replacement therapy in neonates and small infants：Development and first-in-human use of a miniaturised machine（CARPEDIEM）[J]. Lancet，2014，383(9931)：1807-1813.

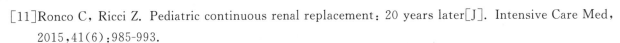

[11]Ronco C，Ricci Z. Pediatric continuous renal replacement：20 years later[J]. Intensive Care Med，2015,41(6)：985-993.

[12]Szeto CC，Chow KM，Kwan BC，et al. Staphylococcus aureus peritonitis complicates peritoneal dialysis：Review of 245 consecutive cases[J]. Clin J Am Soc Nephrol,2007,2(2)：245-251.

[13]VanDeVoorde RG，Barletta GM，Chand DH，et al. Blood pressure control in pediatric hemodialysis：The midwest pediatric nephrology consortium study［J］. Pediatr Nephrol，2007，22（4）：547-553.

[14]Wesseling-Perry K，Salusky IB. Chronic kidney disease：Mineral and bone disorder in children[J]. Semin Nephrol,2013,33(2)：169-179.

[15]陈香美.腹膜透析标准操作过程[M].北京：人民卫生出版社,2010.

[16]陈香美.血液净化标准操作规程[M].北京：人民军医出版社,2010：43-49.

[17]邓会英,高岩.儿童连续性肾脏替代治疗的应用进展[J].国际儿科学杂志,2008,35(1)：61-64.

[18]胡亚美,江载芳.诸福棠实用儿科学[M].7 版.北京：人民卫生出版社,2008：1685-1688.

[19]刘惠兰.维持性血液透析患者的营养问题[J].中国血液净化,2006,5(10)：703-706.

[20]孟群,沈颖.慢性肾脏病患儿临床实践指南介绍[J].中华儿科杂志,2010,48(5)：368-370.

[21]沈颖,刘小梅.连续性肾脏替代治疗在儿科的应用[J].中国小儿急救医学,2008,15(3)：208.

[22]沈颖,孟群.小儿急性肾功能衰竭诊断标准及治疗进展[J].实用儿科临床杂志,2008,23（17）：1391-1392.

[23]沈颖,易著文.儿科血液净化技术[M].北京：清华大学出版社,2012：37-55.

[24]沈颖.儿科血液净化技术[M].北京：清华大学出版社,2012：177-207.

[25]沈颖.慢性肾脏病患儿的营养支持[J].中华儿科杂志,2010,48(5)：364-367.

[26]王质刚.血液净化学[M].2 版.北京：人民卫生出版社,2003：118-126.

[27]张英谦,郝京霞,黄波,等.连续血液净化在小儿急性肺损伤/急性呼吸窘迫综合征治疗中的应用研究[J].中国全科医学,2012,15(30)：3476-3480.

第二十五章

血液净化在妊娠重症中的应用

第一节 概 述

妊娠分为早、中、晚期三个阶段。早期妊娠为妊娠 12 周末以前,中期妊娠为第 13 周至第 27 周末,晚期妊娠为第 28 周及以后。妊娠后,孕妇全身各个系统均发生一系列显著的生理改变,以适应不断增加的生理负担需要,并持续整个妊娠期,分娩后 2~6 周,这些改变才逐渐恢复到怀孕前的生理状态。

一、妊娠期液体分布

成人液体总量(TBW)占体重的 45%~65%。TBW 分布在两个主要的液体间隙内,即 2/3 液体分布于细胞内液(Intracellular fluid,ICF)间隙和 1/3 位于细胞外液(Extracellular fluid,ECF)间隙。ECF 又以 3∶1 的比例分布在间质和血管内。ICF 的调节很大程度上取决于水的平衡变化,而血浆容量的改变又与钠平衡调节有关。因为水可以自由进出绝大多数细胞膜,每个间隙的渗透压是基本相同的。当其中一个间隙的水容量增加时,水将平均地分布到 TBW 中去,每个间隙的水容量按其所占 TBW 比值成比例地增加。

妊娠期,母体 ECF 额外增加了约 6~8L,血浆容量约增加 50%,血浆和红细胞在妊娠期均增多。母体血浆容量在妊娠期前 30 周缓慢但大幅度地增加,并保持该水平直至生产,血浆容量与 ECF 的比例也增加。血浆容量增加在多胎妊娠时表现得更为明显,并与胎儿个数成比例。母体血浆容量下降见于伴发胎儿生长受限、高血压、胎儿早熟、羊水过少和吸烟的妊娠期妇女。妊娠期高血压患者的总 ECF 并无改变,但分布发生变化,可能与毛细血管通透性增加有关。血容量在产后 24h 减少,6~9 周后达到非妊娠期水平。分娩期出血时,ICF 可发生转移而补充血浆容量。肾小球滤过率(GFR)在妊娠期增高,在 9~11 周达到高峰,比非妊娠期增高约 50%。

二、妊娠期呼吸生理变化

妊娠期母体每分通气量增高 30%~50%,肺泡和动脉血 $PaCO_2$ 下降。正常妊娠期妇女动脉血 $PaCO_2$ 水平为 26~32mmHg。因胎儿依赖母体呼吸系统排出 CO_2,妊娠期妇女 $PaCO_2$ 水平下降,为胎儿减轻 CO_2 负荷创造了梯度。因为在子宫胎盘灌注正常的情况下,胎儿 $PaCO_2$ 比母体约高 10mmHg。母体肺泡 $PaCO_2$ 下降的同时 PaO_2 增高,动脉 PaO_2 水平在妊娠早期上升至 106mmHg。随着孕期进展,气道关闭压增高,动脉血 PaO_2 在妊娠晚期发生轻度下降(101~104mmHg)。妊娠期妇女平均动脉血 PaO_2

约为 95～102mmHg。伴随 CO_2 的交换，胎儿依赖跨胎盘氧梯度进行氧弥散。母体动脉氧含量、子宫动脉灌注和母体红细胞比容对胎儿氧合起关键作用，这些因素中任何一个受损都能造成胎儿低氧甚至酸中毒。

尽管妊娠期妇女通气量增加，但动脉血 pH 仍保持不变。此时由于妊娠期肾脏 HCO_3^- 排出增加，以代偿 $PaCO_2$ 降低，血清 HCO_3^- 正常浓度为 18～21mmol/L，因此，妊娠期生理代谢状态为经肾脏代偿的慢性呼吸性碱中毒。

三、妊娠期血液生理变化

正常妊娠和妊娠期高血压疾病时血液处于高凝状态。而与正常妊娠妇女比较，妊娠期高血压疾病患者具有血栓形成倾向。正常妊娠时的高凝状态是生理性的，表现为妊娠 3 个月左右，妊娠期妇女的凝血系统和纤溶系统发生变化，血浆纤维蛋白原含量逐渐升高，部分凝血因子增加，血小板数减少。凝血系统和纤溶系统的这些变化随孕周的增加而加剧，这对妊娠期妇女也是一种生理性保护，有利于胎盘剥离面止血以及子宫内膜的再生和修复，从而减少产后出血。因此，妊娠期妇女凝血功能有增强的趋势，使凝血与纤溶处于高水平的动态平衡状态。但超过一定范围的高凝状态易发展为妊娠高血压综合征（简称妊高征），导致弥散性血管内凝血、胎盘早剥、胎儿宫内发育受限、胎死宫内等并发症。

四、妊娠期心血管系统变化

一方面，妊娠期妇女从妊娠 10 周左右开始心排血量逐渐增加，到妊娠 20 周左右达高峰，以后略下降，心排血量最多比未妊娠状态增加 40% 左右，以适应妊娠的生理需要。从妊娠早期至妊娠晚期孕妇心脏容量约增加 10%，心率约增加 10～15 次/min。另一方面，妊娠期孕妇氧消耗量也有所增加，但氧消耗量增加与心排血量相比，心排血量增加相对较多。妊娠时，孕妇动静脉含氧差减小，部分可能由于周围组织摄氧所致，但主要是由于周围血液的重新分布，即肾、皮肤、子宫血流量增加所致。妊娠后期由于子宫增大，膈肌升高，导致心脏向左、向上、向前移位，导致心尖部左移和心浊音界扩大。多数妊娠期妇女的心尖区及肺动脉区可听到柔吹风样收缩期杂音，至产后逐渐消失；同时由于盆腔注入下腔静脉血流量增多，增大的子宫压迫下腔静脉，使血液回流受阻，导致下肢静脉压明显增高，可出现下肢水肿。妊娠期妇女若长时间处于仰卧位姿势，可引起回心血量减少，心排血量随之减少，使血压下降，称为仰卧位低血压综合征。故妊娠期妇女应经常侧卧，特别是妊娠晚期，以解除子宫对下腔静脉的压迫，改善静脉回流。对妊娠期妇女常规进行心脏病史询问以及心血管系统检查，可帮助医生了解妊娠期妇女的心脏功能情况，对尚未知晓自己患心脏病的妊娠期妇女可及早发现其所患心脏病变及心功能状态，以决定是否继续妊娠。

五、妊娠期与细胞因子

与胎膜早破有关的重要的细胞因子，如 IL-6、IL-8、TNF-α 等同时也是重要的炎症介质，可以介导炎症反应，主要来源于单核巨噬细胞、中性粒细胞、滋养层细胞、羊膜细胞和蜕膜细胞等。宫内感染时，机体对细菌及其代谢物产生应答，细胞因子直接释放入血和羊水。IL-6 又可促进 T、B 淋巴细胞的成熟分化，诱导羊膜细胞产生前列腺素，增强趋化因子作用，导致子宫内压升高，从而引起子宫收缩，促进胎膜早破的发生。近年来，许多研究发现血管内皮损伤及其功能不全在妊高征的发病中可能起关键作用。妊高征患者存在血管内皮细胞损伤，其发生发展机制可认为是一种妊娠期母体过度炎性反应，常可导致单核-吞噬细胞系统被激活，从而由免疫反应介导使 TNF-α、IL-6、IL-8 的产生增加，它们共同作用可以激活中性粒细胞，促使其脱颗粒，中性粒细胞颗粒的释放直接导致了血管内皮细胞的损伤，可增加血管收缩因子的生成与释放，从而可使全身小动脉痉挛，外周阻力增高，尤其是肾血管和子宫胎盘血管阻力明显增高，引发妊高征。

（刘长文）

第二节 血液净化在妊娠急性脂肪肝中的应用

一、概 述

妊娠急性脂肪肝(Acute fatty liver of pregnancy,AFLP)是一种少见但致命的妊娠期并发症,大多发生在妊娠晚期,发病率为 1/7000～1/20000,产妇病死率约为 18%,婴儿病死率约为 23%,多见于初产妇或多胎孕妇,低体重、双胎可能是危险因素。之前有研究显示 AFLP 的妇女再次妊娠时,AFLP 的再发生风险将增加 20%～70%。AFLP 起病急骤,病情凶险。其病理生理特点是肝脏脂肪微滴浸润,大量肝细胞在短时间内可快速发生脂肪变性,以黄疸、凝血功能障碍和肝功能急剧衰竭为主要特征,同时伴有大脑、肾脏等多脏器功能不全。60% 的 AFLP 患者需入住 ICU 治疗,死亡原因主要是肝肾功能衰竭和凝血功能障碍导致的产后出血。早期诊断、尽快终止妊娠和支持治疗可降低母婴病死率。

二、发病机制

AFLP 是由 Sheehan 等于 1940 年首先对其进行统一化命名,其曾被称为产科急性黄色肝萎缩、妊娠期肝脏脂肪变性及与妊娠有关的急性肝脏变性、妊娠急性脂肪肝等。近年来,有人提出 AFLP 可能是一种常染色体隐性遗传病,因母体中长链脂酰辅酶 A 脱氢酶(Long-chain fatty acyl coenzyme A dehydrogenase,LCHAD)缺乏使得脂肪酸氧化障碍,导致母体循环中脂肪酸堆积而造成肝损害。一方面,LCHAD 是线粒体三功能蛋白(Mitochondrial trifunctional protein,MTP)复合体的重要组成部分。研究显示,如在编码 MTP 的 LCHAD 基因区域出现第 Ⅱ 外显子(C1072A,Q322K)异常的杂合性突变,则提示母体 LCHAD 基因突变可能导致 AFLP。另一方面,LCHAD 缺乏的胎儿,其母亲妊娠期易患 AFLP,发病率为 15%～25%。脂肪酸 β-氧化是大多数细胞的能量来源,中链脂酰辅酶 A 脱氢酶和长链脂酰辅酶 A 脱氢酶分别是 β-氧化循环的第 1 个和第 3 个限速步骤,LCHAD 缺乏就会导致中链和长链脂肪酸聚集,代谢产物堆积在母体内,对肝脏具有高毒性,胎盘本身也会产生过量脂肪酸使母体的游离脂肪酸进一步升高。已有研究证实,β-氧化失调能引起 1%～3% 不明原因的婴儿突然死亡、AFLP 和 HELLP,造成较高的母婴患病率和病死率。

近年来有研究认为,AFLP 与妊高征的发病机制密切相关,并与脂肪酸线粒体氧化过程中的多种酶缺失有关。子痫前期、HELLP 综合征和 AFLP 可能为疾病从轻微到严重以致威胁生命的多系统功能障碍的谱系改变。既往研究也显示,HELLP 综合征与 AFLP 在病因、临床表现和治疗等方面有很多共同之处。

也有学者报道了胎儿肉碱脂酰转移酶 Ⅰ 缺乏与母亲 AFLP 发生的关系。长链脂酰辅酶 A 必须依赖肉碱转运系统才能进入线粒体基质进行 β-氧化,并且氧化过程需要肉碱脂酰转移酶 Ⅰ 和肉碱脂酰转移酶 Ⅱ 两种同工酶的参与,其中肉碱脂酰转移酶 Ⅰ 发挥了更重要的调控作用。因此,肉碱脂酰转移酶 Ⅰ 缺乏可引起长链脂肪酸及其辅酶 A 的聚集,最后导致脂肪酸代谢障碍。此外,一些假说认为,AFLP 可能与妊娠期母体激素异常对线粒体脂肪酸氧化的损害作用有关。妊娠晚期,母体内肾上腺皮质激素、去甲肾上腺素、促肾上腺皮质激素、生长激素和雌激素均明显增加,从而影响脂肪代谢。雌激素能使甘油三酯在肝脏中的合成增加,而去甲肾上腺素、促肾上腺皮质激素和生长激素具有动员来自脂肪组织的脂肪酸大量增加的作用。在此基础上,若有营养不良、感染、子痫前期等,则极易诱发 AFLP,因此,在终止妊娠后,病情常能缓解。

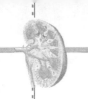

三、病理生理变化

AFLP的主要病理生理改变是肝细胞内大量的脂肪微滴浸润,肝脏的总体结构不发生改变,肝细胞肿胀,胞质内充满微小脂肪滴,并且在胞质中围绕于胞核的周围;HE染色组织切片上可见许多独特的空泡,进一步发展可见少量的、大片的脂肪空泡,这可能与脂肪变性有关,但肝脏炎症坏死不明显。在诊断AFCP时,可用特殊脂肪油红O染色,细胞中的脂肪小滴可见特殊染色,阳性率更高。病程初期,脂肪滴位于肝小叶中心带和中间带,以后发展到门脉区的肝细胞,进一步恶化,肾脏、胰腺、脑组织等均有微囊样脂肪变性,常伴有肾、脑、胰、心等多脏器损害。

四、临床表现

AFLP的临床表现形式多种多样。在疾病的早期阶段,患者症状多不明显,但疲乏、不适和头痛等非典型特征见于大多数患者。一般妊娠期妇女发生AFCP时可出现持续1～2周的消化道症状,如恶心、呕吐(70%)及腹部疼痛(50%～80%)、疲劳和黄疸(1～2周后出现渐进性黄疸,但很少伴有瘙痒);有些患者可出现轻至重度的低血糖,并可发展为肝性脑病和凝血功能障碍;约50%的患者合并有先兆子痫,但血压往往没有明显改变;严重病例可迅速发生肝功能衰竭,其中60%表现为肝性脑病,55%表现为严重凝血功能障碍;此外还常继发急性肾功能衰竭(约50%)、胰腺炎等多脏器损害。死亡原因多为消化道出血、败血症、急性呼吸窘迫综合征。

五、诊断标准

早期诊断和识别轻型病例是改善患者预后的关键,也是减少AFLP严重并发症、降低母婴病死率的前提。目前,该病的诊断主要基于其临床表现和实验室检查。

(一)有研究者提出,下列诊断标准中有6项及以上异常时,即可诊断AFLP:①妊娠晚期出现呕吐;②上腹部疼痛;③多饮或多尿;④脑病;⑤血胆红素$>14\mu mol/L$;⑥血糖$<4mmol/L$;⑦尿酸$>340\mu mol/L$;⑧WBC$>11\times10^9/L$;⑨腹水或超声提示肝区弥散的密集光点,呈雪花状,强弱不均;⑩AST或ALT$>42IU/L$;⑪血氨$>47\mu mol/L$;⑫血清肌酐$>150\mu mol/L$;⑬凝血病(凝血酶原时间$>14s$,或活化的部分凝血酶原时间$>34s$);⑭肝活检提示微泡脂肪变性。

(二)也有研究者根据临床表现和实验室检查,认为出现下列异常时应考虑AFLP:①突发的无原因的恶心、呕吐、上腹痛和进行性黄疸;②妊娠期妇女无肝病史及肝炎接触史,各种肝炎标志物呈阴性;③肝、肾功能异常,ACT、碱性磷酸酶、血清胆红素升高(以结合胆红素为主),尿胆红素阴性,尿酸、肌酐、尿素氮均升高;④持续低血糖;⑤WBC升高,PLT减少;⑥凝血功能障碍;⑦超声提示肝区弥散的密集光点,呈雪花状,强弱不均,有肝萎缩者可见肝缩小;⑧肝穿刺活检病理变化为肝细胞胞质中有脂肪小滴,表现为弥散性微滴性脂肪变性,炎症、坏死不明显,肝小叶完整。

AFLP确诊的"金标准"是肝脏穿刺。尽管B超、CT等检查具有无创且方便的特点,但是存在一定程度的假阴性率,有报告称B超的假阴性率为20%～91%,CT的假阴性率亦可高达80%。目前,国内报道的AFLP病理诊断大多是分娩和死后进行的回顾性肝脏穿刺,早期阶段主动进行肝脏穿刺者很少。实验室检查中的一些特点可能更有益于临床诊断,如WBC增高,一般为$(20～30)\times10^9/L$,高者可达$(50～60)\times10^9/L$,中性粒细胞增高并有中毒性颗粒;PLT减少,往往$<100\times10^9/L$,有出血倾向;有时可见幼稚红细胞及嗜碱性点彩红细胞,此细胞来源于肝内髓外造血灶,这一血象特征在病毒性肝炎和重度妊高征中均见不到,被认为是诊断AFLP的敏感指标。血清胆红素增高时其浓度多在$170\mu mol/L$左右,以结合胆红素为主,严重患者可达$302\mu mol/L$以上。ALT大多$<300U/L$,常出现"胆酶"分离现象,即ALT

于发病初期升高,但不因病情恶化随胆红素增高而继续升高,有时反而有所下降。血清碱性磷酸酶明显升高。持续性重度低血糖是 AFLP 的一个显著特征,血糖常可降至正常值的 $1/3 \sim 1/2$,可低至 $0.55 \sim 2.20 \text{mmol/L}$。血浆白蛋白减少,可低至 15g/L,呈明显的低白蛋白血症,严重时可出现白/球比例倒置。血氨在 AFLP 早期就升高,出现昏迷时可高达正常值的 10 倍;如血氨 $> 150 \mu \text{mol/L}$,即可出现意识障碍。血尿酸普遍增高,高尿酸血症的出现甚至可先于临床症状出现,对早期诊断有一定帮助。

国外学者将 AFLP 分为两型,即致死型和非致死型:①致死型常有昏迷、严重肾功能衰竭及弥散性血管内凝血;②非致死型可有嗜睡而无昏迷,肾功能损害轻,弥散性血管内凝血症状亦轻。

六、治疗原则

既往认为,该病一经发现就已经进入很严重的阶段,现认为也有轻度的 AFLP。治疗的关键是早期诊断、及时终止妊娠以及有效的支持疗法。

(一)及时终止妊娠

一旦临床确诊为 AFLP 或临床上高度怀疑有 AFLP 时,不论病情轻重、病程早晚,均应尽快终止妊娠。由于 AFLP 多发于妊娠晚期,胎儿已基本成熟或接近成熟,对产科医师来说,及时作出终止妊娠的决定并不困难,但由于孕妇酸中毒的存在,多数胎儿不能耐受分娩,因此,应根据母儿的具体病情确定分娩方式。当孕妇存在凝血功能障碍时,剖宫产有一定的危险,应注意积极纠正凝血功能障碍。终止妊娠的方式是剖宫产还是经阴道分娩,目前尚无一致意见。一般认为,宫颈条件差或胎位异常者,为力求迅速分娩,多采用剖宫产,术中可采取局麻或硬膜外麻醉(不用全麻以免加重肝损害)。若胎死宫内,宫颈条件差,短期不能经阴道分娩的也应行剖宫产分娩。即使发生 DIC,在一定治疗配合下也应行剖宫产,必要时切除子宫,可以减少肝功能的进一步受损,缩短肝功能恢复时间,提高母婴存活率。若条件许可,胎盘功能好,那么通过阴道分娩或引产的结果也较好。有专家建议,应尽量在高度怀疑 AFLP 后的 7d 内终止妊娠,母婴存活率可达 100%,而 2 周后再行终止妊娠则其存活率下降至 70%。

(二)血液净化治疗

1. 血浆置换

患者肝功能急剧恶化或经综合支持治疗后,病情仍进展甚至继发多脏器功能衰竭,可行血浆置换治疗。血浆置换治疗可较彻底地清除血液内的炎症介质、高浓度的胆红素和甘油三酯、氨等有害物质,同时置换时应补充大量新鲜冰冻血浆或富含白蛋白的置换液,可显著改善患者的凝血功能,减少体内炎症介质和内毒素水平,减少血小板聚集,促进血管内皮修复,可迅速改善肝功能和肝性脑病。血浆置换可以部分代替肝脏功能,清除肾素-血管紧张素等血管活性物质,从而补充血浆蛋白、调理素、免疫球蛋白等生物活性物质。国内有学者在对 AFLP 的研究中发现,血浆置换可以减少患者体内的氧化应激,减少肝细胞凋亡率,改善线粒体功能,显著缩短肝功能恢复所需时间、ICU 住院时间和总住院时间。一般主张,标准的血浆置换为 ≤1.2 个血浆容量/次。国外多个研究显示,高容量血浆置换(新鲜冰冻血浆 10L/d,连续 3d)可显著增加肝脏和大脑的血流,增加氧输送,从而可显著提高肝功能衰竭患者的生存率,受益可能优于分子吸附再循环系统(Molecular adsorbent recirculating system,MARS)。国内由于血源紧张,常无法做到高容量血浆置换,新鲜冰冻血浆 2L/d,连续 3~5d,也可获得较好的效果。

2. MARS

AFLP 发展至肝功能衰竭时,大量代谢毒素(如胆红素、胆酸、芳香族氨基酸、短链及中链脂肪酸、炎性细胞因子、氨、肌酐等)聚集在体内,导致肝性脑病等一系列并发症。这些代谢毒素,除氨、肌酐以外,很难被传统的血液净化疗法有效清除,但是它们可与白蛋白结合,该生物学功能是催生 MARS 的基础。MARS 包括三个循环,即血液循环、20% 的白蛋白再生循环和透析循环。血液循环利用血泵把体内血液引出,将血液流经 MARS FLUX 透析器后,再将白蛋白结合毒素及水溶性毒素通过透析膜转运至白蛋白循环回路;白蛋白循环通过活性炭和阴离子交换树脂吸附器吸附中小水溶性物质及蛋白结合毒素,使得

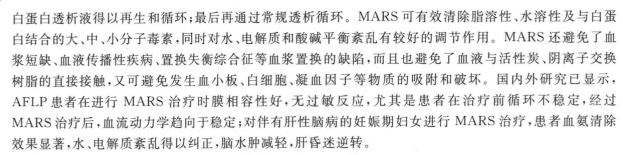

白蛋白透析液得以再生和循环;最后再通过常规透析循环。MARS 可有效清除脂溶性、水溶性及与白蛋白结合的大、中、小分子毒素,同时对水、电解质和酸碱平衡紊乱有较好的调节作用。MARS 还避免了血浆短缺、血液传播性疾病、置换失衡综合征等血浆置换的缺陷,而且也避免了血液与活性炭、阴离子交换树脂的直接接触,又可避免发生血小板、白细胞、凝血因子等物质的吸附和破坏。国内外研究已显示,AFLP 患者在进行 MARS 治疗时膜相容性好,无过敏反应,尤其是患者在治疗前循环不稳定,经过MARS 治疗后,血流动力学趋向于稳定;对伴有肝性脑病的妊娠期妇女进行 MARS 治疗,患者血氨清除效果显著,水、电解质紊乱得以纠正,脑水肿减轻,肝昏迷逆转。

3.连续肾脏替代治疗(Continuous renal replacement therapy,CRRT)

肝肾综合征是 AFLP 的严重并发症,患者体内会出现尿素氮、肌酐等毒素堆积和水、电解质紊乱,其中内环境失衡可影响肝细胞再生,甚至危及生命。当 AFLP 患者出现以下情况之一时,要考虑 AKI:①48h内血清肌酐增加$\geqslant$0.3mg/dL($\geqslant$26.5μmol/L);②已知或推测在过去 7d 内血清肌酐增加至$\geqslant$基础值的 1.5 倍;③尿量<0.5mL/(kg·h)持续 6h。当患者出现危及生命的容量、电解质和酸碱平衡改变时,应紧急行 CRRT。CRRT 可持续清除体内中小分子代谢产物和水分,纠正酸碱电解质紊乱,费用较MARS 低,相对于血液透析,CRRT 对血流动力学干扰较小,且床边即可进行,适用于血流动力学不稳定的危重 AFLP 患者。在急性肝功能衰竭患者中的研究显示,与单纯血浆置换相比较,CRRT 联合血浆置换可显著减少代谢性碱中毒、高钠血症等代谢并发症的发生,并显著降低血 IL-6、IL-8 等炎症因子的水平,改善预后。

(三)综合支持治疗

综合支持治疗是成功治疗 AFLP 的保障。具体的治疗措施包括:严密监测血糖,防治低血糖(血糖<2.8mmol/L)的发生;若出现凝血功能障碍,可使用维生素 K、输注新鲜冰冻血浆、纤维蛋白原、冷沉淀、血小板、凝血酶原复合物等补充凝血因子;若出现呼吸功能障碍(氧合指数<300mmHg)应行早期呼吸机支持,防止低氧血症进一步损伤肝肾功能。其他还包括提供充足热量、维生素 C、支链氨基酸、三磷腺苷及辅酶 A 等,使用对肝肾功能损害小的广谱抗生素,慎用镇静剂和止痛剂,防治应激性溃疡等。

(四)肝移植

目前,已有 AFLP 行肝移植治疗成功的报道,但患者肝脏具有潜在的逆转能力,因此不应过早考虑肝移植,只有经各种方法治疗后其病情仍有进展或恶化,造成不可逆性肝损害时才考虑行肝移植治疗。

七、预 后

如果能在 AFLP 的早期阶段或肝外并发症发生之前及时阻断病程,则母婴预后良好。Nelson 等2013 年的研究显示,大部分 AFLP 患者在分娩后 3~4d 临床症状好转,7~10d 实验室指标逐渐恢复。

(朱　英,刘长文)

第三节　血液净化在妊娠期血栓性血小板减少性紫癜中的应用

一、概　论

血栓性血小板减少性紫癜(Thrombotic thrombocytopenic purpura,TTP)是一种弥散性血栓性微血管疾病,最初由 Moschcowitz 于 1924 年对其予以描述。TTP 与溶血尿毒症综合征(Hemolytic uremic syndrome,HUS)是两种不同的疾病,但由于两者病理基础及治疗相同或相似,现多主张将两者统称为TTP/HUS。TTP/HUS 主要表现为微血管血栓所致的多系统损害,典型的临床表现有三联征(血小板减少、微血管病性溶血性贫血、神经精神系统异常)或五联征(三联征加上发热、肾功能障碍);实验室检查具有一定的特征性,主要表现为血小板显著减少,贫血,网织红细胞增多,非结合胆红素增高,外周血涂片可见红细胞碎片,血清乳酸脱氢酶可达极高水平,肝肾功能异常,凝血功能正常。该病多见于 30～40 岁的成人,发病率约为 4/100 万,男女比例为 1：2。

二、发病机制

TTP 是多种机制、多种病因导致的综合征,在临床上,一般将 TTP 分为遗传性 TTP 和获得性 TTP。目前,病因尚未完全阐明。近 30 年来,疾病机制的研究得到了很大的发展。1982 年,有研究报道了 TTP 患者血浆中存在特殊的超大分子 vWF 多聚体(ULvWF)。vWF 是一种糖蛋白,产生于血管内皮细胞和巨核细胞,可以在有损坏的血管壁展开。这种多聚体状态的 vWF 有最大的聚集和结合血小板的能力,其大小与结合能力直接相关。异常大 vWF 多聚体可触发病理性血小板聚集,表现为特征性的血小板减少,可见微血管血栓发生在几乎所有的器官血管,导致广泛的器官缺血,血流通过损伤的有血栓的毛细血管和小动脉,最终出现非免疫性的微血管性溶血。1998 年,疾病原因被确定为一种特殊的 vWF 裂解蛋白酶(vWF-cleaving protease,vWF-CP)——ADAMTS-13 的缺乏。在正常人内环境中,这种蛋白酶主要产生于肝细胞,可使 vWF 多聚体溶解。ADAMTS-13 能抑制自发性的血小板聚集,其活性下降则导致 vWF 多聚体增多,血栓形成。ADAMTS-13 基因的突变是遗传性 TTP 发生的原因,称为 Upshaw-Schulman 综合征。ADAMTS-13 自身抗体抑制其功能、导致数量减少是获得性 TTP 的主要原因。遗传性 TTP 表现为 ADAMTS-13 基因突变导致的 ADAMTS-13 严重缺乏,目前确定在遗传性 TTP 中有 70 多个 ADAMTS-13 基因的突变,定位于染色体 9q34。在体外实验中,这些基因突变表现为金属蛋白的合成、分泌、活性缺乏。遗传性 TTP 初发基本在婴儿和儿童时期,也有报道其可于成年后发病,而延迟发病的机制仍未知,但是急性发作常合并有感染、妊娠、手术等诱发因素,都合并内皮细胞分泌 ULvWF 增多。获得性 TTP 又分为特发性 TTP 和继发性 TTP。大部分特发性 TTP 患者 ADAMTS-13 缺乏,并且血浆中可发现 ADAMTS-13 抗体,但无特定病因可寻。继发性 TTP 与肿瘤、感染、造血干细胞或者实体器官移植、化疗、妊娠和特殊药物(抗血小板药物,如噻氯匹定、氯吡格雷;钙调磷酸酶制剂,如环孢素、他克莫司)有关,但发生的机制仍然不清楚,一般 ADAMTS-13 无明显减低。妊娠本身可能不是导致 TTP 发生的原因,但妊娠的病理生理可导致遗传性或者获得性的 TTP 急性发作。妊娠期凝血功能的改变(纤溶系统的活性减低,ADAMTS-13 的减低,von Willebrand 因子的增加)可影响疾病的严重程度。

三、病理生理

TTP 累及全身终末动脉与毛细血管,血管内出现主要由血小板组成的透明血栓。微血栓的形成不仅会引起血小板的消耗性减少和继发出血,而且沉积后易造成微血管狭窄,影响红细胞的顺利通过,致使红细胞变形、损伤甚至破裂,从而发生微血管病性溶血性贫血。微血管的狭窄还会影响血液供应,造成所累及的组织器官功能障碍与损害。如在中枢神经系统内存在广泛性微小血管损伤即可造成血管壁增厚及透明样血栓形成,导致脑组织不同程度缺血、缺氧,尤其是颞、额、顶叶大脑皮质血流障碍,出现的脑部损害症状酷似脑炎或脑血管疾病,随着病情进展可表现为神经精神症状。神经精神症状在 TTP 确诊时出现率很高,但有时出现时间比较晚。对肾脏的影响可造成肾损伤甚至肾功能衰竭。其根据相似的组织学及生化产物,以血小板减少及微血管性和溶血性特征,病理上可以归纳为血栓性微血管病。微血管病性溶血表现为外周血涂片可见破裂红细胞;组织、毛细血管及动脉壁水肿,同时有内皮细胞从基底膜脱落;在内皮下间隙有纤维蛋白及血浆蛋白沉积导致的显著的血管管腔狭窄;管腔中可见透明血栓。这些病理改变与恶性高血压和动脉硬化相类似。由于母体中的 IgG 可通过胎盘,也可造成胎儿体内血小板聚集,从而造成胎儿慢性血管栓塞,引起广泛组织梗死,宫内发育迟缓,甚至导致流产、死胎。

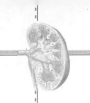

四、临床表现

TTP 大部分为急性起病,部分为亚急性起病,少部分可以表现为慢性复发性发作。TTP 的典型临床表现为微血管性溶血性贫血、血栓性血小板减少、发热、肾功能异常、中枢神经系统改变。只有 40% 的患者有经典的"五联征",而"三联征"的发生率为 75%。临床症状最多的是出血和神经系统症状。90% 的病例首要临床表现为紫癜、伴或不伴有视网膜出血、鼻出血、牙龈出血、血尿、胃肠道出血、月经过多、咯血;少数表现为萎靡不振、疲劳、面色苍白、腹痛、关节痛、肌肉痛及黄疸。尽管发热在起病时不常见,但是在整个疾病期间均存在。贫血一般较为明显。几乎所有患者都有短暂的、波动性的神经系统症状,包括意识不清、头痛、瘫痪、失语症、构音障碍、视力障碍、癫痫及昏迷等。眼底累及比较普遍,视网膜及脉络膜出血是最常见的临床表现之一。肾脏受累很普遍,常见为蛋白尿、血尿,40%~80% 的患者有肾功能不全,肾功能损害比较轻,严重肾功能损害少见。少数患者有心脏受累,但是心力衰竭和传导受累偶有报道。少数患者肺部可以出现间质、肺泡渗出。腹痛可能与胃肠道小血管的累及有关。TTP 引起的胰腺炎病死率高达 80%~90%,使用血浆置换后病死率仍为 10%~20%。

五、诊 断

TTP 的诊断主要依靠特征性的"五联征",但是由于临床表现各异,诊断困难。因为早期诊断对预后的影响很大,很多研究建议将诊断标准降低到如下情况:其他病因无法解释的血小板减少和微血管病性溶血性贫血——这已足以确立 TTP 的诊断并启动治疗。但是,应用该诊断标准时,恶性肿瘤、先兆子痫、恶性高血压或 DIC 容易被误诊为 TTP。妊娠期及产后是自身免疫性疾病的高发期间,特别是 TTP 及妊娠相关的疾病,如妊高征、HELLP 综合征、系统性红斑狼疮(SLE)、抗磷脂综合征,有时候鉴别诊断十分困难。因此,在诊断模糊时,也可以先行血浆置换治疗,以免贻误病情。

临床上一些辅助检查有益于临床诊断,常用方法如下。

(一)血常规及生化

红细胞异常表现为微血管病性红细胞破坏,血红蛋白平均为 70~90g/L,血涂片检查显示红细胞嗜多彩性、点彩样红细胞、有核红细胞及红细胞碎片,网织红细胞计数升高。外周血涂片发现破碎红细胞非常重要的,但是早期患者及复发患者红细胞碎片可以为阴性。一般有严重的血小板减少(<20×10⁹/L),可有白细胞减少或周围血不成熟粒细胞出现。

溶血指标:血乳酸脱氢酶(LDH)浓度升高至 600~2500IU/L,结合珠蛋白浓度降低,非结合胆红素浓度增加,骨髓检查为增生骨髓象,红细胞系统显著增生,巨核细胞数正常或增多,多数为幼稚巨核细胞,表现为成熟障碍。

(二)尿常规

肾功能损害多表现为肌酐轻度升高,<309μmol/L(3.5mg/dL);尿素氮升高,<17.9mmol/L(50mg/dL);大部分患者肝功能及电解质正常,尿常规常有尿蛋白及镜下血尿。

(三)凝血功能

PT、APTT、纤维蛋白原一般正常,少数严重患者纤维蛋白降解产物可以升高。

(四)vWF 和 ADAMTS-13

血浆 vWF 测定(琼脂糖凝胶电泳或交叉免疫电泳)显示存在异常相对分子质量的 vWF。ADAMTS-13 活性严重下降(5%~10%)提示 TTP,而部分 TTP 患者 ADAMTS-13 活性仅中度下降甚至正常;但是在严重肝脏疾病、脓毒症或者 DIC 患者中,ADAMTS-13 活性也会有中度下降,但是一般不低于 10%。此外,特发性 TTP 患者血浆中可以检测到 ADAMTS-13 抗体,可与先天性 TTP 区别。

六、治　疗

治疗的目标是早期移除 ULvWF 及 ADAMTS-13 抗体,提高 ADAMTS-13 活性,同时应用免疫抑制剂等药物维持治疗和防止复发。同时,根据疾病发展应用支持治疗,根据患者情况输入红细胞,使血红蛋白达 70g/L 左右。输注血小板可加重病情,应被列为禁忌,除非存在危及生命的出血。TTP 若不及时予以治疗,不仅会导致母体预后差,而且有胎盘梗死导致胎儿宫内生长停滞及死亡的危险,若治疗成功尚可能孕育正常婴儿。一般认为,分娩或终止妊娠不能改变临床病程,并且妊娠不影响血浆置换的疗效,因此,不主张紧急终止妊娠。

(一)血浆置换及血浆输注

血浆置换为首选的治疗方法。自 20 世纪 70 年代开始,采用血浆置换法治疗 TTP 后,疗效迅速提高,TTP 预后大为改观。一般认为,血浆置换能去除患者体内促血小板聚集物,提高 ADAMTS-13 的活性,因此,除非是先天性 TTP,否则一旦确诊应及早进行血浆置换治疗。置换量为新鲜冷冻血浆剂量为 1 倍的血浆量,连续 1 周以上,根据患者病情,最大剂量可以增加到 1.5 倍血浆量,2 次/d。

其次为输入新鲜血浆治疗。研究表明,血浆置换和血浆输注在血小板恢复、病死率两方面有明显差异 (47% vs 25%;3.9% vs 15.7%)。如果无法进行血浆置换,可尽早转入有血浆置换能力的医疗机构,并以输入血浆作为替代治疗方法,血浆输注量至少达到 25mL/kg,一般在 1～2 周内起效。缓解标准为:神经系统功能正常,血清 LDH 浓度正常,PLT>150×10^9/L,血红蛋白升高。缓解 2d 后,即可停止血浆置换,先天性 TTP 缓解期可予以间断输入血浆以提高 ADAMTS-13 活性,对提高血小板,防止溶血具有显著效果。

(二)肾上腺皮质激素

TTP 作为一种免疫系统紊乱导致的疾病,理论上激素治疗效果有效,但是单独使用这类药物对 TTP 的治疗效果较差,目前一般配合血浆置换使用。治疗方案:给予甲泼尼龙琥珀酸钠(甲强龙),剂量为 1～2mg/(kg·d),直到缓解;或者 1000mg/d,连续治疗 3d。2010 年的一项随机对照研究表明,激素在治疗 TTP 方面未显示出明显的有效性。

(三)细胞毒药物

目前,对细胞毒性药物的使用效果尚存在争议,零星的报道显示,长春新碱、环磷酰胺、环孢素和硫唑嘌呤对该病的治疗效果有效,可以作为难治性、复发性 TTP 的治疗选择。

(四)免疫治疗

利妥昔单抗(Rituximab,美罗华)是针对 B 淋巴细胞 CD20 抗原的单克隆抗体,是治疗自身免疫性疾病很有希望的一种新药。小规模的研究表明,它对难治性、复发性 TTP 有很好的效果。大多数病例的治疗剂量为 375mg/(m^2·w),持续 2～8 周。未来该药有可能成为一线治疗药物。

(五)其他治疗

其他治疗药物如阿司匹林、双嘧达莫、噻氯匹定、氯吡格雷等。噻氯匹定长期口服有可能减少 TTP 的复发率,但是部分其他药物本身有可能引起 TTP。有报道认为,对严重血小板减少患者,噻氯匹定可以增加出血率,因此其在临床使用受限,一般用于恢复期 PLT>50×10^9/L 时,以防止血栓事件。

七、预　后

以往 TTP 的预后差、病程短,而血浆置换大大改善了患者的预后。1987—2003 年的回顾性研究显示,TTP 的整体病死率为 10%～22%,后期报道的复发率为 13%～40%。没有引进血浆置换前,产妇病死率达 68%,胎儿病死率高达 82%;血浆置换后,产妇病死率降至 14%,胎儿病死率为 69%。死亡原因以中枢神经系统出血或血栓性病变为主,其次为肾功能衰竭。部分缓解者可在数月、数年内复发。

(王剑荣,刘长文)

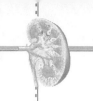

第四节　血液净化在妊娠期 HELLP 综合征中的应用

一、概　论

HELLP(Hemolysis，elevated liver enzymes，and low platelets syndrome，HELLP)综合征以溶血、肝酶升高、血小板减少为主要特点，是妊高征的严重并发症，本病常危及母婴生命。大约 1000 个妊娠期妇女中会有 5 个发生 HELLP 综合征，4%～12% 的妊娠期 HELLP 综合征妇女并发先兆子痫，30%～50% 的并发子痫。约 2/3 的妊娠期 HELLP 综合征在产前被诊断出来，1/3 的在分娩后 6d 内(多数在 48h 内)被诊断出来。

二、病　因

HELLP 综合征通常在妊娠期间(多为 27～37 周)或产褥期发病，被认为是重度子痫前期的一种形式或并发症，其病因仍然不完全清楚。它可能起源于胎盘发育异常、功能异常或缺血产生的氧化应激反应触发了损伤血管内皮细胞因子的释放，从而激活血小板，导致正常妊娠血管松弛，功能丧失，损伤血管内皮细胞。

HELLP 综合征还可能与自身免疫有关。近年来研究表明，补体被激活，过敏素、C3a、C5a、C5b-9 补体复合物水平升高，可刺激巨噬细胞、WBC 及血小板合成减少，引起溶血及肝酶升高。

三、病理生理

有研究认为，HELLP 综合征是由于血小板被激活、微血管内皮细胞受损而造成的。其病理生理学机制尚未明确。在 HELLP 综合征发病中起核心作用的机制包括：内皮细胞损伤，血管痉挛，血小板活化，前列环素/血栓素比例改变及内源性舒张因子释放减少等。

HELLP 综合征是先兆子痫的严重变异。先兆子痫的临床特征通常是在妊娠中晚期时表现出来的。两者均与内皮损伤有关，纤维蛋白沉积在血管腔，并增加血小板活化使血小板被消耗，血小板活化导致血栓素 A_2 和 5-羟色胺这两种血管收缩剂释放，血小板聚集损坏血管内皮细胞，导致血管扩张剂(前列环素)产生减少。

通常，血管内皮细胞受损消耗增加、循环血小板减少是先兆子痫发病的早期特征。骨髓穿刺显示巨核细胞和循环巨核细胞显著增加。这种血小板减少症继发于血小板循环流量增加、血小板寿命缩短和血小板黏附。

四、临床表现

HELLP 综合征的常见症状是右上腹或上腹疼痛，较少发生恶心和呕吐。大多数 HELLP 综合征患者有高血压和蛋白尿，85% 的患者蛋白尿(＋＋)或更多。HELLP 综合征的临床表现缺乏特异性，30%～60% 的妇女有头痛，约 20% 有视力障碍和重度子痫前期或即将发生先兆子痫的其他症状。HELLP 综合征患者还可能存在非特异性病毒综合征症状或全身乏力等。因此，临床医生必须认识到，HELLP 综合征可以发生在血压正常或血压轻度升高的和无蛋白尿的患者中。建议对任何有右上腹或上腹疼痛的妊娠期妇女,应该行完整的血液检查(包括血小板计数和肝酶)。

五、诊　断

大多数患者(67%)症状发生在妊娠晚期(27～37周)。HELLP综合征主要病理改变是溶血、血小板减少、肝酶升高。溶血、血小板减少可以导致贫血、凝血功能障碍,溶血可引起血清乳酸脱氢酶(LDH)水平升高和血红蛋白浓度下降。HELLP综合征患者应监测肝功能、凝血功能和血小板功能。

(一)诊断标准

HELLP综合征主要依靠实验室检查确诊,实验室检查提示红细胞损伤(H:溶血)、肝损伤和功能障碍(EL:肝酶升高)、血小板减少(LP:低血小板)。根据Sibai等的意见,HELLP综合征的诊断标准为:外周血涂片有变形红细胞和(或)总胆红素>20.5μmol/L和(或)乳酸脱氢酶(LDH)>240U/L;AST、ALT升高;PLT<100×10⁹/L。符合以上标准的均可诊断为本病。

(二)HELLP综合征的分类

Sibai等提出,根据实验室结果,HELLP综合征可分为完全性和部分性HELLP综合征。完全性HELLP综合征:①外周血涂片见变形红细胞,网织红细胞增多,总胆红素>20.5μmol/L,LDH升高(尤其>600U/L),以上任一指标异常均提示溶血;②ALT、AST升高;③PLT<100×10⁹/L。符合以上3项的,可诊断为完全性HELLP综合征。部分性HELLP综合征指血小板减少、溶血或肝酶升高,这3个指标中任1或任2项异常。

六、鉴别诊断

在临床上,HELLP综合征可误诊为病毒性肝炎、胆管炎、系统性红斑狼疮、自身免疫性血小板减少性紫癜(Autoimmunne thrombocytopenic Purpura,ATTP)、视网膜脱离和胃溃疡。Goodlin列出了11个最初被误诊为HELLP综合征或先兆子痫的病例,这些误诊疾病包括心肌病、夹层主动脉瘤、可卡因滥用、慢性肾脏疾病、急性脂肪肝、胆囊坏疽、胆管破裂、肾小球肾炎、免疫性血小板减少症、系统性红斑狼疮和嗜铬细胞瘤。

七、治疗原则

HELLP综合征的溶血和血小板减少可以导致贫血及凝血功能障碍,应在采取相应措施纠正贫血,改善凝血功能的同时改善肝功能;应减轻血管痉挛和内皮损伤,缓解HELLP综合征的发展;还应防治胎盘早剥、心力衰竭、肾功能衰竭等严重并发症。对于HELLP综合征的妊娠期妇女,应尽早终止妊娠。

(一)硫酸镁及降压、镇静治疗

解痉、降压、镇静治疗是为了减轻HELLP时患者的血管痉挛和内皮损伤,使血压维持在160/105mmHg以下,产后为预防惊厥应该继续使用硫酸镁,除非并发急性肾功能衰竭。

(二)糖皮质激素

有学者认为,地塞米松10mg静脉注射,每12小时1次,可以增加尿量和血小板计数,降低AST和LDH水平,缩短分娩时间,并可能降低新生儿发病率和病死率。地塞米松可以降低毛细血管通透性,避免PLT在脾脏受到损伤,对细胞溶酶体有保护作用,可以使血小板计数、LDH、肝功能等方面得到改善。然而,Fonseca等报道,在涉及132名妇女的一项前瞻性、双盲临床研究中发现,地塞米松治疗HELLP综合征没有益处。由于并非所有的关于类固醇治疗HELLP的研究都取得了积极的效果,因此,不建议常规使用类固醇。

(三)血浆置换

产前行血浆置换不能阻止或逆转HELLP综合征,但围生期行血浆置换可以将出血等风险降到最低。对分娩后72～96h内病情未能改善者,应该行血浆置换。产后超过72h持续溶血或血小板继续下降的HELLP患者,应该行血浆置换。因为HELLP综合征患者的血清中存在促炎介质和肝毒性因素,血浆置换术理论上可行。血浆置换在HELLP治疗中应用仍需要进一步研究,其机制包括:去除循环毒素和自由基,消除免疫球蛋白复合物,稳定血管内皮损伤,并降低血液黏稠度。HELLP综合征的实验室检查异常通常在分娩后更加严重,血浆置换已成功治疗了在产后72h需要反复输血维持血细胞比容的实验室检查异常的HELLP综合征患者(即PLT<30×10⁹/L和持续肝酶升高)。在这些患者中,血浆置换可以使血小板增加和LDH水平下降。严重HELLP综合征患者在传统治疗失败时应该考虑血浆置换。

(四)血液滤过

HELLP综合征患者多存在高胆红素血症、凝血功能障碍及内环境紊乱,易发生急性肾损伤(AKI),其特点为在48h内肾功能突然减退,表现为:血肌酐升高,绝对值≥0.3mg/dL(≥26.4μmol/L);或血肌酐较基础值升高≥50%;或尿量<0.5mL/(kg·h),超过6h。急性肾功能衰竭的诊断依据是血尿素氮、肌酐急剧升高,GFR极度降低。此外,还应该做双肾B超检查,排除肾前性及肾血管阻塞导致的急性肾功能衰竭。对肾功能衰竭患者,应及时行血液滤过治疗。

(五)改善凝血功能

HELLP综合征患者多存在凝血功能障碍,可以通过输注血小板、新鲜冰冻血浆改善。患者PLT>40×10⁹/L时很少发生出血,但是当PLT<20×10⁹/L时则会发生出血,这时需输注血小板、新鲜冰冻血浆补充PLT,改善凝血功能。

(六)终止妊娠

HELLP综合征是妊娠期的严重并发症,一旦确诊应该在48h内终止妊娠。终止妊娠的指征包括孕产妇或胎儿窘迫、病情恶化和可疑DIC。妊娠≥34周应立即终止妊娠;妊娠<34周,在母婴病情平稳的情况下,可以积极治疗,48h内终止妊娠。60%～97%的情况下,剖宫产采用全身麻醉,如果孕产妇和胎儿的条件允许,也可以考虑引产和阴道分娩。

八、并发症

大多数HELLP综合征患者在分娩后24～48h病情可稳定。既往报道显示HELLP综合征产妇病死率高达25%,死亡原因多为脑出血、DIC、呼吸窘迫综合征、缺氧缺血性脑病等。其他并发症包括感染、胎盘早剥、产后出血、腹腔内出血、肺水肿、视网膜脱离、发作后皮质盲、低血糖昏迷及肝包膜下血肿破裂(病死率为50%)等。HELLP肾脏并发症可能包括血清肌酐短暂上升、低钠血症、肾性尿崩症或急性肾功能衰竭等。一小部分患者分娩后肾功能逐渐恶化可能需要临时或永久血液透析。已有报道显示,HELLP综合征患者再次怀孕有27%的复发率。HELLP综合征大多数在妊娠37周前发病,但也有发生在产后的。多数患者主诉比较模糊,只有乏力和不适,诊治易被延误。

(刘炳炜,刘长文)

第五节 血液净化在妊娠期重症急性胰腺炎中的应用

一、概 论

妊娠期急性胰腺炎可发生于妊娠的任何时期,发病率为1/1000～1/12000。Ramin等研究显示,妊娠早、中、晚期及产褥期发病的孕产妇分别占19%、26%、53%和2%。妊娠期急性胰腺炎临床过程凶险,多表现为"急、多、高"，即发病急、并发症多、病死率高的特点。近 25% 的妊娠期急性胰腺炎患者伴有并发症。20 世纪 80 年代以前，患妊娠期急性胰腺炎的孕产妇病死率为 21%～37%，胎儿病死率为 20%～35%；90 年代后，随着 ERCP、腹腔镜胆囊切除术等新技术的开展，孕产妇病死率显著下降至 1% 以下，胎儿病死率为 19%。

二、病　因

妊娠期重症急性胰腺炎的首要诱因为胆系疾病，占 67%～70%。妊娠期机体内分泌变化导致胆道系统发生了一系列生理改变：①妊娠期雌激素增加可使血液及胆汁中胆固醇浓度增高，胆盐分泌减少，胆汁内的胆盐、胆固醇及卵磷脂比例失调；②孕激素的增加使胆囊平滑肌松弛，胆管张力下降致胆囊排空时间延长，胆汁淤积；③同时妊娠后期子宫增大，机械性压迫胆管，使胆汁的分泌活动不畅。这些变化都可能使胆固醇沉积易形成结石。胆结石阻塞胆管或引起胆总管 Oddi 括约肌梗阻，致使胆汁逆流至胰管或直接压迫胰管，导致胰液引流不畅，从而增加胰管压力而成为妊娠期重症急性胰腺炎的诱因。另外，胆泥也是妊娠期重症急性胰腺炎的一个诱因。妊娠期胆泥的形成可能与妊娠期雌激素分泌增加致胆汁中胆固醇升高有关。

妊娠期重症急性胰腺炎的次要病因是高脂血症，占 4%～6%。妊娠高脂血症性重症胰腺炎比例明显高于一般人群，其特点为母婴病死率均较高，分别为 9% 和 10%。这可能是因为妇女在妊娠初期受雌激素、孕激素、绒毛膜促性腺激素、催乳素乃至胰岛素等多种激素影响，胆固醇和甘油三酯明显升高（升高约 30%），并在妊娠后期达到高峰，可达正常值的数倍。另外，妊娠期妇女常出现脂蛋白酯酶活性降低，脂蛋白代谢异常，而致严重高甘油三酯血症；大量甘油三酯在胰腺中被分解，产生的过量的游离脂肪酸，对毛细血管和腺泡细胞具有高度毒性。同时妊娠期妇女本身血液黏稠度增加，加上血中游离的脂肪颗粒，均可引起静脉血管栓塞，导致胰腺微循环障碍，易致胰腺坏死、渗出，并合并胰外脏器的缺血缺氧损伤。

其他可致妊娠期重症急性胰腺炎的病因还包括甲状旁腺功能亢进、创伤、临产的异常紧张、妊高征、妊娠期糖尿病、妊娠期脂肪肝、多次妊娠、妊娠剧吐、感染及药物等，但这些病因在临床上相对少见。

三、病理生理变化

妊娠期重症急性胰腺炎的发生机制较多，目前认为可能与下列因素有关。①血液高黏滞综合征：妊娠时，孕妇外周血红细胞聚集性增强，红细胞变形能力降低；妊娠加重营养代谢障碍，使血清甘油三酯和胆固醇显著升高；纤维蛋白原增加明显，血液中免疫球蛋白 G 和免疫球蛋白 M 增加，易引起红细胞桥接作用；最终胰腺小动静脉栓塞、微循环障碍，导致胰腺坏死、渗出。②当孕周达终末期时，因腹腔压力增加、胆胰管内阻力增加致胰管高压，可致导管-腺泡屏障破裂，胆汁侵入胰腺，从而激活胰蛋白酶原转变为胰蛋白酶损伤胰腺，同时引起胰腺血管痉挛，内皮细胞剥离，加重微循环障碍。③妊娠期体内激素对平滑肌有抑制作用，加重腹胀，致使肠道菌群移位和内毒素吸收，加重多脏器功能障碍。④妊娠期各个脏器的负荷增加，对损伤的耐受能力降低，一旦发生多脏器功能障碍综合征，很难逆转。

四、临床表现

恶心、呕吐、上腹部疼痛为妊娠合并急性胰腺炎的三大主要症状。妊娠合并重症急性胰腺炎还可伴有发热、黄疸、休克和消化道出血。90% 以上的患者有恶心、呕吐，并可吐出胆汁，呕吐后疼痛症状不减轻；95% 的患者有上腹部疼痛，进食后加重，弯腰时减轻。疼痛多位于中上腹部偏左，腰背部有放射痛。病情加重，发生胰腺出血、坏死时，可因溃烂液溢出累及腹膜、肠系膜而导致急性局限性或弥散性腹膜炎，此时患者可出现恶心、呕吐加剧,严重者更可因肠麻痹而持续性呕吐,再发展下去则出现发热、休克、黄疸、消化道出血及多器官功能衰竭等。体格检查:中上腹部压痛、反跳痛、肌紧张,腹部膨隆、胀气,听诊肠鸣音减弱或消失,移动性浊音阳性,坏死、渗出严重患者有板状腹,两侧肋缘下部皮肤呈暗灰蓝色(Grey-Turner 征),脐周皮肤呈青紫色(Cullen 征)。

妊娠早期合并急性胰腺炎以消化道症状为主,妊娠中晚期合并急性胰腺炎以腹痛为主。重症急性胰腺炎常合并有多脏器功能不全的临床表现。另外,妊娠合并重症胰腺炎时,各种炎性因子刺激,可造成子宫收缩,导致流产或早产;胎儿因缺血、缺氧,可出现胎儿窘迫、胎动增多,进而胎动减少、消失,甚至死胎。

对于妊娠合并急性胰腺炎的诊断,血清脂肪酶比血清淀粉酶更为敏感,这是因为高甘油三酯血症可能导致妊娠期血清淀粉酶的升高,但对血清脂肪酶没有影响。脂肪酶常在胰腺炎起病后 4～8h 内活性升高,24h 达峰值,持续 10～15d。因为脂肪酶持续时间长,所以其灵敏度和特异性均优于淀粉酶。脂肪酶正常值为 13～60U/L。急性胰腺炎时,90% 的患者的检测值可以超过此值。脂肪酶多与淀粉酶平行升高,且升高的程度较大,可达参考值的 2～40 倍。淀粉酶与脂肪酶联合测定,可使妊娠合并急性胰腺炎诊断的敏感性、特异性和准确率大大提高。血清甘油三酯显著升高可以作为胰腺炎诊断的参考,血清甘油三酯＞11mmol/L(1000mg/dL),即可诊断为高脂血症性急性胰腺炎。

巨噬细胞移动抑制因子(Macrophage migration inhibitory factor,MIF)是介导该炎症反应的关键细胞因子。Vonlaufen 等认为,MIF 可作为分子标志物用于重症急性胰腺炎的诊断。

其他检测,如 WBC 计数、血细胞比容、血糖、血清胆红素、碱性磷酸酶、血脂及乳酸脱氢酶等均可升高,而血钙降低。

妊娠期急性胰腺炎患者应尽量避免放射性检查手段,以免影响胎儿,而 B 超检查对胎儿影响小,可作为首选。临床常用腹部 B 超检查。70% 的妊娠期急性胰腺炎患者腹部 B 超检查可见胰腺体积增大、实质结构不均、周围积液,并可发现胆结石等一些急性胰腺炎的诱因。但 B 超检查受限于患者体型及腹腔胀气等因素,对胆总管结石、胆泥不敏感。当怀疑胆管结石或生化指标异常时,还可选择内镜超声。内镜超声是评估胆管系统最有价值的检查手段,在小剂量静脉镇静剂辅助下,探查细小结石、胆泥的阳性率接近100%,优于磁共振胰胆管造影(Magnetic resonance cholangiopan creatography, MRCP),也为随后径内镜逆行胰胆管造影(Encoscopic retrograole cholangio pancreatography, ERCP)括约肌切开术提供了优良的技术支持。但此项技术因设备昂贵、有创、需镇静剂辅助及需专科技术经验,临床应用仍有所受限。

MRI、MRCP 因不需注射造影剂、没有肾损伤,且在妊娠早期对胎儿的生长、发育无放射性影响,在诊断妊娠妇女胆胰疾病中仍为大多数临床医师所采纳。MRI 主要用于替代增强 CT 扫描,有助于判断急性胰腺炎的坏死和渗出程度。MRCP 主要应用于胆管梗阻及原因诊断,其主要缺陷为对远端胆管系统、微小结石及胆泥不敏感。

CT 增强扫描检查对于急性胰腺炎的严重程度,附近器官是否受累和预后的判断有帮助,可直接反映胰腺肿胀程度、有无坏死,伴胰周及腹膜后积液时可见胰腺肿大,有明显的密度减低区,以体尾部为多,周围有不同程度浸润,最多的为小网膜区、肠系膜血管根部及左肾周围。尤其通过 Balthazar CT 指标对急性胰腺炎进行分级管理已取得良好的临床结果。尽管 CT 增强扫描检查有诊断价值,但妊娠期患者因恐其对胎儿有影响,故不易接受。

五、诊　断

妊娠期重症急性胰腺炎主要依据病史、临床表现和影像学结果来确诊。根据中华医学会消化病学分会胰腺病学组重症急性胰腺炎内科规范治疗建议,重症急性胰腺炎的诊断至少应该满足以下 3 项中的 2 项:①上腹部疼痛,血清淀粉酶水平升高 3 倍以上;②CT 或 MRI 检查有急性胰腺炎的变化,同时有胰周广泛渗出,和(或)胰腺坏死,和(或)胰腺脓肿等改变;③器官功能衰竭。

临床实践中应该用多因素评分系统来预测重症急性胰腺炎的严重度,推荐相应的常用评分指标和系统包括以下几种。①APACHE-Ⅱ评分:重复性好,且敏感性和特异性均较高,APACHE-Ⅱ≥8分为重症急性胰腺炎的指标。②Ranson评分:简便易行,但敏感性与特异性欠佳,Ranson评分≥3分为重症急性胰腺炎的指标。③C反应蛋白(CRP):动态监测血CRP水平,发病后48h,CRP≥150mg/L为重症急性胰腺炎的指标。

六、治　疗

重症急性胰腺炎患者不应为了胎儿安全而过分延误治疗,亦不能因治疗急性胰腺炎而盲目伤害胎儿,导致丧失最佳治疗时机。但当出现以下情况时,应以最快、对妊娠妇女影响最小的方式终止妊娠,以保证妊娠妇女的安全:①出现明显流产或早产征象;②胎儿宫内窘迫;③严重感染或出现多器官功能障碍综合征(Multiple organ dysfunction syndrome,MODS);④已到临产期。适时终止妊娠可有效降低母婴病死率。重症急性胰腺炎患者一旦明确诊断,应立即转入ICU,密切监测生命体征、腹部症状和体征、尿量、腹内压等。

(一)常规治疗和脏器支持

1.补　液

对重症急性胰腺炎早期的患者,最重要的是静脉补液,以维持机体有效血容量及水、电解质平衡。补液量的计算应包括基础需要量和流入组织第三间隙的液体量总和;补液的种类包括晶体和胶体物质,以及维生素和微量元素;输液量及速度应根据患者的心脏功能、生命体征及24h血细胞比容情况等综合考虑,目的在于使组织得到充分灌注。目前主要参照EGDT复苏方案:入ICU 6h,中心静脉压(Central venous pressure,CVP)8～12mmHg,平均动脉压(Mean arterial pressure,MAP)65～90mmHg,中心静脉血或混合静脉血血氧饱和度(ScVO$_2$或SVO$_2$)≥70%,尿量≥0.5mL/(kg·h)。但治疗过程中应考虑各种影响因素,如胸腔大量积液、呼吸机的应用、明显腹胀等,同时应注意防止低钾血症、低钙血症和高血糖的发生。

2.急性肺损伤的处理

妊娠期重症急性胰腺炎患者,由于妊娠因素以及胰腺坏死、渗出所致腹胀,均可使膈肌上抬,加上炎症介质的损伤、血管通透性增加等因素,患者发生呼吸衰竭的时间早、发生率高、致死率高。若患者出现呼吸浅快、面罩给氧不能维持血氧,应尽早给予机械通气。

3.急性肾损伤的处理

重症急性胰腺炎急性反应期,机体释放大量TNF-α、IL-1β、IL-6、IL-8和IL-10等炎症介质,由于大量促炎和抗炎物质的释放,引起瀑布样级联反应,可造成心、肺、肾等重要脏器的损害,发病早期即可出现AKI。CRRT可通过及时清除炎症介质,阻断炎症介质的瀑布样反应,有效阻止急性胰腺炎的全身炎症反应综合征(Systemic inflammatory response syndrome,SIRS)向MODS病程进展。CRRT也可通过改善患者单核细胞抗原呈递能力,重建机体免疫系统及内环境稳态。在重症急性胰腺炎出现症状至MODS进展期间,即发病后72h内,通过CRRT清除炎症介质能有效地阻止脏器功能损伤。因此,目前提倡对重症急性胰腺炎早期患者进行CRRT(发病后72h内),而不是等到患者出现急性肾功能衰竭或严重水电解质紊乱及酸碱失衡后才开始行CRRT。有研究表明,临床上重症急性胰腺炎患者如出现明显气促(呼吸频率>28次/min)、氧饱和度下降(SpO$_2$<90%)、心率加快(>120次/min)和明显腹胀等症状时,即开始行CRRT可缩短脏器功能障碍持续时间,改善预后。关于CRRT治疗剂量的选择,既往高容量血液滤过(High volume hemofiltration,HVHF)研究多集中于脓毒症/脓毒症休克。尽管重症急性胰腺炎早期的全身炎症反应并不等同于脓毒症/脓毒症休克,有学者在对急性胰腺炎猪模型研究发现,HVHF可显著降低组织和循环中炎症介质水平,改善生存预后。在重症急性胰腺炎合并急性肾功能衰竭患者中,HVHF治疗剂量>50mL/(kg·h)可有效清除细胞因子,改善心、肾、肺等脏器功能,阻止重症急性胰腺炎病情进展,最终改善患者临床预后。在治疗模式方面,国内也有少数报道,早期应用CVVH并不能改善重症胰腺炎预后;相反,短时或间歇血液滤过可能效果更好。

重症胰腺炎患者一旦出现肾功能衰竭,CRRT作用更多的是替代受损的肾脏以及对其他脏器功能。除了有效清除循环中炎症介质外,CRRT也可清除第三间隙过多的液体,减轻脏器损害。例如清除心肌抑制因子,改善心脏功能;清除损伤内皮细胞的成分,改善患者内皮功能。对于妊娠晚期患者,机体已存在大量体液积聚,加上在炎症反应期大量液体复苏导致组织间隙水肿,容易出现腹腔间隔室综合征。因此,更加需要早期行CRRT,以清除第三间隙过多的液体,减轻脏器功能损害。妊娠期重症急性胰腺炎患者机体激素水平以及活性物质显著增加。也有研究显示,相比于单独使用CRRT,连续性血浆滤过吸附(Continuous plasma filtration adsorption,CPFA)联合CRRT的效果更好,但目前相关疗效研究的样本量较小,其效果有待进一步研究。对于胎儿尚未成熟,尚不能终止妊娠的患者,CRRT抗凝应尽可能采用无肝素抗凝或局部抗凝方式。因此,妊娠期重症急性胰腺炎在疾病发展不同阶段进行CRRT有不同意义:早期开始行CRRT能有效阻止AKI的发生及其他脏器功能损伤;当出现肾功能衰竭时,CRRT更多地发挥肾脏替代治疗的作用,此时并不一定需要较高的治疗剂量。CRRT同时需要结合妊娠期特定的病理生理状态选择抗凝方式、治疗剂量以及进行容量管理。

4. 高脂血症的处理

妊高征性重症急性胰腺炎治疗的关键是迅速降低血甘油三酯水平,当外周血甘油三酯降至5.65mmol/L以下时,可阻止高脂血症性重症急性胰腺炎病情的进一步发展。通过禁食、停用致高血脂药物以及使用降血脂药物,多数患者的甘油三酯水平能得到有效控制。对甘油三酯明显升高($>$11.3mmol/L)的患者,应通过血浆置换或血脂分离方法快速且安全地降低血脂。研究显示血浆置换1次,甘油三酯水平可下降50%~60%,通常血浆置换2~3次可降低患者的血脂水平,并可明显观察到临床症状的改善。研究也证实,血浆置换对胎儿安全,且母体的耐受性较好,推荐高脂血症性重症急性胰腺炎早期使用。如不能实施血浆置换,也可通过血液滤过的方法,及时更换血滤器,以有效降低血甘油三酯水平。

5. 抑酶类药物的使用

生长抑素对胎儿可能有潜在的影响,加上其可增加胆囊结石的发生率,不推荐用于妊娠期重症急性胰腺炎,尤其是胆石症性胰腺炎患者。对非妊娠期重症急性胰腺炎患者的治疗常用酶抑制剂(如乌司他丁)。虽有研究结果显示,使用乌司他丁在改善临床疗效方面优于常规治疗,但由于缺乏远期临床疗效的评价研究支持,故在妊娠期也不推荐使用。此外,抑制胃酸分泌药——质子泵抑制药(如奥美拉唑)有保护胃肠黏膜、抑制胰腺分泌并减少胰液量的优点,动物实验中虽未发现该药有致畸作用,但繁殖实验发现此药有减轻胎儿体重的作用,故也应避免使用。

6. 感染的处理

对重症急性胰腺炎伴有高热、WBC升高、器官功能衰竭、CT提示胰腺坏死$>$30%、胆源性急性胰腺炎等的患者,建议使用抗生素。亚胺培南能通过血胰屏障,因此多推荐用于急性胰腺炎的治疗,但该药对胎儿的危害程度为C级(在确有应用指征时,充分权衡利弊决定是否选用),因此其在妊娠期重症急性胰腺炎患者中的应用可能受到一定限制。青霉素属于B类药物(有明确指征时慎用),因此在对妊娠期重症急性胰腺炎患者的治疗中可考虑应用。

(二)营养支持与手术治疗原则

对妊娠期重症急性胰腺炎患者,保证母儿营养供给在治疗疾病和保障胎儿生长等方面都有重要意义。目前,关于使用全胃肠外营养(Total parenteral nutrition,TPN)或肠内营养的意见尚未统一。一般原则:对肠功能未恢复前的重症急性胰腺炎患者,可在内环境紊乱纠正后,酌情进行TPN。肠外营养液中,脂肪乳以中长链脂肪乳(MCT)为佳,TG≤1.7mmol/L时可正常应用;高脂血症患者如TG在1.7~5.1mmol/L时应慎用或少用,TG≥5.1mmol/L时禁用。脂肪乳输注时,TG应维持在≤4.5mmol/L(400g/dL)。肠功能一旦恢复,就要尽早给予肠内营养。重症急性胰腺炎早期不宜手术治疗。手术治疗主要应用于非手术治疗效果不佳或重症急性胰腺炎胰腺有感染坏死者。

(王剑荣,胡伟航,刘长文)

参考文献

[1]Balduini CL，Gugliotta L，LuppiM，et al. High versus standard dose methylprednisolone in the a-cute phase of idiopathic thromboticthrombocytopenic purpura：A randomized study[J]. Ann Hema-tol,2010,89(6):591-639.

[2]Castro MA，Fassett MJ，Reynolds TB，et al. Reversible peripartum liver failure：A new perspec-tive on the diagnosis，treatment and cause of acute fatty liver of pregnancy，based on 28 consecutive cases[J]. Am J Obstet Gynecol,1999,181(9):389-395.

[3]Chu YF，Meng M，Zeng J，et al. Effectiveness of combining plasma exchangewith continuous he-modiafiltration on acute fatty liver of pregnancy complicated by multiple organ dysfunction[J]. Arti-ficial Organs,2012,36(6):530-534.

[4]Clemmesen JO，Kondrup J，Nielsen LB，et al. Effects of high-volume plasmapheresis on ammonia，urea，and amino acids in patients with acute liver failure[J]. Am J Gastroentero,2001,96(10):1217-1223.

[5]Crowther MA，George JN. Thrombotic thrombocytopenic purpura：2008 update[J]. Cleve Clin J Med,2008,75(5):369-375.

[6]Dashe JS，Ramin SM，Cunningham FG. The long-term consequences of thrombotic microangiopa-thy (thromboticthrombocytopenic purpura and hemolytic uremic syn-drome) in pregnancy[J]. Ob-stet Gynecol,1998,91(4):662-668.

[7]Dedecker F，Graesslin O，Palot M，et al. Acute fatty liver of pregnancy：A rare pathology of the third trimester[J]. Gyneeol Obstet Fertil,2006,34(2):131-133.

[8]Faybik P，Krenn CG. Extracorporeal liver support[J]. Curr Opin Crit Care,2013,19(2):149-153.

[9]Fonseca JE，Mendez F，Catano C，et al. Dexamethasone treatment does not improve the outcome of women with HELLP syndrome：A double-blind，placebo-controlled，randomized clinical trial[J]. Am J Obstet Gynecol,2005,193(5):1591-1598.

[10]Friedman SA，Taylor RN，Roberts JM. Pathophysiology of preeclampsia[J]. Clin Perinatol,1991,18(7):661-682.

[11]George JN，Sadler JE，Lammle B. Platelets：Thrombotic thrombocytopenic purpura[J]. Hematol-ogy Am Soc Hematol Educ Program,2002,9(3):315-334

[12]George JN，Vesely SK. Immune thrombocytopenic purpura-let the treatment fit the patient[J]. N Engl J Med,2003,349(9):903-905.

[13]George JN. How I treat patients with thrombotic thrombocy-topenic purpura-hemolytic uremic syndrome[J]. Blood,2000,96(8):1223-1229.

[14]Gregory TL，Hughes S，Coleman MA，et al. Acute fatty liver of pregnancy：Three cases and dis-cussion of analgesia and anesthesia[J]. Int J Obstet Anesth,2007,16(3):175-179.

[15]Guntupalli SR,Steingrub J. Hepatic disease and pregnancy：All overview of diagnosis andmanage-ment[J]. Crit Care Med,2005,33(10):332-339.

[16]KDIGO Clinical practice guideline for acute kidney injury[J]. Kidney International,2012,2(Sup-pl):1.

[17]Knight M，Nelson-Piercy C，Kurinczuk JJ，et al. A prospective national study of acute fatty liver of pregnancy in the UK[J]. Gut,2008,57(7):951-956.

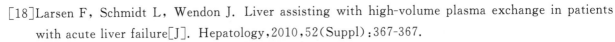

[18]Larsen F，Schmidt L，Wendon J. Liver assisting with high-volume plasma exchange in patients with acute liver failure[J]. Hepatology,2010,52(Suppl):367-367.

[19]Lee N，Brady C. Liver disease in pregnancy[J]. World J Gastroenterol,2009,15(3):897-906.

[20]Magann EF，Martin JNJ. Twelve steps to optimal management of HELLP syndrome[J]. Clin Obstet Gynecol,1999,42(5):532-550.

[21]Nakae H，Eguchi Y，Saotome T，et al. Multicenter study of plasma diafiltration in patients with acute liver failure[J]. Ther Apher Dial,2010,14(3):444-450.

[22]Nakae H，Yonekawa C，Wada H，et al. Effectiveness of combining plasma exchange and continuous hemodiafiltration (combined modality therapy in a parallel circuit) in the treatment of patients with acute hepatic failure[J]. Ther Apher,2001,5(2):471-475.

[23]Nelson DB，Yost NP，Cunningham FG. Acute fatty liver of pregnancy：Clinical outcomes and expected duration of recovery[J]. Am J Obstet Gynecol,2013,209(5):456.

[24]Papafragkakis H，Singhal S，Anand S. Acute fatty liver of pregnancy[J]. South Med J,2013,106(10):588-593.

[25]Peszynski P，Klammt S，Peters E，et al. Albumin dialysis：Single pass *vs* recirculation (MARS)[J]. Liver,2002,22(Suppl 2):40-42.

[26]Rahman TM，Wendon J. Severe hepatic dysfunction in pregnancy[J]. QJM,2002,95(8):343-357.

[27]Rath W，Faridi A，Dudenhausen JW. HELLP syndrome[J]. J Perinat Med,2000,28(13):249-260. [28]Reyes H，Sandoval L，Wainstein A，et al. Acute fatty liver of pregnancy：a clinical study of 12 episodes in 11 patients[J]. Gut, 1994,35(7):101-106.

[29]Roberts JM，Gammill HS. Preeclampsia：Recent insights[J]. Hypertension, 2005, 46(9):1243-1249.

[30]Roberts JM. Objective evidence of endothelial dysfunction in preeclampsia[J]. Am J Kidney Dis,1999,33(11):992-997.

[31]Rodrtguez J，Nojas V，Gredilla E，et al. Liver failure in a woman with acute fatty liver of pregnancy[J]. Rev Esp Anestesiol Reanim,2010,57(5):325-326.

[32]Sadahiro T，Hirasawa H，Oda S，et al. Usefulness of plasma exchange plus continuous hemodiafiltration to reduce adverse effects associated with plasma exchange in patients with acute liver failure[J]. Crit Care Med,2001,29(7):1386-1392.

[33]Sibai BM. Diagnosis, controversies, and management of the syndrome of hemolysis, elevated liver enzymes, and low platelet count, Obstet[J]. Gynecol,2004,10(3):981-991.

[34]Singer AL，Olthoff KM，Kim H，et al. Role of plasmapheresis in the management of acute hepatic failure in children[J]. Ann Surg,2001,234(8):418-424.

[35]Starke R，Machin S，Scully M，et al. The clinical utility of ADAMTS13 activity, antigen and autoantibody assays in thrombotic thrombocytopenic purpura[J]. Br J Haematol, 2007, 136(7):649-655.

[36]Tang WX，Huang ZY，Wang YF，et al. Effect of plasma exchange on hepatocyte oxidative stress, mitochondria function, and apoptosis in patientswith acute fatty liver of pregnancy[J]. Artificial Organs,2012,36(3):39-47.

[37]Zeigler ZR，Shadduck RK，Gryn JF，et al. Cryoprecipitate-poor plasma does not improve early response in primary adultthrombotic thrombocytopenic purpura (TTP)[J]. J Clin Apheresis,2001,16(7):19-22.

[38]刘长文.高危孕产妇重症监测与治疗[M].北京：人民卫生出版社,2012.

第二十六章

血液净化在老年重症患者中的应用

第一节 老年人肾脏结构和功能的改变

一、老年人肾脏结构的改变

在没有高血压、糖尿病等一些特殊疾病的情况下,正常人的肾脏随着年龄的增长而逐渐老化,最终导致肾脏重量及有功能的肾单位数量明显下降。肾脏在婴儿出生时重约50g,并随着婴儿的生长发育逐渐增重;至成年,两肾的平均重量为230～300g;40岁以后,肾脏逐渐萎缩,重量减轻;至80～90岁时,肾脏重量降至185～200g。肾组织的萎缩主要在肾皮质,而对肾髓质的影响较小。肾皮质的萎缩程度基本反映了有功能的肾单位数量减少的情况,肾小球内单位面积毛细血管袢减少,而系膜组织增多。伴随年龄的增长,成年人肾小球硬化的发生率增加,从40岁时的不到5%上升到80岁时占总肾小球数量的10%～30%。另外,还可发现肾小球基底膜局灶性或弥漫性增厚。肾小管不仅数量减少,长度也相应地缩短;肾小管上皮细胞萎缩,脂肪变性,基底膜明显增厚。以上变化尤以近曲小管明显,而远曲小管主要表现为管腔扩张,形成憩室或囊肿。肾脏血管在人体衰老过程中也有重要的变化,如内膜增厚、毛细血管关闭、对自主神经系统应答障碍及动脉粥样硬化等。这些血管因素造成肾实质相对缺血,可能导致肾小球硬化的进展。组织学研究表明,老年人肾脏皮质区肾小球萎缩硬化,被瘢痕组织替代,肾小动脉仅留残端;而髓旁肾单位在肾小球硬化时入球小动脉和出球小动脉间出现短路血管(或称为无小球血管),使血液从皮质向髓质分流。老年人肾脏的这种血流重新分布现象是许多功能改变的结构基础。从肾脏的组织学来看,肾小球硬化、肾小管萎缩、肾间质纤维化和动脉硬化往往是同时发生的,而在人体衰老的老年阶段更为常见。

二、老年人肾脏功能的改变

随着肾脏的老化,老年人的肾小球滤过率(Glomerular filtration rate,GFR)逐渐下降。有研究发现,肌酐清除率有随年龄增长而下降的规律,即成年人从34岁开始下降,到65岁后加速下降;50岁以后,GFR每年大约下降 $1mL/(min \cdot 1.73m^2)$。另有研究指出,GFR每10年下降约 $6.3mL/(min \cdot 1.73m^2)$。值得一提的是,与年龄相关的GFR下降是不可预测也无法避免的。例如,有35%的老年人的肌酐清除率可在20年中保持基本稳定。但是,为什么另一部分老年人的肾功能多变又持续下降呢?可能的影响因素包括:①种族差异;②不确定的基因因素;③潜在的合并症,如高血压、心力衰竭、糖尿病和血管疾病；④环境因素，如接触肾毒性物质。需要注意的是，在年龄增长过程中，尽管肾脏 GFR 下降，但血清肌酐上升可能并不明显。这主要是老年人肌肉重量下降且蛋白质摄入量减少，从而导致血清肌酐不随肾功能减退而变化。因此，对于老年人，直接用血清肌酐来估计 GFR，往往会高估真实的肌酐清除率。临床上最常用的两个估算 GFR 的公式是 MDRD 公式和 Cockcroft 公式，但这两个公式在 70 岁以上老年人中的应用价值仍未确定。总体上，MDRD 公式比 Cockcroft 公式更易高估老年人的 GFR。鉴于高估 GFR 可能造成药物剂量计算不当所致的药物不良反应，故在计算老年人药物剂量时更倾向于使用 Cockcroft 公式。结合血清肌酐、胱抑素 C 的计算公式可能是今后更为恰当的估算老年人 GFR 的方法。

在正常情况下，肾脏血管的舒张能使肾脏血流量和 GFR 明显增加，这代表肾脏血流动力学和肾功能的储备能力。如前所述，肾脏重量随衰老而减轻，为保持足够的 GFR，肾脏重量的损失可能通过调节肾脏血流动力学来弥补，但老化的肾脏可能缺乏这些补偿机制。早年的许多研究证明，肾脏血流量在 40 岁之前大致保持稳定，而之后每 10 年约下降 10%。Fliser 等比较了血压正常的健康年轻人和老年人在注射氨基酸前后肾脏血流动力学的变化。结果发现，注射氨基酸后，老年人肾脏血流量的增加能力明显受损，且肾血管阻力显著增高。肾脏血流量下降无法简单地归咎于肾实质的损失，其原因还包括随着年龄增长而导致的肾血管硬化使肾血管床减少，心排血量减少，肾血管对血管舒缩物质的反应性改变等。对于老化的肾脏，由交感神经介导的血管收缩反应大大增强，对血管紧张素 II 的敏感性增高，而对钠尿肽和前列环素等血管舒张介质的反应性减弱。老年人肾脏血流动力学和肾功能储备能力的下降使肾脏对急性缺血的适应能力减弱，从而更易发生急性肾损伤（Acute kidney injury，AKI）。

老年人肾小管功能变化较肾小球变化出现得更早且更明显。衰老过程影响肾脏尿的浓缩功能，尿液最大浓缩能力随衰老而减弱。研究发现，给不同年龄的人限水 24h，40 岁以下者尿液充分浓缩，尿比重高达 1.029，而老年人仅为 1.024。老年人肾脏尿浓缩能力减退可能与肾组织对抗利尿激素反应性降低、健全肾单位数量减少、溶质负荷增多、髓质渗透梯度障碍等因素有关。同样，老年人肾小管的稀释功能也明显减退。相较于年轻人，老年人在饮水负荷后，其最大自由水清除率下降，峰值推迟。肾小管对各种物质转运功能的减退与老年期 GFR 的下降一致。当限制饮食中氯化钠的摄入时，老年人肾的保钠能力明显下降，尿钠排血量明显高于年轻人，故老年人更易发生容量不足。肾小管对钾的转运能力也会减弱，使老年人更易发生药物引发的高钾血症。尿钾来源于远端肾单位和集合管的跨管主动运输，与 Na^+-K^+-ATP 酶介导的钠重吸收有关。钾分泌功能受损（与钠重吸收功能受损一致）可能缘于：①以往的肾盂肾炎或正在发生的肾小球硬化所致的肾小管萎缩或小管间质瘢痕；②低肾素或正常肾素性的低醛固酮血症；③由脱水和血容量减少所致的水钠向远端肾单位运输减少。

肾脏是人体内重要的内分泌器官之一，可产生和分泌促红细胞生成素、肾素、血管紧张素、1,25-二羟基维生素 D_3[1,25-$(OH)_2$-D_3]、前列腺素等多种激素和生物活性物质。随着肾功能的减退，老年人贫血的发生率增高，这可能与肾脏生成促红细胞生成素减少有关。老年女性伴有骨质疏松症和肌酐清除率下降者，其钙吸收下降，血清 1,25-$(OH)_2$-D_3 下降，但 25-OH-D_3 正常，提示老年人肾脏 25-OH-D_3 向 1,25-$(OH)_2$-D_3 转化减少。老年人血浆肾素、血管紧张素水平低于年轻人，这可能与肾小球旁器形态功能变化、肾交感神经活动性下降以及有关激素减少而导致的分泌减少有关。

（严　静，龚仕金）

第二节　老年人重症肾脏病的病理生理改变

毫无疑问，入住 ICU 的老年患者发生 AKI 的风险很大。在一项涉及 26269 名平均年龄为 67 岁的重症患者的多中心前瞻性研究中，严重 AKI 的发生率为 5.7%。另一项研究表明，在患者入住 ICU 的 48h 之内，AKI 的发生率为 28.5%～35.5%，这些患者的平均年龄为 63 岁，其中有 25% 的患者年龄 >75 岁，可见 AKI 在老年重症患者中十分常见。老年患者特别是 ICU 的重症老年患者,发生 AKI 的因素通常是多样性的。这些因素主要包括:①低灌注,如出血、心力衰竭、降压药应用等原因所致的低血压、低血容量;②脓毒症,这可能涉及一半以上的 AKI 病例;③药物毒性,如造影剂、非甾体类抗炎药、氨基糖苷类及其他抗生素,而多种药物在短期内的联合使用更是加重了重症患者的肾脏负担;④肾血管因素,特别是动脉栓塞性疾病在老年患者中常有发生。

AKI 常分为三大类:肾前性、肾性和肾后性。老年患者在这三类 AKI 的发病率和表现上有其独特性。肾前性 AKI 和急性肾小管损伤占老年人 AKI 的近 2/3。肾前性 AKI 造成肾损伤的机制为肾脏灌注减少,从而引起交感神经系统激活释放缩血管物质(如血管紧张素Ⅱ),导致 GFR 进一步下降,若肾脏灌注持续减少未纠正,则可造成肾小管缺血性损伤。肾脏低灌注可以发生在重症患者的多种临床状况中,如心力衰竭、心律失常所致的心排血量减少,脓毒症、肝硬化、营养不良等所致的血容量重新分布,失血、高热等所致的容量丢失而未充分补液等。部分情况能通过适当补液或应用血管活性药物纠正,但仍有一部分可发展为急性肾小管损伤,特别是持续或严重的低灌注。肾性 AKI 的病因根据损伤的肾脏结构可分为以下 4 个方面:①肾小球肾炎。p-ANCA、抗基底膜抗体相关的急进性肾小球肾炎在老年人中的发病率较年轻人高,相对病死率也高出约 5 倍。②肾小管坏死。在老年人中最常见,发病率达 25% ~ 87%,多见于应用非甾体类抗炎药、氨基糖苷类等抗生素或造影剂后、横纹肌溶解综合征以及血容量不足等情况。③肾血管性损伤。常见于各种原因造成的急性肾血管阻塞(血栓形成或栓塞),主要为大血管损伤,也可以是由于药物引起或加重了肾血管血流动力学异常。另外,小血管栓塞中以类固醇栓塞更常见,多见于有基础动脉粥样硬化病史的老年人,常见诱因为经动脉的外科手术、介入手术以及应用抗凝剂和溶栓药物。④肾小管间质性损伤,主要由药物介导。老年人由于同时合并多种疾病,常接受多种药物的治疗,因此药物毒性损伤的风险增加。老年人肾后性 AKI 可由上下尿路中任一水平梗阻所致。65 岁以上及 70 岁以上老年人肾后性 AKI 的发生率分别为 7.9% 和 9.0%。老年男性患者肾后性 AKI 的常见病因为前列腺肥大(良性增生或恶性病变)以及继发于肿瘤的尿路结构异常。老年女性患者肾后性 AKI 的常见病因则是盆腔肿瘤或腹膜后淋巴结肿大。

下面介绍几种常见老年人重症疾病状态并发 AKI 时肾脏的病理生理改变。

一、脓毒症

对于 ICU 患者,尤其是老年患者,AKI 是脓毒症常见且严重的并发症。有研究表明,脓毒症/脓毒性休克是 ICU 患者发生 AKI 最主要的原因,约占 ICU 内 AKI 病例的 50% 以上,且病死率很高。然而,脓毒症并发 AKI 的机制仍未完全明确。脓毒症肾损伤的病理生理过程复杂,且有多种因素参与,其中包括肾内血流动力学改变、内皮功能失调、肾实质的炎症细胞浸润、肾小球血管血栓形成、坏死的细胞管型阻塞肾小管等。许多研究表明,炎症诱导的免疫反应、炎性反应和抗炎性反应都参与其中。在很长一段时间内,人们认为脓毒症并发 AKI 主要的发生机制为肾脏血流灌注减少,引起肾血管收缩,肾小管细胞缺氧,ATP 耗竭,细胞死亡。但实际上,大部分患者在心排血量保持不变或增高的高动力循环状态下,GFR 仍迅速下降。在一项动物实验中,研究者建立高动力型脓毒性休克动物模型,并连续监测心排血量和肾血流量。结果发现,脓毒症时,伴有肾脏血管明显舒张和肾血流量明显上升,但实验动物的血清肌酐上升了 3 倍并出现进行性少尿;在脓毒症控制后,肾脏的明显变化为 GFR 恢复正常,而肾血管收缩反应和肾血流的恢复相对较晚。该实验发现肾血流量减少时,肾功能却在恢复。这些现象说明肾血管床在脓毒症发生及恢复时都参与了系统血流动力学的变化,脓毒症时发生的可能是充血性肾损伤。因此,有学者提出,脓毒症并发 AKI 时,虽然肾血流量显著增加,但肾小球滤过压的下降依然导致了 GFR 的下降。由于 GFR 取决于肾小球滤过压,而出球小动脉与入球小动脉的压力差决定了肾小球滤过压,因此出球小动脉与入球小动脉扩张(出球小动脉较入球小动脉扩张得更明显)导致肾小球毛细血管压下降,结果 GFR 滤过率下降。

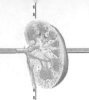

二、心肾综合征

心肾综合征通常是指急性失代偿性或难治性心力衰竭伴有 GFR 降低,并且肾功能减退多数是功能性的。心力衰竭患者发生肾功能不全的原因可能是原有肾脏病加重或血流动力学异常,或两者兼有。老年重症患者由于基础心肾功能减退,且常合并有慢性疾病,使之发生心肾综合征的概率大大增加。但是,多数急性失代偿性心力衰竭患者的肾功能异常是由血流动力学异常和神经激素活化导致的入球小动脉收缩所致,此时的肾功能异常可以部分或完全恢复。心肾综合征的病理生理学机制可能主要涉及以下几个方面:①肾灌注压降低。肾灌注压不仅依赖于动脉压,且由跨肾灌注压(平均动脉压与中心静脉压之差)决定。肺动脉高压、右心室功能不全及三尖瓣反流均可致肾静脉压极度升高,从而显著降低肾灌注压。经扩血管药物、给氧以及减轻心脏容量负荷治疗,可使中心静脉压下降,肾灌注压升高,肾血流及尿量明显改善。②神经激素过度激活。发生急性心力衰竭时,肾脏灌注减少致肾素-血管紧张素-醛固酮系统(Renin-angiotensin-aldosterone system, RAAS)激活及交感神经系统过度活跃,并呈现血管加压素及内皮素引起的不良效应。随着周围及肾内血管收缩,肾血流量减少,GFR 下降,引起肾缺氧和发生炎性反应,释出细胞因子,造成进行性肾结构及功能的损害。③管-球反馈反应异常。管-球反馈是肾血流量和 GFR 自身调节的重要机制之一,即当肾小管液中的溶质浓度发生改变时,其信号通过致密斑和肾小球旁器感受、放大和传递,从而改变肾小球的灌流和 GFR,达到新的管-球平衡。腺苷是管-球反馈反应的重要修饰因子。多项研究显示,心力衰竭患者腺苷水平升高,激活 A_1 受体使入球小动脉收缩,近曲小管或远曲小管对钠的重吸收增加,导致水、钠潴留,并降低 GFR。

三、急性呼吸窘迫综合征

目前认为,急性呼吸窘迫综合征(Acute respiratory distress syndrome,ARDS)患者中的 AKI 发生可能涉及以下几个方面:细胞结构破坏、细胞因子介导炎性反应、缺血再灌注与氧化应激、急性通气诱导。从细胞学角度来看,肾小管上皮细胞与肺泡上皮细胞有相似的"高度极化"的特征,这种细胞极性一旦被破坏,可直接损伤其屏障功能而导致大量渗出液的产生。发生 ARDS 时,低氧血症等的出现除直接影响肺上皮细胞外,也破坏与其结构和功能相类似的肾小管上皮细胞。一方面,肾小管上皮细胞的变性、坏死,使肾小管基底膜断裂,导致肾小管内液反漏入间质而造成肾间质水肿。另一方面,变性、坏死的肾小管上皮细胞脱落入管腔内,与肾小管内其他的蛋白质或纤毛共同形成管型,阻塞肾小管。ARDS 患者体内各类炎症介质水平显著升高,炎性细胞因子可以通过与肾细胞表面的特异性受体相结合,启动细胞内信号转导途径而引起炎症级联反应,导致肾损伤。ARDS 患者体内常存在高碳酸血症,可通过释放去甲肾上腺素激活交感神经系统、非渗透性释放血管加压素、激活 RAAS 系统,而降低肾脏血流灌注和 GFR。另外,严重的低氧血症也可引起肾脏血管收缩,进一步导致肾脏血流量和 GFR 下降。这些患者常需要正压通气治疗,正压通气可导致心排血量降低,肾脏血流灌注相应减少。以上这些原因均可导致肾脏低灌注,使肾组织细胞发生缺血性损伤。而在血流灌注恢复后可进一步通过缓激肽系统的活化、细胞内钙通道的开发,促进氧化应激产物的产生,对磷脂膜、蛋白质、核酸及细胞外基质进行破坏,促进肾小管细胞凋亡及死亡。另外,机械通气本身也可通过加剧炎性反应、影响血流动力学、影响神经内分泌、促进细胞凋亡以及改变肾细胞核苷酸和嘌呤受体表达等机制造成 AKI。

四、肝肾综合征

近年来,大量研究较详细地描述了肝肾综合征的病理生理学情况,认为其特点是内脏血管床血管在扩张的同时体循环血管阻力下降、动脉血压降低和心排血量下降,促使肾脏血管强烈收缩,导致 GFR 下降。肝功能障碍和门脉高压时,血管舒张因子生成增多,全身与内脏血管扩张,有效循环血容量降低,从而刺激 RAAS 系统、自主神经系统和非渗透性刺激促使血管加压素的释放,造成全身血管阻力降低、低血压和肾血管收缩。最初的肾功能异常主要是肾脏的钠排泄能力下降,表现为摄入氯化钠后尿钠的排泄能力下降。疾病发展到后期,GFR 和肾脏血流量均进行性下降。肝肾综合征时,自主神经系统活性增加,血浆去甲肾上腺素水平增高,使肾血管阻力增高并参与钠、水潴留的过程。另外,多种细胞因子与血管活性介质(包括一氧化氮、TNF-α、内皮素、内毒素、胰高血糖素和前列腺素等)参与调节肝肾综合征时肾内血流动力学和 GFR 的变化。

(严　静,龚仕金)

第三节　老年重症患者血液净化技术的特点

目前,针对老年重症患者血液净化的研究有限,因此治疗上的推荐意见基本来自于总体为成年人群的研究。同样,虽然有不少 AKI 治疗的临床随机对照研究,临床指南也相继问世,但都没有针对老年群体的研究结果。然而,老年患者 AKI 的发生率相对较高,这意味着老年患者可能较好地代表了这些研究的总体研究对象。本节讨论的血液净化技术主要围绕肾脏替代治疗(Renal replacement treatment,RRT)技术展开。

一、RRT 的指征

ICU 使用 RRT 的目的主要有两大类:一是重症患者并发肾功能损伤;二是非肾脏疾病或肾功能损害的重症状态,主要用于器官功能不全的支持、稳定内环境和免疫调节等。具体来说,RRT 可用于治疗多器官功能障碍综合征(Multiple organ dysfunction syndrome,MODS)时的液体管理,治疗急性心力衰竭、呼吸衰竭所致的呼吸性酸中毒、重症胰腺炎、肝功能衰竭、乳酸性酸中毒等,对脓毒症的炎性细胞因子清除可能也有一定效果。

对于少尿患者,进行 RRT 的指征包括:非梗阻性少尿(尿量<200mL/12h),无尿(尿量<50mL/12h),重度代谢性酸中毒(pH<7.1),氮质血症(BUN>30mmol/L),药物应用过量且可被透析清除,高钾血症(K^+>6.5mmol/L)或血钾迅速升高,怀疑与尿毒症有关的心内膜炎、脑病、神经系统病变或肌病,严重的钠离子紊乱(血 Na^+>160mmol/L 或 Na^+<115mmol/L),临床上对利尿剂无反应的水肿(尤其是肺水肿),无法控制的高热(直肠温>39.5℃),病理性凝血功能障碍需要大量血制品等。

多数文献认为,早期行 RRT 可能是有益的,特别是对于发生 MODS 的 AKI 患者,但"早期"的标准并不一致。因缺乏关于 RRT 指征的大规模随机对照研究,重症患者使用 RRT 的最佳时机目前仍不明确。只有少数小样本的随机对照研究比较了早期和延迟实施 RRT 对 AKI 预后的影响。有研究纳入了术后并发 AKI 的重症患者(平均年龄为 61 岁),发现早期实施 RRT 能提高患者的生存率。但一项针对少尿型 AKI 重症患者(平均年龄为 68 岁)的队列研究发现,患者的 28d 生存率和肾功能恢复情况并未因早期超滤或使用高通量超滤而改善。尚未有研究以老年患者为研究对象,也无研究比较老年患者与年轻患者在预后上的差异。可能影响老年重症患者早期实施 RRT 效果的因素包括低血压、心血管效应、血管通路并发症(如感染)及出凝血功能等。此外,RRT 可能延缓肾功能恢复、加快慢性肾脏病进程也是老年患者不能早期实施 RRT 的影响因素。

二、RRT 的模式

可用于治疗 AKI 的 RRT 有三种模式,包括间歇性血液透析(Intermittent hemodialysis,IHD)、连续肾脏替代治疗(Continuous renal replacement therapy，CRRT)和持续低效血液透析(Sustained low-efficiency dialysis，SLED)。对于血流动力学不稳定的患者，尽管 CRRT 优于 IHD 的理念已被广泛接受，但这并未得到前瞻性随机对照研究的充分支持。

根据欧美近年发表的文献，有 6 项随机对照研究比较了 CRRT 和 IHD 的优劣，但在调整了患者变量后均发现，施行 CRRT 和 IHD 在预后上并无差异。许多 Meta 分析也得出了同样的结论。一项 Cochrane协作网发表的 Meta 分析得出结论，并发 AKI 的重症患者经 CRRT 或 IHD 治疗后，在病死率、住院时间和肾功能恢复方面均无明显差异。但是对于老年患者，结果可能并不相同。一项观察性研究的 Meta 分析在比较了 IHD 和 CRRT 与年龄的相互作用关系后发现，老年患者实施 IHD 后肾功能不能恢复的风险较年轻患者显著增高，而实施 CRRT 后肾功能不能恢复的风险与年轻患者的差异无统计学意义。以上研究提示，CRRT 可能对老年重症患者的肾功能恢复有更大的益处，但该结论仍需要高质量的随机对照研究进一步支持。

目前，虽然对于合并 AKI 的老年重症患者是否首选 CRRT 仍缺乏循证医学证据，但在临床实践中，由于大部分老年重症患者的心血管系统功能减退、血流动力学不稳定，易发生 MODS，因此大多数医生仍会首选 CRRT，这也是相关一些指南所推荐的。

三、RRT 的剂量

近十余年来，学者们对于 CRRT 在重症患者中的应用剂量进行了一系列的研究。2000 年，Ronco 等的单中心随机对照研究证实，置换液>35mL/(kg·h)的治疗剂量优于 20mL/(kg·h)，可降低 AKI 患者的病死率；45mL/(kg·h)的治疗剂量可以提高脓毒症合并 AKI 患者的存活率。2005 年，急性透析质量指南提出，对不伴有脓毒症的 AKI 患者行 CRRT，置换液剂量至少为 35mL/(kg·h)(Ⅱ类证据，C 级推荐)；对脓毒症合并 AKI 患者，则需要提高治疗剂量；对伴有脓毒性休克的 AKI 患者，则治疗剂量应更高。对于儿茶酚胺抵抗的脓毒性休克患者，不管是低动力型还是高动力型，均可视为高容量血液滤过(Highvolume hemofiltration，HVHF)指征(Ⅴ类证据，E 级推荐)。ICU 中，患者如无其他有效治疗措施且面临很高死亡风险时，HVHF 也可被视为一种挽救性的治疗措施。2008 年，《新英格兰医学杂志》发表了美国退伍军人事务部和美国国立卫生研究院急性肾功能衰竭试验网络(Acute renal failure test network，ATN)的研究结果。该研究发现，强化治疗组与非强化治疗组在 60d 全因病死率、肾功能恢复以及减少其他脏器功能衰竭方面尚无显著的差异。应当指出的是，该研究中开始 RRT 的时间为进入 ICU 后的 6～8d，这可能是未能显著改善患者预后的主要原因。有述评指出，这些研究结果并非意味着 CRRT 剂量不重要，而是意味着存在一个阈值剂量，当达到这一阈值后再提高剂量意义不大。2009 年，《新英格兰医学杂志》发表了大型多中心前瞻性随机对照的常规与强化剂量 RRT 的随机评估(RENAL)研究。该研究纳入 1508 例 AKI 行 RRT 患者，结果显示，与低剂量[25mL/(kg·h)]相比，高剂量[40mL/(kg·h)]也不能改善患者 90d 存活率。在 RENAL 研究中，脓毒症在两组中分别占 49.9% 和 48.9%。在亚组分析中发现，强化治疗组的病死率为 46.8%，稍强化治疗组为 51.2%，提示强化治疗组优于稍强化治疗组。但该研究纳入了部分慢性肾脏病 4 期患者，治疗的实际剂量与处方剂量之间可能存在一定差异，从而影响了研究结果。多项研究的结果不尽相同，可能与研究对象、溶质清除方式、实际剂量和处方治疗剂量不同等因素有关。此外，仅用重症患者存活率来判断 CRRT 剂量与疗效的关系可能过于严谨，当满足阈值剂量后，再额外增加治疗剂量，患者的存活率不再进一步提高。CRRT 剂量并非是决定重症患者存活率的唯一因素，其预后受多因素影响。而对于死亡风险极大或较低的患者的预后，RRT 剂量本身可能并无多大影响，但对那些病情介于严重与不严重之间的患者可能有重要影响。

四、CRRT 中的抗凝

CRRT 主要的缺点之一是大多需要连续的肝素化抗凝以避免滤器凝血，从而增加了患者的出血风险。特别是对于已经存在高出血风险的老年重症患者(如合并创伤、脓毒症、肝功能衰竭等),CRRT 中的抗凝问题尤为关键。指南指出,对无出血风险的重症患者行 CRRT 时,可采用全身抗凝;对高出血风险的患者,如存在活动性出血、PLT<60×10^9/L、INR>2、APTT>60s 或 24h 内曾发生出血者,在接受 CRRT 时,应首先考虑局部抗凝。如无相关技术和条件时,可采取无抗凝剂方法。采用局部枸橼酸钠抗凝能延长滤器使用寿命,且抗凝效果及安全性均较好。一般将 4% 枸橼酸钠溶液输注入体外管路动脉端,在血液回流到体内前加入钙离子,充分拮抗其抗凝活性。枸橼酸根进入体内后可经肾脏、肝脏和肌肉组织快速代谢为碳酸氢根,同时能释放所络合的钙离子。然而,对于有严重肝功能衰竭和乳酸性酸中毒的患者,应用枸橼酸钠则可能造成患者枸橼酸中毒,血清钙离子浓度降低而总钙浓度上升,阴离子间隙增大、酸中毒加剧,但该并发症并非是致死性的,且容易被纠正。目前已有不少临床研究证实,枸橼酸钠局部抗凝在有高出血风险患者中应用的优势,并得到了相关指南的推荐。尽管枸橼酸钠局部抗凝可能增加 CRRT 操作的复杂性(要求更频繁的电解质、酸碱平衡监测),但毫无疑问,该抗凝技术有效提高了重症 AKI 患者 CRRT 的安全性和疗效。临床上,通过肝素鱼精蛋白对抗的方法进行体外局部抗凝的技术也常有应用,但能证明其安全性和有效性的循证医学证据尚不足,且应用价值存在争议。

五、何时终止 CRRT

对重症患者究竟在何时终止 CRRT,目前尚缺乏足够的临床证据。Bouman 等认为,当患者尿量恢复至 60mL/h 以上时就可以停止 CRRT;而在尿量恢复的不同阶段终止 CRRT 对患者的生存率、肾功能恢复和预后的影响,没有给出具体的结论。终止 CRRT 时,患者的尿量是评估预后的重要指标,在未接受利尿剂的情况下,若患者的尿量>400mL/24h,则成功脱离 CRRT 的可能性为 78.6%。而能够成功脱离 CRRT 的患者在院内的生存率要显著高于需二次行 CRRT 的患者(71.5% vs 57.3%)。也有学者认为,CRRT 的终止时机受众多因素的影响,包括患者的自身情况,如血流动力学稳定性、尿量和容量负荷等,以及一些外界因素,如医护人员的数量、治疗费用和血滤管路是否发生凝血等,因此,对 CRRT 的终止时机需要进行全面、综合的评估。临床上,有时随着患者病情的好转,将 CRRT 过渡为 IHD 是有必要的,但对如何管理实施尚无相关文献证据。

六、CRRT 与营养

在 RRT 期间特别是 CRRT 时,患者体内的一些水溶性物质会随之流失,包括维生素、氨基酸、微量元素、卡尼汀等,而流失尤为明显的有维生素 C、磷酸盐、叶酸、维生素 B$_1$ 和维生素 B$_6$。因此,在 CRRT 期间需要额外补充这些物质。虽然微量元素在 CRRT 的超滤中丢失并不严重(只有非蛋白结合微量元素会被滤过),但如硒、锌、铜等具有抗氧化作用的微量元素在这些重症患者中的血清浓度通常较低,故也应考虑补充。而必需氨基酸的补充并不优于必需氨基酸和非必需氨基酸混合物的补充。到目前为止,虽然已有一些研究评估了 AKI 患者在 CRRT 期间进行营养支持的价值,但其对预后的影响仍不明确。

七、CRRT 的常见并发症

(一)出血

尽管 CRRT 通常采用低分子肝素和(或)体外枸橼酸钠抗凝,对血小板和凝血系统的影响较小,但在老年多器官功能衰竭患者中应用时必须关注并发严重出血的可能,如局部血肿、渗血、消化道出血、血尿等。由于老年人反应相对迟钝,主观感觉往往不能反映实际病情变化,因此在临床监护中必须密切观察,发现不明原因血压下降和血红蛋白降低时,必须全身寻找可疑的出血部位,并予及时处理。当患者有出血倾向时,只要不是严重的低氧血症,都可以采用枸橼酸钠局部抗凝;如明确有出血时,则应避免使用抗

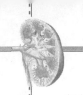

凝剂。

(二)容量失衡

由于老年人代偿和自我调节能力较差,对容量失衡的耐受性也较差,因此,轻微容量超负荷即可诱发急性左心功能衰竭、肺水肿,而稍有容量不足又会表现为低血压,故 CRRT 中应监测中心静脉压等血流动力学参数,精确统计出入量,尤其要正确估算不显性失水量,根据血流动力学参数的目标值调节每小时的液体平衡。

(三)低体温

输入大量置换液可能导致患者体温下降,因此,适当低温可降低组织器官代谢率,起到保护作用。但严重低体温可引起患者不适,导致凝血功能异常、心律失常、免疫系统抑制等,尤其是高龄患者,因此治疗中必须注意对置换液适当加温和对患者采取保温措施。

(四)导管感染

深静脉导管是 CRRT 的血管通路,需要较长时间保留,因此容易发生导管感染等并发症,严重时可致脓毒症而危及患者生命。同时,老年重症患者因免疫力低下、长期卧床、误吸、导尿管留置等原因,易并发肺、皮肤、泌尿道及消化道等部位的感染,这为导管感染的诊断造成了困难。故临床上应加强导管护理,定期更换敷料,观察留置管局部有无红肿、渗出等表现,一旦发现患者体温升高,且用其他部位感染和原因不能解释时,应考虑为导管感染,此时应积极给予抗感染治疗,必要时立即拔除导管,并根据血培养和导管头培养结果更换敏感抗生素治疗。

八、CRRT 时的容量管理

老年重症患者心血管功能减退,容量空间小,在液体负荷过多的同时可能又十分依赖液体来维持器官组织足够的灌注。因此,对这一特殊人群行 CRRT 时,液体的管理及监测就显得尤为重要。CRRT 中液体管理主要靠 CRRT 机来完成,而 CRRT 机首先必须保证从体内清除与输入置换液或透析液等量的水分,在此基础上,再根据患者的容量及血流动力学状态,从体内清除适量水分,以此达到对患者容量的控制。CRRT 液体管理水平根据管理频度及强度可分为三级。一级管理以 8～24h 作为一个时间单元,估计期间应清除的液体量,是最基本的液体管理水平。但患者可能在某一时间点存在超滤量过多或过少的现象,容量状态存在波动,故并不适用于多数老年重症患者。二级管理要求每小时都达到容量控制目标,最终实现 24h 的液体平衡,避免患者在某一时间点出现明显的容量波动。二级管理是老年重症患者 CRRT 期间进行有效容量管理的基本要求。三级管理扩展了二级管理的概念,要求调节每小时液体的净平衡,达到要求的血流动力学指标。该级水平根据血流动力学指标,如中心静脉压、肺动脉楔压、心排血量、血管外肺水、全心舒张末期容量等来调节液体出入量,以使患者达到更符合生理的最佳容量状态,比二级管理更有科学依据,也更安全。

(严　静,龚仕金)

参考文献

[1]Chronopoulos A,Rosner MH,Cruz DN, et al. Acute kidney injury in elderly intensive care patients：A review[J]. Intensive Care Medicine,2010,36(9)：1454-1464.

[2]Hsieh CW, Chen HH. Continuous renal replacement therapy for acute renal failure in the elderly[J]. Inter J Gerontol,2007,1(1)：46-51.

[3]Jayaraman SP, Cooper ZR. Geriatric trauma and critical Care[M]. New York：Springer,2014：323-

333.

［4］Michael H，Haase-Fielitz A. Managing Renal Injury in the Elderly Patient［M］. Berlin：Springer，
2013：33-42，59-68.

［5］Zarjou A，Agarwal A. Sepsis and acute kidney injury［J］. J Am Society Nephrol，2011，22（6）：
999-1006.

［6］Zhou XJ，Rakheja D，Yu X，et al. The aging kidney［J］. Kidney International，2008，74（6）：
710-720.

［7］王海燕.肾脏病学［M］.3 版.北京：人民卫生出版社，2008：1627-1637.

［8］严铭玉，王骏，王鸣和.心肾综合征病理生理学机制及临床治疗进展［J］.世界临床药物，2010，31（10）：
625-630.

［9］杨钱华，严玉澄.急性肺损伤/急性呼吸窘迫综合征相关性急性肾损伤的研究进展［J］.上海医学，2009
（9）：830-833.

第二十七章

血液净化治疗与器官移植

对于各种终末期脏器衰竭的患者,等待器官移植是他们最后的希望。目前,由于移植供体来源稀缺,如何保证围手术期安全、提高移植物存活率是临床的重要课题。事实上,大多数器官等待者在移植前已合并多种复杂的潜在疾病,如慢性肾功能衰竭(Chronic renal failure,CRF)等;而在移植期间也存在许多导致急性肾损伤(Acute kidney injury,AKI)的高危因素,如术前潜在的心、肺、肝等脏器功能衰竭,术中血流动力学不稳定,术后需要长时间使用钙调磷酸酶抑制剂和肾毒性药物,术后感染并发症及急性排斥反应等。以上这些都会增加患者 AKI 的发生率,并降低移植物的存活率。据报道,实体器官移植围手术期 AKI 的发病率,在肝移植受者为 17%~95%,在心脏移植受者为 5%~30%,在肺移植受者为 5%~60%;而发展到 AKI 时需肾脏替代治疗(Renal replacement therapy,RRT)的发生率在肝移植受者为 5%~35%,在心脏移植受者为 5%~15%,在肺移植受者为 8%~10%。因此,移植器官患者的肾脏保护和支持就显得尤为重要。近些年,血液净化技术取得了长足的进步,相关设备不断问世,而器官移植的开展也为血液净化的应用开辟了新的领域。目前,RRT 已被广泛应用于严重的实体器官移植围手术期的管理。血液净化的模式很多,各有不同的特点,在移植期间可针对不同的患者应用不同的模式。

第一节　血液净化治疗与肾脏移植

众所周知,肾移植是终末期肾病最有效的治疗方法,而等待肾移植的患者在术前术后往往需要接受血液净化治疗。合理使用血液净化技术在肾移植围手术期可有效提高移植肾与患者的存活率。

终末期肾病患者常合并液体超负荷、代谢性酸中毒、电解质紊乱和贫血等并发症,体内存在大量代谢毒素,若术前未接受血液净化(腹膜透析或血液透析)治疗而直接行肾移植手术,则会严重影响患者及移植肾的存活率,导致肾移植失败。故此类患者需经过一段时间充分的血液净化,待病情稳定后方能接受肾移植手术。既往认为,这种移植前经血液净化过渡的时间需 3~6 个月。但根据循证医学的依据及随着活体肾移植技术的发展,对移植前是否需要经血液净化过渡多有争议。美国肾脏病资料系统对 81130 例患者的研究资料表明,透析时间每增加 1 年,肾移植术后肾脏功能丧失的风险上升 2%,死亡风险上升 4%。Femando 等对 523 例接受尸体供肾的肾移植患者进行(84±14)个月的随访,发现透析时间<3 年和透析时间>3 年的患者病死率分别为 23% 和 44%,透析时间与患者病死率之间的关系取决于两个因素:①透析时间>3 年的移植者感染导致的死亡高于透析时间<3 年者;②延长透析时间可能增加了左室肥厚和心脏肥大的发生率。也有学者认为,透析可影响肾移植患者的免疫状态。如 Sesteru 等研究显示,血

液透析 6 周后,患者体内 T 细胞增殖活化能力强于未透析的患者,长期血液透析能增加患者体内 Th1 细胞的比例,从而增加 Th1 细胞介导的排斥反应的发生率。因此,目前国际上主张尽可能缩短肾移植前透析的时间,甚至不作透析过渡,直接行"优先肾移植"(Preemptive renal transplantation)。优先肾移植的指征包括:①患者处于终末期肾功能衰竭需 RRT;②患者一般状况尚好,无严重心力衰竭及代谢产物堆积所致症状;③肾源在短期内可望获得;④无手术禁忌证。但在国内,由于对慢性肾脏病(Chronic kidney disease,CKD)患者的早期发现较少,多数患者就诊时间晚、病情重,仍需一系列血液净化治疗以缓解症状,稳定机体内环境,才能在相对理想的条件下接受肾移植手术。就国内条件而言,肾源紧张也使得临床上难以马上实现优先肾移植,因此如何正确使用和优化血液净化治疗显得更为现实。目前,等待肾移植的终末期肾功能衰竭患者的血液净化治疗方式主要包括以维持性治疗为目的的方式(血液透析、腹膜透析、连续性肾脏替代治疗)以及以预防或治疗移植排斥反应为目的的方式(血浆置换和免疫吸附)两种。

一、血液透析

血液透析(Hemodialysis),简称血透或人工肾,是利用半透膜原理,通过扩散、对流作用将体内各种有害以及多余的代谢废物和过多的电解质移出体外,达到净化血液、纠正水电解质及维持酸碱平衡的目的。根据治疗方法的不同,血液透析可分为间歇性血液透析(Intermittent hemodialysis,IHD)和连续性肾脏替代治疗(Continuous renal replacement therapy,CRRT)。IHD 治疗方法又可分为三种,即常规血液透析(Hemodialysis,HD)、血液滤过(Hemofiltration,HF)及血液透析滤过(Hemodiafiltration,HDF)。

二、腹膜透析

腹膜透析是以腹膜作为半透膜,根据多南膜平衡原理,将配制好的透析液经导管灌入患者的腹膜腔,利用腹膜两侧溶质的浓度梯度差,通过不断地更换腹腔透析液,以达到清除体内代谢产物、毒性物质及纠正水、电解质紊乱的目的。

三、CRRT

肾脏移植前的血液净化方式多种多样,但整体而言,腹膜透析、血液透析患者移植术后的肾存活率及患者存活率之间无明显差异。Bleyer 等研究了移植后 24h 少尿的发生率和移植后 1 周内需要透析的发生率,血液透析患者均显著高于腹膜透析患者,故认为腹膜透析患者移植后肾功能延迟恢复(Delayed graft function,DGF)的发生率较血液透析患者低。Ojo 等调查了透析方式对移植肾血栓的影响,结果显示,腹膜透析患者移植肾血栓的发生率明显高于血液透析患者,当由血液透析转为腹膜透析时,移植肾血栓的发生率也随之上升。在感染方面,肾移植后 30d 内,腹膜透析患者感染的发生率高于血液透析患者,但血源感染少,且费用较低。腹膜透析患者的平均住院日比血液透析患者多 3d,腹膜透析患者的平均住院日比血液透析患者多 6.5d。DGF 是肾移植术后较常见的并发症之一,发生率约为 20%,一般定义为肾移植术后第 1 周内需要血液透析治疗,或虽未恢复血液透析但术后第 7 天血清肌酐仍超过 $400\mu mol/L$。IHD 是治疗移植肾功能延迟恢复最常用的血液净化方式。相关研究显示,移植后尿量<1200mL/24h,术后 48h 血清肌酐下降<10% 可作为透析的指征。相较于 IHD,CRRT 对血流动力学的影响明显小些,滤膜的生物相容性也较好,故对 DGF 患者更有优势,为术中和术后肾功能衰竭提供一种有效平稳的救治手段。CRRT 具有以下特点:缓慢、等渗清除液体,血流动力学稳定;连续、稳定地清除体内毒素及炎症介质,防止失衡综合征;改善心功能;维持水、电解质平衡;滤过膜的生物相容性也较好。另外,肾移植患者由于术后抗排斥治疗,易发生相关感染,因此往往病情较重、发展快,容易并发多器官功能障碍综合征(Multiple organ dysfunction syndrome,MODS),病死率高。早期介入 CRRT 可以支持各个器官功能,特

别是对肺水肿及对炎症介质的有效清除,可明显提高抗感染效果。国内有报道,CRRT 组(12 例)等待肾功能恢复的时间明显短于普通血液透析组;另有 69 例 DGF 患者,在给予 CRRT 后,肾功能全部恢复平均需要14.8d,但 CRRT 费用较高,且存在抗凝、管理等难题。因此,对于 DGF 患者,选择何种透析方法,仍需作综合评估,尤其需要更多的循证医学证据支持。

无论采用哪种方法,都可以根据手术创面的大小、患者的出凝血情况选择使用或不使用抗凝剂。透析以每周 2～3 次为佳,透析过频会影响移植肾的功能恢复,并依据患者心肺功能及水潴留的情况决定血液透析的治疗方案。

腹膜透析本身对肾脏移植物的存活率没有影响。对术前已经选择腹膜透析的患者,进行肾移植手术时可暂不拔除腹透管,而在移植肾功能完全恢复后再择期拔除。有研究表明,术后使用腹膜透析并未增加患者发生腹膜炎的风险。另外,腹膜透析无须使用抗凝剂,不增加患者出血的风险,且避免了对血流动力学的影响。

在移植术前及术后肾功能恢复的支持治疗期间,可根据患者不同的生理病理状态,综合评估,灵活选择血液净化的方式,但需更多的循证医学证据予以支持。

四、血浆置换

血浆置换是指将患者体内的异常血浆非选择性地弃去,将血浆的有形成分及所需补充的平衡液和白蛋白输入体内,以清除血浆内的致病物质,达到治疗的目的。血浆置换包括单膜血浆置换和双膜血浆置换。单膜血浆置换是指将全部分离的血浆弃去,选择性差,有用成分丢失多,补充异源蛋白制品量大,过敏反应发生率高,目前只用于血浆中致病因子多、相对分子质量范围广或致病因子不明的疾病。而双膜血浆置换对分离后的血浆进行了二次处理,具有较好的选择性,保留了血浆中的大部分有用成分,补充蛋白制品量减少,不良反应发生率低。

移植患者术前由于多次输血、多胎妊娠或曾接受移植等原因,体内可预存多种致敏抗体。这些致敏抗体对供体移植物有高度致敏性,与术后超级排斥、加速排斥和早期急性血管性排斥反应的发生密切相关。以往对于群体反应性抗体(Panel reactive antibodies, PRA)＞40％者大多主张长期透析,不予肾移植,故等待肾移植的患者中有 10％以上因 PRA 高而不能手术。血浆置换通过去除或吸附体内循环抗体和免疫复合物,能降低 PRA,减少术后超急性排斥或急性排斥的发生,可用于肾移植排斥反应的预防。对于供、受者 ABO 血型不合者,受者体内作为天然抗体的 A、B 凝集素可直接与移植肾血管内皮细胞上的抗原结合,破坏移植肾的血管网,引起广泛的血栓。血浆置换可以清除受者体内的 A、B 凝集素,达到防止超级排斥的目的。国内陈江华等对 19 例 PRA＞40％的患者行双膜血浆置换后(1～6 次,平均2 次),4 例PRA 完全转阴,13 例降至可接受移植范围(PRA＜40％)。但血浆置换在预防高敏患者术后排斥方面的作用尚有争议。因血浆置换疗效持续时间较短,抗体滴度常在几周后又反跳至治疗前的水平。Madore等认为血浆置换对预防术后排斥无效,且在治疗后 PRA 会再次反跳,但即使如此,血浆置换仍为高敏移植肾受者接受肾移植成为可能发挥了重要作用。

血浆置换也用于肾移植术后的抗排斥反应的治疗。一般认为,对肾移植术后发生的细胞性急性排斥反应,多采用皮质类固醇等药物治疗。急性血管性排斥主要由体液免疫介导,大多表现为激素抵抗,是早期移植肾失功的主要原因。而血浆置换可清除循环中的淋巴细胞毒抗体、免疫复合物和淋巴因子等介质,因此也可作为移植肾排斥反应的一种辅助治疗方法。目前,对急性血管性排斥大多主张在使用抗胸腺细胞球蛋白(Antithymocyte globulin, ATG)等多克隆抗体,或联合应用大剂量丙种球蛋白静脉滴注以封闭体内抗体外,还须应用血浆置换或免疫吸附方法清除体内抗体。国内报道 1 组 31 例早期急性血管性排斥患者,予双膜血浆置换,与 6 例对照组患者相比,排斥的逆转率明显增高(90.3％ vs 16.7％)。但血浆置换应在急性排斥反应发生的早期进行,因为此时抗原抗体复合物等尚未对移植肾小动脉或肾小球毛细血管造成永久性损害。目前,血浆置换对急性排斥反应的疗效还不确切,而对慢性排斥反应的治疗也无系统的临床资料。此外,血浆置换还用于肾移植后肾小球疾病复发的治疗,报道较多的是原发性局灶性节段性肾小球硬化,但仍处于试应用阶段。

五、免疫吸附

免疫吸附是指将抗原、抗体或某些具有特定的物理、化学亲和力的物质作为配基与载体结合,制成吸附柱,利用其特异性吸附性能,选择性清除患者血液中的内源性致病因子,达到净化血液和缓解病情的目的。免疫吸附可迅速清除患者体内的抗人类白细胞抗原(Human leukocyte antigen,HLA)-1 和 HLA-2 抗体,降低 PRA 的水平。与血浆置换相比,免疫吸附虽然清除效率较低,但选择性强,避免了血浆白蛋白和免疫球蛋白的大量丢失及其他不良反应。国内苗书斋等对移植前 PRA>40% 的 16 例致敏患者进行免疫吸附,肾移植后无一例发生超急性排斥反应;3 例发生急性排斥反应,在给予 ATG 以及 IHD 等治疗后尿量逐渐增多,肾功能恢复正常。大多数患者术后一年移植肾功能良好。对于急性血管性排斥反应,免疫吸附结合药物抗排斥治疗也可收到一定的疗效,有的甚至能使排斥得到逆转。至于肾移植后原发性肾小球疾病的复发,一般认为,如果原发病是自身免疫性疾病,免疫吸附可防止原发病的复发并减轻蛋白尿,与血浆置换一样,经免疫吸附清除后,抗体滴度可在数周内再次回升,故其免疫吸附的疗效还有待进一步证实。

六、血液灌流

血液灌流(Hemoperfusion,HP)是指通过固态吸附剂吸附清除血液中某些外源性或内源性毒物的血液净化方法。灌流器常用的吸附材料有活性炭、多糖类、树脂及阳离子吸附剂等。HP 主要能吸附大、中分子毒性物质、炎症介质和部分非特异性抗体等,也能清除体内与排斥反应直接相关的分子。国内吴雄飞等对 32 例肾移植受者(术前 PRA 为 10%~20%)行 HP 并观察其对术后排斥反应的影响,其中血液透析组 17 例,术后有 7 例(占 41.2%)出现了急性排斥反应;血液透析联合 HP 组 15 例,术后仅 1 例(占 6.7%)出现急性排斥反应。所有患者经抗排斥药物治疗后均恢复正常。因此,对低致敏患者,HP 可被列为术前诱导治疗的一种手段,虽然 HP 不及免疫吸附和血浆置换特异性和效率高,但由于患者 PRA 本身不高,且方便、经济,故而可以应用。

总之,血液净化是一种重要的 RRT 方法,合理应用该项技术,有助于保障患者肾移植围手术期的安全,并能防治术后排斥反应,有效提高移植肾的存活率。

(洪　军)

第二节　血液净化治疗与肝移植

肝移植是终末期肝病患者最后的治疗方法,相比终末期肾病,等待肝移植的患者一般情况往往更差,多存在消化道出血、恶病质、感染、全身代谢紊乱等,并迅速发展至肝性脑病、凝血功能障碍,甚至肝、肾、心等多器官衰竭,大多数患者等不到供肝就已死亡。据统计,急慢性肝功能衰竭的病死率高达 70% 以上。因此,与终末期肾病患者一样,等待肝移植的患者一般也需要经血液净化的过渡支持治疗,并使患者一般情况好转,脏器功能相对稳定,以保障围手术期安全并提高移植物的存活率。在肝病领域,这种血液净化支持系统有时就叫人工肝脏支持系统,简称"人工肝"。

人工肝脏支持系统是以血液净化为基础的体外循环系统,包括血液透析、血液滤过、血液灌流、血浆置换等方法。无论是晚期肝病肝移植术前等待供体,或者肝移植术后排斥反应、移植肝失功能期,均需要人工肝脏支持系统。人工肝一般可分为 4 型:Ⅰ型为非生物型人工肝装置,具有不同程度的解毒功能,如血液滤过、血液透析、血液/血浆灌流;Ⅱ型为中间型人工肝装置,如血浆置换疗法,可以在解毒的同时添加入人体所缺少的必需物质,如蛋白质、凝血因子等;Ⅲ型为生物型人工肝装置,即利用生物材料,如人或动物的肝组织匀浆、肝脏切片、分离的肝细胞或整体肝脏,来替代肝脏功能的装置;Ⅳ型为组合型人工肝,即中间型人工肝或非生物型人工肝与生物型人工肝相结合组成的人工肝。目前临床上应用较多的是非生物型人工肝(即Ⅰ型、Ⅱ型)支持治疗,包括血液透析、血液滤过、血液/血浆灌流、分子吸附再循环系统血浆置换等。

一、血液透析

血液透析利用半透膜使血液中的中、小分子毒性物质,如氨、尿素、肌酐及无机磷酸盐,借助浓度梯度弥散从血中清除,但其对中、大分子物质的清除率较低,对急性重型肝炎进入肝昏迷患者的效果不明显。

二、血液滤过

血液滤过是通过清除氨等毒性物质来治疗肝昏迷,通过滤出过多水分来缓解患者的脑水肿。目前认为,血液滤过去除的仍以小分子物质为主,血液透析滤过则主要清除中分子物质,故在肝功能衰竭的治疗中更多的是采用透析滤过法,其治疗肝昏迷的效果比血液透析好。

三、连续性肾脏替代治疗

CRRT 最早应用于重症急性肾功能衰竭的治疗。随着技术的不断发展和完善,目前 CRRT 的应用范围已远远超出了肾脏替代的范畴,广泛地应用于包括重型肝炎在内的重症患者的治疗。CRRT 可持续、缓慢地清除患者体内多余的水分和溶质,精确调控水、电解质和酸碱平衡,使患者内环境稳定,并为其他治疗的实施提供容量调控。此外,通过持续清除血浆中的炎症介质,改善患者全身炎症反应综合征(Systemic inflammatory response syndrome,SIRS)和高动力状态,有利于循环趋于稳定。国内有学者回顾性分析 10 例肝移植后合并急性肾功能衰竭的患者,在应用 CRRT 过程中,患者生命体征平稳,血流动力学指标好转,全身水肿逐渐减轻,呼吸状态好转。治疗前后两组数据比较,差异有统计学意义($P<0.05$)。另有研究报道,60 例肝移植期间患者在进行 CRRT 过程中无严重的低血压及心律失常出现,证实其安全性。CRRT 的平均持续时间与存活率并没有独立关系,但 CRRT 持续时间越长,将更有机会得到一个供体器官,也为移植提高了可能性。

四、血液/血浆灌流

血液灌流是利用活性炭吸附肝功能衰竭患者血中的细胞毒性物质以及芳香族氨基酸、酚、吲哚、短链脂肪酸等,对中分子物质与蛋白质结合的物质清除率较高。国外有研究对 137 例暴发性肝功能衰竭患者进行前瞻性随机分层对照研究,Ⅲ度肝昏迷患者 HP 治疗组的存活率可达 $50\%\sim51\%$;而Ⅳ度肝昏迷患者的存活率,HP 治疗组与对照组分别为 34.5% 和 39.3%,差异无统计学意义。

五、分子吸附再循环系统

分子吸附循环系统(Molecular adsorbents recirculating system,MARS)也是一种非生物型人工肝支持系统,其以白蛋白为透析液,兼有分子吸附、血液滤过、血液透析功能,并能选择性地清除患者体内的蛋白结合毒素。MARS 对于肝功能衰竭患者的治疗目的是清除体内毒素,改善肝功能衰竭症状,并使患者能够成功地过渡到肝移植。Stange 等总结,MARS 治疗能明显改善肝功能衰竭和肝性脑病患者的精神状态,维护血流动力学稳定,改善肝肾功能,解除胆汁淤积患者的皮肤瘙痒问题,显著延长肝肾综合征患者的生存期。Sorkine 等运用 MARS 治疗急慢性肝功能衰竭患者,发现患者血氨、乳酸盐、胆红素水平明显降低,血流高动力状态减轻,肝性脑病症状得到改善。

六、血浆置换

血浆置换是一种以正常人的新鲜血浆或血浆替代物取代患者血浆,去除患者体内毒素、净化血液的方法,是目前国内治疗重症肝炎使用最多的人工肝支持方法。Sugihara 等曾报道,用血浆置换法治疗 15 例急性肝功能衰竭患者,存活 9 例,成活率达 60%。有学者将血浆置换作为患者在肝脏移植前的过渡治疗及肝移植后无肝期的支持治疗。Agish 等发现,经过 5 次血浆置换治疗后无明显好转的患者,仅靠血浆置换难以存活,必须接受肝移植等其他治疗。Larscm 等应用大量的血浆置换治疗 18 例暴发性肝功能衰竭患者,存活 11 例,其中 9 例接受了肝移植,2 例肝再生而恢复健康。Elersen 等甚至在获得供体前先行切除患者坏死的肝脏,解除患者所谓中毒综合征,有效控制患者脑水肿和提高脑灌注压,而在无肝期间,由大量血浆置换提供肝脏支持。由此可见,血浆置换治疗可作为肝移植的重要的过渡治疗方法。

血浆置换需消耗大量新鲜冰冻血浆,其分离无选择性,即在去除血浆中有毒物质的同时,也将血液中大量有益的物质一起丢弃,并且可能发生潜在的感染、过敏、枸橼酸盐中毒等。血浆置换治疗后,血中降低的致病物质的浓度还可以重新升高。

七、生物型人工肝

生物型人工肝的基本原理是将体外培养增殖的肝细胞置于特殊的生物反应器内,利用体外循环装置将肝功能衰竭患者的血液或血浆引入生物反应器,通过生物反应器内的半透膜与肝细胞进行物质交换与生物作用,是目前最理想的人工肝支持与治疗模式。生物型人工肝应用于临床最早是在 1987 年 Matsumura 等报道的应用醋酸纤维平板透析器,将兔肝细胞悬液与患者的血液隔离,成功地对患者进行了治疗,降低了血清胆红素浓度,改善了患者的神经系统症状。Gerlach 小组报道应用以猪肝细胞为生物成分的三维立体编织的中空纤维反应器治疗 8 例急性肝功能衰竭患者,患者的肝功能好转,并成功桥接了肝移植。

临床上肝移植前后的人工肝支持并实现应根据患者的病情选用合适的血液净化方法甚至联合应用,如肝功能衰竭伴有肝性脑病时,可选用血浆置换加血液灌流;伴有肾功能衰竭时,选用血浆置换加血液透析(或血液滤过,或人工肝);伴有高胆红素血症时,选用血浆胆红素吸附加血液灌流;伴有水、电解质紊乱时,选用血浆置换加血液滤过,有时可同时予 3 种以上方法联合应用。

如上所述,肝移植者术前肝功能都处于衰竭状态,术前人工肝支持并实现能纠正机体的内环境失衡,为供肝等待和增加手术耐受性创造条件,应作为肝移植前积极准备的重要部分。而在供肝缺乏时,可以暂行人工肝治疗来替代肝脏功能,为等待适宜供肝赢得宝贵时间。肝移植手术时间长、创伤大,术后还需使用免疫抑制剂。在肝移植后的数小时内,肝脏血流尚未完全通畅,功能尚未恢复,术后早期患者极易出现酸碱失衡、高胆红素血症、电解质紊乱、凝血功能障碍等一系列生理紊乱状况。人工肝治疗能有效地改善肝移植术后患者的生理紊乱状况,帮助患者度过排斥反应期,治疗多器官功能衰竭,为供肝细胞功能的恢复赢得时间。

(洪 军)

第三节 血液净化治疗与心脏移植

心脏移植是治疗终末期心脏病最有效的方法,但等待心脏移植的终末期心脏病患者无论什么病因,都已处于慢性顽固性充血性心力衰竭阶段。由于患者心排血量减少，全身组织灌注压下降，肾脏灌注不足，致肾功能受损，水钠潴留加重，同时产生利尿药抵抗，导致心脏容量负荷增加，反过来又加重心脏功能衰竭，心排血量进一步减少，从而形成心-肾恶性循环。因此，一方面，术前患者的急性肾功能衰竭主要是由于低心排血量导致的肾皮质血流灌注不足引起的肾前性肾功能衰竭。另一方面，急性肾功能不全也是心脏手术后较常见的并发症之一，其发生率占手术患者的 $2\%\sim5\%$，病死率为 $40\%\sim80\%$。心脏移植术后合并急性肾功能不全的原因是多方面的，主要是体外循环肾脏灌注压不足、肾缺血、肾小球有效滤过压降低、溶血、低血压、心律失常、术后早期应用肾毒性药物等。若发生急性肾功能不全，可伴有水肿，水、电解质及酸碱平衡紊乱，而影响血管活性药物、利尿剂以及营养支持治疗效果。Chertow 等报道，急性肾功能不全是心脏手术后死亡的独立预测因素，如不及时处理可演变为慢性肾功能衰竭，而严重影响心脏移植患者的恢复。Goldstein 等报道，293 例心脏移植患者术后 6 个月就有 1/3 以上受体的肌酐清除率下降，并有 6.5% 的患者最后发展成终末期肾功能衰竭，需行透析治疗。因此，心脏移植患者无论术前、术后都存在发生 AKI 的高危因素，及时采取血液净化治疗对肾功能的维护就显得尤为重要。

对于心脏移植患者，传统的一些血液净化治疗，如腹膜透析产生效果太慢，不宜采用；血液透析由于治疗过程中易发生低血压，不易持续保持内环境的稳定，会导致各个器官的缺血再灌注损伤，特别对心、脑、肾等器官的损伤将进一步加重，因此很少使用。目前，心脏移植围手术期临床上采用较多的血液净化治疗方式是 CRRT。

CRRT 本身具有治疗连续、缓慢、等渗性脱水、血流动力学稳定等特点，能精确地调节液体的出入平衡，治疗过程中能清除大量炎症介质、内毒素及多余水分，改善低氧血症，纠正电解质、酸碱平衡紊乱，改善患者微循环和实质细胞的摄氧能力，进一步改善心功能。CRRT 的适应证主要有心力衰竭导致的急性肾功能不全、容量超负荷、高分解代谢状态、急慢性肝衰竭、脑水肿、系统性炎性反应、败血症、多器官功能衰竭、呼吸窘迫综合征、挤压综合征、乳酸性酸中毒、慢性心力衰竭等。Seyed 等比较 30 例心脏移植患者术后使用 CRRT 和利尿剂的前瞻性非随机对照研究发现，CRRT 在提高肾小球灌注、缩短肾功能恢复及出院时间上均优于使用利尿剂的患者。Boyle 等报道 756 例行心脏移植手术的患者，术后 44 例接受 CRRT，病死率为 50%（22/44）。国内有学者报道，心脏移植术前存在 AKI 即行 CRRT 有利于全身状态及肾功能的改善，是一种积极有效的术前准备措施。中国医学科学院阜外医院研究报道，39 例施行原位心脏移植术的患者，有 7 例心脏移植术后因急性肾功能不全而使用连续静脉-静脉血液滤过和连续静脉-静脉血液透析滤过治疗，术后生存 6 例，随访未出现明显的肾功能损害。另有小样本报道，3 例心脏移植患者术后发生急性肾功能衰竭，分别于术后第 1、2、3 天行 CRRT，24～48h 后血流动力学改善，血压逐渐升高，肾脏灌注增加，尿量逐渐增加，平均 72h 后脱机；3 例患者心、肾功能均恢复正常并长期存活。因此，对心脏移植术后并发急性肾功能不全的患者，应及时应用 CRRT 帮助其恢复肾功能。需要注意的是，术后抗排斥药物虽然是导致 AKI 的重要因素，但一旦进行 CRRT，用药时也需考虑 CRRT 对药物的清除作用。

与肾移植一样，准备心脏移植的高 PRA 患者也可应用血浆置换或免疫吸附治疗以降低抗体滴度，预防急性血管性排斥反应，提高移植物的存活率，但其应用经验远不如在肾移植领域丰富。心脏移植术后发生的细胞性急性排斥反应采用皮质类固醇等药物治疗。而急性血管性排斥反应主要由体液免疫介导，其反应的主要组织学特征是明显的组织间隙水肿与内皮细胞肿胀，而内皮细胞肿胀可使毛细血管、小动脉、小静脉变细，更明显的排斥反应可伴有淋巴细胞或混合性细胞浸润，同时有免疫球蛋白（IgG 或 IgM）、补体与纤维蛋白原沉积，在组织间隙中呈线条状染色。这种典型的以抗体介质的排斥形式常出现在术后 3 周内，但亦可延至移植后 6 个月。Bonnaud 等认为，心脏移植后早期荧光免疫法所见免疫球蛋白的沉积约 60% 为非特异性，诊断较困难。在术后，体液排斥反应比细胞排斥反应出现得早，且伴有更多的血流动力学异常或不能解释的左心功能不全，术后移植心脏衰败与死亡的发生率亦较高。

血浆置换可清除循环中的淋巴细胞毒抗体、免疫复合物和淋巴因子等介质，因此也可作为对移植心脏排斥反应的一种辅助治疗方法。有报道，应用甲泼尼龙冲击治疗、CD3 单克隆抗体或 ATG 的细胞溶解治疗、环磷酰胺(CTX)静脉注射与血浆分离置换法等的治疗方案(见表27-1)。间歇血浆分离置换治疗对排除循环中抗体与内皮细胞抗原尤为重要。对循环中 HLA-Ⅰ类抗原有选择的免疫吸附法亦有益处。尽管初次排斥反应获得解决,但体液排斥反应常易复发,移植心脏的总失败率超过20%,加速性移植心冠状血管病亦更多发生于这类患者。纽约 Catalan 报道了一例心脏移植患者术后18个月出现严重的排斥反应且使用类固醇治疗和 CD3 单克隆抗体无效,在血浆置换治疗后4d临床症状改善,48d出院的成功病例。其原因可能是:①血浆置换减少了抗体和免疫复合物;②移除了循环中的细胞因子如 IL-1、IL-2、B细胞分化因子;③减少了循环中的免疫球蛋白;④抗体可以暂时被血浆置换。

表 27-1 体液(血管)排斥反应的治疗方案

临床与病理分级	治疗方案
中度排斥反应	甲泼尼龙 1000mg/d×3+泼尼松口服(2周内渐减量);环孢霉素 A(CsA)增加剂量达到血谷浓度>250ng/dL;CTX 1~2mg/(kg·d)或霉酚酸酯(MMF)1.5~3.0 mg/d 替代乙酰唑胺(Aza);血浆分离置换法(或光敏疗法),每周3次,共2~3周;考虑以他克莫司(FK506)为主的免疫抑制疗法代替 CsA
重度排斥反应 (伴有或不伴有血流动力学障碍)	甲泼尼龙 1000mg/d×3+泼尼松口服(2周内渐减量);CsA 增加剂量达到血谷浓度>250ng/dL;CTX 1~2mg/(kg·d)替代 Aza;血浆分离置换法(或光敏疗法),每周3次,共2~3周;CD3 单克隆抗体 5mg/d×(10~14)d,或 ATG(若近期曾用 CD3 单克隆抗体或 CD_3^+ 细胞清除率低下);以 FK506 为主的免疫抑制疗法代替 CsA;左室功能不全或进行性下降时心脏再移植

总体而言,心脏移植期间的 AKI 无论发生在移植后的早期或是远期,往往都是可逆的,尽早行 CRRT 是一种有效的治疗措施,治疗时机应选在 AKI 影响血流动力学前,这样有利于维持循环稳定和移植物功能,减轻组织器官水肿,保护肾脏残余存活部分并等待其恢复。但 CRRT 真正开始的时机、治疗方式的选择、治疗剂量等都需要进一步探讨。在预防及抗排斥反应方面,尽管 CRRT 在心脏移植中的应用经验不如在肾移植应用丰富等,其应用有待进一步的临床资料支持,但针对体液(血管)排斥反应,血浆置换将是一种重要的治疗方法。

(洪 军)

附 体外膜肺氧合技术和移植

体外膜肺氧合技术(Extracorporeal membrane oxygenation,ECMO)最初起源于体外循环技术,由一套血泵、氧合器、插管及循环管道等完整的系统组成,其作用机制是将静脉血从体内引流到体外,经膜肺氧合后再用驱动泵将血液灌流入体内,从而替代或部分替代心、肺功能。由于 ECMO 能迅速清除患者体内的 CO_2,显著提高血氧分压,因此,从广义角度上来说也属于一种血液净化技术。近年来,在对 SARS、H1N1、H7N9 等重大公共突发疾病的协同救治过程中,ECMO 已凸显了其在危重心肺衰竭患者中的治疗价值。而在移植领域,由于其强大的支持作用,已越来越广泛地应用于器官移植前后的心肺功能支持。

ECMO 大致可分为静脉-静脉方式 ECMO(VV-ECMO)、静脉-动脉方式 ECMO(VA-ECMO)和动脉-静脉方式 ECMO(AV-ECMO)3 种。呼吸衰竭患者通常首选 VV-ECMO 辅助,在有效改善氧合及通气的同时,通过降低吸氧浓度、气道压、潮气量和呼吸频率,使肺得以充分休息;VA-ECMO 则可同时进行呼吸和循环支持。在移植期间,选择何种模式,主要取决于患者需要哪种层面的脏器功能支持及当时的病理生理状况。如对于心肺移植患者,如果只需改善氧合即可纠正缺氧引起的肺动脉痉挛和心力衰竭,那么该类心肺衰竭的患者一般只需采用 VV-ECMO 模式即可。

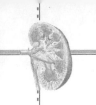
一、心脏移植

于心肺移植术前应用 ECMO,能够为患者心肺移植赢得宝贵的时间,为手术做准备或向移植过渡。如 Kurihara 等报道 15 岁女孩放置双心室辅助装置后因氧合欠佳应用 VV-ECMO,178d 后成功接受心脏移植并存活至今。而心脏移植患者术后第 1 个月死亡的最重要原因是早期移植心脏衰竭。尽管目前心肌保护方法在不断改善,围手术期抗排斥反应的药物也日新月异,但移植心脏早期功能衰竭的发生率仍然很高(5％~7％)。理论上,移植心脏早期功能衰竭通常由心肌顿抑引起,这种心肌顿抑在一定时间、一定范围内是可逆的,因此,患者需要术后的一系列处置(包括机械循环支持),直到移植器官功能恢复。D'Alessandro 等研究发现,ECMO 能显著改善心脏移植后移植物失功(Primary graft failure,PGF)者的预后,其一年生存率与未发生 PGF 者相似。我国台湾大学医学院附设医院把移植心脏衰竭的处理流程进行了整理,见图附-1。

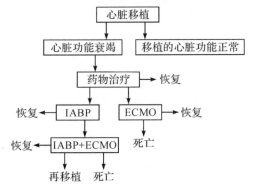

图附-1 移植心脏衰竭的处理流程

事实上,由于主动脉球囊反搏术(Intra-aortic balloon pump,IABP)并不能为右心竭提供足够的支持,对严重心力衰竭患者的机械循环支持往往最终还是需要 ECMO 支持;对于小儿患者,由于其心力衰竭特点及血管条件,ECMO 基本上是其机械循环支持的唯一选择。需要注意的是,ECMO 并不以长时间循环支持为目的,如果移植心脏功能恢复无望,应考虑再次行心脏移植或改行心室辅助。

二、肺移植

与心脏移植一样,ECMO 也能够为肺移植赢得宝贵时间,为手术做准备或向移植过渡。2012 年,Fuehner 等回顾了等待肺移植患者接受清醒 ECMO 支持的研究。结果发现,26 位接受 ECMO 支持的患者和 34 位接受机械辅助通气的患者肺移植后 6 个月的生存率分别为 80％和 50％。许多专家认为,ECMO 用于肺、肝等移植患者的术前或术后支持时,即使不能改善移植患者的最终病死率,亦可以成为器官衰竭和移植的重要桥梁,尤其是 ECMO 能起到改善移植患者生活质量、改善预后的作用。另外,由于 ECMO 管路的肝素涂层技术及手术插管时可选择股动脉或股静脉,因此,移植肺手术中具有手术视野清晰、出血少等优点。Ko 等研究发现,表面肝素涂层经股动脉或股静脉的 ECMO 更易于处理肺移植后的肺水肿。对于那些因肺动脉高压行单肺移植的患者术后的移植肺严重再灌注水肿和因水肿导致的呼吸衰竭,ECMO 可为移植后肺功能的恢复提供安全、短时间内的支持,有利于重症患者的平稳过渡。

三、无心跳供体的 ECMO 支持

目前,限制器官移植发展的最大瓶颈是供体匮乏。由于脑死亡的诊断在大多数国家尚未立法,因此脑死亡器官捐献(Donation after brain death,DBD)并不能广泛开展。在有限稀少的捐献者中,如何开展心脏死亡器官捐献(Donation after cardiac death,DCD)并保护好供体器官功能,尤其是如何尽可能缩短供体器官的热缺血时间就显得十分重要。因为无心跳供体(Non-heart-beating donor,NHBD)的热缺血时间延长会直接造成移植后移植物的功能恢复延迟或丧失,如 NHBD 的供肾在移植后通常出现肾小管坏死,且发生率高达 65％。而利用 ECMO 技术有望简单、有效地解决这一问题。ECMO 可通过股动脉或股静脉插管,而且由于双侧股动脉结扎及胸主动脉用球囊导管闭塞,使得所有腹腔器官均可得到良好的灌注保护,使移植器官功能恢复慢或早期无功能的发生率显著降低。

从伦理上讲,ECMO能更好地帮助捐献者完成捐献夙愿,因此供体使用ECMO不违反伦理学原则,但使用前要向供者家属说明使用ECMO的目的、方法、作用和持续时间,要充分尊重供者家属的意愿。

(洪 军)

参考文献

[1]Barthel E,Rauchfuss F,Hoyer H,et al. The PRAISE study:A prospective,multi-center,randomized,double blinded,placebo-controlled study for the evaluation of iloprost in the early postoperative period after liver transplantation[J].BMC Surgery,2013,13:1-8.

[2]Betrosian AP,Agarwal B,Douzinas EE. Acute renal dysfunction in liver diseases[J].World J Gastroenterol,2007,13(42):5552-5559.

[3]Betrus C,Remenapp R,Charpie J.Enhanced hemolysis in pediatric patients requiring extracorporeal membrane oxygenation and continuous renal replacement therapy Ann[J]. Thorac Cardiovasc Surg,2007,13(6):378-383.

[4]Cantarovich M. Renal protective strategies in heart transplant patients[J].Current Opinion in Cardiology,2007,22(8):133-138.

[5]Cavagnaro F,Kattan J,Godoy L,Continuous renal replacement therapy in neonates and young infants during extracorporeal membrane oxygenation[J]. Int J Artif Organs,2007,30(3):220-226.

[6]Chin C.Cardiac antibody-mediated rejection[J].Pediatric transplantation,2012,16(5):404-412.

[7]Cnossen N,Kooman JP,Konings CJ,et al. Peritoneal dialysis in patients with congestive heart failure. Nephrology,dialysis,transplantation:Official publication of the European Dialysis and Transplant Association[J]. European Renal Association,2006,21 (Suppl 2):63-66.

[8]Douthitt L,Bezinover D,Uemura T,et al. Perioperative use of continuous renal replacement therapy for orthotopic liver transplantation[J].Transplantation Proceedings,2012,44(9):1314-1317.

[9]Escoresca Ortega AM,Ruiz de Azua Lopez Z,Hinojosa Perez R,et al. Kidney failure after heart transplantation[J].Transplantation proceedings,2010,42(8):3193-3195.

[10]Fortenberry JD,Paden ML. Extracorporeal therapies in the treatment of sepsis:Experience and promise[J]. Semin Pediatr Infect Dis,2006,17(2):72-79.

[11]Geracl PM,Sepe V. Non-heart-beating organ donation in Italy[J]. Minerva Anesthesiologica,2011,77(5):614-622.

[12]Goettler CE,Pryor JP,Hoey BA. Prone positioning does not affect cannula function during extracorporeal membrane oxygenation or continuous renal replacement therapy[J]. Crit Care,2002,6(5):452-455.

[13]Goldstein SL. Advances in renal replacement therapy as a bridge to renal transplantation. Pediatr[J]. Transplantation,2007,11(8):463-470.

[14]Hayashi H,Takamura H,Taniguchi T,et al. A case of living donor liver transplant recipient treated with novel blood purification"plasma diafiltration"[J]. Int Surg,2013,98(7):428-431.

[15]Isoniemi H,Koivusalo A,M Repo H,et al. The Effect of albumin dialysis on cytokine levels in acute liver failure and need for liver transplantation[J].Transplantation Proceedings,2005,37(9),1088-1090.

[16]Judith B,Beth P,Robert L. Patent survival with renal replacement therapy in heart transplanta-

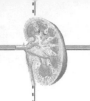

tion patients[J]. ASAIO Journal,1998,36(5):546-548.

[17]Kazama JJ, Takahashi N, Ito Y, et al. Successful perioperative blood purification therapy in patients with maintenance hemodialysis therapy who underwent living donor liver transplantation [J]. Clinical nephrol,2003,59:229-233.

[18]Kwapisza MM, Schindlera E, Muèllera M, et al. Prolonged bleeding after cardiopulmonary bypass with recombinant[J]. European Journal of Cardio-thoracic Surgery,1999,16(5):256-257.

[19]Lee JM, Lee SA, Cho HJ, et al. Impact of perioperative renal dysfunction in heart transplantation: Combined heart and kidney transplantation could help to reduce postoperative mortality[J]. Ann Transplant,2013,18(7):533-549.

[20]Matsumiya G, Saitoh S. Extracorporeal assist circulation for heart failure[J]. Circ J, 2009, 73 (Suppl A):42-47.

[21]Matuszkiewicz-Rowińska J, Wieliczko M, Mayszko J. Renal replacement therapy before, during, and after orthotopic liver transplantation[J]. Ann Transplant,2013,18(7):248-255.

[22]Mirhosseini SM, Fakhri M, Asadollahi S, et al. Continuous renal replacement therapy versus furosemide for management of kidney impairment in heart transplant recipients with volume overload[J]. Interactive cardiovascular and thoracic surgery,2013,16(3):314-320.

[23]Pasko DA,Mottes TA,Mueller BA. Pre dialysis of blood prime in continuous hemodialysis normalizes pH and electrolytes[J]. Pediatr Nephrol,2003,18(11):1177-1183.

[24]Peek GJ, Killer HM, Sosnowski MA. Modular extracorporeal life support for multiorgan failure patients[J]. Liver,2002,22(Suppl 2):69-71.

[25]Ricci Z, Carotti A, Parisi F, et al. Extracorporeal membrane oxygenation and high-dose continuous veno-venous hemodiafiltration in a young child as a successful bridge to heart transplant for management of combined heart and kidney failure: A case report[J]. Blood purification,2010,29 (1):23-26.

[26]Ricci Z, Morelli S, Vitale V, et al. Management of fluid balance in continuous renal replacement therapy: Technical evaluation in the pediatric setting[J]. Int J Artif Organs, 2007, 30 (10): 896-901.

[27]Robinson PD, Shroff RC, Spencer H. Renal complications following lung and heart-lung transplantation[J]. Pediatric Nephrol,2013,28(3):375-386.

[28]Sanchez EQ, Gonwa TA, Levy MF, et al. Preoperative and perioperative predictors of the Need for Renal Replacement Therapy After Orthotopic [J]. Liver Transplantation, 2004, 78 (5): 1048-1054.

[29]Sedra AH, Strum E. The role of intraoperative hemodialysis in liver transplant patients[J]. Current Opinion in Organ Transplantation,2011,16(5):323-325.

[30]Townsend DR, Bagshaw SM, Jacka MJ, et al. Intraoperative renal support during liver transplantation[J]. L transplantation,2009,15(8):73-78.

[31]Yap HJ, Chen YC, Fang JT, et al. Combination of continuous renal replacement therapies (CRRT) and extracorporeal membrane oxygenation (ECMO) for advanced cardiac patients[J]. Ren Fail,2003,25(2):183-193.

[32]Zhang HB. Application of extracorporeal membrane oxygenation techniques in heart transplantation operations[J]. Chin J Organ Transplant,2011,32(3):152-155.

附　录

CRRT and Sepsis : Where are we in 2014

Honoré PM[1], Jacobs R,[2] Joannes-Boyau O[2], Van Gorp V[1], De Waele E[1], Spapen HD[1]

[1]ICU Dept, Universitair Ziekenhuis Brussel, VUB University, Brussels, Belgium;

[2]ICU Dept, Hopital Haut Leveque, University of Bordeaux 2, Bordeaux, France.

Corresponding Author:

Prof Patrick Honoré, MD, PhD, FCCM

Director of Critical Care Nephrology Platform and CRRT Research

ICU Department

Universitair Ziekenhuis Brussel

VUB University

1090 Brussels, Belgium

Tel: 003224749097

Fax: 003224775253

E-mail:Patrick. Honoré@uzbrussel. be

Key Words: Acute Kidney Injury; Sepsis; Continuous Renal Replacement Therapy; Blood Purification

Introduction

Continuous renal replacement therapy (CRRT) is increasingly used in the intensive care unit (ICU). Still, broad consensus or distinct recommendations with regard to its optimal use in general and in specific (e. g. sepsis and septic shock) ICU patients are lacking. Nonetheless, interest in acute kidney injury (AKI) and blood purification in the critically ill is growing at a headlong pace as illustrated by an increasing number of multicenter, randomized controlled trials (RCTs)[1]. Despite ongoing clinical controversy[2,3], large epidemiological studies have convincingly shown that continuous veno-venous hemofiltration (CVVH) and derived techniques represent treatments of choice for the management of septic shock complicated by AKI[4]. Such epidemiological evidence is relevant because RCTs are no longer considered to be the absolute "gold standard" for demonstrating best evidence in a complex ICU setting[5].

This chapter aims to offer the ICU physician a practical overview of current updated knowledge as well as potential future developments in the field of septic AKI, focusing in particular on continuous and intermittent renal replacement therapy (IRRT) options. In the particular field of sepsis, of course, the recent negative studies regarding high volume hemofiltration (HVHF) in sepsis[6-8] will not-per se-say that CRRT at a conventional dose is not a good option in septic AKI patients and even on the contrary[9].

New Insights in the Pathophysiology of Septic AKI

Ample proof exists to sustain a more prominent role of apoptosis rather than pure necrosis in the pathophysiology of sepsis and septic shock[10]. Despite substantial advances in elucidating the etiology of tubular apoptotic lesions[11], studies that look for a possible key role of apoptosis in the mechanisms of sepsis-induced AKI in humans have yielded conflicting results[12,13]. Apoptosis has been put forward as a major player in septic AKI[14]. However, histo-pathological studies are scarce and mostly date from before 1980[15]. Kidney biopsies from 19 consecutive patients who died from septic shock were compared with post-mortem biopsies taken from 8 trauma patients and 9 patients with non-septic AKI[13]. Acute tubular apoptosis was demonstrated in septic AKI, whereas almost no apoptosis was detected in the non-septic AKI patients. Several important drawbacks of this study must be considered. Three different techniques to confirm apoptosis were applied: routine microscopy, the TUNEL (terminal-deoxynucleotidyltransferase-mediated d UTP-digoxigenin nick and labelling) method, and activated caspase 3 labelling. The two last techniques enabled to detect 6% apoptosis in the septic group versus only 1% in the non-septic group ($p < 0.0001$). However, some control biopsies were retrieved from patients who died at the scene of trauma and thus might not yet have developed significant histologic kidney lesions. On the other hand, a subset of six controls consisted of out-of-hospital cardiac arrest patients who most likely had cardiogenic shock before dying. Therefore, the latter group may more reliably represent non-septic AKI, including its accompanying hemodynamically related lesions. Further limitations are the cadaveric nature of the biopsies, which precludes interpretation of potentially reversible changes that occur in recovering patients, and the inclusion of historical controls.

From a theoretical point of view, necrosis results from the additive effect of a number of independent biochemical events that are activated by severe depletion of cell energy stores. In contrast, the process of apoptosis follows a coordinated, predictable, and predetermined pathway. These biochemical differences between apoptosis and necrosis have important therapeutic implications. Once a cell has been severely injured, necrosis is difficult to prevent whilst the apoptotic pathway can be modulated to maintain cell viability[16]. Theoretically, the components of the apoptotic pathway that are amenable to therapeutic modulation are numerous[17,18]. When considering septic AKI as a disease entity in which hemodynamic compromise of the kidney alone is no longer the rule, a revision of the "pre-renal" AKI concept must be anticipated. Several assumptions associated with the "prerenal azotemia paradigm" are in conflict with this revised definition[19]. It is not evidenced that acute tubular necrosis represents the histopathological substrate of septic AKI and, above all, it is not proven that urine tests can discriminate between functional and structural AKI. Taken together, timely and adequate prevention and treatment of septic AKI are more important challenges for the ICU specialist than merely initiating an adjuvant blood purification technique[20].

Diagnosis and Severity Grading of Septic AKI

Early recognition of AKI in the ICU setting is crucial. Indeed, AKI has become a major healthcare issue causing worldwide more than four million deaths per year[21]. The lack of an early and reliable biomarker for AKI causes significant delay in initiating appropriate therapy, especially in sepsis[21,22]. This is in contrast with the "biologic revolution" in cardiology, which produced various markers (including troponin) for early diagnosis of cardiac damage that enabled timely and effective treatment[23]. In fact, standard evaluation of renal function still largely depends upon serum creatinine and serum creatinine-based formulas, which were primarily designed for longitudinal assessment of baseline renal function[24-26]. The instability of renal function in critically ill patients, however, significantly reduces the validity of serum creatinine assessment[27,28]. Also, the various creatinine-derived equations designed to evaluate baseline renal function[29] were not found to be adequate estimates of AKI in the critically ill and certainly not in septic patients. A more accurate and sensitive description of AKI and a multidimensional AKI classification are definitely needed. Basically, such system should grade AKI severity. At present, the most widely used classification is the RIFLE model (acronym for Risk, Injury, Failure, Loss, End-stage renal disease)[30], proposed by the Acute Dialysis Quality Initiative group. Hoste et al. [31] validated the RIFLE criteria in critically ill adults, showing that patients with maximum RIFLE class R, I, and F had hospital mortality rates of respectively 8. 8%, 11. 4%, and 26. 3%[31]. Finally, detecting AKI before the occurrence of changes in serum creatinine remains an area of intensive research. The rationale comes from studies demonstrating that even small or relative increases in serum creatinine are associated with increased patient morbidity and mortality, independently from expected calculated mortality. As anticipated, Chertow et al. recently found a nearly seven-fold increase in the odds of death in patients with a 0. 5mg/dL increase in serum creatinine, even when adjusted for numerous comorbidities[32].

The search for valuable and early markers for AKI in critically ill patients must be prioritized because critically ill patients are dying from and not just "with" AKI, underscoring that AKI is an independent risk factor for mortality. In order to tackle this important issue, the Acute Kidney Injury Network (AKIN) definitions for acute renal failure were conceived[33,34]. To date, however, the development of an early marker for renal dysfunction in the ICU remains elusive[22,23]. Serum creatinine concentrations and creatinine clearance are unreliable indicators for acute and abrupt changes in kidney function[34]. Serum creatinine only comes into play as a marker for decreasing kidney function after more than 50% of kidney function has been lost. It is only useful after a steady-state has been reached, which can take considerable time in ICU patients[35]. Creatinine clearance somewhat better reflects changes in kidney function. However, loss of kidney function occurs at a late phase in the process of cellular kidney damage, which explains why a decrease in creatinine clearance detects AKI with a delay of many hours[36]. Human studies have shown that treatment of AKI is more successful if adequate measures are undertaken shortly after the initial kidney insult[37,38]. Once again, this underscores the need to obtain valid biomarkers for early diagnosis of kidney injury in the ICU[39]. Biomarkers also may be useful tools to better differentiate AKI etiology, enabling fine-tuning of appropriate treatment[40]. Finally, an "early" biomarker might have prognostic implications because of the immense impact of AKI-associated mortality on global disease-related mortality[39-41]. Unfortunately, all actually studied biomarkers individually have insufficient sensitivity to detect AKI in the ICU. Diagnostic power and accuracy only increase when known biomarkers such as cystatin-C, serum and urinary neutrophil gelatinase-associated lipocalin (NGAL), IL-18, and kidney injury molecule-1 (KIM-1) are combined[41,42]. A major breakthrough in this field might possibly be created by the nephro-check system which is based on the measurement of two novel biomarkers, urine insulin-like growth factor-binding protein 7 (IGFBP7) and tissue inhibitor of metalloproteinases-2 (TIMP-2)[43]. Recently, the

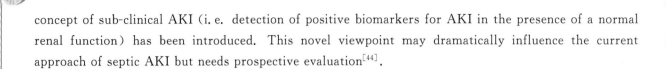

concept of sub-clinical AKI (i. e. detection of positive biomarkers for AKI in the presence of a normal renal function) has been introduced. This novel viewpoint may dramatically influence the current approach of septic AKI but needs prospective evaluation[44].

Type of Blood Purification in Sepsis

CRRT in ICU patients can be provided as continuous veno-venous hemodiafiltration (CVVHDF), CVVH, or in hybrid form, e. g. high-volume CVVH. IRRT options predominantly include sustained low-efficiency dialysis (SLED) and intermittent hemodialysis (IHD). Much debate is ongoing about the type of blood purification mode (continuous or intermittent), the choice of technique (diffusion or convection), or the eventual combination of techniques (e. g. diffusion on top of convection)[45]. In fact, CVVH, CVVHDF, and related techniques are more indicated in hemodynamic instability, hepatorenal syndrome, raised intracranial pressure, and (sub)acute or extreme fluid overload. Likewise, intermittent therapies have intrinsic advantages[46,47]. However, most ICU physicians are inclined to employ continuous methods, especially in hemodynamically unstable patients. This attitude gained more acceptance after publication of a meta-analysis, which showed less hemodynamic instability and better control of fluid balance with CRRT[48,49]. Furthermore, the PICARD group recently showed that CRRT was superior to any other intermittent or semi-continuous method for removing excess fluid in severely volume-overloaded AKI patients[50]. Although IHD was reported to be perfectly feasible in unstable ICU patients[51-53], most opinion leaders consider CRRT more appropriate in vasopressor-dependent patients with AKI. This recommendation is supported by aggregated data of the "Acute renal failure Trial Network" (ATN) and "Randomized Evaluation of Normal versus Augmented Levels" (RENAL) studies, indicating that vasopressor-dependent ICU patients on CRRT less frequently evolved to chronic dialysis than patients who received intermittent therapies[54]. The same opinion leaders also recommend CRRT during the acute phase of AKI, particularly in patients with severe hemodynamic instability or when extensive fluid removal may interfere with effective drug therapy[40,42,46]. Admittedly, two recent RCTs did not show superiority of CRRT to IHD[2,3]. Indeed, the Hemodiafe study[2], comparing IHD with CVVHDF in ICU patients, showed that both techniques were comparable in terms of patients' outcome. This was confirmed by a subsequent RCT[3]. Some small, randomized, observational studies did not find a difference between SLED and CRRT[47,48]. A recent paper that reviewed data discussed during the preparation of the recent KDIGO guidelines accorded CRRT and SLED the same level of evidence[49-58].

Substrate Removal by Diffusion or Convection

Diffusion permits removal of small molecules and an excellent ionic equilibration, whereas convection more efficiently eliminates middle-large molecules. However, when a high cut-off membrane is employed, dialysis techniques also can remove larger molecules, which renders the difference between convection and diffusion very artificial[59,60]. To date, no superiority of one method over the other has been demonstrated in terms of improved outcome, except for some small studies that have reported better performance of large pore membranes[61-63].

Also, classic membranes have not been compared on a large scale with the newest large pore membranes (e. g., SepteX[®]; Gambro[TM])[63]. A new generation of membranes has emerged that specifically focuses on endotoxin adsorption (Toraymyxin[®], Toray[TM] and Oxiris[®], Gambro[TM]) or immune-adsorption (Prosorba[®], Fresenius[TM]). Recent studies using these membranes were promising[64] but larger RCTs are awaited. Additionally, the use of citrate[65] and a larger surface membrane[66] have both been shown to narrow the gap between diffusion and convection principles for removing middle-large molecules.

CRRT dose

Two recent, large RCTs provided more insight in the dosing of fluid exchange. A pivotal study by Ronco et al. in ICU patients recommended a hemofiltration dose of 35 mL/(kg • h)[67].

An association between increasing renal replacement dose and better outcome was further addressed by two large, randomized studies. One study found better outcome in patients on hemodialysis treated on a daily base rather than three times per week[68]. Essentially, this study underscored that an IHD session of 4h duration repeated three times per week was not an adequate treatment for ICU-acquired AKI. Adapting the dosing regimen proposed by Ronco, the other study showed that increasing convection dose and adding dialysis to hemofiltration improved outcome[69]. However, ATN showed that less intensive therapy (IHD three times per week, CVVHDF at 20 mL/(kg • h), or SLED for unstable patients) was comparable to intensive therapy (daily hemodialysis or CVVHDF at 40 mL/(kg • h) for unstable patients) in terms of 90-day mortality[70]. It shoud be noted that this study had several limitations. More than 65% of the patients already received intermittent therapy before being allocated to a specific treatment group[71,72]. Intervention was also extremely delayed, which could have had a negative impact on outcome in the intensive therapy group[71,72]. Finally, the relatively low rate of continuous therapy compared with other large, randomized studies may have influenced renal recovery rate[71]. A more convincing answer regarding the dose for non-septic AKI came from the RENAL study, which demonstrated no beneficial effect of CVVHDF at 40 mL/(kg • h) compared with 25 mL/(kg • h) [73]. Therefore, current consensus suggests a hemofiltration dose of 25 mL/(kg • h) in non-septic AKI with no additional benefit from a dose increase. However, some important issues must be stressed. First, expert opinion imposes that patients should not be undertreated and should receive at least 25 mL/(kg • h) of fluid exchange. In practice, this implies prescribing 30-35 mL/(kg • h) to account for predictable (bags change, nursing...) or unpredictable (surgery, clotting...) treatment interruptions[4,66]. Second, the amount of dose to be used in septic AKI remains questionable. Some small, prospective, randomized studies suggested a beneficial effect of high-volume hemofiltration (HVHF). However, the recently published multicenter "hIgh VOlume in Intensive caRE" (IVOIRE) study which compared hemofiltration doses of 35 and 70 mL/(kg • h) in patients with sepsis-induced shock, AKI, and multiple organ failure found no difference in morbidity and mortality between the two study arms[6]. Despite inclusion of more severely ill patients, overall mortality in the IVOIRE study remained very low (39% at 28 days and 52% at 90 days) compared with the RENAL study. This may be due to the start of treatment at an "early" renal injury level[74,75]. Awaiting results from other trials, 35 mL/(kg • h) should remain the standard dose in septic AKI, particularly in the presence of shock.

Timing of CRRT

The ideal time to start CRRT is still topic of debate. Main reasons are the absence of a consensus definition of AKI that allows stratification of patients according to their degree of renal impairment and the difficulty to obtain homogeneous patient groups for study purposes. The novel RIFLE and AKIN classifications represent a major step forward[76]. Both classifications do alert clinicians of the presence of AKI and allow early intervention.

Several recent studies and meta-analyses fuelled interest for an early start of CRRT, but large RCTs on this topic are still awaited. One RCT which assessed timing of hemofiltration (defined as the time between ICU admission and start of therapy) was negative[77]. Yet, this trial was insufficiently powered and included a very selective post-cardiac surgery population. Experts recommend initiating CRRT earlier, particularly in sepsis where AKI is known to be rapidly progressive. However, a French RCT[78] showed the opposite and a Belgian study raised concern about a potentially harmful effect of starting CRRT too early[79]. It seems acceptable to start CRRT at RIFLE injury or AKIN 2 stage in septic AKI, especially when shock is present, but consensus on this topic awaits results from large-scale RCTs. Early use of CRRT also may be useful in patients treated by extracorporeal membrane oxygenation (e. g. severe acute respiratory distress syndrome)[80,81]. Fluid overload definitely plays a role in timing. Indeed, CRRT proved successful in patients without AKI but refractory to diuretics[82]. On top of this, new composite indices of timing have been proposed (e. g. severity of organ dysfunction, severity of AKI (RIFLE or AKIN stage), fluid overload status, time from admission, biomarkers,...), but their use in daily practice remains to be evaluated[83]. In that context, a recent, prospective study[82] and meta-analysis clearly favored early timing[84].

Anticoagulation during CRRT

Unfractionated heparin (UFH) remains the most commonly used anticoagulant for CRRT but citrate and other alternatives become increasingly important. Oudemans van Straaten et al. compared citrate to low molecular weight heparin (LMWH) anticoagulation in a predominantly surgical population[85]. Although no difference was found in terms of efficacy, an unexplained improved outcome was observed in the citrate-treated patients. In fact, 3-month mortality (63%) was unexpectedly high in the LMWH group, whereas outcome in the citrate group (48%) approached "usual" mortality. Antithrombin must be taken into consideration when using UFH during CRRT, because it is a mandatory, yet often neglected, cofactor for heparin anticoagulation. Antithrombin activity often is reduced in critically ill, particularly septic, patients necessitating supplementation[86]. A final issue concerns the replacement fluid. The composition of newly introduced products more closely resembles that of plasma (e. g. by having phosphorus directly added to the fluid bag)[87], thereby avoiding previously observed severe ionic disturbances[87].

New Perspectives for Medical Treatment of Septic AKI

With septic AKI seen as an apoptotic-inflammatory AKI, the administration of caspase inhibitors (CI) gains increasing interest. Indeed, CI ameliorate ischemia-reperfusion injury in different organs, including the kidneys. However, it remains uncertain to what extent this protective effect of caspase inhibition is caused by reduced (intra-renal) inflammation or by less renal tubular cell loss due to apoptosis[88]. In addition to caspase inhibition, the apoptotic pathway offers many opportunities for therapeutic interventions that may prevent or reduce renal tubular cell apoptosis and, as such, renal function impairment. In a rat model of glycerol induced AKI (Gly-AKI)[89], caspases were found to participate in inflammation, apoptosis, vasoconstriction, and finally tubular necrosis. Early caspase inhibition attenuated these processes and significantly improved renal function[90]. Apoptosis also occurs in the kidney during lipopolysaccharide-induced AKI (LPS-I-AKI)[91], but its relative importance in this condition remains unproven. Guo et al. [91] hypothesized that treatment with a caspase inhibitor would protect mice from LPS-I-AKI. Mice, injected with LPS, were either treated with a broad-spectrum caspase inhibitor or placebo. Caspase inhibition was found to protect against LPS-I-AKI, not only by preventing apoptotic cell death but also by inhibiting inflammation[91]. The authors concluded that apoptotic kidney cells may act as a source of local inflammation producing subsequent non-apoptotic renal injury[91]. Another recent study[92] showed that plasma from septic burn patients with AKI could initiate pro-apoptotic effects and *in vitro* functional alterations of renal tubular cells and podocytes that correlated with the degree of proteinuria and renal dysfunction. In this model, additive and even synergistic effects of sepsis and burn injury were noticed. Further research for therapeutic interventions is warranted in several areas such as binding and elimination of endotoxin by extracting the source of sepsis, blocking of various apoptotic pathways, or even extracorporeal removal of circulating toxic mediators using HVHF, high permeability hemofiltration (HPHF) and plasma filtration coupled with adsorption[93]. A recent study showed that extracorporeal therapy with polymyxin B therapy reduced the pro-apoptotic activity of plasma of septic patients on cultured renal cells, providing further evidence for a preponderant role of apoptosis in the development of sepsis-related AKI[94]. It seems likely that plasma separation techniques can prove beneficial in renal injury through the removal of pro-apoptotic factors and cytokines. In fact, the higher mortality of sepsis-associated AKI is not linked to intrinsic renal lesions alone but correlates well with remote sepsis-induced inflammatory tissue damage[95]. It is known that AKI, and sepsis-induced AKI in particular, may induce a state of immune-paralysis, thereby increasing the risk of subsequent infection[96]. Therefore, the inflammatory process accompanying septic AKI may substantially influence the dose of therapy[96] and, by removing pro-apoptotic factors, plasma separation could be positioned more as a preventive than as a treatment measure for AKI[96].

New CRRT Modalities

At first glance, HPHF or even HVHF seem to be attractive alternatives to classical CRRT. Removal of higher molecular weight mediators is greatly enhanced by HPHF[97]. Since the early 1990s, it has been advocated that reducing cytokine levels in the blood compartment could theoretically lower mortality. Reducing the unbound cytokine load was logically assumed to limit remote organ damage, hence reducing overall mortality. However, recent insight in cytokine pharmacokinetics shows that this is an oversimplified generalization of a far more complex process, because it neglects the potential effects of changes in blood cytokines at the interstitial and tissue level[98]. In this setting, techniques promoting rapid and substantial removal of mediators are privileged. Such techniques include (very) HVHF as well as HPHF[99-101], super high flux hemofiltration, hemadsorption, and coupled plasma filtration and adsorption (CPFA)[102]. Because the clinical effectiveness of blood purification techniques could not be explained by a concomitant decline in blood mediator levels[103], interest shifted to the effects of HVHF at the interstitial and tissue level. Unfortunately, it is almost impossible to measure interstitial mediator levels and, as such, to quantify how HVHF interacts with the immune-inflammatory pathways to produce the observed significant dynamic changes in tissues and interstitium. Indirect evidence of a link between mediator level and subsequent tissue damage should consist of their therapeutic removal to a threshold value at which destructive inflammation is abated. Furthermore, the mechanism facilitating mediator and cytokine flow from the interstitial to the blood compartment during HVHF is unclear. The use of large replacement volumes for HVHF could promote and enhance lymphatic flow from the interstitium to the blood. Lymphatic flow can increase 20- to 40-fold when large fluid volumes (3 to 5 L/h) are infused[104]. Thus, the high fluid volume exchange in HVHF increases lymphatic flow, which directs mediators and cytokines to the blood compartment where they are subsequently removed, whereas HPHF, although able to remove larger amounts of mediators and cytokines from the blood, lacks the ability to influence processes outside the blood compartment. Of note is that increasing filter porosity might be a potentially effective method, because mediators have higher molecular weights than the cut-off points of conventional hemofilters[105]. In this respect, a recent study using a high cut-off (60 kilodaltons (kDa)) filter showed promising results[105]. Apparently, this is in contrast with HVHF and derived techniques, which address clearance of molecules below 45 k and with plasma filtration that targets molecules around 900 k. It is imperative to further develop methods that modulate the mediator spectrum between these two extremes[105]. Whether this technique may cause unwarranted loss of beneficial nutrients, hormones and drugs (e. g. antibiotics) is unclear. Large RCTs applying specifically designed high cut-off hemofilters are expected to explore this aspect of HPHF. Potential side-effects due to the undesired loss of vital substances could eventually be circumvented by the recently described hybrid techniques, such as CPFA and cascade hemofiltration[106]. Only target molecules within a relatively strict range of molecular weight are adsorbed and treated blood is returned to the patient. Except for one small study regarding safety[107], no large RCT has compared classic membranes with membranes exhibiting large pores, such as SepteX ® (Gambro™). A new generation of membranes has emerged that focuses on endotoxin adsorption (Toraymyxin ® ; Toray™ or Oxiris ® ; Gambro™) or specific immuno-adsorption (Prosorba ® ; Fresenius™). Preliminary results are promising[108], and future large RCTs are being prepared. As alluded in recent reviews, a more in-depth understanding of the mechanisms of blood purification removal is needed[107-109]. Finally, the type of vasopressor used for resuscitation may have an impact on apoptosis. During well-resuscitated septic shock after porcine peritonitis, low-dose arginine vasopressin is associated with less kidney damage by reducing both tubular apoptosis and systemic inflammation compared with noradrenaline[110].

Conclusions and Perspectives

New insights into the pathophysiology of septic AKI provide justification for future treatment studies. Exciting targets of intervention are the caspase cascade and intra-renal inflammatory pathways. During the past decade, hemofiltration has evolved steadily from a pure treatment for AKI to an important adjunctive therapy for sepsis and other inflammatory diseases (e. g. acute pancreatitis). More sophisticated technology along with a better understanding of immune-inflammatory pathways will more appropriately define hemofiltration doses and enhance efficacy of the devices. In recent years, many CRRT modalities have been studied and developed for use in clinical sepsis. Manipulation of ultrafiltration dose, membrane porosity, mode of clearance, and combinations of techniques have all yielded promising results. However, conclusive evidence based on well-designed RCTs remains scarce, limiting implementation of these techniques in daily practice outside a study context. From the few studies so far, it can be concluded that optimalization of delivered dose in RRT has a proven positive effect. An ultrafiltration rate between 35 and 45 mL/(kg · h), adjusted for pre-dilution and down time, is recommended in sepsis. The results of further dose outcome studies using higher ultrafiltration rates will likely be the stepping stone to further improvements in daily clinical practice. In the near future, hybrid techniques most likely will expand the spectrum of CRRT in sepsis. Recent information from sub-studies of the IVOIRE trial suggests that treatment for septic AKI should start at RIFLE injury rather than RIFLE failure grade. Large RCTs on various key topics are warranted to expand our knowledge and to ultimately decrease the still unacceptably high mortality rate of sepsis-induced AKI.

References

[1]Abraham E, Singer M. Mechanisms of sepsis-induced organ dysfunction[J]. Crit Care Med, 2007, 35(10):2408-2416.

[2]Bagshaw S, Mortis G, Doig CJ, et al. One-year mortality in critically ill patients by severity of kidney dysfunction: A population-based assessment[J]. Am J Kidney Dis, 2006, 48(7):402-409.

[3]Bagshaw SM, Bellomo R, Devarajan P. Renal support in critical illness[J]. Can J Anaesth, 2010, 57(6):999-1013.

[4]Bagshaw SM, Berthiaume LR, Delaney A, et al. Continuous versus intermittent renal replacement therapy for critically ill patients with acute kidney injury: A meta-analysis[J]. Crit Care Med, 2008, 36(5):610-617.

[5]Bagshaw SM, Uchino S, Bellomo R, et al. Septic acute kidney injury in critically ill patients: Clinical characteristics and outcomes[J]. Clin J Am Soc Nephrol, 2007, 7(2):431-439.

[6]Bellomo R, Bagshaw S, Langenberg C, et al. Pre-renal azotemia: A flawed paradigm in critically ill septic patients[J]. Contrib Nephrol, 2007,156(8):1-9.

[7]Bellomo R, Cass A, Cole L, et al. Intensity of continuous renal-replacement therapy in critically ill patients[J]. N Engl J Med, 2009, 361(9):1627-1638.

[8] Bellomo R, Kellum JA, Ronco C. Defining acute renal failure: Physiological principles [J]. Intensive Care Med, 2004, 30(7):33-37.

[9]Bellomo R, Palevsky PM, Bagshaw SM, et al. Recent trials in critical care nephrology[J]. Contrib Nephrol, 2010, 165(10):299-309.

[10]Bellomo R, Ronco C, Kellum JA, et al. Acute renal failure-definition, outcome measures, animal models, fluid therapy and information technology needs: The Second International Consensus Conference of the Acute Dialysis Quality Initiative (ADQI) Group[J]. Crit Care, 2004, 8(2):204-212.

[11]Bellomo R, Wan L, Langenberg C. Septic acute kidney injury: New concepts[J]. Nephron Exp Nephrol, 2008, 4(1):95-100.

[12]Boneggio R, Lieberthal W. Role of apoptosis in the pathogenesis of acute renal failure[J]. Curr Opin Nephrol Hypertens, 2002, 11(5):301-308.

[13]Bouchard J, Soroko SB, Chertow GM, et al. Fluid accumulation, survival and recovery of kidney function in critically ill patients with acute kidney injury[J]. Kidney Int, 2009, 76(8):422-427.

[14] Bouman CS, Oudemans-van Straaten HM, Tijssen JG, et al. Effects of early high-volume continuous venovenous hemofiltration on survival and recovery of renal function in intensive care patients with acute renal failure: A prospective, randomized trial[J]. Crit Care Med, 2002, 30 (7):2205-2211.

[15] Broman M, Carlsson O, Friberg H, et al. Phosphate-containing dialysis solution prevents hypophosphatemia during continuous renal replacement therapy[J]. Acta Anaesthesiol Scand, 2010, 55(7):39-45.

[16]Cantaluppi V, Assenzio B, Pasero D, et al. Polymyxin-B hemoperfusion inactivates circulating proapoptotic factors[J]. Intensive Care Med, 2008, 34(9):1638-1645.

[17]Cantaluppi V, Weber V, Lauritano C, et al. Protective effect of resin adsorption on septic plasma-induced tubular injury[J]. Crit Care, 2010, 14(8):4.

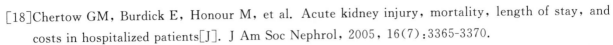

[18]Chertow GM, Burdick E, Honour M, et al. Acute kidney injury, mortality, length of stay, and costs in hospitalized patients[J]. J Am Soc Nephrol, 2005, 16(7):3365-3370.

[19]Chvojka J, Sykora R, Krouzecky A, et al. Renal haemodynamic, microcirculatory, metabolic and histopathological responses to peritonitis-induced septic shock in pigs[J]. Crit Care, 2008, 12:164.

[20]Clark E, Molnar AO, Joannes-Boyau O. High-volume hemofiltration for septic acute kidney injury: A systematic review and meta-analysis[J]. Crit Care, 2014,18(5):7.

[21]Cruz DN, Antonelli M, Fumagalli R, et al. Early use of polymyxin B hemoperfusion in abdominal septic shock: The EUPHAS randomized controlled trial[J]. JAMA, 2009, 301(12):2445-2452.

[22]Cruz DN, Ricci Z, Ronco C. Clinical review: RIFLE and AKIN-time for reappraisal[J]. Crit Care, 2009, 13(9):211.

[23]Devarajan P, Mishra J, Supavekin S, et al. Potter SS: Gene expression in early ischemic renal injury: Clues towards pathogenesis, biomarker discovery, and novel therapeutics[J]. Mol Genet Metab, 2003, 80(7):365-376.

[24]Devarajan P. Cellular and molecular derangements in acute tubular necrosis[J]. Curr Opin Pediatr,2005, 17(5):193-199.

[25]Devarajan P. Emerging biomarkers of acute kidney injury[J]. Contrib Nephrol, 2007, 156(9):203-212.

[26]Devarajan P. Update on mechanisms of ischemic acute kidney injury[J]. J Am Soc Nephrol, 2006, 15(5):2756-2758.

[27]Di Carlo JV, Alexander SR. Hemofiltration for cytokine-driven illness: The mediator delivery hypothesis[J]. Int J Artif Organs, 2005, 28(10):777-786.

[28]Elseviers MM, Lins RL, van der Niepen P, et al. Renal replacement therapy is an independent risk factor for mortality in critically ill patients with acute kidney injury[J]. Crit Care, 2010, 14(7):221.

[29]Endre ZH, Pickering JW. New markers of acute kidney injury: Giant leaps and baby steps[J]. Clin Biochem Rev, 2011, 32(7):121-124.

[30]Feldkamp T, Bienholz A, Kribben A. Acute kidney injury[J]. Dtsch Med Wochenschr, 2011, 136 (10):194-197.

[31]Fieghen HE, Friedrich JO, Burns KE, et al. The hemodynamic tolerability and feasibility of sustained low efficiency dialysis in the management of critically ill patients with acute kidney injury [J]. BMC Nephrol, 2010,20(11):32.

[32]Filler G, Bokenkamp A, Hofmann W, et al. Cystatin C as a marker of GFR-history, indications, and future research[J]. Clin Biochem, 2005, 38(7):1-8.

[33]Fletcher JJ, Bergman K, Feucht EC, et al. Continuous renal replacement therapy for refractory intracranial hypertension[J]. Neurocrit Care, 2009, 11(9):101-105.

[34]Formica M, Inguaggiato P, Bainotti S, et al. Coupled plasma filtration adsorption[J]. Contrib Nephrol, 2007, 156(7):405-410.

[35]Golstein SL. Kidney function assessment in the critically ill child: Is it time to leave creatinine behind[J]. Crit Care, 2007, 11(3):141.

[36]Guo R, Wang Y, Minto AW, et al. Acute renal failure in endotoxemia is dependant on caspase activation[J]. J Am Soc Nephrol, 2004, 15(7):3093-3102.

[37]Haase M, Kellum JA, Ronco C. Subclinical AKI — an emerging syndrome with important consequences[J]. Nat Rev Nephrol, 2012,8(3):735-739.

[38]Han WK, Bonventre JV. Biologic markers for the early detection of acute kidney injury[J]. Curr

Opin Crit Care, 2004, 10(3):476-482.

[39] Hartmann J, Strobl K, Falkenhagen D. Anticoagulation in combined membrane/adsorption systems[J]. Prilozi, 2008, 29(7):39-49.

[40] Herget-Rosenthal S, Marggraf G, Hüsing J, et al. Early detection of acute renal failure by serum cystatin[J]. C Kidney Int, 2004, 66(5):1115-1112.

[41] Herrera-Gutierrez ME, Seller-Perez G, Banderas-Bravo E. Replacement of 24-hour creatinine clearance by 2-hour creatinine clearance in intensive care units: A single-center study[J]. Intensive Care Med, 2007, 33(8):1900-1906.

[42] Herrero-Morin JD, Malaga S, Fernandez N, et al. Cystatin C and beta2-microglobulin: Markers of glomerular filtration in critically ill children[J]. Crit Care, 2007, 11(3):59.

[43] Homsi E, Janino P, de Faria JB. Role of caspases on cell death, inflammation, and cell cycle in glycerol-induced acute renal failure[J]. Kidney Int, 2006, 69(8):1385-1392.

[44] Honoré PM, Clark W. Novel therapeutical concepts for extracorporeal treatment of hyperinflammation and sepsis: Immunomodulation approach with a novel high Cut-OFF membrane: the SepteX membrane. In Proceedings of 10th Congress of World Federation of CCU (WFSICCM)[M]. Florence: Italy, 2009.

[45] Honoré PM, Jacobs R, Boer W. New insights regarding rationale, therapeutic target and dose of hemofiltration and hybrid therapies in septic acute kidney injury[J]. Blood Purif, 2012,33(8):44-51.

[46] Honoré PM, Jacobs R, Joannes-Boyau O, et al. Biomarkers for early diagnosis of AKI in the ICU: Ready for prime time use at the bedside[J]. Ann Intensive Care, 2012,15(2):24.

[47] Honoré PM, Jacobs R, Joannes-Boyau O, et al. New Insights in prevention and Treatment of sepsis-induced acute kidney injury[J]. J Transl Inter Med, 2013,15(1):23-27.

[48] Honoré PM, Joannes-Boyau O, Boer W, et al. Acute kidney injury in the ICU: Time has come for an early biomarker kit[J]. Acta Clin Belg Suppl, 2007, 19(2):318-321.

[49] Honoré PM, Joannes-Boyau O, Boer W, et al. Continuous Haemofiltration in 2009: What's new for clinicians regarding pathophysiology, technique to be privileged and dose to be recommended. In-depth review[J]. Blood Purif, 2009, 28(7):135-143.

[50] Honoré PM, Joannes-Boyau O, Boer W, et al. High-volume hemofiltration in sepsis and SIRS: Current concepts and future prospects[J]. Blood Purif, 2009, 28(5):1-11.

[51] Honoré PM, Joannes-Boyau O, Boer W. The early biomarker of acute kidney injury: In search of the Holy Grail[J]. Intensive Care Med, 2007, 33(10):1866-1868.

[52] Honoré PM, Joannes-Boyau O, Collin V, et al. Practical daily management of extra-renal continuous removal[J]. Reanimation, 2008, 17(9):472-478.

[53] Honoré PM, Joannes-Boyau O, Gressens B. Blood and plasma treatments: The rationale of high-volume hemofiltration[J]. Contrib Nephrol, 2007, 156(10):387-395.

[54] Honoré PM, Joannes-Boyau O, Jacobs R, et al. Blood purification in sepsis: Fiction or fact for the clinician[J]. Reanimation, 2010, 19(7):7-12.

[55] Honoré PM, Matson JR. Extracorporeal removal for sepsis: Acting at the tissue level-the beginning of a new era for this treatment modality in septic shock[J]. Crit Care Med, 2004, 32(7):896-897.

[56] Honoré PM, Matson JR. Hemofiltration, adsorption, sieving and the challenge of sepsis therapy design [J]. Crit Care, 2002, 6(2):394-396.

[57] Honoré PM, Zydney LA, Matson JR. High volume and high permeability haemofiltration for sepsis: the evidence and the key issues. Review article[J]. Care Crit Ill, 2003, 19(7):69-76.

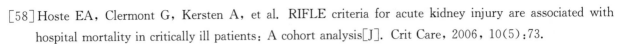

[58]Hoste EA, Clermont G, Kersten A, et al. RIFLE criteria for acute kidney injury are associated with hospital mortality in critically ill patients: A cohort analysis[J]. Crit Care, 2006, 10(5):73.

[59]Hotchkiss RS, Swanson PE, Freeman BD, et al. Apoptotic cell death in patients with sepsis, shock, and multiple organ dysfunction[J]. Crit Care Med, 1999, 27(6):1230-1251.

[60]Hui-Stickle S, Brewer ED, Goldstein SL. Pediatric ARF epidemiology at a tertiary care center from 1999 to 2001[J]. Am J Kidney Dis, 2005, 45(13):96-101.

[61]Jacobs R, Honoré PM, Joannes-Boyau O, et al. Septic acute kidney injury: The culprit is inflammatory apoptosis rather than ischemic necrosis[J]. Blood Purif, 2011, 32(10):262-265.

[62]Joannes-Boyau O, Honoré PM, Boer W, et al. Are the synergistic effects of high volume haemofiltration and enhanced adsorption the missing key in sepsis modulation? [J]. Nephrol Dial Transplant, 2009, 24(6):354-357.

[63]Joannes-Boyau O, Honoré PM, Boer W, et al. Septic acute kidney injury and tubular apoptosis: Never a Lone Ranger[J]. Intensive Care Med, 2010, 36(5):385-388.

[64] Joannes-Boyau O, Honoré PM, Perez P, et al. High-volume versus standard-volume haemofiltration for septic shock patients with acute kidney injury (IVOIRE study): A multicentre randomized controlled trial[J]. Intensive Care Med, 2013,39(5):1535-1546.

[65]Joannes-Boyau O, Honoré PM. Hemofiltration Study: IVOIRE Study: Clinicaltrials. gov ID NCT00241228. last Accessed in June 2011.

[66]Kashani K, Al-Khafaji A, Ardiles T, et al. Discovery and validation of cell cycle arrest biomarkers in human acute kidney injury[J]. Crit Care, 2013,17(8):R25.

[67]Khan IA, Wattanasuwan N. Role of biochemical markers in diagnosis of myocardial infarction[J]. Int J Cardiol, 2005, 104(9):238-240.

[68]Kielstein JT, Kretschmer U, Ernst T, et al. Efficacy and cardiovascular tolerability of extended dialysis in critically ill patients: A randomized controlled study[J]. Am J Kidney Dis, 2004, 43(9):342-349.

[69]Klouche K, Cavadore P, Portales P, et al. Continuous venovenous hemofiltration improves hemodynamic in septic shock with acute renal failure without modifying TNF-α and IL-6 plasma concentrations[J]. J Nephrol, 2002, 15(8):150-157.

[70]Lafargue M, Joannes-Boyau O, Honoré PM, et al. Acquired deficit of antithrombin and role of supplementation in septic patients during continuous veno-venous hemofiltration[J]. ASAIO J, 2008, 54(1):124-128.

[71]Lee D, Haase M, Haase-Fielitz A, et al. A pilot, randomized, double-blind, cross-over study of high cut-off versus high-flux dialysis membranes[J]. Blood Purif, 2009, 28(7):365-372.

[72]Lerolle N, Nochy D, Guérot E, et al. Histopathology of septic shock induced renal injury: Apotosis and leukocytic infiltration[J]. Intensive Care Med, 2010, 36(5):471-478.

[73]Lins RL, Elseviers MM, van der Niepen P. Intermittent versus continuous renal replacement therapy for acute kidney injury patients admitted to the intensive care unit: Results of a randomized clinical trial[J]. Nephrol Dial Transplant, 2009, 24(3):512-518.

[74]Mariano F, Cantaluppi V, Stella M, et al. Circulating plasma factors induce tubular and glomerular alterations in septic burns patients[J]. Crit Care, 2008, 12(7):42.

[75]Mariano F, Pozzato M, Canepari G, et al. Renal replacement therapy in intensive care units: A survey of nephrological practice in northwest Italy[J]. J Nephrol, 2011, 24(7):165-176.

[76]Matson JR, Zydney AR, Honoré PM. Blood filtration: New opportunities and the implications on

system biology[J]. Critical Care Resucitation, 2004, 6(2):209-218.

[77]Messer J, Mulcahy B, Fissell WH. Middle-molecule clearance in CRRT: *In vitro* convection, diffusion and dialyzer area[J]. ASAIO J, 2009, 55(7):224-226.

[78]Morgera S, Haase M, Kuss T, et al. Pilot study on the effects of high cut-off hemofiltration on the need for norepinephrine in septic patients with acute renal failure[J]. Crit Care Med, 2006, 34 (8):2099-2104.

[79] Naka T, Haase M, Bellomo R. "Super high-flux" or "high cut-off" hemofiltration and hemodialysis[J]. Contrib Nephrol, 2010, 166(12):181-189.

[80]Oudemans-van Straaten HM, Bosman RJ, et al. Citrate anticoagulation for continuous venovenous hemofiltration[J]. Crit Care Med, 2009, 37(5):545-552.

[81]Palevsky PM, Zhang JH, O'Connor TZ, et al. Intensity of renal support in critically ill patients with acute kidney injury[J]. N Engl J Med, 2008, 359(5):7-20.

[82]Payen D, Mateo J, Cavaillon JM, et al. Impact of continuous venovenous hemofiltration on organ failure during the early phase of severe sepsis: A randomized controlled trial[J]. Crit Care Med, 2009, 37(8):803-810.

[83] Prowle JR, Bellomo R. Continuous renal replacement therapy: Recent advances and future research[J]. Nat Rev Nephrol, 2010,9(5):521-529.

[84]Rana A, Sathyanarayana P, Lieberthal W. Role of apoptosis of renal tubular cells in acute renal failure:Therapeutic implications[J]. Apoptosis,2001, 6(1):83-102.

[85]Ricci Z, Ronco C, Bachetoni A, et al. Solute removal during continuous renal replacement therapy in critically ill patients: Convection versus diffusion[J]. Crit Care, 2006, 10(8):67.

[86]Ricci Z, Ronco C, Picardo S. CRRT in series with extracorporeal membrane oxygenation in pediatric patients[J]. Kidney Int, 2010, 77(10):469-470.

[87]Ridel C, Balde MC, Rondeau E, et al. Dose of dialysis in intensive care unit[J]. Reanimation, 2009, 18(7):385-396.

[88]Rimmelé T, Kellum JA. Clinical review: Blood purification for sepsis[J]. Crit Care, 2011,15(7):205.

[89]Ronco C, Bagshaw SM, Gibney RT, et al. Outcome of intermittent and continuous therapies in acute kidney injury: What do they mean? [J]. Int J Artif Organs, 2008, 31(10):213-220.

[90] Ronco C, Bellomo R, Homel P, et al. Effects of different doses in continuous veno-venous haemofiltration on outcomes of acute renal failure: A prospective randomised trial[J]. Lancet, 2000, 356(8):26-30.

[91]Ronco C, Cruz D, Oudemans-van Straaten HM, et al. Dialysis dose in acute kidney injury: No time for therapeutic nihilism - a critical appraisal of the Acute Renal Failure Trial Network study [J]. Crit Care, 2008, 12(7):308.

[92]Ronco C, Honoré PM. Renal support in critically ill patients with acute kidney injury[J]. N Engl J Med, 2008, 359(8):1959-1962.

[93]Santiago MJ, Sanchez A, Lopez-Herce J, et al. The use of continuous renal replacement therapy in series with extracorporeal membrane oxygenation[J]. Kidney Int, 2009, 76(8):1289-1292.

[94] Saudan P, Niederberger M, de Seigneux S, et al. Adding a dialysis dose to continuous hemofiltration increases survival in patients with acute renal failure[J]. Kidney Int, 2006,70(8): 1312-1317.

[95]Schiffl H, Lang SM, Fischer R. Daily hemodialysis and the outcome of acute renal failure[J]. N Engl J Med, 2002, 346(6):305-310.

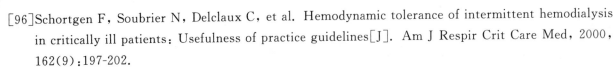

[96] Schortgen F, Soubrier N, Delclaux C, et al. Hemodynamic tolerance of intermittent hemodialysis in critically ill patients: Usefulness of practice guidelines[J]. Am J Respir Crit Care Med, 2000, 162(9):197-202.

[97] Schrier RW. Need to intervene in established acute renal failure[J]. J Am Soc Nephrol, 2004, 15(9):2756-2758.

[98] Seabra VF, Balk EM, Liangos O, et al. Timing of renal replacement therapy initiation in acute renal failure: A meta-analysis[J]. Am J Kidney Dis, 2008, 52(7):272-284.

[99] Shiao CC, Wu VC, Li WY, et al. Late initiation of renal replacement therapy is associated with worse outcomes in acute Kidney injury after major abdominal surgery[J]. Crit Care, 2009, 13(8):171.

[100] Siew ED, Ware LB, Ikizler TA. Biological markers of acute kidney injury[J]. J Am Soc Nephrol, 2011, 22(7):810-820.

[101] Simon F, Giucidi R, Scheurle A, et al. Comparison of cardiac, hepatic, and renal effects of arginine vasopressine and noradrenaline during porcine fecal peritonitis: A randomized controlled trial[J]. Crit Care, 2009, 13(5):113.

[102] Susla GM. The impact of continuous renal replacement therapy on drug therapy[J]. Clin Pharmacol Ther, 2009, 86(8):562-565.

[103] Uchino S, Kellum JA, Bellomo R, et al. Beginning and Ending Supportive Therapy for the kidney (BEST Kidney) Investigators: A cute renal failure in critically ill patients: A multinational multicenter study[J]. JAMA, 2005, 294(8):813-818.

[104] Valbonesi M, Carlier P, Icone A, et al. Cascade filtration: A new filter for secondary filtration-a multicentric study[J]. Int J Artif Organs, 2004, 27(8):513-515.

[105] Vanholder R, van Biesen W, Hoste E, et al. Continuous versus intermittent dialysis for acute kidney injury: A never-ending story yet approaching the finish? [J]. Crit Care, 2011, 15(9):204.

[106] Vesconi S, Cruz DN, Fumagalli R. Delivered dose of renal replacement therapy and mortality in critically ill patients with acute kidney injury[J]. Crit Care, 2009, 13(5):57.

[107] Vincent JL. We should abandon randomized controlled trials in the intensive care unit[J]. Crit Care Med, 2010, 38(7):534-538.

[108] Vinsonneau C, Camus C, Combes A. Continuous veno-venous haemodiafiltration versus intermittent haemodialysis for acute renal failure in patients with multiple-organ dysfunction syndrome: A multicentre randomised trial[J]. Lancet, 2006, 368(10):379-385.

[109] Wu VC, Wang CH, Wang WJ. NSARF Sustained low-efficiency dialysis versus continuous veno-venous hemofiltration for postsurgical acute renal failure[J]. Am J Surg, 2010, 199(10):466-476.

[110] Zhang P, Yang Y, LÜ R, et al. Effect of the intensity of continuous renal replacement therapy in patients with sepsis and acute kidney injury: A single-center randomized clinical trial[J]. Nephrol Dial Transplant, 2012,27(9):967-973.

附录翻译版

CRRT 和脓毒症:2014 年时我们所知道的

引 言

连续肾脏替代治疗(CRRT)在 ICU 内的应用日益增多,但是现在仍缺乏其在 ICU 内普通患者和一些特殊的(如脓毒症和脓毒性休克)患者中应用的广泛共识和明确推荐。尽管如此,重症医学领域对于急性肾损伤(AKI)和血液净化的研究迅猛发展,表现为迅速增多的多中心、随机对照试验(RCTs)。虽然仍存在一些矛盾的临床现象,但大规模的流行病学研究已证实,连续静脉-静脉血液滤过(CVVH)及其衍生模式是脓毒症并发 AKI 时的治疗选择[4]。这些流行病学证据是有意义的,因为在 ICU 复杂的患者情况下,RCTs 不再被认为是绝对的金标准[5]。本文旨在向 ICU 医生展现对于脓毒症致 AKI 的全面、实用的最新知识以及未来的发展,尤其是重点论述连续性肾脏替代治疗(CRRT)及间歇性肾脏替代治疗(IRRT)的选择。最近一些涉及脓毒症使用高容量血液滤过(HVHF)研究[6-8]的阴性结果没有从本质上说明传统治疗剂量的 CRRT 不是脓毒症并发 AKI 的治疗选择,甚至得出相反的结果[9]。

一、脓毒症致 AKI 病理生理学的新见解

有足够的证据支持在脓毒症和脓毒性休克的病理生理过程中,AKI 时肾脏细胞凋亡(而不是单纯的坏死)占主要的地位[10]。尽管目前关于肾小管上皮细胞凋亡的病因学实验研究已取得了长足的进展[11],但关于细胞凋亡在人类脓毒症致 AKI 发病机制中的关键作用仍存在矛盾的研究结果[12,13]。在脓毒症致 AKI 发病机制中,细胞凋亡机制已被提高到主要位置[14]。然而,组织病理学证据仍较少,且多数证据来自于 20 世纪 80 年代[15]。通过对 19 例死于脓毒性休克的患者进行肾脏活检,与另外 8 例死于创伤和 9 例非脓毒症致 AKI 的患者进行比较[13],结果发现,急性肾小管细胞凋亡仅出现在脓毒症致 AKI 患者的肾脏中,而在非脓毒症致 AKI 患者中并未发现细胞凋亡。这项研究的几个缺陷需要考虑到,研究中共计使用了 3 种细胞凋亡检测方法,包括常规显微镜、TUNEL 法以及活化的 Caspase-3 检测法。后两种检测方法在脓毒症组能够检测到有 6% 的细胞凋亡,而在非脓毒症组仅检测到 1% 的细胞凋亡($P<0.01$)。然而,有些对照组的肾脏活检取自于因创伤当即死亡的患者,因而可能没有出现显著的肾脏病理损伤性改变。另一个对照亚组包含了 6 例院外心搏骤停的患者,其在死亡前可能存在心源性休克。因此,后一组患者伴随出现了血流动力学损害,更准确地代表了非脓毒症致 AKI。更多的研究局限于尸检的特殊性,且缺乏对患者恢复期出现的潜在可逆性的变化,也无法进行病史前后对照。

从理论上说,严重的细胞能量消耗激活了一些独立的生化事件,这些事件叠加加速了细胞坏死。相反,细胞凋亡则是细胞通过一条协调的、可预测的以及注定的途径走向死亡。细胞凋亡与细胞坏死的生化区别决定了其在治疗上的差别。细胞一旦发生损伤,细胞坏死是不可避免的,而细胞凋亡途径在维持细胞存活能力上起到了调节作用[16]。从理论上说,能用于干预或调节凋亡途径的靶点很多[17,18]。将脓

毒症致 AKI 考虑成一个疾病综合体不仅仅是包含了肾脏的血流动力学改变,因此肾前性 AKI 的概念也必然需要被修订。众多与"肾前性氮质血症理论"相关的假设与这个修订的概念亦会相冲突[19]。还没有依据证实脓毒症致 AKI 的组织病理学基础是急性肾小管坏死,而更重要的是,尿液检验还不能区分功能性和结构性的 AKI。总之,对 ICU 医生来说,对脓毒症致 AKI 进行及时而充分的预防和治疗是一项更重要的挑战,远远胜过仅仅开始一项辅助的血液净化技术[20]。

二、脓毒症致 AKI 的诊断和严重程度分级

在 ICU 内早期识别 AKI 十分关键。实际上,AKI 已经成为一个至关重要的健康相关问题,全世界每年有超过 400 万患者死于 AKI[21]。由于缺乏早期而且可靠的 AKI 生物标志物,因此治疗时机常常被延误[21,22]。这与心脏的生物学规律截然不同,心肌损伤会产生包括肌钙蛋白在内的多种标志物用于早期诊断,并为及时有效的治疗提供依据[23]。实际上,标准的肾功能评估仍然主要依赖肌酐和以肌酐为基础的公式,这些指标首先用于基础肾功能纵向评估[24-26]。然而,重症患者肾功能不稳定,大大减弱了血肌酐评价的可靠性[27,28]。同时,由各种肌酐衍生来的用于评价基础肾功能的公式被发现不适用于评估重症患者的 AKI,当然也不适用于脓毒症患者[29]。临床上切实需要能更加准确、敏感地对 AKI 进行描述,以及全面的 AKI 分类方法。总体上来说,这种分类方法应该能对 AKI 的严重程度进行分级。目前,最常用的分类方法是 RIFLE 分级标准[30],该与法是由急性透析质量倡议组织提出的。Hoste 等[31]对重症患者以其住院期间最高的 RIFLE 分级程度进行评估,发现处于 R,I,F 分级标准的患者在医院的病死率分别为 8.8%、11.4%和 26.3%。最终,在肌酐变化之前发现 AKI 仍是重症肾脏领域亟须探索的问题。其重要性在于,已有的研究表明,即使肌酐细微的变化也会伴随患者病死率的上升,而与根据肌酐计算的病死率无关。与预期结果一致,Chertow 等最近发现,即使校正相关疾病因素后,患者肌酐每上升 0.5 mg/dL,病死率就会上升 7 倍[32]。

目前,临床上迫切需要解决的问题是寻找重症患者早期有价值的生物标志物,因为多数重症患者死于 AKI 而不是"并发"AKI,说明 AKI 是患者病死率的独立危险因素。为了解决这一重要问题,急性肾损伤网络(AKIN)正在构思关于新的 AKI 的定义[33,34]。然而时至今日,ICU 内 AKI 的早期标志物仍然不能确定[22,23]。血肌酐浓度和肌酐清除率对于急性的或突然的肾功能改变仍然不是很可靠[34]。在肾功能下降超过 50%时,血肌酐才能成为肾功能减退的标志物。血肌酐只有在肾功能达到稳态时才有用;而对于 ICU 患者来说,这需要较长时间才能实现[35]。肌酐清除率有时可以更好地反映肾功能的变化。然而,肾功能下降一般发生在肾脏细胞功能损害晚期,这可以解释为什么用肌酐清除率下降来诊断 AKI 往往要延迟数小时[36]。临床研究已显示,若在肾脏损害早期给予足够的监测和干预,AKI 的治疗成功率往往会更高[37,38]。这也再次强调了在 ICU 内获得有价值的早期肾脏损伤生物标志物的必要性[39]。生物标志物在区分 AKI 的病因学方面也是非常有用的,能使治疗更加精细、合理[40]。由于 AKI 相关的病死率对全球疾病相关的病死率有着巨大的影响,因此需要寻找肾脏损伤的早期生物标志物作为评价预后的指标[39-41]。不幸的是,目前所发现的单一生物标志物均没有足够的敏感性来预测 ICU 患者 AKI 的发生。将已知的生物标志物如胱抑素 C(CysC)、血清和尿中性粒细胞明胶酶相关脂质运载蛋白(NGAL)、IL-18 以及肾损伤分子 1(KIM-1)联合应用时,其诊断 AKI 的效率和准确性会大大提高[41,42]。基于对两种新的生物标志物[如尿胰岛素样生长因子结合蛋白 7(IGFBP7)和金属蛋白酶组织抑制因子-2(TIMP-2)]的检测而建立的早期肾脏损伤筛查系统是这个领域内最近的重大突破[43]。最新的亚临床 AKI 概念(是指肾功能评价正常时,而生物标志物检测阳性)的引入可能进一步影响当前对脓毒性休克的研究方法,但也需要进一步的前瞻性研究来评估[44]。

三、脓毒症时的血液净化类型

ICU 内的 CRRT 有多种治疗模式,如 CVVH、CVVHDF 或者高容量 CVVH 等。IRRT 主要包括

连续低效透析(SLED)以及间歇血液透析(IHD)。目前仍有争议的问题包括血液净化的模式(持续或间歇),溶质清除方法的选择(弥散或对流),或最终这些方法如何组合使用(如在对流的基础上加用弥散)[45]。事实上,CVVH、CVVHDF等相关模式更多用于血流动力学不稳定、肝肾综合征、颅内压升高以及急性(亚急性)或严重的液体过负荷状态。同样,间歇的治疗方式有其内在的优点[46,47]。然而,大多数ICU医生倾向于使用CRRT,特别是对血流动力学不稳定的患者。这种选择在一项荟萃分析研究发表后得到了更多的认可,研究结果显示,使用CRRT可以获得更稳定的血流动力学和更好的液体控制[48,49]。PICARD研究组在严重液体过负荷的AKI患者中进一步发现,CRRT在液体清除上优于其他间歇性和半连续性RRT[50]。有报道称,IHD在不稳定的ICU患者中也可以得到完美的实施[51-53],但大多数学者还是认为CRRT更加适合用于接受血管活性药物的AKI患者。这些推荐意见被越来越多的数据所支持,包括ATN研究和RENAL研究。这些研究结果显示,对于依赖血管活性药物的ICU患者,接受CRRT与接受IHD治疗相比较,前者更少进展为需要慢性透析[54]。这些学者还推荐在AKI急性期使用CRRT,特别是在血流动力学不稳定或者过多的液体清除可能影响有效的药物治疗时[40,42,46]。但最近两项RCT研究并未显示CRRT优于IHD[2,3]。实际上,Hemodiafe[2]研究比较了在ICU患者分别应用IHD和CVVHDF治疗模式,结果显示,两种方法对患者的预后未见显著差异,这也被随后的RCT研究所证实。一些小样本、随机、观察性的研究也未发现SLED和CRRT治疗模式对预后存在区别[47,48]。新近一篇回顾KDIGO指南中的数据文献给出了CRRT和SLED相同级别的证据支持[49-58]。

四、溶质清除是弥散还是对流

弥散允许小分子物质的清除并能达到完美的离子平衡,而对流能更有效地清除大中分子物质。然而,当使用高截留量膜时,透析技术也能清除大分子物质,这就说明对流与弥散之间的差别是可以人为产生的[59,60]。迄今,在改善临床预后上,并没有显示一种方法优于另外一种方法。只有一些小样本研究显示大孔膜有较好的疗效[60-63]。同时,经典透析膜也未在大样本研究上与最新的大孔膜(如SepteX®,Gambro™)进行比较[63]。新一代的膜聚焦于内毒素的吸收(如Toraymyxin®,Toray™和Oxiris®,Gambro™)或者免疫吸附(如Prosorba®,Fresenius™)。最近使用这些膜的研究都得到了肯定的结果[64],但是仍需要大样本的RCT研究予以证实。另外,使用枸橼酸盐[65]以及大面积膜[66]也能减少弥散和对流在清除大中分子物质原理方面的差别。

五、CRRT治疗剂量

两项大型RCT研究对治疗剂量提供了新的观点。Ronco等在ICU患者中进行的研究推荐血液滤过的治疗剂量是35mL/(kg·h)[67]。较高的肾脏替代剂量与更好的预后之间的关系被两项大型的随机对照研究再次证实。其中一项研究发现,每日进行透析的患者的预后比每周进行3次治疗的患者更好[68]。实质上,这项研究强调每周3次、每次4h的透析治疗对ICU获得性AKI是不够的。为达到Ronco提出的处方剂量,另外一项研究结果显示,增加对流剂量以及在超滤时加用透析能改善临床预后[69]。然而,ATN研究结果显示,低剂量的治疗[每周3次IHD,20mL/(kg·h)的CVVHDF,或者SLED]和强化治疗[每日透析或者40mL/(kg·h)的CVVHDF]在90d病死率方面未见显著差异[70]。需要注意的是,这些研究有一定的局限性,超过65%的患者在分组前已接受IHD[71,72],治疗上的延迟会对强化治疗组的预后存在负面影响[71,72]。最后,与其他大型随机对照研究相比,相对低剂量的CRRT也影响了肾脏的恢复[71]。关于非脓毒症致AKI的更令人信服的答案来源于RENAL研究,该研究显示40mL/(kg·h)治疗剂量与25mL/(kg·h)治疗剂量相比未见任何益处[73]。因此,当前共识推荐,对非脓毒症致AKI患者给予的血液滤过治疗剂量为25mL/(kg·h),增加剂量无任何益处。然而,必须重视一些重要的问题。首先,专家意见认为,应给予患者充分的治疗,且患者要接受不低于25mL/(kg·h)的液

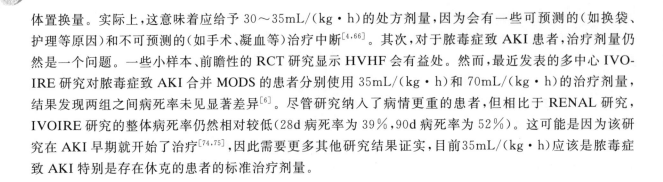

体置换量。实际上,这意味着应给予 $30\sim35$ mL/(kg·h)的处方剂量,因为会有一些可预测的(如换袋、护理等原因)和不可预测的(如手术、凝血等)治疗中断[4,66]。其次,对于脓毒症致 AKI 患者,治疗剂量仍然是一个问题。一些小样本、前瞻性的 RCT 研究显示 HVHF 会有益处。然而,最近发表的多中心 IVO-IRE 研究对脓毒症致 AKI 合并 MODS 的患者分别使用 35mL/(kg·h)和 70mL/(kg·h)的治疗剂量,结果发现两组之间病死率未见显著差异[6]。尽管研究纳入了病情更重的患者,但相比于 RENAL 研究,IVOIRE 研究的整体病死率仍然相对较低(28d 病死率为 39%,90d 病死率为 52%)。这可能是因为该研究在 AKI 早期就开始了治疗[74,75],因此需要更多其他研究结果证实,目前35mL/(kg·h)应该是脓毒症致 AKI 特别是存在休克的患者的标准治疗剂量。

六、CRRT 时机

CRRT 开始的最佳治疗时机仍存在争议,主要原因是对 AKI 的定义还没有达成共识,因而就不能依据患者的肾脏损伤程度进行分层。另一个原因是很难获得用于研究的同质性 AKI 患者。RIFLE 和 A-KIN 分类方法代表了一个大的进步[76]。所有的分类方法都提示临床医生 AKI 的存在,并且需要早期干预。最近的几项研究和荟萃分析激发了人们早期开始 CRRT 的兴趣,但是仍缺乏大型的 RCT 研究证据证实。一项评估血液滤过治疗时机(定义为入住 ICU 到开始 CRRT 的时间)的 RCT 研究结果是阴性的[77]。然而,这项研究结果并不具有足够的说服力,因为病例包括了一群择期心脏手术的患者。专家推荐尽早开始 CRRT,特别是对可能快速进展的脓毒症致 AKI 患者。然而,一项法国的 RCT 研究得到了相反的结果[78]。另一项比利时的研究也提出太早开始 CRRT 会带来潜在的风险[79]。现在多数学者接受这样的观点:对于脓毒症致 AKI 患者,应在 RIFLE 分级的损伤期或者 AKIN 的第二阶段开始 CRRT,特别是存在休克时,但是在这个问题上的共识仍需要大型 RCT 研究结果来证实。对接受 ECMO 治疗的患者(如 ARDS 患者)早期使用 CRRT 也是有益的[80,81]。液体超负荷对时机的选择有着重要的决定作用。事实上,CRRT 在对利尿剂抵抗但没有 AKI 的患者中已被证实是有效果的[82]。更重要的是,新提出了关于 CRRT 时机的参考指标,如器官功能不全的严重程度、AKI 的严重程度(RIFLE 或 AKIN 分级)、液体负荷状况、入 ICU 后时间和生物标志物等,但这些指标在日常工作中的应用仍需要评估[83]。在这种背景下,最近的一项前瞻性研究和荟萃分析十分明确地支持需要早期开始 CRRT[84]。

七、CRRT 抗凝治疗

普通肝素仍是 CRRT 最常用的抗凝剂,但枸橼酸盐和其他的抗凝替代方式变得日益重要。Straaten 等在一组主要是外科手术的患者中比较枸橼酸盐与低分子肝素(LMWH)抗凝方式[85],虽然在治疗效率上未见显著差异,但枸橼酸盐组患者预后显著改善,具体原因并不是很明确。事实上,低分子肝素组患者 3 个月病死率高达 63%,远超过预期,而枸橼酸盐组患者病死率为 48%,接近"一般"的病死率。因此,在使用普通肝素抗凝时,必须考虑抗凝血酶的因素。抗凝血酶是普通肝素发挥抗凝必需的但常被忽视的协同因素。在重症患者中,抗凝血酶的活性常减弱,尤其是脓毒症患者,常需补充抗凝血酶[86]。关于置换液,最新被推荐的置换液配方更接近于血浆成分(如将磷酸盐直接加入置换液中)[87],以避免既往常发生的严重离子失衡状态。

八、脓毒症致 AKI 新的治疗观点

脓毒症致 AKI 被认为是细胞凋亡及炎性反应所致的 AKI。Caspase 抑制剂的使用引起了学者们的兴趣。实际上,Caspase 抑制剂减轻了不同器官缺血再灌注损伤,包括肾脏损伤。然而,这种保护作用在多大程度上是取决于减轻了肾内的炎性反应或者是减少了细胞凋亡引起的肾小管细胞消失还不得而

知[88]。除对 Caspase 的抑制作用外,细胞凋亡途径还提供了多个治疗干预的靶点,通过这些靶点,可以防止或减少肾小管上皮细胞凋亡,从而减轻肾功能损害。在甘油诱导的 AKI 大鼠模型(Gly-AKI)中[89],Caspase 被发现参与炎症、细胞凋亡、血管收缩以及后续的肾小管坏死。早期抑制 Caspase 能够减轻病理过程,并显著改善肾功能[90]。细胞凋亡也发生在脂多糖诱导的 AKI(LPS-I-AKI)模型中[91],但 Caspase 抑制作用在这种模型中的重要性尚未被证实。Guo 的研究显示,小鼠注射 LPS 后,分别给予 Caspase 抑制剂和安慰剂,发现 Caspase 抑制剂能保护小鼠避免发生 LPS-I-AKI,这不仅是因为阻止了细胞凋亡引起的细胞死亡,还抑制了炎性反应[91]。研究人员得出结论:肾脏细胞的凋亡是炎性反应的来源,并且产生了后续的非凋亡的肾脏损伤[91]。另一项最近的研究显示,烧伤所致的脓毒症 AKI 患者血浆能够启动细胞凋亡前效应以及体外的肾小管细胞和足细胞的功能改变[92],这些细胞功能改变与蛋白尿的发生以及肾功能不全密切相关。在这些模型中,可以观察到脓毒症与烧伤的叠加甚至有增效的作用。更多干预治疗的研究正在多个领域开展,如通过结合和清除内毒素来去除脓毒症的源头,阻断不同的凋亡途径,甚至使用 HVHF、高通透性血液滤过和血浆滤过联合吸附来体外清除循环中的炎症介质[93]。最近的一项试验结果显示,体外的多黏菌素 B 治疗能够减轻脓毒症患者血浆对培养的肾脏细胞的前凋亡活性,为细胞凋亡在脓毒症致 AKI 中占据主导作用提供了更多的证据[94]。上述研究似乎可以证实血浆分离技术能够通过清除前凋亡因子和细胞因子而让 AKI 获益。实际上,脓毒症致 AKI 较高的病死率不仅仅与内在的肾损伤相关,还与脓毒症引起的远隔脏器的炎性反应导致的组织损伤有关[95]。众所周知,AKI 特别是脓毒症致 AKI 可能导致免疫麻痹,因而增加随后的感染风险[96]。因此,伴随脓毒血症致 AKI 的炎症过程可能在很大程度上影响 CRRT 的剂量[96];并且通过清除前凋亡因子,血浆分离可以更多地被定位为 AKI 预防的措施,而不是治疗措施[96]。

九、新的 CRRT 模式

就初始印象来说,HPHF 或者 HVHF 貌似是传统 CRRT 比较理想的替代方式。HPHF 可以很大程度上加强大分子介质的清除[97]。自 20 世纪 90 年代早期开始,人们已经在理论上支持通过减少循环中细胞因子水平来降低病死率。在理论上,降低循环中细胞因子负荷被认为可以限制远隔脏器的损伤,从而降低患者整体病死率。然而,新近的细胞因子动力学研究显示,对于这样一个十分复杂的过程,这种总结过于简单,因为它忽视了组织间隙和组织中细胞因子的变化所导致的潜在效应[98]。在这种情况下,能够快速、大量地清除介质的技术是具有一定优势的。这些技术包括 HVHF、HPHF[99-101]、超高通量的血液滤过、血液吸附以及血浆滤过联合吸附技术(CPFA)[102]。因为血液净化技术的临床有效性不能由血液中炎症介质水平的下降来解释[103],所以研究方向转向了 HVHF 对组织间隙和组织中的作用。可惜的是,测量组织间隙中的介质几乎是不可能的,也不能据此来量化 HVHF 如何与免疫炎症途径相互作用而使组织间隙和组织中的炎症介质产生动态的变化。炎症介质水平与随后组织损伤关系的直接间接证据应该包括:如果将炎症介质清除到一个阈值水平,有害的炎性反应可以减轻。此外,HVHF 帮助介质和细胞因子从间隙进入血液的机制还不清楚。HVHF 时大剂量的液体置换能够提高并促进从组织间隙到血液的淋巴回流。当使用高容量液体(3～5L/h)置换时,淋巴回流可以增加 20～40 倍[104]。因此,HVHF 高容量的液体交换可以增加淋巴回流,淋巴回流可以将炎症介质和细胞因子带到血液系统中并最终将其清除。然而,HPHF 虽然也可以清除血液中大量的炎症介质和细胞因子,但缺乏影响血液系统以外的能力。值得注意的是,增加滤器的孔径可能是一个潜在的有效方法,因为炎症介质有着比传统滤器的截留值更高的相对分子质量[105]。在这一方面,一项最近的研究发现,使用了高截留值(60000)的滤器显示结果呈阳性[105]。显然,这些理论并不适用于 HVHF 及其衍生技术,这些技术强调了对相对分子质量<45000 分子的清除;也不适用于血浆滤过技术,这些技术的目标相对分子质量是 900000。势在必行的是,人们需要进一步发展能够在这两个极端的相对分子质量之间范围调节炎症介质的方法[105]。目前,尚不清楚这种技术是否会引起机体有益的营养素、激素和药物(如抗生素)的丢失。期待有使用特殊

设计的高截留值滤器的大型 RCT 研究来探讨 HPHF 在这方面的应用。非预期的重要物质的丢失所引起的潜在副作用能够采用最近所描述的杂交技术来避免,如 CPFA 以及串联的血液滤过[106]。在这种技术中,只有相对分子质量在一个严格范围内的目标分子可以被吸附,治疗后的血液被回输给患者。除一项小型的关于安全性的研究[107]外,目前还没有大型的 RCT 研究比较经典膜和大孔径膜[如 Septe$X^®$(Gambro™)]两者的疗效。目前,已经出现了新一代的用于吸附内毒素的膜(Toraymyxin®;Toray™或 Oxiris®;Gambro™)和特异的免疫吸附膜(Prosorba®;Fresenius™),初步的研究结果是值得肯定的[108]。如最近的综述中已提到的,正准备进行的大型 RCT 研究,需要对血液净化清除机制的更深入了解[107-109]。最后,用于液体复苏的血管加压素药物可能对细胞凋亡发挥作用。对于液体复苏良好的盲肠穿孔所致的脓毒症休克猪模型,与去甲肾上腺素相比,小剂量精氨酸加压素可以通过减少肾小管细胞凋亡和炎性反应来达到减轻肾脏损害的目的[110]。

十、结论和展望

关于脓毒症致 AKI 的病理生理学的新观点为未来治疗的研究提供了依据。令人振奋的是,干预靶点包括 Caspase 级联反应和肾脏内部炎性反应途径。在过去 10 年里,血液滤过已经从一个纯粹的治疗 AKI 的措施稳定地发展成为治疗脓毒症及其他炎症性疾病(如重症胰腺炎)的重要方法。对于炎性反应途径更好的理解必将伴随着更为成熟的技术发展,而这些技术会更加恰当地确定血液滤过的治疗剂量,并提高这些医疗设备的使用效率。近些年来,许多 CRRT 模式已经被研究应用于临床脓毒症的治疗,在超滤剂量、膜孔径、清除模式以及不同技术的组合等方面都取得了令人信服的结果。然而,目前仍然缺乏基于良好设计的 RCT 研究的结论性证据,限制了这些技术在被研究人群之外的日常临床实践中的应用。从目前为数不多的研究可以得出结论,在 RRT 中优化达成剂量是有益的。在脓毒症中,在前稀释以及适当的撤机时间时,推荐使用 35~45mL/(kg·h)的超滤剂量。使用更高超滤率的治疗剂量与临床预后的研究结果将是提高日常临床实践的基石。在不远的将来,组合式血液净化技术在脓毒症中会得到更广泛的应用。IVOIRE 研究的亚组分析提示,脓毒症致 AKI 的治疗应在 RIFLE 损伤期而不是在衰竭期。在众多关键问题上,RCT 研究可以增加我们的认识并且最终降低脓毒症致 AKI 令人难以接受的高病死率。

(Honoré PM)

(李茜 译)

索　引

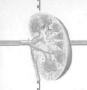